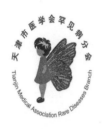

临床诊疗案例分析丛书

破茧
——罕见疾病经典病例分享

刘　薇　张碧丽　主编

天津出版传媒集团

天津科学技术出版社

共同交流探讨 提升专业能力

扫描本书二维码，获取以下正版专属资源

☆交流社群 >>>>>>>>>>>>>>>
加入本书专属读者社群，交流探讨专业话题

☆推荐书单 >>>>>>>>>>>>>>>
获取医学专业参考书单，精进你的专业能力

扫码添加智能阅读向导
助你实现高效阅读

操作步骤指南

① 微信扫描左侧二维码，选取所需资源。
② 如需重复使用，可再次扫码或将其添加到微信的"☺收藏"。

图书在版编目(CIP)数据

破茧 : 罕见疾病经典病例分享 / 刘薇，张碧丽主编
. — 天津 : 天津科学技术出版社，2023.1
（临床诊疗案例分析丛书）
ISBN 978-7-5742-0668-7

Ⅰ.①破… Ⅱ.①刘…②张… Ⅲ.①疑难病—病案
—分析 Ⅳ.① R442.9

中国版本图书馆 CIP 数据核字 (2022) 第 204703 号

破茧 : 罕见疾病经典病例分享
PO JIAN : HANJIAN JIBING JINGDIAN BINGLI FENXIANG
责任编辑:张　跃

出　　版: 天津出版传媒集团
　　　　　天津科学技术出版社
地　　址:天津市西康路 35 号
邮　　编:300051
电　　话:（022）23332399
网　　址:www.tjkjcbs.com.cn
发　　行:新华书店经销
印　　刷:天津午阳印刷股份有限公司

开本 787×1092　1/16　印张 37.5　字数 870 000
2023 年 1 月第 1 版第 1 次印刷
定价:136.00 元

编者名单

主　编　刘　薇　张碧丽

副主编（按汉语拼音排序）

蔡金贞　李　东　姚　玲　赵　澎　竺晓凡

编　委（按汉语拼音排序）

曹晓沧　陈　森　程　佶　董　亮　杜晓杰　郭　珍　郝丽红　胡晓丽　李钦峰
刘戈力　刘广平　刘　力　刘　洋　吕　玲　王文红　徐勇胜　张　瑄　赵　煜
郑荣秀　邹映雪

编　者（按汉语拼音排序）

艾　奇　安　刚　鲍鹏丽　毕田田　卜亚伟　常丽贤　陈春雷　陈　丹　陈　辉
陈立新　陈绍培　陈书丽　陈淑娟　陈文玉　陈亚兰　楚冬梅　翟　嘉　董汉权
范树颖　范文轩　高　龙　高西波　宫　雪　管志伟　郭　润　郭　伟　韩婷婷
何晓波　姜丽红　姜丽华　姜　莹　康　丽　雷梅芳　李　赫　李　鸿　李　娟
李　娜　李　青　李亭亭　李亚璞　李　征　廉　佳　林杨杨　刘翠苹　刘近霞
刘　涛　刘天峰　刘晓军　刘　妍　刘　艳　刘　喆　刘竹枫　卢晓卫　马　静
孟　静　牟苇杭　穆　青　穆　郁　聂艳艳　牛乐乐　牛　岩　钱　莹　秦　蓓
任　敏　任　翔　邵英起　盛倩倩　石武娟　史翠平　宋佳丽　宋少娜　苏海辉
孙　超　万　扬　王　欢　王　婧　王　琳　王　齐　王　霞　王肖玲　王亚昆
王欣（肾脏科）　王欣（血液科）　王　莹　王玉娇　危　彤　韦新平　吴　波
吴　瑕　辛庆刚　徐　刚　许海泉　许　英　严艳萍　杨群兰　尹　晶　于晓莉
张　称　张　蝶　张明英　张培元　张晚星　张晓宇　张　岩　张　莹　张仲斌
张子博　赵万钰　赵　威　赵　妍　郑安洁

编写秘书

冀　晨　翟　嘉　张保刚

序

  《临床诊疗案例分析》系列丛书的问世，是天津市医学会精心组织、辛勤努力的结果，我首先祝贺这套丛书的成功出版。

  天津的临床医学有着悠久的历史和深厚的文化底蕴，从医疗资源到医疗人才、医疗设施等各个方面在全国都有举足轻重的地位。为了把临床医师们多年来积累的宝贵经验传承下去，发扬光大，天津市医学会自 2021 年开始，组织所属的 88 个专科分会中经验丰富的临床医师，将自己多年来的临床案例分析撰写成文，由医学会总其成，编辑为《临床诊疗案例分析》丛书，将其奉献给读者。这不仅可以促进临床医师之间经验共享，从而更好地提高临床诊疗技术，促进相关学科发展，同时也可以将临床医师的宝贵经验保存下来，传承下去。

  临床医生既要具备扎实的理论知识，也要拥有足够的实践经验。系列丛书对临床医生和青年学者是一个不可多得的知识宝库。丛书内容实用，贴近临床，全书以病例讨论的形式呈现，所有案例均来自于临床真实病例，涵盖各学科的常见病、多发病、疑难病等，临床思维成熟，诊疗思路清晰，处理规范。丛书严谨生动，可读性强，通过典型临床案例的分享，引导青年医师在诊疗过程中及诊疗结束后总结思考，培养青年医师横向思维、发散思维能力，提高青年医师临床诊疗水平。

  万千砂砾寻明珠，大浪淘沙始出金。《临床诊疗案例分析》系列丛书是我市临床医学多年来实践工作的优秀成果，出版后将使更多的临床医生受益，对普通读者而言，也可以从中获得医学知识的普及。愿这套丛书能在早日实现健康中国的目标中发挥助力作用。

国医大师 中国工程院院士 姜咸中

2022 年 12 月

前　言

罕见病，又称"孤儿病"，其并非定义某单一具体病种，而是指发病率极低的疾病，不同国家、地区和组织对其定义不同。2018 年 5 月，国家卫健委等五部委联合发布了《第一批罕见病目录》，共收录 121 种（类）罕见病，是我国首次以疾病目录的形式界定罕见病。2021年发布的《中国罕见病定义研究报告 2021》中提出了中国罕见病 2021 年定义，既将"新生儿发病率小于 1/ 万、患病率小于 1/ 万、患病人数小于 14 万"的疾病列入罕见病。

目前全球已确认的罕见病超 7000 种，约占人类疾病总数的 10%，并以每年 250 种至280 种的速度递增。据美国食品药品监督管理局（Food and Drug Administration, FDA）的统计，全球罕见病患者已达 2.63 亿 ~4.46 亿，但已有批准治疗药物或方案的病种尚不足 10%。Orphanet 数据库中，5018 种罕见病（81.3%）记录了发病时间，约 80% 为遗传病，71.6%（4418/5018）的患者在出生时或儿童期便可发病，35% 的罕见病患者在 1 岁前起病。由此可见，儿童是罕见病主群体。

与此同时，我们注意到，罕见病绝不仅仅是儿科难题，而从儿童到成人的幼长衔接、序贯诊治，从专科到综合的 MDT 协作、分级诊疗，是涉及从婚检、孕检、妊娠、围产、早筛、早诊、早治、跟踪、成长，乃至全生命周期照护的医学课题。鉴于此，我们以天津市医学会罕见病分会为依托，携手全市相关医院的多学科专家，联合收集、整理了覆盖 127 种疾病的 168 个罕见疾病经典病例，从背景知识入手，以病例简述（入院情况、入院查体、入院检查）为基础，进行病例分析（逐层递进式鉴别诊断、诊断及确诊依据），并逐一给予专家点评（该案启示）。

本书为天津市卫生健康委员会课题"儿童罕见病规范化临床资源数据库建立及数据研究分析"（课题号：ZC20123）成果之一，书中多个病例来自儿童罕见病临床资源数据库。该数据库以儿童期实际就诊的罕见疾病数千病例为基础，参考国内外各罕见病及常见病录入登记系统的结构特点，收集整理流行病学特征、主要临床及辅助检查、用药治疗等信息，应用大数据分析及人工智能技术，结合儿童罕见病特点和就医诊疗过程中的具体情况，进行数据优化分析，实现数据库规范化，形成可支撑儿童罕见病诊疗方案的数据分析模型。

破茧，是指幼虫历经痛苦的挣扎，通过不懈地努力，化蛹成蝶的过程。亦指重获新生，走出困境。这其间的含义，非常适合用来比喻罕见病患者和罕见病事业，而这也是我为本书命名和设计、绘制封面的灵感。2022 国际罕见病日主题为"Share Your Colours"，而刚刚闭幕的 2022 年中国罕见病大会主题为"生命至上，共享健康"。字里行间，我们看到的不仅有生而罕见的美好，更有医学的爱与温度。

从筹备到成稿，编者、审校者们为《破茧——罕见疾病经典病例分享》一书倾注了大量心血，期待这本书能为"破茧"重生、绽放色彩的罕见病患者和珍爱生命、致力于罕见病事业发展的医学同道提供学术交流阵地，为我国医疗卫生事业做出一份贡献。

本书出版之际，恳切希望广大读者在阅读过程中不吝赐教，对我们的工作予以批评指正，以期再版修订时进一步完善，更好地为大家服务。

刘薇

2022 年 12 月

目　录

第一章　21-羟化酶缺乏症

病例1　青春发育也有顺序?
——以第二性征发育为首发表现的21-羟化酶缺乏症

【背景知识】

先天性肾上腺皮质增生症(congenital adrenal hyperplasia,CAH)是一组由肾上腺皮质类固醇生物合成缺陷引起的常染色体隐性遗传病。90%~95%的CAH病例是由21-羟化酶缺乏症(21-hydroxylase deficiency,21-OHD)引起。通常21-OHD分为两大类型:①典型21-OHD,按醛固酮缺乏程度又分为失盐型和单纯男性化型;②非典型21-OHD。近70%非典型先天性肾上腺皮质增生症(non classical congenital adrenal hyperplasia,NCCAH)患者是复合杂合突变,携带一个导致典型CAH的等位基因和一个导致NCCAH的等位基因。

【病例简述】

（一）入院情况

患儿,男,10岁1月龄,因发现变声、出现阴毛3月余入院。

患儿病程中无遗精,无明显头痛、呕吐、视物不清,无明显皮肤色素沉着。近3年,年生长速率约10cm,体重年增长约4~5kg。

患儿系 G_1P_1,孕足月剖宫产,父母身体健康,否认既往颅内感染、缺氧、外伤史,否认雄激素类药物等应用史及接触史。否认家族遗传病史。父亲身高163cm,母亲身高160cm。

（二）入院查体

身高153cm(>P97),体重39.7kg。体格发育超前,智力正常,营养良好,皮肤弹性好。心肺腹查体未及明显异常。四肢未见畸形。外生殖器呈男性外观,双侧睾丸容积15mL,阴茎长7.5cm,可见稀疏阴毛。Tanner分期G4PH3。

（三）入院检查

（1）骨龄片:骨龄约14.5岁。

（2）B超:双侧睾丸较同龄儿发育大(双睾丸位于阴囊内,右侧约40mm×17mm×20mm,左侧约38mm×17mm×21mm,回声均匀),肝胆胰脾肾肾上腺未见异常。

（3）电解质:Na138.2mmol/L(参考值:137~147mmol/L),K4.03mmol/L(参考值:3.5~5.3mmol/L),Cl101.2mmol/L(参考值:99~110mmol/L),Glu5.14mmol/L(参考值:3.9~6.1mmol/L)。

（4）17-α羟孕酮:52ng/mL(参考值:<3ng/mL)。皮质醇:200.1nmol/L(参考值:6:00~10:00取血:133~537nmol/L),ACTH:52.38pg/mL(参考值:7.2~63.3pg/mL)。

（5）五项性激素 hFSH 2.84IU/L(参考值:0.46~7.14IU/L),LH 2.07IU/L(参考值:

0.04~5.08IU/L），Prol 201.11 mIU/L（参考值：80.77~452.41mIU/L），E2 40 pmol/L（参考值：0~73.4 pmol/L）。Testo 12.74 nmol/L（参考值：0~10.91nmol/L）。

（6）全外显子组测序结果显示，发现 *CYP21A2* 基因有 2 个杂合突变，为复合杂合基因突变。c.92 C>T（p.P31L）来源于母亲，c.293-13 A/C>G（splicing）来源于父亲。依据美国医学遗传学与基因组学学会的变异解读指南，2 个变异分别判定为疑似致病性变异及致病性变异。

【病例分析】

（一）逐层递进式鉴别诊断

综合分析临床特点，进行逐层递进式鉴别诊断。

1. 是否有下丘脑 - 垂体 - 性腺轴启动　患儿 10 岁 1 月男孩，因"发现变声、出现阴毛 3 月余"入院。首先要判定是否有下丘脑 - 垂体 - 性腺轴（HPG）的启动。患儿有睾丸增大（睾丸容积 >4 mL），生长加速（年生长速率 10 cm），促黄体生成素基础值 >0.3IU/L，骨龄明显提前，均提示 HPG 轴启动。

2. 是否存在性发育进程异常　一般青春期发育过程中，每个 Tanner 分期的进展历时约 1 年左右。该患儿 10 岁 1 月，已经出现变声（大多发生在 Tanner 分期 3~4 期），睾丸明显增大，已达 G4 期，骨龄较实际年龄提前 4 岁，提示存在性发育进程的异常，应考虑中枢性性早熟或快进展型青春期的可能。对于男孩的中枢性性早熟及快进展型青春期，需注意与下列疾病鉴别：

（1）中枢神经系统肿瘤：该患儿头颅及垂体核磁未提示相关影像学征象，不考虑相关疾患。

（2）其他中枢神经系统疾病：如脑炎、脑脓肿、结节性肉芽肿、头外伤、中枢神经系统手术、脑积水、蛛网膜囊肿等均可导致性早熟，该患儿无相关病史，影像学未提示相关改变，不支持相关疾患。

（3）甲状腺功能减退症：严重的甲状腺功能减退症会导致性早熟，称为 Van Wyck–Grumbach 综合征，是由促甲状腺激素浓度升高与卵泡刺激素受体相互作用的交叉反应而出现的。该患儿临床上无代谢减低的相关症状，甲状腺功能正常，不支持诊断。

（4）特发性性早熟：如无肿瘤或其他明确原因，且无家族倾向，可考虑为特发性中枢性性早熟。男孩中枢性性早熟 25%~90% 具有器质性原因，需进一步寻找病因。

（5）男性化的疾病：如男性化的先天性肾上腺皮质增生症（CAH）患者，长期轻至中度雄激素升高或间歇性高雄激素血症可激活下丘脑 - 垂体 - 性腺轴，导致中枢性性早熟。本患儿虽无典型的失盐、皮肤色素沉着表现，查电解质大致正常，皮质醇及 ACTH 在正常范围，B 超未提示肾上腺增大，但血睾酮及 17-α 羟孕酮升高，临床上需注意非典型先天性肾上腺皮质增生症。患儿全外显子组测序发现 *CYP21A2* 基因有 2 个杂合突变，为复合杂合基因突变，支持 21- 羟化酶缺乏症。该患儿诊断为非典型 21- 羟化酶缺乏症。

（二）诊断及确诊依据

1. 诊断　非典型 21- 羟化酶缺乏症。

2. 确诊依据 21-OHD 临床谱带宽,诊断需综合临床表现、生化和包括 17-OHP 等的激素水平检测判断,基因学检测有助于明确诊断。

(1)患儿可有不同程度的失盐、高雄激素血症表现,可有皮肤和黏膜色素加深。

(2)在诸多相关激素水平检测中,血清 17-OHP 升高是 21-OHD 的特异性诊断指标。基础 17-OHP 水平:① >300nmol/L(10000pg/mL)时考虑为典型 21-OHD;② 6~300nmol/L(200~10000pg/mL)时考虑为非典型;③ <6nmol/L(200pg/mL)时不支持 CAH 或为 NCCAH。如临床疑诊,需行 ACTH 激发试验。基础值属第②、③种情况,行 ACTH 激发试验后,按 17-OHP 激发值的大致判断界值为:>300nmol/L(10000pg/mL)时考虑为典型 21-OHD。非典型者,ACTH 激发后 17-OHP 31~300nmol/L(1000~10000pg/mL)。17-OHP<50nmol/L(1666pg/mL)时不支持 21-OHD 的诊断或为杂合子携带者。携带者与健康个体间会有重叠。

(3)对临床不能确诊 21-OHD 或需与其他相关疾病鉴别时,必须做基因诊断确诊。

【专家点评】

本案我们可以得到如下启示。

(1)逐层递进式分析。正常男孩的青春发育启动以睾丸增大为标志,本例患儿首诊症状为变声、阴毛生长,故应首先评估其青春发育顺序是否正常。当确定为青春发育启动后,继而需要判定其发育进程是否正常,如存在异常需究其原因。本例患儿虽处于青春发育年龄,但性发育成熟度明显提前,故临床诊断不能止于青春发育,应考虑存在中枢性性早熟或快进展型青春期。

(2)细究蛛丝马迹。对于典型 21-OHD 临床不难诊断,而单纯男性化型及非典型 21-OHD 临床不易识别,每个有雄激素过多或青春期提前迹象的儿童都应评估 NCCAH 可能,因此更应积极寻找病因,不漏诊。

(高龙 吕玲)

病例 2 反复出现消化道症状切忌只想到消化系统疾病
——以反复消化道症状就医的 21-羟化酶缺乏症

【背景知识】

21-羟化酶缺乏症(21-hydroxylase deficiency,21-OHD)是一种常染色体隐性遗传性疾病,是编码 21-羟化酶的 CYP21A2 基因突变所致,由于肾上腺类固醇激素合成过程中 21-羟化酶缺乏或活性减低导致醛固酮、皮质醇合成减少,促肾上腺皮质激素(Adrenocorticotropic Hormone,ACTH)分泌增多,引起肾上腺皮质增生的一组疾病,是导致先天性肾上腺皮质增生症的最常见类型。依据残留酶活性的差异,临床可表现失盐型、单纯男性化型及非经典型。

【病例简述】

(一)入院情况

患儿,男,2 月龄,因间断呕吐 20 天伴体重不增入院。

患儿生后即腹胀,指肛检查肛门口紧,B 超示腹水,立位腹平片示肠胀气,钡灌肠检查及上消化道造影检查未见异常,抗感染治疗后腹胀好转,予深度水解奶喂养。

患儿1月龄再次腹胀,出现呕吐合并脱水,腹平片及B超未见异常,血气示代谢性酸中毒,电解质出现低钠、低氯、高钾血症,脑脊液检查未见异常,过敏原未见异常,随着补液脱水纠正,复查血气、电解质恢复正常,改予氨基酸奶喂养,后仍间断呕吐。

患儿系 G_2P_2,孕 40^{+1} 周剖宫产出生,父母身体健康,否认家族遗传病史。

（二）入院查体

体重 2.75 kg(出生体重 3.2 kg),神清,反应弱,营养状态差,皮肤略干燥,前囟平软,张力不高,双肺呼吸音粗,心音有力,律齐,未及杂音,腹软不胀,肠鸣音存在,未及包块,四肢肌张力略低,乳晕及外阴颜色稍深,阴茎略长,血压正常。

（三）入院检查

（1）血常规:血红蛋白 112 g/L(参考值:110~160 g/L),白细胞 9.48×10^9/L(参考值:4×10^9~10×10^9 /L),嗜酸性粒细胞 2%(参考值:0.5%~5%),血小板 628×10^9 /L(参考值:100×10^9~300×10^9 /L)。尿便常规正常。

（2）血气分析:pH7.359(参考值:7.32~7.42),pCO_2 30.5mmHg(参考值:41~45 mmHg),BE-7.3mmol/L(参考值:-3~3 mmol/L)。

（3）血生化:Na110 mmol/L(参考值:137~147 mmol/L),K7.22 mmol/L(参考值:3.5~5.3 mmol/L), Cl78.5 mmol/L(参考值:99~110 mmol/L), Ca2.76 mmol/L(参考值:2.25~2.75 mmol/L), Mg1 mmol/L(参考值: 0.7~0.95 mmol/L), La2.36 mmol/L(参考值:0.5~2.2 mmol/L),血糖 4.56 mmol/L(参考值:8~4.44 mmol/L),ALT110U/L(参考值:9~50 U/L),r-GT458U/L(参考值:10~60 U/L),AST63U/L(参考值:15~40 U/L),肾功能、心功能大致正常。免疫全项大致正常。血氨正常。

（4）17-OHP>200ng/mL(参考值:<3.0 ng/mL),皮质醇 265.8 nmol/L(参考值:117.75~686.85 nmol/L 采血时间 7:00~9:00,81.81~478.17 nmol/L 采血时间 15:00~17:00),促肾上腺皮质激素 95.73 pg/mL(参考值:7.2~63.4 pg/mL),醛固酮 >1000pg/mL(参考值:30~160pg/mL),血管紧张素Ⅱ130.984pg/mL(参考值:25~60 pg/mL)。促卵泡生成素 1.76IU/L(参考值:0.07~10.63 IU/L),促黄体生成素 0.94IU/L(参考值:0~0.95 IU/L),血清泌乳素 1805.04 mIU/L(参考值:152.64~2852.04 IU/L),雌二醇 99 pmol/L(参考值:73.40~158,73 IU/L),睾酮 8.12 nmol/L(参考值:0.72~2.85 IU/L)。

（5）胸腹联合片:双肺纹理重,心膈无著变,腹部未见明显异常。B超双肾上腺未见占位病变,右侧睾丸鞘膜积液,右侧附睾囊肿,睾丸容积 2mL,肝脾肾左睾未见异常。心电图:窦性心动过速,非特异性 T 波改变,V5 呈 RS 型。心脏彩超:卵圆孔未闭(3 mm)。头 MR示双侧额、顶叶脑室旁白质区片状长 T1、T2 信号影,脑外间隙增宽,筛窦黏膜增厚,右侧乳突小房内渗出性病变,左侧颞顶部软组织肿胀。

（6）血尿筛查:轻度酮尿症伴糖尿。染色体示 46,XY。

（7）基因结果:受检者携带基因 CYP21 A2 基因的一个杂合致病性变异和一个大片段杂合缺失,CYP21 A2 基因如发生致病性变异可引起的先天性肾上腺皮质增生症,以常染色体隐性遗传方式遗传。

【病例分析】

（一）逐层递进式鉴别诊断

全面掌握患儿的病史、查体及相关检查等,综合分析其临床特点,逐层递进式鉴别诊断。

1. 消化道畸形 本患儿发病年龄早,生后即反复腹胀、呕吐,应警惕先天性消化道畸形可能,如先天性巨结肠、先天性肥厚型幽门狭窄症,但行上消化道造影及钡灌肠检查均未见异常,不支持该诊断。

2. 半乳糖血症 本患儿反复呕吐、腹胀、体重不增、肝功能异常,需与此症鉴别,但其无黄疸、肝大,血、尿遗传代谢病筛查无半乳糖血症的相关阳性发现,不支持该诊断。

3. 甲基丙二酸血症 本患儿反复呕吐,体重不增,代谢性酸中毒,需注意与此症鉴别,但其血氨正常,血、尿代谢筛查未发现相关阳性发现,不支持该诊断。

4. 糖原累积病 I 型 患儿体重不增、代谢性酸中毒需注意鉴别此症,但监测该患儿血糖正常,无肝脏增大,无高乳酸血症,无中性粒细胞减少等,不支持该诊断。

5. 先天性遗传性肾上腺发育不良 患儿发病年龄早,存在呕吐,体重不增,乳晕及外阴颜色稍深,代谢性酸中毒,低钠、高钾血症,但其雄激素升高,肾上腺 B 超未见异常,基因检查结果也未见相关阳性发现,不支持此症。

6.11β- 羟化酶缺陷症 本患儿阴茎略长,雄激素升高,17- 羟孕酮升高,需要与此症鉴别,但无低血钾、高血压,基因检查无相关阳性发现,不支持该诊断。

7.21- 羟化酶缺乏症 患儿间断呕吐,体重不增,乳晕及外阴颜色稍深,阴茎略长,代谢性酸中毒,低钠血症、高钾血症,17-OHP 升高,ACTH、雄激素升高,肾上腺 B 超未见异常,结合受检者携带基因 $CYP21A2$ 基因的一个杂合致病性变异和一个大片段杂合缺失,最终明确为 21- 羟化酶缺乏症。

（二）诊断及确诊依据

1. 诊断 21- 羟化酶缺乏症。

2. 确诊依据 21-OHD 诊断需综合临床表现,如婴幼儿期失盐、雄激素合成过多的临床表现和体征及青春期发育障碍,同时要结合包括 17-OHP 在内的各相关激素水平和各项相关血生化共同加以判断,其中血 17-OHP 水平升高对该症诊断具有特异性,$CYP21A2$ 基因检测可进一步明确诊断。

【专家点评】

本案我们可以得到如下启示。

（1）即便症状明显,仍要综合判断。本例患儿发病年龄早,反复腹胀、呕吐,体重不增,乳晕及外阴颜色稍深,阴茎略长,代谢性酸中毒、低钠血症、高钾血症、17- 羟孕酮升高等均为明确诊断提供了重要的临床资料。

（2）合理选择项目,精准鉴别诊断。本例患儿发病年龄早,体重不增,多项检查结果异常,遗传代谢性疾病不除外,行血、尿遗传代谢病筛查可在疾病的诊断上提供帮助。对于临床诊断困难,或临床高度怀疑罕见病的,合理的选择基因检测为明确罕见病的诊断提供了有力的支持。

（张称）

第二章　白化病

病例 3　来自"月亮"的宝贝
——你可能还不够了解的白化病

【背景知识】

白化病（albinism）又称眼皮肤白化病（ocutaneous albinism，OCA）、白斑病（leucopathia）、先天性色素缺乏（achromiacongenitalis）等，是由于酪氨酸酶缺乏或功能减退引起的一类以眼、皮肤和毛发黑色素部分或完全缺失为特征的常染色体隐性遗传病，全球患病率约为 1:17000，包括 7 种亚型 OCA1-OCA7，OCA1 型是我国白化病的主要类型，约占 64.3%。

【病例简述】

（一）入院情况

患儿男，生后 4 天，主因"全身毛发白，皮肤粉白色"就诊。

个人史：足月顺产，自然受孕，系 G_2P_2，生后无窒息史。其"姐姐"体健。家族史：父母体健，非近亲婚配，无白化病及其他遗传病病史，否认类似家族病史。

（二）入院查体

新生儿貌，反应好，全身毛发白，皮肤粉白色（图 2-1），睁眼困难，畏光，无眼球震颤。心肺腹查体无异常。肌张力正常，四肢肌力 5 级。生理反射正常，病理反射未引出。

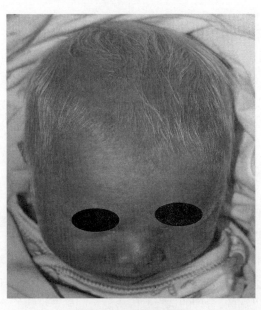

图 2-1　患儿临床图片

（三）入院检查

（1）双眼眼科检查（新生儿无法配合立体视觉检查，未做）。患儿生后3月余门诊复查，眼科检查：畏光，轻度眼球震颤，双侧外眼睑皮肤白化，双侧瞬目反射、瞳孔对光反射、瞳孔红光反射正常，眼前节检查虹膜色素完全缺失，眼底检查视网膜血管走行大致正常，脉络膜缺失，提示白化病改变（图2-2）。

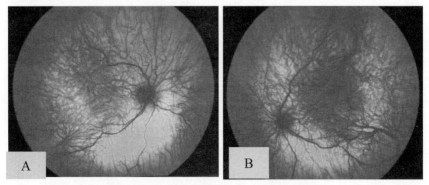

图2-2　患儿生后3月RetCam检查成像图片

（2）血常规、尿常规、腹部B超、心脏彩超均正常。

（3）遗传代谢病血、尿筛查：未发现异常代谢产物。

（4）全外显子组测序结果显示，患儿11号染色体TYR基因有两个杂合突变，经家系验证分析，c.758G>A（p.G253E），受检者之父该位点杂合变异，受检者之母该位点无变异；c.896G>A（p.R299H），受检者之母该位点杂合变异，受检者之父该位点无变异。以上两个突变位点均为错义突变，致病性变异（图2-3）。

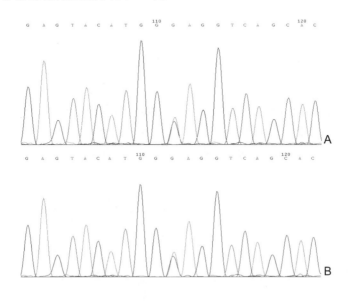

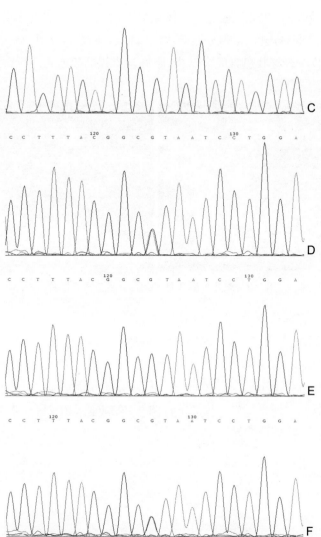

图 2-3 （A-F）TYR 基因第 1 和第 2 外显子测序结果 A:先证者携带的 $c.758G>A$ 杂合突变;B:先证者父亲携带的 $c.758G>A$ 杂合突变;C:先证者母亲 $c.758G>A$ 位点未见异常;D:先证者携带的 $c.896G>A$ 杂合突变;E:先证者父亲 $c.896G>A$ 位点未见异常;F:先证者母亲携带的 $c.896G>A$ 杂合突变

【病例分析】

（一）认真梳理患儿的病史、查体及相关检查等,综合分析患儿的临床特点,进行逐层递进式鉴别诊断。

1. 白癜风　是后天发病,多呈局限性分布,边缘常有色素沉着,随病情变化,白斑形态可以增多、减少后消失。泛发性白癜风可能与白化病混淆,但根据其后天发病的病史,故不支持本诊断。

2. 苯丙酮尿症　为遗传代谢病,由于基因突变使患儿体内的苯丙氨酸不能正常转化为酪氨酸所致。患儿出生时常表现正常,3~6 个月后皮肤和毛发的颜色逐渐变浅,且患儿尿液和汗液有特殊的鼠尿味道。结合本患儿临床表现、遗传代谢病检测结果,不支持本诊断。

3. 沃登伯格综合征　又称耳聋、白发、眼病综合征,为常染色体显性遗传病,是一种先天性家族性外胚叶发育异常。与 PAX3 基因突变、MITF 基因突变、SOX10 基因杂合突变有关。结合本患儿临床表现、基因检测结果,不支持本诊断。

4. 无色素痣　出生时或出生后不久发病,损害往往沿神经节段分布,表现为局限性或泛发性减色斑,界限模糊,边缘多呈锯齿状,有时减色斑内混有淡褐色雀斑样斑点,感觉正常,持续存在终生不变。根据本患儿临床表现及病史特点,不支持本诊断。

5. 白化病　结合患儿先天发病,皮肤、毛发粉白色;双眼畏光,轻度眼球震颤,双侧外眼睑皮肤白化,眼前节检查虹膜色素完全缺失;基因检测:c.758G>A(p.G253E),c.896G>A(p.R299H),以上两个突变位点均为错义突变,致病性变异。最终明确诊断为白化病。

（二）诊断及确诊依据

1. 诊断　白化病。

2. 确诊依据　根据先天发病、临床表现、基因检测可明确诊断。

（1）出生即全身毛发白,皮肤粉白色。

（2）眼科检查:畏光,轻度眼球震颤,双侧外眼睑皮肤白化,眼前节检查虹膜色素完全缺失,眼底检查视网膜血管走行大致正常,脉络膜缺失。

（3）基因检测:全外显子组测序结果显示,患儿 11 号染色体 TYR 基因有两个杂合突变,以上两个突变位点均为错义突变,致病性变异。

综合以上三点,可确诊。

【专家点评】

本案我们可以得到如下启示。

（1）即便"一目了然",也应综合分析、明确诊断。本例患儿生后即出现毛发、皮肤呈白色,淡粉色,睁眼困难,眼球震颤;结合实验室检测,遗传代谢病无异常,基因检测 TYR 基因两个位点突变,为明确诊断提供了重要临床资料。

（2）倘若"雾里看花",更要合理检查、防止漏诊。对于临床表现相似,诊断不明确,遗传性疾病不能除外的患儿,需要合理选择基因检测明确诊断,防治漏诊、误诊,同时为患儿今后的遗传咨询提供合理化建议。

（管志伟　廉佳）

第三章 Alport 综合征

病例 4 隐藏在血尿、蛋白尿背后的秘密

【背景知识】

Alport 综合征（Alport syndrome）被纳入我国第一批罕见病目录，是临床医师认识较早的一种遗传性肾脏疾病。其发病原因与 *COL4An*（n=3、4、5）基因突变相关，造成肾小球基底膜IV型胶原 α3~α5 链合成缺陷，导致基底膜功能异常而出现血尿、蛋白尿及进行性肾功能减退表现，也可累及肾外其他系统器官，出现感音神经性耳聋、眼部异常、食管平滑肌瘤等。本病预后不佳，且男性患者病情相对较重。

【病例简述】

（一）入院情况

患儿，男，7 岁，因间断茶色尿 5 年，双眼睑浮肿 3 周入院。

患儿 5 年前间断出现茶色尿，多于感染时出现，呈全程均匀一致，无浮肿及尿量减少，不伴尿路刺激症状，监测尿常规示尿蛋白 -~3+，红细胞 3~6 个 ~4+/HP，曾使用激素及免疫抑制剂治疗，疗效欠佳，入院前 3 周，出现双眼睑浮肿，晨起为著，同时再次出现茶色尿，尿量不少，无其他伴随症状。

患儿系 G_1P_1，孕足月顺产，父体健，母幼时曾有尿检异常，诊断为"肾小球肾炎、IgA 肾病？"，6 岁时切除扁桃体，现无肾脏疾病临床表现。

（二）入院查体

血压 11.97/7.98 kPa（90/60mmHg），发育正常，双眼睑浮肿，双肺呼吸音粗，心音有力，律齐，各瓣膜区未闻及杂音，腹平软，肝脾未触及。四肢活动自如，肌力及肌张力正常。

（三）院外辅助检查

患儿 4 岁时曾在当地医院行肾穿刺，病理诊断为"轻度系膜增生性肾小球病变伴足细胞增生"，免疫荧光：IgM（+），IgG（-），IgA（-），C3（-），C4（-），C1q（-），Fn（-），HBsAg（-）。

（四）入院后检查

（1）尿常规示比重 1.025（参考值：1.003~1.030），尿蛋白 3+（参考值：阴性），镜检：红细胞 3+/HP（参考值：0~3 个 /HP），流式信息提示为非均一型小红细胞。尿蛋白定量 1650 mg/24 h（参考值：<150 mg/24 h）。血常规、便常规大致正常。

（2）血生化电解质大致正常，血清尿素、肌酐正常，白蛋白 11.91 g/L（参考值：39~54 g/L），胆固醇 11.4mmol/L（参考值：0.00~5.20mmol/L）。

（3）免疫功能示 IgG 1.49 g/L（参考值：5.72~14.74 g/L），余 Ig 及补体均正常。抗核抗体及抗中性粒细胞胞浆抗体均阴性（参考值：阴性）。乙肝五项检测均（-）。

（4）钠排泄分数（FENa）0.83（参考值：0.5~1），钾排泄分数（FEK）15.64（参考值 10~20），肌酐清除率 92 mL/（min·1.73 m²）[参考值 80~120 mL/（min·1.73 m²）]。

（5）B 超示双肾增大。脑干电测听提示外周段异常，双耳听力轻度下降。眼底裂隙灯检查未见异常。

（6）患儿父亲尿常规示比重 1.030（参考值：1.003~1.030），尿蛋白 -（参考值：阴性），镜检：-。母亲尿常规示比重 1.030（参考值：1.003~1.030），尿蛋白 -（参考值：阴性），镜检：红细胞 2~3 个/HP（参考值：0~3 个/HP），流式细胞提示为非均一型小红细胞。

（7）二次肾活检光镜示系膜增生性肾小球肾炎，免疫荧光：IgM（+），IgG（-），IgA（-），C3（-），C1q（-），Fn（-）。Ⅳ型胶原 α5 链肾小球基底膜、皮肤基底膜染色均阴性。电镜示基底膜大部分变薄、节段性厚薄不均伴网篮样改变，上皮足突融合，未见电子致密物沉积。

（8）单基因检测示 COL4 A5 基因存在 c.4107_4108del（p.Ile1370fs）半合子变异，母亲同样携带该变异。依据美国医学遗传学与基因组学学会的变异解读指南，该变异判定为可疑致病性变异。

（五）随访

逐步停用激素及免疫抑制剂，使用 ACEI 及 ARB 类药物治疗，患儿于 13 岁时进入终末期肾病，行肾脏替代治疗。

【病例分析】

（一）病因

患儿存在肉眼血尿及肾病综合征水平的蛋白尿，常规激素及免疫抑制剂治疗疗效欠佳，属难治性肾病，多种原发、继发及遗传疾病均可以肾病综合征为表现。此时，应重新梳理诊断，探寻真正病因。

（1）IgA 肾病：与感染相关的发作性肉眼血尿表现，伴有肾病水平蛋白尿，符合 IgA 肾病的临床表现，外院肾脏病理免疫荧光 IgA（-），不支持，必要时考虑重复肾活检。

（2）继发性肾脏疾病：风湿性疾病如系统性红斑狼疮，患儿为学龄期男童，无多系统损害表现，且补体不低，抗核抗体检查正常，支持点不足。否认乙肝接触史，乙肝五项均（-），且既往肾脏病理 HBsAg（-），不支持乙肝病毒相关性肾损害。

（3）遗传性肾脏疾病：患儿母亲存在肾脏病史，结合患儿肾脏损害表现及存在双耳听力轻度下降，应考虑到遗传性肾脏疾病，肾脏病理电镜检查缺失，很可能会影响到诊断结果的准确性，故再次动员家属，行二次肾活检以明确病因。

（4）Alport 综合征：再次肾活检，电镜结果符合 Alport 综合征表现，结合Ⅳ型胶原 α5 链在肾小球基底膜、皮肤基底膜表达的缺失，可确诊为 XL Alport 综合征，进一步的基因检测也证实患儿 COL4 A5 基因存在 c.4107_4108del 半合子变异。

（二）诊断及确诊依据

1. 诊断　XL Alport 综合征。

2. 确诊依据　目前 Alport 综合征的诊断标准为：

1）表现为持续性肾小球源性血尿或血尿伴蛋白尿的患者具有以下 1 条即可疑诊为 Alport 综合征

（1）Alport 综合征家族史。

（2）无明显其他原因的血尿、肾衰竭家族史。

（3）耳聋、圆锥形晶状体或黄斑周围斑点状视网膜病变。

2）表现为持续性肾小球源性血尿或血尿伴蛋白尿的患者具有以下 1 条即可确诊为 Alport 综合征

（1）肾小球基底膜Ⅳ型胶原 α3、α4、α5 链免疫荧光染色异常或皮肤基底膜Ⅳ型胶原 α5 链免疫荧光染色异常。

（2）肾组织电镜示肾小球基底膜致密层撕裂分层。

（3）*COL4 A5* 基因存在一个致病突变或 *COL4 A3* 或者 *COL4 A4* 基因具有两个致病性突变。

本患儿具备临床疑诊条件，病理检查可以确诊为 XL Alport 综合征，基因检查得以进一步证实。

【专家点评】

本病例我们可以得到如下启示。

（1）诊断应力求精准，注重细节。"综合征"为一组临床疾病的总和，可由多种病因引起。患儿母亲幼时尿检异常，曾疑诊为"IgA 肾病"，其尿常规隐约表现出肾小球源性血尿迹象，有研究显示对先证者为 IgA 肾病的家族性血尿家系进行相关基因检测，其中存在 *COL4 A5* 基因变异致病。抓住这个小细节，结合患儿肾脏损害表现及听力异常，更应高度怀疑其有遗传性肾脏病可能。

（2）二次病理检查，揭示真正病因。患儿年龄小，肾穿刺属于有创性操作，通过充分的沟通，赢得家长和患儿的信任，争取到了二次肾活检的机会，同时除肾组织外还完善了皮肤Ⅳ型胶原 α5 链检测，为疾病的诊断提供充分依据。

（3）适当选择基因检查，有的放矢。患儿通过病理检查已经可以确诊为 XL Alport 综合征，应家属要求，为明确突变位点，验证遗传方式，选择了 Alport 综合征相关基因检测。基因检测是确诊遗传性疾病的重要手段，工作中应结合临床实际适时选择，并有针对性的进行检测，切忌"广撒网、全覆盖"。

（姜莹　王文红）

第四章　Angelman 综合征

病例 5　早期识别"爱笑的"小天使

【背景知识】

Angelman 综合征（angelman syndrome，AS）以发现该疾病的英国医生 Harry Angelman 名字命名，是一种表现为神经系统发育障碍的罕见遗传性疾病，患病率 1/15000。AS 是由编码 E3 泛素连接酶的印记基因 UBE3A 母源性缺陷导致，其遗传致病机制主要包括 15q11-q13 母源性缺失、UBE3A 基因内变异、父源性单亲二倍体（uniparental disomy，UPD）及印记缺陷，以母源性缺失最常见。

【病例简述】

（一）入院病史

患儿，男，1 岁 5 个月，因至今不会独站、不会说话入院。

患儿自幼精神运动发育落后于同龄儿，4 月始翻身，1 岁始独坐，至今不能扶站，不会说话，不能理解简单指令。自幼容易逗笑，注意力短暂，手活动笨拙，喜吃手、玩手，有发作性肢体抖动。

患儿系 G_1P_1，母孕期未见异常，孕 37^{+2} 周顺产，出生体重 2.8 kg，否认窒息史。否认相关疾病家族史。

（二）入院查体

神清，容易逗笑，不会说话，不能听懂简单指令，注意力短暂。皮肤白皙，毛发色浅，头围 44.5 cm，双嘴角稍下斜。四肢肌张力稍低，双膝腱反射（+++），双巴氏征（-）。独坐欠稳，扶站时双下肢不能支撑。

（三）入院检查

（1）头颅 MRI：双侧脑室及脑外间隙稍增宽。

（2）脑电图：清醒下 5 Hz 左右 θ 节律，波幅中等，后头部优势，双侧大致对称。睡眠下未见睡眠纺锤波，发作间期清醒及睡眠期均可见大量高 - 极高波幅 2.5~3 Hz 慢波、尖（棘）- 慢波暴发全导中 - 长时程出现，呈前头部或后头游走性出现。

（3）神经电图、肌电图未见异常。

（4）血肝肾功能、电解质、同型半胱氨酸正常。甲状腺功能正常。

（5）液相串联质谱法遗传代谢病血筛查未见典型氨基酸及脂肪酸代谢病改变。气相色谱质谱联用法遗传代谢病尿筛查未见典型有机酸代谢病改变。

（6）Gesell 儿童发育量表：适应性、大运动、精细运动、语言、个人 - 社交能力均中度发育迟缓。

（7）天使综合征拷贝数及甲基化检测：对 15 号染色体 15q11.2-q13 区域拷贝数 *SNRPN* 基因甲基化水平进行检测，发现 *SNRPN* 基因启动子区平均甲基化水平为 0%，CNV 信号缺失，提示母源性片段的丢失，符合 AS 患者分子特点。

【病例分析】

（一）逐层递进式鉴别诊断

梳理患儿发育史、体格检查及辅助检查，诊断与鉴别诊断如下。

1.Angelman 综合征　患儿全面性发育迟缓，语言障碍，快乐个性，共济失调，头围小，脑电图特征性高波幅棘 - 慢波（1.5~3 Hz），皮肤白皙，毛发色浅，手刻板行为，临床首先考虑 AS，行分子遗传学检测，结果支持确诊 AS。需注意与以下遗传性疾病鉴别。

2.Christianson 综合征（Christianson syndrome，CS）　为 *SLC9A6* 致病变异所致，X 连锁，一般男孩发病，女性杂合携带者可表现为正常 / 轻度的智力障碍或行为问题。CS 患者婴儿期肌张力低下、口咽部吞咽障碍，重度全面发育迟缓 / 智力障碍，言语功能损害，可有孤独症样症状、多动，可有多笑行为，癫痫，共济失调，小头畸形。CS 易与 AS 混淆，但 CS 有相对特异的临床特点如异常眼球运动、体重增长缓慢、便秘及发育倒退，可与 AS 鉴别。另外 CS 脑电图有快波节律与 AS 特征性高波幅棘 - 慢波（1.5~3 Hz）不同。终需分子遗传学检测鉴别。

3.Rett 综合征（Rett syndrome，RS）　经典 RS 主要与 *MECP2* 基因缺陷相关，*CDKL5* 基因与少数早发惊厥型相关，*FOXG1* 基因缺陷与先天性 Rett 变异相关。RS 可表现为头围小，孤独症样症状，手功能丧失，言语障碍，刻板行为以及早期癫痫发作。但经典 RS 缺乏快乐的特点，手刻板动作较突出，婴儿早期可能发育正常，主要见于女性，脑电图缺乏 AS 特征性高波幅棘 - 慢波，可与 AS 鉴别。

4.Mowat–Wilson 综合征（Mowat–Wilson syndrome，MWS）　MWS 与 *ZEB2* 基因致病性变异相关，患者有特殊面容（宽眼，宽眉毛，下颌突出等），神经系统结构、功能异常，表现为全面发育迟缓、中到重度智力障碍、肌张力低下、疼痛反应较低、癫痫、小头畸形等。心理行为障碍包括注意力缺陷、孤独症，表现为频繁大笑，多有口腔相关行为，重复行为，语言严重受损或刻板语言。可伴心脏畸形，先天性巨结肠。可通过特殊面容和脑、心脏或肠道发育畸形及分子遗传学检测鉴别。

5.Pitt-Hopkins 综合征（Pitt-Hopkins syndrome，PHS）　与 *TCF4* 基因致病性缺陷有关，常染色体显性遗传，多为新发突变。临床表现为全面发育迟缓，中到重度的智力障碍。也可表现快乐个性，手不停拍打、兴奋。婴儿期肌张力低下、喂养困难，年长儿童步态不稳，共济失调。半数有癫痫发作。易与 AS 混淆，可通过以下特点鉴别：①特殊面容：随患儿成长逐渐出现鼻子和下面部突出，眼窝凹陷，鼻梁突出，鼻孔宽大和鼻尖向下弯曲。②异常呼吸模式：7月 ~7 岁开始出现，常为突然发作的快速呼吸然后屏气至发绀后缓解。③头 MRI：70% 以上 PHS 患儿有头 MRI 异常（胼胝体发育不良，侧脑室扩张等）。

（二）诊断及确诊依据

1.诊断　Angelman 综合征。

2. 确诊依据　AS 诊断标准包括 3 部分：孕产发育史和实验室检查、临床特征、遗传检测。

（1）孕产发育史和实验室检查包括 5 个条目（表 4-1）。

表 4-1　AS 发育史和实验室检查

1. 孕产史正常，出生头围正常，无明显畸形。婴儿期喂养困难。
2. 发育迟缓在 6-12 个月开始显现，可能与躯干肌张力低相关。四肢运动不协调，笑容增多。
3. 发育迟缓但无发育倒退。
4. 生化、代谢等实验室检查正常。
5. 头 MRI 提示脑结构大致正常（可能轻微皮层萎缩或髓鞘发育异常）。

（2）临床特征：按出现概率把 AS 的临床表现划分为 A 恒定出现（发育迟缓、共济失调和平衡障碍、快乐个性及语言能力损害 4 个条目），B 经常出现（小头、癫痫和脑电图异常 3 个条目）和 C 偶尔出现（肤色、特殊面容、腱反射活跃、特殊爱好等 21 个条目）三个等级。如果满足第一部分所有条目及第二部分 A 和 B 的所有条目即可临床诊断，进一步行遗传检测。

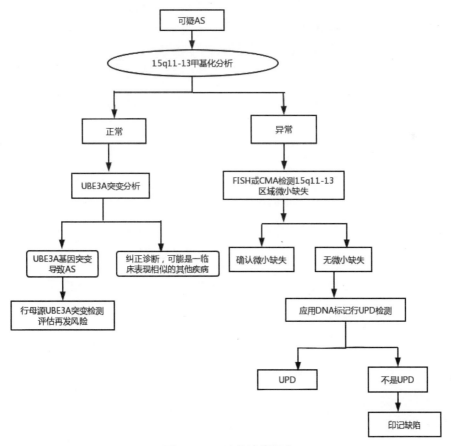

图 4-1　AS 遗传诊断程序

（3）遗传检测：可按以下步骤进行（图4-1）。对可疑AS者可首先行甲基化特异性PCR或甲基化敏感的多重连接依赖探针扩增（multiplex ligation dependent probe amplification，MLPA）检测15q11-q13区域（不仅仅是 *UBE3A* 区域）DNA甲基化状态。甲基化模式显示仅父源印记模式可确诊AS。接下来分辨15q11-13片段缺失、父源性UPD还是印记中心缺陷而致病。荧光原位杂交（fluorescent in situ hybridization，FISH）可检测是否存在片段缺失，染色体微阵列分析（chromosomal microarray，CMA）可以进一步明确缺失范围。排除片段缺失者，行先证者和父母15q11-13的DNA标记分析确认或除外父源性UPD。其余甲基化正常者可能是由于 *UBE3A* 点突变或小的基因内重排。*UBE3A* 测序可除外点突变，但是小缺失需要MLPA。

【专家点评】

本案我们可以得到如下启示。

（1）AS患儿具有特异性临床表现，应早期识别。本例患儿无围产期脑损伤高危因素，自幼全面发育迟缓，快乐个性，皮肤白皙，小头，运动落后，语言障碍，手刻板行为，脑电图典型异常，基本符合AS诊断标准第一部分（无明显喂养困难）和第二部分A和B所有条目，高度怀疑AS。临床中对缺乏围产期异常等新生儿脑损伤高危因素，存在婴儿期喂养困难、全面发育迟缓、爱笑/快乐个性、共济失调等特点者需注意AS可能。

（2）掌握AS的遗传检测程序，合理选择检测手段。应熟知AS临床特点及常见基因缺陷类型，掌握AS的遗传检测程序，为患者提供适当的检测手段。

（辛庆刚　赵澎）

第五章　精氨酸酶缺乏症

病例6　起病缓慢易误诊，治疗时机莫延误

【背景知识】

精氨酸血症（argininemia）又称精氨酸酶-1缺乏症（arginase-1 deficiency），是一种罕见的常染色体隐性遗传病，是由于体内精氨酸酶-1缺乏导致的尿素循环障碍，发病率约为1：350000，是尿素循环障碍中发病率最低的类型之一。精氨酸血症的临床主要表现为认知能力的退化，进行性痉挛性瘫痪，身材矮小，高氨血症较为少见，偶可出现高氨血症性昏迷。

【病例简述】

（一）入院情况

患儿，女，4岁，因"步态蹒跚1年余，加重8个月"于2021年1月入院。患儿于3岁6个月无明显诱因出现阵发性下肢肌肉痉挛，蹒跚步态，频发跌倒，就诊于北京儿童医院，行血氨基酸检测，提示血精氨酸99.6 mmol/L（参考值：1~70 mmol/L），鸟氨酸9.25 mmol/L（参考值：7~120 mmol/L），Arg/Orn10.7（参考值：0.05~2.80），考虑精氨酸酶缺乏症，给予低蛋白饮食治疗、对症治疗后出院。4岁时症状加重，出现站立不稳，剪刀步态，躯体平衡能力差，吐字不清。

患儿系 G_1P_1，孕40周顺产，父母身体健康，否认家族遗传病史。

（二）入院查体

身高104 cm，体重15 kg，智力发育正常，吐字不清，站立困难，下肢呈剪刀步态，双踝关节跖曲轻度内翻位，双下肢小腿后群肌肉肌张力高，下肢成"剪刀状"强直。膝腱反射亢进，踝阵挛阳性。腹部平坦，对称，无腹壁静脉曲张，无胃肠型和蠕动波，腹软，无压痛，未触及异常包块。肝、脾肋下未触及，Murphy氏征阴性。无移动性浊音。肠鸣音正常，3次/分。

（三）入院检查

1. 血常规　示血红蛋白137 g/L（参考值：110~160 g/L），红细胞压积40%（参考值：36%~50%），红细胞平均体积80 fL（参考值：76~90 fL），白细胞 12×10^9/L（参考值：4×10^9~10×10^9/L），单核细胞比率9%（参考值：3%~8%），血小板 227×10^9/L（参考值：100×10^9~300×10^9/L）。

2. 生化肝功能　示白蛋白36 g/L（参考值：40~55 g/L），谷丙转氨酶44U/L（参考值：7~40 U/L），谷草转氨酶45U/L（参考值：13~35 U/L），碱性磷酸酶205U/L（参考值：35~100 U/L）。电解质示Na141 mmol/L（参考值：137~147 mmol/L），K4.25 mmol/L（参考值：3.5~5.3 mmol/L），Cl107 mmol/L（参考值：99~110 mmol/L）。肾功能示尿素3.9 mmol/L（参考值：1.78~6.42 mmol/L），肌酐59 μmol/L（参考值：19~44 μmol/L），尿酸179 μmol/L（参考值：

202~417μmol/L）。血氨 19mmol/L（参考值：9~30mmol/L）。

3. 血凝常规　是 PT17.7 s（参考值：9~14 s），INR 1.54（参考值：0.75~1.3），APTT38.3 s（参考值：22~32 s），PT 百分比 48.4%（参考值：70~150%）。

4. 全身 CT 及腹部强化 CT　三维重建未见明显异常。

5. 颅脑 MR 提示幕上脑室轻度增大，脑沟脑裂增宽。

6. 全基因检测　*ARG*1 基因存在 2 个突变：c.560+1G>C，导致氨基酸发生剪接突变；在 913 号核苷酸由鸟嘌呤 G 变为腺嘌呤 A（c913G>A）的杂合突变，导致 305 号氨基酸由甘氨酸变为精氨酸（pG305R）。c.560+1G>C 突变，基因数据库目前无该突变记载，疑似致病突变（来自父亲），c913G>A 突变，已记载的临床意义未名变异（来自母亲）。

7. 液相串联质谱法　遗传代谢病血筛查示血精氨酸 342.7mmol/L（参考值：1~70mmol/L），鸟氨酸 11.7mmol/L（参考值：7~120 mmol/L），Arg/Orn29（参考值：0.05~2.80）。

8. 血红细胞精氨酸酶 -1 含量检测　提示 Arg-1 含量 0.5U/L（参考值：9.45~15.38U/L）。

【病例分析】

（一）认真梳理患儿的病史、查体及相关检查等，综合分析患儿的临床特点，进行逐层递进式鉴别诊断

（1）鸟氨酸氨基甲酰转移酶缺乏症：表现为血氨升高、常于新生儿期发病，病情凶险，部分儿童期发病，症状相对较轻，气象色谱检测尿乳清酸浓度增加，血瓜氨酸水平降低，患儿血氨正常，气象色谱检测提示精氨酸浓度升高，瓜氨酸正常，不符合此病。

（2）瓜氨酸血症 1 型：生化有转氨酶升高，凝血时间延长，但代谢质谱检测瓜氨酸显著增高，精氨酸和鸟氨酸降低，不符合此病。

（3）希特林蛋白缺乏症：表现为典型的高蛋白高脂低碳水化合物食物偏好，可出现黄疸，肝脾大，生长发育迟缓，但代谢质谱检测瓜氨酸、酪氨酸和精氨酸增高，不符合该病。

（4）精氨酰琥珀酸尿症迟发型：可表现为认知功能障碍，行为异常，学习能力低下，生长迟缓，患儿毛发干枯且脆易断，代谢质谱提示精氨酰琥珀酸浓度升高，瓜氨酸升高，不符合该病。

（5）高鸟氨酸血症：表现为眼部症状为主要表现，视力减弱、夜盲、近视，部分患者合并神经系统，表现为癫痫发作、智力低下、精神运动发育迟缓等表现，但血鸟氨酸水平显著增高，不符合该病。

（6）与脑瘫相鉴别：两者都可表现为双侧痉挛性瘫痪，但精氨酸血症患儿血氨和血中精氨酸水平均有升高，可鉴别。

（二）诊断及确诊依据

1. 诊断　精氨酸血症。

2. 确诊依据　诊断精氨酸血症主要依靠临床表现和实验室检查诊断，临床表现为矮小、四肢痉挛性瘫痪、认知能力落后和呕吐、嗜睡等高氨血症表现时需考虑本病，血精氨酸水平高于正常 3 倍以上则高度提示本病。可测定血红细胞中精氨酸酶活性，患儿酶活性明显降低，一般小于正常对照的 1% 以下，即可确诊本病。可对 *ARGI* 进行基因分析，从而进一步

进行基因诊断。

【专家点评】

本案我们可以得到如下启示。

（1）起病缓慢，更要综合分析临床特点。本例患儿出现进行性加重的双下肢痉挛性强直，站立不稳，剪刀样步态，符合锥体系损伤的临床表现，同时存在吐字不清，符合大脑语言中枢损伤，为明确诊断提供了重要的临床资料及定位证据。

（2）生长迟滞，切记合理选择相关检查。本例患儿发病年龄为4岁，生长发育迟缓，肝功、血凝、血常规等多项检查异常，影像学检查无明显异常，应考虑遗传代谢性疾病的可能性，行气相色谱质谱联用法遗传代谢病尿筛查及液相串联质谱法遗传代谢病血筛查，其检测结果可在帮助诊断的同时，对基因检测亦有着指向性的作用。

（3）寻找病因，适时基因检测明确诊断。对于临床诊断困难，不能除外遗传性疾病的患儿，应根据尿筛查及液相串联质谱法遗传代谢病血筛查结果，判断其可能的遗传学疾病，并恰当的选择基因检测工具，根据基因学检测结果，明确最终诊断。

（蔡金贞）

第六章 非典型溶血尿毒综合征

病例7 隐匿的角落，请关注补体旁路调控异常

【背景知识】

溶血尿毒综合征（hemolyticuremic syndrome，HUS）是一种以微血管性溶血性贫血、血小板减少以及急性肾衰竭为主要临床特征的疾病，其根据病因不同分为典型HUS和非典型HUS（atypical hemolyticuremic syndrome，aHUS）。典型HUS是由以大肠杆菌O157：H7为主的产志贺毒素细菌引起，因此又被称为腹泻相关HUS，起初aHUS也因此被定义为非腹泻相关型HUS。目前根据最新的分类，aHUS特指补体旁路激活途径调控异常所致的HUS，而其他与感染、自身免疫性疾病、代谢性疾病、器官移植等相关的HUS称为继发性HUS。

【病例简述】

（一）入院情况

患儿，男，7岁，主因腹痛、面色苍黄伴尿色异常1天入院。

患儿入院前1天出现间断腹痛，脐周为主，程度不剧，可自行缓解，呕吐2次，为胃内容物，无咖啡色物及胆汁样物。同时发现面色苍黄，伴尿色异常，为茶色尿，进行性加重。不伴发热、皮疹、关节肿痛、呕血、便血。发病以来，精神稍弱，反应可，进食水欠佳，尿量略减少，大便正常。

家族史：父母体健，否认肾脏及血液系统疾病家族史。

（二）入院查体

T：37.2 ℃，P：110次/分，R：21次/分，Bp：120/70mmHg，发育正常，营养中等，神清，精神稍弱，反应可，呼吸平，无发绀，全身皮肤苍黄，躯干可见散在针尖样出血点，全身无浮肿，浅表淋巴结未触及肿大，双侧瞳孔等大等圆，对光反射灵敏，巩膜黄染，唇苍白，咽充血，双侧扁桃体Ⅱ度大，颈软，双肺呼吸音粗，未闻及啰音，心音有力，律齐，未闻及杂音，腹软，无明显压痛，肝脾肋下未及，肾区叩击痛（-），移动性浊音（-），正常男童外生殖器，四肢肌力、肌张力正常，末梢暖。

（三）入院检查

（1）血常规：HGB 49 g/L（参考值115~150 g/L），PLT 19×10⁹/L（参考值177×10⁹~446×10⁹/L），RET 27.9%（参考值0.5%~1.5%）。

（2）尿常规：SG 1.008，PH 6.5，PRO 3+，BLD 2+，镜检RBC 3+/HP；24 h尿蛋白定量440 mg/（kg·d）

（3）生化：Scr 323μmmol/L（参考值：27~66 μmmol/L），BUN 38.3 mmol/L（参考值2.7~7.0 mmol/L），Na 125.8mmol/L（参考值：135~145 mmol/L），K 3.18 mmol/L（参考值：

3.7~5.2 mmol/L），CL 83.3mmol/L（参考值：98~110 mmol/L），LDH 2676U/L（参考值：120~300 mmol/L），TBil 61.9 μmmol/L（参考值：0~26.0 μmmol/L），DBil 10.70 μmmol/L（参考值：0~8.0 μmmol/L），IBiL 51.2 μmmol/L（参考值：3.4~10.3 μmmol/L），血气分析：ph 7.45，BE 12.7 mmol/L（参考值：-3~+3 mmol/L），评估 Ccr 38.71 mL/（min·1.73 m²）。

（4）补体 C_3 0.49 g/L（参考值 0.90~1.80 g/L），C_4 0.1 g/L（参考值：0.10~0.40 g/L），补体 H 因子抗体（+），ANA（-），ENA（-），ANCA（-），抗磷脂抗体（-），血淋巴细胞亚群检测正常范围，库姆试验（-）。

（5）病原学检查：甲、乙、丙、戊肝炎病毒无阳性发现，HIV 抗体（-），梅毒抗体（-），CMV-PCR 及 CMV-IgM（-），EBV-PCR 及 EBV-IgM（-），甲型流感病毒抗体（-），副流感病毒抗体（-），尿肺炎链球菌抗原检测（-）。

（6）血、尿遗传代谢病筛查（-）。

（7）腹部 B 超：双肾实质弥漫性病变，腹水（少量），胆汁淤积，胰腺未见异常。心脏彩超：左心房扩大，二尖瓣返流（轻度），三尖瓣返流（轻度），主动脉瓣返流（轻度），左心室游离腱索，后复查未见明显异常。

（8）肾活检病理结果：光镜可见 35 个肾小球，肾小球系膜细胞和基质轻度弥漫增生，局灶节段性中度加重伴插入，血管内皮细胞增生、肿胀，局灶性肾小球毛细血管明显扩张淤血，灶状肾小管上皮重度空泡变性，肾间质部分小动脉内皮增生，管腔狭窄。以上病变符合溶血尿毒综合征之肾改变，请结合临床。免疫荧光：可见 5 个肾小球，IgM（±）、C1q（+）系膜区毛细血管襻团块颗粒样沉积，IgG（-）、IgA（-）、C_3（-）、Fn（-）。电镜：肾小球基底膜内疏松层显著增宽，其内可见破碎的红细胞和血小板，节段性内皮细胞增生，足细胞内溶酶体显著增多，未见明确电子致密物沉积。肾小管上皮空泡变性，溶酶体增多，肾间质少量淋巴单核细胞浸润伴胶原纤维增生，符合血栓性微血管病样病变，请结合光镜及临床综合分析。

（9）遗传病医学外显子组基因测序：未检测到明确的致病变异。

【病例分析】

（一）鉴别诊断

患儿临床表现符合 HUS，无腹泻相关病史，首先考虑 aHUS。在诊断过程中应通过各项实验室检查、基因筛查等手段与其他血栓性微血管病（thrombotic microangiopathies，TMA）进行鉴别。

1. 典型 HUS　典型 HUS 大多与腹泻相关，预后较好。主要发生在产志贺毒素（Stx）的出血性大肠杆菌导致的肠道感染后 5~7 天其诊断主要依据为：最近 2 周有腹泻病史，"HUS 三联征"，粪便培养分离出产志贺毒素的大肠埃希菌或血清 Stx 检测阳性。本患儿无腹泻、便血的肠道感染病史，不支持。

2. 血栓性血小板减少性紫癜（thrombolic thrombocytopenic purpura，TTP）　其临床表现为微血管病性溶血性贫血、血小板减少、急性肾衰竭、神经系统损害及发热，并称为"五联征"。TTP 分为先天性和获得性。先天性 TTP 特征为 ADAMTS-13 基因突变导致 ADAMTS-13 活性持续严重降低至 <10%，但无抗 ADAMTS-13 抑制性自身抗体。获得性

TTP 也称免疫性 TTP,指血液中存在抗 ADAMTS-13 抑制性自身抗体导致的 TTP。本患儿无发热及神经系统症状,不支持。

3. 钴胺素 C 缺乏症　钴胺素 C 缺乏 HUS 较罕见,其由编码甲基丙二酸尿症和同型半胱氨酸尿症的基因(MMACHC)纯合或复合杂合突变引起的,实验室检查多表现为高同型半胱氨酸、低蛋氨酸血症以及甲基丙二酸尿症。本患儿入院后查血、尿遗传代谢病筛查均(-),不支持。

4. 自身免疫性疾病　以系统性红斑狼疮、抗磷脂抗体综合征等为代表的自身免疫性疾病也常出现与 HUS 相似的临床症状,本患儿 ANA(-),ENA(-),ANCA(-),抗磷脂抗体(-),不支持。

5. 感染　除了产志贺毒素的大肠埃希菌外,其他病原微生物如肺炎链球菌、甲型流感病毒 H1N1、巨细胞病毒、甲型、丙型肝炎病毒、人类免疫缺陷型病毒、EB 病毒等也可引起 HUS。本患儿相应的病原学检查均阴性,不支持。

(二)诊断及确诊依据

1. 诊断　非典型溶血尿毒综合征。

2. 确诊依据

(1)微血管病性溶血性贫血:血红蛋白下降,外周血涂片显微镜下有红细胞碎片,网织红细胞升高,Coomb's 试验阴性,乳酸脱氢酶(LDH)升高。

(2)血小板减少:血小板数量减少,或患者基础血小板数量出现 >25% 的降幅,即使降低后的数值高于界限值,仍应视为发生了血小板减少。

(3)急性肾损伤:儿童 AKI 的诊断标准为血肌酐升高达正常值上限 1.5 倍。

(4)补体检测:推荐检测患者的补体 C_3、C_4、CFH、CFI、CFB、可溶性 C_{5b-9} 水平。如出现 C_3 降低而 C_4 水平正常,则强烈提示补体的替代途径被激活,支持 aHUS 诊断。同时测定 CFH 抗体,CFH 抗体(+)的患者,在进行血浆治疗同时通常需加用糖皮质激素或免疫抑制剂。

(5)基因检测:40%~60% 的 aHUS 患者存在补体蛋白突变,CFH 基因突变是 aHUS 中最常见的基因突变类型。aHUS 患者基因型和表型的关系可以预测疾病预后、治疗反应和移植后复发风险,建议拟诊患者进行基因检测。

【专家点评】

本案我们可以得到如下启示。

(1)典型表现,尚需关注非典型特征。本患儿具备 HUS 的主要临床特征,无腹泻、便血病史,补体 C_3 降低,除外其他感染、自身免疫性疾病、代谢性疾病等相关的 TMA,临床拟诊 aHUS,进一步行遗传病医学外显子组基因测序:未检测到明确的致病变异,查补体 H 因子抗体(+),临床诊断 aHUS。

(2)诊断明确,更应力争要分型精准。临床上对于无腹泻前驱症状的 HUS 患儿应警惕补体旁路途经异常引起的 aHUS,重视补体、补体因子及补体因子抗体的检查,有条件者联合基因检查。

（范树颖　王文红）

第七章 自身免疫性脑炎

病例8 多灶性神经系统损害更要警惕这种脑炎
——以头痛、记忆减退、精神行为异常及言语障碍入院的自身免疫性脑炎

【背景知识】

自身免疫性脑炎(autoimmune encephalitis,AE)泛指与自身免疫反应相关的中枢神经系统炎症性疾病,但一般特指抗神经抗体相关的脑炎。抗 N- 甲基 -D- 天门冬氨酸受体(N-methyl-D-aspartate receptor, NMDAR)脑炎是 AE 中最常见的类型。该病常见于儿童及青年,且 50% 以上的女性患者同时伴有卵巢畸胎瘤,儿童患者多不伴肿瘤。典型表现急性或亚急性起病的精神行为异常、癫痫发作、运动障碍、意识障碍、言语障碍及自主神经功能异常。

【病例简述】

(一)入院情况

患儿,女,12 岁,因间断头痛 5 天,记忆减退 4 天、精神行为异常及语言障碍 2 天入院。

患儿于入院前 5 天间断出现阵发性头痛,双颞部及前额部为主,针刺样,不剧,不伴恶心、呕吐,每次持续 1~2 h 缓解,每天发作 4~5 次。入院前 4 天出现近事记忆减退,忘记作业及当天日期,不能回忆上餐内容,进行性加重。入院前 2 天出现精神行为异常,烦躁,易怒,并伴有刻板、重复语言及动作。病程中体温正常,无意识障碍、抽搐,无呛咳及吞咽困难,无排尿排便障碍。

患儿系 G_1P_1,孕 39 周顺产。父母体健,否认家族遗传代谢病家族史。否认既往抽搐史及脑损伤史。病前智力运动正常。

(二)入院查体

体温 36.6 ℃,脉搏 80 次 / 分,呼吸 20 次 / 分,血压 155/95 mmHg。神清,烦躁,刻板语言,自主体位,呼吸平稳,规则。颅神经查体未见异常,四肢肌力肌张力正常,四肢腱反射(++),共济协调,病理征(-),脑膜刺激征(-)。内科查体未见异常。

(三)入院检查

(1)脑脊液化验:颅内压 134 mmH$_2$O,脑脊液常规:外观清亮,细胞总数 257/mm³(参考值 0~8/mm³),红细胞数 160/mm³(参考值 0/mm³),白细胞数 97/mm³(参考值 0~8/mm³),多个核细胞 8/mm³,单个核细胞 89/mm³,生化: LDH 19U/L(参考值 0~40U/L), Cl 122 mmol/L(参考值 120~132 mmol/L), GLU 4.29 mmol/L(参考值 2.8~4.5 mmol/L),乳酸 1.66 mmol/L(参考值 1.1~2.8 mmol/L),蛋白 340 mg/L(参考值 150~450 mmol/L)。墨汁染色、抗酸染色及革兰氏染色(-),细菌培养(-),EB 病毒、肺炎支原体及人单纯疱疹病毒 DNA、抗体(-)。

（2）神经免疫学检查:脑脊液抗 NMDAR 抗体 IgG 1:10,血抗 NMDAR 抗体 IgG 1:10。

（3）头核磁:头 MRI 及 MRA 未见异常。盆腔 B 超:左卵巢 40 mm×20 mm,右卵巢显示不清,膀胱上方可见一囊实性肿块,范围约 104 mm×65 mm×110 mm,考虑来自于右侧附件。盆腔 CT:下腹部至盆腔内混杂密度包块,考虑卵巢畸胎瘤可能。

（4）视频脑电图:正常。

（5）肝肾功能、乳酸、肌酸激酶正常,血 ANA+ENA(-)。遗传代谢病血 MS/MS、尿 GC/MS 未见异常。

【病例分析】

（一）鉴别诊断

1. 中枢神经系统感染　患儿急性起病,抽搐发作,临床上首先要除外中枢神经系统感染。患儿病程中无发热等感染表现,脑脊液常规生化及病原检查正常,不支持。

2. 中枢神经系统炎症　原发及继发中枢神经系统血管炎、急性播散性脑脊髓炎、视神经脊髓炎谱系疾病等。头影像学检查及神经免疫学检查结果不支持。

3. 全身性炎症　如抗磷脂抗体综合征、白塞病、结节病、系统性红斑狼疮、干燥综合征等。临床表现及血清免疫学检查不符合。

4. 代谢性脑病　Wernicke 脑病、肝性脑病、脑白质营养不良、线粒体病、有机酸尿症等。临床表现、影像学检查、血生化及遗传代谢病筛查等均不支持。

（二）诊断及确诊依据

1. 诊断　①抗 NMDAR 脑炎;②卵巢畸胎瘤。

2. 确诊依据

1）AE 诊断标准

（1）临床表现:急性或者亚急性起病(<3 个月),具备以下 1 个或者多个神经与精神症状或者临床综合征。

①边缘系统症状:近事记忆减退、癫痫发作、精神行为异常, 3 个症状中的 1 个或者多个。②脑炎综合征:弥漫性或者多灶性脑损害的临床表现。③基底节和(或)间脑/下丘脑受累的临床表现。④精神障碍,且精神心理专科认为不符合非器质疾病。

（2）辅助检查:具有以下 1 个或者多个的辅助检查发现,或者合并相关肿瘤。

①脑脊液异常:脑脊液白细胞增多(>5×10⁶/L);或者脑脊液细胞学呈淋巴细胞性炎症;或者脑脊液寡克隆区带阳性。②神经影像学或者电生理异常:MRI 边缘系统 T2 或者 FLAIR 异常信号,单侧或者双侧,或者其他区域的 T2 或者 FLAIR 异常信号(除外非特异性白质改变和卒中);或者 PET 边缘系统高代谢改变,或者多发的皮质和(或)基底节的高代谢;或者脑电图异常:局灶性癫痫或者癫痫样放电(位于颞叶或者颞叶以外),或者弥漫或者多灶分布的慢波节律。③与 AE 相关的特定类型的肿瘤,例如边缘性脑炎合并小细胞肺癌、抗 NMDAR 脑炎合并畸胎瘤。

（3）确诊实验:抗神经元表面抗原的自身抗体阳性。抗体检测主要采用间接免疫荧光法(indirect immunofluorescence assay, IIF)。根据抗原底物分为基于细胞底物的实验(cell based assay，CBA）与基于组织底物的实验（tissue based assay，TBA）两种。CBA 采用表达神经元细胞表面抗原的转染细胞，TBA 采用动物的脑组织切片为抗原底物。CBA 具有较高的特异度和敏感度。应尽量对患者的配对的脑脊液与血清标本进行检测，脑脊液与血清的起始稀释滴度分别为 1:1 与 1:10。

（4）合理排除其他病因（参考鉴别诊断部分）

可能的 AE：符合上述诊断条件中的第 1、第 2 与第 4 条。确诊的 AE：符合上述诊断条件中的第 1~4 条。

2）抗 NMDAR 脑炎诊断标准：根据 Graus 与 Dalmau 标准（2016 年），确诊的抗 NMDAR 脑炎需要符合以下 3 个条件。

（1）下列 6 项主要症状中的 1 项或者多项：①精神行为异常或者认知障碍；②言语障碍；③癫痫发作；④运动障碍 / 不自主运动；⑤意识水平下降；⑥自主神经功能障碍或者中枢性低通气。

（2）抗 NMDAR 抗体阳性：建议以脑脊液 CBA 法抗体阳性为准。若仅有血清标本可供检测，除了 CBA 结果阳性，还需要采用 TBA 与培养神经元进行 IIF 予以最终确认，且低滴度的血清阳性（1:10）不具有确诊意义。

（3）合理地排除其他病因。

【专家点评】

本案我们可以得到如下启示。

（1）多灶性神经系统损害者别忘记考虑本病。对于急性起病，以精神行为异常、语言、运动及认知障碍、睡眠障碍、自主神经功能障碍、近事记忆减退等多灶性神经系统损害为主要临床表现的患儿需考虑到抗 NMDAR 脑炎。

（2）除常规相关化验检查外别忽视特殊检查。除进行头核磁、监测脑电图、脑脊液化验等检查外，还应进行抗 NMDAR 抗体检测。由于此病与卵巢畸胎瘤存在明显相关性，对于女性患者还需进行卵巢影像学检查。

（许海泉　李东）

病例 9　抽搐、精神行为异常不能只想到"感染性脑炎"
——以抽搐、精神行为异常就医的自身免疫性脑炎

【背景知识】

自身免疫性脑炎（autoimmune encephalitis，AE）是针对中枢神经系统神经元产生的异常自身免疫反应而引起的脑部疾患，主要表现为神经精神症状、癫痫发作等。许多 AE 与针对细胞表面抗原的抗体相关，如突触受体和离子通道。与细胞表面抗原结合的自身抗体通常是具有致病性的，而与细胞内抗原结合的自身抗体不一定具有致病性，而通常是自身免疫标记物。AE 的发病率占脑炎的 10%~20%，其中抗 N- 甲基 -D- 天冬氨酸受体（N-Methyl-D-Aspartate receptor，NMDAR）脑炎最为常见，约占 AE 的 80%。

【病例简述】

（一）入院情况

患儿男，7岁，因抽搐、精神行为异常20余天入院。

患儿20天前"抽搐"：头后仰，双眼上翻，口吐白沫，上肢屈曲，持续约3~4 min，事后可回忆。头颅CT与脑电图未见异常。诊断：癫痫？予丙戊酸钠口服液治疗。16天前口齿不清、幻听、错觉、发呆。头颅MRI示双额右顶叶皮层下多发点状稍长T2信号：髓鞘化不良？脑电图慢波增多，家长指认事件为非痫样发作，给予利培酮，苯海索，并建议去精神科就诊。13天前左手活动差，僵硬紧握，渐抓物不牢，偶有咬牙。9天前间断意识欠清，恐惧、哭闹、发呆、幻觉，自言自语，睡眠差，像梦游一样往外跑，偶有小便失禁。于安定医院予奥氮平、氯硝西泮，稳定情绪、改善睡眠治疗。6天前患儿发热1次，体温38.2 ℃，当日降至正常。1天前患儿再次出现发热，体温38.5 ℃。为进一步治疗入我院。

患儿系G_1P_1，足月剖宫产娩出，父母身体健康，否认家族遗传病史。

（二）入院查体

T38.7 ℃，P125次/分，R15次/分，BP149/94 mmHg，体格发育正常，智力正常。意识不清，双肺呼吸音粗，心音有力，律齐，各瓣膜区未闻及杂音。腹平软，肝脾未触及。阵发性肌张力增高，头后仰，咬牙，腹壁反射、提睾反射、双侧膝腱反射未引出，

双侧Babinski征(-)，颈无抵抗，双克氏征(-)，双布氏征(-)。

（三）入院检查

（1）血常规：白细胞6.52×10^9/L（参考值：3.5×10^9~9.5×10^9/L），中性细胞比率39%（参考值：40%~75%），血红蛋白121.6 g/L（参考值：110~160 g/L）血小板244×10^9/L（参考值：100×10^9~300×10^9/L）。C-反应蛋白<1.28 mg/L（参考值：<10 mg/L）。

（2）肝功能：谷草转氨酶16U/L（参考值：15~40U/L），谷丙转氨酶244U/L（参考值：9~50U/L），总蛋白65.9 g/L（参考值：65~85 g/L），球蛋白23.2 g/L（参考值：20~40 g/L）。

（3）电解质：Na130 mmol/L（参考值：137~147 mmol/L），K3.95 mmol/L（参考值：3.5~5.3 mmol/L），Cl94.6 mmol/L（参考值：99~110 mmol/L），Ca2.24（参考值：2.11~2.52 mmol/L），P1.26 mmol/L（参考值：0.85~1.51 mmol/L）。葡萄糖5.67 mmol/L（参考值：空腹3.9~6.1mmol/L）。

（4）肾功能：尿素4.0 mmol/L（参考值：3.1~8.0 mmol/L），肌酐41 μmol/L（参考值：57~97 μmol/L），尿酸221 μmol/L（参考值：202~416 μmol/L）。

（5）病毒四项：巨细胞病毒IgM 0.375阴性反应性(-)（参考值：<1），柯萨奇病毒IgM 0.568阴性反应性(-)（参考值：<1），EB病毒衣壳抗原IgM 0.649阴性反应性(-)（参考值：<1），呼吸道合胞病毒抗体IgM 0.787阴性反应性(-)（参考值：<1）。单纯疱疹病毒抗体0.34（参考值：<1）。肺炎支原体抗体<1:40（参考值：<1:40）。

（6）血清铜蓝蛋白：0.3 g/L（参考值：0.21~0.52 g/L）。

（7）脑脊液常规：外观水样透明，细胞总数0.065×10^9/L，白细胞数0.06×10^9/L，中性粒细胞5%，淋巴细胞95%。脑脊液生化示氯117.8 mmol/L（参考值：120~130 mmol/L），葡萄

糖 2.43 mmol/L（参考值：2.2~3.9 mmol/L），蛋白 0.89 g/L（参考值：0.12~0.26 g/L）。脑脊液培养示无需氧菌、兼性厌氧菌及真菌生长。脑脊液病毒抗体均（-），脑脊液寡克隆区带（-）。

（8）脑脊液抗 NMDAR IgG 抗体阳性，血清抗 NMDAR 抗体弱阳性。

（9）脑电图：持续弥漫 δ 为主慢波，睡眠期右中央、顶、颞区偶见尖波发放。头颅 MRI：双侧额叶髓鞘化不良。腹部 B 超：未见肿瘤。

（10）眼科检查：虹膜纹理清晰，晶状体透明，双眼视网膜散瞳后未见结晶样物质沉着。

【病例分析】

（一）鉴别诊断

认真梳理患儿的病史、查体及相关检查等，综合分析患儿的临床特点，进行鉴别诊断，排除其他疾病。

1. 病毒性脑炎　患儿因"抽搐、精神、行为异常 20 余天"入院。病程中有发热，临床上首先要除外病毒性脑炎。患儿病程 20 余天，与病毒性脑炎起病急、局灶性神经功能缺损及进行性意识下降不符合，并且脑脊液病毒抗体均（-），不支持病毒性脑炎诊断。

2. 癫痫　患儿以无热抽搐为首发症状，后逐渐出现恐惧、哭闹、发呆、幻觉，自言自语等精神行为异常，不能以癫痫发作解释的症状，故不考虑癫痫。

3. 精神疾病　患儿病程中有间断意识欠清，恐惧、哭闹、发呆、幻觉，自言自语，睡眠差，像梦游一样往外跑等精神症状，还出现了左手活动差，僵硬紧握，渐抓物不牢，偶有咬牙等运动障碍，并且病初有抽搐等其他神经系统症状，查体可见阵发性肌张力增高，故不支持该诊断。

4. 肝豆状核变性　患儿为 7 岁男孩，有情绪、行为异常，阵发性肌张力增高，并且肝功能示谷丙转氨酶 244U/L 升高，应警惕此病，但患儿眼科检查裂隙灯下未见角膜色素环，血清铜蓝蛋白正常范围，不支持此病。

5. 抗 NMDAR 脑炎　患儿临床表现有精神、行为异常，癫痫发作，运动障碍，意识水平下降 4 项临床表现，1 项辅助检查脑电图异常，且抗血清及脑脊液 NMDAR IgG 抗体阳性，排除其他可能病因，诊断为抗 NMDAR 脑炎。

（二）诊断及诊断标准

1. 诊断　抗 NMDAR 脑炎。

2. 抗 NMDAR 脑炎诊断标准

1）拟诊为抗 NMDAR 脑炎

必须同时满足以下 3 项标准可诊断：

（1）快速起病（病程 <3 个月），临床表现具备其中 6 项主要症状中的至少 4 项：①异常行为（精神症状）或认知功能障碍；②语言功能障碍（连续的无法被打断的强制言语、言语减少、缄默）；③癫痫发作；④运动障碍、异动症或肌强直 / 异常姿势；⑤意识水平下降；⑥自主神经功能障碍或中枢性通气不足。

（2）至少有其中 1 项辅助检查的异常发现：①异常脑电图 [局灶性或弥漫性慢波或节律失常、痫样放电或异常 δ 刷（extreme δ brush）]；②脑脊液细胞数增多或出现寡克隆带

（3）可排除其他可能的病因

注：如伴发畸胎瘤则只需满足6项主要症状中的至少3项即可诊断。

2）确诊抗NMDAR脑炎诊断标准

临床表现上出现前述6项症状中1项或多项；且抗NMDAR IgG抗体阳性；排除其他可能病因即可诊断。

注：抗体检测应包括脑脊液，如有血清样本，血清检测抗体阳性后需再做验证检测方可认为自身抗体结果阳性。

【专家点评】

本案我们可以得到如下启示。

（1）细致问诊查体，有助于雾里看花明确诊断。本例患儿抽搐、口齿不清、幻听、错觉、发呆、左手活动差、僵硬紧握，渐抓物不牢，偶有咬牙、意识欠清，恐惧、哭闹、幻觉，自言自语，睡眠差，像梦游一样往外跑，脑电图异常，且抗血清及脑脊液NMDAR IgG抗体阳性，等均为明确诊断提供了重要的临床资料。

（2）精神行为异常，积极检测特异性抗原抗体。本例患儿精神、行为异常，癫痫发作，运动障碍，意识水平下降，肝功能异常，根据其临床表现选择检查，以排除其他疾病。对于临床有精神行为异常，抽搐，意识障碍的患儿，应积极进行特异性抗原抗体检测，尽早诊断及治疗。

（张岩　姚玲）

第八章　腓骨肌萎缩症

病例10　对于运动发育落后患儿,定位诊断分析很重要

【背景知识】

腓骨肌萎缩症(peroneal myoatrophy)又称 Charcot-Marie-Tooth 综合征(Charcot-Marie-Tooth syndrome,CMT)、遗传性运动感觉性神经病,是一组同时累及运动、感觉神经的遗传性疾病,其临床表现以对称性肢体远端肌肉进行性无力萎缩,无或仅有轻微的感觉障碍,查体可见高弓足、槌状趾、爪形手等为主要特征,起病隐匿,多进展缓慢。遗传方式多样,可呈常染色体显性遗传、常染色体隐性遗传和 X-连锁遗传等,迄今已有近100余相关基因被报道,其中 *MFN*2、*GDAP*1、*MPZ*、*GJB*1 和 *HSPB*1 是常见致病基因。人群中发病率为30.08/100000。

二、病例特点

(一)入院情况

患儿,女,16月龄,因至今不能拉物站起入院。

患儿于3月龄会翻身,6月龄能独坐,其后大运动能力无明显进步,至今不能俯位手膝四点支撑,不能独自从仰卧位坐起,不能独自拉物站起。患儿自幼精神反应可,睡眠好,尿便正常。6~9月龄时曾有喂养差,体重增长缓慢,但无吞咽困难及呛咳。否认抽搐发作。否认毒物、药物接触史。

患儿系 G_1P_1,否认孕产史异常。父母均体健,否认家族史异常。

(二)入院查体

神清,视听反应稍笨拙,能区分生熟人,可逗笑出声,可发"爸爸妈妈"音,不会指认人和简单物品。头围43.5cm,前囟闭。双下肢肌张力稍低,肌力Ⅳ级,双侧跟、膝腱反射(+),双侧跖反射对称伸性。能自主翻身,独坐可,后方及侧方坐位平衡已建立。俯卧位可肘支撑抬头,只能短时手支撑。扶站时双下肢支撑无力,髋外旋,踝外翻。

(三)入院检查

(1)头 MRI:双侧顶叶可见片状 T2 稍高信号影,脑室脑外间隙稍增宽。

(2)神经电生理检查:神经传导检测示双上肢正中神经 MCV、尺神经 MCV 及双下肢胫神经 MCV、腓总神经 MCV、股神经 FML 末端潜伏期大致正常,CMAP 均下降60%~85%,传导速度减慢20%~30%,大部分可见传导阻滞,运动神经混合肌肉动作电位(compound muscle action potential,CMAP)下降60%~85%。所检感觉神经电位波幅下降约50%~100%,传导速度正常下界。四肢 Fw 及双侧 Hr 缺失。肌电图:所检肌 MUP 时限增宽、振幅增高,募集反应减少,未见自发电位,考虑多发周围神经损害。BAEP 未见异常。视觉诱发电位示

双侧视通路轻度异常,双侧 P100 可引出,波幅下降。体感诱发电位:双下肢 PF\CE\LP\P40 未引出。

（3）血生化:门冬氨酸氨基转移酶 57U/L（参考值 0~49U/L）,余电解质、肾功能、肌酶、乳酸、同型半胱氨酸等均未见异常。

（4）甲状腺功能:未见异常。血叶酸、维生素 B$_{12}$ 检测未见异常。

（5）尿气液联合质谱、血串联质谱检测:均未见异常。

（6）全外显子二代测序: MORC2 基因 C.260 C>T（ P.S87 L）杂合变异,经 Sanger 测序验证,其父母均为野生型。依据美国医学遗传学与基因组学学会的变异解读指南,该变异判定为致病性变异。

【病例分析】

（一）逐层递进式鉴别诊断

结合病史、体格检查及辅助检查,诊断分析如下。

定位诊断分析:患儿双下肢肌张力稍低,肌力差,肌容积减少,双侧跟、膝腱反射减弱,结合神经电生理学检测结果支持定位于多发周围神经病变,四肢感觉、运动神经均受累,以轴索受损为主。定性诊断分析:患儿隐匿起病,自 6 月龄后出现运动发育迟缓,至今抗重力活动困难,近 10 个月以来无明显进展,否认毒物、药物接触史,应注意遗传性疾病可能。

1. 获得性周围神经病　需注意与免疫相关周围神经病、副肿瘤综合征,以及中毒、外伤、代谢性、营养性疾病等引起的各种获得性周围神经病鉴别。

（1）脊髓亚急性联合变性:该病系营养性维生素 B$_{12}$ 缺乏所致的脊髓脱髓鞘疾病,以脊髓后索、侧索最易受累,同时合并周围神经脱髓鞘和轴索病变,临床表现为进行性感觉异常、共济失调、步态障碍等。本例患儿临床特点及血叶酸、维生素 B$_{12}$ 检测结果不支持。

（2）慢性炎症性脱髓鞘性多发性神经病（CIDP）:CMT 与 CIDP 均隐匿起病,病程进展缓慢,需注意鉴别。CIPD 多以肢体对称性无力,下肢为主,可有四肢腱反射消失或减低,也可伴有感觉障碍。二者均有神经传导速度降低,但 CIDP 为多灶性脱髓鞘病变为主,可有不同程度的轴索变性,而本例患儿以轴索变性为主,临床特点不支持。

2. 遗传性周围神经病

（1）卟啉病性多发周围神经病:由于卟啉代谢紊乱引起卟啉或卟啉前体生成增加和在体内过度积聚,导致多系统损害,患儿出现间歇性腹痛,精神行为异常及周围神经损害,尿液在日光照射下呈酒红色,该患儿临床特点不符合。血卟啉检测及基因测序可最终鉴别。

（2）遗传性共济失调伴肌萎缩症:本病进展缓慢,有腓骨肌萎缩、弓形足、反射消失、神经传导速度减慢,神经活检有脱髓鞘和洋葱头结构,但同时还有关节振动觉和位置觉的缺失,感觉共济失调及姿势性震颤,与本患儿临床特征不符。

3. 脊髓性肌萎缩症　是儿童最常见的神经肌肉病,以脊髓前角 α 运动神经元退行性病变导致的肌无力和肌萎缩为主要临床特征,感觉神经元一般不受累,肌电图检查可提示神经源性损害,神经传导速度提示 CMAP 波幅明显下降,但外周神经感觉和运动传导速度正常,本例患儿临床特点不支持。

（二）诊断及确诊依据

1. 诊断　腓骨肌萎缩症 2Z 型。

2. 确诊依据

（1）儿童期或者青少年期隐匿起病,缓慢进展。

（2）对称性四肢远端肌无力和 / 或肌萎缩,以下肢受累常见,伴有鹤腿、足下垂和弓形足等,某些类型亦可累及锥体束。

（3）神经电生理学检测:肌电图呈神经源性改变,四肢感觉、运动神经均可受累。

（4）基因检测:相关基因存在致病性变异。

【专家点评】

通过本案我们可以得到如下启示。

（1）对于运动发育落后患儿,首先要进行定位诊断分析。本例患儿主因大运动发育落后前来就诊,经过体格检查考虑下运动神经元病变,结合神经传导速度检测及肌电图检查结果考虑四肢感觉、运动神经受损,轴索为主,为诊断提供了重要的方向。

（2）抽丝剥茧,合理选择相关检查,有的放矢加以甄别。在明确四肢感觉、运动神经轴索受损为主的方向后,进一步定性分析,行血常规、血维生素 B_{12}、血串联质谱分析、尿气液相联合质谱分析等相关检查寻找病因。

（3）拨开迷雾,探明罕见病的病因,为今后康复指明方向。对于临床诊断困难,同时又高度怀疑遗传性疾病的患儿,分子遗传学检测是强有力的工具,为临床诊治提供了客观的循证依据。

（盛倩倩　赵澎）

第九章　瓜氨酸血症

病例 11　新生儿以"呻吟、吐沫"为首发表现，除了肺炎还有什么？

【背景知识】

瓜氨酸血症（citrullinemia）为尿素循环障碍疾病之一，是一种常染色体隐性遗传性疾病，临床较为罕见，包含在 2018 年发布的《第一批罕见病目录》中。该病由精氨基琥珀酸合成酶（argininosuccinate synthase，ASS1）缺乏所致，以瓜氨酸血症及高氨血症为主要特征。ASS1 基因位于 9q34.1，包含 16 个外显子。瓜氨酸血症经典型为全身性 ASS 缺乏，多于新生儿期发病，全球新生儿中的发生率约为 1/250000。新生儿出生后 24~48 h 多无明显症状，在进食蛋白质饮食后逐渐出现拒乳、呕吐、呼吸急促、过度换气、体温不升、喂养困难、精神萎靡、嗜睡、昏睡、甚至昏迷、惊厥，可出现肝大、脑水肿、血氨增高（>300 μmol/L），容易被误诊为重症肺炎、脓毒症、脑出血、胃肠炎、脑炎、Reye 综合征、癫痫等疾病，可因抢救处理不当而死亡，存活着多件脑萎缩、智力损害。应尽早识别，及时干预。治疗方法为低蛋白饮食，精氨酸、安息香酸钠亦有一定疗效。

【病例简述】

（一）入院情况

患儿女，年龄 4 天，主因呻吟、吐沫 2 h 入院。

现病史：患儿系 G_2P_1，胎龄 40 周，顺娩，出生体重 3.12 kg。无胎膜早破，羊水、脐带、胎盘未见异常。Apgar 评分 1 min 和 5 min 均 10 分。入院前 2 h（生后第 4 天）突然出现呻吟、吐沫，精神反应差，给予拍背、刺激后无缓解。患儿生后 3 h 开始喂养，配方奶为主，1 次/3 h，每次 30mL。生后 3 h 开始排胎便，持续 1 天现为黄糊便，尿量偏少。患儿生后哭闹少，体温偏低，波动于 35~36.5 ℃，无发热、惊厥、吐奶、呛奶等。母孕期无发热、高血压、糖尿病等病史。

母妊娠史及既往生产史无特殊。

入院后 9 h（生后 5 天）患儿吃奶吸吮力弱，入院 10 h 后出现惊厥 1 次，右上肢阵挛抽搐，持续约 10 s，自行缓解。

（二）体格检查

入院查体：体温 35.5 ℃，体重 2.92 kg，精神反应差，前囟平软，呼吸 40 次/分，节律齐，有呻吟、吐沫，双肺呼吸音粗，未闻及罗音；心率 130 次/分，心音有力，律齐，未闻及杂音，末梢循环情况可。腹部软，未见肠型，肠鸣音 5~6 次/分；右上肢肌张力升高，颈无抵抗，拥抱反射不完全，握持反射未引出，觅食反射未引出，吸吮反射可引出。

住院 9 h 后患儿惊厥后查体：患儿昏睡状态，颅缝裂开，双上肢肌张力增高，下肢肌张力减弱。吸吮反射可引出，觅食反射、握持反射、拥抱反射未引出。

（三）入院检查

血常规：白细胞 $12.2 \times 10^9/L$，中性粒细胞比例 63.5%，血红蛋白 193.2 g/L，血小板 $309.0 \times 10^9/L$（均在正常范围），PCT 正常。

急诊电解质：钠 129.2mmol/L，低于正常，其余大致正常。血生化正常。脑脊液压力 40 滴／分，生化、常规、培养未见异常。血培养：阴性。血气分析：pH7.508，PCO_2 24.8mmHg，PO_2 101mmHg；复查：pH7.3，PCO_2 62.2mmHg，PO_2 73.7mmHg，血氨 918.6umol/L，1 h 后复查 885.0 μmol/L。血乳酸、同型半胱氨酸、心肌酶未见异常。血氨基酸和酰基肉碱谱分析：瓜氨酸：935.3μmol/L（5~30 μmol/L），丙氨酸：510.45μmol/L（90~450 μmol/L），甲硫氨酸：141.24μmol/L（8.5~40 μmol/L），谷氨酰胺：129.47μmol/L（1.5~90 μmol/L）。尿有机酸分析：尿乳清酸显著增高。胸片示左上肺斑片状密度增高影。

【病例分析】

（一）逐层递进式鉴别诊断

总结患儿病例特点：患儿为生后 4 天新生儿，主因呻吟、吐沫 2 h 住院，生后哭闹少，体温偏低，入院当天后出现吃奶差，需管饲喂养，出现惊厥，意识障碍，肌张力异常，原始反射异常，化验检查显示血糖低，血氨显著高，血气分析示无酸中毒，血氨基酸分析示血瓜氨酸显著升高，血炎性指标无增高，X 线胸片显示肺炎，头颅超声（图 9-1）及头颅 CT（图 9-2）显示脑水肿。认真梳理患儿的病史、查体及相关检查等，综合分析患儿的临床特点，进行逐层递进式鉴别诊断。

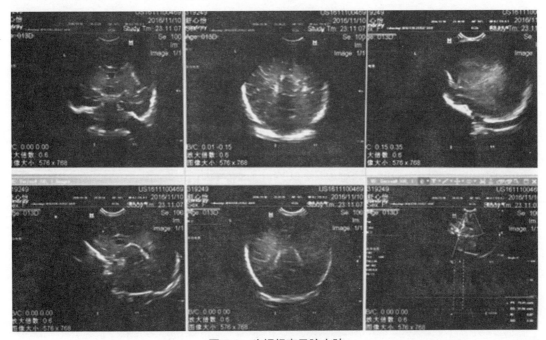

图 9-1　头颅超声示脑水肿

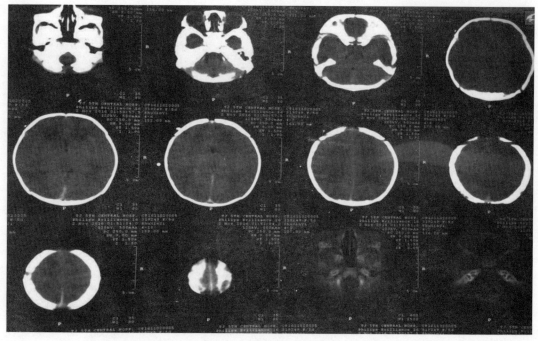

图 9-2　头颅 CT 示脑水肿

1. 新生儿缺氧缺血性脑病　①入院后昏睡状态,少哭少动,吃奶差;②惊厥发作 1 次;③双上肢肌张力升高;④头颅 CT 示脑水肿。不支持点:①患儿无围产期窒息病史;②生后 4 天发病。故不支持该诊断。

2. 颅内感染　①院外有体温不升病史;②精神反应差,吃奶奶差,惊厥发作 1 次;③双上肢肌张力高,原始反射异常。但患儿无感染高危因素,其母分娩前后无感染及发热病史,患儿血常规白细胞及中性粒细胞比例、CRP 均无升高,脑脊液常规、生化及培养均正常,不支持。

3. 新生儿败血症　患儿有低体温,精神反应差,惊厥 1 次,吃奶差,存在局部肺部、脐部局部感染,应警惕败血症。但血培养未见细菌,故不诊断。

4. 新生儿肺炎　生后 4 天新生儿,急性起病,呻吟、吐沫病史,成套双飞呼吸音粗,胸片示左上肺斑片状密度增高影,故诊断。

5. 新生儿低血糖　末梢血糖最低 2.55 mmol/L,故诊断。

6. 新生儿低钠血症　血钠 129.2mmol/L,故诊断。

7. 新生儿暂时性高氨血症　多见于较大早产儿(多为 36 周),24 h 内出现呼吸窘迫,48 小内惊厥昏迷,该患儿为足月新生儿,生后 4 天发病,故不支持。

8. 有机酸血症　该病亦可表现为新生儿生后早期出现喂养困难,反应差,呼吸急促,并伴随呕吐、意识障碍的出现急速进展,合并有机酸血症及酸中毒,该患儿临床表现不能除外,但无酸中毒,血尿有机酸检测阴性,故不支持。

9. 乳清酸尿症(orotic aciduria)　该患儿尿有机酸分析显示尿乳清酸显著增高,应警惕乳清酸尿症。该病为一种遗传性疾病,表现为巨大红细胞性贫血,尿乳清酸显著增多,贫血对维生素 B_{12}、叶酸或抗坏血酸治疗无效。该患儿无贫血,不支持。

10. 精氨琥珀酸血症　又称精氨酰琥珀酸裂解酶缺乏症,血尿精氨酸琥珀酸升高为特征,血尿中精氨酸显著升高,瓜氨酸也升高,该患儿血氨高,血瓜氨酸显著升高,不能除外该病,但患儿血中仅有瓜氨酸升高,无精氨酸升高,尿症亦无精氨酸升高,故不考虑该诊断。

11. 瓜氨酸血症　患儿为新生儿,生后 4 天以呻吟、吐沫 2 h 住院,入院后病情进展快,出现吃奶差、惊厥、昏睡,神经系统查体有阳性体征,血氨明显升高,考虑高氨血症,为生后 24 h 后发病,不合并酸中毒,故考虑尿素循环障碍,据血尿遗传代谢病筛查结果,瓜氨酸明显升高,无精氨琥珀酸,故诊断瓜氨酸血症。

(二)诊断及确诊依据

1. 诊断　瓜氨酸血症。

2. 确诊依据

(1)临床表现:瓜氨酸血症经典型多为新生儿期发病,出生 24 h 后发病,表现为喂养困难、呕吐、惊厥、四肢强直、意识障碍等,查体神经系统有阳性体征。

(2)辅助检查:主要要依据为血氨显著升高,该患儿血氨大于 900 μmol/L,明确为高氨血症。临床据高氨血症的诊断思路见图 9-3:患儿出生 24 h 出现的高血氨血症,不合并酸中毒,故考虑为尿素循环障碍,进一步查血氨基酸结果显示血中瓜氨酸显著升高,精氨酸正常,尿有机酸乳清酸显著增高,故诊断瓜氨酸血症。

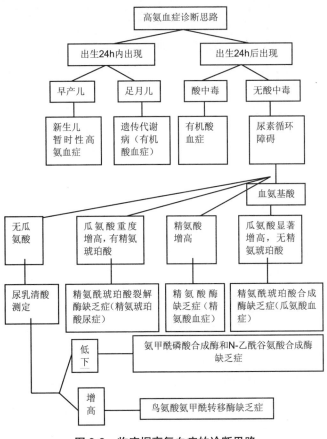

图 9-3　临床据高氨血症的诊断思路

（3）进一步可行基因学检查。

【专家点评】

本案我们可以得到如下启示。

（1）综合分析临床各种特点。本患儿为生后 4 天新生儿，以"呻吟、吐沫"为首发表现，起病急，进展快，住院后很快出现喂养困难，精神意识障碍，惊厥，神经系统查体可见肌张力异常，原始反射异常，合并肺炎、低钠血症、低血糖等并发症。

（2）依据病情选择化验检查。本例患儿发病年龄小，病初以呻吟、吐沫为主要异常，合并少哭等不典型表现，入院后血常规、CRP、PCT、血生化等化验，未见明异常，完善胸片检查后，考虑新生儿肺炎，据此治疗后，患儿住院后病情加重，出现喂养困难，惊厥、意识障碍，此时进一步查惊厥相关化验：血氨显著升高，具有诊断意义的异常化验指标出现后，结合临床，考虑遗传代谢病方向，进一步检查血尿遗传代谢病筛查，结果回报后，确诊瓜氨酸血症。

（3）明确诊断依靠基因检测。瓜氨酸血症的确诊可从临床表现、常规化验检查，最后根据血氨基酸和酰基肉碱谱分析及尿有机酸化验明确诊断。最后进一步明确，还需要选择基因检测，以明确基因诊断，也可以为遗传咨询及下一胎同胞的产前诊断提供依据。

（严艳萍　姚玲）

第十章　X连锁先天性肾上腺发育不良

病例12　首发消化道症状，警惕肾上腺是病因

【背景知识】

X连锁先天性肾上腺发育不良（X-linked adrenal hypoplasia congenita，XL -AHC）是X连锁隐性遗传病，致病基因 NR0B1 为肾上腺发育的重要转录因子，也存在于垂体分泌促性腺激素的细胞和下丘脑核团中，该基因突变导致肾上腺发育受阻及下丘脑 - 垂体 - 性腺轴功能障碍。经典临床表现为原发性肾上腺皮质功能减低（primary adrenal insufficiency，PAI）、低促性腺激素性性腺功能减退（hypogonadotropic hypogonadism，HH）和睾丸原发性生精缺陷。

【病例简述】

（一）入院情况

男，5岁，主因呕吐10天，发现血钠低6天，抽搐3次入院。

入院前16天出现呕吐，1~3次/天，伴腹痛，无发热、腹泻、头痛，入院前7天于当地医院诊断"阑尾炎"并行阑尾切除术。入院前6天抽搐3次，为全身大发作，分别间隔1~2 h，予镇静药后约2~10 min抽搐缓解进入睡眠，查电解质示血钠108.2 mmol/L，血钾5.37 mmol/L，补钠治疗后血钠逐渐升至正常，未再抽搐，后遵医嘱每日服用食盐胶囊（1粒/次，3次/日）。患儿平素易疲乏，喜食咸。

患儿系 G_1P_1，足月顺产，父母体健，一姐姐体健，否认家族遗传病史。

（二）入院查体

体温：T36.5 ℃，脉搏：P86次/分，呼吸：R18次/分，血压：Bp90/56 mmHg，身高：115 cm（50 th），体质量：19 kg（50th），发育正常，营养中等，神志清晰，精神弱，皮肤色素沉着，见于口唇、牙龈、腋下、颈部、指关节、指端。双肺未闻及啰音，心音有力，律齐，未闻及心脏杂音。腹软，无压痛，肝脾未触及。四肢活动自如，肌力及肌张力正常。阴茎长3.5 cm，周径1.3 cm，双侧睾丸容积3 mL：3 mL，阴茎及阴囊皮肤色素沉着。

（三）入院检查

（1）血常规：血红蛋白117 g/L（参考值：110~160 g/L），白细胞 9.77×10^9/L（参考值：$4\sim10 \times 10^9$/L），血小板 319×10^9/L[参考值：$(100\sim300) \times 10^9$/L]。

（2）尿常规：比重1.015（参考值：1.003~1.030），尿蛋白 -（参考值：阴性），葡萄糖 -（参考值：阴性）。

（3）生化及内分泌相关实验室检查（表10-1、表10-2）

表 10-1　生化检查

项目	8Am	参考范围
pH	7.53	7.35~7.45
PCO_2（mmHg）	25	35~45
BE（mmol/L）	-2.7	-3~3
血钠（mmol/L）	129	135~145
血钾（mmol/L）	5.38	3.55~5.5
血氯（mmol/L）	93	98~108
血钙（mmol/L）	2.75	2.15~2.55
血磷（mmol/L）	1.8	0.8~1.45
血镁（mmol/L）	0.79	0.65~1.05
谷丙转氨酶（IU/L）	23	5~40
谷草转氨酶（IU/L）	27	10~40
尿素（mmol/L）	3.6	1.7~8.3
肌酐（umol/L）	39	44~115
血糖（mmol/L）	4.7	3.6~6.0

表 10-2　内分泌相关检查

项目	8Am	4Pm	0Am	参考范围
促肾上腺皮质激素（ACTH）（pg/mL）	>1250	>1250	730	0~46
皮质醇（Cor）（µg/dL）	10.8	6.62	6.38	5~25
肾素（卧位）（ng/mL/h）	0.3			0.05~0.79
醛固酮（卧位）（ng/dL）	11.4			5~17.5
17a-羟孕酮（17a-OHP）（ng/mL）	0.31			0.31~2.17
尿 Cor（µg/24 h）	<17			30~110
尿醛固酮（µg/24 h）	0.51			1~8
卵泡刺激素（IU/L）	0.78			1.4~18
黄体生成素（IU/L）	0.11			1.5~34.6
泌乳素　（ng/mL）	30.18			2.1~17.7
生长激素　（pg/mL）	0.78			0.06~5
睾酮（µIU/mL）	<10			14~76
脱氢表雄酮（µIU/mL）	0.52			0.3~2.2
雄烯二酮（ng/mL）	0.36			0.5~4.8
游离 T3（pmoL／L）	3.41			3.1~6.8
游离 T4　（pmol／L）	23.1			12~22
TSH（mIU／mL）	0.28			0.27　~4.2
甲状旁腺素（PTH）（pmol/mL）	5.48			1.1~7.3

续表

项目	8Am	4Pm	0Am	参考范围
胰岛细胞抗体（ICA）	阴性			阴性
谷氨酸脱羧酶抗体（GADA）	阴性			阴性
抗胰岛素抗体（IAA）	阴性			阴性
促甲状腺素受体抗体（TRAb）（IU/L）	0.46			0~1.5

（4）头颅及垂体 MRI（-），肾上腺 CT（-）。

（5）基因检测：患儿 *NROB1* 基因有一个半合子突变，c.961delC（p.L321Sfs×51），导致氨基酸密码子框发生改变，使第 321 位上的亮氨酸（L）突变为丝氨酸（S），在随后 51 位变为终止氨基酸，为移码突变，根据 ACMG 指南，该变异初步判定为疑似致病性变，患儿母亲为该基因杂合突变，其父亲及姐姐无变异。

【病例分析】

（一）分析临床特点

患儿男，5 岁，呕吐起病，低钠血症并抽搐，皮肤黏膜色素沉着，血 ACTH、尿 Cor、醛固酮降低，平素乏力、嗜盐，考虑 PAI，鉴别如下：

1. 先天性肾上腺皮质增生症　属类固醇激素合成障碍性疾病。其中最常见的为 21- 羟化酶缺乏症（失盐型），其主要表现 PAI，伴电解质紊乱及高雄激素血症表现。该患儿发病年龄较大，自幼无喂养困难及生长缓慢，性发育与年龄相符，血 17a-OHP、脱氢表雄酮、雄烯二酮、睾酮无增高，肾上腺 CT 无增生表现，不支持本病。

2. 肾上腺损伤　结核及真菌等感染或药物可致肾上腺损伤而表现 PAI，色素沉着、呕吐、腹痛、抽搐等，生化方面的表现为低钠血症、血 Cor 和醛固酮降低，并有 ACTH 增加。该患儿无感染线索，无特殊用药史，行 PPD 试验、结核 T 淋巴细胞检测、GM 试验及 1,3β 葡聚糖检测均无异常，不支持本病。

3. 肾上腺自身免疫性损伤

（1）自身免疫性多内分泌腺综合征 I 型：主要表现 PAI、甲状旁腺功能减退和慢性皮肤黏膜念珠菌病。患儿无慢性皮肤黏膜念珠菌病感染证据，甲状旁腺功能正常，不支持本病。

（2）自身免疫性多内分泌腺综合征 II 型：可于任何年龄发病，主要表现 PAI 和自身免疫性甲状腺疾病，可出现 1 型糖尿病、乳糜泻、恶性贫血、重症肌无力及性腺功能衰竭等。患儿目前存在 PAI，但无其他相关表现，血糖及甲状腺功能正常，检测 ICA、GADA、IAA、TRAb 均无异常，不支持本病。

4. X- 连锁肾上腺脑白质营养不良　*ABCD*1 基因突变致过氧化物酶体功能障碍，极长链脂肪酸（VLCFA）降解受损，有肾上腺皮质萎缩或发育不良。其中单纯 Addison 病型可只有 AI 表现，儿童脑型、青少年脑型及肾上腺脊髓神经病型神经系统受损表现亦可以较晚出现或隐匿进展。极长链脂肪酸是诊断 X 连锁肾上腺脑白质营养不良的生物标志物，但不能预测疾病的表型或进展。该患儿 5 岁，目前无认知、行为等异常表现，头颅 MRI 检查未见异常,不支持本病,但需动态评估神经系统表现,必要时检测血 VLCFA ,基因诊断是明确鉴别诊断的可靠手段。

（二）诊断及确诊依据

1. 诊断　XL-AHC。

2. 确诊依据

（1）临床表现：5 岁男孩,呕吐、腹痛、抽搐起病 ,皮肤色素沉着明显,无畸形,外生殖器正常,平素有乏力、嗜盐。

（2）实验室检查：血钠低,血 ACTH 明显升高,尿 Cor、醛固酮低。

（3）基因检测：NR0B1 基因存在 1 个半合子突变：c.961delC,导致氨基酸改变 p.L321Sfs*51,为移码突变。患儿母亲为该基因杂合突变,其父亲及姐姐无变异。

【专家点评】

本案我们可以得到如下启示。

（1）思路应开阔。临床上出现 PAI 伴或不伴 HH 表现者需警惕此病。

（2）关注要持续。对 XL-AHC 患儿给予糖皮质激素和盐皮质激素治疗后,患儿可以存活,但当达青春期年龄时,会出现 HH 表现,这是此病区别于其他原因所致肾上腺皮质功能不全的特点。该患儿目前还未到青春期,需要进一步动态观察。

（3）评估需动态。X- 连锁肾上腺脑白质营养不良临床表现复杂,该患儿未检测血 VL-CFA,未检测 ABCD1 基因,需动态评估神经系统表现,必要时基因检测明确诊断。

（郑荣秀）

第十一章　先天性纯红细胞再生障碍性贫血

病例 13　婴儿贫血，不只是缺铁那么简单

【背景知识】

先天性纯红细胞再生障碍性贫血（Diamond-Blackfan anemia，DBA）（MIM 105650）是一种以 1 岁以内发病的非小细胞性贫血为主要为特点的先天性骨髓衰竭性疾病。发病率约（5~12）/10⁶，男女发病率无差别。约 90% 的患儿一岁以内起病，约 50% 的患儿合并有躯体畸形。此外，DBA 患者表现出高度的肿瘤易感性。DBA 同时也是第一个被人类认识的核糖体病，约 40%~70% 的 DBA 患者携带核糖体蛋白基因突变。

【病例简述】

（一）入院情况

患儿，女，4 月龄，主因"面色苍白 3 月"第一次入院。患儿入院前三月（生后 39 天）无明显诱因发现面色苍白，无发热、皮疹、黄染、出血等表现。于当地血常规示血红蛋白 37 g/L，当地考虑"缺铁性贫血"，予以输注悬浮红细胞后，加用"二维亚铁颗粒"治疗。患儿口服铁剂治疗 2 月，效果不佳，约 2~3 周输注悬浮红细胞 1U。为进一步诊疗入院。患儿发病以来，精神稍差，吃奶差，生后至入院时体重增加 3.5 kg。

既往史：生后 5 天出现黄疸，约 1 月后自行消退。个人史：G_1P_2，35 周，同卵双生之小，出生体重：1.5 kg，出生身长：43 cm，否认生后窒息史。人工喂养，4 月添加辅食，生长发育略落后于正常同龄儿。

家族史：父母体健，祖籍均为黑龙江，非近亲结婚。胎史：G_1P_1，同卵双生之大，生后贫血；G_1P_2，本患儿。否认家族性遗传病史、肿瘤及类似疾病史。

（二）入院查体

身高 53 cm（<-2SD），体重 5 kg（<-2SD）。体格发育落后，营养欠佳，皮肤苍白无黄染、皮疹及出血点，皮肤弹性可，无浮肿。双肺呼吸音粗，心音有力，律齐，各瓣膜区未闻及杂音。腹平软，肝脾未触及。四肢活动自如，肌力及肌张力正常。

（三）入院检查

（1）血常规：白细胞计数 8.98×10^9/L，中性粒细胞计数 1.98×10^9/L，红细胞计数 1.83×10^{12}/L↓，血红蛋白 49 g/L↓，血小板计数 108×10^9/L，网织红细胞计数 0.0016×10^{12}/L，平均红细胞体积（MCV）82.5fL，平均红细胞血红蛋白（MCH）26.8pg，平均红细胞血红蛋白浓度 325 g/L。

（2）肝肾功能、电解质均正常。

（3）血清铁 51.80 umol/L（8.95~28.64 μmol/L）；未饱和铁 8.20 umol/L（29.54~63.54

μmol/L）；总铁结合力 60 μmol/L（40.28~72.49 μmol/L）；铁饱和度 0.86（0.25~0.5）；铁蛋白 396.6 ug/L（12~120 μg/L），叶酸 69nmol/L，维生素 B_{12} 541.6 nmol/L。

（4）血红蛋白电泳正常，抗碱血红蛋白（HBF）0.031（0~0.025）；血红蛋白 A2 0.009（0~0.035）。

（5）溶血相关检查：库姆试验阴性，酸化甘油试验正常。

（6）骨髓形态：增生活跃，粒系 34.0%，红系 0%。粒系比例无明显增减，形态无异常。红系未见，成熟红细胞形态无异常。淋巴细胞比例增高，形态无明显异常，单核细胞形态无明显异常。全片巨核 21 个分类及形态未见异常。结论：粒巨系增生，红系缺如骨髓象。

（7）基因检查结果回报：*RPS26* Exon1 c.1 A>G（p.M1 V）突变。依据美国医学遗传学与基因组学学会的变异解读指南，该变异判定为致病性变异。

（四）治疗与转归

患儿确诊 DBA 后予悬浮红细胞输注支持治疗至 1 岁。1 岁后开始口服泼尼松 1 mg/kg，约 6 周患儿血红蛋白逐渐升至正常。其后泼尼松逐渐减至隔日半片，血红蛋白维持 100 g/L 左右。稳定 1 年后患儿血红蛋白逐渐下降，激素加量至 2 mg/kg 后血红蛋白仍不能维持，需要悬浮红细胞输注支持治疗。此后患儿平均每月输注悬浮红细胞 2 单位。输血支持治疗 12 年，患儿因"多饮、多尿"于当地医院确诊糖尿病，予胰岛素皮下注射治疗。患儿发病后 14 年返院复查，血常规、骨髓形态学同初诊，血清铁蛋白 14440 μg/L，结合患儿病史诊断 DBA 合并铁过载、糖尿病，予加用地拉罗司去铁治疗。建议铁过载控制后行异基因造血干细胞移植治疗。

【病例分析】

（一）抽丝剥茧，排除性诊断：根据患儿发病特点及该年龄段引起贫血的主要原因逐一排除

1. 营养性贫血　患儿同卵双胎之小，营养状态不佳，生后 1 月余起病，以贫血为主要表现，首先应注意营养性贫血。主要包括缺铁性贫血及营养性巨幼红细胞性贫血。患儿为非小细胞性贫血，血清铁蛋白升高，血清铁升高，补铁治疗无效，不支持缺铁性贫血。患儿叶酸、维生素 B_{12} 正常，不支持营养性巨幼红细胞性贫血。

2. 地中海贫血　患儿以贫血为主要表现，HBF 升高，应注意地中海贫血可能，但患儿父母祖籍黑龙江，成熟红细胞形态无异常。血红蛋白电泳正常，不支持该诊断。

3. 儿童一过性红细胞减少症　该病以单纯贫血为主要表现，多见于幼儿，但该病为自限性疾病，多在 1~3 个月恢复。该患儿生后 39 天发病，年龄较早，贫血持续 3 个月无好转，不支持该病。

4. 先天性纯红细胞再生障碍性贫血　患儿生后 39 天发病，为非小细胞性贫血，中性粒细胞及血小板正常。骨髓粒、巨两系增生，红系缺如。其同卵双胞胎姐姐与患儿表型一致，全外显子二代测序（NGS）发现核糖体蛋白编码基因 RPS26 致病突变，支持该诊断。

（二）诊断及确诊依据

1. 诊断　先天性纯红细胞再生障碍性贫血。

2.确诊依据　2008 第六届 Daniella Maria Arturi 国际年会达成的专家共识。

（1）1 岁以内发病。

（2）非小细胞性贫血而无其他血细胞减少。

（3）网织红细胞减少。

（4）骨髓增生正常，而红系减少。

满足以上全部 4 条可诊断经典型 DBA。同时该患儿同卵双胞胎姐姐与患儿表型一致，全外显子二代测序（NGS）发现核糖体蛋白编码基因 RPS26 致病突变，进一步支持该诊断。

【专家点评】

本案我们可以得到如下启示。

（1）锁定关键点，逐步去伪存真。贫血为儿童尤其婴幼儿最常见的血液系统疾病。尤其以缺铁性贫血较为常见。本患儿于当地曾被误诊为"缺铁性贫血"，但本患儿为非小细胞性贫血，无铁缺乏证据，骨髓以单纯红系衰竭为主要特点。应注意骨髓衰竭性疾病，可引起单纯骨髓红系缺乏的疾病主要为先天性纯红细胞再生障碍性贫血及各类获得性纯红再障。引起获得性纯红再障的主要疾病包括儿童一过性红细胞减少症、病毒感染、淋巴瘤、自身免疫病等，该患儿无上述疾病证据，结合家族史及基因检查结果，诊断 DBA。

（2）多学科协作，全生命周期治疗。DBA 一线治疗为糖皮质激素。考虑到激素的副作用，建议 1 岁内 DBA 患儿以输血支持为主，1 岁后开始激素治疗。初诊有效率约 80%，但仅有少数病人可以停药。约 30%~40% 患者激素依赖，约 30%~40% 患者为输血依赖状态。铁过载为输血依赖患儿的主要并发症。铁过载主要可引起肝功能异常、内分泌腺体功能异常及免疫功能异常，严重影响患儿生存率。本患儿长期输血依赖继发铁过载，进而引起胰岛功能异常，导致糖尿病。因而 DBA 的治疗需要多学科协作，根据患儿生长发育的各个阶段，制定不同的诊疗方案，为患儿带来全生命周期的守护。

（万扬　常丽贤　竺晓凡）

第十二章　Erdheim-Chester 病

病例 14　除了"LCH"，还有什么疾病以皮肤环状丘疹性损害伴多发骨损害为首发表现呢？

一、背景介绍

Erdheim-Chester Disease（ECD）是 Jakob Erdheim 和 William Chester 于 1930 年首次报道的一种罕见的以 CD68+/CD1a- 泡沫状组织细胞聚集为特征的系统性非朗格汉斯细胞组织细胞增生症，儿童发病相当罕见。我们报道一例 3.5y 男孩 ECD，同时伴发弥漫性皮肤损害和骨损害。皮肤表现为弥漫性环状斑丘疹，中央萎缩，不同于以往报道的黄瘤样丘疹或睑周黄斑瘤样损害，对皮肤科医生是一种挑战。全身 CT 扫描显示弥漫性肺纤维化、弥漫性骨骼损害，包括骨溶解、硬化和骨纤维化。皮肤组织病理学检查显示 CD68+/CD1a-。结合临床、CT 和组织病理学，确定 ECD 诊断。

二、病历简介

（一）一般情况

患儿，男，3 岁 6 月龄，因发现全身多发皮疹 3 年伴下肢疼痛 2 年余，于 2016 年 3 月 25 日来天津市儿童医院皮肤科门诊就诊。

患儿于 6 月龄时因枕后出现片状红斑，丘疹，逐渐扩大，皮疹中央出现溃烂，于 2014 年就诊于北京协和医院，行头部 CT 检查，诊断"朗格汉斯细胞组织细胞增生症"，未予特殊治疗。于 1 岁时枕后皮疹糜烂面愈合，局部萎缩，伴毛发脱失。于 1 岁 6 月龄时，皮疹增多，累及左侧眼睑，同时足背部肿胀，出现间断行走时疼痛。期间外用"红霉素眼膏消炎"。此后患儿皮疹愈发加重，下肢疼痛加重，至我院门诊就诊时，患儿已经出现全身多处皮肤损害，同时伴四肢疼痛。

患儿系 G_2P_2，孕 40 周顺产，父母及 7 岁哥哥身体健康，否认家族遗传病史。

（二）入院查体

一般情况尚可，体温正常，身高 101 cm，体重 13 kg。体格发育正常，营养尚可，体型正常。智力正常，伴有明显的语言发育落后，不能连词成句。全身浅表淋巴结未触及肿大。皮肤科专科情况：全身皮肤黏膜无黄染，头面部、躯干、上肢散在分布环状斑丘疹，大小不等，最大的约 4 cm×4 cm，中央皮肤萎缩，表面少许鳞屑，血管清晰可见；左侧眶周眼睑表面糜烂，溃疡形成，左上眼睑皮肤缺损（图 12-1a，12-1b）；足背肿胀，表面结痂，压痛（＋）。双肺呼吸音清，未闻及干湿罗音。心音有力，律齐，各瓣膜听诊区未闻及杂音。腹平软，肝脾未触及。四肢活动自如，肌力及肌张力正常。

（三）入院检查

（1）血常规：Hb 降低（66 g/L；正常值 110~160 g/L），CRP 升高（96 mg/L；正常值 0~8 mg/L）。

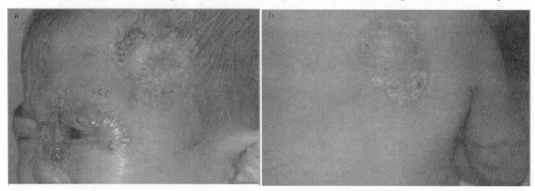

图 12-1 示患儿临床表现：头面部、躯干、上肢散在分布环状斑丘疹，大小不等，中央皮肤萎缩，表面少许鳞屑，血管清晰可见；左侧眶周皮肤表面糜烂，溃疡形成，左上眼睑皮肤缺损

（2）肝功能：正常。

（3）腹部 B 超：脾脏增大。

（4）全身 CT 检查：额骨、双侧后肋、胸椎椎板、双侧肱骨、桡骨、髂骨、右腓骨和双侧足可见广泛性、对称性性骨溶解和骨硬化，肺纤维（图 12-2）。

（5）左上臂皮肤活检：由泡沫细胞和 Touton 巨细胞形成的肉芽肿性浸润，周围轻微纤维化；免疫组化显示 CD68+，CD1a-，langerin-，S100 弱 +（图 12-3）。

（6）全自动免疫组化 sanger 测序和等位基因特异性检测：*BRAF-p.V600E* 结果均为阴性（图 12-4）。

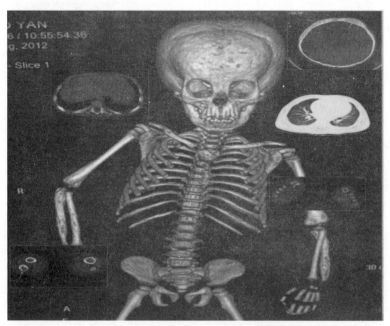

图 12-2 计算机断层扫描（CT）显示：额骨、双侧后肋、胸椎椎板、双侧肱骨、桡骨、髂骨、右腓骨和双侧足可见广泛性、对称性性骨溶解和骨硬化，肺纤维化

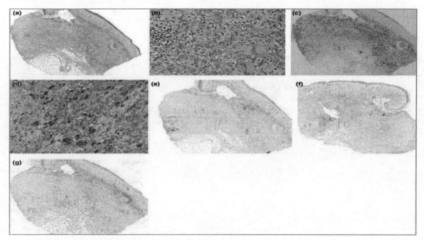

图 12-3   示上肢皮损组织病理学和免疫组化:(a)致密的皮肤炎症细胞浸润(HE×40);(b)泡沫样组织细胞(HE×400);(c)组织细胞 CD68+(×40);(d)组织细胞 CD68+(×400);(e)组织细胞 CD1a-(×40);(f)组织细胞 langerin-(×40);(g)组织细胞局部呈 S-100 弱 +(×40)

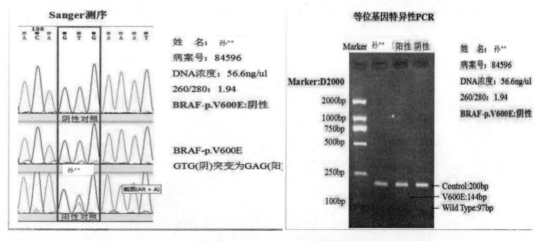

图 12-4   *BRAF-p.V600E* 阴性

结合临床、CT 和组织病理学,确定 Erdheim-Chester 病诊断。

(四)诊断思路

认真梳理患儿的病史、查体及相关检查等,综合分析患儿的临床特点,进行逐层递进式鉴别诊断。

1.朗格汉斯细胞组织细胞增生症(langerhans cell histiocytosis, LCH)   儿科系统性的组织细胞疾病一般被视为儿童 LCH,LCH 可全身受累或骨、皮肤和淋巴结等局部器官受累,皮疹呈多形性表现,典型皮疹针尖大小平顶出血性丘疹,也可有糜烂和溃疡,可出现长骨和扁骨的溶骨性损害,皮肤组织病理和免疫组化检查呈特异的 CD1a+, Langerin+, S100+,可以除外诊断。

2.伴颈部淋巴结肿大窦组织细胞增生症(rosai-dorfman disease,RDD)   特点是发热、白细胞增多、颈淋巴结肿大。病理所见为淋巴结包膜下及髓窦组织细胞增生。病程中多不侵犯骨骼、或肝、脾、肺、皮肤等组织，而只局限于淋巴结。淋巴结活检免疫组化示 CD68+，CD1a-，S-100+，本例患儿无发热，全身浅表淋巴结未触及肿大，结合皮肤组织免疫组化，可排除诊断。

3.Erdheim-Chester Disease（ECD） 一种罕见的以不同组织和器官泡沫状组织细胞浸润为特征的非朗格汉斯细胞组织细胞增生症，皮肤表现罕见，大约 1/3 的 ECD 患者发生眼睑的黄色斑块，主要为眶周黄斑瘤样损害。骨损害大约发生在 96% 的病例，大约 50% 的 ECD 病人最常见的症状是下肢骨痛。ECD 骨骼受累的典型特征是对称性骨硬化，可泛发或局限，经常是硬化和溶骨的混合性损害。皮肤损害免疫组织化学检查显示 CD68+，CD1a-，S-100-。结合本病例临床、影像学特征和组织病理学结果符合 ECD 诊断。

三、诊断及确诊依据

1. 诊断 Erdheim-Chester Disease 病。

2. 确诊依据

（1）临床表现：罕见的皮肤损害、罕见的皮疹发病部位和典型下肢骨痛提示诊断疾病的罕见性，疑似组织细胞增生症。

（2）影像学特征：全身 CT 检查示肺部纤维化，弥漫性骨骼损害，包括骨溶解、硬化和骨纤维化，进一步提示组织细胞增生症诊断，不能排除 LCH。

（3）皮肤组织活检示由泡沫细胞和 Touton 巨细胞形成的肉芽肿性浸润，周围轻微纤维化；免疫组化显示组织细胞 CD68+，CD1a-，langerin-，S100 弱 +，排除 LCH 诊断。

临床疑似，典型的骨硬化和溶骨的影像学特征，组织病理免疫组化特征，确诊 Erdheim-Chester 病。

【专家点评】

本案我们可以得到如下启示。

（1）直观表象，需追溯内在联系。本例患儿不明原因贫血，CRP 升高却缺乏发热等炎症反应症状，罕见的全身泛发的皮肤损害、罕见的皮疹发病部位，提示疾病的特殊性，间断性四肢疼痛提示多发骨损伤，3 年的病程，提示该患儿的多种表现很可能是某一罕见系统性疾病的外在表现。患儿的皮肤临床表现直观，组织病理检查加上免疫组化的精准标记，经常可以提供皮肤损害的真相；影像学检查可以提供骨痛的客观证据。患儿的临床、组织病理、影像学特征性改变均为明确诊断提供了重要的临床依据。

（2）鉴别诊断，需精准免疫组化。Erdheim-Chester Disease 是一种罕见的非朗格汉斯细胞组织细胞增生症。ECD 更常发生于男性（男：女比例 1.2~1.5：1），中年人常见，儿童病例罕见。ECD 主要以特征性双侧对称性硬化为特征，通过骨扫描可以获得有特征性诊断。本例患儿发病年龄小，从皮肤临床表现到皮肤病理检查的结果，提示组织细胞增生症，全身 CT 检查结果显示多发的溶骨和骨硬化，提示 LCH 和罕见的 ECD。于是我们进一步进行精准的免疫组化分析，结果进一步排除了 LCH 诊断。

（3）特征表现，病理和影像协作。ECD 可累及全身多个器官系统，临床表现复杂，对于临床诊断困难的 ECD 病例,皮肤科、病理科和影像科医生等多学科合作至关重要。ECD 皮肤损害罕见,皮肤损害又是 ECD 罕见临床表现中最常见的临床表现。ECD 的诊断主要依赖于有经验的病理学家通过适当的免疫组化,尤其当对称性骨损害伴有多系统受累时。组织病理学和影像学表现经常是 ECD 相对特征性的表现,在适当的临床背景下能够提示临床诊断。据报道 1/2 的 ECD 患者存在 *BRAF-V600E* 突变, *BRAF-V600E* 突变的结果可能导致 ECD 患者的克隆性增生。*BRAF-V600E* 突变的检测有助于对 ECD 发病机制的理解,有助于治疗方法的探索。BRAF 抑制剂 vemurafenib 正应用于 ECD 的研究中。对该病例进行 sanger 测序和等位基因特异性 PCR 检测 *BRAF-p.V600E* 均为阴性。

　　(4)预后判断,仰仗于正确诊断。ECD 可累及全身许多部位,包括骨、腹膜后、胸膜肺、中枢神经系统和皮肤等,大约一半的病人伴有骨骼外表现。ECD 的诊断主要依赖于有经验的病理学家通过适当的免疫组化染色,尤其是当对称性骨损害伴有多系统受累时。ECD 的正确诊断可以指导治疗、提供一个明确的预后。ECD 总的预后取决于骨骼外损害例如:心包填塞、神经系统受累、腹膜后浸润导致的肾衰或脓血症。ECD 死亡的主要原因心、肺、肾功能衰竭。

(苏海辉)

第十三章　法布里病

病例 15　灼痛的双足，与它"布"期而遇

【背景知识】

法布里病(Fabry disease)亦称为法布雷病。其是一种 X 连锁隐性遗传的溶酶体贮积症。是因位于 Xq22.1 的 *GLA* 基因突变，导致其编码的 a- 半乳糖苷酶 A(a-Gal A)活性降低或完全缺乏，造成代谢底物三己糖酰基鞘酯醇(GL-3)及其衍生物脱己酰基 GL-3(Ly-so-GL-3)在神经、肾脏、心脏、皮肤等大量贮积，引起相应的多脏器病变，甚至引发危及生命的并发症。

二、病历简介

(一)入院情况

患儿，男，11 岁，因间断双趾端疼痛 1 年就诊。

患儿 10 岁起出现发作性趾端疼痛，为针刺样及烧灼样疼痛，剧烈时难以忍受，不能触碰。发作时伴焦虑、烦躁。入院前 2 天间断出现双指端麻木。曾予止痛、营养神经等治疗，可暂时缓解，但仍有反复发作。发作间期无异常。患儿自幼少汗、皮肤干燥。无多饮多尿，无头晕、头痛，无吐泻、腹痛，无听力下降、意识障碍等症状。

患儿系 G_1P_1，智力运动发育正常。父母及 6 岁弟弟体健，家族中无类似疾病史。

(二)入院查体

体格发育正常，营养中等，皮肤干燥，弹性可。外生殖器及阴囊可见多处突出皮肤表面的红色斑点。双肺呼吸音粗，心音有力，律齐，各瓣膜区未闻及杂音。腹软，肝脾未触及。四肢肌力、肌张力正常，病理征、脑膜刺激征阴性。双趾端触痛阳性，趾端皮肤无红肿。

(三)入院检查

(1)血尿常规、电解质、血糖、肝肾功能正常。免疫球蛋白 Ig、补体 C3、C4、类风湿因子、C 反应蛋白、血沉、抗核抗体谱 ANAs 均正常。维生素 B_{12}、微量元素未见异常。

(2)血自身免疫性周围神经病抗体阴性，副肿瘤综合征相关抗体阴性。遗传代谢病血筛：谷氨酸 Glu、辛酰基肉碱 / 癸酰肉碱减低，未发现特异性脂肪酸代谢。遗传代谢代谢病尿筛查示轻度酮尿症。

(3)胸片示心肺膈无著变。心电图窦性心律，部分导联 ST 段压低，边缘心电图。超声心动示轻度二尖瓣反流。肝脾肾 B 超未见异常。

(4)头 MR+MRA 未见明显异常。四肢神经电图未见异常。躯体感觉诱发电位 SEP 未见异常。脑干听觉诱发电位 BAEP、视觉诱发电位 VEP 未见异常。四肢皮肤交感反应 eSSR 波幅降低甚至无法引出。

（5）血 α- 半乳糖苷酶 A（血 α-Gal A）：0.47umol/L/h（参考值 2.4~17.65 umol/L/h）。血 Lyso-GL-3：73.123 ng/mL（参考值 <1.11 ng/mL）。

（6）基因检测分析：*GLA* 基因 c.679 C>p.Arg227* 无义突变。该变异按美国医学遗传学和基因组学学院解读指南评级为致病变异。

【病例分析】

（一）鉴别诊断

结合患儿病史、查体及相关辅助检查，需要与如下疾病鉴别诊断。

1. 干燥综合征　患儿慢性病程，平素少汗、皮肤干燥，间断趾端疼痛、指端麻木不适，查体见外生殖器及阴囊多处突出皮肤表面的红色斑点，首先需注意干燥综合征。仔细询问病史，患儿无口干、眼干，无反复发热，指端疼痛非持续性，无其他关节肿痛，查体肝脾、淋巴结无肿大，血抗核抗体谱 ANAs 阴性，不支持干燥综合征。

2. 幼年特发性关节炎　本患儿学龄期儿童，间断趾端疼痛，需注意与幼年特发性关节炎鉴别。但患儿仅为趾端疼痛，未累及其他关节，且患儿无反复发热，除外生殖器及阴囊散在红色斑点外，余皮肤未见明显皮疹，查体肝脾、淋巴结无肿大，类风湿因子阴性，否认相关疾病家族史，不支持诊断。

3. 原发性红斑肢痛症　查阅相关与肢端疼痛相关疾病文献，患儿临床症状与原发性红斑肢痛症表现相近。此病表现为儿童期开始反复出现热刺激或者运动后的对称性肢端红斑、充血和烧灼样疼痛，遇冷后症状可部分缓解。但本例患儿肢端疼痛，与运动、热刺激无明显关系，且冷却患处无缓解，发作时无趾端红斑、充血，不支持此诊断。

4. 吉兰巴雷综合征　患儿发作性趾端疼痛，平素少汗、皮肤干燥，存在感觉神经及自主神经障碍，神经电生理四肢皮肤交感反应 eSSR 波幅降低甚至无法引出，存在小纤维神经损害，均提示周围神经病变。需注意与吉兰巴雷综合征鉴别。但本患儿慢性病程，无明显进行性加重表现，与吉兰巴雷综合征病情不符。

5. 法布雷病　本患儿临床表现不典型，病程长，除外上述疾病，我们高度考虑遗传性疾病。结合周围神经损害及皮肤表现，锁定法布雷病，行法布雷病初筛，a-Gal A 活性检测结果提示酶活性显著降低，其代谢底物 Lyso-GL-3 水平明显升高。基因检测示 *GLA* 基因 c.679 C>p.Arg227* 无义突变，明确诊断为法布雷病。

（二）诊断及确诊依据

1. 诊断　法布雷病。

2. 确诊依据　目前法布雷病的诊断检测方法有四种。

（1）a-Gal A 活性检测：此方法方便快捷，男性患者 a-Gal A 活性严重下降或缺失，可提示本病。女性患者 a-Gal A 活性检测水平不一，因此女患者需结合基因、底物及衍生物水平明确诊断。

（2）生物衍生物检测：血浆 GL-3 及 Lyso-GL-3 水平，对辅助诊断法布雷病及检测疾病严重程度及进展具有指导意义。

（3）组织病理学活检：具有辅助诊断意义，不宜作为常规检查。

（4）基因检测:是该病确诊手段。基因数据库中,已报道近 1000 种 *GLA* 突变,其中大部分为错义突变或无义突变。

临床疑似,可行(1)进行筛查,(2)、(3)辅助诊断,(4)确诊。

【专家点评】

本案我们可以得到如下启示。

（1）详细体检,病史采集同样至关重要。法布雷病缺乏特异性症状,容易出现漏诊、误诊,临床医生需提高警惕,重视症状、体征及查体中的细节。本患儿以肢端疼痛为主要表现,追问病史发现患儿平素少汗、皮肤干燥,仔细查体见"坐浴区"多处红色斑点,为初步诊断提供线索。

（2）按图索骥,早筛查为诊断指明方向。干血纸片检测高危人群的 a-Gal A 活性及 Lyso-GL-3 水平,可简便、快捷的早期筛查法布雷病。

（3）家系筛查,基因检测终使真相大白。对于本案例,患儿血 a-Gal A 活性显著降低,进而发现 Lyso-GL-3 水平明显升高,最终基因检测证实 *GLA* 突变。基因检测不仅是法布雷病的确诊手段,同时还能确定基因突变类型、协助判断临床表现,指导家系筛查。

（陈丹　李东）

第十四章　家族性地中海热

病例16　漫长的发热莫忘记自身炎症性疾病

【背景知识】

自身炎症性疾病(autoinflammatory disorder, AID)是由固有免疫系统缺陷或失调,导致的复发性或持续性炎症。家族性地中海热(familial mediterranean fever, FMF)是最常见的单基因遗传的AID,主要与*MEFV*基因突变有关。FMF患者主要表现为反复发作的自限性发热和多种浆膜炎,包括腹膜炎、胸膜炎、心包炎及关节炎等。FMF主要见于地中海裔人群,近年文献报道,在其他种族人群中亦发现FMF患者。阳性家族史对临床诊断常有提示意义,但非地中海裔的患者多为散发病例。FMF最严重的并发症是淀粉样变,可以影响肾功能。目前FMF有效的治疗药物是秋水仙碱,对秋水仙碱治疗产生良好反应,是诊断成年人与儿童FMF的主要标准之一。

【病例简述】

(一)入院情况

患儿,女,12岁,主因间断发热1年4个月入院。患儿体温最高达40℃,予口服退热剂可降至正常,多为寒战 - 高热 - 大汗过程,发热无明显规律,最长间隔2月余,最短间隔约7天,最长热程11天,最短热程2天,病程中多伴有口腔溃疡,偶有腹痛、头痛、头晕症状,无皮疹、脱发、关节肿痛,无呕吐、腹泻,无乏力、盗汗、体重减轻,无胸痛、胸闷。发热时外周血白细胞多数为正常或偏低,伴随CRP轻度升高。曾因"发热待查"于我院先后住院诊疗4次,予多种抗生素治疗,未获得明确诊断。

既往体健,11岁时行扁桃体、腺样体射频消融术。患儿系 G_1P_1,足月剖宫产(巨大儿),出生体重4.75 kg,生长发育适龄,父母及2岁妹妹体健,否认家族遗传病史。

(二)入院查体

体重63.5 kg,身高165 cm。神志清,精神反应正常,呼吸平,无发绀,全身未见皮疹,浅表淋巴结未触及肿大,左侧颊黏膜可见一枚溃疡,大小约0.2 cm×0.2 cm,咽充血,扁桃体缺如,双肺呼吸音粗,未闻及干湿性啰音,心音有力,律齐,腹软,不胀,肝脾肾肋下未触及,四肢活动自如。末梢循环可。

(三)辅助检查

(1)物理检查:心电图、超声心动、胸腹CT、头MRI、腹部B超、脑电图均未见异常。

(2)实验室检查:血常规:白细胞(2.76~4.36)×10⁹/L,血红蛋白(128~136)g/L,中性粒细胞百分比40%~52%,淋巴细胞百分比45%~46%,血小板(196~209)×10⁹/L;CRP(12.5~22)mg/L;淀粉样蛋白A(SAA)(23.49~38.47)mg/L;血沉17 mm/h;肝肾功能、血脂、

血糖正常。IgG、IgA、IgM、C3、C4正常;淋巴细胞亚群分类正常。ANCA、ANA、ENA、RF、ASO、铁蛋白正常。甲功五项正常,五项性激素正常。血液、脑脊液、尿液的多种病原学检查包括病原宏基因全外显子二代测序(NGS)均无阳性结果。骨髓组织学检查未见异常。

(3)全外显子基因测序结果: *MEFV* 基因杂合突变,位于染色体位置 chr16: 3299586 的 c.1105 C>T(p.P369S)+c.1223G>A(p.R408Q),位于染色体位置 chr16: 33099586 的 c.442G>C(p.E148Q),根据文献数据库报道,该位点为疑似致病突变。

【病例分析】

(一)根据患儿反复发热进行鉴别诊断

1. 感染性疾病　儿童期发热,以感染性疾病多见,本患儿间断发热1年余,除轻微腹痛、头晕外,无明显伴随症状,未发现明确感染灶,抗感染治疗无效。多次住院病原学检查包括病原体宏基因全外显子二代测序(NGS)无阳性发现,不支持感染性疾病引起发热。

2. 结缔组织病　患儿为11岁女童,间断发热伴有口腔溃疡,有白细胞减低情况,应注意系统性红斑狼疮等结缔组织病,但患儿无其他系统受累表现,ANA+ENA(-)、补体正常,不支持此类疾病。

3. 血液系统恶性病及肿瘤　患儿长期发热,应对恶性病进行排查。患儿病史1年余,无消瘦、恶液质表现,生长发育状况良好,既往多次住院行影像学检查排除实体肿瘤,并行骨髓检查排除血液系统恶性病。

4. 全身型幼年特发性关节炎　目前认为该病是多基因自身炎症性疾病,可表现为长期发热伴有炎症指标升高,但本患儿无典型发热相关皮疹及关节炎表现,铁蛋白正常,不支持。

(二)诊断及确诊依据

1. 诊断　家族性地中海热(FMF)。

2. 确诊依据　本例间断发热长达1年余,伴有CRP、SAA轻度增高,抗感染治疗无效,予秋水仙碱长期口服后,患儿发热频率明显降低,随访1年期间出现低热流涕2次,很快恢复。根据病史及秋水仙碱治疗效果,结合基因检测结果诊断FMF。

目前FMF主要依靠临床诊断。成人多使用 Tel Hashomer 标准,YALCINSKAYA 等在2009年提出适用于儿童的诊断标准,共有5项标准,满足其中的2条即可诊断。①发热,腋下温度大于38℃;②腹痛;③咽痛;④关节炎症;⑤FMF家族史。其中②~④要求持续6~72 h,发作3次以上。对于临床诊断困难,但高度怀疑者可进行基因检测和秋水仙碱治疗协助诊断。

【专家点评】

本案我们可以得到如下启示。

(1)长期未明原因发热者,要考虑自身炎症性疾病(AID)。本例患儿长达1年余出现反复发热,发热呈一定周期性,不能明确诊断,在排除其他原因所致发热后,应考虑AID的可能,尽早行基因检测,有助于明确疾病的诊断。

(2)解读FMF基因检测报告,从临床出发,靠实践验证。FMF多为常染体隐性遗传,其致病位点为位于 *MEFV* 基因,目前已发现多个 *MEFV* 的突变位点。从理论而言,仅当基因型为纯合子突变时,才可出现相应的 FMF 临床表现。然而,越来越多的临床病例显示,出现典型临床症状而确诊者的基因检测结果仅有杂合突变,其比例比纯合子突变更高,在中国 FMF 患者中, *MEFV* 基因也存在多个位点同时发生突变的情况。本例患儿 *MEFV* 基因存在三个位点的突变,属于杂合突变,均来自父母双方,致病性并不明确,但结合病史及治疗效果,可以诊断,不能仅依赖基因检测而忽视临床证据。

（3）提高对疾病认知的广度,罕见病可能并不罕见。FMF 在地中海裔人群中发病率较高,以往亚洲及其他地区人群中报道较少,但自 2002 年日本首例 FMF 报道以来,亚洲地区对该病的报道逐渐增多。虽然中国病例很少,但是在日本 FMF 已经不再被认为是罕见病。FMF 儿童病例临床表现常无特异性,反复的周期性发热可能是其唯一表现,但秋水仙碱治疗有效及基因检测结果有助于诊断。

（张子博　刘力）

第十五章　范可尼贫血

病例 17　以面色苍白首发，未必是简单的贫血

【背景知识】

范可尼贫血（Fanconi anemia，FA）是一种罕见的常染色体或 X 连锁隐性遗传性疾病，其发病率为（1~5）/10^7，为先天性造血衰竭性疾病中最常见的一种，主要临床表现为进行性骨髓衰竭、多发躯体畸形和肿瘤高风险，患儿细胞对丝裂霉素 C（mitomycin C，MMC）异常敏感，易发生染色体断裂等。FA 的发病机制主要与参与 DNA 损伤修复的基因突变导致基因组的不稳定性有关。根据 FA 患者突变的致病基因不同，现已将 FA 分为 23 种类型（*FANCA/B/C/D1/D2/E/F/G/I/J/L/M/N/O/P/Q/R/S/T/U/V/W/Y*），其中 FANCB 为 X 连锁隐性遗传，FANCR 为常染色体显性遗传，其他均为常染色体隐性遗传。基因携带率在不同种族有所不同，如北美为 1:181，以色列为 1:93，日本为 1:38。我国尚无相关数据报道。

【病例简述】

（一）入院情况

患儿，男，4 岁，主因"面色苍白 1 周"入住我院。

患儿 1 周前无明显诱因出现面色苍白，无黄疸、纳差；无发热、畏寒、寒战；无鼻衄龈血，无血尿黑便，就诊于当地医院；查血常规示：WBC　5.94×10^9/L，RBC1.55×10^{12}/L，PLT31×10^9/L，Hb 57 g/L，ANC 0.99×10^9/L；B 超提示脾脏稍小、左肾小——考虑发育不良、肠管积气积便；后转诊于上级医院，查血常规示：WBC 4.89×10^9/L，RBC 1.37×10^{12}/L，PLT 32×10^9/L，Hb 48 g/L，ANT 1.1×10^9/L，予输注洗涤红细胞 1 单位后出院，现为求进一步诊治就诊于我院。

患儿有先天性左肾发育不良，左手多指（拇指多指）于 1 岁半时于外院手术切除多指。

患儿系 G_2P_2，足月顺产，生后无窒息史，出生时体重 3.7 kg，生后母乳喂养，6 月添加辅食，1 岁半断奶，生长发育同正常同龄儿。有一哥哥体健。

（二）入院查体

身高 100 cm，体重 15 kg，均在正常范围，中度贫血貌，小头畸形，头围 45.5 cm，周身皮肤无黄染、皮疹及出血点，腰部见一约 1 cm×2 cm 大小咖啡斑，浅表淋巴结未触及。牙龈无红肿，胸骨无压痛，双肺呼吸音清晰，未闻及干湿啰音。心界不大，心率 92 次/分，律齐，无杂音，腹软，无压痛及反跳痛，肝脾肋下未触及，双下肢无浮肿。左手桡侧多指术后 1.5 cm 瘢痕。

（三）入院检查

（1）血细胞分析：白细胞 5.58×10^9/L ↓，嗜中性粒细胞绝对值 2.13×10^9/L，血红蛋白

74 g/L ↓,血小板 26×10⁹/L ↓,网织红细胞比例 1.3%,网织红细胞绝对值 0.03×10¹²/L。

（2）病毒全项:单纯疱疹病毒 I 型抗体 IgM 弱阳性(＋),单纯疱疹病毒 II 型抗体 IgM 弱阳性(＋),巨细胞病毒抗体 IgG 阳性(＋)。脱氧核糖核酸 - 巨细胞病毒 + 脱氧核糖核酸 -EB 病毒:巨细胞病毒 DNA<1000 拷贝 /mL,EB 病毒 DNA<1000 拷贝 /mL。

（3）抗核抗体滴度:阴性。ENA 抗体谱:阴性。

（4）PNH 克隆检测:未检测到 PNH 克隆。

（5）抗碱血红蛋白测定 HBF 0.11(参考值:0~0.025)。

（6）骨穿检查:骨髓形态学提示骨髓增生减低,红系及巨核系增生减低,形态未见明显异常。免疫组织化学染色(CD41):正常巨核细胞(胞体 >40um)8 个,全片巨核 8 个。

（7）MDS 基因突变分析:未见异常。JAK2/V617 F:阴性。

（8）染色体核型分析: 46,XY[20]。染色体荧光原位杂交 D5S721/EGR1、D20S108、CEP7/D7S486、8 号染色体三体、P53/CEP17 均未见异常。

（9）彗星细胞率 31%(阳性),丝裂霉素 C 诱导的染色体畸变率阳性率为 29%(阳性,对照为 14%)。

（10）先天性骨髓衰竭性疾病基因筛查结果:

FANCA exon39c.3914_3915insTATCCTGGCTGGCACT,杂合突变,来源于母亲; *FANCA* exon16c.1524delA,杂合突变,来源于父亲。

【病例分析】

（一）逐层递进式鉴别诊断

认真梳理患儿的病史、查体及相关检查等,综合分析患儿的临床特点,进行逐层递进式鉴别诊断。(以下是鉴别诊断相关思路)

1. 获得性再生障碍性贫血(aplastic anemia, AA) 该病是由化学毒物、病毒感染等因素导致的细胞免疫功能增强、原发或继发的造血干细胞缺陷引起的一种骨髓衰竭症,骨髓主要表现为有核细胞增生低下,代之以脂肪组织而导致的全血细胞减少。临床主要表现是由于全血细胞减少引起的贫血、出血和感染症状,多数无其他系统异常。该患儿有贫血症状,血常规提示三系血细胞减少,骨髓增生低下,但患儿有皮肤牛奶咖啡斑、肾脏疾病及手指多指畸形,不符合获得性再生障碍性贫血。

2. 骨髓增生异常综合征(myelodysplastic syndrome, MDS) 该类疾病以全血细胞减少为主要表现,骨髓形态可见一系或多系病态造血,此患儿骨髓形态学检测未见病态造血,MDS 突变基因未见异常,不支持本病诊断。

3. 先天性骨髓衰竭 此类疾病是由于基因突变导致的一类疾病的总称,除了骨髓衰竭表现外,还有不同的畸形,如皮肤的牛奶咖啡斑、多指、手指缺如、内脏畸形及骨骼畸形等,此外,此类疾病有肿瘤易感性。常见的有范可尼贫血、先天性角化不良, Shwachman-Diamond 综合征等,此患儿有全血细胞减少且有发育畸形,需考虑此类疾病。详细诊断需根据突变基因结果及主要的特异性检测确定。

4. 范可尼贫血 本患儿有骨髓造血衰竭、躯体畸形表现,且染色体断裂实验、单细胞凝胶电泳实验(彗星试验)阳性,基因检测可见范可尼贫血相关基因 *FANCA* 复合杂合突变,根据临床表现、特异性实验室检测及基因结果诊断明确为范可尼贫血。

(二)诊断及确诊依据

1.诊断 范可尼贫血。

2.确诊依据 目前范可尼贫血的诊断方法主要有丝裂霉素 C 诱导的单细胞凝胶电泳实验和染色体断裂实验以及 FA 相关突变基因检测。其中染色体断裂实验仍是诊断范可尼贫血的金标准,诊断依据按照 2008 年与 2020 年范可尼贫血诊断和治疗指南,包括:

(1)临床疑诊患者:有骨髓衰竭表现或儿童早发的骨髓增生异常综合征、急性髓系白血病;查体可见躯体存在牛奶咖啡斑、手指畸形、足趾畸形,检查可见有内脏畸形等;家族史中可见血液系统疾病、肿瘤家族史患者。

(2)丝裂霉素 C 诱导的染色体断裂实验或单细胞凝胶电泳实验阳性。

(3)检测到范可尼贫血突变基因是疾病基因分型的主要依据。

临床疑诊第(1)条,加上第(2)或第(3)条可确诊。并非所有 FA 患者均有畸形,如无畸形、家族史者,年龄较小的儿童再生障碍性贫血患者建议做染色体断裂实验和单细胞凝胶电泳实验。

【专家点评】

本案我们可以得到如下启示。

(1)一元论原则的价值。认真查体、仔细询问既往病史,全面掌握疾病全貌,遵循诊断"一元论"原则。本患儿存在全血细胞减少,根据全面查体发现先天皮肤异常、手指畸形,既往 B 超可见肾脏发育不良,为考虑先天性骨髓衰竭性疾病方向提供了基本素材。同时出现多系统异常,需结合相关知识总结到某一种或一类疾病中,从而缩小疾病范围。

(2)由表及里深入诊断。合理应用现有检测手段,选择全面而准确的检查,明确最终疾病诊断。通过全面查体,初步指向疾病诊断范围,行骨髓、染色体、骨髓免疫分型结果初步判定患儿为再生障碍性贫血阶段,通过彗星和染色体断裂实验确定患儿为 DNA 损伤修复异常相关疾病;借助现有靶向测序技术发现患儿为范可尼贫血 *FANCA* 基因复合杂合突变,最终确诊为范可尼贫血 FA-A 型。

(3)特定年龄基因筛查。范可尼贫血的诊断需要根据全面的病史采集、体格检查、针对性的实验室检测方法进行综合分析后确诊。对于儿童骨髓衰竭的患者,建议染色体断裂实验和单细胞凝胶电泳实验作为常规检测项目。如临床表现、家族史与相关实验室检查结果倾向于先天性骨髓衰竭性疾病,则需要借助全外显子二代测序(NGS)的靶向基因检测技术进行疾病分型,必要时需要结合转录组和多重连接探针扩增技术(multiplex ligation-dependent probe amplification, MLPA)等方法协助明确疾病基因分型。如果条件允许,对于发病年龄小于 10 岁的儿童骨髓衰竭性疾病患者常规进行先天性骨髓衰竭性疾病基因筛查。

(常丽贤 万扬 竺晓凡)

第十六章 戈谢病

病例 18 幼儿出现"贫血"，补铁治疗一定有用吗？

【背景知识】

戈谢病为溶酶体贮积症，是一种常染色体隐性遗传性疾病。其发病原因与葡萄糖脑苷脂酶 [（又称酸性 β 葡萄糖苷酶（acid βglucosidase，GBA）] 基因突变有关，该基因位于 1q21，其突变可导致机体内葡萄糖脑苷脂酶活性缺乏，造成其底物葡萄糖脑苷脂在体内的巨噬细胞溶酶体内贮积，临床可出现患儿生长发育落后、骨骼受累、脾脏增大、神经系统损害等症状。在全球范围内，戈谢病的新生儿标化发病率为（0.39~5.80）/100000，患病率为（0.70~1.75）/10 万。

【病例简述】

（一）入院情况

患儿，男，1 岁 7 月，主因"发现血红蛋白减少 1 月余，血小板减少 5 天"入院。

入院前 1 月因"发热"就诊于当地医院查血常规示 Hb 78 g/L，WBC 4.62×10^9/L，N 0.33，PLT113 $\times 10^9$/L，无其他伴随症状，口服二维亚铁治疗。入院前 5 天于当地复查 PLT 88 $\times 10^9$/L，口服"利可君"治疗。于入院当日于门诊复查血常规 Hb 107 g/L，WBC 6.85×10^9/L，N 0.36，血小板 75 $\times 10^9$/L，收入院。

患儿 G_2P_2，足月顺产，出生体重 3.4 kg。生长发育适龄，饮食正常。按计划预防接种。其姐 4 岁，体健。否认血液系统疾病家族史。

（二）入院查体

身高 82 cm，体重 11.3 kg，发育正常，营养中等，浅表淋巴结未触及肿大，皮肤巩膜无黄染，全身皮肤未见出血点及瘀斑，口唇略苍白，双肺呼吸音粗，心音有力，心律齐，腹部略彭隆，肝脏右肋下 1 cm，质中边钝，脾脏左肋下 7 cm，质中边钝，肠鸣音正常，四肢肌力、肌张力正常。

（三）入院检查

（1）血常规：Hb 107 g/L，WBC 6.85×10^9/L，N 0.36，L 0.56， M 0.08，PLT 75 $\times 10^9$/L，MCV 77.5fL，MCH 24.8pg，MCHC 319 g/L，RET 1.34。

（2）SI 10.2 μmol/L ↓，UIBC、TIBC、FER、叶酸、维生素 B_{12} 正常。凝血功能正常。酸化甘油试验、抗碱血红蛋白正常，库姆试验阴性，血红蛋白电泳未见异常。

（3）肝肾功能正常，免疫球蛋白正常，C3 0.79 g/L ↓，C4 正常。甲状腺功能正常。病原学检查阴性。遗传代谢病血液筛查、尿液筛查未见异常。外周血淋巴细胞亚群检测正常。ANA、ENA 阴性。

（4）腹部强化 CT 示脾脏增大，形态不规则。清醒—睡眠脑电图：正常幼儿脑电图。股骨 MRI：双侧股骨未见确切异常；

（5）骨髓形态学：三系增生骨髓象，血小板偏少，可见少量类戈谢细胞。免疫分型未见明显异常免疫表型细胞。骨髓细胞染色体核型正常。

（6）外周血白细胞 β- 葡萄糖苷酶 0 nmol/mg.h。

（7）患儿葡萄糖脑苷脂酶（GBA）基因：c. 604 C>T（p.Arg202*）杂合突变、c.1363 A>G（p.Met455Val）杂合突变、RecNcil（1448T>C，1483G>C，1497G>C）；父 GBA 基因：RecNcil（1448T>C，1483G>C，1497G>C）。母 GBA 基因：c.1363 A>G（p.Met455Val）杂合突变。

【病例分析】

（一）逐层递进式鉴别诊断

认真梳理患儿的病史、查体及相关检查等，综合分析患儿的临床特点，进行逐层递进式鉴别诊断。

1. 缺铁性贫血　患儿曾于当地医院查血常规示中度贫血，给予补铁治疗。但详细询问病史，患儿饮食结构合理，无黑便、反复鼻衄、咯血等其他慢性丢失因素，且入院后行铁代谢相关检查均正常，故不支持缺铁性贫血。

2. 溶血性贫血　患儿以贫血为首先发现的实验室异常，后出现血小板减低，故应鉴别溶血性疾病，尤其是自身免疫性溶血性贫血伴免疫性血小板减少症（Evans 综合征）可能。患儿无黄疸、尿色改变等临床表现，入院后行溶血相关检查均阴性，不支持溶血性贫血。

3. 有机酸代谢异常　该患儿贫血、血小板减少伴肝脾增大，应鉴别甲基丙二酸等有机酸代谢异常疾病所致的血液系统损害。入院后行血、尿遗传代谢病筛查，不支持。

4. 免疫系统疾病　该患儿存在贫血、血小板减低，需要鉴别结缔组织疾病所致的血液系统损害。患儿年龄较小，临床无发热、皮疹、关节肿痛等其他表现，入院后行 ANA、ENA 检查均阴性，可除外。

5. 白血病、淋巴瘤等肿瘤性疾病　该患儿贫血、血小板减少伴肝脾明显增大，需鉴别此类疾病。入院后行骨髓穿刺检查，未见肿瘤细胞，可除外。

6. 溶酶体贮积症　患儿存在贫血、血小板减少伴肝脾增大，需鉴别溶酶体贮积症，如戈谢病、尼曼匹克、海蓝组织细胞增生症等疾病。入院后行骨髓形态学检查及相关酶学检查以鉴别。

7. 戈谢病　该患儿发病年龄较小，贫血、血小板减少伴肝脾增大、尤以脾脏增大为著，入院后行骨髓形态学检查可见戈谢细胞，行外周血白细胞 β- 葡萄糖苷酶 0 nmol/mg.h，基因检测显示存在 GBA 基因突变，最后确诊为戈谢病。

（二）诊断及确诊依据

1. 诊断　戈谢病。

2. 确诊依据

（1）GBA 活性检测是戈谢病诊断的金标准。利用荧光分析法检测外周血白细胞或成纤维细胞酶活性，降低至正常值下限 30% 以下时，可确诊戈谢病。

（2）GBA 基因检测：GBA 基因检测是诊断戈谢病的方法之一，基因型分析有助于判断罹患神经病变型的风险，即使通过酶活性确诊的患者也建议完善 GBA 基因检测，以明确变异类型。基因检测亦可用于携带者检测、家系验证和产前诊断。

【专家点评】

本案我们可以得到如下启示。

（1）遇到常见症状，不能惯性思维。对每位患者，详细询问病史，分析临床特点，细致掌握病患全貌都非常重要。本例患儿 1 岁 7 月发现贫血，虽处于营养性缺铁性贫血高发年龄，但通过追问病史并无摄入不足的诱因，提示我们要做进一步检查以明确病因。

（2）合理选择检查，揭开疾病面纱。本例患儿存在血液系统损害及肝脾肿大，但涉及的鉴别诊断较多；除了血液系统相关疾病外，还应该与免疫系统疾病、遗传代谢性疾病等进行鉴别。故选择合理的检查，能够迅速帮助我们接近疾病的真相。

（3）善用新的方法，助力明确诊断。酶学检查虽然是戈谢病诊断金标准，但是基因检测可以明确变异类型，有助于预测神经病变型的风险，有助于家系验证、产前诊断和遗传咨询。

（王欣　陈森）

第十七章　全身型重症肌无力

病例19　以眼睑下垂、全身肌肉无力、呼吸衰竭为首发表现就是"脑干病变"吗?

【背景知识】

重症肌无力(myasthenia gravis，MG)是一种主要由乙酰胆碱受体抗体(acetylcholine receptor，AChR)抗体介导、细胞免疫依赖、补体参与、累及神经肌肉接头(neuromuscular junction，NMJ)突触后膜,引起神经肌肉接头传递障碍,出现骨骼肌收缩无力的获得性自身免疫性疾病,其中全身型是指有一组以上的肌群受累。

【病例简述】

(一)入院情况

患儿,女,11岁,主因"眼睑下垂、全身无力1天,气管插管45 min"入院。

患儿入院前1天出现双眼睑下垂,睁眼费力,眼球转动不灵活,竖头无力、吞咽困难、咳嗽无力,语音低,同时出现四肢无力,且症状进行性加重,晨轻暮重不明显,入院前1 h,出现缺氧发作1次,表现为患儿进食固体食物后面色发绀、双目紧闭,四肢强直,持续15 min后出现呼吸困难、呼吸衰竭,予气管插管,气囊加压给氧下收入ICU病房。

补充病史:患儿入院前1月间断出现右眼睑下垂,程度不重,可自行缓解,家长未予注意。

父母非近亲结婚,母孕期身体健康,患儿为G_1P_1,足月剖宫产,否认围产期脑损伤史,发育里程碑正常,智力正常,父母身体健康,否认遗传代谢病家族史。

(二)入院查体

血压110/70mmHg,体重35 kg,神志清,精神弱,反应可,气囊加压给氧下呼吸节律齐,无发绀,三凹征(-),颈亢(-),双瞳孔等大同圆,直径3 mm,对光反应灵敏,双眼睑下垂,眼球各向活动受限,咽反射(-),不能竖头,双肺呼吸音粗,可闻及湿啰音,心音有力,心律齐,腹软,未及包块,肝脾肋下未及,四肢肌张力低,肌力Ⅱ~Ⅲ级,双跟、膝腱反射(-),双巴氏征(-),脑膜刺激征(-)。末梢循环好,毛细血管再充盈时间<2 s。

(三)入院检查

(1)重复神经电刺激(repetitive nerve stimulation，RNS):眼外肌、股直肌低频刺激衰减25%~42%,小指展肌高频刺激未见病理性衰减或递增。四肢神经肌电图未见异常。

(2)血抗乙酰胆碱受体抗体(AChR.Ab)>20nmol/L。

(3)胸腺CT未见异常。

(4)颅脑磁共振正常。

（5）脑脊液化验正常。

（6）血生化正常，肌酸激酶、乳酸正常，血串联质谱遗传代谢病筛查未见异常。

（7）肺内窥镜 CT 未见异常。

【病例分析】

（一）逐层递进式鉴别诊断

1. 脑干病变　本患儿急性起病，存在眼睑下垂、球麻痹及四肢无力，很快出现呼吸衰竭，首先应注意脑干病变，如占位或炎症，但查体无锥体束征，颅脑磁共振正常，脑脊液化验正常，不支持该诊断。

2. 吉兰巴雷综合征　为免疫介导的急性炎性脱髓鞘性周围神经病，本患儿急性起病，以眼外肌、咽喉肌麻痹、抬颈困难及四肢对称性弛缓性瘫痪为首发表现，伴呼吸肌麻痹，需注意咽颈臂丛型吉兰巴雷综合征，但四肢神经肌电图未见异常，脑脊液检查未见蛋白—细胞分离现象，不支持该诊断。

3. 代谢性肌病　如肌肉代谢酶、脂质代谢或线粒体受损所致肌肉疾病，表现为弛缓性四肢无力，不能耐受疲劳，腱反射减低或消失，伴有其他器官受损，肌电图示肌源性损害，血肌酶正常或轻微升高。本患儿急性起病，全身肌肉无力伴呼吸衰竭，注意代谢性肌病、急性代谢危象，但患儿既往体健，查血乳酸、肌酸激酶、肌电图、血串联质谱遗传代谢病筛查均未见异常，不支持该诊断。

4. 肉毒中毒　由肉毒杆菌毒素累及 NMJ 突触前膜所致，本患儿存在眼外肌麻痹、吞咽、构音及四肢对称性弛缓性瘫痪，伴呼吸肌受累，需注意肉毒中毒，但否认蜂蜜、变质肉类接触史，无恶心、呕吐、瞳孔扩大等自主神经症状，RNS 高频刺激未见波幅递增，不支持该诊断。

5.Lambert-Eaton 肌无力综合征（Lambert-Eaton myasthenic syndromes，LEMS）　是免疫介导的累及 NMJ 突触前膜电压门控钙通道（voltage-gated calcium channel，VGCC）的疾病，属于神经系统副肿瘤综合征，多继发于小细胞肺癌。本患儿存在四肢肌肉无力，腱反射消失，需注意 Lambert-Eaton 肌无力综合征（LEMS），但以眼外肌麻痹为首发表现，RNS 高频刺激未见波幅递增，不支持该诊断。

6. 先天性肌无力综合征（congenital myasthenic syndromes，CMS）　是一组罕见的由编码 NMJ 结构及功能蛋白的基因突变所致 NMJ 传递障碍的遗传性疾病，依据突变基因编码蛋白在 NMJ 的分布，CMS 可分为突触前、突触以及突触后突变。临床表现异质性很大，多于出生时、婴幼儿期发病，本患儿既往体健，血抗乙酰胆碱受体抗体阳性，不支持该诊断。

7. 气管异物　患儿进食固体食物后出现面色发绀、双目紧闭，四肢强直，持续 15 min 后出现呼吸困难、呼吸衰竭，需注意气管异物所致气道梗阻，但行肺内窥镜 CT 检查未见异常，不支持该诊断。

8. 全身型重症肌无力（generalized MG，GMG）、重症肌无力危象（manifest myasthenic Crisis）　追问病史患儿间断右眼睑下垂 1 月，入院前 1 天加重出现咽喉肌、颈肌及四肢肌肉无力，低频重复神经电刺激示眼外肌、股直肌低频刺激衰减 25%~42%，血抗乙酰胆碱受体抗体（AchR.Ab）>20nmol/L，胸腺 CT 未见异常，可诊断全身型重症肌无力，入院前 1 h 进食后出现急性缺氧发作、呼吸衰竭,可诊断重症肌无力危象。

(二)诊断及确诊依据

1. 诊断　全身型重症肌无力、重症肌无力危象。

2. 确诊依据　根据2015年中国MG诊断和治疗指南中的诊断标准:

(1)临床表现:一组以上的横纹肌群肌无力,表现出波动性和易疲劳性,晨轻暮重,持续活动后加重,休息后缓解、好转。

(2)药理学检查:新斯的明试验阳性。

(3)电生理检查:RNS检查低频刺激波幅递减10%以上;单纤维肌电图测定的"颤抖"增宽、伴或不伴有阻滞。

(4)血清抗体检测:多数全身型MG患者血中可检测到AchR抗体。

在具有MG(全身型)典型临床体征的基础上,具备药理学特征和(或)神经电生理学特征,临床可诊断为MG(全身型),有条件可检测患者血清AchR抗体等,有助于进一步明确诊断。需除外其他疾病。

【专家点评】

本案我们可以得到如下启示。

(1)综合分析,仔细鉴别。本患儿急性起病,以眼睑下垂、吞咽困难、抬颈困难、四肢弛缓性瘫痪、呼吸衰竭为首发表现,首先考虑神经系统疾病,脑干病变及神经、肌肉、神经-肌肉接头疾病均可以此为首发表现,部分疾病病因为遗传因素,鉴别诊断复杂、困难,完善颅脑磁共振、脑脊液化验、血肌酸激酶、乳酸、血串联质谱遗传代谢病筛查、四肢神经肌电图、重复神经电刺激、血抗乙酰胆碱受体抗体(AchR.Ab)等均为明确诊断提供了重要的临床资料。

(2)想到少见情况,追踪相关线索。我国儿童及青少年重症肌无力以眼肌型为主,很少向全身型转化。肌无力常从一组肌群开始,逐渐累及到其他肌群,直到全身肌无力。但部分患者短期内病情可出现迅速进展,发生肌无力危象。本患儿即属于此类少见病例。该患儿病史1月,间断右眼睑下垂,起病隐匿,家长未予关注,后于1天内迅速进展为全身型,并出现呼吸衰竭。提示临床医生对于急性呼吸衰竭病人,应想到重症肌无力危象,详细询问危象前症状,如眼睑下垂等,通过仔细问诊、查体,帮助我们快速明确病因。

(范文轩　李东)

第十八章　Gitelman 综合征

病例 20　要看到矮身材的"背面"
——以发现身材矮小多年入院的 Gitelman 综合征

【背景知识】

Gitelman 综合征（Gitelman syndrome，GS）是一组临床以低钾血症、代谢性碱中毒、低镁血症、高肾素血症、高醛固酮血症、血压正常的常染色体隐性遗传性肾小管疾病。其发病机制与编码肾远曲小管上的噻嗪类利尿剂敏感的钠氯同向转运体（Na-Clcontrasporter，NCCT）的基因（*SLC*12*A*3）突变有关。

【病例简述】

（一）入院情况

患儿，男，7 岁 2 个月，主因"发现身材矮小 4 年，血钾偏低 7 天"入院。

4 年前家属发现患儿身材较同龄儿童偏矮，近 1 年身高增长约 4 cm。患儿近 2 年运动后诉乏力，休息后可缓解。入院前 7 天偶然发现血钾偏低，波动于 2.5~2.8 mmol/L 之间，为求进一步诊治收入院。患儿自发病以来，无恶心呕吐，无腹胀腹泻，无四肢瘫痪等。

患儿系 G_1P_1，足月顺产，出生史及运动神经智力发育均正常。无特殊药物使用史，否认家族类似病史。

（二）入院查体

体温：36.5 ℃，脉搏：88 次 / 分，呼吸：17 次 / 分，血压：100/70 mmHg，身高：111 cm（＜第 3 百分位），体重：17 kg（＜第 3 百分位）。体格发育落后，智力正常，体型消瘦，无特殊面容，心肺腹查体阴性，肌力肌张力正常，腱反射正常，病理反射阴性。

（三）入院检查

（1）血气分析：pH：7.503（参考值：7.35~7.45），PCO_2：33.4 mmHg（参考值：35~45mmHg），HCO_3^-：25.6 mmol/L（参考值：18~22 mmol/L），提示存在代谢性碱中毒。血电解质：血钾：2.45mmol/L（参考值：3.5~5.5mmol/L），存在低钾血症。血氯 100.7 mmol/L（参考值 98~107），血镁 0.96 mmol/L（参考值：0.65~1.05 mmol/L），血钙 2.50 mmol/L（参考值：2.15~2.55 mmol/L），大致正常。

（2）24 h 尿电解质：尿钾 56.21mmol/24 h，尿钙 0.3 mmol/24 h（参考值：2.5~7.5 mmol/24 h），尿镁 2.53 mmol/24 h（参考值：2.5~8.5 mmol/24 h）。患儿血钾 <3.0mmol/L，24 h 尿钾 56.21 mmol>20 mmol，提示肾性失钾。24 h 尿钙降低。24 h 尿镁大致正常。

（3）肾素 242.0 μIU/mL（参考值：2.8~39.9 μIU/mL），醛固酮 24.9 ng/dL（参考值 3.0~23.6 ng/dL），肾素、醛固酮水平增高。游离甲功大致正常。

（4）泌尿系超声未见异常。

（5）胰岛素样生长因子 -I：76.1 ng/mL（-3SD~-2SD），胰岛素样生长因子结合蛋白 -3：6.4 μg/mL（>+3SD）；生长激素激发试验生长激素峰值 3.65 ng/mL（<10 ng/mL）。

（6）骨龄：5.7 岁（骨龄 - 实际年龄 =-1.4 岁）；垂体 MRI：垂体高度约 2 mm，垂体体积小，余未见异常。

（7）基因检测：采用全外显子二代测序（NGS）检测到患儿 SLC12A3 基因外显子 22：c.2567 C>T 及外显子 26：c.2963T>C 2 个错义突变，分别使所编码的第 856 位氨基酸由脯氨酸变为亮氨酸、第 988 位氨基酸由异亮氨酸变为苏氨酸。其父母各携带 1 个杂合致病性变异，为复合杂合突变。

【病例分析】

（一）鉴别诊断

依据患儿临床症状、体格检查及辅助检查结果，综合分析患儿的临床特点，剥丝抽茧，明确病因。

1.Bartter 综合征　患儿存在生长发育迟缓，乏力症状，多次检查血钾低于正常，24 h 尿钾增高，提示存在肾性失钾。入院后监测患儿血压正常，辅助检查提示患儿存在代谢性碱中毒、高肾素 - 醛固酮血症，警惕此病。但患儿血氯正常、24 h 尿钙降低，不支持此病，当然进一步诊断需依据基因检查结果。Bartter 综合征常见基因突变位点为 SCI12A1、KENJ1、CICNKB、BSND、CICNKA 等。

2.Liddle 综合征　患儿有乏力等临床症状，存在低钾性碱中毒，24 h 尿钾增高，提示存在肾性失钾，需警惕此病。但患儿血压正常，肾素 - 醛固酮水平增高，不支持本病。Liddle 综合征是由于编码肾小管上皮细胞钠通道的基因突变引起的一种肾小管病。主要临床特点为：低血钾性代谢性碱中毒，显著高血压，低肾素、低血浆醛固酮血症，氨苯蝶啶或阿米洛利降压敏感有效。基因检测发现 SCNNIB 和 SCNNIG 基因突变。

3. 原发性醛固酮增多症　患儿入院后查醛固酮增高伴有低钾血症。但患儿监测血压不高，醛固酮水平轻度升高，肾素水平增高，不支持此病。

4. 肾小管酸中毒　患儿存在生长发育迟缓、乏力、低钾血症。但患儿血气分析提示代谢性碱中毒、血氯正常、无反常性碱性尿，泌尿系超声未见肾结石、肾钙化表现，不支持此病。

（二）诊断及确诊依据

1. 诊断　Gitelman 综合征。

2. 确诊依据　①低钾血症及肾性失钾：血清钾 <3.5 mmol/L，伴肾性失钾（血钾 <3.0 mmol/L 时，24 h 尿钾 >20 mmol/L；血钾 <3.5 mmol/L 时，24 h 尿钾 >25 mmol/L）。②代谢性碱中毒。③血压正常或偏低。④低镁血症：血镁 <0.7 mmol/L。⑤低尿钙：随机尿中尿钙 / 尿肌酐 <0.2 mmol/mmol。⑥ RAAS 系统激活（血浆肾素、血管紧张素及醛固酮水平增高）。⑦氯离子排泄分数（FE_{cl}）>0.5%{FE_{cl}=[尿氯（mmol/L）× 血肌酐（mmol/L）]/[血氯（mmol/L）× 尿肌酐（mmol/L）]}。⑧肾脏超声检查正常（一般无钙质沉着或发育异常）。⑨氯离子清除试验（氢氯噻嗪试验）：速尿能使 GS 患者的氯离子排泄明显增加，而氢氯噻嗪则对患者的氯离子清除影响不大,从而可以鉴别 GS 与 Bartter 综合征(病变部位在髓襻升支粗段,为速尿作用部位)。⑩基因检测:可针对 *SLCl2 A3* 基因直接测序。对一代测序仅有 *SLCl2 A3* 单杂合突变的患者,建议进一步行 MLPA、全外显子组或全基因组全外显子二代测序(NGS)寻找其他可能的变异位点,如条件允许可直接采用全外显子二代测序(NGS)技术进行基因诊断。

【专家点评】

(1)孰是孰非,何谓因果。患儿起病隐匿,身材较同龄儿童偏矮 4 年,近 2 年运动后诉乏力,继而发现低钾血症伴碱中毒,在这一过程中,更应看到"矮身材"背后的问题,即表象之下,究竟是什么造成的生长发育迟缓。Gitelman 综合征患者慢性并发症及并发症包括:糖代谢异常、身材矮小、近端肾小管功能障碍、高血压、甲状腺疾病等,需定期监测相关指标。本例患儿合并身材矮小,行生长激素激发试验,提示生长激素缺乏者,予生长激素治疗,见图 18-1。

(2)扎实确诊,改善预后。本例患儿除上述特征,还存在尿钾排泄增多、尿钙降低、RAAS 系统激活,血压正常等情况,最终依据基因检测确诊 Gitelman 综合征。Gitelman 综合征的主要治疗目标为改善患者症状并提高生活质量。治疗方法包括终身电解质替代治疗(补钾、补镁),基于发病机制的治疗(螺内酯、依普利酮、阿米洛利、吲哚美辛、ACEI/ARB)。

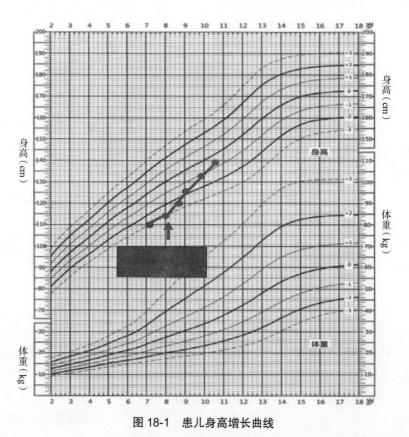

图 18-1　患儿身高增长曲线

(李亚璞　郑荣秀)

病例 21　"低血钾"的原因深究
——以"突然发现"低钾血症入院的 Gitelman 综合征

【背景知识】

Gitelman 综合征（Gitelman syndrome，GS）是一种罕见的遗传性肾小管疾病，其临床特点主要为低钾血症、代谢性碱中毒、低镁血症、低钙尿症等。GS 的遗传方式为常染色体隐性遗传，由编码位于肾远曲小管的氢氯噻嗪类利尿剂敏感的钠氯共转运蛋白（sodium-chloride cotransporter，NCC）基因 *SLC12A3* 突变所致。GS 的患病率约为（1~10）/4 万，亚洲人群可能更高。

【病例简述】

【例 1】

（一）入院情况

患儿，女，10 岁 9 月龄，因发现血钾低 4 h 入院。

患儿入院前 4 h 因"生长发育欠佳"于我院检查，查电解质示血钾 2.78 mmol/L。病程中无其他伴随症状，自发病以来，进食水可，尿便正常。无长期慢性呕吐、腹泻病史，否认利尿剂使用史。

患儿系 G_1P_1，孕足月剖宫产（胎位不正），父母身体健康，否认家族遗传史及类似疾病史。

（二）入院查体

血压 102/68mmHg，身高 132 cm（-2SD~-3SD），体重 21.2 kg（<-3SD）。体格发育落后，智力正常，营养正常，无浮肿，双肺呼吸音粗，心率 98 次/分，心音有力，律齐，各瓣膜未闻及杂音，腹平软，肝脾未及，肠鸣音存在，肌力及肌张力正常。

（三）入院检查

（1）心电图：窦性心律，窦性心律不齐，T 波圆钝。胸片：心肺膈无著变。B 超：肾脏未见异常，无钙质沉着及发育异常。

（2）血电解质：Na139 mmol/L（参考值：137~147 mmol/L），K2.78 mmol/L（参考值：3.5~5.3 mmol/L），Cl94.8mmol/L（参考值：99~110 mmol/L），Ca2.58 mmol/L（参考值：2.2~2.7 mmol/L），Mg 0.69 mmol/L（参考值：0.7~0.95 mmol/L）。

（3）肾功能：血肌酐 44μmol/L（参考值：15~31 μmol/L）；血肾素 891.14pg/mL（立位参考值：4.0~38.0pg/mL），血管紧张素 II、醛固酮、ACTH、皮质醇正常。

（4）血气分析：pH 7.491（参考值 7.35~7.45），pCO_2 39.4mmHg（参考值：41~45mmHg），BEb 6.1mmol/L（参考值：-3~3mmol/L）。

（5）遗传代谢病血筛未见异常，尿筛示轻度酮尿症。

（6）尿液检查：随机尿钙/尿肌酐 0.035（参考值 <0.2），24 h 尿钾 32.45 mmol（参考值 <20 mmol/24 h），氯排泄分数（FECl）0.73（参考值 <0.5），肌酐清除率 157.6 mL/（min·1.73 m²）[参考值：80~120 mL/（min·1.73 m²）]。遗传代谢病血筛未见异常，尿筛示轻度酮尿症。血

尿常规、肝功能、血糖、甲状腺功能均未见明显异常。

（7）全外显子组高通量测序结果显示，*SLC*12*A*3 基因 2 个杂合突变，c.506-1G>A（splicing）患儿父亲该位点杂合变异，患儿母亲该位点无变异，c.1456G>A（p.D486 N）患儿父亲该位点无变异，患儿母亲该位点杂合变异。根据 ACMG 指南，该变异判定为致病性变异。

【例2】

（一）入院情况

患儿，男，4 岁 5 月龄，因发现血钾减低 15 天入院。

患儿入院前 15 天因"生长发育迟缓"于当地医院检查，查血电解质示血钾 2.33 mmol/L，血氯 104.2mmol/L，后复查血钾波动于 2.3~3.2 mmol/L，血氯波动于 96~97 mmol/L，病程中无其他伴随症状。无长期慢性呕吐、腹泻病史，否认利尿剂使用史。

患儿系 G_2P_2，孕足月顺产，父母身体健康，否认家族遗传史及类似疾病史。

（二）入院查体

血压 85/55 mmHg，身高 96 cm（-2SD~-3SD），体重 13.1 kg（-2SD~-3SD），体格发育落后，智力正常，营养正常，无浮肿，双肺呼吸音粗，心率 100 次/分，心音有力，律齐，各瓣膜未闻及杂音，腹平软，肝脾未及，肠鸣音存在，肌力及肌张力正常。

（三）当地医院检查

甲状腺功能：FT3 17.98 pmol/L（参考值：3.69~7.62 pmol/L），FT4 2.08 pmol/L（参考值：9.92~19.54 pmol/L），TSH 2.16 mIU/L（参考值：0.38~5.33mIU/L）。胰岛素 16.59 pmol/L；胰岛素样生长因子-1 42 ng/mL；糖化血红蛋白 5.6%（参考值：<6.5%）。生长激素激发试验：生长激素 0.37 ng/mL（参考值：0.06~4.718 ng/mL），生长激素 30 min（参考值：>10 ng/mL）1.31 ng/mL，生长激素 60 min 2.4ng/mL，生长激素 90 min 10.83 ng/mL，生长激素 120 min 2.73 ng/mL。

（四）入院检查

（1）心电图：窦性心律，非特异性 T 波改变，边缘心电图。腕关节片示左腕关节骨质未见明显异常，化骨核出现迟缓（相当于 2 岁 6 月）。B 超：肝脾肾、肾上腺、甲状腺未见异常。

（2）血电解质：Na 138 mmol/L，K 2.55 mmol/L，Cl 99.3 mmol/L，Ca 2.42 mmol/L，Mg 0.4 mmol/L。

（3）肾功能：血肌酐 23 μmol/L，血肾素 1 472 pg/mL，血管紧张素Ⅱ、醛固酮、ACTH、皮质醇正常。

（4）血气分析：pH 7.511，pCO_2 33.6 mmHg，BEb 4 mmol/L。

（5）尿液检查：随机尿钙/尿肌酐 0.049，钾排泄分数（FEK）23.61（参考值：10~20），氯排泄分数（FECl）1.73，肌酐清除率 95.44 mL/（min·1.73 m²）。

血尿常规、肝功能、血糖均正常，胸片、遗传代谢病血尿筛未见异常。

（6）全外显子组高通量测序结果显示，患儿存在 *SLC*12*A*3 基因突变，2 号外显子上存在 1 个杂合突变位点，c.342_343dupTG（p.D115Vfs*29）。其父亲该位点无变异，其母亲该位点杂合变异，根据 ACMG 指南，该变异初步判定为疑似致病性变异。

【病例分析】

（一）逐层递进式鉴别诊断

1. 肾小管酸中毒　患儿存在生长迟缓、低钾血症，临床需考虑肾小管酸中毒存在，但患儿血气分析示代谢性碱中毒，无低钙血症、高氯血症、反常性碱性尿，不支持该诊断。

2. 原发性醛固酮增多症　患儿存在生长迟缓、低钾血症、代谢性碱中毒，临床需鉴别此症，但患儿无高血压、醛固酮增多，肾素水平升高，不支持该诊断。

3. 肾素瘤　患儿生长迟缓、低钾血症、代谢性碱中毒、肾素水平升高，临床需鉴别此症，但患儿无高血压，血管紧张素Ⅱ及醛固酮水平正常，肾脏 B 超未见占位性病变，不支持该诊断。

4. Liddle 综合征　患儿生长迟缓、低钾血症、代谢性碱中毒，临床需鉴别此症，但患儿无高血压，无低肾素、低醛固酮血症，基因检测未见编码远端肾小管上皮钠通道的基因 *SCNN1B* 和 *SCNN1G* 突变，不支持该诊断。

5. Bartter 综合征　患儿均表现为生长迟缓、低钾血症、低氯性代谢性碱中毒、高肾素血症、血压正常，临床需考虑经典型 Bartter 综合征，但患儿同时伴有低镁血症、低钙尿症，且基因检测未发现编码氯离子通道 CLC-Kb 的 *CLCNKB* 基因突变，不支持此诊断。

6. Gitelman 综合征　患儿存在生长迟缓、低血钾、低血镁、低尿钙、低氯性碱中毒、血浆肾素水平升高，但血压正常，基因检测 *SLC12A3* 基因杂合突变，最终明确诊断 Gitelman 综合征。

（二）诊断及确诊依据

1. 诊断　Gitelman 综合征。

2. 确诊依据

1）临床诊断

（1）根据患者病史排除消化道钾摄入不足或腹泻、使用利尿剂、细胞内外钾分布异常等情况。

（2）存在肾性失钾及低钾血症相关临床表现，可伴有低镁血症或低钙尿症。肾性失钾：血钾 <3.0 mmol/L 时，尿钾排泄量 >20 mmol/24 h；或血钾 <3.5 mmol/L 时，尿钾排泄量 >25 mmol/24 h。

（3）血压正常或偏低。

（4）代谢性碱中毒。

2）基因诊断　*SLC12A3* 基因中发现 2 个致病突变是 Gitelman 综合征确诊的金标准。

【专家点评】

本案我们可以得到如下启示。

（1）思路缜密，寻找多因一果。本文 2 例患儿均以生长迟缓就诊，偶然发现低钾血症，进一步检查发现多项化验检查异常，虽目前患儿无乏力、多饮、夜尿、肢体麻木等典型临床表现，无明确肾脏病家族史，家族成员中未发现相似表现者，但结合年龄、化验检查综合分析，临床考虑 Gitelman 综合征。

（2）慢病急症，处置不可偏颇。而低钾血症从病因分为三类：缺钾性低钾血症、转移性低钾血症、稀释性低钾血症。临床上低钾血症多为缺钾性，包括胃肠道失钾和肾性失钾，前者常根据病史和消化道症状鉴别。肾性失钾包括肾脏疾病、肾上腺皮质激素分泌增多或作用异常以及药物所致尿钾排出增多。转移性低钾血症的病因包括碱血症、大量输注葡萄糖、周期性瘫痪等。

（3）罕见常见，基因确诊关键。本文 2 例患儿均表现为生长迟缓、低血钾、低血镁、低尿钙、低氯性碱中毒、肾素水平升高，但血压正常等均为明确诊断提供了重要临床资料。对于临床高度疑诊 Gitelman 综合征者，应及时行基因检测有助于早确诊、早治疗、改善预后。恰当的选择基因检测不失为诊断"罕见病"的有力工具。

（刘近霞　张瑄）

病例 22　首诊负责与最佳选择
——以"间断腹痛"外科就医的 Gitelman 综合征

【背景知识】

Gitelman 综合征为常染色体隐性遗传，因 *SLC12A3* 基因突变所致。临床表现与经典型 Bartter 综合征类似，表现为低血钾、代谢性碱中毒、高肾素 - 血管紧张素 - 醛固酮水平以及血压正常或偏低，与 Bartter 综合征不同的是，Gitelman 综合征发病较晚，大多在儿童后期或青春期发病，并且患者血钙正常，尿钙正常或降低，尿镁排出增多，血镁降低，但早期血镁可以正常。

【病例简述】

（一）入院情况

患儿，男，9 岁，主因"间断腹痛 1 天"入我院外科，考虑为急性阑尾炎，行术前化验时发现血钾减低，血钾浓度为 2.19 mmol/L，后监测血钾波动于 1.99~3.85 mmol/L，同时发现血镁减低，监测血镁波动于 0.49~0.66 mmol/L，遂转入内科诊治，平素无乏力、淡漠，无精神萎靡，无食欲不振，无呕吐、腹泻，无头晕、肌力减退等，无多饮多尿、夜尿增多，无乏力、消瘦等。无长期服药病史。

家族史：G_1P_1，双胎之一，母孕足月顺产。否认生后窒息史。生长发育适龄。父系多人存在"低钾血症"病史，多无明显临床表现，具体不详。否认其他肾脏疾病家族史及家族遗传病史。

（二）入院查体

身高 133 cm，体重 32.3 kg。血压 100/70 mmHg，发育正常，营养中等，智力正常。无浮肿，双肺呼吸音粗，心音有力，律齐，各瓣膜区未闻及杂音。腹部平软，肝脾未触及肿大。四肢活动自如，肌力及肌张力正常。

（三）入院检查

（1）尿常规示比重 1.012（参考值：1.003~1.030），尿蛋白阴性（参考值：阴性），镜检阴性。血常规示血红蛋白 127~147 g/L（参考值：110~160 g/L），白细胞（3.16~7.16）×10^9/L（参

考值：4×10^9~10×10^9/L)，血小板（231~271）$\times 10^9$/L(参考值：100×10^9~300×10^9/L)。尿电解质 Na92.8~167.9 mmol/L，K42.22~77.63 mmol/L，Cl98~172.9 mmol/L，Ca0.19~0.31 mmol/L，P7.9~12.7 mmol/L，Mg5.88 mmol/L。钠排泄分数（FENa）0.7，钾排泄分数（FEK）13.95，氯排泄分数（FECl）1.07，肾小管磷重吸收率（TRP）94.12。24 h 尿蛋白总量 151.2 mg /24 h(参考值 <150 mg/24 h)，尿钙定量 0.39 mg/（kg·d）(参考值 <4 mg/（kg·d))。肾早期损伤标志物正常。

（2）血电解质示 Na135~140 mmol/L(参考值：137~147 mmol/L)，K1.99~3.85 mmol/L(参考值：3.5~5.3 mmol/L)，Cl91.7~96.4 mmol/L(参考值：99~110 mmol/L)，Ca2.14~2.59 mmol/L(参考值：2.2~2.7 mmol/L)，P1.06~1.49(参考值：1~1.95 mmol/L)，Mg0.49~0.7 mmol/L(参考值：0.7~0.95 mmol/L)。血气分析 pH7.41~7.48(参考值：7.32~7.42)，$pCO_2$40.7~45.3 mmHg(参考值：41~45 mmHg)，BE1.6~9.2 mmol/L(参考值：-3~3 mmol/L)，HCO_3^-26.3~33.9 mmHg(参考值：21~28 mmHg)。肝肾功能、心肌酶、铜蓝蛋白正常。皮质醇、促肾上腺皮质激素正常。肾素 - 血管紧张素 - 醛固酮系统（RAAS）激活。

（3）血气分析 pH7.41~7.48(参考值：7.32~7.42)，$pCO_2$40.7~45.3 mmHg(参考值：41~45 mmHg)，BE1.6~9.2 mmol/L(参考值：-3~3 mmol/L)，HCO_3^-26.3~33.9 mmHg(参考值：21~28 mmHg)。

（4）尿电解质 Na92.8~167.9 mmol/L，K42.22~77.63 mmol/L，Cl98~172.9 mmol/L，Ca0.19~0.31 mmol/L，P7.9~12.7 mmol/L，Mg5.88 mmol/L。钠排泄分数（FENa）0.7，钾排泄分数（FEK）13.95，氯排泄分数（FECl）1.07，肾小管磷重吸收率（TRP）94.12。24 h 尿蛋白总量 151.2 mg /24 h(参考值 <150 mg/24 h)，尿钙定量 0.39 mg/（kg·d）[参考值 <4 mg/（kg·d)]。肾早期损伤标志物正常。

（5）肝肾功能、心肌酶、铜蓝蛋白正常。皮质醇、促肾上腺皮质激素正常。肾素 - 血管紧张素 - 醛固酮系统（RAAS）激活。

（6）辅助检查：心电图示窦性心律。B 超示双肾、肾上腺未见异常。

（7）全外显子组测序结果显示，SLC12A3 基因的第 12 号外显子上存在 c.1456G>A（p.Asp486Asn）纯合变异，父母均杂合携带。依据美国医学遗传学与基因组学学会的变异解读指南，该变异判定为致病性变异。p.Asp486Asn 可能是中国人常见的突变位点。

【病例分析】

（一）鉴别诊断

本患儿最突出的特点为低钾血症，以此作为诊断思路的切入点。

1. 丢失、摄入不足及药物因素　本患儿无呕吐、腹泻、胃肠减压、长期摄入不足病史，无应用利尿剂等特殊药物病史，不支持此因素。

2. 低钾性周期性麻痹　是一种常染色体显性遗传性离子通道疾病，以反复发作肢体弛缓性瘫痪伴血清钾离子水平降低为主要表现，发病率约为 1/100000。本患儿以低钾血症起病，无明显乏力、肢体瘫痪的临床症状，支持点不足。

3. 醛固酮增多症　患儿血醛固酮升高，需注意此类疾病，包括原发性及继发性醛固酮增多症，如肾素瘤、肾动脉狭窄等，但均存在血压升高，监测本患儿血压均正常范围，不支持此诊断。

4. 库欣综合征　本患儿无长期应用糖皮质激素病史,查体无库欣貌,肾上腺 B 超未见异常,不支持此诊断。

5.Bartter 综合征　患儿存在低钾血症、低氯血症以及代谢性碱中毒,RAAS 激活但血压正常,需注意鉴别此征,但本患儿发病年龄偏大,无多饮多尿,无生长发育迟缓,无高钙尿症,不支持此诊断。

6.Liddle 综合征　患儿低钾血症、代谢性碱中毒病史,应考虑到此征,但无明显高血压,肾素、醛固酮水平升,不支持此诊断。

7.Gitelman 综合征　典型 Gitelman 综合征患者表现为"五低一高"和代谢性碱中毒,即低血钾、低血镁、低血氯、低尿钙、偏低血压和 RAAS 活性增高,临床症状缺乏特异性,常与电解质紊乱及 RAAS 活性增高有关。本患儿血压正常,余表现与此征相符,结合患儿全外显子基因检测回报 *SLC12A3* 基因存在 c.1456G>A(p.Asp486Asn)纯合变异,父母均杂合携带,诊断 Gitelman 综合征。

(二)诊断及确诊依据

1. 诊断　Gitelman 综合征。

2. 确诊依据

典型 Gitelman 综合征患者可通过临床表现和实验室检查获得临床诊断,而最终确诊则有赖于基因检测。支持 Gitelman 综合征诊断的实验室检查结果包括:①低钾血症及肾性失钾;②代谢性碱中毒;③低镁血症及肾脏排泄镁增多;④低尿钙;⑤ RAAS 激活;⑥氯离子排泄分数 >0.5;⑦肾脏超声检查正常,上述检查血液和尿液标本需同步留取,建议留取 2~3 次。

【专家点评】

本案我们可以得到如下启示。

(1)特殊疾病,可能在任何科室接诊。本例患儿以"间断腹痛"为就医诉求,且起病时间较短,于术前检查发现隐匿问题,遂转入相关科室后续诊疗,提示很多相对较为罕见的疾病,其症状繁多、体征复杂,可能自主就诊于各个专业,故任何科室均应提高警惕,坚持首诊负责,并在确保生命安全的前提下,及时有效准确转诊,必要时院内 MDT。

(2)常见结果,亦不能忘记罕见疾病。低钾血症患儿固然不容轻视,在积极处置的同时,应合理选择安排相关检查,逐层思考,积极寻找病因,不可忽视罕见病因。过去曾将 Gitelman 综合征认为是 Bartter 综合征的一种类型,随着研究进展发现两者的生化特征、临床表现及基因变异位点并不相同。在尚未进行基因检测或基因检测结果尚未回报时,应注意鉴别。

(3)基因变异,一脉相承又千差万别。Gitelman 综合征的变异基因 *SLC12A3* 基因编码噻嗪类敏感性 Na-Cl 共同转运体,其缺失可使远曲小管中的钠和氯的重吸收减少,引起血容量减少、血压下降,进而使血浆肾素活性和醛固酮水平升高,促进钠的重吸收,增加钾和氢的分泌。

（韩婷婷　王文红）

第十九章　戊二酸血症Ⅰ型

病例 23　频繁抽搐伴嗜睡表现,都是"脑炎"在捣乱?

【背景知识】

戊二酸血症Ⅰ型(glutaric aciduria typeⅠ, GA-Ⅰ)是一种有机酸血症,属于常染色体隐性遗传病,因编码戊二酰辅酶 A 脱氢酶(glutaryl-CoA ehydrogenase, GCDH)的基因缺陷所致。导致婴幼儿期起病,临床表现多样,主要为头大、肌张力异常、运动障碍等,常在应激状态下诱发急性脑病危象。

【病例简述】

（一）入院情况

患儿,女,6 月龄因"吐泻 3 天,间断抽搐 9 h"入院。

入院前 3 天出现黄稀水样便,3~4 次 /d,伴呕吐,2~3 次 /d,为胃内容物,量不多,入院前 9 h 出现频繁抽搐,表现为双眼左侧斜视、四肢强直、口周发绀、呼之不应,持续数分钟至 1 h 可缓解,间期意识不清达 3 h,抽搐次数不能详记。抽搐停止后嗜睡,精神状态差,吃奶差,尿量正常,病程中无发热。

患儿系 G_3P_1,足月自然分娩,否认生后窒息史,病前精神运动发育适龄。G_1 孕 3 个月胎停育,G_2 孕 40 天自然流产。

（二）入院查体

血压 85/55 mmHg,呼吸 38 次 /min,脉搏 120 次 /min,体重 9 kg,头围 43 cm。发育正常,营养中等,神志清楚,精神状态差,反应弱,呼吸平稳,无发绀,皮肤未见异常,无脱水貌,前囟平软,颈抵抗(+),眼球运动正常,双瞳孔等大同圆,直径 3 mm,对光反应灵敏,面纹对称,咽反射存在。双肺呼吸音粗,未闻及啰音,心音有力,心律齐,腹部平软,未及包块,肝脾肋下未及。四肢肌张力增高,肌力正常,双侧膝腱反射(++),双侧跟腱反射(++),病理反射(-)。末梢循环好,毛细血管再充盈时间 <2 s。

（三）入院检查

（1）脑脊液检查:常规、生化正常,病原学(-)。

（2）动态监测脑电图示清醒期慢波活动增多,睡眠期正常。

（3）头 CT 示脑室脑外间隙增宽。

（4）头颅 MRI 双基底核区可见对称性长 T1 长 T2 信号病变,于 FLAIR 序列呈高信号,脑外间隙增宽。

（5）血气分析:pH7.32 ↓,PCO_2 29 mmHg ↓,BE -10 mmol/L ↓,电解质、血糖、肝肾功能正常,阴离子间隙(AG)28.4 mmol/L ↑,血氨正常。

（6）尿气相色谱 - 质谱（gas chromatography-mass spectrometer，GC/MS）检测提示戊二酸和 3- 羟基戊二酸明显增高，支持戊二酸血症 I 型。

（7）血串联质谱检测提示游离肉碱 / 乙酰肉碱（C0/C2）、丙酰肉碱 / 游离肉碱（C3/C0）、丙酰肉碱 / 乙酰肉碱（C3/C2）减低，符合 GA-I 恢复期表现。

（8）全外显子组测序结果显示 *GCDH* 基因存在 c.677 C>T（p.A226 V）和 c.1064G>A（p.R355H）复合杂合变异，分别来自父母杂合携带。依据美国医学遗传学与基因组学学会的变异解读指南，该变异判定为可疑致病性变异。

【病例分析】

（一）根据临床特点逐一进行鉴别诊断

认真梳理患儿的病史、查体及相关检查等，综合分析患儿的临床特点，进行鉴别诊断。

1. 头围增大　婴幼儿期头围迅速增大伴激惹、喂养困难和呕吐等异常，主要应与其他原因导致的脑积水、颅内肿瘤、维生素 A、维生素 D 等中毒疾病相鉴别。

2. 脑病表现　急性脑病表现需与脑炎、感染中毒性脑病鉴别，脑炎主要依靠脑脊液常规检查及神经免疫学检查明确；感染中毒性脑病均伴发热，多有明确的呼吸道、消化道、泌尿道感染症状，感染指标升高及病原学阳性依据；通常行尿 GC/MS、血 MS/MS 检查，进一步进行基因学检查明确诊断。

3. 戊二酸血症 II 型　也可表现代谢性酸中毒、肝大、急性脑病、肌无力等，但常见低酮性低血糖、血 MS/MS 检测乙酰肉碱、丁酰肉碱、异戊酰肉碱增高，尿 GC/MS 多种有机酸增高，为鉴别要点，本症又称多种酰基辅酶 A 脱氢酶缺乏症（multiple acyl-CoA dehydrogenase deficiency，MADD），为常染色体隐性遗传病，是因为电子转运黄素蛋白（electronic transporter protein，ETF）和 ETF- 辅酶 Q 氧化还原酶（ETF-ubiquinone oxidoreductase，ETF-QO）功能缺陷，脂肪酸 β 氧化代谢障碍，能量不足，并产生有机酸类代谢毒物，确诊需做基因检测。

4. 其他代谢性疾病鉴别　如戊二酰辅酶 A 氧化酶缺乏、α- 氨基脂肪酸血症、肉碱缺乏症。如其他原因短肠综合征、喂养含中链甘油三酯（medium chain triglycerides，MCTs）奶粉、服用赖氨酸制剂的患儿，其尿液中戊二酸常轻度增高。但上述疾病不具有头围大和特殊的头颅 MRI 双基底核区异常信号及脑外间隙增宽特征为鉴别要点。

（二）诊断及确诊依据

1. 诊断　戊二酸血症 I 型。

2. 确诊依据

（1）酶活性检测：GCDH 酶学分析是诊断 GA-I 的金标准。成纤维细胞或淋巴细胞培养显示 GCDH 酶活性出现不同程度的缺陷。高度怀疑该病而血 MS/MS 分析或尿 GC/MS 分析不能确诊时，需测定该酶活性。

（2）尿 GC/MS 及血 MS/MS 检测：尿 GC/MS 检测示戊二酸增高是诊断 GA-I 较为特异的指标，血 MS/MS 提示 C5DC 水平增高及 C5DC/C8 比值增高。若尿戊二酸水平增高，血 C5DC 增高及 C5DC 与 C8 比值增高可临床诊断，辅以基因检测确诊，临床非典型病例基因检测更为重要。

【专家点评】

本案我们可以得到如下启示。

（1）重视母孕产史。常隐遗传性疾病应重视孕产史，母亲不明原因流产、死胎，同胞有精神运动发育落后、不明原因死亡或猝死等均为重要提示线索。本案孕母前两胎均孕早期死亡。

（2）警惕代谢危象。警惕婴幼儿期轻微感染出现代谢危象，本案6月龄急性起病，呕吐、腹泻后出现癫痫发作、嗜睡、颈抵抗、四肢肌张力增高等脑病样表现。

（3）颅脑内外异常。本例病童在婴幼儿期头围迅速增大且大于同龄儿，头颅MRI双侧外侧裂池明显增宽，脑外间隙增宽，双基底核区异常信号为特征性改变。

（4）体内平衡紊乱。血气分析示高AG型代谢性酸中毒。尿GC/MS检测戊二酸和3-羟基戊二酸明显增高，及时行*GCDH*基因检测确诊，早诊断早干预，以期改善预后。

（刘晓军　李东）

第二十章　糖原累积病

病例 24　以发热、肝脾增大为首发表现的，何止"白血病"！

【背景知识】

糖原累积病（glycogen storage disease，GSD）是一组由于参与糖原合成与分解过程的酶生成障碍而引起一系列不同症状的先天性、遗传性糖代谢异常疾病。根据酶缺陷或转运体的不同可分为十几个类型。GSD 累及肝脏主要表现为低血糖和肝肿大；累及肌肉主要表现为运动不耐受、肌痛、横纹肌溶解、肌无力和心肌病。

【病例简述】

（一）入院情况

患儿，男，1 岁 2 月龄。主因"发热 2 天，呕吐 3 次"入院。

患儿于入院前 2 天出现发热，体温最高 39.5 ℃，予退热药可降至正常，每天发热 1~2 次，夜间为主，无皮疹、寒战、抽搐，无咳嗽，入院前 1 天出现呕吐，呕吐物为胃内容物，无咖啡色物及黄绿色物，每次量中等，至入院共 3 次，无腹胀、腹泻。

患儿 2 月龄"腹胀"就诊，由配方奶更换为母乳后腹胀缓解。

患儿系 G_2P_2，孕 40w 因"胎心减慢"行剖宫产，出生体重 3.6 kg，目前生长发育适龄。自诉既往验过敏原示"鸡蛋、腰果、西红柿、小麦"过敏，否认药物过敏史。父母身体健康，否认家族遗传病史。

（二）入院查体

身高 72 cm（-1SD），体重 9 kg（-1SD）。体格发育落后，智力正常，营养欠佳，皮肤弹性可，无浮肿。神志清，精神反应可，呼吸平，节律规整，无发绀。双肺呼吸音粗，心音有力，律齐，各瓣膜区未闻及杂音。腹部膨隆，肝右肋下 10 cm，质中边钝，脾脏增大，Ⅰ线 6 cm，Ⅱ线 5 cm，Ⅲ线约 -1 cm，质中边钝。四肢活动自如，肌力及肌张力正常。

（三）入院检查

（1）血常规：示血红蛋白 106 g/L（参考值：110~160 g/L），红细胞压积 32%（参考值：36%~50%），红细胞平均体积 74.9fL（参考值：86~100fL），白细胞 $11.58 \times 10^9/L$（参考值：$4 \times 10^9 \sim 10 \times 10^9/L$），中性粒细胞比率 8%（参考值：45%~77%），淋巴细胞比率 82%（参考值：20%~40%），单核细胞比率 8%（参考值：3%~8%），异常淋巴细胞比率 2%（参考值：0%~1%），血小板 $608 \times 10^9/L$（参考值：$100 \times 10^9 \sim 300 \times 10^9/L$）。尿常规示比重 1.022（参考值：1.003~1.030），尿蛋白 -（参考值：阴性），葡萄糖 -（参考值：阴性）。

（2）电解质：示 Na133. 2mmol/L（参考值：137~147 mmol/L），K3.93 mmol/L（参考值：3.5~5.3 mmol/L），Cl91.2 mmol/L（参考值：99~110 mmol/L），$CO_2$28.4 mmol /L（参考值：

22~29 mmol/L），GLU 5.85 mmol/L（参考值：3.89~6.1 mmol/L）。

（3）肝功能：LDH 709U/L（参考值：120~300U/L）；AST 431 U/L（参考值：15~40U/L）；m-AST 236.2U/L（参考值：0~15U/L）；ALT 90 U/L（参考值：9~50U/L）；r-GT 538U/L（参考值：10~60U/L）；LAP 170 U/L（参考值：30~70U/L）；ADA 36.9U/L（参考值：4~24U/L）；TBA 18 μmol/L（参考值：0~10 μmol/L）；TG 14.47 mmol/L（参考值：0~2.26 mmol/L）；HDL-C 0.22 mmol/L（参考值：>0.45 mmol/L）；APOA1 41 mg/dL（参考值：104~202 mg/dL）；血糖 2.4~4.1 mmol/L（参考值：3.89~6.1 mmol/L），La 9.92 mmol/L（参考值：0.5~2.2 mmol/L）；PCT 3.53ng/mL（参考值：0~0.05 ng/mL）；CEP 0.36 g/L（参考值：0.3~0.65 g/L）。Amm 40 μg/dL（参考值：18~72 μg/dL）。LDH 同工酶：LDH1 13%（参考值：16%~31%）；LDH2 14.5%（参考值：29%~42%）；LDH3 11.9%（参考值：17%~26%）；LDH4 10.4%（参考值：6%~12%）；LDH5 50.2%（参考值：3%~17%）；

（4）血气分析：pH7.41（参考值：7.32~7.42），$pCO_2$39 mmHg（参考值：41~45 mmHg），BE 0.2mmol/L（参考值：-3~3 mmol/L）。

（5）肝炎全项：HBsAb（+），余阴性。人细小病毒 B19 抗体（-）。病原抗体：EBNA-IgG 0.21 AU/mL；MP、COX、HSV、Rub、CMV、TOX 抗体（-）。EB、TB、MP-DNA（-），甲状腺功能 T3 1.22 nmol/L（参考值：1.34~2.73 nmol/L），T4、TSH、FT3、FT4 正常。

（6）尿常规：比重 1.015（参考值：1.003~1.030），pH 值 6.5（参考值：5.4~8.4），尿蛋白、尿葡萄糖（-）。液相串联质谱法遗传代谢病（尿）：乳酸尿、酮尿伴 2 羟基异戊酸和 2 羟基异己酸增高。尿肌酐 1951.3 μmol/L（参考值：3540~24600μmol/L），尿 α1- 微球蛋白 25.9 mg/dL（参考值：<6 mg/L），尿 β2- 微球蛋白 3.9 mg/dL（参考值：0.1~0.3 mg/L）。尿内毒素 80.25pg/mL（参考值：0~10 pg/mL）。24 h 尿钙 1.3 mmol/24 h（参考值：2.5~7.5 mmol/24h），24 h 尿蛋白 34.6 mg/24 h（参考值：0~150 mg/24h）。尿培养：阴性。

（7）腹部 B 超：肝脏增大，剑下 30 mm，肋下 44 mm，肝脏回声增强。肾脏增大。胸片：双肺纹理重，心膈无著变。心电图：窦性心动过速，V1R/S> 正常，部分导联 T 波可见双峰。

（8）骨髓流式报告：髓系原始细胞比例不高，表型未见明显异常；粒系各阶段均可见，未见分化抗原表达异常；红系、单核细胞和淋巴细胞未见明显异常；B 祖细胞易见。

（9）神经电生理：VEP 示右侧视通路异常；双侧脑干听觉通路检测未见异常。

（10）全外显子组测序（表 20-1）：结果显示，患儿 *G6PC* 基因存在 c.814G>T（p.Gly-272Trp），父 *G6PC* 基因 c.648G>T（p.Leu216=）及母 *G6PC* 基因 c.814G>T（p.Gly272Trp）杂合携带。经 Sanger 验证（图 20-2），上述变异分别来自父母，形成复合杂合变异。依据美国医学遗传学与基因组学学会的变异解读指南，该变异判定为致病变异。

表 20-1 全外显子组测序

基因	染色体位置	基因突变信息	合子类型	疾病名称	遗传模式	变异来源	变异分类
G6PC	Chr17: 41063017	NM_000151.3: c.648G>T（p.Leu216=）	杂合	糖原贮积症 1a 型 [MIM232200]	AR	父亲	致病变异

续表

基因	染色体位置	基因突变信息	合子类型	疾病名称	遗传模式	变异来源	变异分类
G6PC	Chr17：41063183	NM_000151.3：c.814G>T（p.Gly272Trp）	杂合	糖原贮积症 1a 型[MIM232200]	AR	母亲	疑似致病变异

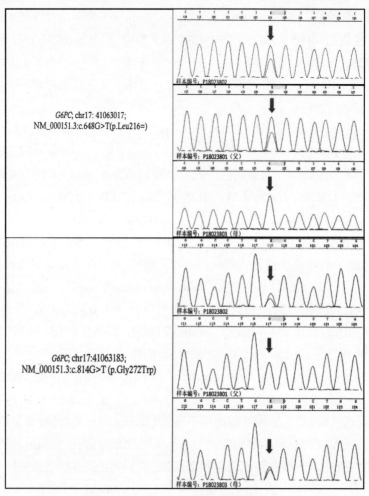

G6PC; chr17: 41063017; NM_000151.3:c.648G>T(p.Leu216=)

G6PC; chr17:41063183; NM_000151.3:c.814G>T (p.Gly272Trp)

图 20-2　Sanger 检测结果相关附图

【病例分析】

（一）逐层递进式鉴别诊断

认真梳理患儿的病史、查体及相关检查等，综合分析患儿的临床特点，进行逐层递进式鉴别诊断。

1. 感染性疾病　患儿急性起病，发热、肝脾增大，肝功能异常，血常规可见异常淋巴细胞，首先考虑感染性疾病，如 EBV、人细小病毒 B19、其他嗜肝病毒、细菌、真菌、寄生虫等感染。入院后查相关病原体检测均阴性，结合后续基因检测，考虑代谢性疾病合并上呼吸道感染。

2. 白血病、淋巴瘤等肿瘤性疾病　患儿本次因"发热 2 天,呕吐 3 次"入院。查体发现肝脾增大,血常规提示粒细胞减少及异常淋巴细胞,需除外白血病、淋巴瘤等肿瘤性疾病。本患儿入院后行骨髓穿刺术,骨髓流式报告:髓系原始细胞比例不高,表型未见明显异常;粒系各阶段均可见,未见分化抗原表达异常;红系、单核细胞和淋巴细胞未见明显异常;B 祖细胞易见。不支持该诊断。

3. 溶酶体贮积症(LSD)　患儿存在生长发育迟缓、肝脏增大、粒细胞减少,肝功能损害,HCL 降低,VEP 示右侧视通路异常需注意鉴别此类疾病。LSD 是由于溶酶体酶缺陷导致溶酶体内底物累积而引起的一组疾病,其种类繁多,临床可累及多系统多器官,且症状缺乏特异性,确诊需依赖酶学及基因分析。尼曼匹克病是由酸性鞘氨醇髓鞘酶缺乏引起鞘氨醇及其前体脂质沉积在巨噬细胞溶酶体中,富含脂质的巨噬细胞沉积在肝、脾、肺和脑中,导致肝脾肿大、细胞减少、肺部疾病和神经症状。戈谢病由溶酶体酶葡萄糖脑苷酶缺乏引起其底物(葡萄糖神经酰胺)在溶酶体巨噬细胞中积累。最常见的症状是贫血、血小板减少、脾肿大和 / 或肝肿大,以及潜在的严重骨受累。本患儿无贫血、血小板减少,骨髓中未见戈谢细胞及尼曼匹克细胞,结合基因诊断,不支持该病诊断。

4. Fanconi–Bickel 综合征(FBS)　患儿存在生长发育迟缓、肝脏增大、空腹低血糖、乳酸升高,需注意鉴别此症。FBS 是由 SLC2A2 基因突变引起的常染色体隐性遗传的糖类代谢紊乱疾病。FBS 是由于肝脏和肾脏中糖原的异常积累导致葡萄糖和半乳糖利用受损,以及近端肾小管功能障碍。本患儿尿糖阳性、蛋白尿、氨基酸尿及佝偻病表现,不支持该诊断。

5. 糖原累积病　本患儿存在生长发育迟缓、肝肾肿大,肝功能明显异常,代谢性酸中毒、空腹低血糖、高脂血症及高乳酸血症,伴有中性粒细胞减少,结合基因检测 G6PC 基因 c.814G>T(p.Gly272Trp)杂合变异,最终明确诊断为糖原累积病 Ia 型。

(二)诊断及确诊依据

1. 诊断　糖原累积病 Ia 型。

2. 确诊依据　各型肝糖原累积病有相似的临床表现:肝肿大、空腹血糖低、高脂血症、尿酮体阳性、生长迟缓,仅依靠临床体征及实验室检查不能准确区分,基因检测对 GSD 的确诊、分型、判断预后提供了可靠的依据。

(1)临床表现:对于所有身高增长缓慢伴肝脏明显增大的患者均应考虑 GSD Ⅰ 型的可能。

(2)实验室检查:GSD Ⅰ 型典型生化改变包括空腹低血糖、高乳酸血症、高脂血症和高尿酸血症等。GSD Ⅰ b 型患者还可有反复或持续性白细胞和中性粒细胞减少。

(3)基因检测:发现 G6PC 或 SLC37A4 基因 2 个等位基因致病突变有确诊意义。

【专家点评】

本案我们可以得到如下启示。

(1)全面了解临床特点,切忌未能掌握病患全貌。本例患儿虽为急性发病就诊,肝肾肿大,肝功能明显异常,代谢性酸中毒、空腹低血糖、高脂血症及高乳酸血症,伴有中性粒细胞减少,但存在生长发育迟缓,为明确诊断提供了重要的临床资料。

(2)除常规血液检测外,更需有的放矢加以甄别。本例患儿虽有发热伴肝脏增大,粒细胞减少,虽病史短,但行骨髓穿刺除外血液系统疾病。同时发现发病年龄小,发育落后,多项检查结果异常且复杂,遗传代谢性疾病不除外。行气相色谱质谱联用法遗传代谢病尿筛查及液相串联质谱法遗传代谢病血筛查,其检测结果可在帮助诊断的同时对基因检测亦有着指向性的作用。

(3)积极寻找罕见病因,方能明确最终疾病诊断。对于临床表现复杂,诊断困难,遗传性疾病不能除外的患儿,在条件容许的情况下,应积极选择基因检测,以尽快明确病因。基因检测已成为揭示"罕见病"的有力工具。

(翟嘉　邹映雪)

第二十一章　血友病

病例 25　试玉要烧三日满,辨材须待七年期
——血友病的精准诊断

【背景知识】

血友病是一种 X 染色体连锁的隐性遗传性出血性疾病,可分为血友病 A 和血友病 B 两种。前者为凝血因子Ⅷ(FⅧ)缺乏,后者为凝血因子Ⅸ(FⅨ)缺乏,均由相应的凝血因子基因突变引起。血友病 A 和血友病 B 的临床表现相同,主要表现为关节、肌肉和深部组织出血,也可有胃肠道、泌尿道、中枢神经系统出血以及拔牙后出血不止等。根据患者凝血因子活性水平可将血友病分为轻型、中间型和重型。

【病例简述】

(一)入院情况

患儿,男,8 岁龄,因关节外伤后肿胀 2 月入院。患儿于入院前 2 月余右肘关节磕碰后肿胀,入院前 1 月余右膝关节磕碰后肿胀,局部皮色青紫,伴疼痛、活动受限,未予特殊处理,关节肿胀、疼痛和活动受限自行缓解。无皮肤出血点、瘀点或鼻出血、红色尿及黑便等。患儿系 G_1P_1,孕足月顺产,父母体健,患儿无舅舅,外祖父患"出血性疾病"(因父母离异,具体不详)。

(二)入院查体

发育正常,营养中等,无皮肤黏膜黄染、皮疹及出血点,双下肢散在数枚青紫色血肿,直径 1~2 cm,无浮肿。咽无充血,双肺呼吸音稍粗,心音有力,律齐,各瓣膜区未闻及杂音。腹平软,肝脾未触及。右肘关节及右膝关节肿胀,局部皮色呈青紫色,皮温略高,质地韧,有波动感,有压痛,余关节无受限,肌力及肌张力正常。

(三)入院检查

(1)尿常规示比重:1.007(参考值:1.003~1.030),潜血 3+(参考值:阴性),尿蛋白 3+(参考值:阴性),浊度浑浊,镜检红细胞 4+/HP(参考值:阴性),流式细胞检测示均一红细胞。血常规示血红蛋白 134 g/L(参考值:110~160 g/L),红细胞压积 40.3%(参考值:36%~46%),红细胞平均体积 82.8fL(参考值:80~100fL),白细胞 6.62×10^9/L(参考值:4.0×10^9~10.0×10^9/L),单核细胞比率 8%(参考值:3%~8%),血小板 268×10^9/L(参考值:100×10^9~300×10^9/L)。

(2)凝血相关检验:凝血酶原时间(PT)11.7 s(参考值 10~16 s),凝血酶原国际标准化比值(PT-INR)0.99(参考值 0.75~1.25),活化部分凝血活酶时间(APTT)105.9 s(参考值 20~40 s),凝血酶时间(TT)17.7 s(参考值 14~21 s),纤维蛋白原(Fg)2.55 g/L(参考值

1.8~4.0 g/L)。

（3）凝血因子:凝血因子Ⅸ活性 64.6%（参考值：50%~150%），凝血因子Ⅺ活性 38.1%
（参考值：50%~150%），凝血因子Ⅷ活性 0.7%（参考值：50%~150%），凝血因子Ⅷ抑制物定
量 0.00 bethesda（参考值：<0.6bethesda ），VWF: Ag 189.3%（参考值：50%~160% ），VWF: Act
135.8%（参考值:48.8%~163.4% ）。

【病例分析】

（一）逐层递进式鉴别诊断

认真梳理患儿的病史、查体及相关检查等,综合分析患儿的临床特点,进行逐层递进式
鉴别诊断。

1. 血管性紫癜　血管性紫癜是血管壁或血管周围组织缺陷引起皮肤和黏膜出血的一类
疾病分遗传性、获得性,包括过敏性紫癜、单纯性紫癜、遗传性出血性毛细血管扩张症及感染
性紫癜等。本患儿并无皮肤黏膜出血史,也无皮肤瘀点瘀斑的体征,而表现外伤后关节部位
血肿,不支持此类疾患。

2. 血小板异常　包括血小板数量不足和血小板功能异常 2 类。比较常见的是血小板减
少症,也以皮肤黏膜出血为主要表现,本患儿仅表现外伤后深部血肿,且外周血血小板数目
不少,可除外;血小板功能异常总体而言发病率极低,一般也表现皮肤黏膜出血,可有血小板
体积异常,但凝血相关试验正常,本患儿虽未行血小板功能检查,但血小板体积正常,APTT
明显延长,结合临床特点,基本也可以除外。

3. 凝血功能障碍　是由于凝血因子缺乏或者活性不足所致的出血性疾病,多表现关节、
肌肉等深部出血或外伤、手术后出血,极少表现皮肤、黏膜出血,符合本患儿出血特点,凝血
功能检查异常,也支持这一组疾病诊断,需进一步检查并结合家族史分析具体类型。

4. 晚发性维生素 K 依赖性凝血因子缺乏症　该病为婴儿期较常见的获得性出血性疾
病,常表现颅内出血等,由于依赖维生素 K 的凝血因子缺乏导致内源性和外源性凝血途径
均受累,所以凝血功能示 PT、APTT 均延长,应注意鉴别。但本患儿系学龄儿童,PT 正常,仅
APTT 明显延长,可以除外。

5. 血管性血友病（VWD ）　本患儿外伤后血肿, PT 正常, APTT 延长, Ⅷ: C 减低,符合
此症中一些亚型如 2 N 型,需注意鉴别,但患儿 VWF: Ag 水平正常,Ⅷ: C 重度减低,均不支
持该诊断。

6. 凝血因子Ⅺ缺乏症　本患儿外伤后血肿, PT 正常, APTT 延长,凝血因子Ⅺ活性
38.1%,有出血性疾病家族史,需注意鉴别此病。但文献显示凝血因子Ⅺ活性 >25%,极少出
现手术后或创伤出血,与本患儿出血情况不符,不支持该诊断。

7. 获得性血友病　患儿 8 岁,既往无明确外伤后或自发出血史,需与此症鉴别,但患儿
除Ⅷ:C 减低外,血浆中并未检出时间依赖性Ⅷ因子抑制物,不支持本病。

8. 血友病 B　本患儿外伤后血肿, PT 正常, APTT 延长,母系男性成员有出血性疾病家
族史,支持血友病诊断,但应进一步检查分型,因为血友病 A 或 B 在临床表现、遗传特点和
凝血功能检查方面几无差异,而似不能简单仅以血友病作为最终诊断。本例凝血因子Ⅸ活

性 64.6%,除外血友病 B。

9. 血友病 A　至此,诊断呼之欲出,凝血因子Ⅷ活性 0.7%,行基因检测,示患儿 X 染色体 *F*8 基因检测到 c.5262 C>G 点突变,造成相应氨基酸改变(p.F1754 L)。最终明确诊断为血友病 A(重型)。

(二)诊断及确诊依据

1. 诊断　血友病 A(重型)。

2. 确诊依据　目前血友病的国内诊断依据如下。

(1)临床表现:绝大多数男性,有家族史符合性联锁隐性遗传特征,主要表现深部组织出血及外伤或手术后出血。

(2)实验室检查:血小板计数正常, PT 正常, TT 正常、出血时间正常;血块回缩试验正常,纤维蛋白原定量正常;APTT 多延长,轻型可正常。Ⅷ:C 减低,VWF:Ag 正常。*F*8 基因检测可作基因诊断。

(3)分型

重型:Ⅷ:C<1%,中型:Ⅷ:C1~5%,轻型:>5%~40%。

【专家点评】

本案我们可以得到如下启示。

(1)大胆假设。出血性疾病的临床表现是诊断的重要切入点,深部组织出血叠加男性和符合性联锁隐性遗传特征的家族史,基本除外血管因素、血小板因素所致的出血性疾病,锁定大方向为凝血功能障碍。

(2)小心求证。以一系列实验室检查环环相扣,做出明确的诊断。本例患儿 PT 正常,APTT 延长,Ⅷ:C 水平低,但不能据此简单地诊断血友病 A,还需要通过因子活性检测除外血友病 B、凝血因子Ⅺ缺乏症;通过 VWF:Ag 水平鉴别 VWD;通过抑制物检测除外获得性血友病等才可作出诊断。

(3)精益求精。基因检测对于重型血友病 A 诊断并非必须,但对于轻、中型血友病 A 有特殊的意义,比如与 2 N 型 VWD、获得性血友病等进行鉴别。

（艾奇）

病例 26　赠君一法决狐疑,不用钻龟与祝蓍
——血友病合并十二指肠血肿处置

【背景知识】

血友病(hemophilia)是一组因遗传性凝血活酶生成障碍引起的出血性疾病,包括血友病 A 和血友病 B,其中以血友病 A 较为常见。血友病以阳性家族史、幼年发病、自发或轻度外伤后出血不止、血肿形成及关节出血为特征。

【病例简述】

(一)入院情况

患儿,男,14 岁,因腹痛 1 天伴恶心呕吐入院。

患儿于入院前 1 天,无明显诱因出现上腹部疼痛,伴恶心呕吐多次,呈非喷射性,为胃内容物,未见黄绿色液及咖啡色液,量中等。无发热,无腹泻。

既往血友病病史 14 年,否认外伤史、手术史及传染病接触史。否认食物及药物过敏史。患儿系 G_2P_2,足月,剖宫产。父母体健,患儿兄长患血友病。

（二）入院查体

发育正常,神志清楚,全身皮肤黏膜无黄染及出血点,双侧瞳孔等大等圆,对光反射存在,颈部无抵抗,双肺呼吸音清,心音有力,心律齐,各瓣膜听诊区未闻杂音。全腹胀,未见胃肠型及蠕动波,全腹散在压痛,以中上腹为著,反跳痛阴性,肌紧张阴性。未及腹部肿物,肝脾未及肿大,移动性浊音阴性,肠鸣音正常。四肢活动自如,肌力及肌张力正常。

（三）入院检查

（1）血常规:示白细胞 22.15×10^9/L（参考值:4×10^9~10×10^9/L）,中性粒细胞比率 82.3%（参考值:45%~77%）,血红蛋白 120 g/L（参考值:110~160 g/L）,血小板 241×10^9/L（参考值:100×10^9~300×10^9/L）。

（2）电解质:示 Na137 mmol/L（参考值:137~147 mmol/L）,K4.66 mmol/L（参考值:3.5~5.3 mmol/L）,Cl100.7 mmol/L（参考值:99~110 mmol/L）,Ca2.17 mmol/L（参考值:2.1~2.55 mmol/L）,P1.88 mmol/L（参考值:0.95~1.65 mmol/L）,Mg0.85 mmol/L（参考值:0.7~0.91 mmol/L）。血糖示 9.36 mmol/L（参考值:3.9~6.1 mmol/L）。

（3）肾功能:示尿素 9.9 mmol/L（参考值:1.78~6.42 mmol/L）,肌酐 94 μmol/L（参考值:40~68 μmol/L）,尿酸 406 μmol/L（参考值:202~417 μmol/L）,碱性磷酸酶 78U/L（参考值:116~468 U/L）。

（4）肝功能:示丙氨酸氨基转移酶 9U/L（参考值:9~50U/L）,γ- 谷氨酰转肽酶 11U/L（参考值:10~60U/L）,天冬氨酸氨基转移酶 11U/L（参考值:15~40U/L）,总胆红素 26.4 μmol/L（参考值:0~26 μmol/L）,直接胆红素 8.3 μmol/L（参考值:0~8 μmol/L）,间接胆红素 18.1 μmol/L（参考值:3.4~10.3 μmol/L）。

（5）酶:淀粉酶 869U/L（参考值:35~135U/L）,胰淀粉酶 812U/L（参考值:13~53U/L）,脂肪酶 1263U/L（参考值:13~60U/L）。

（6）凝血功能:示凝血酶原时间 13.3 sec,（参考值:10~16 sec）,活化部分凝血活酶时间 31.7 sec,（参考值:20~40 sec）,凝血酶时间 17.2 sec,（参考值:14~21 sec）,纤维蛋白原 2.369 g/L（参考值:1.8~4 g/L）。

（7）血气分析:示 pH7.39（参考值:7.32~7.42）,pCO_2 31 mmHg（参考值:41~45 mmHg）,$pO_2$187 mmHg（参考值:24~40 mmHg）,BE-5.1 mmol/L（参考值:-3~3 mmol/L）。

（8）尿常规:示尿比重 1.030（参考值:1.003~1.030）,尿蛋白 1+（参考值:阴性）,葡萄糖 2+（参考值:阴性）,酮体 +-（参考值:阴性）,镜检白细胞 5-8 个 /HP（参考值:0-5 个 /HP）。

（9）B 超:示右上腹囊实性肿块。

（10）CT（本院）:肝门胰头区不规则稍高密度包块,胰头及相邻十二指肠显示不清,胰腺体尾部饱满,左侧腹股沟区稍低密度结节,右侧阴囊内低密度包块。CT（外院）十二指肠内多发团块混杂密度影,考虑血肿,胰周渗出性病变,腹腔积液、积血。

【病例分析】

（一）鉴别诊断

1. 腹部肿瘤　腹部肿瘤随体积增大对周围脏器及组织产生压迫,可表现为腹痛、呕吐等症状,但影像学检查不支持肿瘤诊断。

2. 腹膜炎　典型腹膜炎起病急,以高热、腹痛、呕吐、腹胀为主要症状,查体有肌紧张及反跳痛。患儿查体无肌紧张及反跳痛,不支持此诊断。

3. 胃扭转　呕吐是最主要的症状,症状取决于梗阻和扭转的程度,急性发作可有上腹痛等症状,诊断主要依靠影像学检查。本例影像学检查不支持该诊断。

4. 肠旋转不良　发病时可表现为腹痛或呕吐,诊断依靠影像学检查,腹部 CT 或 B 超检查可探及扭转的小肠系膜呈螺旋状排列,也称漩涡征,对诊断有决定作用。本例影像学检查不支持此诊断。

5. 消化道重复畸形　临床可有呕吐或腹痛等症状,确诊主要依靠影像学检查。本例影像学检查不支持此诊断。

6. 急性阑尾炎　临床以腹痛、恶心呕吐、发热为主要表现,查体右下腹固定压痛。本例患儿查体全腹散在压痛,以中上腹为著,不支持阑尾炎诊断。

7. 先天性胆管扩张症　腹痛、黄疸、腹部肿块为本病的三个基本症状,许多病例表现为一个或两个,诊断主要靠影像学检查。本例影像学检查不支持该诊断。

（二）诊断及确诊依据

1. 十二指肠血肿　入院后行 MRI 检查示胆囊增大,胆总管增宽,胰尾部形态饱满,十二指肠区可见等 - 短 T1、长 T2 信号伴边缘钙化,考虑血肿,腹盆腔少量积液。根据 MRI 检查结合入院 CT 考虑十二指肠血肿诊断。

2. 急性胰腺炎　因腹痛 1 天伴恶心呕吐入院,查体全腹散在压痛,以中上腹为著,淀粉酶 869U/L,胰淀粉酶 812U/L,脂肪酶 1263U/L,CT 示胰腺体尾部饱满,胰周渗出性病变。综上考虑急性胰腺炎诊断。

3. 血友病 A　根据既往病史确诊。

【专家点评】

（1）少见,不能忘。血友病致十二指肠血肿较少见,影像表现在诊断中尤为重要,CT 检查在诊断上有很大价值,十二指肠肠壁血肿 CT 影像表现为与十二指肠走行一致或相邻的高、等密度的软组织肿块影,边界多较清晰,形态多不规则,密度不均匀,呈现边缘有环状的高密度和中心有"融冰样"高密度是其特征,治疗上采取多学科管理为宜。

（2）因地,而制宜。十二指肠血肿近年来推荐先行非手术治疗,对于血友病患者,一般应尽量避免手术以免出血不止。血肿可在 1~3 周内自行吸收而解除梗阻。非手术治疗时间需持续 1~2 周。先进的辅助检查手段及全静脉营养的应用为非手术治疗提供了安全性和可行性。手术指征为:①进行性不可控制的大出血,经积极输血后,血压仍不稳定者;②明确有肠穿孔;③非手术治疗无效者。

（3）治标，更治本。本例胰腺炎为继发性胰腺炎，继发于十二指肠血肿，血肿可位于肠壁各层，位于黏膜下层者可引起不同程度的十二指肠梗阻，对症治疗同时应重视原发病诊治。

（董亮）

第二十二章　肝豆状核变性

病例27　严重急性溶血的其他可能
——以"皮肤、巩膜黄染及茶色尿"就诊的肝豆状核变性

【背景知识】

肝豆状核变性（hepatolenticular degeneration，HLD）又称威尔逊病（wilson's disease，WD），是一种常染色体隐性遗传性铜代谢异常疾病，发病率约为 3/100000，可累及多系统、多器官。位于 13q14.3 的 ATP7B 基因发生突变导致其编码的蛋白产物（铜转运 P 型 ATP 酶）功能失常，造成胆道排铜障碍，大量铜沉积在肝、脑、肾、骨关节、角膜等组织脏器，由此引起一系列临床症状。起病形式多样，发病隐匿，疾病早期缺乏特异性表现，容易误诊。

【病例简述】

（一）入院情况

患儿，女，14 岁，因皮肤、巩膜黄染 11 天，加重伴茶色尿 6 天入院。

于入院前 11 天无明显诱因出现颜面皮肤及巩膜黄染，入院前 6 天加重，同时出现茶色尿，当地医院查"血红蛋白 99 g/L"伴肝功能异常（总胆红素 627.4 μmol/L、直接胆红素 448 μmol/L、谷氨酰转肽酶 385.1 U/L）及纤维蛋白原减低（1.56 g/L），腹部 CT 提示"急性胆囊炎、盆腔积液"，此后血红蛋白进行性下降伴血小板减低（血红蛋白 62~33 g/L，血小板 173×10⁹~86×10⁹/L），查 Coombs' 试验阴性，直接胆红素最高 1323.1 μmol/L，血肌酐 165 μmol/L，凝血酶原时间及活化部分凝血活酶时间延长，自免肝抗体阴性，B 超示慢性肝损害、胆囊壁增厚、胆汁淤积、脾大。给予碳青霉烯类抗生素抗感染、甲泼尼龙抗炎及输注红细胞、白蛋白及护肝等对症治疗无效，入院当日查"血红蛋白 49 g/L，血小板 83×10⁹/L、网织红细胞 21.4%，直接胆红素 918 μmol/L，血肌酐 92.5 μmol/L，凝血酶原时间 52.2 s，活化部分凝血活酶时间 113.8 s，纤维蛋白原 0.78 g/L"，胸部 CT 提示"双肺感染性病变、两下叶肺不张、两侧胸腔积液"，应用碳青霉烯类抗生素及抗真菌药物并给予 200mL 血浆置换治疗后复查血红蛋白 33 g/L，血小板 48×10⁹/L、网织红细胞 23.45%，直接胆红素 592.7 μmol/L，血肌酐 212 μmol/L，输注过滤悬浮红细胞 2 单位后收入我院进一步诊疗。病程中无发热、意识障碍、呕吐、抽搐等，进食可，尿量减少。否认特殊食物、药物摄入史，否认化工及毒物接触史。

患儿既往体健。父母及 2 岁弟弟体健，父母均为北方人，否认家族遗传病史。

（二）入院查体

发育营养正常，神志清，精神较弱，反应尚可，呼吸略促，全身皮肤苍黄，巩膜黄染，下腹部可见散在瘀斑，浅表淋巴结未触及，颈软，双肺可闻及少许细湿啰音，心音有力，律齐，HR96 次 / 分，各瓣膜区未闻及杂音。腹部膨隆，触诊不满意，叩诊呈鼓音，无压痛、反跳痛及

肌紧张,四肢活动自如,肌力及肌张力正常,生理反射存在,病理反射未引出。

(三)入院检查

(1)血常规:血红蛋白 54 g/L,白细胞 15.14×10⁹/L,中性 80%,淋巴 10%,单核 10%,血小板 50×10⁹/L,网织红细胞 14.75%。骨髓检查:增生活跃骨髓象,细胞形态大致正常。

(2)尿常规:潜血 3+,胆红素 3+,尿蛋白 +-,葡萄糖 1+,离心镜检:红细胞 +/HP。

(3)血生化:Na139 mmol/L,K3.23 mmol/L,Cl104.4 mmol/L,肌酐 144 μmol/L,尿素 26.3 mmol/L。ALB 35.6 g/L,GLO2.2 g/L。总胆红素 972.6 μmol/L,直接胆红素 970 μmol/L。ALT19U/L,AST60U/L。血氨:123~44 μg/mL。

(4)凝血酶原时间 19.6 s,活化部分凝血活酶时间 35.4 s,纤维蛋白原 1.264 g/L。

(5)血铜蓝蛋白 0.11 g/L。治疗前血清铜:2061.6 μg/L(参考值:800~1900 μg/L);24 h 尿铜含量:1238.8 μg/24 h(参考值 15~60)。

治疗后血清铜:1028.6~574.5 μg/L;尿铜:2847~1071.2 μg/24 h。

(6)腹部 B 超:肝实质弥漫性病变,肝内多发小结节,腹水(大量),胆囊增大,胆汁淤积,胆囊壁增厚,双肾实质弥漫性病变,胰脾未见异常。

(7)眼科检查:示患儿角膜内皮层下近角巩膜缘交界处可见金黄色环状颗粒状沉着(K-F 环)。

(8)全外显子组测序结果:显示患儿 ATP7B 基因有两个杂合突变。c.2620G>C(p.A874P),其父该位点杂合变异,其母无异常;c.3028 A>G(p.K1010E),其母该位点杂合变异,其父无异常。

【病例分析】

(一)逐层递进式鉴别诊断

认真梳理患儿的病史、查体及相关检查等,综合分析患儿的临床特点,进行逐层递进式鉴别诊断。

1.溶血性贫血　患儿因黄疸、茶色尿起病,血常规示贫血、血小板减少、网织红细胞明显增高,临床考虑存在溶血性贫血,需进一步探究导致溶血性贫血的病因,血液系统疾病应考虑是否为自身免疫性溶血性贫血、Evans 综合征、溶血尿毒综合征(HUS)、血栓性血小板减少性紫癜(TTP)等疾病。患儿胆红素明显增高,同时肝酶却无明显增加且 AST/ALT>3,提示存在严重肝脏病变;直接胆红素而非间接胆红素增高为主且多次 Coombs' 试验均阴性,不支持自身免疫性溶血及 Evans 综合征;外周血涂片未见明显破碎红细胞,无少尿、高血压等表现,贫血及黄疸严重程度与肌酐升高不相符,不支持溶血尿毒综合征及 TTP,提示溶血可能为继发于其他疾病的血液系统受累,应积极寻找原发病,进行病因治疗。

2.爆发性肝炎　患儿以急性黄疸起病,胆红素尿,肝酶及血清胆红素明显升高且以直接胆红素升高为主,提示爆发性肝炎,而病毒性肝炎及梗阻性肝病及自身免疫性肝炎依据不足,仍考虑为继发性表现,特别是非感染因素所致肝损伤,需进一步寻找原发病因。

3.自身免疫性疾病　患儿为青春期女孩,出现血液、消化、肾脏等多系统器官受累表现,应考虑到全身疾病可能,尤其是自身免疫性疾病,经 ANA、ENA、Ig、C3、C4 等相关化验检查不支持。

4. 肾炎性肾病　患儿存在血尿、蛋白尿伴肾功能损害,仅为其全身表现的一部分,不能作为原发病考虑。

5. 肝豆状核变性　患儿以溶血性贫血伴肝功能明显异常起病,随后出现全身多脏器损害,经裂隙灯检查可见角膜金黄色环状颗粒状沉着(K-F 环),血铜蓝蛋白减低、血清铜及24 h 尿铜均明显增高,经基因检测确诊为肝豆状核变性,考虑为血铜明显增高致红细胞膜破坏所致溶血性贫血。

(二)诊断及确诊依据

1. 诊断　肝豆状核变性。

2. 确诊依据　目前肝豆状核变性主要诊断要点推荐如下。

(1)神经和(或)精神症状。

(2)原因不明的肝脏损害。

(3)血清铜蓝蛋白降低和(或)24 h 尿铜升高(I 及推荐,B 级证据)。

(4)角膜 K-F 环阳性(I 及推荐,B 级证据)。

(5)经家系共分离机基因变异致病性分析确定患者的 2 条染色体均携带 ATP7B 基因致病变异(I 及推荐,B 级证据)。

符合(1 或 2)+(3 和 4)或(1 或 2)+5 时均可确诊 Wilson 病;符合 3+4 或 5 但无明显临床症状时则诊断 Wilson 病症状前个体;符合前 3 条中的任何 2 条,诊断为"可能 Wilson 病",需进一步追踪观察,建议进行 ATP7B 基因检测,以明确诊断。

【专家点评】

本案我们可以得到如下启示。

(1)急性溶血性贫血,不能只想到血液系统疾病。本例患儿存在溶血性贫血、严重肝衰竭、肝肾综合征、重症肺炎伴多浆膜腔积液等全身损害,经溶血试验、骨髓检测、肝炎相关抗体、生化及铜蓝蛋白、血清铜、24 h 尿铜等检测及基因检测最终明确诊断。

(2)多器官功能损害,提示致病原因可能不简单。本例患儿急性起病,伴有多脏器损害,对症治疗未达到良好效果,提示以上均为继发表现,积极查找原发病因并针对原发病进行有效治疗才是最终治愈的关键,临床提示存在肝豆状核变性可能,进一步查血清铜及 24 h 尿铜、基因检测(对于临床高度怀疑为罕见病者,该检测是有力工具)势在必行。

(姜丽华　陈森)

病例 28　导致神经系统改变的其他可能
——以记忆力下降,性格改变伴双手震颤入院的肝豆状核变性

【背景知识】

肝豆状核变性(hepatolenticular degeneration, HLD),也称 Wilson 病(WD),是一种常染色体隐性遗传的铜代谢障碍性疾病。该病是由于第 13 号染色体的 ATP7B 基因突变,导致体内铜离子转运及排泄障碍,使得铜在肝脏、神经系统、角膜、肾脏等脏器异常蓄积,出现一

系列临床表现。此病好发于儿童和青少年,该病的发病率大约为 1/2600~1/30000,携带者频率约为 1/90。早期诊断和治疗是改善该病预后的关键。

【病例简述】

(一)入院情况

患儿,女,14岁,因记忆力下降,性格改变伴双手震颤半年入院。

患儿 10 岁时体检发现转氨酶增高,无任何不适表现,查体无阳性体征。在外院诊治。当时查谷丙转氨酶(ALT)89U/L 和谷草转氨酶(AST)140U/L,肝炎全项检查正常,未予特殊治疗。入院前半年出现记忆力下降,经常忘记前 1 天的事情及学习内容,认知下降,听不懂老师讲课;易激惹,面部表情淡漠,大笑后不自主流泪,夜间入睡困难,睡眠不安,言语减少且口齿不清楚、声音减小;走路减慢,双手轻微震颤,精细动作变差,系扣子费劲,字越写越差。

患儿系 G_1P_1,足月顺产,病前精神运动发育正常。父母体健,有一胞妹,10 岁,目前无类似表现。否认家族遗传病史。

(二)入院查体

血压正常,发育正常,营养中等,表情淡漠,走路步态笨拙,主动语言少,对答正确,构音清楚。眼球各向活动正常,角膜可见色素沉着。四肢肌力正常,肌张力增高,腱反射活跃,病理征阴性。共济检查显示双手指鼻不准,上肢轻微震颤,跟膝胫试验完成欠佳。腹平软,肝脾未触及。

(三)入院检查

(1)血常规:示白细胞 4.5×10^9/L,血红蛋白 145 g/L,血小板 106×10^9/L,红细胞形态正常,网织红细胞比例正常。

(2)尿常规:示尿比重 >1.030,酸碱度 6.0,尿蛋白(-),潜血(+),镜检 RBC(+)/HP。

(3)肝脏检查:肝功能示丙氨酸氨基转移(ALT)74U/L(参考值:0~40U/L),天门冬氨酸氨基转移酶(AST)98 U/L(参考值:13~35U/L),γ- 谷氨酰转肽酶(γ-GT)59 U/L(参考值:7~45 U/L);碱性磷酸酶(ALP)、血清总蛋白(TP)、白蛋白、球蛋白、总胆红素(TBIL)、直接胆红素、间接胆红素及血氨均在正常范围。

(4)腹部 B 超:显示肝实质弥漫性病变,光点增粗,多发结节状改变;脾肾未见异常。

(5)头颅影像核磁共振显示:双侧豆状核(尤其壳核)、尾状核、丘脑区及中脑、桥脑对称性长 T1 长 T2 信号病变。

(6)眼科检查:显示角膜周边色素沉着即 KF 环阳性。

(7)X 光检:胸片正常、所见诸骨骨质结构形态完整,左腕关节、左膝关节骨质略疏松,左膝为著。

(8)血清铜蓝蛋白(CP)30 mg/L(参考值:200~500 mg/L),24 h 尿铜 240 μg(参考值:<100 μg)

(9)全外显子组测序结果:显示受检者在 *ATP7B* 基因第 8 外显子检测到 c.2333G>T p.Arg778Leu 纯合突变,分别来源于父亲和母亲;受检者父亲和母亲检测到该位点杂合突变;

受检者胞妹也检测到该位点纯合突变。

【病例分析】

（一）诊断思路和鉴别诊断

梳理患者临床表现及辅助检查,综合分析患儿临床特点,进行精准诊断和鉴别诊断。

1. 神经系统定位分析　患儿此次入院临床表现:①肌张力障碍;②震颤;③精神行为异常;考虑中枢神经系统锥体外系病变,主要累及苍白球系统。

2. 定性分析和鉴别诊断　患儿目前虽然以中枢神经系统症状体征异常为主要表现,但是 4 年前体检发现肝脏功能异常,入院后检查发现镜下血尿、眼等多系统受累,定性诊断需要鉴别包括代谢、遗传变性、中毒、炎症等方面,具体鉴别诊断疾病如下。

3. 肝性脑病　患儿 10 岁时体检发现转氨酶增高,近半年出现记忆力下降,性格改变伴双手震颤,首先应注意鉴别肝性脑病,但是肝性脑病多发生于急慢性肝衰竭、肝病晚期患者,本患儿血氨正常,肝功能损害程度不支持肝性脑病诊断。

4. 线粒体脑病　该患儿隐匿起病,病情缓慢进展,临床存在肝脏、肾脏、眼、脑等多系统功能障碍,需鉴别线粒体病导致能量代谢障碍,但患儿入院后血乳酸、血糖、血尿代谢病筛查等均正常不支持。

5. 脑炎综合征　该患儿为学龄期儿童,神经系统以精神行为异常、运动障碍表现突出,需注意鉴别自身免疫性脑炎,但该患儿起病隐匿,病情进展过于缓慢,多系统损害及核磁共振对称性异常信号均不支持典型脑炎表现。

6. 中毒性脑病　反复追问病史以及辅助检查均无体外各种毒物、药物等中毒依据。

7. 肝豆状核变性　患儿持续肝功能异常、多系统受累以及特征性锥外病变表现我们给予高度重视,进一步查铜蓝蛋白减低、角膜异常色素沉积支持诊断,最终基因检测明确诊断。

（二）诊断及确诊依据

1. 诊断　肝豆状核变性。

2. 确诊依据　对于原因不明的肝病表现、神经症状（尤其是锥体外系症状）或精神症状患者均应考虑该病。

诊断要点如下。

（1）神经和（或）精神症状。

（2）原因不明的肝脏损害。

（3）血清铜蓝蛋白降低和（或）24 h 尿铜升高。

（4）角膜 K-F 环阳性。

（5）经家系共分离及基因变异致病性分析确定患者的 2 条染色体均携带 *ATP7B* 基因致病变异。

符合（1 或 2）+（3 和 4）或（1 或 2）+5 时均可确诊肝豆状核变性;符合 3+4 或 5 但无明显临床症状时则诊断为肝豆状核变性症状前个体;符合前 3 条中的任何 2 条,诊断为“可能肝豆状核变性”,需进一步追踪观察,建议进行 *ATP7B* 基因检测,以明确诊断。

【专家点评】

本案我们可以得到如下启示。

（1）神经系统有异常，不能只想到神经系统疾病。很多疾病，其早期症状均不够典型，故容易与其他疾病混淆，本病亦然，如急慢性肝炎和肝硬化、肌张力障碍、原发性震颤、血小板减少性紫癜、溶血性贫血、肾炎等，因此更应提高警惕，避免误诊和漏诊。肝豆状核变性可累及肝、脑、肾、血液、眼、骨骼等多系统，应给予患者多系统多脏器功能全面关注，多学科协作，综合分析，细致检查，全面掌握病情，避免遗漏。

（2）早期干预和治疗，可改善预后提高生活质量。该患者10岁体检发现肝功能异常，如能更加及时积极进行血铜蓝蛋白等检测将有利于早期干预治疗。因此各相关专业临床医生需提高认识，避免误诊漏诊。重视罕见病症状前诊断和治疗。早期诊断早期治疗是该病改善该病预后的关键，该患儿胞妹目前无症状，但是家系基因检测证实为肝豆状核变性的症状前患者，及时给予饮食干预和药物治疗，目前各项指标均正常。

（李鸿　李东）

病例29　出现肝功能损害的其他可能
——以"肝功能异常"接诊的肝豆状核变性

【背景知识】

肝豆状核变性（hepatolenticular degeneration，HLD）又称 Wilson 病（Wilson's disease）是一种常染色体隐性遗传的铜代谢障碍疾病，其致病基因 ATP7B 编码一种铜转运 P 型 ATP 酶，该基因的致病变性导致 ATP 酶的功能缺陷或丧失，造成胆道排铜障碍，大量铜蓄积于肝、脑、肾、骨关节、角膜等组织和脏器，患者出现肝脏损害、神经精神表现、肾脏损害、骨关节病及角膜色素环（Kayser-Fleischer ring，K-F 环）等表现。

【病例简述】

（一）入院情况

患儿，男，3岁5月龄，因发现肝功能异常1月余入院。

患儿于入院前1月余体检发现肝功能异常，谷丙转氨酶117U/L，谷草转氨酶99U/L，未予特殊治疗，入院前16天再次复查肝功能示谷丙转氨酶170U/L，谷草转氨酶128U/L。口服"葡醛内酯片"保肝治疗，入院前14天复查肝功能示谷丙转氨酶172U/L，谷草转氨酶127U/L，入院前9天行尿巨细胞病毒定量检查阳性，为 5.41×10^3 Copies/mL（最低下限 4.0×10^2 Copies/mL）。患儿自发病以来，精神食欲可，二便正常，无其他伴随症状。

患儿系 G_1P_1，足月剖宫产（试产失败），父母身体健康，否认家族遗传病史。

（二）入院查体

生长发育正常，智力正常，营养中等，查体合作，头颅五官无异常，咽部无充血，双肺呼吸音清，心音有力，律齐，各瓣膜区未闻及杂音。腹平软，肝脏肋下2cm，质稍韧，脾脏肋下1.0cm，质软。四肢活动自如，无畸形，关节无红肿，肌力及肌张力正常，神经系统查体无阳性体征。

（三）入院检查

（1）血常规：示白细胞 $8.32 \times 10^9/L$（参考值：3.5×10^9~$9.5 \times 10^9/L$），中性粒细胞百分比 27.26%（参考值：40%~75%），淋巴细胞百分比 64.57%（参考值：20%~50%），血红蛋白 123.7 g/L（参考值：110~160 g/L），血小板 $316 \times 10^9/L$（参考值：100×10^9~$300 \times 10^9/L$），C 反应蛋白 <0.5 mg/L（参考值：<10 mg/L）。尿便常规正常。

（2）肝功能：谷丙转氨酶 172~269U/L（参考值：9~50U/L），谷草转氨酶 128~182U/L（参考值：15~40U/L）；总胆固醇 6.14mmol/L（参考值：3.2~5.2mmol/L）。

（3）乙肝五项无异常，病毒四项阴性，免疫全项：IgE261IU/mL（参考值：0~100IU/mL）；同型半胱氨酸 6.0μmol/L（参考值：<12μmol/L）；血氨 17μmol/L（参考值：9~30μmol/L）；乳酸浓度 1.4mmol/L（参考值 0.5~mmol/L）。

（4）铜蓝蛋白 0.05 g/L。

（5）血尿代谢筛查未见异常。

（6）腹部超声示肝脏轻度增大饱满，肝实质回声轻度增强，呈弥漫性改变，脾脏厚径相对稍大。

（7）眼科检查：双眼眼前节检查未见明显异常，未见 K-F 环。

（8）24 h 尿铜 150.1 μg（参考值：15.0~60.0 μg）

（9）全外显子组测序结果显示，ATP7B 基因存在 c.3700delG（p.Val1234fs）杂合变异，该变异为移码突变。父亲杂合携带，母亲未检测到。依据美国医学遗传学与基因组学会的变异解读指南，该变异判定为可疑致病性变异。

【病例分析】

认真梳理患儿的病史、查体及相关检查等，综合分析患儿的临床特点，从常见病到罕见病进行鉴别诊断。

（一）鉴别诊断

1. 感染性疾病

（1）巨细胞病毒肝炎：患儿为 3 岁余学龄前儿童，以肝功能异常起病，尿巨细胞病毒 DNA 检测阳性，首先要除外巨细胞病毒肝炎，但该病多见于小婴儿或免疫功能低下、应用免疫抑制剂者，且本患儿巨细胞病毒 IgM 阴性，抗巨细胞病毒及保肝治疗后肝功能无好转，巨细胞病毒肝炎无法解释。

（2）其他感染性疾病：患儿无其他病毒如 EB 病毒、肠道病毒、轮状病毒、柯萨奇病毒、埃可病毒、风疹病毒、单纯疱疹病毒等感染证据，亦无细菌感染的临床表现，可排除感染因素所致肝功能异常。

2. 遗传代谢性疾病　　常常在儿童期发病，是儿童期肝功能异常特有病因。

（1）肝豆状核变性：本患儿以肝功能异常起病，无其他伴随症状，铜蓝蛋白及尿铜检测结果均支持该诊断，经进一步基因检测，基因检测 ATP7B 基因存在 c.3700delG（p.Val1234fs）杂合变异，最终明确诊断为肝豆状核变性。考虑因本患儿年龄小、诊断较早，故 K-F 环阴性，且无其他系统损害表现。

（2）糖原累积症：患儿肝功能异常，肝脏增大，质韧，应注意鉴别此病，但患儿无空腹低血糖、高乳酸血症、血尿酸血症、脂肪代谢紊乱、肾功能异常及生长发育迟缓，肝脏增大不显著，不支持该诊断。

（3）半乳糖血症：本患儿存在肝功异常、肝大表现，临床需注意鉴别此病。但本患儿无生长发育迟缓，进食乳类食品后无呕吐、腹泻等消化道症状，无智力发育落后，血、尿遗传代谢病筛查无半乳糖血症的相关阳性发现，不支持该诊断。

（4）α1-抗胰蛋白酶缺乏症：本患儿存在肝功能异常，肝大，临床需注意鉴别此病，但本患儿无胆汁淤积性肝炎，无恶心、呕吐、嗜睡、易激惹、尿色深黄，无白陶土色大便，不支持该诊断。

（5）酪氨酸血症Ⅰ型：患儿肝功能异常，应注意鉴别此病，但本患儿无生长发育迟缓、肾小管功能受损及佝偻病骨改变，血、尿遗传代谢病筛查及基因检测结果均无酪氨酸血症的相关阳性发现，不支持诊断。

3. 全身性疾病　自身免疫性肝炎，患儿肝功能异常，应注意鉴别此病，但患儿无高丙种球蛋白血症，组织自身抗体阴性，不支持该诊断。

（二）诊断及确诊依据

1. 诊断　肝豆状核变性。

2. 诊断依据

（1）神经和（或）精神症状。

（2）原因不明的肝损害。

（3）血清铜蓝蛋白降低和（或）24 h尿铜升高。

（4）角膜K-F环阳性。

（5）经家系共分离及基因变异致病性分析确定患者的2条染色体均携带ATP7B基因致病变异。

符合（1或2）+（3和4）或（1或2）+5时均可确诊Wilson病。

符合3+4或5但无明显临床症状时则诊断为Wilson病症状前个体。

符合前3条中的任何2条，诊断为"可能Wilson病"，需追踪观察，建议进行ATP7B基因检测，以明确诊断。

【专家点评】

本案我们可以得到如下启示。

（1）肝功能存在异常，不能只想到消化感染疾病。本患儿3岁学龄前儿童，肝功能异常，且巨细胞病毒DNA阳性，具有相当的迷惑性，很容易误诊为巨细胞病毒肝炎。而铜蓝蛋白的筛查，避免了漏诊肝豆状核变性。可见全面分析，排除迷惑性指标，从常见病到罕见病，推进式分析，才能避免漏诊。

（2）查体的异常指标，也许有非常见特异性提示。本患儿查体发现肝功能异常，排除常见的感染原因后，考虑不除外遗传代谢性疾病，然后筛查铜蓝蛋白降低，从而考虑肝豆状核变性，进一步基因检查确诊。因此，对缺乏临床表现而又怀疑遗传代谢性疾病的患儿积极进行遗传代谢筛查，可提高诊断率，早期基因检测对罕见病的早期诊断及预后意义重大。

（王霞　姚玲）

第二十三章　遗传性大疱性表皮松解症

病例 30　红斑、水疱伴瘙痒，能有多严重?!
——以慢性"皮肤病变"就医的遗传性大疱性表皮松解症

【背景知识】

大疱性表皮松解症（epidermolysis bullosa，EB）是一组严重的单基因遗传病，呈常染色体显性或隐性遗传。本病多于婴儿期或儿童期起病，可累及皮肤和皮肤外系统，主要临床表现为摩擦后皮肤和黏膜出现水疱、大疱、糜烂等，可伴发指跖骨挛缩畸形、生长发育受累等，少数患者可并发各种皮肤癌，严重影响患儿及整个家庭的生活质量。

【病例简述】

（一）入院情况

患儿男，7岁，因"双下肢摩擦后反复出现水疱、破溃、瘢痕，伴瘙痒7年"，就诊于我院。患儿自生后双侧足踝摩擦、搔抓或磕碰后出现水疱，水疱易破；随生长发育，膝部、手指伸侧关节处摩擦后出现水疱，水疱破溃愈合后留有瘢痕；皮疹范围逐渐扩展至小腿、膝部、腰背部等，以足踝及膝部为重，皮疹瘙痒明显，部分指（趾）甲变形。

（二）入院查体

发育正常，营养中等，各系统检查未见异常。皮肤科检查（图23-1）：腰背部、膝部、足踝部淡红色增生性瘢痕，瘢痕中间和边缘可见散在粟丘疹；手指伸侧关节处大小不等的紫红色丘疹、萎缩性瘢痕；部分水疱破溃后出现糜烂、结痂；指（趾）甲甲板表面凹凸不平，部分甲板增厚、变形，呈黑褐色。口腔黏膜未见异常，牙齿无明显异常。

（三）入院检查

（1）血尿便常规、肝肾功能、电解质未见异常；心电图、胸片、腹部B超未见明显异常；甲真菌镜检阴性。

（2）基因测序结果：患儿 COL7A1 基因携带两个杂合变异，均位于74号外显子上。患儿母亲携带这两个杂合突变，其父亲未检测到相关突变，先证者的突变全部来源于其母。

（3）家系调查：患儿父母非近亲结婚，其父及姐姐表型正常，其母有类似病史。患儿母亲自幼双下肢反复出现水疱、破溃，愈后形成瘢痕，现双下肢伸侧自膝关节至足背弥漫暗红色斑片，胫前皮肤萎缩如羊皮纸样，足踝部、腰部、右肘部瘢痕部分融合呈斑块，趾甲增厚；皮疹上有较多米粒至指甲盖大糜烂面，部分结血痂（图23-2）。

患儿家族中无近亲婚配史，5代28名家庭成员中10例发病患者，其中男女各5例，无性别差异，见家系图（图23-3）；家系中每代均有发病，发病患者双亲必有一方是患者，未患本病者与正常人结婚后其子代不发病，符合常染色体显性遗传特点。

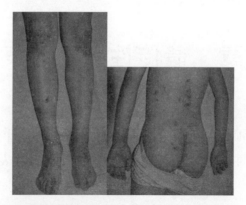

图 23-1　为患儿双足背部、膝部及腰背部红色增生性瘢痕,部分破溃,有少许结痂,可见粟丘疹

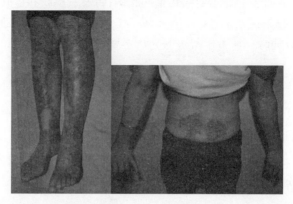

图 23-2　为患儿母亲双胫前羊皮纸样萎缩性瘢痕,部分糜烂面及血痂,腰部、右肘部瘢痕部分融合呈斑块

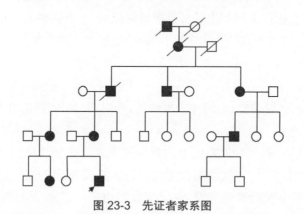

图 23-3　先证者家系图

【病例分析】

(一)逐层递进式鉴别诊断

根据患儿病史、临床表现、家族遗传病史等综合分析患儿的临床特点,结合基因等相关检查进行鉴别诊断。

(1)湿疹:患儿下肢皮疹反复,伴明显瘙痒需与湿疹鉴别。湿疹是一种慢性炎症性皮肤病,皮疹呈多形性,急性期可表现为红斑。丘疹、丘疱疹、水疱、糜烂及渗出;慢性期可见结痂、脱屑及苔藓样变,可伴明显瘙痒;本患儿皮疹与摩擦刺激有关,与本病不符。

（2）结节性痒疹:本患儿下肢可见红斑、丘疹、结节且伴剧烈瘙痒,需与本病鉴别。结节性痒疹是一种以剧烈瘙痒、结节性损害为特点的慢性炎症性皮肤病,皮损初起为水肿性红色丘疹,迅速呈黄豆至蚕豆大小半球状结节,多孤立。本患儿皮疹多在摩擦部位,初期为水疱且有明确的遗传性家族病史,与本病不符。

（3）大疱性类天疱疮:本患儿下肢反复出现水疱,需与免疫性疱病相鉴别。大疱性类天疱疮是一种常见的自身免疫性大疱性皮肤病,临床表现为正常皮肤或红斑处出现紧张性水疱、大疱,不易破溃,尼氏征阴性,疱破后易愈合,遗留色素沉着斑。本患儿有明确的遗传性,正常皮肤部位摩擦后出现水疱,愈合后遗留瘢痕,不支持本诊断。

（4）获得性大疱性表皮松解症（EBA）:本患儿摩擦位置反复出现水疱,需除外 EBA。EBA 是一种少见的自身免疫性水疱病,表现为肢端等易受摩擦部位皮肤脆性增加,轻微外伤后出现水疱、大疱,愈后留有萎缩性瘢痕和粟丘疹,但本病无明确遗传家族史,故暂不考虑。

（5）营养不良型大疱性表皮松解症:本患儿自出生后双下肢摩擦后反复出现水疱、破溃、瘢痕,皮疹部位伴明显瘙痒,有明确的家族遗传史,结合基因结果 $COL7A1$ 突变,诊断营养不良型大疱性表皮松解症。

（二）诊断及确诊依据

1. 诊断　胫前型显性营养不良型大疱性表皮松解症

2. 确诊依据　根据患者临床表现、家系病史可初步诊断,但仍需结合基因检测等检查明确诊断,并进行亚型分类。

（1）病史采集:家族遗传病史,患儿家族 5 代 28 名家庭成员中 10 例发病患者,先证者母亲临床表现与先证者类似。

（2）基因检测:目前行基因测序检查是 EB 确诊及分型的主要检查方法。

（3）组织病理:EB 为非炎症性的表皮下疱,可与其他水疱大疱性疾病进行鉴别。

（4）透射电镜:既往 EB 诊断的金标准,可确定患者皮肤裂隙发生的位置和细胞内超微结构的异常,从而对患者进行分型。

（5）免疫荧光定位:取新鲜水疱制成冰冻切片,通过抗原抗体反应对皮损相应部位进行荧光标记,根据荧光标记部位判断水疱发生的位置,从而对 EB 患者进行分型。

【专家点评】

本案我们可以得到如下启示。

EB 患者皮疹以皮肤脆性增加为主要特点,不同的基因型决定不同的临床表现,主要分为单纯型大疱性表皮松解症（EBS）、交界型大疱性表皮松解症（JEB）、营养不良型大疱性表皮松解症（DEB）和 Kindler 综合征。本患儿行基因检测为 $COL7A1$ 突变,结合临床表现和遗传模式诊断为胫前型显性 DEB。胫前型 DEB 临床以双腿反复出现水疱、溃疡、瘢痕且伴明显瘙痒为特征,但皮疹范围不局限于胫前区,病情呈慢性进行性发展,进入青春期临床症状加重。目前仍无有效治疗 DEB 的方法,临床中主要是止痒、减少创伤、预防感染等对症治疗。故本病患者确诊后,需对患者及家属进行健康教育,注意日常护理,保护易受摩擦部位,减少水疱发生,对伤口进行保护及换药减少瘢痕形成。

(王莹　廉佳)

病例 31　消化道及泌尿系梗阻竟然是……
——以突发"红色尿"入院的遗传性大疱性表皮松解症

【背景知识】

遗传性大疱表皮松解症(epidermolysis bullosa,EB)是一组与皮肤脆性相关的多基因遗传性大疱性皮肤病,可导致皮肤和黏膜因轻微的机械创伤而形成水疱、糜烂和疤痕,其在美国发病率大约为 1/53000,患病率大约为 1/125000。EB 依据电镜下水疱形成水平分为四个大类:单纯型(EB simplex,EBS)、营养不良型(dystrophic EB,DEB)、交界型(junctional EB,JEB)、金德勒 EB(Kindler's EB,KEB)。

【病例简述】

(一)入院情况

患儿,男,89 天,因发现红色尿 1 天入院。

入院前 1 天患儿突然出现红色尿,前段尿色较深,尿中可见血丝、血块及絮状物,伴有尿频,偶有排尿哭闹,就诊于我院门诊行尿常规检查示红细胞 2+ 个 /HP、白细胞 2+ 个 /HP,为进一步诊治入院。

患儿生后 4 天因"高位消化道梗阻"于我院新生儿外科病房开腹探查,术中探及幽门管内硬结、幽门完全闭锁、肠粘连,行"肠粘连松解、幽门闭锁切除术、幽门成形术",幽门病理光镜检查示镜下见少许胃壁组织,黏膜局部出血坏死,可见嗜中性粒细胞浸润,免疫组化 EMA(+)、MPO(+)。术后氨基酸奶粉喂养。患儿为其母 G_2P_2,胎儿 37 周时因"羊水显著增多"剖宫产出生,出生体重 3.0 kg。否认任何家族遗传病史,一姐 2 岁体健。

(二)体格检查

身长 52 cm(-3SD),体重 3.1 kg(-3SD)。营养差,精神弱,前囟平软,皮肤略干燥,右下肢膝关节可见 3 枚约绿豆粒大小充血性丘疹,指趾甲未见异常,腹部手术瘢痕愈合良好。心、肺、腹及外生殖器查体均未见异常。

(三)入院检查

(1)血常规:白细胞 $24.35 \times 10^9/L$(参考值: $4 \times 10^9 \sim 10 \times 10^9/L$),血红蛋白、血小板正常,C 反应蛋白 20.6 mg/L(参考值:0~8 mg/L)。尿常规示尿比重 1.000(参考值:1.002~1.005),pH 7.0(参考值:5.5~6.5),尿蛋白 3+(参考值:阴性),沉渣镜检示红细胞 2+ 个 /HP(参考值:0~3 个 /HP),WBC2+ 个 /HP(参考值:0~5 个 /HP),尿流式细胞学检测提示红细胞形态为均一性红细胞。便常规 OB 1+(参考值:阴性)。

(2)血电解质:钠 123.4 mmol/L(参考值:137~147mmol/L)、钾 8.23 mmol/L(参考值:3.5~5.5 mmol/L)、氯 92.6 mmol/L(参考值:99~110mmol/L),钙、镁、磷正常。

(3)肾功能正常、白蛋白最低至 24.0 g/L(参考值:38.0~54.0 g/L)、甘油三酯 3.47 mmol/L(参考值:0~0.26 mmol/L),总胆固醇正常。

（4）静脉血气分析：pH7.38，$pCO_2$24 mmHg（参考值：41~45 mmHg），实际碱剩余 -8.3 mmol/L（参考值：-3~3 mmol/L）；

（5）24 h 尿蛋白定量 196.5 mg/d 合 63.4 mg/（kg·d）（参考值：<150.0 mg/d）。随机尿蛋白 / 肌酐 =63.7（参考值：<0.1）。尿液基薄层检查镜下可见大小不一、性状不规则深蓝色物，其间可见上皮细胞及嗜中性粒细胞，考虑钙盐结晶伴感染。

（6）遗传代谢病尿筛查（气相色谱法 / 质谱联用法）及血筛查（串联质谱法）均未见异常。

（7）检查：泌尿系 B 超：双肾实质回声增强，双肾多发结晶，输尿管末段扩张，膀胱壁不均匀增厚，膀胱内沉积物 11 mm。头胸腹 CT 平扫：脑室、脑外间隙增宽，肝门区不规则高密度影，左肾盂内高密度影，不除外结石，膀胱右前壁不规则增厚。

（8）全外显子基因测序结果显示：患儿存在 *ITGB*4 基因复合杂合变异，分别为第 35 外显子杂合变异位点 NM-001005731.2：c.4618 C>T（p.Arg1540*）及第 8 外显子杂合变异位点 NM-001005731.2：c.805T>G（p.Tyr269Asp），其中母亲携带 NM-001005731.2：c.4618 C>T，患儿父亲携带 NM-001005731.2：c.805T>G，2 个基因变异在美国医学遗传学与基因组学学会指南中提示分别为致病变异及可疑致病变异。

【病例分析】

（一）诊断过程

1. 泌尿系统损害　患儿排尿困难，影像学检查提示膀胱壁明显增厚，伴有输尿管末端扩张，考虑存在膀胱输尿管连接处梗阻。患儿存在尿频、排尿困难、肉眼血尿及脓尿，抗感染治疗后排尿困难症状较前缓解，肉眼血尿及脓尿消失，根据泌尿系感染诊断治疗指南，临床诊断泌尿系感染，尿培养阴性考虑可能与患儿尿频及尿液为稀释尿有关。患儿尿路梗阻合并泌尿系感染，存在持续蛋白尿 [定性 1+~3+，定量最高至 63.4 mg/（kg·d）]，尿蛋白电泳及随机尿肾脏损伤指标检测判断蛋白尿为肾小球及肾小管混合来源，肾小管浓缩、酸化及离子转运功能障碍（表现包括稀释尿、碱性尿、代谢酸中毒、高钾血症、低钠血症），泌尿系影像学提示患儿双肾弥漫性病变、左肾盂内结石，根据《肾脏病学》（第 3 版）诊断梗阻性肾病。

2. 消化系统损害　患儿在胎儿后期出现羊水过多，后经剖宫产出生，生后即发现"幽门管内硬结、幽门完全闭锁、肠粘连"并行相关手术治疗。此外，术后氨基酸奶粉喂养下持续便潜血阳性，不能用手术、蛋白过敏、感染等因素解释。因此，该患儿幽门闭锁、持续便潜血阳性的病因亦有待进一步寻找及查证。

3. 遗传性大疱表皮松解症　根据患儿存在泌尿系统多种损害如泌尿系统畸形及梗阻、梗阻性肾病、泌尿系感染，同时有幽门闭锁病史，似乎存在更深层次的原因，不能除外遗传性疾病可能，遂行基因检测结果为 *ITGB*4 基因复合杂合变异，诊断为遗传性大疱表皮松解症伴幽门闭锁（*ITGB*4 基因变异），诊断依据见参考文献。

（三）确诊依据

1. 诊断　遗传性大疱表皮松解症伴幽门闭锁（*ITGB*4 基因变异）。

2. 确诊依据　EB 最佳的诊断、分类方法是详细询问患者的个人和家族史，并通过皮肤组织病理、免疫荧光、透射电镜及基因检测来进一步核实。

（1）皮肤活检：普通病理表现为缺乏炎症细胞浸润的表皮内或表皮下水疱。直接及间接免疫荧光均为阴性。皮肤盐裂试验提示荧光沉积在真皮侧。

（2）基于皮肤活检的免疫荧光图谱分析：发现有对应的蛋白质（如层粘连蛋白332、胶原蛋白ⅩⅦ、α6β4和α3β1整合素等）表达不存在或表达减少。

（3）透射电子显微镜：发现皮肤层中存在超微结构异常，如角蛋白丝、桥粒、半桥粒、锚定丝和锚定原纤维的外观变化与数量变化。

（4）全外显子组基因测序：发现有与EB相关的双等位基因变异。

【专家点评】

本案我们可以得到如下启示。

EB属于儿童罕见的遗传性疾病，临床上常以皮肤损害为首发表现，但本例患儿首发表现并非皮肤损害，在临床上更为少见，且极易漏诊或误诊，通过总结本患儿的临床特点及诊治过程，可以得到以下启示：对不明原因的消化道梗阻、泌尿系梗阻表现的患儿应注意EB可能，需尽早对EB进行筛查，包括皮肤或黏膜的免疫荧光和电子显微镜检查、基因检测；EB的早期诊断及有效治疗，可改善患儿的预后。

（刘涛　王文红）

第二十四章 遗传性低镁血症

病例 32 反复抽搐，当低镁遇到低钙

【背景知识】

原发性低镁血症继发低钙血症（hypomagnesemia with secondary hypocalcemia，HSH）是一种罕见的遗传疾病，呈常染色体隐性遗传。通常于婴儿早期发病，表现为全身惊厥、抽搐或神经肌肉过度兴奋。长期持续的低镁血症会导致甲状旁腺机能减退，进而引发低钙血症。通过及早诊断和适当治疗，患者成年后可达到正常的生长发育水平。但若得不到明确的诊疗，会造成生长发育迟缓、智力障碍和心肌病等，严重的甚至会造成死亡。

【病例简述】

（一）入院情况

患儿，男，7月，主因"13天内抽搐4次"入院治疗。入院前13天清醒状态下抽搐1次，持续10 min缓解，不伴发热，抽搐后神情，无肢体活动障碍。入院前1天间断抽搐3次，清醒及睡眠中均有发生，不伴面色发绀，分别持续2~3 min、10 min、7~8 min缓解，间期神清，无肢体活动障碍，抽搐后分别测体温37.5 ℃、39.2 ℃、38.3 ℃。入院前5~6天出现咳嗽，入院前1天出现发热，病程中呕吐2次。

G_1P_1，女，4岁，体健。G_2P_2（本患儿），孕40周顺产，否认生后窒息史，出生体重3.5 kg，精神运动发育适龄，母乳喂养。父亲母亲体健，曾外祖母有"抽搐"，否认癫痫、智力低下等家族遗传病史。

（二）入院查体

神清，精神反应稍弱，呼吸平稳，规则，无发绀，未见皮疹，未见脱水征，前囟稍膨隆，张力稍高。

（三）入院检查

血镁0.26 mmol/L（参考值：0.62~0.91mmol/L）、血钙1.52mmol/L（参考值：2.1~2.8 mmol/L）均低于正常，脑脊液未见异常。对症治疗后复查血钙正常，监测血镁0.78、0.54、0.69 mmol/L。监测血甲状旁腺素（PTH）0.42、1.38、1.29、0.81 pmol/L（参考值：1.9~6.9 pmol/L）均降低。脑电图示枕区慢波增多，睡眠脑电图正常。头CT及MRI示脑室、脑外间隙增宽。遗传代谢病血尿筛查未见异常。血染色体检查未见异常。24 h尿钙、尿镁、尿蛋白定量未见异常，尿肾早损指标未见异常。FE_{Mg} 0.89%（参考值：2%~4%）。患儿出院后于我院内分泌科随诊，期间监测血镁0.68 mmol/L、0.47 mmol/L、0.34 mmol/L、0.43 mmol/L、0.35 mmol/L、0.44 mmol/L、0.64 mmol/L（参考值：0.62~0.91 mmol/L）均低于正常水平。先证者家系系谱

图见图 24-1。

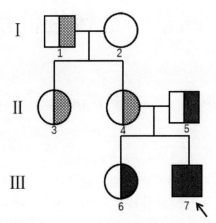

图 24-1　患儿家系系谱图。先证者姥爷（Ⅰ1）、大姨（Ⅱ3）和妈妈（Ⅱ4）携带 *TRPM6* 基因 27-33 号外显子杂合缺失；先证者父亲（Ⅱ5）和姐姐（Ⅲ6）携带 *TRPM6* 基因 c.5058-26 A>G 变异；先证者（Ⅲ7）携带 *TRPM6* 基因 c.5058-26 A>G 和 27-33 号外显子缺失的复合杂合变异

　　行全外显子组测序，结果显示先证者 *TRPM6*（NM_017662.4）基因存在复合杂合变异。经 Sanger 测序验证，其结果与全外显子组测序一致（图 24-2）。先证者 *TRPM6* 基因 c.5058-26 A>G 变异来自于其父亲，未在其母亲测序结果中发现。此外，先证者的姐姐也为该变异的杂合携带者。c.5058-26 A>G 为未报道过的新变异。

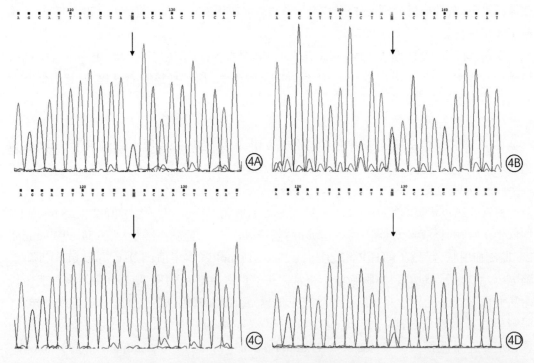

图 24-2　先证者及其家庭成员 c.5058-26 A>G 位点 Sanger 测序验证图。4 A：先证者；4B：先证者父亲；
4 C：先证者母亲；4D：先证者姐姐

【病例分析】

（一）鉴别诊断

低血镁产生的原因如下。

（1）摄入不足：见于长期营养不良、禁食或长期胃肠外营养治疗未注意镁的补充者，本患儿无相关病史。

（2）胃肠道丢失：严重腹泻、高磷饮食、维生素 D 代谢障碍等均可使镁经消化道吸收减少而排出增多，本患儿亦不支持。

（3）肾排镁增多：利尿剂、药物、慢性酒精中毒、代谢及内分泌障碍、肾小管障碍疾病等。

（4）肠道吸收镁缺陷：患儿出院后 4 年内于我院随诊，期间监测血镁浓度均低于正常值。尽管经过充分的治疗，血镁仍低于正常范围，可能是由于肠道镁吸收受损或肾脏对镁的渗漏增加。

（5）鉴别肾源性低镁血症和肠源性低镁血症最重要的临床诊断工具是测定镁的排泄分数（FEMg）。通常情况下，FEMg 大于 4% 提示肾源性低镁血症，FEMg 小于 2% 提示可能是肠源性的低镁血症。

（二）诊断及确诊依据

1. 诊断　原发性低镁血症继发低钙血症。

2. 确诊依据

（1）本例患儿因反复抽搐入院，实验室检查提示严重的低镁血症，低钙血症以及血甲状旁腺素降低，符合既往的文献报道。

（2）本例患儿在对症治疗后测量 FEMg 0.89%（正常值为 2%~4%），仍低于正常值，表明该患者肠道镁吸收受损，即使补充足量的镁治疗，也会因吸收不足导致血镁浓度难以达到正常水平，与本例患儿的生化指标相符。

（3）全外显子组测序结果证明该患儿存在 *TRPM6* 基因 c.5058-26 A>G 和 27-33 号外显子杂合缺失（chr9q21.13：77357467-77376734）的复合杂合变异。c.5058-26 A>G 变异遗传自父亲，其姐姐携带相同位点的变异；杂合缺失遗传自母亲，患儿的姥爷和大姨均携带该杂合缺失变异，而其父亲、姐姐和姥姥 27-33 号外显子拷贝数正常。根据 ACMG 遗传变异分类标准与指南进行致病性评估，证明 c.5058-26 A>G 为未报到过的新变异，27-33 号外显子杂合缺失为致病性变异，结合患儿的临床表现，推测 *TRPM6* 基因的复合杂合变异可能是该患儿致病的原因。

（4）TRPM6 是瞬时感受器电位（transient receptor potential，TRP）超家族的一员，在小肠上皮细胞和肾远曲小管中表达，是一种调节镁离子跨膜转运的通道蛋白。*TRPM6* 基因变异会引起其蛋白通道活性受损，造成小肠和肾脏远端小管对镁的吸收 / 重吸收障碍，进而导致原发性低镁血症继发低钙血症的发生。

【专家点评】

本案我们可以得到如下启示。

（1）反复抽搐，临床救治首当其冲。对本患儿临床特点和基因变异情况进行分析，该患儿首次就诊时反复抽搐,且表现为严重的低镁、低钙,血甲状旁腺素降低,结合其他化验指标,表明患儿因肠道镁吸收受损导致血镁难以恢复至正常水平,需定期监测血镁浓度。

（2）查找根源,基因变异画影图形。全外显子测序结果表明患儿携带 *TRPM6* 基因 c.5058-26 A>G 和 27-33 号外显子杂合缺失（ chr9q21.13：77357467-77376734 ）的复合杂合变异, c.5058-26 A>G 为未报道过的新变异,丰富了 *TRPM6* 基因的变异谱,明确了患儿家系的遗传学病因。将婴儿早期典型的低镁血症体征和临床症状与全外显子组测序相结合,有助于临床上对于该病的早期诊断和有效治疗。

（钱莹　吕玲）

第二十五章 遗传性痉挛性截瘫

病例 33 揭秘一个步态异常的家系

【背景知识】

遗传性痉挛性截瘫（hereditary spastic paraplegia, HSP）是一类主要由皮质脊髓束受损引起的遗传性神经退行性疾病,具有明显遗传及临床异质性,其患病率约为（3~10）/10⁶。HSP 主要临床表现为进行性痉挛状态、双下肢无力和步态异常,部分患者可出现感觉异常和膀胱功能障碍,也可合并直肠功能紊乱。HSP 是一种单基因遗传病,遗传方式有常染色体显性（autosomal dominant, AD）、常染色体隐性（autosomal recessive, AR）及 X 连锁。

【病例简述】

（一）入院情况

患儿,男,7 岁,因"自幼双下肢无力、步态异常,加重 4 年"入院。

患儿于 3 岁可扶走,但步态不稳,易跌倒。5 岁时仍不能独立行走,靠脚尖走路,步速慢,剪刀步态,行走需要帮助。不伴吞咽困难、构音障碍、感觉障碍、共济失调、眼球震颤、脊柱侧弯、癫痫发作及智力下降。患儿尿急、尿频,大便干燥,便秘。

患者系足月剖宫产,无宫内窘迫、产时窒息等病史。父母非近亲结婚。

家族史:家族中母亲、外祖母均有双下肢步态异常类似症状。外祖母 30 岁发病,母亲 15 岁发病,二人目前均需轮椅辅助。

（二）入院查体

神清,精神反应可,眼动可,无眼球震颤,言语清晰,咽反射（＋）。双上肢肌容积正常,肌力、肌张力正常,双侧肱二头肌、肱三头肌反射正常。双下肢肌容积正常,徒手肌力检查肌力 3 级,肌张力增高,改良 Ashworth 分级 2 级（以双侧髂腰肌、小腿三头肌较为显著）,双下肢腱反射亢进,髌阵挛、踝阵挛均阳性,双踝关节背屈受限,无高弓足,Babinski 征、Chaddock 征均可引出,行走呈剪刀步态。指鼻试验、轮替试验、跟膝胫试验正常,深、浅感觉无异常。

（三）入院检查

（1）血常规、肝肾功能、肌酶谱、甲状腺功能、血液三项等实验室检查均未见异常。

（2）头颅 MRI:未见异常。胸腰段脊髓 MRI:胸髓萎缩变细,蛛网膜下腔增宽。脊柱 X 线检查未见脊柱侧弯。

（3）神经电生理:体感诱发电位示双下肢 P40 潜伏期及 LP-P40 间期延长,其余各段电位潜伏期及间期均正常。双下肢运动诱发电位无法引出明确波形。运动和感觉神经传导速度均大致正常。脑电图未见异常。

（4）眼科检查:双眼眼底、眼前/后节检查均正常,不伴眼球震颤、眼球运动障碍。

（5）全外显子二代测序（NGS）：检测到 *SPAST*4 基因 7 号外显子杂合点突变 1037G>T（p.G346 V），经 Sanger 测序验证，其母亲及外祖母均为该突变杂合子，其父亲为野生型。

【病例分析】

（一）逐层递进式鉴别诊断

认真梳理患儿的临床表现、家族史、查体及相关检查等，患儿隐匿起病，表现为缓慢进行性双下肢痉挛性无力，步态异常，综合分析该病例特点，进行鉴别诊断。

1. 脑性瘫痪　脑性瘫痪患儿常有早产、围产期脑损伤病史，生后即可出现症状，症状会随年龄增大趋于稳定或稍好转。该患儿无围产期脑损伤相关病史，头颅 MRI 正常，且双下肢痉挛性无力进行性加重，有家族史，不支持。

2. 脊髓亚急性联合变性　与维生素 B_{12} 缺乏相关，病变多累及脊髓后索、侧索及周围神经等，临床表现为双下肢深感觉缺失，感觉性共济失调、痉挛性瘫痪及周围神经病变。本患儿无贫血病史，深、浅感觉无异常，脊髓 MRI 髓内未见异常信号，有家族史，不支持。

3. 多巴反应性肌张力障碍　多见于儿童，也会有步态异常、双下肢肌张力高、锥体束征阳性，但症状会有晨轻暮重波动和左旋多巴制剂治疗有效。本患儿症状进行性加重，无波动性，不支持。

4. 腓骨肌萎缩症　广泛性、对称性的周围神经运动及感觉同时受累是腓骨肌萎缩症的重要特征，腓骨肌萎缩症 2CC 型等也可有锥体束征表现。该患儿临床表现以上运动神经元受累表现为主，神经电生理未提示周围神经损害，查体感觉系统未见异常，结合基因检测可排除。

5. 遗传性痉挛性截瘫　患儿母亲及外祖母均有相似症状，且该家系男女均有发病，并且出现代代传递的现象，符合常染色体显性的遗传方式。综合患儿起病年龄、临床表现（双下肢痉挛、无力进行性加重、锥体束征、膀胱直肠功能紊乱等）、遗传方式、神经电生理及影像学检查，结合基因检测结果，支持诊断为遗传性痉挛性截瘫 SPG4 型。

（二）诊断及确诊依据

1. 诊断　遗传性痉挛性截瘫 SPG4 型。

2. 诊断依据　根据 Harding 诊断标准。

（1）临床表现以双下肢进行性无力，症状逐渐加重，出现步态异常，逐渐发展为双下肢痉挛性截瘫为主要临床特征，可伴有括约肌功能障碍、认知障碍、癫痫和锥体外系损害等症状。

（2）有阳性家族史，符合 AD、AR 或 X 连锁隐性遗传的遗传学规律。

（3）主要累及双下肢，神经系统检查主要以肌张力增高、腱反射亢进和病理反射阳性为主要症状。

（4）影像学检查一般正常，也可表现为脊髓、小脑或胼胝体萎缩。

（5）鉴别诊断：排除其他运动神经元疾病或由于中枢神经系统结构异常等所导致的痉挛性截瘫。

最终诊断和分型需依据分子遗传学检测。

【专家点评】

本案我们可以得到如下启示。

（1）综合分析，把握细节。双下肢痉挛瘫的患儿需详细询问其现病史（发病年龄、首发症状、进展情况及伴随症状），对于遗传性疾病来说，家族史尤其重要。

（2）有的放矢，合理选择。一方面，HSP 的临床诊断需在排除其他导致双下肢痉挛瘫的疾病后做出，另一方面，HSP 的致病基因众多，基因检测是确诊的重要手段。

（牟苇杭　赵澎）

第二十六章　高同型半胱氨酸血症

病例 34　儿童多器官异常的最终诊断

【背景知识】

高同型半胱氨酸血症(hyperhomocysteinemia, HHcy)是一种以血液中同型半胱氨酸升高为特征的疾病,是心血管疾病、脑血管病、认知障碍和骨质疏松相关骨折的独立危险因素。同型半胱氨酸是一种非蛋白质氨基酸,可在 B 类维生素的辅助下循环转化为蛋氨酸或半胱氨酸,缺乏维生素 B 会导致高同型半胱氨酸血症。HHcy 的病因复杂,可归纳为先天因素及后天因素。先天因素主要与遗传变异相关,目前报道中常见的有亚甲基四氢叶酸还原酶(MTHFR)、甲硫氨酸合成还原酶(MTRR)、甲硫氨酸合成酶(MTR)、硫醚-β-合酶(CBS)等基因变异,这些基因变异致 Hcy 代谢过程中所需辅酶的缺陷,使 Hcy 在体内积聚,导致 HHcy。其中 CBS 缺乏导致经典型同型半胱氨酸血症,属于常染色体隐性遗传性疾病,是位于染色体 21q22.3 编码 CBS 的基因缺陷所致。CBS 缺乏将影响同型半胱氨酸的转硫途径,使其在转化为胱硫醚及半胱氨酸的过程中出现障碍,造成同型半胱氨酸在体内的异常堆积。后天因素包括肥胖、肾脏疾病、糖尿病、恶性肿瘤、免疫抑制剂、低叶酸及维生素 B12 饮食、吸烟、饮酒等。

【病例简述】

(一)入院情况

患儿,女,16 岁,因高同型半胱氨酸血症 6 年,拟行肝移植手术入院。

患儿 6 岁时因"晶体脱落"行人工晶体置换;7 岁时出现 2 次"视网膜脱落"行视网膜复位。

患者 10 岁时因"蛋白尿、血尿 1 月",行尿液检查大量蛋白尿、镜下血尿,肝功示低蛋白血症、高脂血症,诊断为"肾病综合征",就诊于北京大学第一医院,相关检查尿蛋白(+++)、RBC 35~40/HP,肾早损指标:尿微量白蛋白 1410 mg/L,尿转铁蛋白 144 mg/L,免疫球蛋白 IgA 6.95 g/L,24 h 尿蛋白定量 4.18 g/24 h(78.87 mg/kg),24 h 肌酐清除率 139.95mL/min,血同型半胱氨酸 109.89μmol/L,双肾 B 超示双肾弥漫性病变,心脏彩超示室间隔肥厚、三尖瓣少量返流、左室假腱索,腰椎正侧位示符合高胱氨酸尿症脊柱改变,手正位片示双侧掌指骨略显细长,肾脏穿刺病理示光镜:32 个小球,系膜细胞、基质轻度弥漫增生,局灶节段性中度增加伴内皮细胞增生,系膜区嗜附红蛋白沉积,其中 1 个细胞纤维性新月体,肾小管上皮空泡及颗粒变性,灶状萎缩。肾间质灶状淋巴单核细胞浸润伴纤维化,小动脉管壁增厚,免疫荧光:IgA 3+ 到 4+,IgG ±,IgM 2-3+,C1q-,C32-3+,FRA+,考虑局灶增生性 IgA 肾病。基因检测结果:CBS 外显子区域两处杂合突变点,c.374G>A(鸟嘌呤 > 腺嘌呤),导致氨基酸改变 p.R125Q(精氨酸 > 谷氨酰胺)。诊断为：IgA 肾病(肾病综合征型)、高同型半胱氨酸血症，给予低盐低蛋白低蛋氨酸饮食治疗、药物治疗(骁悉、泼尼松龙、维生素 B6、左卡尼汀等)，后有好转。定期复查，血同型半胱氨酸 >100 umol/L。

（二）入院查体

身高 169 cm(-2SD)，体重 53 kg(-2SD)。体格发育正常，智力正常，营养正常，体型正常，皮肤弹性可，无浮肿，右眼视力极差，左眼视力 0.8 左右。腹部平坦，对称，无腹壁静脉曲张，无胃肠型和蠕动波。腹部柔软，无压痛及反跳痛，未触及异常包块。肝、脾肋下未触及，Murphy 氏征阴性。腹部叩诊：肝上界在右锁骨中线第五肋间，肝、肾区无叩击痛，无移动性浊音。肠鸣音正常，3 次 / 分。未听到血管杂音。双下肢无水肿。

（三）入院检查

（1）尿常规：尿蛋白 -，尿红细胞 5 个 /μl(参考值：0~5 个 /μl)，正常红细胞 5 个 /μl。

（2）血常规：血红蛋白 131 g/L(参考值：110~145 g/L)，白细胞 5.7×10^9/L(参考值：5×10^9~12×10^9/L)，中性粒细胞百分比 65%(参考值 25%~55%)，血小板 314×10^9/L(参考值：125×10^9~350×10^9/L)

（3）肝功能：白蛋白 39 g/L(参考值：40~55 g/L)，谷丙转氨酶 37U/L(参考值：9~50 U/L)，谷草转氨酶 18U/L(参考值：40~55 g/L)，总胆红素 12(参考值：3~22 ummol/L)

（4）肾功能：尿素氮 2.58 mmol/L(参考值：2.6~7.5 mmol/L)，肌酐 70 μmol/L(参考值：31~131 μmol/L)，尿酸 203μmol/L(参考值：89.2~339μmol/L)

（5）电解质：Na140.2 mmol/L(参考值：137~147 mmol/L)，K3.67 mmol/L(参考值：3.5~5.3 mmol/L)，Ca2.36 mmol/L(参考值：2.11~2.52 mmol/L)，P1.35(参考值：0.85~1.51 mmol/L)，Mg0.95 mmol/L(参考值：0.75~1.02 mmol/L)。

（6）其他：肝病相关抗体、肝炎均为阴性。同型半胱氨酸：104μmol/L(参考值：0~15μmol/L)。消化系统超声：肝实质回声略粗略强。泌尿系统超声：未见明显遗传。心电图示窦性心律、正常心电图。心脏超声未见异常。颅脑 CT 示基底节钙化灶，胸、腹、盆腔 CT 平扫未见异常。上腹部增强 CT：动脉期示肝实质强化欠均匀，异常灌注可能性大。

【病例分析】

（一）认真梳理患儿的病史、查体及相关检查等，综合分析患儿的临床特点，进行逐层递进式鉴别诊断

1. 肾病综合征　患儿 10 岁时出现蛋白尿、血尿，进一步检查提示低蛋白血症、高脂血症、大量蛋白尿，符合肾病综合征诊断。肾病综合征可由多种病因引起，以肾小球基膜通透性增加，表现为大量蛋白尿、低蛋白血症、高度水肿、高脂血症的一组临床症候群。本例中除了肾病综合征表现，患儿同时合并骨骼改变、心血管系统、晶状体脱位等多器官系统病变，应进一步积极明确病因，不能简单仅以肾病综合征为最终诊断。

2.IgA 肾病　本例患儿肾脏穿刺活检提示 IgA 肾病，临床诊断符合。IgA 肾病是最为常见的一种原发性肾小球疾病，是指肾小球系膜区以 IgA 或 IgA 沉积为主，伴或不伴有其他免疫球蛋白在肾小球系膜区沉积的原发性肾小球病。病变类型包括局灶节段性病变、毛细血管内增生性病变、系膜增生性病变、新月体病变及硬化性病变等。其临床表现为反复发作性肉眼血尿或镜下血尿,可伴有不同程度蛋白尿,部分患者可以出现严重高血压或者肾功能不全。患儿同时合并其他脏器病变,不能仅以 IgA 肾病作为最终诊断。

3. 甲基丙二酸血症　也称甲基丙二酸尿症,属常染色体隐性遗传。临床主要表现为早期起病,严重的间歇性酮酸中毒,血和尿中甲基丙二酸增多,常伴中枢神经系统症状。本例患儿中枢神经系统表现不典型,不支持诊断。

4. 甲基丙二酸血症合并高同型半胱氨酸氨酸血症　遗传性甲基丙二酸血症伴同型胱氨酸尿症,缺陷为 cblC,cblD,cblF。cblC 缺陷者临床表现变异较大,但均以神经系统症状为主。早发病例在生后 2 个月出现症状,表现为生长发育不良、喂养困难或嗜睡。迟发病例可在 4~14 岁出现症状,可有倦怠、谵妄和强直痉挛,或痴呆、脊髓病等,大多数病例有血液系统异常。本例患儿已骨骼异常、晶状体脱位、肾功能不全为主要表现,临床表现不符合。

5. 钴胺素代谢障碍所致同型半胱氨酸血症　钴胺素代谢障碍所致同型半胱氨酸血症常见智力低下,可见肾动脉栓塞、溶血尿毒综合征、肺动脉高压以及视神经萎缩,无晶体异位及骨骼畸形。亚甲基脱氢酶缺陷及亚甲基四氢叶酸还原酶缺陷主要以神经系统表现为主,无骨骼及眼部病变。其中亚甲基四氢叶酸还原酶缺陷根据发病年龄可分为早发型和晚发型,两者临床表现差异性很大。早发型多于婴幼儿期起病,病情严重,可表现为发育迟缓、小头畸形、共济失调、运动异常、精神异常、癫痫发作、昏迷、呼吸暂停甚至死亡。晚发型可于儿童期甚至成人期发病,表现为精神障碍、癫痫、共济失调等,易出现脑血管意外。本例患儿多次出现晶状体脱位,临床表现不符合。

6. 经典型同型半胱氨酸血症　经典型同型半胱氨酸血症婴儿期表现多无特异性,发病主要在 3 岁以后,临床表现包括智力低下、晶状体异位及骨骼改变,还可累及儿童心脑血管系统、泌尿系统、风湿免疫系统、神经系统、血液、消化、内分泌等多个系统。本例患儿血同型半胱氨酸明显升高,基因检测见 CBS 基因缺陷,临床出现晶状体脱位、骨骼改变、泌尿系统、心血管系统受累,符合经典型同型半胱氨酸血症诊断。

(二)诊断及确诊依据

1. 诊断　高同型半胱氨酸血症。

2. 确诊依据

(1)血液、尿液检查:可采用氨基酸分析、液相串联质谱仪、放射免疫、免疫荧光偏振、循环酶法等多种检测技术检测血液及尿液。典型表现为血中蛋氨酸、同型半胱氨酸升高,胱氨酸降低甚至测不出。此类化合物在尿液中不稳定,容易分解,故取样时应选择新鲜尿液进行检测。新生儿出生时可通过血、尿氨基酸检测筛查该病,但对于维生素 B6 治疗反应型的患儿通常不够敏感。

HHcy 以血 Hcy>15 μmol/L 为诊断标准;轻度 HHcy 指血 Hcy 水平 15~30 μmol/L;中度 HHcy 指血 Hcy 水平 >30~100 μmol/L;重度 HHcy 指血 Hcy 水平 >100 μmol/L。

(2)酶活性测定:产前可通过羊水穿刺获取羊膜腔细胞或绒毛检测是否存在酶的缺陷,出生后可通过肝组织活检进行。不同的突变类型酶活性可有不同。

（3）基因分析:检测致病基因,有助于病因诊断、指导家系成员的遗传咨询及产前诊断。

【专家点评】

本案我们可以得到如下启示。

本例患儿晶状体脱位、骨骼改变、肾脏功能受累及、心超结果异常等均为明确诊断提供了重要的临床资料。患儿于儿童时期发病,继而出现多个系统结果异常,多个器官病变,遗传代谢性疾病不除外。对于临床多系统受累及疾病,单一疾病诊断困难者,应积极考虑遗传代谢性疾病,行血液同型半胱氨酸检查能够明确诊断,同时行基因检测可以明确分型。

（蔡金贞）

第二十七章 低碱性磷酸酶血症

病例 35 重视"喂养困难"背后的罕见疾病

【背景知识】

低碱性磷酸酶血症(hypophosphatasia, HPP)是一种以广泛骨骼、牙齿矿化障碍及组织非特异性碱性磷酸酶活性减低为特征,由编码组织非特异性碱性磷酸酶的 *ALPL* 基因突变所引起一种罕见单基因遗传性疾病。

【病例简述】

(一)入院情况

患儿,女,7 月龄,因呕吐、喂养困难、生长发育落后 4 月入院。

患儿 3 月龄时出现呕吐,0~2 次 / 日,伴喂养困难、生长发育落后,近 4 月体重下降 1.3 kg,目前尚不能追踪视物、抬头、翻身、握物。自发病以来无多饮、多尿、浮肿及抽搐等。

患儿系 G_1P_1,孕 45 周催产素顺产,无生后窒息史,出生体重 3.5 kg,身长 52 cm。否认家族遗传史。母孕期健康,无特殊药物史及毒物接触史。生后母乳喂养,按时添加辅食,未服用过钙剂及维生素 D 制剂。

(二)入院查体

体重 4.7 kg(-3SD),头围 39 cm,胸围 31.5 cm,腹围 31.5 cm,身长 57 cm(-3SD),神清,精神反应可,发育落后,双眼窝凹陷,易激惹,前囟门 2.3 cm×2.3 cm,膨隆明显,张力稍高,边缘不软,后囟门未闭约 0.5 cm×0.5 cm,颅缝裂开,皮肤黏膜弹性差,皮下脂肪菲薄,乳牙未萌生,呼吸平,无发绀,胸廓无畸形,双肺呼吸音粗,可闻及少许痰鸣音,心音有力,律齐,腹平软,肝右肋下 2 cm,质软,边锐,脾肋下未触及,脊柱无畸形,四肢活动可,无畸形,四肢肌张力低下,肌力正常,膝腱反射(±),双侧巴氏征(-)。

(三)入院检查

(1)血常规:HGB92 g/L(参考值:110~160 g/L),WBC11.2×10^9/L(参考值:4×10^9~10×10^9/L),N55%(参考值:45%~77%),L36%(参考值:20%~40%),PLT199×10^9/L(参考值:100×10^9~300×10^9/L)。肝肾功、甲功五项、甲状旁腺激素、降钙素、维生素 D 均正常。血气分析示 pH7.30(参考值:7.35~7.45),$PCO_2$38 mmHg(参考值:35~45 mmHg),BE-5 mmol/L(参考值:-3~+3 mol/L)。血清钠、钾、氯均正常。血碱性磷酸酶 11U/L~32U/L(参考值:60~320U/L)。血钙 3.42~4.17 mmol/L(参考值:2.1~2.6 mmol/L),血磷 1.26~1.57mmol/L(参考值:1.4~2 mmol/L)。

(2)尿常规:pH5.5~7.5(5.4~8.4),比重 1.010(参考值:1.003~1.030),蛋白阴性(参考值:阴性)。24 h 尿钙定量 8.8 mg/(kg·d)[参考值 <4 mg/(kg·d)]。

（3）X 线检查:胸片未见异常。一侧长骨像示骨干两端骨质密度低,骨化不良,骨骺钙化不均匀密度减低。颅 CT 示脑组织膨出,脑组织形态、密度正常,颅骨骨化不全。甲状旁腺 CT 无异常。

（4）肾 B 超示双肾椎体钙化。甲状腺、甲状旁腺、肝脾 B 超未见异常。

【病例分析】

（一）逐层递进式鉴别诊断

认真梳理患儿的病史、查体及相关检查等,综合分析患儿的临床特点,进行逐层递进式鉴别诊断。

1. 甲状旁腺功能亢进症　患儿有呕吐、喂养困难临床表现,多次监测血钙均示高钙血症,需注意此症,但此患儿无甲状旁腺激素升高及甲状旁腺增生影像学表现,不支持该诊断。

2. 特发性婴儿高钙血症　患儿有喂养困难、高钙血症、发育停滞、呕吐、脱水、肾钙质沉积等临床表现,需鉴别此症,特发性婴儿高钙血症是由编码 25 羟维生素 D3-24- 羟化酶的 *CYP*24*A*1 基因缺失突变导致活性 1-25（OH）$_2$ViD 失活缺陷和编码磷酸钠协同转运蛋白 A2（NaPi-ⅡA）的 *SLC*34*A*1 基因突变引起原发性肾磷酸盐的丢失并导致维生素 D 的不适当激活,组成的一种常染色体隐性遗传病,骨影像学多表现为骨质致密,密度增高。本患儿长骨像示骨干两端骨质密度低,骨化不良,不支持该诊断。

3. 维生素 D 依赖性佝偻病　患儿前囟门未闭,颅 CT 示颅骨骨化不全,长骨像示骨化不良、骨化障碍表现,提示有骨佝偻病表现,但本患儿无维生素 D 缺乏、血钙降低、血碱性磷酸酶及甲状旁腺激素增高表现,不支持该诊断。

4. 肾小管酸中毒　本患儿有代谢性酸中毒、呕吐、生长发育迟缓症状,并伴有长骨像骨化不良及肾椎体钙化等症状,需鉴别此症,但患儿无高血氯血症、低血钠、低血钾等电解质紊乱表现,无低血钙症和血碱性磷酸酶明显升高表现,不支持此诊断。

5. 范科尼综合征　本患儿存在呕吐、喂养困难、高钙尿症、代谢性酸中毒临床表现,需与此症相鉴别,但本患儿无低血钾,无大量氨基酸、葡萄糖、磷、低分子蛋白尿等肾小管损害表现,不支持该诊断。

6. 低碱性磷酸酶血症　患儿生后 3 月起病,间断呕吐、喂养困难,生长发育落后病史,查体有颅骨骨化不全及长骨骨化障碍表现,且监测血碱性磷酸酶持续低于正常,血钙、尿钙增高,临床诊断为低碱性磷酸酶血症。

（二）诊断及确诊依据

1. 诊断　低碱性磷酸酶血症。

2. 诊断依据　目前主要依据血清碱性磷酸酶活性减低,结合临床表现、化验检查、影像学检查做出诊断。

（1）临床表现:生长发育迟缓、身材矮小、抽搐、乳牙早脱、易骨折、佝偻病样体征等。

（2）化验检查:血清碱性磷酸酶持续性低于正常范围,磷酸吡哆醛、无机焦磷酸、尿液中磷酸乙醇胺升高。部分患儿可出现高钙血症、高磷血症、高尿钙。

（3）影像学:骨骼 X 线片可见广泛脱钙样表现:干骺端不规则增大,骨质疏松,长骨干骺端中央区域局灶性缺损为特征性改变。肾脏 X 线片或 B 超检查可见肾钙质沉着。

（4）基因诊断：由于患者可在不同时期发病，临床表现和病情严重程度存在很大差异。当临床症状、生化指标不典型、临床表现较轻时，可通过基因测序筛选编码组织非特异性碱性磷酸酶的 *ALPL* 基因突变确诊。该基因位于 lp36.1-p34，由 12 个外显子组成。在目前国内外已报道基因突变中，5 号外显子为主要突变位点，其中以错义突变为主。多种错义突变可导致临床症状高度变异。目前研究发现单一杂合突变的患者通常临床症状表现较轻，无义突变临床表现较严重。

【专家点评】

本案我们可以得到如下启示。

（1）诊断疾病，临床资料优先。本例患儿发病年龄小，呕吐、生长发育迟缓，多项检查结果异常且复杂，需除外多种疾病，而高钙血症、碱性磷酸酶低于正常值以及多部位 X 线示骨化不良等均为明确诊断提供重要的临床资料。

（2）基因重要，但是不能依赖。很遗憾因本患儿当时发病时为 20 年前，由于当时基因检测条件有限，未能行基因检测。对于罕见病，明确诊断困难时，不能只依赖基因检测，应认真分析患儿病史、临床表现及相关检查，且应做为诊断的主要依据，而合理的选择基因检查，可以为罕见病明确诊断锦上添花。

（许英　王文红）

第二十八章　低磷性佝偻病

病例36　性成熟的"恶意"加速
——X-连锁低磷性佝偻病合并快速进展型青春期

【背景知识】

X-连锁低磷性佝偻病(X-linked hypophosphatemic rickets，XLH)是最常见的一种遗传性低磷性佝偻病,由位于X染色体上的PHEX基因失活突变引起,和常染色体显性遗传性低磷血症性佝偻病有共同的病理生理基础,是以肾脏排磷增多、血磷降低为核心的代谢性骨病,临床表现身材矮小、膝内翻、胫骨股骨弯曲等。快速进展型青春期(rapidlyprogressive puberty)是指正常发育年龄开始青春发育,但发育进程较快,性发育从一个发育分期到下一个发育分期的时间小于6个月,短期内出现生长加速、骨龄快速增长超过实际年龄可影响患儿终身高。

【病例简述】

(一)就诊情况

患儿,女,2岁6月龄,因发现双下肢弯曲1年余,于2011年6月21日我院门诊就诊。患儿1岁左右会走,行走后出现双下肢逐渐弯曲,未予干预,为行系统诊治特来我院门诊就诊。于2017年7月11日门诊就诊期间时发现患儿性发育成熟加速,从Tanner分期B1到B3仅6月余。

此患儿系G_1P_1,孕足月顺产,出生体重3.1kg,身长49cm,发育里程碑未见明显异常,其母患"O"型腿,身高138cm,低磷血症病史,父身高140cm,体健。

(二)门诊查体

2011年06月21日门诊就诊时查体可见方颅,头围49cm,毛发分布均匀,体格发育落后,智力正常,营养中等,皮肤黏膜弹性可,可见双侧肋缘外翻,双肺呼吸音粗,心音有力,律齐,各瓣膜区未闻及杂音,腹平软,肝脾未触及,可见手足镯、"O"型腿,四肢活动自如,肌力及肌张力正常。于2021年11月18日予对症口服罗盖全及磷酸氢钠治疗后,长期门诊随诊,发现双下肢弯曲逐渐好转。随诊身高如图28-1所示,患儿2017年身高增长出现短期加速。

2017年7月11日就诊时发现双乳房发育明显发育,Tanner分期B3期。完善相关化验检查后加用促性腺激素释放激素类似物(gonadotropin-releasing hormoneanalogs，GnRHa)干预治疗,末次就诊为2021年07月13日,查体可见Tanner分期B3P1,身高为141.5cm,体重40.45kg,未见明显双下肢弯曲。

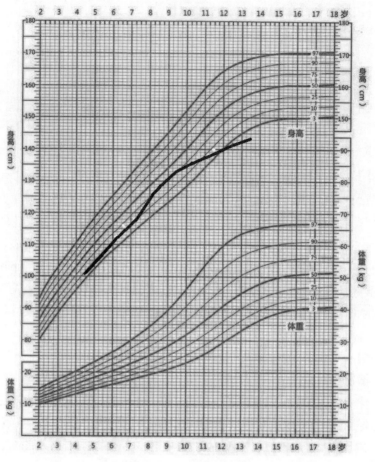

图 28-1　患儿生长曲线图

（三）辅助检查

（1）2011 年 06 月 21 日就诊时：Ca 9.2 mg/dL（参考值：8.4~10.2 mg/dL），P2.61 mg/dL（参考值：4.5~6.5 mg/dL），ALP 676U/L（参考值：60~320U/L），之后随诊监测发现血磷一直明显减低、碱性磷酸酶升高，2011 年 11 月 18 日检查染色体：46XY，五项性激素：hLH0.46IU/L（参考值：0.56~58.96IU/L）；余未见异常，甲状腺功能（-），血气分析：正常，生化：肝肾功能、心肌酶未见异常；Ca 8.8 mg/dL（参考值：8.4~10.2）；P2.68 mg/dL（参考值：4.5~6.5 mg/dL）；ALP 521U/L（参考值：60~320U/L）。其母外院化验 2011 年 06 月 07 日 Ca2.06 mmol/L（参考值：2.03~2.54 mmol/L）P0.63 mmol/L（参考值：10.96~1.62 mmol/L）。

（2）2011 年至 2021 年门诊长期随诊，P 波动与 0.63~1.20 mmol/L（参考值：1.15~2.10 mmol/L），ALP 波动于 282U/L~570 U/L（参考值：60~320U/L）。

（3）2017 年 7 月 13 日五项性激素：hFSH5.42IU/L（参考值：0.66~7.57IU/L）；hLH1.98IU/L（参考值：0.05~3.77IU/L）；Prol59.41 mIU/L（参考值：76.98~388.63mIU/L）；E2191.0pmol/L（参考值：0~198pmol/L）；Testo1.02 nmol/L（参考值：0~56.10 nmol/L）。甲功三项：TT32.06 nmol/L（参考值：1.34~2.73 nmol/L）；TT4114.30 nmol/L（参考值：78.38~157.4 nmol/

L）；TSH 2.110 mIU/L（参考值：0.34~5.6mIU/L）。25 羟维生素 D_3 检测 69.83 ug/L（参考值：20~100μg/L）。肝炎系列：乙肝病毒表面抗体 21.456mIU/mL（参考值：0~10 mIU/mL）；余均阴性。左手（非优势手）骨龄片示：左腕关节可见 8 枚化骨核，左第一掌骨远端籽骨已出现。头 + 垂体核磁：垂体高度约 5.5 mm，信号强度未见异常。性腺 B 超：子宫较同龄儿增大（约 61 mm × 18 mm × 19 mm，内膜欠清，右卵巢约 45 mm × 13 mm × 22 mm，其中最大卵泡约 11 mm × 6 mm；左卵巢约 47 mm × 12 mm × 24 mm，其中最大卵泡直径约 7 mm）；肝脾肾、甲状腺、肾上腺平扫未见异常，腹腔平扫未见占位。2017 年 07 月 21 日后予 GnRHa 皮下注射治疗后监测骨龄及性腺发育情况，之后门诊随诊监测性腺 B 超提示子宫、卵巢未见异常，骨龄发育在正常范围内。

（4）2020 年 07 月 15 日门诊就诊，与患儿行基因学全外显子组测序，结果显示：PHEX 基因有 1 个杂合突变，染色体位置 chrX：22115100-22115117，遗传方式 XLD，疾病表型 X-连锁低磷酸盐血症，变异来源：母亲，基因变异信息概述：c.878_894delGCGAGGCCATGTA-CAAC，受检人之父该位点无变异，受检人之母该位点杂合变异，染色体位置为 chrX：22115100-22115117，导致氨基酸发生移码突变（p.S293fs*6），据 ACMG 指南，该变异为致病性变异。

【病例分析】

（一）综合分析患儿病史及家族史情况，结合患儿临床特点，分别进行鉴别诊断

1. 维生素 D 依赖性佝偻病　是一种罕见的常染色体隐性遗传病，实验室指标主要表现为血清钙磷显著降低，碱性磷酸酶明显升高，且常需要补充大剂量维生素 D 联合钙剂，才能使临床症状得到改善，此患儿血钙正常，治疗过程未补充钙剂，临床症状即明显好转，不支持此诊断。

2. 肾性佝偻病　肾性佝偻病又称肾性骨营养不良，为肾功能障碍引起的佝偻病，多伴有代谢性酸中毒、高磷血症、低钙血症，此患儿血气分析正常，血钙正常，低磷血症，不支持此诊断。

3. 肿瘤相关性低磷性佝偻病　又称肿瘤相关骨软化症，是一种罕见的副肿瘤综合征，此患儿有相关疾病家族史，无肌痛、肌力下降、肌萎缩等症状，临床症状无明显进行性加重，查体未触及皮下软组织包块，临床支持点不足，故不支持此诊断。

4. 中枢性性早熟　此患儿 8 岁前无明显性发育情况，中枢性性早熟诊断依据不符，不支持此诊断。

5. 内源性性激素暴露　见于能产生各类性激素的病变，常见于分泌性激素的性腺及肾上腺肿瘤，患儿头核磁、性腺 B 超及甲状腺 B 超未见占位性病变，五项性激素未见外周性激素明显升高，不支持此诊断。

（二）诊断及确诊依据

1. 诊断　X- 连锁低磷性佝偻病合并快速进展型青春期。

2. 确诊依据

（1）低磷性佝偻病的诊断：是基于其临床表现及体征、实验室检查、影像学检查，并结合基因检测对其发病原因进行鉴别,患儿初诊时查体可见佝偻病体征,实验室检查典型低磷血症、血碱性磷酸酶明显升高,结合其母低磷血症病史及查体可见"O"型腿表现,虽局限于当时有限化验结果,临床诊断遗传相关低磷性佝偻病,予对症口服罗盖全及磷酸氢钠后血异常化验指标较前明显改善,佝偻病体征好转,身高增长较前理想,且于2020年行全外显子基因检测,诊断明确为X-连锁低磷性佝偻病。

(2)快速进展型青春期:于2017年7月11日门诊就诊期间查体可见Tanner分期B3期,当时患儿实际年龄为9岁7月龄,发现乳房发育仅6月余,诊断快速进展型青春期。

【专家点评】

本案我们可以得到如下启示。

(1)对症治疗有效,并非终点。综合分析此病例,本例患儿因行走后出现双下肢弯曲就诊,体格发育明显落后,查体可见方颅、"O"型腿、手足镯、肋缘外翻典型佝偻症体征,实验室检查提示血磷明显减低、碱性磷酸酶明显升高,虽实验室检查依据有限,但结合患儿母亲"低磷血症"病史、身材矮小、佝偻病体征,即考虑存在相关疾病家族史,且予补充活性维生素D及磷酸氢钠的经验性治疗后,临床症状明显好转,为诊断此病提供确凿依据。

(2)把握规范指征,诊断明确。目前,现代快速进步的医学技术及日趋完善的基因库疾病谱,为临床罕见疾病的诊断提供了非常有利的诊断依据,适时选择相关基因学检测不失为疾病的诊断的有利方法。此外,伴随生活水平的提高以及医疗水平的进步,青春发育相关问题越来越受到人们的重视,而青春发育为一个特别复杂的过程,需要我们临床医生严格把握相关规范指征,合理干预治疗,从而达到最为理想的临床治疗效果。

(张蝶　吕玲)

病例37　少走弯路完成诊断"漂移"
——女承父患的低磷性佝偻病

【背景知识】

X-连锁低磷性佝偻病(X-linked hypophosphatemic rickets,XLH)是一组以肾脏磷排泄增多、血磷降低为核心的代谢性骨病,发病率1:25000,临床共同的特征为典型佝偻病的骨骼异常表现,如身材矮小、骨骼畸形、牙齿异常、骨痛等。在使用大剂量维生素D后症状仍不会有明显的改善,因此也被称为低血磷性抗维生素D佝偻病。此症多与遗传因素相关,其中80%为X-连锁显性遗传,是由X连锁内肽酶同源的磷调节基因(phosphate regulating gene with homologies to endopeptidase on the X-chromosome,*PHEX*)的失活突变而致病。

【病例简述】

(一)入院情况

患儿,女,7月龄,因多汗、发现血磷低10余天入院。患儿父亲15岁时于天津市儿童医院临床确诊为低血磷性抗维生素D佝偻病,坚持服用"罗盖全"以及"磷酸氢钙"治疗,目前身高122cm,存在"O型腿"。

患儿入院前 10 余天出现多汗就诊于我院门诊查血磷低于正常,偶有夜惊,无明显手足抽搐、吸气性喉鸣,无厌食、呕吐、腹泻,无多饮、多尿,无咳嗽、剧烈哭闹等表现。否认特殊药物使用史。

患儿系 G_1P_1,母孕期体健。生后 2 月会抬头,6 月会坐,目前不会翻身及爬行。母乳喂养,添加辅食正常,生后 1 月余加用伊可新(维生素 AD)1 粒 / 日 口服,生后 2 月余加用"乳酸钙半包 2 次 / 日"口服。

(二)入院查体

头围 44 cm,胸围 45 cm,腹围 45 cm,身长 65 cm,上部量 40 cm,下部量 26 cm,指距 63 cm。营养中等,头颅无畸形。前囟平软,枕秃(+)。甲状腺无肿大。胸廓对称,无串珠肋、鸡胸、郝氏沟。双肺呼吸音粗,未闻及干湿罗音。心音有力,心律齐,腹平软,未及包块,肝肋下 2 cm,质软边锐,脾肋下及边。脊柱无畸形。手 / 足镯(-),肌力肌张力正常。

(三)入院检查

(1)血电解质示 Ca9.2~10.2 mg/dL(参考值:8.4~10.2 mg/dL),P2.68~3.19 mg/dL(参考值:4.5~6.5 mg/dL),Na、K、Cl 均于正常范围,阴离子间隙(AG)正常,24 h 尿钙定量 1.5~1.75 mg/kg/d(参考值:<4 mg/kg/d),磷重吸收分数 TRP75.5~77.9%。

(2)静脉血气:PH7.385(参考值:7.35~7.45),BE1.2 mmol/L(参考值:-3~3 mmol/L),$PCO_2$42 mmHg(参考值:41~45 mmHg),尿常规:pH5.5~6.0,SG1.015~1.020,PRO-,镜检:-。

(3)肝肾功能:尿素 1.9 mmol/L(参考值:2.50~8.21 mmol/L),Cre30 umol/L(参考值:53~114.9 umol/L),UA36 umol/L(参考值:90~420umol/L);肝功能:ALP545~552U/L(参考值:60~320U/L),余未见异常。血 25-(OH)$D_3$54.3ng/mL(参考值:20~100 ng/mL)。

(4)X 线示右尺、桡骨骨质疏松,右尺骨远端可见明显杯口影及毛刷样改变。B 超示肝脾肾、肾上腺及甲状腺未见异常。

(5)血甲状旁腺素 PTH32 pg/mL(参考值:15~70 pg/mL),尿氨基酸检查未见异常。

(6)全外显子组测序结果示患儿父亲携带 PHEX 基因一个杂合子病理性变异,染色体位置 Xp22,位点 Exon14,cDNA 水平 c.1529G>C,该变异属于错义突变,患儿携带 PHEX 基因一个半合子致病性变异,突变位点与其父完全相同,证实突变基因来自于其父。

【病例分析】

(一)鉴别诊断

认真梳理患儿病史、查体及相关检查等,综合分析患儿临床特点,进行鉴别诊断。

1. 维生素 D 缺乏性佝偻病 患儿存在佝偻病表现,首先要与婴幼儿时期较为常见的维生素 D 缺乏性佝偻病相鉴别。此症是由于维生素 D 缺乏引起钙磷代谢紊乱,而使骨骼钙化不良为特征的一种慢性营养性疾病。该患儿自生后 1 月余即开始补充维生素 D 及钙剂,入院后查 25-(OH)D_3 正常,血钙正常,血磷明显降低、尿磷排泄增加,故不支持该诊断。

2. 维生素 D 依赖性佝偻病 患儿存在佝偻病表现,自生后 1 月余即予补充维生素 D,故应注意与维生素 D 依赖性佝偻病相鉴别。此症为常染色体隐性遗传,可分为两型:I 型为 1-羟化酶缺陷致 25-(OH)D_3 向 1,25(OH)$_2D_3$ 羟化障碍,血中 25-(OH)D_3 正常,可伴有代谢性酸中毒及高氨基酸尿症,该患儿血气正常,尿氨基酸检查未见异常。Ⅱ型为靶器官受体缺陷,血中 $1,25(OH)_2D_3$ 浓度升高,此型患儿的一个重要特征为脱发,不支持此症。

3. 钙缺乏性佝偻病 多发生于热带或亚热带地区儿童,日照多致体内维生素 D 不缺乏,因缺钙所致佝偻病。该患儿血 $25-(OH)D_3$ 正常,血钙正常,不支持该诊断。

4. 肝性或肾性佝偻病 主要由于慢性肝、胆疾病或先天或后天原因所致的慢性肾功能不全导致钙磷代谢紊乱,血钙低、血磷高,甲状旁腺功能继发性亢进,骨骼呈佝偻病改变。该患儿肝肾功能正常,无贫血、高血压等表现,肝肾 B 超未见异常,尿常规正常,此症不支持。

5. 远端肾小管酸中毒 患儿发病年龄小,存在佝偻病表现,应注意与此症相鉴别。但该患儿静脉血气未见代谢性酸中毒表现,无低钾血症,肾 B 超未见锥体钙化等表现,尿液可酸化、可浓缩,故不支持该诊断。

6. 低血磷性抗维生素 D 佝偻病 可引起肾小管重吸收磷减少,尿磷排泄增加,还可引起肠内磷酸盐吸收减少,故导致血磷下降,同时此症可伴有佝偻病表现,家族史(+),结合基因检查明确诊断。鉴于本患儿的临床特点,家族史以及父女 2 人存在 *PHEX* 基因突变,突变位点完全相同,符合 X 连锁低血磷性抗维生素 D 佝偻病诊断。

(二)诊断及确诊依据

1. 诊断 X-连锁低磷性佝偻病(X 连锁低血磷性抗维生素 D 佝偻病);*PHEX* 基因变异。

2. 确诊依据 确诊低血磷性抗维生素 D 佝偻病的依据为主要临床特点 + 家族史 + 基因检测。

1)主要临床特点

(1)佝偻病表现 此症患儿临床共同的特征就是存在佝偻病表现,在使用大剂量维生素 D 后,该病临床表现仍不会有明显改善,亦可作为主要鉴别依据。血生化提示碱性磷酸酶升高,X 线检查提示可存在不同程度的活动性佝偻病表现。

(2)低磷血症 低磷血症以为此症患儿主要临床特点之一,同时存在尿磷排泄增加。

(3)听力受损及自发性牙齿脓肿等 此症患儿尚可存在听力受损,可伴有耳鸣、眩晕等;大多数患儿还会出现牙齿受累的情况,例如牙齿脓肿等。

2)家族史 为此症的确诊、对患儿的预后评估以及家庭遗传咨询提供了重要线索。建议对存在佝偻病,低磷血症等表现的患儿务必逐一追问患儿的父母、兄弟姐妹、祖父母 / 外祖父母中是否有佝偻病病史。

3)基因检测 儿童低血磷抗维生素性 D 佝偻病发病机制与遗传相关,其中 80% 为 X-连锁显性遗传,是由基因 *PHEX* 的失活突变而致病。除 X 连锁遗传外,还存在常染色体隐性遗传和常染色体显性遗传,他们的临床表型相似。故基因检测对该症的诊断及遗传分型提供了有利的帮助。

【专家点评】

本案我们可以得到如下启示。

(1)详细追问家族史为尽快确诊立下汗马功劳。本例患儿存在多汗、夜惊、枕秃等早期佝偻病表现,低磷血症,TRP降低,X线提示佝偻病改变,患儿父亲自幼临床诊断为低血磷性抗维生素D佝偻病等均为明确诊断提供了重要的临床资料,合理选择相关检查逐一排除相关可能疾病,最终考虑遗传性低血磷性抗维生素D佝偻病。

（2）基因检测水落石出协助早期治疗降低致残。家族史(+),结合起病年龄小,有佝偻病表现,同时伴有低磷血症,继而给予基因检测以配合明确诊断及遗传分型。在此基础上尽早干预治疗,加用骨化三醇、钙磷合剂,重组人类生长激素等药物治疗维持血磷、血钙、25-(OH)D$_3$正常范围,防止骨骼畸形的进展,降低致残率。

（刘妍）

病例38　面对"后遗症",该出手时就出手——低磷性佝偻病的骨科治疗时期选择

【背景知识】

低磷性佝偻病(Hypophosphatemic Rickets,HR)是儿童常见的代谢性骨病,是由于磷代谢失衡导致骨矿化障碍所造成的,发病率约为1 : 25 000。儿童期常见的低磷性佝偻病多为遗传性。临床共同特征为典型的佝偻病的骨骼异常表现,低磷血症、高碱性磷酸酶,尿磷排泄增加。

【病例简述】

【例1】

（一）入院情况

患儿,女,7岁,因发现双侧下肢畸形5年余入院。

患儿于入院前5年发现双下肢弯曲,双足不能长时间并拢站立,被动并拢双足患儿需外力辅助方可站稳,随患儿生长发育下肢畸形逐渐加重。就诊于当地医院行口服药物治疗半年,症状无明显好转。入院前半年患儿症状逐渐加重,呈摇摆步态,无法长时间行走(<800 m),活动后双侧下肢疼痛明显。

患儿系G_1P_1,母孕期体健,孕38周顺产,父母身体健康,否认家族遗传病史。

（二）入院查体

身高126 cm,体重23.4 kg。营养中等,神志清,精神反应可,呼吸平,心肺未见明显异常,腹平软,未及肿块,全腹无压痛反跳痛及肌紧张,肝脾未及肿大。四肢活动自如,肌力及肌张力正常。

专科查体:双侧下肢等长,双髋关节外展试验阴性,双侧下肢呈"O"型畸形,踝关节靠拢双侧膝关节髁间距11 cm,双膝关节屈伸无明显受限。

（三）入院检查

（1）肝肾功能示:钙离子2.5 mmol/L(参考值:2.1~2.55 mmol/L),磷离子0.89 mmol/L(参考值:0.95~1.65 mmol/L),碱性磷酸酶661U/L(参考值:116~468U/L)。

（2）胸部及双下肢X线:示心肺膈无著变;双膝内翻畸形。腹部B超未见异常。心电图示窦性心率,正常心电图。

【例2】

（一）入院情况

患儿,男,13岁,因发现双侧下肢畸形11年余入院。

患者于入院前11年发现双下肢外观异常,伴跛行,不伴发热及关节肿胀就诊于当地医院,完善相关检查,考虑低磷佝偻病,给口服骨化三醇药物治疗(具体剂量不详)。双下肢外观随患儿生长外观未见显改善,行线双下肢站立位全长像考虑双侧膝外翻。

患儿母孕期体健,足月顺产,父母身体健康,否认家族遗传病史。

（二）入院查体

身高155 cm,体重48.9 kg。营养中等,神志清,精神反应可,呼吸平,心肺未见明显异常,腹平软,未及肿块,全腹无压痛反跳痛及肌紧张,肝脾未及肿大。四肢活动自如,肌力及肌张力正常。

专科查体:双侧下肢等长,双髋关节外展试验阴性,双侧下肢呈"X"型畸形,右膝关节外翻较重,膝关节靠拢双侧踝关节内踝间距11 cm,双膝关节屈伸无明显受限。

（三）入院检查

（1）肝肾功能示:钙离子2.37 mmol/L(参考值：2.1~2.55 mmol/L),磷离子0.74 mmol/L(参考值:0.95~1.65 mmol/L),碱性磷酸酶1689U/L(参考值:116~468U/L)。

（2）胸部及双下肢X线:示心肺膈无著变;双膝外翻畸形。腹部B超未见异常。心电图示窦性心率,正常心电图。

【病例分析】

（一）认真梳理患儿的病史、查体及相关检查等,综合分析患儿的临床特点,进行逐层递进式鉴别诊断

1. 维生素D缺乏性佝偻病　是婴幼儿时期较为常见的一种疾病。是由于体内维生素D缺乏引起钙、磷代谢紊乱,而使骨骼钙化不良为特征的一种慢性营养性疾病。初期,主要表现是神经症状,当病情加重时,会出现一系列的骨骼畸形,比如方颅、肋骨外翻、鸡胸、"O"型腿、"X"型腿等。

2. 维生素D依赖性佝偻病　维生素D依赖性佝偻病分为Ⅰ型和Ⅱ型,均为常染色体隐性遗传。I型主要是由于1q-羟化酶基因突变致此酶缺陷,25-(OH)-D向1,25-(OH)2-D羟化障碍,往往1~2岁后出现佝偻病表现。Ⅱ型主要是维生素D受体基因突变,1,25-(OH)2-D不能发挥功能,多于婴儿期发病。

3. 继发性抗维生素D佝偻病　继发性抗维生素D佝偻病又称为肝性或肾性佝偻病,主要是由于慢性肝、胆疾病或服用抗癫痫药,使得25-(OH)-D生成减少,或者慢性肾功能不全使得1,25-(OH)2-D生成障碍,引起钙磷代谢紊乱,甲状旁腺功能亢进,出现佝偻病症状。

4. 先天性甲状腺功能减退症　先天性甲状腺功能减退症:又称克汀病(呆小病),具有特殊面容和体态,眼裂小、眼距宽、鼻梁低、舌大常伸出口外,四肢短小、躯干相对较长。检测血T3、T4降低,TSH增高有助于诊断。

（二）诊断及确诊依据

1. 诊断　①低磷佝偻病；②双膝内/外翻。

2. 确诊依据

（1）低磷性佝偻病：生后逐渐发现双膝外观畸形且进行性加重，化验室检查示磷离子低，碱性磷酸酶升高。

（2）双侧膝内/外翻：患儿有低磷性佝偻病，查体发现双侧膝关节内翻/外翻，X线可以确诊，诊断明确。

（三）外科治疗

（1）半骨骺阻滞术：在生长期的儿童，暂时性阻滞骨骺的技术可有效矫正成角畸形。跨越骺板的"8"字钢板，提供暂时的阻滞，取出后可恢复生长。半骨骺阻滞术需要仔细计算生长潜力并密切随访。其优点是手术创伤小，微创切口，但需二次手术取出植入物。病例一中7岁患儿，见图28-2所示，入院后行双膝关节骨骺阻滞术。行阻滞2年3个月后，关节畸形恢复正常。

（2）截骨矫形Ilizarov技术固定：截骨矫形一般认为年龄在13岁以上。术前需确定畸形最严重的部位，在此部位行截骨术，用外固定支架固定。例二病例中13岁患儿，见图28-3所示，入院后行右股骨及胫骨截骨矫正Ilizarov技术固定。行截骨矫形7个月后，关节畸形恢复正常。

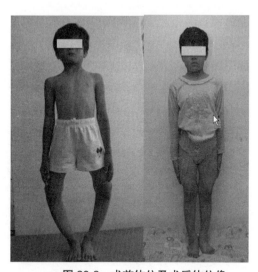

图28-2　术前体位及术后体位像

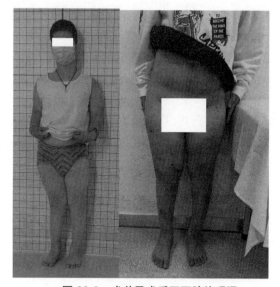

图28-3　术前及术后双下肢外观照

【专家点评】

本案我们可以得到如下启示。

（1）除了诊断，治疗疾病MDT更重要。本例患儿双下肢外观畸形、随生长发育进行性加重、低磷血症、碱性磷酸酶增高及双下肢X线示佝偻病骨骼畸形改变等均为明确诊断提供了重要的临床资料。经内科治疗后，进入佝偻病后遗症期骨科适时介入，手术治疗的方式很多,在生长期选择"8"字钢板暂时性阻滞手术,具有创伤小、微创切口、恢复快等优点。对于那些下肢畸形的患儿,早期应用微创手术治疗,无疑给他们带来了福音。恰当的手术治疗方式不失为治疗"罕见病"的有力工具。

(2)选择时机,事倍功半与事半功倍。本章节第 1 位患儿处于生长期,根据生长潜力应用微创小切口"8"字钢板临时阻滞骨骺,纠正成角畸形。本章节第 2 位患儿处于生长末期,骨骺基本闭合,而且患儿成角畸形较重,选择畸形严重部位切开截骨矫形 Ilizarov 技术固定,相比之下截骨手术操作损伤较大,出血多,有损伤神经、血管可能。对于佝偻病产生后遗症的患儿,是否选择手术干预,何时选择手术干预及采用哪种手术方式干预,值得大家思考。

(赵万钰　杜晓杰)

病例 39　"低血磷、高尿磷"的真相
——骨矿化障碍性疾病 X- 连锁低磷性佝偻病

【背景知识】

X- 连锁低磷性佝偻病(X-linked hypophosphatemic rickets, XLH)是一种罕见的磷代谢失衡的骨矿化障碍性疾病,属于 X 连锁显性遗传,主要累及骨骼系统、肌肉系统及牙齿发育方面。*PHEX* 基因突变引起血清成纤维细胞生长因子 -23(fibroblast growth factor, FGF-23)水平升高、1, 25 羟维生素 D 生成减少,使得近端肾小管对磷酸盐的重吸收下降,造成尿磷排出增多、血清磷水平下降,从而引起患儿进行性下肢畸形、不成比例身材矮小、牙龈脓肿等。

【病例简述】

(一)先证者及其亲属病史

患儿男,8 岁 8 个月,因"双下肢引导生长手术后双下肢疼痛 1 月余"就诊。6 年前因双膝外翻伴行走困难渐加重 1 年余于外院就诊,确诊为"低磷性佝偻病",后间断口服磷酸盐及罗盖全等药物,疗效不佳,1 个月前于外院行双下肢引导生长手术。

患儿祖父祖母、外祖父外祖母及父亲均无佝偻病表现,父母非近亲结婚(家族系谱见图28-4)。患儿母亲身材矮小、双下肢畸形(双膝内翻)、骨痛,确诊佝偻病多年,具体用药不详,已行双下肢矫正手术,现仍需拐杖辅助行走,不能从事一般体力劳动。患儿姐姐(10 岁9 个月)也有类似病史,确诊"低磷性佝偻病"9 年余,与患儿同时行下肢引导生长手术治疗,术后出现相同症状。

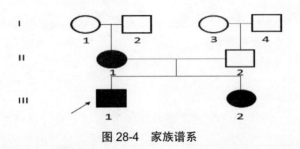

图 28-4　家族谱系

（二）先证者及其亲属体格检查

患儿身高 108 cm（-4.8 SD），体重 21 kg（-2.1 SD），上部量与下部量比值 1.5，前额凸出、鼻梁凹陷，鸡胸，腿部弯曲，双膝重度外翻，双踝间距 12.5 cm，未见牙周脓肿、关节肿大、佝偻病念珠等征象。患儿姐姐身高 124 cm（-3.2 SD），体重 30.5 kg（-0.9 SD），上部量与下部量比值 1.53，腿部弯曲，双膝内翻，未见牙周脓肿、关节肿大、佝偻病念珠等征象。

（三）先证者及其亲属辅助检查

（1）实验室检查：见表 28-1。

（2）影像学检查：先证者及其姐姐矫正术后下肢 X 线及腕部 X 线检查（图 28-5），通过 RSS 评分系统评估，先证者评分为 10 分，先证者姐姐评分 7 分（范围 4~10 分），均有显著佝偻病骨征象。先证者及其姐姐肾脏 B 超均未见异常。

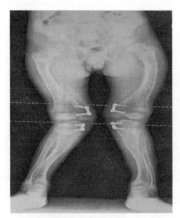 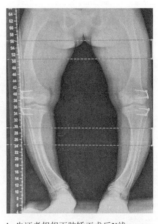

a. 先证者下肢矫正术后X线　　b. 先证者姐姐下肢矫正术后X线

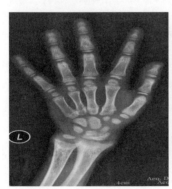 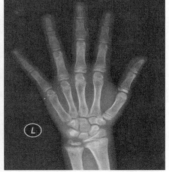

c. 先证者腕部X线片显示骨骼年龄为6.5岁　d.先证者姐姐腕部X线片显示骨骼年龄为9.3岁

图 28-5　先证者及其姐姐腕部及下肢矫正术后 X 线片

（3）基因检测：先证者采用全外显子二代测序（NGS）行骨骼系统疾病相关基因测序，检测到 PHEX 基因 c.1645 C>T（p.R549X）半合子突变，再通过 Sanger 测序法对其亲属基因进行验证，其母亲及姐姐均为杂合子携带，父亲未检测到突变（图 28-4 及图 28-6）。根据美国医学遗传学与基因组学会（ACMG）发布的变异解读指南分析结果示该突变为致病性变异。

表 28-1　患儿及其亲属实验室检查资料

项目	患儿	母亲	姐姐	参考范围
血钙（mmol/L）	2.38	2.45	2.47	2.15~2.55
血磷（mmol/L）	0.71	0.63	0.88	1.20~1.80
25（OH）D（nmol/L）	30.21	33.31	35.44	>50.00
PTH（pmol/L）	12.30	13.70	13.00	1.10~7.30
ALPK（U/L）	1 079.00	122.00	745.00	40.00~150.00
随机尿钙/随机尿肌酐	<0.20	-	<0.20	<0.21
随机尿磷/随机尿肌酐	>0.20	-	>0.20	<0.20
TmP（mmol/L）	0.89	-	1.10	4.40±0.60
BA-CA（岁）	-2.10	-	-1.40	±1.00

注：25（OH）D：25羟基维生素D；PTH：甲状旁腺素；ALPK：碱性磷酸酶；TmP：肾小管最大磷酸盐重吸收；BA-CA：骨龄-年龄；-为无此数据

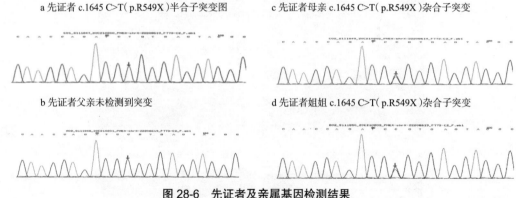

a 先证者 c.1645 C>T（p.R549X）半合子突变图　　　c 先证者母亲 c.1645 C>T（p.R549X）杂合子突变

b 先证者父亲未检测到突变　　　d 先证者姐姐 c.1645 C>T（p.R549X）杂合子突变

图 28-6　先证者及亲属基因检测结果

先证者双手腕关节及双膝关节 X 线（RSS 评分为 10 分）：（A）腕部尺骨及桡骨远端干骺端显著增宽（呈杯口样变）模糊（呈毛刷样变）（腕部 RSS 评分 4 分）；（B）膝关节股骨远端及肢骨近端，可见骺线模糊，临时钙化带区域完全透亮，骨骺与干骺端显著分离（膝关节 RSS 评分 6 分）。先证者双手腕关节及双膝关节 X 线（RSS 评分为 7 分）：（A）腕部尺骨及桡骨远端干骺端部分凹陷、干骺端边缘不光滑（腕部 RSS 评分 3 分）；（B）膝关节股骨远端及肢骨近端，可见骺线模糊，临时钙化带区域部分透亮，干骺端不光滑（膝关节 RSS 评分 4 分）。

（四）先证者及其亲属治疗

嘱患儿及其姐姐坚持规律服药，每日磷酸盐 30 mg/kg 及骨化三醇 25 ng/kg，分 3~4 次口服。同时建议加强锻炼保持关节的活动范围、增加力量和耐力，定期对治疗（疗效和并发症）的临床、生化和放射学监测。

【病例分析】

(一)逐层递进式鉴别诊断

根据患儿及其亲属临床特点及遗传学检测,综合分析患儿的临床特点,进行逐层递进式鉴别诊断。

1. 遗传综合症性矮小 患儿临床表现为严重的身材矮小、骨骼畸形、特殊面容,且存在阳性家族史,需注意鉴别此类疾病,如软骨发育不良、Laron 综合征等。但患儿同时伴有磷代谢障碍,佝偻病骨影像学改变,不能单纯用遗传综合症性矮小解释。

2. 低钙性佝偻病 患儿系幼儿起病,存在双膝外翻伴行走渐困难病史,辅助检查示血清 25(OH)D 低于正常、ALPK 高于正常,佝偻病骨表现,临床上要考虑到最常见的低钙性佝偻病,如维生素 D 缺乏所致佝偻病。患儿多次检测血钙尿钙尚正常,仅存在磷代谢障碍,且存在阳性家族史,不支持低钙性诊断。

3. 磷摄入不足或吸收障碍 患儿存在不成比例的矮小、双膝外翻伴行走渐困难、肌痛的表现,并且伴有磷代谢障碍、佝偻病骨表现,需警惕由于磷摄入不足或吸收障碍所致低磷性佝偻病。但患儿无肠道手术、过度使用磷酸盐黏合剂以及既往使用抗过敏或医用配方乳病史,且存在阳性家族史,不支持此症。

4. FGF23 非依赖性低磷性佝偻病 本例患儿存在磷代谢障碍、佝偻病骨表现,且存在阳性家族史,临床上需注意鉴别此症。但患儿不伴有血钙、尿钙增加,不伴有蛋白尿及肾钙质沉着症,不支持此症。

5. 常染色体显性遗传性低磷性佝偻病(ADHR) 本例患儿血磷、TmP 明显低于正常,佝偻病骨改变,结合阳性家族史发病特点,临床上怀疑此症。但该病发病年龄存在差异性,受环境因素影响大,往往机体存在铁元素不足或缺乏,应进一步积极查找其他症状、体征以及基因检测结果明确病因,不能简单将常染色体显性遗传性低磷性佝偻病作为最终诊断。

6. X-连锁低磷性佝偻病(XLH) XLH 作为最常见的遗传性低磷性佝偻病令我们高度关注。鉴于患儿家系均幼儿发病,均存在低磷性佝偻病的表现,经进一步基因检测示 PHEX 基因 c.1645 C>T(p.R549X)点突变,最终明确诊断为 X-连锁低磷性佝偻病。

(二)诊断及确诊依据

1. 诊断 X-连锁低磷性佝偻病。

2. 确诊依据 目前 X-连锁低磷性佝偻病的诊断是基于临床、生化结果、影像学检查及基因检测。

本家系中先证者及其亲属均存在身材矮小、下肢畸形、骨痛表现,生化检查示低血磷高尿磷,血钙、尿钙正常,25OHD 降低,PTH、ALPK 升高,骨龄落后,骨骼 X 线表现皮质骨增厚,缺乏骨吸收,基因检测示患儿、其母亲及姐姐 PHEX 基因均存在相同致病性突变(c.1645 C>T)。尽管血清 FGF-23 未测,但其临床症状、生化实验室检查、影像学均支持 XLH,结合其阳性家族史及基因检测结果故确诊。

(三)治疗

本例患儿及其姐姐先后予口服磷酸盐、骨化三醇药物及下肢生长手术矫正,但由于诊断及治疗较晚、未规范用药,其疗效不佳、术后出现骨痛,考虑到其经济情况,再次予磷酸盐 30 mg/(kg.d),骨化三醇 25 ng/(kg.d)药物口服治疗以期改善骨骼异常、促进生长、增加终身高、减少并发症发生。

【专家点评】

本案我们可以得到如下启示。

(1)注重家系分析,完善针对性检查。该家系存在身材矮小、下肢畸形、骨痛表现,低血磷、高尿磷、低 TmP,佝偻病骨改变,均为明确诊断提供了重要的临床资料。

(2)积极寻找病因,明确罕见病诊断。当临床诊断困难时,必要时可采用基因检测的手段。只有充分掌握了患儿的临床资料,才能做到准确选择合适基因检测手段。

(3)不断加深认识,阻止病情进展。对本例家系通过早诊断、早治疗患儿有望改善生长、防止下肢畸形的进一步进展,最终增加成年身高、改善生活质量。

(郑荣秀)

第二十九章　特发性肺动脉高压

病例 40　存在先天性心脏病的肺动脉高压，也可能与先天性心脏病无关

【背景知识】

肺动脉高压（pulmonary hypertension，PH）指由多种病因和不同发病机制所致肺血管结构或功能改变，引起的肺血管阻力和肺动脉压力升高的临床和病理生理综合征，继而发展为右心衰竭甚至死亡。特发性肺动脉高压指一类无明确病因，以肺血管阻力进行性升高为主要特征的恶性肺血管疾病，不伴随任何可能导致该种情况的基础疾病，患者往往合并不同程度的右心衰竭甚至死亡。

【病例简述】

（一）入院情况

患儿，女，6 岁 8 月龄，主因发现先天性心脏病 10 余天入院。因活动后气促就诊。否认多汗、晕厥、下气道感染病史。患儿系 G_1P_1，孕 38 周顺产，父母身体健康，否认家族遗传病史。

（二）入院查体

身高 119 cm，体重 20 kg，发育正常，营养中等，呼吸平，无明显发绀，无颈静脉怒张，双肺呼吸音对称，无啰音，心音有力，心律齐，L2 可闻及 Ⅱ/Ⅵ级收缩期杂音，P2 亢进，腹软，肝脏不大，无水肿，无杵状指趾(-)，静息状态下 $TcSO_2$ 97%~99%，活动后 $TcSO_2$ 92%~95%。

（三）入院检查

（1）心电图：右室肥大。

（2）超声心动：右心房室增大，左心室内径正常，房间隔中部可见直径约 18 mm 回声失落，可见左向右为主双向分流，三尖瓣瓣环扩大，可探及反流，PG80 mmHg，估测肺动脉收缩压 87mmHg。提示：中央型房间隔缺损，房水平左向右为主双向分流，重度肺动脉高压。

（3）胸片：双肺纹理增重，肺动脉段膨隆，心影饱满。

（4）胸 CT+CTA：双肺纹理重，气管居中，气管及诸支气管分支通畅。CTA 可见右心形态增大，上腔静脉回流正常。肺静脉回流正常。房间隔缺损（12 mm）。肺动脉干明显增粗，左右主肺动脉增粗。

（5）B 超：肝脾肾未见异常。

（6）肺功能：肺容量未见异常，肺顺应性正常，轻度阻塞性通气功能障碍。

（7）血常规：血红蛋白 139 g/L，红细胞压积 41%，白细胞 6.53×10^9/L，红细胞 4.86×10^{12}/L，中性粒细胞 50%，淋巴细胞 44%，单核细胞 6%，血小板 233×10^9/L。

（8）血气分析：pH 7.382，PCO_2 28.9 mmHg，PO_2 72.0 mmHg，SaO_2 92.6%，Beb-6.4 mmol/L。

（9）PRO-BNP 245.83pg/mL。

（10）肝功能、肾功能、心肌酶、心肌损伤标志物、血脂、甲状腺功能、出凝血时间、D- 二聚体、ASO、RF 未见异常。HIV-Ab(-)。乙肝五项：HBsAb(+)，余(-)。ANA(-)、ENA(-)、ANCA(-)。

（11）遗传病全外显子组测序检测：未检测到与临床提示相关的致病性变异。

（12）血尿代谢病筛查：未见异常。

（13）肺动脉造影：肺野透过度增加，主肺动脉增粗，肺血管分支减少，部分肺血管突然弯曲，肺组织毛细血管充盈度减少，循环时间延长。

（14）心导管检查：SaO_2 91.6%；肺循环血量 / 体循环血量 0.83；肺循环阻力 / 体循环阻力 0.81；心排血量 4.3（L/min）；肺动脉楔压 10/0/4 mmHg；肺动脉压 80/48/61 mmHg；肺血管阻力指数：13.9WU·m^2 急性肺血管扩张试验(-)。

（15）6 min 步行试验距离：420 m。

【病例分析】

（一）逐层递进式诊断分析

1. 提示肺动脉高压　临床活动后气促 + 查体 P2 亢进 +ECG 示右室肥大 +UCG 示右心扩大，房水平双向分流，三尖瓣反流，估测肺动脉压力 87 mmHg+ 胸片示肺动脉段膨隆，提示存在肺动脉高压。

2. 诊断肺动脉高压并分级　根据心导管检查结果，平均肺动脉压 >25 mmHg，肺动脉楔压 <15 mmHg，肺血管阻力 >3Wood U，诊断肺动脉高压。肺动脉收缩压 >70 mmHg，肺 / 体循环阻力比 >0.75，为重度肺动脉高压。

3. 肺动脉高压的临床分类　根据 2013 年尼斯会议肺高压的临床分类，根据 UCG 除外左心疾病所致肺高压；结合血气分析、肺功能和肺 CTA 结果除外呼吸系统疾病和 / 或缺氧所致的肺高压；结合 CTA 和肺动脉造影除外慢性血栓栓塞性肺高压；根据全外显子组测序除外遗传性肺动脉高压；根据 ANA、ENA、ANCA、B 超、肝功能和 HIV-Ab 结果，除外免疫组织疾病、HIV 感染、门脉高压所致肺动脉高压；根据血常规、肾功能、甲状腺功能、肾功能、代谢病筛查和乙肝五项等除外血液系统疾病、代谢性疾病、肾脏疾病、甲状腺疾病等所致肺高压。除外上述，此患儿肺动脉高压考虑先天性心脏病相关肺动脉高压(PAH-CHD)。

4.PAH-CHD 的分类　患儿 6 岁，存在重度肺动脉高压，UCG 示房间隔缺损为 18 mm（<20 mm），分类为 PAH-CHD 中肺动脉高压并存先天性心脏病：即存在小型缺损，但 PAH 严重，临床表现与特发性肺动脉高压相似，亦有将其归类为特发性肺动脉高压。

5.PAH-CHD 性质的评估　6 岁；肺循环血量 / 体循环血量 0.83（<1.5）；SaO_2 91.6%（<92%）；肺循环阻力 / 体循环阻力 0.81（>0.5）；肺动脉楔 10 mmHg（<12）；肺血管阻力指数 13.9WU.m^2；急性肺血管扩张试验阴性，提示梗阻性肺动脉高压的可能。

6. 诊断　患儿存在重度肺动脉高压，分类考虑 APAH-CHD 中肺动脉高压并存先天性心脏病，注意特发性肺动脉高压可能，目前考虑可疑梗阻性肺动脉高压。

7.PAH-CHD 预后的评估　无明确右心衰竭表现，症状无进展加重，无晕厥病史，生长发育正常,WHO 功能分级 I-II 级,BNP 轻度升高,考虑低危。

（二）治疗

1. 支持治疗　吸氧、预防感染、利尿剂、正性肌力药物。

2. 肺血管扩张剂　钙离子通道阻滞剂、前列环素类似物、内皮素受体拮抗剂、磷酸二酯酶-5 抑制剂。吸入一氧化氮等。本患儿 APVT 试验阴性,为低危患者,首选内皮素受体拮抗剂。

【专家点评】

本案我们可以得到如下启示。

（1）寻觅病因,不可一叶障目。肺高压病因众多,分类复杂,可疑肺高压患儿应接受专业医师诊断,完善包括基因检测在内的各类辅助检查,积极寻找潜在病因,根据规范诊断流程,进行全面的诊断。对于 PAH-CHD 患儿,首先综合临床资料和无创检查综合评估 PAH 的性质,不能明确者,应积极进行右心导管检查。

（2）诊断疾病,重视导管检查。右心导管检查是诊断肺高压的金标准,可以确诊 PAH 的严重程度和性质;对于先天性心脏病并存重度肺动脉高压患儿,应进行急性肺血管扩张试验,以评价肺血管反应,对 PAH 治疗方法的选择和预后有重要意义。应用心导管资料综合评价重度 PAH-CHD 的性质。

（3）全面评估,才能万无一失。对于 PAH-CHD 中肺动脉高压并存先天性心脏病的患儿,临床表现与特发性肺动脉高压类似,缺损的存在可能对此类患儿是有益处的,对于此类患儿应全面分析,正确评估,切忌盲目纠治缺损。

（李亭亭　程佳）

第三十章　特发性肺纤维化

病例 41　慢性咳嗽 & 间质性肺疾病

【背景知识】

特发性肺纤维化（idiopathic pulmonary fibrosis，IPF）是一种病因和发病机制尚不明确的、慢性进行性纤维化性间质性肺疾病。病变主要局限于肺部，好发于中老年男性，其肺组织学病理和／或胸部高分辨率 CT（high resolution computed tomography，HRCT）特征性地表现为寻常型间质性肺炎（usual interstitial pneumonia，UIP）。儿童 IPF 的发病率低于成人，但近年来儿童 IPF 的发病率亦有上升趋势。

【病例简述】

（一）入院情况

患儿女，11 岁，因近 3 个月来出现干咳，进行性呼吸困难，体重减轻，疲乏无力入院。该患儿初始临床表现为流感样症状，咽痛、咳嗽、自觉发热等，无咳痰，后渐进性出现活动后气短，静息时无气短，无夜间阵发性呼吸困难，无咳粉红色泡沫样痰，同时伴有轻微胸痛。院外应用多种抗感染药物，症状未见改善，呼吸困难呈进行性加重，来医院就诊。否认肝炎、结核、遗传代谢性疾病等病史。

（二）入院查体

呼吸 46 次 /min，体重 22 kg。精神状态差，体质消瘦，皮肤无黄染、皮疹及出血点，浅表淋巴结未触及肿大，口腔黏膜光滑，咽充血，呼吸急促，口唇及指端无发绀，可见杵状指，三凹征阳性，双肺底闻及细小捻发音，心音有力，心律齐，心率 92 次 /min，未闻及杂音，腹部平坦，触诊质地较软，肝脾肋下未及，未触及包块，肾区叩击痛（-），移动性浊音（-），四肢肌力、肌张力正常，末稍微暖，正常女童外生殖器。

（三）入院检查

（1）血常规：Hb 152 g/L，RBC 5.28×10^{12}/L，WBC 5.6×10^9/L（N 0.74，L 0.26），ESR 32 mm/h。支原体抗体、病毒抗体、肿瘤标志物、风湿免疫系列、痰细菌学结核分枝杆菌等检查结果为阴性。

（2）动脉血气分析：pH 7.45，PaO_2 56.9 mmHg，$PaCO_2$ 42.20 mmHg。

（3）肺功能：显示为严重限制性通气功能障碍：用力肺活量（forced vital capacity，FVC）30%，最大呼吸量（forced expiratory volume，FEV）132%，FEV1/FVC：预计值的 109%。肺功能检查肺活量（vital capacity，VC）占预计值 30%，肺一氧化碳弥散量（diffusion capacity for carbon monoxide of lung，DLCO）占预计值 23%，提示为限制性通气功能障碍和弥散功能障碍。

（4）胸部高分辨率CT（HRCT）：示双肺周边部弥散网格影、蜂窝肺基础上出现新的浸润影。

【病例分析】

（一）逐层递进式鉴别诊断

IPF的临床诊断过程采用排除法，对疑似患儿均需要详细采集现病史、既往史、治疗经过、职业和环境暴露史、吸烟史、个人史、家族史，并进行体格检查。需要与其他已知病因的纤维化性间质性肺病，尤其是UIP型间质性肺病鉴别。

此外，以下辅助检查，如自身抗体、肿瘤标志物、支气管肺泡灌洗液（bronchoalveolar lavage fluid，BALF）细胞计数和分类，经支气管镜肺活检（transbronchial lung biopsy，TBLB）、经皮穿刺肺活检、经支气管淋巴结穿刺活检以及外科肺活检和纵隔镜淋巴结活检等，均有助于与其他ILD相鉴别。而其他辅助诊断技术的临床价值有以下几种。

1.BALF细胞计数和分类　IPF的BALF细胞学检查不具有特异性，细胞总数在正常范围，中性粒细胞和/或嗜酸性粒细胞比例增高，部分患儿细胞分类在正常范围。胸部HRCT表现为肯定UIP型的IPF患儿，诊断通常不需要进行BALF细胞学分析。有条件进行BALF细胞学分析的医院或胸部影像表现为不典型UIP型的患儿，可以考虑做这项检查，对于排除其他诊断，如过敏性肺炎、嗜酸性粒细胞肺浸润、肺孢子菌肺炎及恶性肿瘤等具有一定价值。

2.支气管镜肺活检术（transbronchial lung biopsy，TBLB）　TBLB对于某些ILD，如结节病，具有诊断价值。TBLB由于所获取的组织块小，部位局限，通常不能有效地反映肺组织整体病变特征，对于IPF诊断的特异性低。

3.自身免疫病血清学检查　结缔组织病相关性ILD可以表现为UIP型。ILD可以作为某种结缔组织病的首发表现，先于其他特定症状出现。大多数患儿均需要筛查血清学标志物，IPF患儿的抗核抗体和类风湿因子水平可以呈低滴度阳性，但是缺乏结缔组织病的其他临床特征。因此，需要仔细筛查有无结缔组织病的症状和体征，如关节炎、雷诺现象、皮肤肌肉改变、食管运动异常等。当除外结缔组织病后，才能够诊断为IPF。在患儿随访的过程中，需要定期复查上述临床症状、体征或血清学指标，当达到结缔组织病的诊断标准时，应当修正IPF的诊断。

4.临床-放射-病理（clinical-radiological–pathological，CRP）多学科诊断　多学科诊断模式有助于提高ILD，包括IPF诊断的准确性。

（二）诊断及确诊依据

1.诊断　特发性肺纤维化（IPF）。

2.确诊依据　依靠临床表现、高质量的胸部HRCT。仔细排除其他各种间质性肺炎，包括其他类型的特发性间质性肺炎和与环境暴露、药物或系统性疾病相关的间质性肺疾病。结合以下诊断标准。

（1）除外其他已知病因所致间质性肺疾病，如职业接触、室内外环境暴露、结缔组织病和药物性肺损害等。

（2）未行外科肺活检的患儿,HRCT 表现为 UIP 型(表 30-1)。

（3）行外科肺活检的患儿,结合 HRCT 和外科肺活检符合特定的类型(表 30-2)。

表 30-1　HRCT 上的 UIP 判断标准

典型 UIP 型（所有 4 个特征）	可能 UIP 型（所有 3 个特征）	不符合 UIP 型（7 个特征中任意 1 个）
病变主要位于胸膜下和肺基底部	病变主要位于胸膜下和肺基底部	病变主要分布于上、中肺
异常的网格状阴影	异常的网格状阴影	病变主要沿支气管血管束分布
蜂窝样改变,伴或不伴牵张性支气管扩张		广泛磨玻璃样影（范围超过网格样影）
		大量微结节（双侧,上肺分布为主）
无不符合 UIP 型的任何 1 条（见不符合 UIP 型）	无不符合 UIP 型的任何 1 条（见不符合 UIP 型栏）	散在囊状病变（多发,双侧,远离蜂窝肺区域）
		弥散型马赛克征／气体陷闭（双侧,三叶或多肺叶受累）
		支气管肺段／肺叶实变

表 30-2　结合 HRCT 和组织病理学表现的 IPF 诊断标准(需要多学科讨论)

类型	HRCT 类型	肺病理类型	是否诊断 IPF?
1	典型 UIP	典型 UIP,或拟诊 UIP,或可能 UIP,或无法分类纤维化	可诊断 IPF
2	典型 UIP	不符合 UIP	不诊断 IPF
3	可能 UIP	典型 UIP,或拟诊 UIP	可诊断 IPF
4	可能 UIP	可能 UIP,或无法分类纤维化	拟诊 IPF
5	可能 UIP	不符合 UIP	不诊断 IPF
6	不符合 UIP	典型 UIP	可能 IPF
7	不符合 UIP	拟诊 UIP,或可能 UIP,或无法分类纤维化,或不符合 UIP	不诊断 IPF

【专家点评】

本案我们可以得到如下启示。

（1）临床医生应当掌握的技能。诊断前,除了要充分熟悉病史和临床资料,必须铭记,影像学对病理诊断有重要的辅助价值,切忌不看胸部 CT 即做 UIP 甚至是 IPF 的诊断报告。构建多学科诊断模式和日常运行机制,加强影像学医师、病理医师和临床医师之间的沟通对完善病理诊断至关重要。

（2）随访病患建议关注的问题。注意随访和排除继发性 UIP,结缔组织病相关的临床和血清学阳性表现会随着病情发展逐渐显现,应高度怀疑结缔组织病。建议常规行自身免疫抗体血清学检查,在随访过程中需经常复查,一旦发现异常则应及时修正诊断。

（董汉权　徐勇胜）

第三十一章　异戊酸血症

病例 42　发热、呕吐、精神差，常见症状的非普通诊断
——人类认识的第一种有机酸代谢病异戊酸血症

【背景知识】

异戊酸血症即异戊酰辅酶 A 缺乏症（Isovaleric Acidemia，IVA），是人类认识的第一种有机酸代谢病，为常染色体隐性遗传，*IVD* 基因变异导致亮氨酸代谢途径中异戊酰辅酶 A 脱氢酶缺乏，从而使异戊酸及其代谢产物在体内堆积，引起代谢性酸中毒及脑、肝、肾、骨髓等脏器的功能损害。

【病例简述】

（一）入院情况

患儿，男，2011 年 11 月 8 日出生，3 岁因 "4 天前发热 2 天，呕吐伴精神差 2 天" 住院。

入院前 4 天出现发热，最高体温 39 ℃，持续 2 天后体温正常，入院前 2 天出现频繁呕吐，最多 15 次 / 日，为内容物，量不多，伴有精神差、睡眠增多，可唤醒，能正确对答，但吐字不清，数分钟再次进入睡眠状态。

父母非近亲结婚，患儿系 G_1P_1，母孕期体健，孕 39^{+6} 周顺产，否认生后窒息史，发育里程碑正常，精神运动发育适龄，否认既往类似病史，否认家族遗传病史，父亲幼时有发热抽搐病史 1 次。

（二）入院查体

血压 90/60mmHg，体重 11.7 kg，发育正常，营养中等，神清，精神差，反应弱，呼吸平稳，无发绀，颈亢（+），双瞳孔等大同圆，直径 3 mm，对光反应灵敏，咽充血，咽反射（+），颅神经（-），双肺呼吸音粗，未闻及干湿啰音，心音有力，心律齐，腹软，未及包块，肝右肋下 1 cm，质软边锐，脾肋下未及，四肢肌张力偏低，肌力正常，双膝腱反射（++），双侧跟腱反射（++++），双侧踝阵挛（+），双巴氏征（-）。末梢循环好，毛细血管再充盈时间 <2 s。

（三）入院检查

（1）血气分析 pH7.28（参考值：7.32~7.42），pCO_2 22 mmHg（参考值：41~45 mmHg），BE-14.6mmol/L（参考值：-3~+3mmol/L）。

（2）血氨 160 μg/dL（参考值：12~66 μg/dL）；尿酸 1246 μmol/L（143~339 μmol/L），阴离子间隙（AG）29.1 mmol/L（参考值：8.0~16.0 mmol/L），CO_2 10.0 mmol/L（22~29 mmol/L），肝肾功能正常。

（3）脑脊液压力及常规、生化正常，EB 病毒、单纯疱疹病毒、肺炎支原体阴性，培养阴性。

（4）脑电图示异常幼儿脑电图,全导弥漫性慢波(各导为 2~4 HZ 中高电位为主 δθ 活动,左右大致对称)。

（5）头颅磁共振示于 T2 及 FLAIR 序列见双侧额顶叶脑室旁白质区高信号影,颈胸段脊髓核磁阴性。

（6）血、尿、便常规正常。

（7）心电图示室性早搏,部分导联 T 波宽钝,隐见 u 波,超声心动示左心室游离腱索,胸片示心肺膈无著变。

（8）气相色谱质谱联用法遗传代谢病尿筛查发现酮体、3 羟基异戊酸和异戊酰甘氨酸在尿中排泄有明显增高,同时发现 3 羟基戊二酸也略有增高,提示异戊酸血症;液相串联质谱法遗传代谢病提示 C5,C5/C4,C8/C3,C8/C12 增高,C0 减低。

（9）全外显子组测序结果显示:*IVD* 基因存在 c.224 A>G(p.Asn75Ser)和 c.1195G>C(p.Asp399His)复合杂合突变,父母各携带一个杂合变异,依据美国医学遗传学与基因组学学会的变异解读指南,该变异判定为致病性变异。

【病例分析】

（一）逐层递进式鉴别诊断

根据患儿的症状、体征和辅助检查,综合分析患儿临床特点,按照神经科定位、定性的诊断思路,进行逐层递进式鉴别诊断。

1. 病毒性脑炎　表现为急性起病、呕吐、精神差等表现,需要首先与该病鉴别,脑脊液常规生化及病原学检查可明确除外。

2. 感染中毒性脑病　患儿于发热后出现脑病表现,应鉴别感染中毒性脑病,但该病多伴有严重颅外感染表现,且多于发病极期出现,外周血感染指标多明显升高,不难鉴别

3. 瑞氏综合征　又称脑病合并内脏脂肪变性综合征,病因多为流感、水痘、肠道病毒感染等,可表现为频繁呕吐、发热、嗜睡、惊厥,肝脏肿大,低血糖、代谢性酸中毒、高血氨,脑脊液压力升高,脑脊液化验多正常,脑电图背景慢波,该病肝大、肝功能损害明显,且病死率较高,肝穿刺活检为肝脂肪变性,尿 GC/MS、血 MS/MS 检查可鉴别。

4. 其他有机酸代谢性疾病　患儿病情为感染或低蛋白饮食后出现脑病样表现,各种有机酸血症均可出现同样表现,急性期的"汗脚味"比较特异,但戊二酸尿症 II 型因体内有丁酸、异丁酸、2- 甲基丁酸和异戊酸积聚亦可由类似的气味,需要血氨基酸和肉碱谱分析、尿有机酸分析进行鉴别诊断。

（1）尿素循环障碍:表现为高血氨、肝大、抽搐及昏迷,完全酶缺乏时血氨水平大于150μmol/L,通常无代谢性酸中毒,但呼吸性碱中毒可继发代谢性酸中毒,尿 GC/MS、血 MS/MS 检查及基因检查助诊。

（2）线粒体脑肌病:如 Melas 综合征,为全身多系统损害,主要影响肌肉及神经系统,儿童期起病,典型临床表现包括乳酸酸中毒及反复卒中样发作,可通过典型头颅 MRI、线粒体基因分析鉴别。

（3）异戊酸血症:3 岁儿童,急性起病,前驱感染病史后出现呕吐、精神差、嗜睡,脑病样

表现,脑脊液化验正常,血气分析示代谢性酸中毒、高血氨、高尿酸血症,结合尿 GC/MS 及血 MS/MS 结果,基因检查提示 *IVD* 基因存在复合杂合突变,确诊异戊酸血症。

（二）诊断及确诊依据

1. 诊断　异戊酸血症。

2. 确诊依据

（1）尿有机酸分析异戊酰甘氨酸水平显著升高,血氨基酸和肉碱谱分析见血异戊酰肉碱（C5）,异戊酰肉碱（C5）/乙酰基肉碱（C2）比值明显升高。

（2）*IVD* 基因突变分析。

临床疑似,可行（1）进行筛查,（2）确诊。

【专家点评】

本案我们可以得到如下启示。

（1）面对常见症状,别忘了非普通诊断。综合分析病情特点,发现蛛丝马迹,本例患儿发热、呕吐、精神差,症状无特异性,但化验检查提示代谢性酸中毒、高氨血症、高尿酸血症为明确诊断提供了重要的线索。追根究底,积极寻找背后病因,明确最终诊断,对于遗传代谢性疾病,基因检测仍是最终确诊手段。

（2）研读相关检查,别止步于常规化验。柳暗花明,合理选择相关检查。本例患儿突出症状为伴随感染出现的脑病样表现,脑脊液检查正常除外脑炎,结合血生化结果,考虑遗传代谢性疾病不除外。行尿气相色谱质谱分析及血串联质谱分析检查,检测结果为疾病诊断及进一步基因检查明确方向。

（雷梅芳　李东）

病例 43　新生儿呼吸道感染伴呕吐、体重下降,也许没那么简单
——新生儿期即可起病的异戊酸血症

【背景知识】

异戊酸血症（isovaleric acidemia，IVA）是一种因异戊酰辅酶 A 脱氢酶（isovaleryl Coenzyme A dehydrogenase，IVD）缺陷导致的亮氨酸代谢异常疾病,以代谢危象和精神运动发育迟缓为特征,可导致永久性残疾和死亡,而通过新生儿早期诊断和治疗可促进正常发育。全球各地区因为人种以及地理环境的原因 IVA 的发病率存在较大差异。欧洲为 1/622489~1/45466,中国大陆发病率约为 1：190000。

【病例简述】

（一）入院情况

患儿男,10 天,主因"喉中痰鸣 3 天"入院。系 G_2P_1,孕 40^{+1} 周因巨大儿行剖宫产出生,否认宫内窘迫及生后窒息史,生后即哭,哭声响亮,Apgar 评分不详,否认胎盘、脐带、羊水情况异常。生后 12 h 首排胎便,持续 2 天转黄,生后 3 h 开奶,纯母乳喂养。入院前 3 天（生后 7 天）家属发现患儿喉中痰鸣,吃奶时明显,伴哭声低哑,未予特殊处理,无发热、咳嗽、青紫、呼吸困难等。发病以来,精神反应可,吃奶可,偶有呛奶,曾呕吐 4 次,呕吐物为白色奶汁

及黏液,无咖啡样物,尿便正常。

父母亲体健,否认特殊疾病家族史。母亲第一胎孕早期自然流产。患儿出生体重:4 420 g。

入院后发现患儿间断出现肢体抖动,四肢均可发生,抖动幅度较大,每次持续时间不等,多于 1~2 min 自行缓解,不伴青紫、呼吸困难,发作时无心率变化,患儿入院后出现吃奶差,伴呕吐明显,约呕吐 5 次 / 日。

(二)入院查体

体重 3950 g,肛温 37.0° C,呼吸 40 次 / 分,脉搏 136 次 / 分,血压 68/35 mmHg,$TcSO_2$98%,神清,精神反应可,呼吸平,无发绀,三凹征(-),前囟平软,张力不高,双肺呼吸音粗,可闻及少许痰鸣音,心音有力,心律齐,心前区未闻及明显杂音,腹软不胀,肝右肋下 1 cm,质软,边锐,脐轮不红,可见少许血性渗出,四肢活动自如,四肢肌张力正常,原始反射均可引出,末梢暖,脉搏有力,前臂内侧毛细血管再充盈时间 2 s。

(三)入院检查

(1)血常规:白细胞 7.7×10^9/L,血红蛋白 175 g/L,血小板 358×10^9/L,CRP<2.5 mg/L。血气分析:pH7.374,BE-3.4 mmol/L。肝肾功能、电解质、血糖、感染指标均正常。心肌酶 CK1091U/L(参考值:50~310U/L),CKMB67U/L(参考值:0~24U/L),CKMBmass29.71 ng/mL(参考值:0~14.97 ng/mL),肌钙蛋白 0.15 ng/mL(参考值:0~0.107 ng/mL)。TORCH 及呼吸道病原学均阴性。血免疫球蛋白未见明显异常。尿常规示尿蛋白(±)、酮体(±)。血氨 84 μg/dL(参考值:12~66 μg/dL)。

(2)胸腹联合片示:双肺纹理重,右肺野可见小片状密度增高影 - 新生儿肺炎,腹部未见明显异常。UCG 示卵圆孔未闭。B 超示颅内囊性结节,双睾丸鞘膜积液,肝胆脾肾肾上腺未见异常,未见幽门肥厚性狭窄。脑电图示中度异常。头 MR 示:双侧额顶叶大片状长 T1、长 T2 信号影,脑沟增宽,蛛网膜下腔出血(少量)。

(3)尿代谢病筛查示:除了发现 3 羟基异戊酸和异戊酰甘氨酸明显增高外,同时发现肌氨酸、酮体、甲基琥珀酸和异戊酰谷氨酸也略有增高,提示患儿有异戊酸血症。血代谢病筛查示:瓜氨酸 / 苯丙氨酸、缬氨酸 / 苯丙氨酸、异戊酰肉碱、丁酰肉碱 / 丙酰肉碱、异戊酰肉碱 / 丁酰肉碱、辛酰肉碱 / 丁酰肉碱、辛酰肉碱 / 十二酰肉碱增高;色氨酸、游离肉碱、游离肉碱 / 葵二烯酰肉碱减低,结合尿代谢病筛查结果,提示上述改变为异戊酸血症继发肉碱缺乏所致。

(4)全外显子基因检测:通过对疾病相关基因的测序分析,发现与疾病表型相关的高度可疑变异,变异基因 *IVD*, c.890 C>T(p.A297 V)(来源于母亲), c.815G>A(p.R284Q)(来源于父亲),考虑为异戊酸血症致病基因。

【病例分析】

(一)逐层递进式鉴别诊断

认真梳理患儿的病史、查体及相关检查等,综合分析患儿的临床特点,进行逐层递进式鉴别诊断。

1. 新生儿肺炎　患儿主因喉中痰鸣 3 天入院,查体双肺可闻及少许痰鸣音,一般首先想到呼吸道感染问题,但临床医师追问病史一定要仔细,此患儿生后体重不增反降,住院后仍有呕吐及肢体抖动,不能单用感染性疾病解释,需进一步行相关检查助诊。

2. 颅内感染　患儿存在呼吸道感染,伴体重不增反降,呕吐及肢体抖动,需注意颅内感染问题,入院后监测感染指标不高,虽拒绝腰椎穿刺检查,临床依据不足。

3. 消化系统疾病　患儿体重不增反降,伴呕吐,需注意消化系统疾病,入院后查体腹不胀,查便常规阴性,B 超及立位腹平片阴性,临床依据不足,必要时行消化道造影助诊。患儿住院后有肢体抖动,需注意电解质紊乱问题,查血气、电解质未见异常,不支持。

4. 异戊酸血症　患儿有体重不增反降,伴呕吐,肢体抖动,尿酮体(±),虽无明显低血糖、代谢性酸中毒及高氨血症,需注意遗传代谢性疾病,尿代谢病筛查示:异戊酰肉碱(C5)和异戊酰甘氨酸水平明显升高,临床诊断 IVA。进一步完善基因检测示 *IVD* 基因变异,c.890 C>T(p.A297 V)(来源于母亲), c.815G>A(p.R284Q)(来源于父亲),复合杂合突变,支持异戊酸血症诊断。

(二)诊断及确诊依据

1. 诊断　异戊酸血症。

2. 确诊依据　目前异戊酸血症的主流诊断方法有三种。

(1)血串联质谱和尿有机酸气相质谱分析发现异戊酰肉碱(C5)和异戊酰甘氨酸水平明显升高可确诊 IVA。

(2)在成纤维细胞、淋巴细胞、羊水细胞进行 IVD 酶活性分析以及外周血白细胞 DNA 分析也是实验室异戊酸血症的辅助诊断,但普及率和应用率不高。

(3)基因诊断是基于人类固有的遗传信息进行检测,已成为各类遗传代谢病精准分型诊断的最有力依据。人类 IVD 基因位于 15q14-15 号染色体上,由 12 个外显子组成,该基因长 15kb。到目前为止,超过 100 个突变的 IVD 基因已经在 IVA 者中被确定目前被列入了人类基因突变数库中,包括错义突变、剪接突变和框架移位。临床疑似,加以上三者之一即可确诊。

【专家点评】

本案我们可以得到如下启示。

(1)遗传代谢病诊断,越早越好。本例患儿以呼吸道感染入院,有呕吐病史,体重较出生体重明显下降,入院后医生发现患儿间断出现明显肢体抖动,这些都为明确诊断提供了重要的临床资料,作为儿科医生尤其是新生儿科医生,详细询问病史,仔细观察病情变化,对于不能用常见疾病解释的病情变化,一定要想到遗传代谢性疾病。

(2)某些非常见疾病,千万莫忘。急性新生儿型 IVA 患儿多在新生儿期 2 周内急性发病,患者可出现低体温和脱水情况,常表现为喂养困难、恶心、呕吐、惊厥、汗脚味等。发作常由上呼吸道感染和摄入高蛋白质饮食诱发,对于住院期间禁食静脉营养的患儿病情突然加重时应想到此病可能。

(3)遗传咨询及筛检,保险前移。目前 IVA 尚无根治方案,因此及时进行三级预防包括孕前筛查,孕期诊断及新生儿筛查,对做到早发现早诊断早治疗具有重要意义。向具有已知危险因素的家庭提供适当的遗传咨询,有助于社会机构对怀孕夫妇进行适当的管理,针对性的基因突变分析可以让医生对携带者进行筛查,从而获得更有效的产前诊断。

(石武娟 郝丽红)

第三十二章　特发性低促性腺激素性性腺功能减退症

病例 44　小阴茎伴嗅觉缺失,需考虑卡尔曼综合征

【背景知识】

特发性低促性腺激素性性腺功能减退(idiopathic hypogonadotropic hypogonadism,IHH)是促性腺激素释放激素(gonadotropin-releasing hormone,GnRH)神经元迁移异常,或 GnRH 合成、分泌或作用障碍而引起的下丘脑 - 垂体 - 性腺轴异常,并最终导致性腺功能减退及不育。若同时合并有嗅觉缺失则称为卡尔曼综合征(kallmann syndrome,KS),否则称为嗅觉正常的 IHH(normosmic IHH,nIHH)。

【病例简述】

(一)入院情况

患儿,男,8 岁,因阴茎短小 2 年余入院。

患者于入院前 2 年无明显诱因出现阴茎短小,尚无第二性征发育,伴有嗅觉缺失;无生长发育迟缓,无智力障碍,无唇裂、腭裂、耳聋、色盲,无头痛、头晕、视物模糊、视野缺损。

患儿系 G_1P_1,足月顺产,否认家族中类似病人,否认家族中不孕不育病史。

(二)入院查体

身高 134.9 cm(+0.89SD),体重 32 kg(+1SD)。体格发育正常,智力正常,营养良好。双肺呼吸音清,心音有力,律齐,各瓣膜未闻及杂音。腹软,肝脾肋下未及。男童外生殖器,Tanner I 期,右侧睾丸位于阴囊内,大小约 1.5 mL,左侧睾丸位于腹股沟处,大小约 1.5 mL,阴茎 2.5 cm(<-2.5SD)。

(三)入院检查

(1)肝肾功能电解质正常。

(2)性激素全项示促卵泡生成素(FSH)0.5mIU/mL(参考值: 0.46~5.45),促黄体生成素(LH)<0.07mIU/mL(参考值: 0~1.34mIU/mL),催乳素(PRL)4.43 ng/mL(参考值: 0~21.47 ng/mL),雌二醇(E2)<11.8 pg/mL(参考值: 11.00~44.00 pg/mL),孕酮(P)<0.21 ng/mL(参考值:0.00~0.68 ng/mL),睾酮(T)24 ng/mL(参考值:0~20.32 ng/mL)。

(3)肾上腺皮质功能示促肾上腺皮质激素(ACTH)19.2pg/mL(参考值:0~46pg/mL),皮质醇(Cor)9.35ug/dL(参考值:5~25ug/dL)。

(4)游离甲功示游离三碘甲状腺素(FT3)5.86 pmol/L(参考值:3.93~7.17 pmol/L),游离甲状腺素(FT4)14.07(参考值: 9.01~19.05),促甲状腺激素(TSH)1.94 uIU/mL(参考值:

0.35~4.94uIU/mL）。

（5）GnRH 激发试验：予戈那瑞林 80 ug 静脉注射，于注射 0 min、30 min、60 min、90 min 测定静脉血清 FSH、LH 水平。结果如表 32-1 所示，LH 峰值出现在 60 min 为 1.15mIU/mL，较基础值上升 3 倍以上。

表 32-1　GnRH 激发试验

	0 min	30 min	60 min	90 min
FSH	0.5	2.1	2.9	3.4
LH	<0.07	1.14	1.15	0.92

（6）骨龄示 8.7 岁（+0.7）。

（7）染色体核型分析及 SRY 基因示 46，XY，检测到 SRY 基因且无致病性突变。

（8）抗缪勒氏管激素（AMH）示 40.78 ng/mL（参考值 38.11-169.92）。

（9）人绒毛膜促性腺激素（hCG）示 <1.00 mIU/mL（参考值 0~4.32mIU/mL）。

（10）影像学检查：垂体核磁示垂体信号均匀，高度 1.62 mm，垂体柄居中，视交叉无移位，诊断：垂体体积小。睾丸超声示双侧睾丸体积小，左侧 2.3 cm×1.1 cm×0.8 cm（1.41mL），右侧 1.9 cm×1.2 cm×0.9 cm（1.43mL）。

（11）全外显子组测序：结果显示 PROKR2 基因突变：c.533G>C，p.Trp178Ser，为疑似致病变异。

【病例分析】

（一）根据患儿病史、查体及相关检查，逐步分类及鉴别诊断

1. 性发育异常（disorders of sex development，DSD）　患儿主因"阴茎短小 2 年余"入院，查体示阴茎 2.5 cm（<-2.5SD），左侧睾丸位于腹股沟内。患儿存在小阴茎及隐睾，故诊断性发育异常。性发育异常定义为染色体、性腺及表型性别的不一致，包括正常发育的停滞。

2. 46，XY 性发育异常　根据染色体核型可将 DSD 分为性染色体异常 DSD、46，XX DSD 及 46，XY DSD，本例患儿完善染色体核型示 46，XY，故进一步诊断为 46，XY 性发育异常。可与 Klinefelter 综合征相鉴别，该病核型为 47，XXY，属于性染色体异常 DSD。

3. 睾丸发育异常　本例患儿为 46，XY 性发育异常，需进一步明确是否存在睾丸发育异常。睾丸发育异常包括完全或部分型性腺发育不良、卵睾型 DSD 及睾丸退化等。患儿 B 超示睾丸结构，AMH 正常，FSH 及 LH 不高，hCG 激发试验示睾酮分泌正常，暂不考虑此类疾病，最终确诊依赖性腺活检。

4. 部分性雄激素受体不敏感（partial androgen insensitivity syndrome，PAIS）　PAIS 轻症患者也可表现为小阴茎及隐睾，且青春期前 HPG 轴未启动，难以鉴别，最终诊断有赖于基因检测。

5. 低促性腺激素性性腺功能减退症（hypogonadotropic hypogonadism，HH）　患儿临床

表现为小阴茎、小睾丸及隐睾，GnRH激发试验前FSH、LH水平位于正常低限，激发后峰值延后，高度提示本病。患儿既往无手术外伤史，垂体核磁未见肿瘤及其他异常，不考虑获得性HH。患儿生长发育、智力、视力均正常，不考虑Prader-willi综合征、Laurence-Moon-Biedl综合征及Alstroms综合征等综合征性HH。

6.Kallmann综合征　患儿存在性发育异常及嗅觉缺失，高度提示本病，完善基因检测发现*PROKR2*基因突变，故诊断。

（二）诊断及确诊依据

1. 诊断　Kallmann综合征。

2. 诊断依据　①有性腺功能减退症的临床表现；②LH、FSH、T水平低下；③甲状腺轴功能、肾上腺轴功能及泌乳素正常；④鞍区MRI未见下丘脑及垂体器质性异常；⑤嗅觉缺失；⑥GnRH激发试验表现为反应延迟；⑦染色体核型正常。

【专家点评】

本病例我们可以得到如下启示。

（1）抓住所有线索，多维度分析。对于性发育异常患儿，可以从以下角度分析：首先完善染色体核型，以鉴别是否为染色体异常，如Klinefelter综合征等；其次检测LH、FSH及GnRH激发试验后的水平，以鉴别是高促性腺激素性还是低促性腺激素性的性腺功能减退，前者如性腺发育不良、睾丸退化等；再次检测雄激素合成途径中的关键产物及其他类固醇激素，如17羟孕酮、脱氢表雄酮、雄烯二酮、睾酮及双氢睾酮等，对于判断是否存在酶缺陷有重要提示意义；最后通过影像学及病理学检测以明确性腺位置、性质，及下丘脑垂体及嗅球嗅束异常。

（2）无论是否典型，重视查基因。由于性发育未启动，青春期前儿童的Kallmann综合征诊断存在一定的困难。对于伴有嗅觉缺失，腭裂、唇裂等中线结构异常者不难诊断。但对于不典型患者，常需充分检查以资鉴别其他原因引起的性发育异常。最终的诊断依赖基因检测。

（牛乐乐　姜丽红）

第三十三章　朗格罕细胞组织细胞增生症

病例45　外伤后骨头为啥迟迟不愈合?
——以骨骼病变为主要临床表现的朗格罕细胞组织细胞增生症

【背景知识】

朗格罕细胞组织细胞增生症(Langerhans cell histiocytosis, LCH)是儿童组织细胞疾病中的一种类型,目前被认为是来源于髓系的炎性肿瘤性疾病。本病临床表现异质性强,可累及全身各个脏器,其中皮肤、骨骼、肺和垂体最为常见。病理特点为CD207阳性的组织细胞形成肉芽肿样病变伴局部炎性细胞浸润。60%左右的患儿存在BRAF V600E突变。

【病例简述】

(一)第一次入院

1.入院情况　患儿,男,1岁8月,主因"发热20 h,9 h内抽搐2次"入院。

入院前20 h出现发热,自觉高热,未测体温,予物理降温后未监测体温。入院前13 h出现抽搐,表现为意识丧失,双眼凝视,牙关紧闭,四肢屈曲强直,持续约1 min自行缓解。入院前4 h再次出现抽搐,表现形式同前,持续约3 min自行缓解,抽时自觉高热,未测体温。抽后精神弱,无言语及肢体活动障碍。

否认头外伤史。入院前19天有左上肢摔伤病史,后发现患儿左上肢持物减少,间断就诊行上肢X线、MRI等检查。

患儿系G_1P_1,足月顺产,出生体重3.45 kg。生长发育适龄,饮食正常。按计划预防接种。否认遗传代谢疾病家族史。父母体健,否认抽搐及智力低下。

2.入院查体　发育正常,营养中等,全身皮肤无皮疹、出血点及牛奶咖啡斑,无皮毛窦。左前臂较右前臂稍肿胀,不红,皮温不高,前臂围22 cm,浅表淋巴结未触及肿大,头颅五官无畸形,双瞳孔等大等圆,直径3 mm,对光反射灵敏,前囟已闭,颈亢(-),双肺呼吸音粗,心音有力,心律齐,腹部平软,肝脾未及,肠鸣音正常,四肢肌张力、肌力Ⅴ级,腹壁反射(+),跟膝腱反射(++),克氏征(-),双侧巴氏征(-),布氏征(-)。

3.入院检查

(1)入院前19天门诊行X-ray示左尺骨中段密度不均匀减低,外院行MR示左尺骨中下段骨质破坏伴骨干骨膜增生,病理性骨折伴周围软组织水肿。

(2)血常规:Hb 126 g/L,WBC 12.13×10^9/L(N 0.61,L 0.30,M 0.08),PLT 430×10^9/L。

(3)肝肾功能正常,免疫球蛋白正常,病原学检查阴性。遗传代谢病血液筛查、尿液筛查未见异常。ANA、ENA阴性。

(4)入院后行左侧尺、桡骨正侧位X-ray示左尺骨中部骨质破坏,边界较清,部分骨皮质消失,骨膜增生明显,范围较广。提示左尺骨朗格汉斯细胞组织细胞增生症。

（二）第二次入院

全麻下行左尺骨开窗取活检术,术后病理结果回报:朗格汉斯细胞组织细胞增生症,其间可见少许死骨组织,散在较多淋巴细胞、嗜酸性粒细胞、组织细胞及多核巨细胞。头CT示枕骨左侧局部骨质缺损,邻近左枕部皮下软组织密度影并与颅内沟通,枕骨正中局部骨质缺损伴局部软组织密度影,右侧顶骨局部骨质缺损伴局部软组织密度影,右额部颅板下方小片状低密度影。垂体MR未见异常。

（三）第三次入院

（1）骨髓形态学:三系增生骨髓象。血液肿瘤免疫分型:粒细胞在CD13-CD16、CD13-CD11b点图上表现为分化异常。染色体核型:46XY。BRAF-V600E基因突变(-)。

（2）头+垂体MR平扫:枕骨中线区及枕骨左侧、左侧蝶骨大翼及左眶外侧壁多发骨质破坏伴软组织肿块。于T2W1及FLAIR序列见左侧顶叶白质区小片状高信号影;右顶部局部脑沟增宽;松果体区点状长T2信号影;垂体高度约4 mm,信号强度未见异常。

【病例分析】

（一）逐层递进式鉴别诊断

患儿因发热、抽搐入院后,查体发现既往外伤处肿胀,遂行进一步病理检查得以确诊。本病可累及几乎全身各个脏器,该患儿以骨骼病变为主要临床表现,故予相应疾病进行鉴别诊断。

1. 慢性中耳炎、乳突炎　慢性中耳炎是中耳黏膜、骨膜或深达骨质的慢性化脓性炎症,常与慢性乳突炎合并存在。其中胆脂瘤型中耳炎引起的骨质改变程度较重。慢性中耳炎所致的骨质改变多为听小骨破坏、鼓室骨窦内软组织团块影等。LCH出现颞骨病变需要与该病相鉴别,本患儿无耳鼻喉临床症状,影像学亦不支持。

2. 眶蜂窝织炎　该患儿影像学存在左眶外侧壁骨质破坏,需与眶蜂窝织炎相鉴别。该病一般有明确的病原体感染,有特异性眼眶局部急性炎症表现。患儿临床无眼部相关感染临床表现,不支持本病。

3. 视母细胞瘤　本病发展至眼外期可至眶周骨质破坏,临床查体可见眼球突出和(或)眶内肿块。该患儿无相关临床表现,不支持。

4. 骨肿瘤　尤文肉瘤、骨肉瘤等可出现长骨、扁骨等部位病变。该患儿手术病理结果可除外此类疾病。

（二）诊断及确诊依据

1. 诊断　朗格罕细胞组织细胞增生症。

2. 确诊依据

（1）有肢体肿胀的临床表现。

（2）影像学检查可见广泛骨质破坏。

（3）确诊本病最可靠的依据为病理检查,尤其是免疫组化CD1a和(或)CD207阳性是诊断本病的“金标准”。BRAF V600E突变有助于LCH的诊断。

【专家点评】

本案我们可以得到如下启示。

（1）抓住细节，不放过任何可疑之处。详细询问病史，认真体格检查，仔细分析与临床转归不符合之处，不放过蛛丝马迹。本例患儿因"发热、抽搐"入住脑系科病房，但主管医师于查体中发现外伤后肢体肿胀未能痊愈，遂进行相关检查，发现了本病的可能。

（2）把握关键，组织病理检查很重要。合理选择相关检查，逐层推进安排检查。该病例于影像学发现骨质破坏后，进行了组织病理检查，及时明确诊断，为后面的评估及治疗指明方向。

（3）诊断明确，制定个性化治疗方案。运用现有的医疗手段进行全面评估。朗格罕细胞组织细胞增生症几乎任何器官均可受累，所以诊断明确后，需进行全面检查，包括脏器功能、垂体、骨髓、内分泌、骨骼、肺功能、听力、视力等评估。后期根据受累器官数目及有无"危险器官"受累进行分组，制定个体化治疗方案。

（王欣　陈森）

病例 46　以常见症状首发的罕见疾病
——以感染发热为主要临床表现朗格罕细胞组织细胞增生症

【背景知识】

朗格汉斯细胞组织细胞增生症（langerhans cell histiocytosis, LCH）是以单核巨噬细胞系统中朗格汉斯细胞（langerhans cell, LC）在各种组织中大量增殖积累为特征的罕见疾病，LCH 好发于儿童，发病率约为 4~8 例/百万人，LCH 可见于任何年龄层，发病高峰年龄为 1~4 岁。LCH 的临床表现差异大，轻者仅有自限性的单纯的骨、皮肤受累，重者可表现为致命性的全身多器官或多系统病变。

【病例简述】

（一）入院情况

患儿，女，12 月，主因发热 10 天，发现颈部肿物 3 天入院。患儿于入院前 10 天无诱因出现发热，体温最高 39.5 ℃，间隔 10~12 h 复升，无皮疹、寒战及抽搐。入院前 3 天家属发现颈部肿物，不伴红肿、皮温增高等。病程中不伴咳嗽、喘息、气促等，不伴呕吐及意识障碍，无腹泻、腹痛，病中无盗汗、乏力，消瘦及关节肿痛。为求进一步诊治收入我院。院外口服"头孢克肟"，后静点"头孢曲松他唑巴坦"。既往入院前 20 天因"疱疹性咽峡炎、腹泻病"于外院住院治疗 6 天。湿疹史（+）；否认肝炎、结核等传染病接触史；患儿系 G_1P_1，母孕期患贫血，未规律监测；足月顺产。父亲体健；母亲体健；否认家族遗传病史。

（二）入院查体

身高 69 cm，体重 8 kg，神清，精神反应可，呼吸平，无发绀，全身散在红色已结痂疱疹，未见出血点，双侧瞳孔等大等圆，d=3 mm，对光反射灵敏，咽充血，双侧扁桃体 I°肿大，未见渗出，颌下、颈部、腹股沟区可及肿大淋巴结，颈部淋巴结有触痛，最大约 2 cm×2 cm，部分融合，皮温正常，不伴波动感。双肺呼吸音粗，未闻及明显干湿性啰音，心音有力，律齐，未闻及杂音,腹软不胀,无压痛、反跳痛及肌紧张,未及包块,肠鸣音存,四肢活动自如。末梢暖,脉有力。

(三)入院检查

(1)血常规示:Hb93 g/L(参考值 110~160 g/L),WBC11.04×10⁹/L(参考值 4×10⁹~10×10⁹/L),N65%,L27%,M8%,PLT709×10⁹/L(参考值 100×10⁹~300×10⁹/L),CRP32 mg/L(参考值 0~8 mg/L)。便常规未见异常,尿常规:(-)。

(2)血生化:电解质、肝肾功正常,CK282U/L(参考值 40~200U/L),CKMB15U/L(参考值 0~12U/L),PCT0.07ng/mL(参考值 0~0.05 ng/mL),IL-6 23.76 pg/mL(参考值 0~7 pg/mL),FER119.1 ng/mL(参考值 13~150 ng/mL),ESR87 mm/h(参考值 0~20 mm/h),铁三项:总铁结合力 49.6 μmol/L(参考值 54~77 μmol/L),未饱和铁 41.8μmol/L(参考值 20~62 μmol/L),铁 7.8 μmol/L(参考值 7.8~32.2 μmol/L),叶酸 13.91 nmol/L(参考值 10.4~42.4 nmol/L),VB12 305.9 pmol/L(参考值 135~803 pmol/L)。

(3)TB、Mp、EBV-DNA(-),EB、MP、COX 抗体(-),1、3β 葡聚糖(-),巨细胞病毒 IgM(+),CMV-DNA(-),CMV-PP65:(-),MP(±),ASO 0IU/mL(参考值 0~150IU/mL),血培养(-)。

(4)免疫球蛋白 IgG13.55 g/L(参考值 2.32~14.11 g/L),IgA1.1 g/L(参考值 0~0.83 g/L),IgM1.31 g/L(参考值 0~1.45 g/L),IgE29.99IU/mL(参考值 0~100IU/m)。

(5)心电图示窦性心动过速,心脏超声:未见明显异常。B 超:双颈部多发低回声结节,最大约 33 mm×15 mm,右侧腋窝可见大小不等低回声结节,最大 13 mm×9 mm,腮腺、颌下腺未见异常。肝脾肾未见异常。

(6)CT 示脑外间隙增宽,左顶骨及左颞骨骨质破坏,双侧颈部、腋下、锁骨上窝及纵隔多发淋巴结肿大,部分融合,双肺胸膜下多发小结节,双肺纹理增重紊乱伴透过度不均匀,双侧胸膜增厚,右侧第 4 肋骨破坏伴周围软组织包块,左侧肱骨近段、右侧肋骨、部分颈椎及胸椎多发骨破坏,胸 6 椎体骨质破坏伴椎体压缩。

(7)背部皮肤活检:符合朗格汉斯细胞组织细胞增生症,免疫组化: langerin(+)、CD1a(+)、S100 弱(+)、CD3 散在淋巴细胞(+)。(骨髓)镜下见小灶状 CD1a 及 langerin 阳性细胞。

【病例分析】

(一)循序渐进鉴别诊断

认真梳理患儿病史,查体及相关检查,综合分析患儿临床特点,进行循序渐进式鉴别诊断。

1.感染性疾病　患儿发热伴全身浅表淋巴结肿大,血常规提示白细胞中性比例为主,CRP 明显升高,胸 CT 示双侧颈部、腋下、锁骨上窝及纵隔多发淋巴结肿大,应注意感染相关性疾病,如急性淋巴结炎及淋巴结核,但充分给予抗生素治疗后,仍有发热,临床症状无改善,不支持感染相关性疾病,需高度警惕非感染性全身性疾病可能。

2.朗格汉斯组织细胞增生症　患儿发热,全身淋巴结肿大,出血性皮疹,伴贫血,CT 提示多发骨质破坏,左顶骨及左颞骨骨质破坏,右侧第 4 肋骨破坏,左侧肱骨近段、右侧肋骨、部分颈椎及胸椎多发骨破坏,胸 6 椎体破坏伴椎体压缩,肺 CT 提示双侧颈部、腋下、锁骨上窝及纵隔多发淋巴结肿大,部分融合,双肺胸膜下多发小结节,双肺纹理增重紊乱伴透过度不均匀,双侧胸膜增厚,皮肤活检、免疫组化及骨髓穿刺提示符合朗格汉斯组织细胞增生症,免疫组化:langerin(＋)、CD1a(＋)、S100 弱(＋)、CD3 散在淋巴细胞(＋),骨髓镜下见小灶状 CD1a 及 Langerin 阳性细胞,诊断朗格汉斯组织细胞增生症。

3.淋巴瘤　患儿发热、浅表淋巴结肿大,伴贫血,多发骨质破坏,考虑淋巴瘤可能,但皮肤活检、免疫组化及骨髓穿刺结果符合朗格汉斯组织细胞增生症,淋巴瘤不支持。

4.白血病　患儿发热、全身浅表淋巴结肿大,出血性皮疹,血常规提示贫血,颞骨骨质破坏,需警惕白血病,但骨髓穿刺提示镜下见小灶状 CD1a 及 Langerin 阳性细胞,白血病除外。

5.结节病　患儿发热、全身浅表淋巴结肿大,伴皮疹,胸部 CT 示:双侧颈部、腋下、锁骨上窝及纵隔多发淋巴结肿大,部分融合,双肺胸膜下多发小结节,需除外结节病,但皮肤病理活检提示:符合朗格汉斯组织细胞增生症,免疫组化 langerin(＋)、CD1a(＋)、S100 弱(＋)、CD3 散在淋巴细胞(＋),结节病不支持。

（二）诊断及确诊依据

1.诊断　朗格汉斯组织细胞增生症。

2.确诊依据　组织学和免疫组织化学诊断是确诊 LCH 的关键。病变部位病理活检可见 LCH 细胞浸润,免疫组化 CD1a+ 或电镜见到 Birbeck 颗粒即可确定诊断,而研究已经证实, Langerin 阳性表达可肯定 Birbeck 颗粒的存在。无条件做上述检测可送检 S100 蛋白、ATP 酶、α-D-甘露糖酶和花生凝集素,两种或两种以上阳性者可诊断;光镜下发现 LCH 细胞只能疑似诊断。

【专家点评】

本案我们可以得到如下启示。

（1）很多看似简单的入院原因背后未必就是常见病,这是儿科的特点。综合分析,抽丝剥茧,切忌一叶障目。患儿系一个整体,需综合评判病情,仔细查体,当患儿经充分抗感染治疗后,仍伴有体温波动,临床症状无改善时,需积极完善相关检查,该患儿反复发热,全身浅表淋巴结肿大,出血性皮疹,伴有贫血,CT 提示多发骨质损害为最终明确诊断提供了重要线索。

（2）朗格汉斯组织细胞增生症可发生于任何年龄组,但是多见于儿童。当发病时年龄较小者,则易多器官、多系统累及,并呈现暴发性、多灶性和危险器官受累的侵袭性临床特点,因此在本病例中,该患儿肺 CT 提示存在双肺纹理增重伴透过度不均匀,双肺胸膜下多发小结节,提示肺部组织病理分期为早期,而随着疾病的进一步进展,可能会出现坏死、空洞及囊泡样改变,因此需尽早识别诊断,故而在患儿临床表现中出现发热、皮疹、骨质损害等多脏器损害时,需警惕 LCH 可能,尽快完善病理组织检查,免疫组化,及骨髓穿刺检查,明确诊断。

（陈春雷　邹映雪）

病例 47　细致入微辨皮疹，皮肤病理定乾坤
——以反复皮疹为主要表现的朗格罕细胞组织细胞增生症

【背景知识】

朗格汉斯细胞组织细胞增生症（langerhans cell histiocytosis，LCH）是一组由骨髓源性朗格汉斯细胞（LC）病理性增生并在多器官中聚集所引起的增殖性疾病。本病病因尚不明确，可能与免疫异常、*BRAF V600E* 基因突变等有关，任何年龄均可发病，但好发于 1~3 岁婴幼儿，发病率为 0.02~0.04/10000。

【病例简述】

（一）入院情况

患儿女，2 岁。因头面、躯干部红斑、丘疹、结痂 1 年就诊于我科门诊。

1 年前无明显诱因患儿头面部起绿豆至黄豆大小水疱，皮损逐渐增多累及躯干，大部分区域散在分布，部分融合结痂后自行脱落，未予治疗。1 年来，皮损反复发作并进行性加重，伴明显瘙痒。患儿发病以来，精神及饮食尚可，二便正常。

患儿系足月顺产，发育正常，既往无特殊病史。

（二）入院查体

体格发育正常，智力正常。全身浅表淋巴结未及肿大。双肺呼吸音粗，心音有力，律齐，各瓣膜区未闻及杂音。腹平软，肝脾未触及。四肢活动自如，肌力及肌张力正常。皮肤科情况：头皮、发际、耳后、躯干可见粟粒至黄豆大小黄红色或暗红色丘疹及斑丘疹，部分区域可见出血性的丘疱疹，皮疹散在或群集分布，其上可见针头至绿豆大瘀点、瘀斑及脓疱，部分上覆棕黄色或褐色鳞屑性痂。背部可见皮损消退后遗留的点状萎缩斑。口腔黏膜未见损害（图 33-1）。

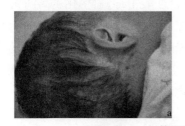

图 33-1　朗格汉斯细胞组织细胞增生症患儿皮损

头皮、发际、耳后（图 a）、躯干（图 b）可见粟粒至黄豆大小出血性丘疹，部分上覆棕黄色鳞屑性痂。

（三）入院检查

（1）血常规：RBC5.14×10¹²/L（参考值：$4×10^{12}$~$4.5×10^{12}$/L），HGB 118 g/L（参考值：120~140 g/L），PLT　354×109　/L（参考值：$100×10^9$~$300×10^9$/L），PCT0.3%（参考值：0.108%~0.282%），MCV73.9fL（参考值：80~100fL），MCH23pg（参考值：27~34pg），MCHC311 g/L（参考值：320~360 g/L）。

（2）肝肾功能：尿素 2.0 mmol /L（参考值：2.5~8.21 mmol /L），γ- 谷氨酰转肽酶 3 .0IU/L（参考值：7~50 IU/L），总胆红素 3.3μmol /L（参考值：5.1~18.8μmol /L），直接胆红素 1.3μmol

/L（参考值：1.7~6.8μmol /L），间接胆红素 2.0μmol /L（参考值：3.4~10.3μmol /L）。

（3）ESR47 mm /L（参考值：0~18 mm/L）。

（4）血涂片：淋巴细胞比例增高。

（5）颅骨 X 片：颅骨可见多发骨质缺损影，边界较清楚（图 33-2a、b）。

（6）胸片：双肺野清晰，左侧第一肋骨内缘形态欠规则，心膈无著变（图 33-2c）。腹部 B超：肝胆脾胰未见异常。

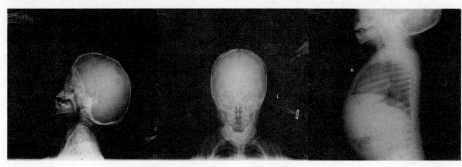

图 33-2　颅骨可见多发骨质缺损影，边界较清楚（a、b）；双肺野清晰，左侧第一肋骨内缘形态欠规则，心膈无著变（c）

（7）皮肤组织病理：真皮乳头水肿，真皮浅层可见片状组织细胞样细胞浸润，细胞体积较大、核不规则（图 33-3a）；免疫组化：CD1a（+），S-100（+），CD3 散在（+），CD20 少（+），CD117 少（+），Ki67（+）约 10%，见图 33-3b、c。

图2 朗格汉斯细胞组织细胞增生症患儿头颅及胸部X线图像

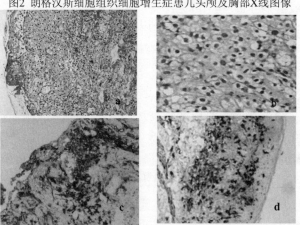

图 33-3　朗格汉斯细胞组织细胞增生症患儿皮肤组织病理及免疫组化图像

a-b：真皮浅层可见片状体积较大、核不规则的组织细胞样细胞浸润（HE 染色，×100）；c:CD1a 表达阳性（SP 染色，×100）；d:S-100 表达阳性（SP 染色，×100）

【病例分析】

（一）认真梳理患儿的病史、查体及相关检查

综合分析患儿的临床特点，进行逐层递进式鉴别诊断。

1.湿疹　患儿因头面、躯干部红斑、丘疹、结痂 1 年就诊于我科门诊，小儿皮肤病中最为常见的疾病之一便是湿疹,湿疹具有皮疹多形性、弥漫性、对称分布、反复发作、瘙痒剧烈的特点。但湿疹通常不累及骨骼及内脏系统,且病理表现为表皮细胞间及细胞内水肿,以及真皮内以淋巴细胞为主的炎症浸润。故暂不考虑该诊断。

2. 痘疮样苔藓样糠疹 该病皮损为淡红或红褐色针头至豌豆大之圆形近疹、丘疱疹或脓疱,并易坏死、出血及结痂,表面覆盖鳞屑,有的可发生水痘样水疱,愈后留有光滑而微凹陷的瘢痕。其病理显示急性炎症和灶性坏死,无组织细胞浸润表现。临床皮疹相似而病理相悖,故排除该诊断。

3. 紫癜性疾病 患儿部分皮损处可见针头至绿豆大的瘀点、瘀斑,考虑紫癜性疾病,但紫癜较少出现丘疹、斑丘疹、丘疱疹等改变,结合入院检查,并无其他证据提示该类疾病,且病理结果不符合紫癜改变,故暂不考虑该诊断。

4. 朗格汉斯细胞组织细胞增生症 患儿皮损表现为头面、躯干部粟粒至黄豆大小黄红色或暗红色丘疹及斑丘疹,部分区域可见出血性的丘疱疹,可见针头至绿豆大瘀点、瘀斑及脓疱,部分上覆棕黄色或褐色鳞屑性痂。行颅骨 X 片显示伴有多发颅骨骨质缺损。查肝肾功能均提示有异常指标。为明确病因,进一步行病理学检查提示真皮浅层可见片状组织细胞样细胞浸润,细胞体积较大、核不规则;免疫组化: CD1a(+), S-100(+)。最终明确诊断为朗格汉斯细胞组织细胞增生症。

(二)诊断及确诊依据

1. 诊断 朗格汉斯细胞组织细胞增生症。

2. 确诊依据 LCH 临床表现多样,皮肤受累常为疾病的最早期表现,有出血性或斑状炎性皮疹,类似湿疹或脂溢性皮炎为其特征;亦可累及骨骼、肺、肝脾、淋巴结等多个系统并引起功能异常;本病的组织病理特点是出现体积较大、胞质丰富的 LC 细胞,细胞核不规则,有切迹或者分叶状;免疫组化染色 CD1a、S-100 蛋白阳性;电镜观察,胞质内可见特征性的 Birbeck 颗粒。

结合皮肤科皮疹临床表现、多系统受累及组织学特点可明确诊断。

【专家点评】

本案我们可以得到如下启示。

皮肤病的种类多而繁杂,皮损的表现又总是相似且重复,这便要求我们统筹兼顾、纵览全貌的同时还要细致入微、向细节中寻求真相。本病的皮疹粗看与常见病差异不大,但湿疹、脂溢性皮炎等病以红斑鳞屑性表现为主,甚少出现出血性丘疱疹,此线索便可作为提示。经其皮疹考虑到少见病如组织细胞增生类疾病后,便应合理完善相关检查,涉及骨骼、肝、肾、淋巴结等的多系统全面检查不仅有助于明确诊断,还可评估疾病的严重程度及预后。组织病理学检查作为皮肤科强有力的检查手段,对多种疾病有极大的提示意义,合理利用病理学手段,最终帮助我们对该病例做出了明确诊断。

(李钦峰 张晓星 廉佳)

第三十四章　枫糖尿病

病例48　新生儿"张口困难",也要警惕代谢性疾病

【背景知识】

枫糖尿病(maple syrup urine disease,MSUD)又称支链酮酸尿症,是一种影响脂肪族氨基酸或支链氨基酸的疾病,由支链 α- 酮酸脱氢酶复合物(branched-chain alphaketoacid dehy-drogenase complex,BCKDC)缺陷引起,属于常染色体隐性遗传病,BCKDC 活性下降导致血浆中支链氨基酸(亮氨酸、异亮氨酸和缬氨酸)及其相应酮酸的浓度升高。MSUD 分经典型、中间型、间歇型、维生素 B_1 有效型、E_3 缺乏型 5 种类型,其中经典型 MSUD 常发生于新生儿生后第一周末,出生时往往正常,逐渐出现呕吐,喂养困难,反应低下,嗜睡甚至昏迷,肌张力低下,惊厥,呼吸困难甚至呼吸暂停,焦糖气味尿。

【病例简述】

(一)入院情况

患儿,女,8 天,主因"抽搐 3 天,吃奶差伴精神弱 2 天"入院。

患儿系 G_1P_1,孕 40^{+4} 周顺产出生,否认异常生产史,生后即哭,哭声响亮,Apgar 评分家属不详,孕 32 周 B 超发现患儿脐带绕颈 1 周,产前 3 天复查 B 超示正常。入院前 3 天家属发现患儿于睡眠中出现抽搐发作,表现为双上肢屈曲,双下肢节律性抖动,眼神及面色无异常改变,持续约半分钟,可自行缓解,缓解后入睡,每日发作 2 次,间隔时间不详,无明显口唇发绀及面色改变;入院前 2 天家属发现患儿吃奶差,表现为吃奶次数较前减少,4~5 次 / 天,约 30~40mL/ 次,张口困难,吮吸稍差,伴精神弱,表现为睡眠较前增多约 3~4 h,不易叫醒,哭时亦无张口,略鼻堵。病程中无其他伴随症状,为求进一步诊治收入院。

否认家族遗传病史。

(二)入院查体

体温 37.0 ℃,呼吸 29 次 / 分,脉搏 140 次 / 分,血压 68/37 mmHg,$TcSO_2$98%,神清,精神反应弱,呼吸平,三凹征(—),无发绀,颜面部可见少量红色皮疹,双眼可见少许黄色分泌物,前囟平软,张力不高,张口困难,压舌板检查患儿咽部,越用力下压,压舌板反被咬得越紧,双肺呼吸音粗,可闻及散在痰鸣音,心音有力,心律齐,心率 140 次 / 分,心前区未闻及明显杂音,触诊时腹肌稍紧张,未见肠型,肠鸣音存在,肝脾触诊不满意,脐已结扎,脐部可见少许脓性渗出,四肢活动可,四肢肌张力略减低,原始反射未引出,末梢暖,脉搏有力,前臂内侧毛细血管再充盈时间 2 s。

(三)入院检查

(1)脑脊液常规:外观清,细胞总数 715/mm³(参考值:0~8/mm³),白细胞数 4/mm³(参考

值：0~8/mm³），多核细胞 1/mm³，单核细胞 3/mm³；脑脊液生化：氯 120.7 mmol/L（参考值：120~130 mmol/L），葡萄糖 4.47 mmol/L（参考值：2.8~4.5 mmol/L），蛋白 359 mg/L（参考值：150~450 mg/L）；脑脊液培养阴性。

（2）乳酸 1.3mmol/L（参考值：0.50~2.20 mmol/L），血氨 184 μg/dL（参考值：12~66 μg/dL），尿酮体 3+。

（3）头核磁：于 T2WI 及 DWI 序列双侧基底节丘脑区、脑干、双侧小脑半球及小脑蚓部、双侧额顶叶广泛高信号，蛛网膜下腔出血（少量），双侧额、顶叶白质区片状稍长 T1、稍长 T2 信号影，双侧乳突少量积液。

（4）遗传代谢病尿筛查：2 羟基异戊酸、2 羟基异己酸、乳酸、酮体、3 羟基异戊酸增高，高度提示枫糖尿症可疑；遗传代谢病血筛查：支链氨基酸明显增高伴 Met/Leu，Tyr/Leu，CO，CO/C16，C8/C10 降低，结合尿筛查结果，提示上述改变为枫糖尿症继发肉碱缺乏。

（5）氨基酸分析：ASP 12.2 μmol/L（参考值：0~7 μmol/L），ASN 52.2 μmol/L（参考值：9~34 μmol/L），THR 148.4 μmol/L（参考值：15~98 μmol/L），TAU 157.9 μmol/L（参考值：21~60 μmol/L），MET 22.6 μmol/L（参考值：9~21 μmol/L），CYS 16.5 μmol/L（参考值：1~10 μmol/L），ILE 257 μmol/L，（参考值：13~67μmol/L）LEU 2238.2 μmol/L（参考值：39~164 μmol/L），ORN 77 μmol/L（参考值：10~30μmol/L）。

（6）脑电图：异常新生儿脑电图，脑电成熟稍延迟（睡眠期部分不连续图形），监测到指认事件未见发作期图形。

（7）全外显子组测序结果显示：检测到受检者携带 BCKDHB 基因两个杂合突变，BCKDHB 基因如发生致病性变异引起的枫糖尿病 1B 型，通常以常染色体隐性的方式遗传。

【病例分析】

（一）鉴别诊断

MSUD 常易被误诊为化脓性脑膜炎、缺氧缺血性脑病，鉴别诊断还包括其他可表现为新生儿脑病的遗传代谢性疾病，如尿素循环障碍、甘氨酸脑病、有机酸代谢病（甲基丙二酸血症、丙酸血症）等。

1. 新生儿化脓性脑膜炎　患儿有抽搐、吃奶差表现，首先需注意颅内感染可能，该患儿无发热、体温不升、黄疸等感染非特异性表现，监测炎症指标正常，脑脊液检查结果正常，不支持该诊断。

2. 新生儿缺氧缺血性脑病　该患儿无围产期窒息缺氧史，不支持新生儿缺氧缺血性脑病诊断。

3. 尿素循环障碍致先天性高氨血症　尿素循环中某一环节代谢的酶缺陷将导致血氨异常增高，一般除精氨酸酶缺陷外，余 4 种酶缺陷导致新生儿脑病均可发生在新生儿早期，出生时正常，1~2 天后出现喂养困难，呕吐，病情进展迅速而表现为脑水肿及相关的症状和体征。该患儿出生时正常，逐渐出现喂养困难、脑水肿表现，血氨升高，需与此症鉴别，该患儿血尿代谢病筛查结果不支持该诊断。

4. 非酮症性高甘氨酸血症　由甘氨酸裂解系统缺陷使甘氨酸堆积，直接导致中枢神经系统受累,常称为甘氨酸脑病,典型病例发病通常在生后的 48 h 内表现为反应迟钝进而昏迷、惊厥、多灶性肌阵挛及打嗝等,头核磁新生儿期可无明显变化,或有胼胝体发育不良,后期髓鞘发育障碍,脑萎缩,胼胝体变薄。该患儿有脑病表现,需与此症鉴别,该患儿发病时间及头核磁表现与此不符合,血尿代谢病筛查亦不支持该诊断。

5. 甲基丙二酸血症　也可有惊厥、反应低下、呕吐、吃奶差表现,需于此症鉴别,该患儿血尿代谢病筛查结果不支持该诊断。

（二）诊断及确诊依据

1. 诊断　枫糖尿病。

2. 确诊依据

1）新生儿筛查　通过串联质谱法筛查可以在新生儿中检出经典型 MSUD,新生儿筛查可能无法检测到较轻微的或变异型疾病。

2）出生后诊断

（1）当新生儿、婴儿和儿童偶发性、间歇型、在发作性疾病发作期间或者在长期进食或创伤后出现脑病和酮症酸中毒时,即使是新生儿筛查结果为阴性,也应检查是否存在 MSUD。

（2）MUSD 的诊断依据是检测血浆氨基酸浓度,结果显示支链氨基酸（亮氨酸、异亮氨酸和缬氨酸）浓度和别异亮氨酸（L- 异亮氨酸的立体异构体）浓度升高。检测到血浆中别异亮氨酸浓度升高足以诊断为 MSUD,无需再行尿液检查。

（3）但即使亮氨酸浓度升高,别异亮氨酸浓度可能也要到 6 日龄才出现升高,在此过渡期,可通过尿液有机酸分析检测支链氢酸和支链酮酸来证实诊断。

（4）利用高压液相色谱法检测到血浆中别异亮氨酸和 2- 氧代 -3- 甲基戊酸也可诊断为MSUD。

（5）如有条件,诊断性检查应包括 MSUD 全套基因检测,以确定潜在分子病因。

【专家点评】

本案我们可以得到以下启示。

（1）抓住突出的临床表现,结合重要的影像检查结果,为诊断提示方向。所有型 MSUD均为常染色体隐性遗传病,因此,不能从家族史中得到充分的信息;与此同时,相关酶不同亚基上的缺陷导致该病表现的多样性。由于家族史与临床表现不易直接诊断该病,因此,在质谱检查确诊前,影像检查对于提示该病十分重要。本例患儿突出的临床表现为脑病的表现,头核磁改变和文献报道的 MSUD 典型的头核磁改变相符,提示了代谢性脑病的诊断方向。

（2）合理选择相关检查,进一步帮助明确诊断。在 MSUD 的诊断过程中,根据不同的临床表现选择优先的检查手段,尽快确诊。本例患儿以神经系统表现为主,首先进行了头核磁检查,提示了代谢性脑病的诊断方向后,随后的血尿代谢病筛查、血氨基酸分析检查结果进一步证实了诊断。基因检查进一步确定遗传代谢性疾病的潜在分子病因,帮助了解维生素 B1 治疗有效的概率,并可用于产前和 / 或胚胎植入前诊断。

（李征　郝丽红）

第三十五章　中链酰基辅酶 A 脱氢酶缺乏症

病例 49　是什么让孩子突然惊厥？

【背景知识】

中链酰基辅酶 A 脱氢酶缺乏症（medium chain acyl-CoA dehydrogenase deficiency, MCADD）是由于中链酰基辅酶 A 脱氢酶功能缺陷，中链脂肪酸 β 氧化受阻，导致能量生成减少和毒性代谢中间产物蓄积引起的疾病，属于常染色体隐性遗传代谢病。该病于 1982 年由 Kølvraa 首次报道，临床症状无特异性，首发症状以呕吐、嗜睡多见，也可表现为抽搐、窒息等，常迅速进展为昏迷或死亡，急性发病期常有典型的低血糖表现，同时尿酮体阴性，通常都有诱发因素，如多见于长时间饥饿或并发感染性疾病等。1986 年致病基因 *ACADM* 被成功定位和克隆。

【病例简述】

（一）入院情况

患儿，男，3 岁 4 个月，因烦躁 12 h，3 h 内频繁抽搐伴昏迷入院。

生后 6 天当地新生儿筛查血串联质谱提示辛酰肉碱（C8）显著增高，1 月 13 天、2 月 2 次复测血串联质谱仍示 C8 显著增高，伴己酰肉碱（C6）及癸烯酰肉碱（C10：1）升高，6 月龄前发育里程碑适龄。6 月龄时因"呕吐、嗜睡 3 天"于我院住院治疗，查血糖 3.1 mmol/L，B 超示肝脏增大（肝肋下 2 cm），转氨酶升高（AST172U/L，ALT30U/L，γ-GT11U/L），复测血串联质谱仍示 C8 显著增高，尿气相色谱质谱提示二羧酸（如己二酸、辛二酸、葵二酸等）浓度升高，临床诊断 MCADD，给予补充葡萄糖、补充热量及对症治疗，很快好转，住院期间拒绝基因检测。出院指导饮食，避免饥饿，避免高脂饮食及富含中链脂肪酸奶粉。

患儿系 G_1P_1，孕 39 周顺产，精神运动发育适龄。在患儿 1 岁 5 月时其母孕足月产下一女婴，1 月龄时新生儿筛查血串联质谱提示 C8、C8/C10 显著升高，伴 C6、C10:1 升高，4 月龄时查尿 GC/MS 示尿二羧酸浓度升高，其胞妹精神运动发育适龄，无抽搐发作。

（二）入院查体

Glasgow 评分 3 分，气管插管呼吸机使用下呼吸平稳，规则，无发绀，双肺呼吸音粗，未闻及干湿性啰音，心音有力，律齐，心率 102 次 / 分，未闻及杂音，腹平软，肝脾肋下未及，未触及包块，四肢肌张力偏低，刺激后活动对称，无不自主运动，脑膜刺激征（-），病理征（-）。

（三）入院及随访期间检查

（1）血糖 0 mmol/L（参考值：3.9~6.1 mmol/L），血气分析 pH7.32（参考值：7.35~7.45），Beb-11 mmol/L（参考值：-3 mmol/L~+3 mmol/L），$PCO_2$27 mmHg（35~45 mmHg）。

（2）动态脑电图示闭眼下描记，记录中各导见高电位 1-3 Hz δ 波，波形欠整，两半球大致对称,视反应部分抑制。发作间期:自然睡眠下描记,记录中各导见上述慢波,且各导见不规则中 - 高电位尖 - 慢波、棘 - 慢、多棘 - 慢综合波发放,以双侧额区为著。

(3)头 MRI 示双侧基底节区、大脑脚、海马及海马旁回对称性异常信号,于 T2WI 及 FLAIR 序列见双侧顶叶白质区片状高信号影,考虑髓鞘发育延迟,脑外间隙增宽。

(4)全外显子组测序结果显示:患儿及其胞妹均为 *ACADM* 基因复合杂合突变,均为第 7 外显子 C.545-548del 和第 13 外显子 C.1295delT 的复合杂合突变,2 个患儿的复合杂合突变分别来自无症状的杂合突变携带者父亲和母亲。依据美国医学遗传学与基因组学学会的变异解读指南,该变异判定为致病性变异。

(四)出院后随访情况

出院后应用左乙拉西坦仍有癫痫发作,表现为局灶性进展为双侧阵挛发作,每次持续 2~5 min 后缓解,间隔 1~2 个月发作 1 次,出院后患儿辗转就诊于多家医院,先后于天津市儿童医院加用奥卡西平 450 mg/d[30 mg/(kg·d)] 抗癫痫发作,外院联合丙戊酸钠 320 mg/d[21.3 mg/(kg·d)]、氯硝西泮 0.5 mg/d[0.03 mg/(kg·d)] 抗癫痫发作,逐渐减停左乙拉西坦,自 2 岁 6 月龄开始患儿无抽搐发作。出院后逐渐出现精神运动发育落后。

其胞妹 2 岁时因饮食不洁,呕吐数次,当夜睡眠中猝死。

【病例分析】

(一)逐层递进式鉴别诊断

认真梳理患儿的病史、查体及相关检查等,综合分析患儿的临床特点,进行逐层递进式鉴别诊断。

1.脑炎　患儿急性起病,烦躁、频繁抽搐、昏迷,需注意脑炎。严重低血糖在脑炎患儿不常见,头 MR 示双侧基底节区、大脑脚、海马及海马旁回可见对称性异常信号,血 HPLC-MS/MS 检测特征性异常不支持脑炎。可行脑脊液等检查鉴别。

2.戊二酸血症Ⅱ型　戊二酸血症Ⅱ型也可表现为嗜睡、呕吐、低酮型低血糖、肝脏肿大、急性脑病等,但血 HPLC-MS/MS 检测水平增高两者不同,MCADD 患者血 C8、C8/C10 比值升高。而戊二酸血症Ⅱ型患者 C8、C10 或其他长链酰基肉碱水平增高,C8/C10 比值正常。

3.线粒体病　本类疾病是由于线粒体 DNA 或核基因突变引起线粒体酶功能缺陷,导致能量代谢障碍而出现一系列临床症状,特点为多系统病变。实验室检查可见高乳酸血症,EMG 可以出现肌源性或神经源性损害,可行血 HPLC-MS/MS 检测、基因检测鉴别。

4.糖代谢障碍　患儿急性发病期可出现低血糖,易被误诊为糖代谢障碍。发病期查尿常规,若尿酮体阴性,应考虑 MCADD,若阳性,应考虑糖代谢障碍。同时糖代谢障碍血 HPLC-MS/MS 检测无酰基肉碱水平增高可以鉴别。

(二)诊断及确诊依据

1.诊断　中链酰基辅酶 A 脱氢酶缺乏症。

2.确诊依据 MCADD　无特异性的临床表现。对于饥饿、疾病或应激状态下的低酮性低血糖、呕吐、昏睡、癫痫发作,以及原因不明的肝肿大、肌无力、智力发育迟缓的患者需要怀疑脂肪酸氧化病的可能,结合血 HPLC-MS/MS 检测 C8、C8/C10 比值增高,是诊断的关键指标。国内童凡等曾以 C8 高于正常 2 倍,或 C8 合并 C8/C10 增高者作为 MCADD 可疑病例,取成纤维细胞或其他组织检测 MCAD 的活性,这是确诊 MCADD 的"金标准",因取材受限,此种方法临床应用受限。目前多采用基因检测发现 *ACADM* 基因突变结合 C8 持续增高确诊。

【专家点评】

本案我们可以得到如下启示。

（1）新生儿筛查将有助于尽早诊断。重视新生儿筛查为疾病的早期诊断提供了可能。本患儿以反复抽搐、昏迷起病,逐渐出现精神运动发育落后、继发癫痫;患儿胞妹于反复呕吐后于睡眠中猝死。详细的病史、家族史的询问,为尽早诊断及避免误诊提供了可能。

（2）急骤起病也可能是遗传代谢病。本例患儿发病年龄小,发育落后,除起病急骤外,严重低血糖,同时合并家族史,应注意遗传代谢病。行气相色谱质谱联用法遗传代谢病尿筛查及液相串联质谱法遗传代谢病血筛查有助于诊断。特殊生化检查异常应重视,恰当时机选择基因检查为确诊提供了更多可能。

（陈绍培　李东）

第三十六章　甲基丙二酸血症

病例50　如果孩子反复发作酸中毒……
——为寻求肝移植入院的甲基丙二酸血症

【背景知识】

甲基丙二酸血症（methylmalonic acidemia，MMA）是一种常染色体隐性遗传病，主要是由于甲基丙二酰辅酶A变位酶自身缺陷或其辅酶钴胺素（cobalamin，cbl，维生素B12）代谢缺陷，导致甲基丙二酸、3-羟基丙酸及甲基枸橼酸等代谢物异常蓄积引起的疾病。根据酶缺陷类型分为甲基丙二酰辅酶A变位酶缺陷（Mut型，MIM251000）及其辅酶钴胺素代谢障碍两大类。钴胺素代谢障碍包括6个类型，分别为cblA（MIM251100）、cbIB（MIM251110）、cbIC（MIM277400）、cbID（MIM277410）、cbIF（MIM277380）及cblH（MIM277410）。Mut、cblA、cblB及cbIH缺陷型仅表现为MMA，故称为单纯型MMA，cbIC、cbID和cbIF缺陷型则表现为MMA伴同型半胱氨酸血症，故称为MMA合并同型半胱氨酸血症。近几年研究发现cbID型缺陷存在两种变异型（cbID-1和cbID-2）。cbID-1缺陷导致同型半胱氨酸血症，cbID-2缺陷导致单纯甲基丙二酸尿症。目前证实，既往报道的cbIH型缺陷属于CbID-2型。

【病例简述】

（一）入院情况

患儿，女，7岁，确诊甲基丙二酸血症5年，为求肝移植入院。

患儿出生时基因筛查提示甲基丙二酸血症，突变基因 *MUT*，2017年、2019年及2020年（4月、6月、11月）均因"代谢性酸中毒"就诊于青岛市妇女儿童医院，给予输注碳酸氢钠、补液、营养支持，给予左卡尼汀治疗后好转。2021年4月于我院儿童器官移植科住院行术前相关检查，排除手术禁忌。现患者拟行肝移植治疗就诊于我科，患者自上次出院以来，精神可，睡眠可，食欲可，大小便无明显异常，体重无明显变化。

（二）入院查体

正常发育状态，营养一般，体型匀称型，自主体位，正常面容，神志清楚，正常步态，语言清晰，查体合作。头颅无畸形，毛发分布正常。呼吸运动正常，肋间隙正常，呼吸规整，语颤无增强及减弱，无胸膜摩擦感、无皮下捻发感。叩诊清音，双肺呼吸音清晰，未闻及干、湿性啰音及胸膜摩擦音。心脏搏动有力，律齐，各瓣膜听诊区未闻及病理性杂音，无心包摩擦音。腹部平坦，对称，无腹壁静脉曲张，无胃肠型和蠕动波，腹部柔软，无压痛及反跳痛，未触及异常包块。肝、脾肋下未触及，Murphy氏征阴性。

（三）入院检查

（1）血常规：白细胞计数 4.89×10^9（参考值 $3.5 \times 10^9 \sim 9.9 \times 10^9$），中性粒细胞计数 1.66×10^9（参考值 $1.8 \times 10^9 \sim 6.3 \times 10^9$），淋巴细胞计数 2.65×10^9（参考值 $1.1 \times 10^9 \sim 3.2 \times 10^9$），红细胞计数 4.05×10^{12}（参考值 $3.8 \times 10^9 \sim 5.1 \times 10^{12}$），血红蛋白 113 g/L（参考值 115~150 g/L），血小板 308×10^9（参考值 $125 \times 10^9 \sim 350 \times 10^9$）。

（2）尿常规示：白细胞 -、红细胞 -、隐血 -、尿蛋白 -、尿胆原正常，胆红素 -、酮体 -、葡萄糖 -、比重 1.015（参考值 1.005~1.025）。

（3）肝功能示：谷丙转氨酶 9U/L（参考值：7~40U/L），谷草转氨酶 22U/L（参考值：13~35U/L），总胆红素 18.6μmol/L（参考值：3~22 μmol/L），直接胆红素 3.6 μmol/L（参考值：0~8 μmol/L），白蛋白 41.3 g/L（参考值：40~55 g/L），碱性磷酸酶 206U/L（参考值：35~100I/L），谷氨酰转肽酶 8U/L（参考值：7~45U/L）。

（4）肾功能示：尿素 5 mmol/L（参考值：2.6~7.5 mmol/L），肌酐 85μmol/L（参考值：31~132 μmol/L），尿酸 544 μmol/L（参考值：89.2~339 μmol/L）。

（5）电解质示：Na 140.7 mmol/L（参考值：137~147 mmol/L），K 4.55 mmol/L（参考值：3.5~5.3 mmol/L），Cl 106.9 mmol/L（参考值：99~110 mmol/L），阴离子间隙 9.5 mmol/L（参考值：8~16 mmol/L）。

（6）血凝常规示：凝血酶原时间 11.3S（参考值：10.5~14.5S），PT 百分活度 149%（参考值：70%~150%），国际化标准比值 0.81（参考值：0.75~1.15），纤维蛋白原 2.11 g/L（参考值：2~4 g/L）部分凝血活酶时间 32.2S（参考值：28~43.5S），D- 二聚体 230 ng/mL（参考值：0~500 ng/mL）。

（7）头颅、胸部、上腹部增强 CT、门静脉 CT 血管造影（CTV）、上腹部动脉 CT 血管造影未见异常。心脏彩超：心脏结构、功能、血流均正常，心电图：正常心电图。

（8）基因检测：甲基丙二酸血症（Mut），突变基因：编码区，核苷酸改变：Exon2；c.323G>A。Exon9；c.1630_1631GG>TA。氨基酸改变：p.R108H。p.G544X。

【病例分析】

（一）认真梳理患儿的病史、查体及相关检查等，综合分析患儿的临床特点，进行逐层递进式鉴别诊断

1. 继发性甲基丙二酸血症　多是由于母亲慢性胃肠和肝胆疾病、恶性贫血、营养障碍及长期素食，导致患儿自胎儿期即处于维生素 B_{12} 及叶酸缺乏的状态，临床表现与遗传性甲基丙二酸尿症类似。母亲病史、营养调查及血液维生素 B_{12}、叶酸、同型半胱氨酸测定，可作为鉴别诊断的首选方法。该病患儿预后良好，维生素 B_{12} 短期补充治疗可逆转代谢异常。

2. 丙酸血症（propionie acidemia，PA）　是由于丙酰 CoA 酶羧化酶活性缺乏，导致体内丙酸及其代谢产物前体异常蓄积所致。其临床表现与甲基丙二酸类似，均无特异性。血 C3 及 C3/C2 增高，并常伴有甘氨酸增高，依据血结果与甲基丙二酸难区别，需要依据尿有机酸鉴别，丙酸血症患者尿 3- 羟基丙酸及甲基枸橼酸增高，甲基丙二酸血症正常。

3. 其他表现为急性恶化和脑病的疾病　MMA 常可表现为代谢性酸中毒、乳酸和阴离

子间隙升高以及葡萄糖代谢紊乱,可于其他脑病相鉴别

4.细胞内钴胺素代谢紊乱　常需和缺乏 MCV 和血浆同型半胱氨酸升高的巨幼红细胞性贫血和维生素 B$_{12}$ 缺乏相鉴别。

(二)诊断及确诊依据

1.诊断　甲基丙二酸血症。

临床体征和症状 - 疑似 MMA 疾病的情况。

(1)MMA 的临床体征和症状是非特异性的。患者可在任何年龄出现急性或慢性症状。一些体征和症状常见,部分不常见,部分仅在少数病例中出现。

(2)在典型的新生儿 MMA 发作形式中,症状最早在出生后第 2 天开始出现,伴随一般临床状况急性恶化、呕吐、脱水、体重减轻、体温不稳定、神经系统受累伴肌肉张力减退或张力亢进,易激惹、嗜睡进展为昏迷和癫痫发作。在就诊时,实验室检查结果包括轻度和持续性代谢性酸中毒和酮症、阴离子间隙升高和高血氨症。与患其他病的新生儿一样,应首先排除脓毒症和其他常见疾病如产伤、胃肠道梗阻和心脏呼吸困难。

(3)对于有临床窘迫和 / 或疑似患有脓毒症的新生儿,在鉴别诊断时应首先怀疑有机酸血症。

(4)新生儿期后,MMA 的症状可能很大的差异,并影响其他器官系统,如神经系统、胃肠道、免疫系统、心脏和肾脏(主要在 MMA 中)。代谢危象通常由分解代谢事件、蛋白质超负荷或某些药物触发。症状也可能类似于其他更常见的疾病,如糖尿病性酮症酸中毒伴高血糖或 Reye 综合征。常见的非特异性症状 / 病症包括脑病或不明原因的昏迷、发育停滞、肌张力减退、癫痫、神经精神症状、心肌病以及进行性肾功能不全。

2.确诊依据

(1)血氨基酸谱及酰基肉碱谱检测:血串联质谱示血丙酰肉碱(propinoylearnitine, C3,参考值 0.5~4 μmol/L)及 C3/C2(乙酰肉碱, acctylcarnitine,参考值 <0.25)比值增高。部分 MMA 伴同型半胱氨酸血症患者血蛋氨酸水平降低(参考值 10~35umol/L)。

(2)尿气相色谱质谱示甲基丙二酸以及甲基枸橼酸和 3- 羟基丙酸显著增加。

(3)根据血同型半胱氨酸检测区分单纯型及合并型。

(4)通过维生素 B$_{12}$ 负荷试验确定维生素 B$_{12}$ 反应型或无效型:每天肌注维生素 B$_{12}$ 1.0 mg,连续 3~5 天,通过治疗前后临床症状,生化指标、血 C3、C3/C2 及尿甲基丙二酸水平变化,观察患儿对维生素 B$_{12}$ 的反应性,有利于 MMA 类型签别。血 C3、C3/C2 及尿甲基丙二酸水平变化治疗后较治疗前下降 50% 为维生素 B$_{12}$ 有效型。cblC、cblD 及 cblF 型,患者对维生素 B$_{12}$ 均有效,cblA 型患者大部分有效,cblB 型患者 50% 有效,MUT 型患者大部分无效。

(5)基因突变检测对 MMA 进行分型:基因突变分析是 MMA 分型最可靠依据。

(6)产前诊断: MMA 先证者的母亲若再次妊娠,可在妊娠 16~20 孕周时经羊水穿刺或 10~12 孕周经绒毛膜绒毛取样提取胎儿细胞的 DNA,可对突变已知家系进行基因产前诊断。

【专家点评】

本案我们可以得到如下启示。

（1）早期基因筛查。新生儿基因筛查，可以寻根问底，尽早明确罕见病诊断。本例患儿因出生时出现症状，遂行遗传代谢病基因筛查，诊断为 MMA（MUT 型），为后续的治疗提供了方向。

（2）基因亦非终点。本例患儿因出生后即完善基因筛查，诊断为甲基丙二酸血症，因此入院后以该方向为主要治疗目的。但我们仍需要完善其他相关检查以确诊，如血氨基酸谱及酰基肉碱谱检测，尿气相色谱质谱，血同型半胱氨酸，维生素 B_{12} 负荷试验等。代谢性酸中毒（阴离子间隙升高）、乳酸盐升高、高血氨症、尿酮体升高（尤其是新生儿）是 MMA 的实验室检查特征，所以任何危重患者或不明原因病症的患者均应进行相关检查。如果存在高血氨症，应同时进行血浆氨基酸、血液或血浆酰基肉碱以及尿有机酸和乳清酸的检查，24 h 内进行治疗。可见综合分析，选择合理相关检查，鉴别其他相关疾病，验证诊断。

（3）谨慎器官移植。部分患儿维生素 B_{12} 治疗后可有明确改善可暂不行肝移植手术。肝移植在 MMA 治疗中的作用正在不断发展。对于经常发生代谢失代偿的患者，如果膳食／药物治疗难以稳定临床病情，应考虑进行肝移植。作为常规药物治疗无效的替代疗法。理想情况下，肝移植应在出现严重神经损伤前和代谢稳定的情况下进行，但移植仅可部分纠正酶缺陷；在肝移植的 MMA 患者中，观察到血浆和尿液中甲基丙二酸水平降低，但未完全纠正。同时仍存在神经系统并发症可能，如基底神经节和小脑卒中、运动障碍、震颤和感觉神经性听力丧失。由于神经系统变性和／或代谢失代偿的持续风险以及科学数据的缺乏，移植后持续蛋白质限制和补充左卡尼汀是必要的。任何移植的指征必须根据患者个体情况决定，同时考虑到生活质量的预期改善和与手术相关的发病／死亡风险之间的平衡。

（蔡金贞）

病例51 有机酸代谢罕见病中最常见的疾病
——以呕吐 28 天入院的甲基丙二酸血症

【背景知识】

甲基丙二酸血症（methylmalonic aciduria, MMA）又称甲基丙二酸尿症，是最常见的有机酸血症，是由于基因突变导致甲基丙二酰辅酶 A 变位酶（MCM）缺陷或其辅酶钴胺素（Cbl，VitB$_{12}$）代谢缺陷，体内甲基丙二酸代谢受阻，甲基丙二酸、3- 羟基丙酸及甲基枸橼酸等代谢物异常蓄积引起的疾病。本病患者临床表现复杂、轻重不一，可表现为单个脏器或多脏器损害，临床识别困难，需要依靠特殊生化检测及基因分析确诊，迄今已发现 10 种基因缺陷可导致遗传性 MMA，均为单基因遗传病，绝大多数为常染色体隐性遗传。MMA 根据酶缺陷类型分为甲基丙二酰辅酶 A 变位酶缺陷（MUT 型）及其辅酶 cbl 代谢障碍（cbl 型）两大类。cbl 代谢障碍包括 7 个类型，分别为 cblA、cblB、cblC、cblD、cblF、cblJ 及 cblX。根据生化表型分为单纯型及合并型（MMA 合并同型半胱氨酸血症）。

【病例简述】

（一）入院情况

患儿男，10岁，主因"呕吐28天"入院。进食较多食物（火锅）后出现胃部不适，开始频繁呕吐，为非喷射性，约5~6次/天，最多20余次/天，无发热、腹泻、腹痛等，住院后逐渐出现意识障碍、精神行为异常及不自主运动等。

既往史：患儿7岁时患"手足口病"，8岁时因"呕吐"输液治疗3天好转，9岁时因"呕吐、腹泻"输液治疗7天好转。发育里程碑基本适龄，患儿10岁，小学2年级，学习成绩差，家属诉患儿理解能力差。

家族史：本患儿为 G_3P_2，父母身体健康，非近亲结婚。G_1P_0（自愿流产），G_2P_1 女孩，16岁，健康。否认家族遗传病史。

（二）查体

生命体征平稳，营养中等，Glasgow评分11分（睁眼4分，语言2分，运动5分），间断烦躁不安，呼吸平稳，心肺腹查体未见异常。皮肤、毛发未见异常，无特殊面容。脑神经检查水平眼震（+），余未见异常，双上肢肌力Ⅲ级，双下肢肌力Ⅱ级，四肢肌张力减低，面部及双手可见不自主运动。双侧跟膝腱反射（+），双侧病理反射（+），脑膜刺激征（-）。

（三）入院检查

1. 血常规、便常规　大致正常。尿常规：尿蛋白+，隐血+，酮体++，镜检红细胞++。

2. 血气分析　正常，肌酐正常，尿素7.8 mmol/L↑（参考范围1.78~6.42mmol/L），肝功能、心肌酶正常，乳酸、血氨正常，同型半胱氨酸（HCY）124μmol/L↑（参考范围0~15μmol/L），叶酸、维生素 B_{12} 正常。

3. 头磁共振　双侧基底节、丘脑及双侧小脑半球多发斑片状稍长T1长T2信号病变，双侧侧脑室稍增宽，头颅MRA未见异常。

4. 脑电图　背景慢波增多（清醒状态下双侧枕区4-6 Hz活动）。

5. 脑脊液　压力、常规、生化正常，脑脊液病原学检测均阴性。脑脊液及血：MBP、MOG、AQP4抗体（-）、寡克隆区带（-）、自身免疫性脑炎抗体（-）、副肿瘤综合征抗体（-）。

6. 电生理检查　四肢周围神经损害。

7. 尿气相色谱-质谱检测　尿甲基丙二酸及甲基枸橼酸明显增高；血串联质谱检测：HCY，丙酰肉碱（C3）/游离肉碱（C0），C3/乙酰肉碱（C2）增高，谷氨酸，甲硫氨酸，苏氨酸降低。

8. 腹部B超　肝胆胰脾肾未见异常。心电图及超声心动：未见异常。

9. 基因检测　MMACHC基因复合杂合突变（cblC型），分别来自父母。

【病例分析】

（一）鉴别诊断

1. 自身免疫性脑炎　患儿缓慢起病，以呕吐症状首发，逐渐出现意识障碍、精神行为异常、运动障碍、不自主运动等，与自身免疫性脑炎有类似表现，但脑脊液常规、生化大致正常，自身免疫性脑炎抗体（-），不支持。

2. 颅内感染　患儿以呕吐起病,逐渐出现神经系统受累表现,脑电图示背景慢波增多,头 MRI:双侧基底节、丘脑及双侧小脑半球病变,需注意颅内感染可能,但本患儿病史长,无发热等感染症状,脑脊液压力、常规、生化正常,脑脊液病原学检测均阴性,不支持颅内感染。

3. 线粒体脑肌病　患儿既往反复发作性呕吐,存在认知障碍,表现为学习成绩差,理解能力差,本次再发呕吐,并逐渐出现意识障碍、精神行为异常、不自主运动,四肢肌力下降,肌张力减低,双侧病理征阳性,电生理提示四肢周围神经损害,头 MRI 双侧基底节、丘脑及双侧小脑半球病变,需注意该病可能,但本患儿既往无反复卒中样发作,无运动耐力下降、癫痫发作等,入院后监测血乳酸、血氨、血气分析均正常,依据不足。

4. 继发性或营养性甲基丙二酸血症　详细追问既往病史,否认偏食、慢性肝胆、胃肠疾病等致维生素 B_{12}、叶酸缺乏。入院后监测叶酸、维生素 B_{12} 正常,不支持继发性或营养性因素。

5. 甲基丙二酸血症　患儿缓慢起病,存在认知障碍,间断呕吐,本次病情加重,出现意识障碍、运动障碍、不自主运动等,电生理显示周围神经损害。头磁共振符合 MMA 影像学表现(MMA 头影像学表现多种多样,主要表现为基底节对称受累,脑萎缩和髓鞘化延迟。)住院后发现患儿存在肾脏损害,表现为血尿、蛋白尿,经过尿 GC/MS、血 MS/MS 及基因检测,确诊为合并型 MMA(cblC 型)。

(二)诊断及确诊依据

1. 诊断　①生化分型:甲基丙二酸血症合并同型半胱氨酸血症。②基因分型: *MMACHC* 基因复合杂合突变(*cblC* 型)。

2. 确诊依据　MMA 诊断主要依赖于特殊生化诊断及基因诊断。合并型 MMA 特殊生化诊断标准:以下几条要全部符合。

(1)尿甲基丙二酸及(或)甲基枸橼酸水平增高。

(2)血 C3/C2 增高,或 C3/ 蛋氨酸增高伴或不伴 C3 水平增高。

(3)血同型半胱氨酸水平增高。

(4)除外继发性血 C3 增高或尿甲基丙二酸增高。

基因诊断标准:MMA 相关基因检测到基因变异,中国 MMA 患者中,合并型以 *MMACHC* 基因突变最常见,单纯型以 *MUT* 基因突变最常见。

【专家点评】

本案我们可以得到如下启示。

(1)重视临床线索。本病临床表现、常规血液生化、影像学检查无特异性,容易误诊、漏诊,关键是了解本病、重视临床线索,详细询问患儿既往有无多脏器损害的表现,尤其是反复发作的呕吐、以酸中毒为主要表现的代谢紊乱、精神运动发育落后或倒退、巨幼细胞贫血等应警惕本病。

(2)合理选择检查。患儿以反复发作性呕吐起病,存在认知障碍,本次病程出现其他神经系统受累表现,初步生化指标回报 HCY 明显升高,结合头部影像学表现,不除外遗传代谢性疾病,进一步做尿 GC/MS、血 MS/MS 的检测,该技术是国内外筛查及诊断 MMA 简单易行的手段,为后续基因检测指明方向。

(3)完善基因分型。迄今已发现10种基因缺陷可导致遗传性MMA,基因检测不仅是MMA的确诊手段,同时还能确定基因突变类型、协助判断临床表现及预后,指导家系筛查。

(卢晓卫 李东)

病例52 千岩万转路不定,迷花倚石忽已暝
——导致婴儿贫血的甲基丙二酸血症

【背景知识】

甲基丙二酸血症(MMA)是一种常染色体隐性遗传代谢病,是我国有机酸代谢障碍较常见的类型。由于甲基丙二酸、丙酸等代谢产物堆积,常有神经、血液、肾脏和肝脏等多脏器损伤的表现。依据是否伴高同型半胱氨酸(Hcy)血症,分为合并型和单纯型;从酶缺陷的角度分为甲基丙二酰辅酶A变位酶突变(包括完全缺陷的mut0、部分缺陷的mut-),或其辅酶钴胺素代谢障碍的cbl型(包括cbl A-G、cblJ、cbl X)。所有类型中除cbl C、cblD、cbl F、cblJ和cbl X外均为单纯型。

【病例简述】

(一)入院情况

患儿,男,58天,因发现贫血1月余入院。

患儿生后10天发现面色苍黄,当地诊所验血示贫血(具体不详),并予铁剂口服,血红蛋白由初治时的79 g/L降至66 g/L,精神反应较不如前,入院前5天偶有喂奶后呕吐,为胃内容物伴少量血性物。入院前6h我院急诊查血常规示血红蛋白66 g/L,血小板83 × 10⁹/L,收住院。无气促发绀,无皮肤黄染,无黑便鼻出血,无发热皮疹腹泻抽搐。

患儿系G_1P_1,孕38^{+2}周顺产,母孕中期发现轻度贫血,口服铁剂治疗,生产时血红蛋白正常。父体健,否认家族遗传病史。

(二)入院查体

身长:56 cm,体重:3.3 kg,发育正常,营养中等,精神反应稍弱,贫血貌,呼吸略促,无发绀,未见皮疹出血点及黄染,前囟平软,双肺呼吸音粗,未闻及啰音,心音有力,律齐,未闻及杂音,心率134次/分,腹软,肝脾及边,质软边锐,四肢活动可,肌力肌张力正常。

(三)入院检查

(1)血常规:Hb 43 g/L(参考值:90~160 g/L),WBC 30.72 × 10⁹/L(参考值:4.0~10.0/L),N 56%(参考值:20%~40%),L 34%(参考值:40%~60%),M 8%(参考值:3%~8%),幼稚粒细胞2%(参考值:0),PLT 79 × 10⁹/L(参考值:100~300/L),MCV 120.5fl(参考值:80~100fl),MCH 32.9pg(参考值:26~31pg),MCHC296 g/L(参考值:310~370 g/L),RET 6.2%(参考值:0.5%~1.5%)。尿常规:SG 1.009(参考值:1.003~1.030),pH 5.5(参考值:4.6~8.0),BLD 3+(参考值:阴性),PRO 2+(参考值:阴性),浊度浑浊(参考值:清亮),RBC1+/HP(参考值:阴性),WBC 0-1/HP(参考值:阴性)。

(2)生化:血钾 6.06 mmol/L(参考值:3.5~5.3 mmol/L),CO_2 13.5 mmol/L(参考值:

16~29 mmol/L），AG 29.7 mmol/L（参考值：8~16 mmol/L），HCY 161.5umol/L（参考值：0~15 umol/L），La 9.04 mmol/L（参考值：0.5~2.2 mmol/L）。

（3）血气分析：pH 7.488（参考值：7.32~7.42），PCO_2 17.4mmHg（参考值：41~45 mmHg），BEb -9.2mmol/L（参考值：-3~+3 mmol/L），HCO_3^-13.2 mmol/L（参考值：21~28 mmol/L）。

（4）溶血象：HBF 15.63%（参考值：7.49%~81.7%），其他（酸化甘油实验、HB 电泳、库姆试验）均阴性（参考值：阴性）。

（5）出凝血检验：凝血酶原时间（PT）11.6 s（参考值 10~16 s），凝血酶原国际标准化比值（PT-INR）0.98（参考值 0.75~1.25），活化部分凝血活酶时间（APTT）36.4 s（参考值 20~40 s），凝血酶时间（TT）17.7 s（参考值 14~21 s），纤维蛋白原（Fg）1.832 g/L（参考值 1.8~4.0 g/L）。

（6）叶酸 >45.4nmol/L（参考值：10.4~42.4nmol/L），维生素 B_{12} 1229pmol/L（参考值：135~803pmol/L），铁蛋白 799.2ng/mL（参考值：30~400ng/mL）。

（7）尿代谢病筛查：甲基丙二酸（MMA）尿中排泄超出正常值，基准值 0.001，分析值 2.0461，倍率 2046.100。

（8）全外显子二代测序（NGS）：*MMACHC* 复合杂合突变，父源：c.567dupT（p.I190Yfs*13），母源：c.398_399delAA（p.Q133Rfs*5）。

【病例分析】

（一）逐层递进式鉴别诊断

认真梳理患儿的病史、查体及相关检查等，综合分析患儿的临床特点，进行逐层递进式鉴别诊断。

1. 先天性骨髓衰竭综合征　本综合征是以骨髓衰竭为主要特征，伴有一个或多个其它系统异常的一组疾病，包括范可尼贫血、先天性角化不良、舒 - 戴综合征等。本患儿婴儿期起病，外周血示两系血细胞减少，应注意本病。本患儿查体并无其它系统异常，外周血白细胞、网织红细胞比例明显高于正常，基本除外此类疾患。

2. 急性白血病　本患儿入院时白细胞高达 $30.72 \times 10^9/L$，镜检有幼稚细胞，贫血，血小板减少，应鉴别急性白血病。但患儿并无脾大等浸润症状，未予化学治疗血象很快正常，故考虑初始白细胞高及分类见幼稚粒细胞为应激所致，可以除外急性白血病。

3. 营养性巨幼细胞性贫血　患儿以贫血为主要表现，血象示大细胞性贫血伴血小板减少，且精神反应欠佳，应注意鉴别本病。但本患儿仅不足 2 月龄，且维生素 B_{12} 及叶酸水平不低，可以除外。

4. 晚发性维生素 K 依赖性凝血因子缺乏症　患儿为婴儿期，母乳喂养，起病较急，贫血表现重，有少量呕血病史，网织红细胞比例明显增高，应注意本病伴急性失血骨髓造血代偿的可能。但 PT、APTT 正常，可以除外。

5.Evans 综合征　一般把本病定义为自身抗体破坏红细胞和血小板，也即自身免疫性溶血性贫血加免疫性血小板减少症，患儿贫血伴网织红细胞比例明显高于正常及血小板减少，需注意鉴别。但患儿抗人球蛋白试验阴性，也未予激素等免疫抑制治疗，血象很快恢复，不支持该诊断。

6. **肾小管酸中毒**　患儿血气分析示代谢性酸中毒,首先要注意肾小管酸中毒,但患儿生化示阴离子间隙(AG)显著高于正常,不支持本病。

7. **肾功能不全**　肾功能不全导致的肾小球滤过率降低于 40~50 mL/mLn,不能把 H^+ 负荷完全排出而造成代谢性酸中毒。本患儿肾功能大致正常,不支持。

8. **酮症酸中毒**　高 AG 代谢性酸中毒必须注意糖尿病继发酮症酸中毒。本患儿血糖正常,尿中未检出酮体,不支持诊断。

9. **血栓性微血管病(TMA)**　这一组疾病是描述微血管病性溶血性贫血(MAHA)、血小板减少症和微血管血栓的病理表现的术语,主要包括 TTP、HUS、非典型 HUS(aHUS)、药物相关 TMA 和移植相关 TMA(TA-TMA)。　本患儿贫血伴网织红细胞比例显著增高,抗人球蛋白试验阴性,血小板减少,尿常规示血尿蛋白尿,有精神反应差等,不除外此病。但患儿 adamts13 活性正常,也无腹泻、感染史,不支持 TTP、C-HUS,但应注意某些特殊类型的 a-HUS。

10. **甲基丙二酸血症伴同型半胱氨酸血症**　患儿严重代谢性酸中毒伴 Hcy 水平显著增高,尿筛示 MMA 排泄倍率极高,临床支持本病,全外显子二代测序(NGS)示 *MMACHC* 复合杂合突变,依据 ACMG 指南判断为致病性变异。

(二)诊断及确诊依据

1. **诊断**　甲基丙二酸血症伴同型半胱氨酸血症。

2. **确诊依据**　目前甲基丙二酸血症的国内诊断依据如下。

(1)临床表现:发育迟缓、面色苍白或苍黄、疲劳或活动力下降、厌食或喂养困难、嗜睡或癫痫发作。

(2)实验室检查:血气分析示代谢性酸中毒或混合性酸中毒;血生化示高阴离子间隙、高 Hcy;血常规示正细胞或大细胞性贫血,可伴粒细胞或血小板减少,合并 Hcy 继发 TMA 时可以有网织红细胞比例升高和破碎红细胞;尿代谢病筛查示甲基丙二酸排泄明显增多。

(3)可行全外显子二代测序(NGS)或依据临床、实验室特点选择相应基因检测包进行一代基因检测,示 *MMACHC* 纯合或复合杂合突变均可确诊。

【专家点评】

本案我们可以得到如下启示。

(1)临床诊断也许不难,背后原因未必简单。临床诊断溶血性贫血比较容易,贫血伴网织红细胞水平升高几乎所有临床医师都可以做出初步诊断,但对于溶血的病因却需要仔细考量。本例除存在溶贫外,小月龄、神经精神系统的异常表现和明显的代谢性酸中毒都提示我们,背后的病因不简单。

(2)明确方向非常重要,跟进检查尽早干预。第一时间考虑到有机酸代谢病的大方向后,首先要行血 Hcy 检测。因为伴 Hcy 水平增高的不仅是最常见类型,还往往是维生素 B_{12} 有效型,且可能在其他确诊检查回报之前及早进行药物干预。

(3)尿代谢与基因并举,效果和预后皆关注。尿代谢病筛查检出尿中甲基丙二酸排泄水平增加不仅有助于确诊,还可以监测药物治疗效果。基因检测可以明确诊断并有助于临床分型,关于基因型和表型之间相关性的研究较多,可以帮助预测药物治疗的效果以及预后。

(艾奇)

病例53　不要忽视代谢异常介导的血栓性微血管病——以血压升高入院的甲基丙二酸血症

【背景知识】

甲基丙二酸血症(methylmalonic academia,MMA)是由于甲基丙二酸在甲基丙二酰辅酶A变位酶(MCM)或其辅酶钴胺素(维生素B_{12})代谢障碍导致的甲基丙二酸、丙酸等代谢物在体内蓄积,从而引起脏器损伤。MMA是一种罕见的代谢性疾病,为常染色体隐性遗传,多以神经系统损害为主,合并肾损害的病例较少,以肾脏受累症状起病的患儿很容易被误诊、漏诊,以致失去早期治疗时机,影响预后。

【病例简述】

(一)入院情况

患儿,女,5岁。主因"间断呕吐11天伴尿量减少,发现血压升高4天"入院。

发病以来,无消化道出血,无腹泻,无肉眼血尿及水肿,无发热、抽搐、意识障碍。于外院治疗期间,尿量最低100 mL/天,血压16.66/12.66 kPa(125/95 mmHg)。患儿出生5个月因反复无热惊厥于天津市儿童医院神经科诊断为癫痫,当时查头MRI及气相色谱-质谱(GC/MS)分析未见异常,口服托吡酯治疗,1个月后自行停药,未再出现惊厥。平素与人交流少,性格孤僻。

患儿系G_2P_2,孕41周顺产,父母及16岁同胞姐姐均体健,否认家族遗传病史。

(二)入院查体

血压19.95/14.63 kPa(150/110mmHg),体格发育适龄,神志清楚,精神反应欠佳,贫血貌,皮肤黏膜无黄疸及出血点,无水肿,心音有力,心律齐,双肺呼吸音粗糙,腹部平软,四肢肌张力减低,肌力Ⅳ级,双侧巴氏征阳性。

(三)入院检查

(1)血红蛋白103 g/L(参考值:115~150 g/L),红细胞3.03×10^{12}/L(参考值:4.0×10^{12}~5.5×10^{12}/L),血小板91×10^9/L(参考值:188×10^9~472×10^9/L),网织红细胞0.20×10^{12}/L(参考值:0.05×10^{12}~0.07×10^{12}/L)。电解质基本正常,肌酐246.7μmol/L(参考值:19~44 μmol/L),尿素24.7 mmol/L(参考值:2.5~6.5 mmol/L),未结合胆红素19.3 μmol/L(参考值:3.4~10.3 μmol/L),乳酸脱氢酶934U/L(参考值:120~300U/L)。Coomb's试验未见异常。抗核抗体及补体正常。

(2)尿常规比重1.005,pH5.5,蛋白质2+,镜检:红细胞20/HP(参考值:0~3/HP)。尿蛋白定量1029 mg/d[52.5 mg/(kg·d)](参考值:<150 mg/d),尿蛋白电泳示中分子质量蛋白94%。内生肌酐清除率12 mL/(min·1.73 m²)[参考值:≥80 mL/(min·1.73 m²)]。

（3）GC/MS 检查示尿中甲基丙二酸及甲基枸橼酸分别超过正常 225.3 倍及 2.224 倍。串联质谱（MS/MS）分析示游离肉碱（C0）85.947μmol/L（参考值：12~16 μmol/L）、乙酰肉碱（C2）58.172 μmol/L（参 考 值：0~45 μmol/L）、丙 酰 肉 碱（C3）18.413 μmol/L（参 考 值：0~5.14 μmol/L）、C3/C2 0.317（参考值：0.02~0.29）均高于正常。血同型半胱氨酸（Hcy）415 μmol/L（参考值：0~15 μmol/L），维生素 B12 960.8 pmol/L（参考值：231~1040 pmol/L）。

（4）头颅 MRI 示 T2 W1 及液体衰减反转恢复（FLAIR）右顶叶皮层区片状高信号，脑室、脑外间隙增宽，小脑脑沟增宽。B 超示双肾增大，肾实质回声增强、欠均匀，结构欠规整，皮髓质界限不清晰，胆囊多发结石。心电图示 T 波低平、双向，左心室高电压。超声心动图示左心室扩大，室间隔及左心室后壁增厚、运动幅度减低，短轴缩短率 15%（参考值：27%~45%），射血分数 33%（参考值：50%~70%）。

（5）全外显子测定发现 2 个 MMACHC 杂合突变，突变位点分别为 c.80 A>G（E1）及 c.609G>A（E4）；1 个 MMADHC 杂合突变，突变位点为 c.515 A>C（E6）。依据美国医学遗传学与基因组学学会的变异解读指南，判定为致病性变异。对患儿父母 MMACHC 基因编码区 80 和 609 位点进行验证，发现患儿母亲和父亲分别携带 c.80 A>G（E1）及 c.609G>A（E4）的杂合突变。

【病例分析】

（一）鉴别诊断

1. 血栓性微血管病（thrombotic microangiopathy, TMA）　患者表现为贫血、网织红细胞升高、乳酸脱氢酶及未结合胆红素升高，同时 Coombs' 试验无异常，可以排除自身免疫性溶血性贫血，考虑存在微血管病性溶血性贫血（microangiopathic hemolytic anemia, MAHA）。MAHA 伴随血小板减少、急性肾损伤（acute kidney injury, AKI），提示存在 TMA。

2.TMA　是一组可能存在需要特异性治疗的特殊疾病，包括以下遗传性、获得性及继发性病因。

（1）血栓性血小板减少性紫癜（thrombotic thrombocytopenic purpura, TTP）：TTP 以重度 ADAMTS13 缺乏（通常活性 <10%）为特征，ADAMATS13 缺乏会促进形成血小板微血栓。TTP 患者的血小板减少通常更严重且会出现中枢神经系统（CNS）、心脏、胰腺、甲状腺、肾上腺、肠黏膜和其他器官损伤的表现。ADAMTS13 缺乏可能为遗传性或获得性，后者由自身抗体抑制 ADAMTS13 活性引起。

（2）志贺毒素介导的溶血尿毒综合征（Shiga toxin-mediated hemolytic uremic syndrome, ST-HUS）：志贺毒素由痢疾志贺菌和大肠埃希菌的某些血清型（如 O157：H7 和 O104：H4）产生。患者常有农场动物、未熟肉类或污染水的暴露史，主诉症状包括腹痛、恶心、呕吐和腹泻，TMA 在出现上述症状后数日发生。

（3）药物诱导的 TMA（drug-induced TMA, DITMA）综合征：化疗药物（如，吉西他滨和丝裂霉素），免疫抑制剂（如，环孢素和他克莫司），可引起直接细胞损伤，导致剂量依赖性 DITMA 综合征。

（4）补体介导的 TMA：正常情况下限制补体旁路途径激活的调节蛋白 [如，补体因子 H

（complement factor H，CFH）、CFH 相关蛋白 CFI、膜辅蛋白（membrane cofactor protein，MCP；即 CD46）] 的遗传性缺乏，或者加速这一途径激活的蛋白（如 CFB、C3）的遗传性异常，都可导致血管内皮细胞和肾脏细胞细胞膜上的补体过度活化，进而出现溶血尿毒综合征的临床表现，患者常有高血压和有 CNS 受损等肾外表现。通常补体 C3、C4 水平减低，需要筛查 *CFH*、*CD46*、*CFI*、*C3*、*CFB*、*THBD*、*CFHR1*、*CFHR5*、*DGKE* 等基因。

（5）代谢介导的 TMA：细胞内维生素 B_{12}（钴胺素）代谢紊乱可导致 TMA，由 *MMACHC* 基因突变所致；患者的血浆 Hcy 水平升高，并且可以出现甲基丙二酸尿。

（二）诊断及诊断依据

1. 诊断　甲基丙二酸血症。

2. 诊断依据　GC/MS 检测尿甲基丙二酸和 MS/MS 检测血 C3 水平及 C3/C2 为诊断本病的首选方法，三者同时升高可以提高诊断 MMA 的准确性，并可排除其他疾病继发酸中毒时，或慢性疾病引起维生素 B_{12} 吸收不良等导致的尿甲基丙二酸排出增多及丙酸血症时 C3 水平和 C3/C2 的增高，而基因突变分析是最可靠的分型依据。

【专家点评】

本案我们可以得到如下启示。

（1）首发症状未必是根本问题。患者首发症状表现为 MAHA、AKI、血小板减少，同时存在神经系统、心血管系统多系统受损表现，容易将目标锁定在 TMA。没有特殊用药史以及缺乏前驱胃肠道感染病史，DITMA 及 ST-HUS 首先被排除。TTP 及补体介导的溶血尿毒综合征似乎成为优先考虑的病因。

（2）切勿忽视既往一些特殊表现。患儿既往的神经系统异常、不适龄的社交能力以及多系统受累的临床表现不应忽略代谢性疾病的可能性。在 ADAMATS13、CFH 及基因检测的同时进行 GC/MS 和 MS/MS 检测发现了 MMA 的典型表现，之后的基因测序结果也证实了这一诊断。

（3）诊断精细有助于更精准治疗。对于所有存在 TMA 但 TTP 和 ST-HUS 检测结果呈阴性的患者，应通过 GC/MS 及 MS/MS 的方法测定血清同型半胱氨酸和甲基丙二酸来发现钴胺素 C 缺乏介导的 TMA。可以通过更低廉的治疗显著改善临床症状，也有利于从更全面的视角对疾病进行系统性管理。

（刘喆　王文红）

病例 54　新生儿期发病的危象!
——新生儿期发病的甲基丙二酸血症急性代谢危象

【背景知识】

甲基丙二酸血症(methylmalonic academia，MMA)是有机酸代谢异常中最常见的疾病。甲基丙二酸血症是由于甲基丙二酰辅酶 A 变位酶缺陷(MUT 型)或其辅酶钴胺素代谢缺陷(cbl 型)，体内甲基丙二酸代谢受阻，甲基丙二酸、甲基枸橼酸等代谢产物异常蓄积引起的疾病。如钴胺素代谢障碍同时导致甲基钴胺素生成减少,则伴有血同型半胱氨酸增高。新生儿期发病的 MMA 临床缺乏特异性,病情重,常以急性代谢危象就诊,识别危重症患儿,及时进行急性期治疗,并坚持长期规范化管理,可有效改善预后、延长生存时间、提高生存质量。

【病例简述】

(一)入院情况

患儿，男，25 天，因"精神弱伴呕吐 4 天,四肢抖动 2 天,发热 1 次"入院。患儿系 G_4P_4,孕 36^{+4} 周不明原因早产顺产出生,出生体重 3000 g。父母及两个姐姐(G_1P_1、G_2P_2)身体健康,患儿哥哥(G_3P_3)生后 5 天因"重症肺炎、呼吸衰竭、败血症、脑膜炎"死亡,住院期间曾怀疑甲基丙二酸血症,未予明确诊断。否认其他家族遗传病史。

(二)入院查体

肛温 37.4°C,呼吸 40 次 / 分,脉搏 140 次 / 分,血压 70/40mmHg,经皮血氧饱和度 99%,体重 4550 g,神志清楚,精神反应弱,呼吸平稳,无发绀,前囟平,张力略高,双瞳孔等大等圆,对光反射存在,双肺呼吸音粗,未闻及啰音,心音有力,心率 140 次 / 分,心律齐,腹软不胀,未见肠型,肠鸣音存在,肝脏肋下 3 cm,质软边锐,四肢自主活动少,末梢暖,脉搏有力,前臂内侧毛细血管再充盈时间 2 s,四肢肌张力减低,握持反射(±),拥抱反射(±),觅食反射(-),吸吮反射(±)。

(三)入院检查

(1)血常规:白细胞 2.04×10^9/L(参考值: 4×10^9~10×10^9/L),中性粒细胞 42%,淋巴细胞 44%,单核细胞 14%,血红蛋白 91 g/L(参考值:110~160 g/L),血小板 123×10^9/L(参考值: 100×10^9~300×10^9/L)。复查血常规:白细胞 1.82×10^9/L(参考值: 4×10^9~10×10^9/L),中性粒细胞 10%,淋巴细胞 78%,单核细胞 12%,血红蛋白 79 g/L(参考值:110~160 g/L),血小板 9×10^9/L(参考值: 100×10^9~300×10^9/L)。

(2)血电解质及血糖: Na 133.7 mmol/L(参考值:137~147mmol/L), K 4.39 mmol/L(参考值: 3.5~5.3 mmol/L), Cl　100.8 mmol/L(参考值:99~110 mmol/L), CO_2　6.5 mmol/L (22~29 mmol/L), Ca 1.52 mmol/L(参考值:2.25~2.75 mmol/L), Mg 1.04mmol/L(参考值: 0.62~0.91 mmol/L),GLU 7.89 mmol/L(参考值:3.9~6.1 mmol/L)。

(3)血气分析:pH 7.221(参考值:7.35~7.45),PCO_2 14.9mmHg(参考值:35~48mmHg), PO_2 132mmHg(参考值:83~108mmHg),BEb -19.4mmHg(参考值:-3~+3mmHg)。

（4）血氨 314 μg/dL（参考值：12~66 μg/dL）。

（5）生化：丙氨酸氨基转移酶（ALT）108U/L（参考值：9~50U/L），γ- 谷氨酰转肽酶（γ-GT）69U/L（参考值：10~60U/L），天门冬氨酸氨基转移酶（AST）194U/L（参考值：15~40U/L），肌酐（Cre）30 μmol/L（参考值：14~34 mol/L），尿素（Urea）5.7 mmol/L（参考值：1.43~6.77 mmol/L），乳酸（La）3.2 mmol/L（参考值：0.5~2.2 mmol/L），降钙素原（PCT）1.92 ng/mL（参考值：0~0.05 ng/mL），白介素 -6（IL-6）21.54 pg/mL（参考值：0~7 pg/mL），C 反应蛋白（CRP）13.7 mg/L（参考值：0~5 mg/L）。同型半胱氨酸（HCY）4.1 μmol/L（参考值：0~13 μmol/L）。维生素 B_{12} 1410 μmol/L（参考值：135~803μmol/L）。

（6）尿遗传代谢病筛查：甲基丙二酸血症，倍率 5519.2；血遗传代谢病筛查：甲基丙二酸继发肉碱缺乏表现。

（7）头核磁：双侧额、顶叶脑室旁白质区片状稍长 T1、稍长 T2 信号影，双侧额顶叶、双侧基底节丘脑区、脑干区、双侧小脑半球、小脑蚓 DWI 序列高信号，脑外间隙增宽。

（8）动态脑电图：异常新生儿脑电图，脑电成熟度中度延迟。

【病例分析】

（一）鉴别诊断

1. 新生儿败血症 两者均可表现为喂养困难、呕吐、嗜睡、肌张力减低等，实验室检查亦可出现血常规白细胞及血小板减少、代谢性酸中毒，但本患儿同时存在血氨增高、肝损害，虽存在感染因素，但炎症指标无明显升高，不能完全用重症感染来解释病情。

2. 其他有机酸代谢性疾病 如丙酸血症、戊二酸血症、异戊酸血症等，均可出现与甲基丙二酸同样的临床表现，依靠尿液气相色谱 - 质谱（GC/MS）、血串联质谱（MS/MS）等检查手段可以对患儿进行初步的临床诊断，确诊需要基因检测。

3. 尿素循环障碍性疾病 是引起先天性高氨血症的一类疾病，如氨甲酰磷酸合成酶缺乏症、鸟氨酸氨甲酰基转移酶缺乏症、精氨酸琥珀酸合成酶缺乏症等，这类疾病通常无代谢性酸中毒，尿 GC/MS、血 MS/MS 及基因检测有助于鉴别诊断。

4. 血液系统疾病 有机酸蓄积可造成骨髓抑制，引起血常规三系减少，需要和血液系统疾病鉴别。

（二）诊断

本患儿存在精神弱、吃奶差、呕吐、肢体抖动病史，存在严重代谢性酸中毒、肝损害、血氨明显增高、全血细胞减少，结合患儿哥哥夭折病史，考虑到有机酸血症并发代谢危象的可能。后经尿及血遗传代谢病筛查结果证实为甲基丙二酸血症，遂立即连续 5 天肌肉注射维生素 B12，复查尿 GC/MS 提示甲基丙二酸倍率较前无明显下降。

【专家点评】

本案我们可以得到如下启示。

（1）首发可能即危象。新生儿期发病的 MMA 往往缺乏临床特异性，并常以急性代谢危象就诊，具有相当的迷惑性。应注重识别危重症患儿，及时进行急性期治疗。本患儿系 MMA 伴有贫血、血小板减少、粒细胞减少表现，在以血细胞减少为主要表现的病例，诊断思路不应只按重症感染或血液系统疾病来考虑。

（2）基因与分型检测。本病例未进行基因检测确定 MMA 分型从而判断预后，但结合患儿病例特点及对应用维生素 B_{12} 的有效性考虑缺陷为 mut0 可能性大。MMA 根据酶缺陷的类型可以分为甲基丙二酰辅酶 A（methylmalonyl-CoAmutase，MCM）缺陷或其辅酶钴胺素（维生素 B_{12}）代谢缺陷两大类。MCM 缺陷又分为无活性者 mut0 型，有残余活性 mut-型。辅酶钴胺素代谢障碍包括：腺苷钴胺素合成途径缺陷，即线粒体钴胺素还原酶缺乏（cblA）和钴胺素腺苷转移酶缺乏（cblB）；以及三种由于胞浆和溶酶体钴胺素代谢异常引起的腺苷钴胺素和甲基钴胺素合成缺陷（cblC、cblD、cblF），这三种类型患者除有甲基丙二酸血症外，还伴有同型半胱氨酸血症，这是我国 MMA 患者中的常见类型。根据维生素 B_{12} 负荷试验结果，分为 $VitB_{12}$ 有效型和无效型，cblC、cblD、cblF 多为 $VitB_{12}$ 有效型，cblA、cblB 部分有效。缺陷为 mut0 者症状出现早，80% 在生后第一周，血清钴胺素浓度正常，有代谢性酸中毒，70% 有高氨血症，半数病人有白细胞减少、血小板减少和贫血。

（3）紧急抢救的原则。通过此病例进一步掌握 MMA 代谢危象的处理原则。MMA 代谢危象的发生机制主要有小分子毒物蓄积和能量产生严重不足两种，失代偿性代谢性酸中毒和血氨升高是提示代谢危象发生及其严重程度最有意义的指标。因此，治疗上我们要提供充足的液体量和热能，控制外源性毒性物质的摄入，促进毒性物质的清除，以减少体内毒性物质蓄积，补充代谢辅助因子维生素 B_{12}、叶酸和左卡尼汀，纠正代谢紊乱，治疗诱发代谢危象的疾病。

（穆郁　刘洋）

第三十七章　线粒体脑肌病

病例 55　影响脑及肌肉等多系统的能量代谢病
——以头痛、肢体无力为首发的线粒体脑肌病

【背景知识】

线粒体脑肌病是由线粒体 DNA(mitochondrial DNA，mtDNA)或核 DNA(nuclear DNA，nDNA)突变导致的线粒体呼吸链氧化磷酸化障碍，继而引起的一组以脑和肌肉受累为主的多系统代谢性疾病，线粒体脑肌病伴高乳酸血症和卒中样发作(mitochondrial enceph-alomyopathy with lactic acidosis and stroke-like episodes，MELAS)是其中的一个最常见的亚型，以卒中样发作、癫痫发作、认知与精神障碍、高乳酸血症、肌肉疲劳无力为主要临床特点，约 80% 的 MELAS 患者由 *mtDNA* 3243 A>G 突变引起，其次是 *mtDNA* 13513G>A 突变，其他 *mtDNA* 或 *nDNA* 突变相对少见。

二、病历简介

（一）入院情况

患儿，女，13 岁，因 12 天前发热 1 次伴抽搐，头痛、左下肢无力 6 天入院。

患儿于入院前 12 天发热 1 次，体温 39.3 ℃，当日抽搐 2 次，表现为意识恍惚，双眼睑眨动，无肢体异常改变，持续 2~3 min，2 次抽搐间隔 30 min，抽搐间期意识清楚。入院前 6 天出现阵发性头痛，右颞部为主，头痛时伴右眼视物模糊，头痛缓解后自觉视物模糊缓解，同时出现左下肢无力，行走跛行，不能单脚站立，余肢体活动及四肢感觉未觉异常，病程中睡眠增多，进食水欠佳，排尿便正常。

既往史：8 个月前出现间断抽搐发作，外院诊断癫痫，规律口服左乙拉西坦治疗，此次病前 2 个月未再抽搐。

患儿系 G_2P_2，母孕期体健，足月顺产，否认出生窒息史，出生体重 4.2 kg，发育里程碑正常。父母及 22 岁姐姐、10 岁弟弟体健，否认家族遗传病史。

（二）入院查体

身高 150 cm(-1SD~-2SD)，体重 34 kg(-1SD~ 正常)，体格发育轻度落后，神清，精神弱，语言流利，皮肤、毛发未见异常，颅神经查体未见异常，双上肢及右下肢肌力正常，左下肢肌力Ⅳ级，肌张力正常，肌容积正常，未见不自主运动，共济协调，感觉查体无异常，脑膜刺激征(-)。心肺腹查体未见异常。

（三）入院检查

（1）血气分析 pH 7.389(参考值：7.32~7.42)，PCO_2 35.4 mmHg ↓(参考值：41~45 mmol/L)，BE -3.1 mmol/L ↓(参考值：-3~3 mmol/L)。电解质：Na、K、Cl、Ca、P、Mg、Glu 正常，

CO_2 19 mmol/L ↓（参考值：22~29 mmol/L），AG 26.6 mmol/L ↑（参考值：8~16 mmol/L），乳酸 9.46 mmol/L ↑（参考值：0.5~2.2 mmol/L）。生化：肝功能、肾功能均正常，肌酸激酶 CK 292U/L ↑（参考值：40~200U/L），肌酸激酶同工酶 CKMB 30U/L ↑（参考值：0~24U/L），肌红蛋白 Mb 67.8 ng/mL ↑（参考值：25~58U/L）。血氨正常。甲状旁腺激素正常。

（2）气相色谱质谱联用法遗传代谢病尿筛查：数种有机酸略高，除了发现尿中乳酸、酮体和 2, 3- 二羟基丁酸的尿中排泄有增高之外，同时发现线粒体 3 羟基 3 甲基戊二酰辅酶 A 合成酶缺乏症缺陷相关联指标也略有增高。液相串联质谱法遗传代谢病血筛查：未发现特异性脂肪酸代谢异常。

（3）头 CT：双侧基底节丘脑区、双侧小脑半球病理性钙化斑。头 MRI：右侧颞顶枕叶皮层区大片状稍长 T1 长 T2 信号影，于 FLAIR 及 DWI 序列呈高信号，脑回肿胀，右侧脑室形态变窄。

（4）视频脑电图：背景活动慢化，双侧枕区不对称，右侧颞极、额、中央、前中颞区为主尖形慢波、慢波发放。

（5）神经电生理：双侧视通路检测异常，双侧 P100 可引出，双侧波幅明显降低，BAEP 未见异常，双上肢周围神经轻度异常，双下肢 Hr 潜期轻度延长，H 波波幅降低，余神经电图及肌电图未见异常。

（6）心电图、心脏超声均正常。

（7）全外显子 + 线粒体基因检测：患儿线粒体 *MT-TL*1 基因的 m.3243 A>G 变异，突变占比 58%，母亲、姐姐及弟弟均携带同种基因变异，突变碱基占比分别为 15%、6%、38%，该变异为致病性变异。

【病例分析】

（一）认真梳理病人的现病史、既往史、查体及辅助检查，综合分析患儿的临床特点，进行鉴别诊断

1. 脑梗死　MELAS 的核心症状为卒中样发作，头 CT 病灶多分布于单侧的颞顶枕叶皮质及临近皮质下的低密度灶，头 MRI 呈长 T1 长 T2 信号，DWI 高信号，需与脑梗死鉴别，但病灶不符合颅内单支血管支配，且 MELAS 病灶有进展性、可逆性、多发性、此消彼长的游走性特点，均与脑梗死不符。

2. 可逆性后部脑病综合征　本病为多种病因导致的分布于后循环的临床 - 影像综合征，影像特点为大脑半球后部皮质、皮质下白质病变，多累及双侧顶枕叶，多对称，DWI 多呈低信号或等信号，与 MELAS 的多为单侧颞顶枕部病变、且 DWI 呈高信号特点不符。

3. 其他　该病人早期癫痫发作时，头 CT 检查仅提示双侧基底节、小脑对称性钙化，需与甲状旁腺功能减退症鉴别，生化提示血钙、血磷及 PTH 均正常，不支持。另外需与 Fahy 病即特发性家族性脑血管亚铁钙沉着症鉴别，Fahy 病表现为精神运动发育迟滞或痴呆、抽搐、锥体束征、锥体外系损害，CT 双侧基底节、齿状核、大脑、小脑深部白质钙化灶，多数存在家族史，可行基因检测鉴别。

（二）诊断及确诊依据

1. 诊断 线粒体脑肌病伴高乳酸血症和卒中样发作。

2. 确诊依据 MELAS诊治专家共识。

（1）核心证据：①有卒中样发作[a]；②颅脑影像学显示局限于皮质和（或）皮质下、不符合单一血管支配的病灶，随访复查病灶可完全或部分可逆。

（2）支持证据：①以下临床表现至少满足1条：认知/精神障碍、癫痫发作、感觉神经性耳聋、糖尿病、身材矮小、毛发异常、运动不耐受、胃肠功能障碍、心肌病/心脏传导异常、肾病等；②血/脑液乳酸显著增高或磁共振波谱成像显示病灶/脑脊液乳酸峰；③≥2次卒中样发作；④家系成员临床表现为1种或多种B（支持证据）下第1项，且符合母系遗传。

（3）确诊证据：①骨骼肌活体组织检查病理发现线粒体异常的证据：即改良Gomori三色染色发现不整红边纤维[b]，和（或）琥珀酸脱氢酶染色发现琥珀酸脱氢酶活性异常肌纤维和（或）琥珀酸脱氢酶深染的小血管，或电镜发现异常线粒体；②基因检测检出明确的线粒体脑肌病伴高乳酸血症和卒中样发作相关的线粒体DNA或核DNA致病突变。

注：[a]包括头痛伴或不伴呕吐、癫痫发作、偏盲或皮质盲、失语、偏身感觉障碍或偏瘫；[b]不整红边纤维>2%。确诊：核心证据（至少1项）+确诊证据（至少1项）；很可能：核心证据（至少1项）+支持证据（至少2项）；可能：核心证据（至少1项）+支持证据（至少1项）；疑诊：核心证据（2项均符合）。

【专家点评】

本案我们可以得到如下启示。

（1）影像及临床表现是脑卒中，但化验结果提示另有蹊跷。综合分析，13岁女童，体格发育轻度落后，智力正常，12岁起出现癫痫发作，头CT基底节及双侧小脑半球对称性钙化，提示患儿可能存在遗传代谢性疾病，本次感染诱发后出现卒中样发作，血乳酸及AG明显升高，头MRI是局限于皮质及皮质下、不符合单一血管支配的病灶，为明确诊断提供了重要线索。

（2）基因检测固然可以查找根源，但也要正确精准的选择。追根溯源，积极寻找罕见病因，明确最终诊断。对于高度怀疑遗传代谢性疾病的患儿，选择何种基因检测，值得思考。本病人如果只选择全外显子测序，将会得到阴性结果，一定要加*mtDNA*。

（李青 李东）

病例56 能量代谢病造成的青春发育延迟
——以矮小、性发育延迟为首发的线粒体脑肌病

【背景知识】

线粒体脑肌病伴高乳酸血症和卒中样发作（mitochondrial encephalomyopathy with lactic acidosis and stroke-like episode，MELAS）是一种由线粒体DNA或核DNA突变导致的多系统代谢性疾病，以卒中样发作、癫痫样发作、认知和精神障碍、高乳酸血症、肌肉疲劳无力为主要临床特点。约80%的MELAS患者由mtDNA3243 A>G突变引起。基因突变导致线粒体呼吸链酶复合体蛋白功能缺陷，尤其是酶复合体I和IV的活性下降，进而引发线粒

体功能障碍,导致三磷酸腺苷生成减少、氧自由基增多和乳酸堆积。

【病例简述】

（一）入院情况

患者,男, 20 岁,主因"身材矮小伴青春发育延迟 5 年"就诊。患者于就诊前 5 年身高 155 cm(<-2*SD*),并发现外生殖器发育欠佳,嗅觉无异常。追问病史自 6 岁始,患者活动后易疲劳,家长未予关注。现为大学二年级学生,可正常上学。

患儿系 G_1P_1,足月,因母亲患妊娠糖尿病行剖宫产娩出。出生体重: 3.75 kg,出生身长: 51 cm。母亲:身高 155 cm, 29 岁自然受孕,患妊娠糖尿病。分娩后继续口服降糖药物治疗。4 年前患"糖尿病酮症酸中毒",同时发现听力明显减退,听力检测示感音神经性耳聋,此后应用胰岛素治疗。父亲:身高 178 cm,否认糖尿病及听力异常。患儿外祖母现年 78 岁, 50 岁患糖尿病,应用胰岛素治疗, 62 岁自觉听力减退,未行相关检查。患儿外祖父及祖父母否认糖尿病及听力异常。

（二）入院查体

查体:身高 160.5 cm(<-2*SD*)体重 51 kg   BMI 19.9 kg/m^2 神情,语畅,外观无畸形,心率: 80 次 / 分,心音有力,律齐,双肺呼吸音清,腹软,肝脾肋下未及,四肢肌力肌张力正常。专科查体:喉结(+),睾丸:左 4mL/ 右 4mL,阴茎:5.5 cm,阴毛:P3。

（三）入院检查

（1）血生化检查:血肌酸激酶、乳酸脱氢酶,谷丙转氨酶,谷草转氨酶,甘油三酯,总胆固醇,低密度脂蛋白胆固醇,尿酸和乳酸增高,高密度脂蛋白胆固醇正常。

（2）糖化血红蛋白为 5.1%。

（3）性激素:促卵泡刺激素（FSH）0.59 IU/L ,促黄体生成素（LH）1.25IU/L,泌乳素（PRL）9.09 ng/mL ,雌二醇（E2）<10pg/mL ,孕酮（P）<0.1 ng/mL ,睾酮（T）19.69ng/dL 。

（4）肾上腺皮质功能:肾上腺皮质激素（Cor）14.00 ug/dL（0~25）,促肾上腺皮质激素（ACTH ）25.90 pg/mL（0~46）。

（5）游离甲功和甲状腺抗体:FT3 4.28pmol/L(2.43~6.01 pmol/L), FT4 7.61 pmol/L（9.01~19.05 pmol/L）, TSH 2.683 μIU /mL（0.350~4.940uIU /mL),促甲状腺受体抗体（TRAb）0.34 IU/L（0~1.75IU/L）,甲状腺球蛋白抗体（ATG）<20.0 IU/mL（<20.0 IU/mL）,抗甲状腺微粒体抗体（ATA）<10.0IU/mL（<10.0IU/mL）。

（6）抗苗勒氏管激素（AMH）>18ng/mL,抑制素 B（IHNB）183.08pg/mL。

（7）染色体核型分析:46 XY。胰岛素样生长因子 -1（IGF-1）179ng/mL（<-3*SD*）。

（8）骨龄:14 岁,年龄 20 岁,骨龄落后 6 岁。

（9）睾丸 B 超:左 2.58 cm×1.12 cm×1.73 cm（容积: 3.55mL）;右 2.54 cm×1.07 cm×1.50 cm（容积:2.99mL）,双侧睾丸体积小,回声欠均匀。

（10）腹部 B 超:脂肪肝。

（11）垂体 MRI:垂体高度 4.7 mm,平扫未见明显异常。头颅 MR:未见异常。

（12）线粒体环基因全长测序示 *MT-TL*1 3243 A>G 突变,经验证该突变来自患者母亲。

【病例分析】

（一）逐层递进式鉴别诊断

认真梳理患者的病史、查体和相关检查等，综合分析患者的临床特点，进行逐层递进式鉴别诊断。

1. 生长激素缺乏症　患儿身材矮小，IGF-1 减低，骨龄落后均符合生长激素缺乏症。但是该患者同时存在转氨酶增高，血乳酸增高，故不支持该诊断。

2. 体质性青春发育延迟　患者就诊时性发育延迟并身材矮小，但是患者年龄已经超过 18 岁，同时存在高乳酸血症，转氨酶增高，故不支持该诊断。

3. 卡尔曼综合征　患者性发育延迟，AMH 和 INHB 正常，染色体核型分析为 46XY，性激素水平仍处于青春期前，但是患者同时存在高乳酸血症和转氨酶增高，故不支持该诊断。

4. 甲状腺功能减退症　患者身材矮小，游离甲功提示中枢性甲减，但是患儿同时存在性激素水平低，IGF-1 水平低，血乳酸和转氨酶增高，故不支持该诊断。

5. 丙酮酸脱氢酶 E1-α 缺乏症　该患者存在高乳酸血症，乏力，但不是低出生体重儿，不具有特殊面容，头颅 MR 无基底节、脑干、大脑半球囊性病变，故不支持该诊断。

6. 线粒体脑肌病伴高乳酸血症和卒中样发作（MELAS）　鉴于该患者存在身材矮小，性发育延迟，平素易疲劳，实验室检查提示血乳酸增高，转氨酶增高，中枢性甲减，生长激素缺乏，性激素水平减低，提示能量代谢异常疾病，行线粒体环基因全长测序示 *MT-TL*1 3243 A>G 突变，经验证该突变来自患者母亲，故该患者最终确诊 MELAS。

（二）诊断及诊断依据

1. 诊断　线粒体脑肌病伴高乳酸血症和卒中样发作（MELAS）。

2. 确诊依据

（1）基因检测检出明确的线粒体脑肌病伴高乳酸血症和卒中样发作相关的线粒体 DNA 或核 DNA 治病突变。

（2）骨骼肌活体组织检查病理发现线粒体异常的证据，即改良 Gomori 三色染色发现不整红边纤维，和/或琥珀酸脱氢酶染色发现琥珀酸脱氢酶活性异常肌纤维和/或琥珀酸脱氢酶深染的小血管，或电镜发现异常线粒体。

【专家点评】

本案我们可以得到如下启示。

（1）身材矮小与遗传代谢病。对于身材矮小的患儿，需要全面评估，除了关注内分泌疾病外，应警惕遗传代谢病。MELAS 的典型表现为头痛、卒中样发作等，通常有肌酸激酶和乳酸的增高，患者可同时出现身材矮小，但是同时累及垂体多种内分泌轴功能者罕见，因此对于此类患者，基因检测是不可缺少的诊断方法。

（2）线粒体病表现复杂多样。线粒体病临床表现复杂多样，主要有：中枢神经系统损伤、骨骼肌损伤、眼外肌活动受限和眼球损伤、周围神经损伤和其他系统如矮小、糖尿病等，本例自 6 岁即有活动后疲劳并没有重视，首次就诊为矮小和性发育延迟，提示自幼的任何异常对诊断均有帮助。

（姜丽红　刘戈力）

第三十八章　黏多糖贮积症

病例57　呼吸不畅、鼻堵打鼾,查清再手术也不迟

【背景知识】

黏多糖贮积症(mucopolysaccharidosis,MPS)是一组由于酶缺陷造成酸性黏多糖(又称糖胺聚糖)不能完全降解而致的溶酶体贮积病。表现为黏多糖聚积在机体不同组织,造成骨骼畸形、智能障碍等一系列临床症状和体征。根据酶的缺陷,本病可分为7型,除MPS Ⅱ型为X连锁隐性遗传外,其余均为常染色体隐性遗传病。各型MPS的病程均呈进行性,病变常累及多系统、多器官,致残率较高。在我国和其他东亚地区,MPS Ⅱ型是MPS中最常见的类型,约占所有MPS的一半。

【病例简述】

(一)入院情况

男,6岁,2015年2月出生。因"发现体格发育异常4年"住院治疗。患儿为G_2P_2,孕39^{+2}周,顺产,否认缺氧窒息史,8月独坐,2岁行走,走路不稳,平素易反复呼吸道感染。近半年智力倒退,目前不能沟通,说话模糊,吐字不清。家族史:父母身体健康,G_1P_1,男,于北京协和医院诊断"黏多糖贮积症",已去世。该患儿因呼吸不畅,鼻堵打鼾于外院误诊为腺样体肥大,并行腺样体切除术。

(二)入院查体

身高:101 cm,头围:54 cm,胸围:64 cm,腹围:71 cm,上部量/下部量1.22∶1。精神反应尚可,毛发旺盛,面容粗糙,颈短,鸡胸,鼻梁低平,前额突出,眼距宽,呼吸不畅,鼻腔分泌物多,双肺呼吸音粗,心音有力,律齐,腹膨隆,肝肋下4.5 cm,质中,边钝,脾肋下4 cm,质中,边钝,爪形手,膝外翻,有手足镯。手指关节僵硬,神经系统检查无异常。

(三)入院检查

(1)尿黏多糖定性(+3)尿中甲苯胺蓝(+)。

(2)$25(OH)_2D_3$正常,血气分析及电解质正常。

(3)B超示肝脾增大。

(4)X-ray:肋骨前端增宽,下胸椎及腰椎形态不佳,部分椎体前缘变尖。左手掌骨增宽,2-4掌骨近端变尖。左肱骨近端干骺端略增宽。左尺桡骨远端干骺端向内侧倾斜。左腕关节可见3枚腕骨,部分体积较小。骨盆诸骨的骨质非常完整,骨小梁清晰可见,未见异常增生或明显破坏。双侧股骨头位于髋臼内,化骨核出现迟缓,骨龄相当于3岁。

(5)全外显子组测序结果显示,*IDS*基因有1个半合子突变。经家系验证分析,c.1006+1G>A(splicing)受检人之父该位点无变异,受检人之母该位点杂合变异。依据美国

医学遗传学与基因组学学会的变异解读指南,该变异判定为可疑致病性变异。

【病例分析】

(一)逐层递进式鉴别诊断

1. 佝偻病 佝偻病表现睡眠不安,心情烦躁,严重者会出现全身肌肉松弛,腹部突出,生长发育迟缓等。头部颅骨软化,肋软骨与胸部肋骨交界处膨大,手镯,脚镯,O 型腿,X 型腿等。而黏多糖贮积症的主要症状则为严重的骨骼畸形,面部丑陋扭曲,关节僵硬,爪型手等。

2. 粘脂贮积症 粘脂贮积症临床主要表现为 Hurler 样面容、骨骼发育不良,眼底红斑。往往起病更重、更早,1 岁前即可严重智力发育落后、特殊面容、牙龈增生,但无明显头大。该病常规实验室检查可发现,尿中不存在粘多糖,皮肤成纤维细胞多含粗包涵体,其中多为中性多糖和粘脂。用检测酶活性的方法可对黏脂贮积症进行病因学诊断与产前诊断。

3. 甲状腺功能减低症 甲状腺功能减低主要在于骨骼系统和神经系统,智力低下,表情冷淡,发育迟缓,一般毛发稀少,体温偏低。这是与黏多糖疾病的主要区别,黏多糖贮积症骨骼异常更明显,而甲状腺功能减低是由于甲状腺激素缺乏所导致的精神运动发育落后更明显。

4. 风湿性关节炎 风湿性关节炎是一种与溶血性链球菌有关的变态反应性疾病,在成人方面比较显著。这种病虽然存在着长期的关节疼痛,但是不会像黏多糖贮积症一样,有特异性骨骼改变及特殊面容。

5. 其他溶酶体贮积症 如 GM1 神经节苷脂贮积症,GM2 神经节苷脂贮积症,异染性脑白质营养不良,尼曼 / 匹克病 C 型等,溶酶体贮积症多具有以下临床特点:发育延迟,学习能力下降,共济失调、惊厥、无力及智力低下。进行性智力运动倒退。面容粗笨、骨骼异常、肝脾肿大等贮积性疾病的体征。多数 LSDs 可通过测定外周血白细胞或皮肤成纤 维细胞中酶的活性来诊断,还可以通过检测其基因突变类型来诊断。目前通过绒毛及羊水细胞培养,可进行可靠的产前诊断。

6. 先天性脊柱骨骺发育不全综合征 先天性脊柱骨骺发育不全综合征是一类软骨发育不全,累及脊柱骨骺和干骺端缺陷的严重遗传病。这类患者的症状常与黏多糖贮积症有相似的表征,可以通过验证 a -L- 艾杜糖苷酸、半乳糖 -6- 硫酸酯酶与 β- 半乳糖苷酶的活性正常,以确定不是粘多糖贮积症。

(二)诊断及确诊依据

1. 诊断 黏多糖贮积症Ⅱ型。

2. 确诊依据

黏多糖贮积症的明确诊断需要依靠患者相应的临床表现、实验室检查、相关酶活性测定以及基因分析的结果。

本例为黏多糖贮积症Ⅱ型,诊断流程如下。

(1)对临床症状、体征和放射学检查高度疑诊 MPS Ⅱ型的患儿,经尿糖胺聚糖检测发现尿糖胺聚糖水平升高,需进行 IDS 酶活性检测。若 IDS 酶活性正常,可排除 MPS Ⅱ型;若 IDS 酶活性缺乏,且其他溶酶体硫酸酯酶正常,可确诊 MPS Ⅱ型;或可行 IDS 基因检测,发现致病变异或可能致病变异半合子,可确诊 MPS Ⅱ 型。

（2）对症状不典型的疑似患儿可直接进行基因检测,若发现基因变异,再检测尿糖胺聚糖和酶活性进行确认;或可先行酶活性检测,再行基因分析。

（3）有家族史的患儿可直接进行酶活性或基因变异检测。若全外显子二代测序（NGS）和多重链接依赖探针扩增技术未发现 *IDS* 基因变异,但临床仍疑诊 MPS Ⅱ 型,需结合临床、尿糖胺聚糖、IDS 酶活性结果综合分析。

【专家点评】

本案我们可以得到如下启示。

（1）医学一元论,避免一叶障目。全面分析病患临床特点,切忌头疼医头,脚疼医脚。本例患儿语言运动发育落后,智力倒退,查体毛发旺盛,面容粗糙,肝脾肿大,骨骼异常等均为明确诊断提供了重要的临床资料。

（2）致知在格物,窥一斑知全豹。结合临床特征,合理选择相关检查,因时施宜的进行鉴别诊断。本例患儿尿粘多糖定性（+3）尿中甲苯胺蓝（+）,B 超肝脾增大,X-ray 异常符合黏多糖贮积症改变。对于临床诊断困难,恰当合宜的选择基因检测是寻求病因,诊断临床少见疾病的有力工具。

（张明英　吕玲）

第三十九章 多种酰基辅酶 A 脱氢酶缺乏症

病例 58 拨开慢性间断腹痛的迷雾

【背景知识】

多种酰基辅酶 A 脱氢酶缺乏症（multiple acyl-CoA dehydrogenase deficiency，MADD）又称戊二酸尿症 II 型，是一种罕见的以线粒体电子传递系统缺陷及脂肪酸代谢异常为主要特征的常染色体隐性遗传病，其发病机制是由编码转移黄蛋白泛醌氧化还原酶（ETF：QO）复合体中 α、β 亚单位的 αETF（*ETFA*）基因、βETF（*ETFB*）基因以及电子转移黄素蛋白脱氢酶（ETFDH）基因突变所致，目前已有 160 多种 *ETFDH* 基因突变报道。

【病例简述】

（一）入院情况

患儿，男，6 岁，因间断腹痛 5 年，加重 1 周入院。

患儿在 2~4 岁期间发生约 3 次腹痛，均表现为无诱因突发全腹部疼痛，不剧烈，持续约 1~3 h 自行缓解；4~6 岁仍间断出现腹痛，性质同前，每年约发作 3~4 次，持续约数小时后症状缓解；5 岁后腹痛症状进行性加重，腹痛程度及持续时间均较前增加，并在腹痛后出现睡眠增多，每天睡眠约 20 h，持续 1 天左右好转；同时出现独走不稳，易跌倒，步行超过 200 m 即出现步态姿势改变。入院前 1 周出现持续性全腹痛，入院后 1 天出现四肢无力并进行性加重。

患儿系 G_1P_1，足月顺产，出生体重 3.2 kg，生产史无异常。自幼体力、耐力差，饥饿时明显，食欲不佳。父母及其 1 岁妹妹均体健，否认家族遗传病史。

（二）入院查体

神清，体格发育正常，智力正常，营养中等，自动体位。眼球运动好，无复视，双侧面纹对称，伸舌居中，构音清晰。咽稍充血，扁桃体不大。颈软。全腹部压痛，未及反跳痛及肌紧张，腹部未扪及包块或肿物，肝脾肋下未及。四肢活动自如，四肢肌力 IV 级，肌张力减低，双侧膝腱反射未引出，双侧病理征阴性。

（三）入院检查

（1）血常规：血红蛋白 122 g/L（参考值：110~150 g/L），白细胞 23.79×10⁹/L（参考值：4.1×10^9~11×10^9/L），中性粒细胞比例 79.2%（参考值：37%~77%），淋巴细胞比例 16.5%（参考值：17%~54%），单核细胞比例 3.6%（参考值：2%~11%），C 反应蛋白 8.0 mg/L（参考值：0~8 mg/L）。

（2）尿常规：尿酮体（＋）（参考值：阴性）。

（3）血生化：肌酸激酶 2215U/L（参考值：40~200 U/L），肌酸激酶同工酶 194U/L（参考值：0~24 U/L），丙氨酸氨基转氨酶 68U/L（参考值：7~30 U/L），天冬氨酸氨基转氨酶 240U/L（参考值：14~44 U/L）。肾功能、电解质、同型半胱氨酸等均未见异常。

（4）尿 GC/MS：未见异常。血脂酰肉碱分析：丁酰肉碱、异戊酰肉碱、辛酰肉碱、十四烯酰肉碱均明显升高。血 MS/MS 示 C4/C3、C8/C2、C8/C3、C8/C16、C14：1/C16 增高，C8/C10 降低。

（5）颈胸腰椎 MRI：胸 5~12 椎体水平脊髓内可见多发斑片状稍长 T2 信号，颈、胸、腰椎旁肌肉未见脂肪浸润。

（6）AQP4 等神经免疫相关抗体及副肿瘤综合征检测均未见异常。

（7）神经电生理：双下肢胫神经和腓总神经复合肌肉动作电位（CMAP）波幅降低（20%~40%），双下肢 H 反射缺失；胫前肌运动单位电位（MUP）部分时限缩窄，振幅下降。

（8）腹部 B 超：肝胰脾肾未见异常。

（9）全外显子二代测序（NGS）：患儿 *ETFDH* 基因有 2 个杂合变异：c.389 A>T，p.（Asp130Val）和 c.1675>T，p.（Arg559*），经 Sanger 测序验证，上述两个杂合变异分别源于其父亲、母亲杂合携带。

【病例分析】

（一）逐层递进式鉴别诊断

认真梳理患儿的病史、查体及相关检查等，综合分析患儿的临床特点，进行逐层递进式鉴别诊断。

1. 吉兰 - 巴雷综合征　本患儿有上呼吸道前驱感染，其后出现四肢无力，运动耐力下降，神经电生理提示周围神经损害，需注意吉兰 - 巴雷综合征可能。但患儿既往发作性腹痛，脊髓 MRI 示异常信号，肌酶增高，以吉兰 - 巴雷综合征不能完全解释。

2. 卟啉病　系由于卟啉代谢紊乱引起卟啉或卟啉前体生成增加和在体内过度积聚，导致多系统损害的疾病。患儿可出现间歇性腹痛，精神行为异常，尿液在日光照射下呈酒红色，该患儿临床表现不符合。

3. 副肿瘤综合征　副肿瘤性周围神经病是亚急性起病、快速进展，表现为感觉异常和早期痛觉丧失，多为不对称或多灶性，上肢更常见，本患儿临床特点不符合，无肿瘤相关表现，副瘤综合征抗体检测均阴性，不支持。

4. 多种酰基辅酶 A 脱氢酶缺乏症　患儿慢性起病，逐渐加重，临床表现为间断腹痛，后期出现四肢无力症状，查体四肢肌张力偏低，四肢腱反射未引出，胸 5~12 椎体水平脊髓内异常信号，肌酶增高，神经电生理提示外周段病变，血串联质谱发现多种脂酰肉碱代谢异常，结合患儿既往运动耐力差，饥饿状态下明显，高度提示脂肪酸代谢障碍性肌病可能，基因检测提示 *ETFDH* 基因复合杂合突变，分别源于其父母杂合携带，支持确诊多种酰基辅酶 A 脱氢酶缺乏症。

（二）诊断及确诊依据

1. 诊断　多种酰基辅酶 A 脱氢酶缺乏症。

2. 确诊依据　MADD 通常起病隐袭，具有较强异质性，临床表现差异较大，症状可包括肌张力减低、低血糖、反复横纹肌溶解、心肌病、多囊肾、脑病、脑白质营养不良、脊髓病变、肢体近端脂肪贮积性肌病等，诊断困难。

（1）典型的头 MR 改变为基底节区长 T2 信号影、大脑外侧裂增宽、脑室增大。

（2）近端进行性肌病者肌肉活检可见异常脂质沉积。

（3）血脂酰肉碱分析提示脂肪酸代谢异常。

（4）尿有机酸含量分析提示戊二酸增高。

基因诊断对于最终确诊非常重要。

【专家点评】

本案我们可以得到如下启示。

（1）拨开迷雾，寻找线索。本例患儿发病年龄小，病程长，进行性加重，反复腹痛、睡眠增多、脊髓病变、肌酶升高、肝功能异常，提示多系统受累，行血脂酰肉碱谱示多种脂酰肉碱升高，高度指向遗传代谢性疾病的可能，为诊断罕见病提供了重要线索。

（2）全面分析，掌握全貌。患儿全腹痛可能与脊髓受累后的感觉敏感，以及累及自主神经致胃肠功能异常有关。入院时患儿尿 GC/MS 未见异常，分析其原因可能与留取尿标本时患儿未处于发作期而出现假阴性有关。在出院后随访时复查尿 GC/MS 显示戊二酸增高伴轻度酮尿，而此次检测留取标本前患儿曾有剧烈运动，支持确诊 MADD。

（3）增加认识，减少误诊。MADD 常起病隐袭，有较强异质性，临床表现差异较大，常易误诊"肌病、慢性消化道疾病、吉兰 - 巴雷综合征"等，还应增加对其认识，早期识别，正确诊治。

（宋佳丽　赵澎）

第四十章　多发性硬化

病例59　一次视力下降伴视野缺损可以诊断多发性硬化吗？
——以视物障碍为首发症状的多发性硬化

【背景知识】

多发性硬化(multiplesclerosis, MS)是一种以中枢神经系统炎性脱髓鞘病变为主要特点的免疫介导性疾病,病变主要累及白质。是青年患者最常见的非创伤性致残性疾病,病因尚不明确,由环境、遗传因素共同致病。病理为中枢神经系统多发髓鞘脱失,可伴有神经细胞及其轴索损伤,MRI上病灶分布、形态及信号表现具有一定特征性。MS病变具有时间多发和空间多发的特点。

【病例简述】

(一)入院情况

患儿,女,14岁龄,因视物障碍19天入院。

患儿于入院前19天发现左眼视物障碍,表现为视物时仅能看清物体上半部分,下半部分为白色雪花样,入院前5天出现右眼视物障碍,表现同左眼,同时双眼视力进行性下降,病前双眼裸视力0.8,至入院时双眼仅能看到眼前模糊影子。病程中无头痛、头晕、抽搐,无言语障碍、运动障碍,无饮水呛咳、排尿便障碍等。

患儿系 G_1P_1,孕 40^{+1} 周顺产。既往体健,智力正常,父母体健,否认家族遗传病史。

(二)入院查体

发育正常,营养中等,精神反应可,呼吸节律规整,皮肤无异常,无特殊面容,双侧瞳孔等大等圆,d=4 mm,对光反射灵敏,眼球活动自如,眼震(-),视力右侧2.5 m指数、左侧20 cm指数,双侧视野粗测下半部分缺损,余颅神经检查及心肺腹查体无异常,四肢肌力、肌张力正常,共济协调,无不自主运动,腹壁反射(+),双侧跟膝腱反射(++),双侧巴氏征(-),脑膜刺激征(-)。

(三)入院检查

(1)头MRI示T2WI及FLAIR序列双侧额顶颞枕叶白质区、双侧丘脑区及脑干区多发片状高信号影,存在Dawson指表现,未见异常强化。

(2)脊髓MRI示颈2-3、胸9-12椎体水平脊髓内长T2信号影。

(3)视神经MRI示左侧视交叉增粗,T2WI序列高信号。

(4)神经电生理:BAEP未见异常,VEP左侧P100波幅明显降低,潜期正常,右侧P100缺失,ENG、EMG未见异常。

(5)眼科检查:视力:左1尺指数、右0.08。眼底:双侧视盘水肿。

（6）EEG：双侧枕区 7~9 Hz 低波幅混合节律,背景活动略偏慢。

（7）CSF：压力 140mmH$_2$O,常规、生化及病原学(-),寡克隆区带弱阳性,抗 AQP4-IgG (-),抗 MOG-IgG(-),自身免疫性脑炎相关抗体(-)。

（8）血抗 AQP4-IgG、抗 MOG-IgG、副瘤综合征相关抗体均(-)。

（9）血生化、乳酸、血沉正常,自身抗体(-)、ANCA(-)。

（10）胸片、心电图、甲状腺及腹部 B 超未见异常。

【病例分析】

（一）逐层递进式鉴别诊断

认真梳理患儿的病史、查体及相关检查等,综合分析,鉴别诊断。

1. 炎性脱髓鞘疾病 急起病,双眼相继出现严重视力下降,伴颅内及脊髓多发病灶,可见于视神经脊髓炎谱系疾病(neuromyelitis optica spectrum disorder, NMOSD)、髓鞘少突胶质细胞糖蛋白抗体相关疾病(myelin oligodendrocyte glycoprotein antibody associated disorders, MOGAD)、急性播散性脑脊髓炎(acute disseminated encephalomyelitis, ADEM)等炎性脱髓鞘疾病,但患儿无脑病症状,头 MRI 存在 Dawson 指表现,血抗 AQP4 抗体及抗 MOG 抗体均阴性,不支持相关诊断。

2. 结缔组织病 如系统性红斑狼疮、白塞病、干燥综合征、系统性血管炎、原发性中枢神经系统血管炎等,患儿无其他系统损害表现,不伴眼痛、头痛、认知障碍等,血沉正常、自身抗体及 ANCA(-),不支持此类疾病诊断。

3. 感染性疾病 如莱姆病、梅毒、脑囊虫、艾滋病、Whipple 病、进行性多灶性白质脑病等,患儿 14 岁女童,急性起病,无疫区、输血及冶游史等异常生活史,无发热、皮疹及进行性皮质症状,脑脊液常规、生化及病原学未见异常,头 MRI 无弥漫性 U 型纤维受累、无囊样影像学改变,不支持此类疾病。

4. 肿瘤类疾病 患儿无肿瘤史,非慢性消耗体质,脑脊液未找到瘤细胞,神经系统外也未找到实体瘤,血副肿瘤相关抗体阴性,不支持此类疾病诊断。

5. 遗传代谢性疾病 患儿体格及智力发育正常,无相关家族史,血生化未见异常,头 MRI 非肾上腺脑白质营养不良、异染性脑白质营养不良等遗传性脑白质病影像改变,不支持此类疾病诊断。

6. 中毒 患儿急性起病,但反复追问否认毒物接触史,也无多脏器受累表现,无此类疾病支持依据。

7.MS 本病的病变具有时间多发和空间多发的特点。首次发病诊断本病要慎重,此患儿头 MRI 存在多发的新旧病灶,并存在 Dawson 指表现,脑脊液寡克隆区带弱阳性,仍要高度疑诊本病。严格根据 2012 年修订版儿童多发性硬化诊断标准,并参考 2016 年 MAGNIMS 标准诊断及 2017 年 McDonald MS 成人诊断标准均符合 MS 的时间与空间多发,并排除其他相关疾病,明确诊断多发性硬化。

（二）诊断及确诊依据

1. 诊断 多发性硬化。

2. 确诊依据　儿童 MS 诊断标准目前主要依据儿童多发性硬化和免疫介导的中枢神经系统脱髓鞘疾病诊断标准 2012 年修订版。儿童 MS 诊断需满足以下任一条件。

（1）两种或以上非脑病性的临床中枢神经系统事件，推定是炎症性原因，距离 30 天以上，CNS 受累区域不止一处。

（2）一次非脑病发作事件，结合 MRI 表现及随访发现至少一处新增的增强或非增强病灶，符合 2010 版 McDonald 诊断标准在空间上及时间上的表现。

（3）第一次 ADEM 发作后三个月或更长时间出现非脑病性临床事件，新发 MRI 病灶符合 2010 版在空间上的表现。

（4）第一次、单一的急性事件，不满足 ADEM 诊断标准，MRI 表现与 2010 版在空间和时间上的表现吻合（适用于 ≥ 12 岁儿童）。

【专家点评】

本案我们可以得到如下启示。

（1）病史询问极其重要。在仔细的病史询问及神经科、内科查体基础上掌握疾病基本情况，14 岁女性，进行性视力下降伴视野缺损，不能戴镜矫正，再抓住关键点顺理剖析，头 MRI 存在多发的新旧病灶，并存在与侧脑室表面垂直的 Dawson 指表现，脑脊液寡克隆区带弱阳性，掌握疾病全貌，为疾病向正确方向诊断提供重要依据。

（2）鉴别诊断去伪存真。仔细鉴别诊断，抽丝剥茧，合理的安排相关检查。在鉴别神经系统脱髓鞘疾病时，除分析疾病特点、影像特点及相关化验特点，还要掌握不支持这些疾病的特点，另外还要鉴别其他相关疾病神经系统损害，为正确诊断去除干扰因素。

（3）急性表现审慎溯源。儿童 MS 诊断复杂，无单一的特异性诊断标志物，一次急性事件后诊断本病更要慎重，严格依据儿童 MS 诊断标准，细致地鉴别诊断，并参照最新成人诊断标准做为补充，从而达到准确诊断。

（陈书丽　李东）

病例 60　时间及空间多发性中枢神经系统脱髓鞘疾病
——以四肢麻木为首发症状的多发性硬化

【背景知识】

多发性硬化（multiple sclerosis，MS）是一种中枢神经系统的自身免疫、慢性、炎性脱髓鞘性疾病，其临床特点为病变具有时间和空间上的多发性，常有缓解和复发，可同时或相继累及大脑、小脑、脑干、脊髓和视神经等。本病多见于青壮年，儿童少见，婴幼儿罕见。

【病例简述】

（一）入院情况

患者，女，31 岁，因四肢麻木 1 周，加重伴乏力 1 天入院。

患者于入院前 1 周无明显诱因出现四肢麻木，双上肢先受累，逐渐累及双下肢，无明显肢体疼痛感，1 天前自觉肢体麻木症状加重，同时出现右上肢乏力，持笔写字困难，下肢尚可，精神饮食可，无头晕头痛，无视物模糊及视力下降，无复视，自诉有一过性后颈部不适，睡眠尚可。

既往无类似症状,家族无相关病史。

(二)入院查体

体温 36.5 ℃,呼吸 18 次 /min,脉搏 66 次 /min,血压 128/78 mmHg,双肺呼吸音清,未及干湿啰音。心音有力,律齐。腹软无压痛,双下肢无水肿。神清,语畅,应答切题,双瞳孔:右=3:3 mm,光反射(+),右侧面部痛觉减退,双眼右视水平粗大眼震,双侧鼻唇沟对称,伸舌居中,颈抵抗(-),四肢肌力 5 级,肌张力正常,腱反射(+++),双巴氏征(+),霍夫曼征阳性。胸 4 平面以下浅感觉减退,双下肢末端痛觉减退,双侧指鼻试验稳准,双侧跟膝胫试验稳准。余神经系统查体未见异常。

(三)辅助检查

(1)血常规、血生化、风湿免疫全项未见异常。

(2)头颅 MRI+ 颈椎 MRI:①双侧侧脑室旁白质区及颈 2- 颈 4 水平脊髓斑片状长 T2 信号(强化及非强化同时存在);②颈 3/4、颈 4/5、颈 5/6 椎间盘轻度突出。

【病例分析】

(一)鉴别诊断

1. 急性播散性脑脊髓膜炎　多见于疫苗接种后,脊髓受累可出现受损平面以下四肢瘫痪或截瘫,颅内病变可出现头痛、高热、全身酸痛,癫痫发作等症状,头 MRI 可见脑脊髓白质区广泛病变。该患者无疫苗接种史、无感冒史等诱因,MRI 不支持,不支持此诊断。

2. 视神经脊髓炎谱系疾病　MS 与该病的治疗方案和预后之间存在较大差异,需注意区分。该患者未累及大于 1/2 视神经长度或视交叉的病灶、未超过连续 3 个脊髓节段的脊髓病灶等,不支持该诊断。

3. 多发性血管炎　患者颅内多发性病变,多发性小血管病变可表现为颅内多发影像,但该患者头颅 MRI 可见斑片脱髓鞘改变,不支持此诊断。

4. 脊髓占位　椎管内或者椎骨内占位性病变引起的脊髓受压综合征,随病变进展出现脊髓半切综合征或者横贯性损害,临床变现神经根症状、感觉障碍平面和运动障碍及自主神经症状,慢性病程,进展加重,该患者急性发作,病史不支持。

(二)诊断依据

目前的诊断标准采用的是临床表现与 MRI 特征,二者组成了 2001 年的 McDonald 诊断标准。二者均强调时间及空间多发性为诊断核心。其中后者价值较高。2010 年对该诊断进行了修订应用于临床诊断与治疗研究。简化为单次 MRI 即可确定时间及空间的多发性。该病例首次发作、结合体征以及 MRI 典型表现故考虑诊断多发性硬化。

(1)临床表现:该病首发症状为肢体无力、感觉异常、视力障碍、小脑失平衡症状与体征、眩晕、眼球运动障碍、构音障碍等。这些症状可单一或以不同组合出现,往往数日内即达高峰,导致严重瘫痪、感觉障碍,甚至失明;延髓或高位颈髓受累者可出现呼吸衰竭;疾病早期极少出现癫痫发作、失语、智力减退等灰质核团受累症状,至疾病晚期可出现认知和精神异常。该患者四肢麻木伴乏力入院,且逐渐加重,需警惕此诊断。

（2）阳性体征：患者进行详细查体发现双眼水平眼震,胸4感觉平面,四肢末端浅感觉减退,霍夫曼征阳性,腱反射活跃,踝阵挛阳性,定位前庭小脑、椎体束及后索,为空间多发性,高度怀疑多发性硬化。

（3）影像学检查：MRI为确诊必不可少的依据,且是监测病情及评价疗效的指标。病灶以白质受累为主,分布的四个典型部位为侧脑室旁、近皮质下白质、幕下和脊髓,脊髓主要累及颈髓、胸髓。空间多发性要求上述4个典型中枢神经系统区域中至少2个存在1个或以上病灶;时间多发性则以单次MRI检查强化和非强化病灶同时存在为诊断标准。该患者MRI符合该病影像学典型表现,故考虑该诊断。

【专家点评】

本案我们可以得到如下启示。

（1）MS的诊断复杂。本患者青年女性,以四肢麻木伴乏力为主诉入院。易误诊为其他炎性脱髓鞘疾病、结缔组织疾病、脑血管病、肿瘤、感染性疾病、遗传代谢性疾病等。该患者虽为首次发作,为该病的急性期,症状不典型,神经系统查体尤为重要,可提供多发性依据,据改良版诊断依据结合单次典型MRI表现即可早期确诊为多发性硬化。该病例不足之处仍需完善排除其他疾病所需相关检查,用以支持该诊断。

（2）MS的认知提高。作为罕见病,医生对MS的认识不够,早期诊断及鉴别诊断也可依据非常重要的生物标志物,如水通道蛋白4(Aquaporin 4,AQP4)抗体、脑脊液寡克隆区带分析等,但这些检查只能在少数医学检验机构进行检测,而且各检验机构之间运用的方法各不相同,缺乏互相验证体系,全国范围内也缺乏权威机构的质量控制标准。一些小样本研究也发现,血清胆红素、脑脊液尿胰蛋白酶抑制因子等水平可能与MS的疾病状态和严重程度相关,也可作为诊断的参考依据。

（3）MS的长期随访。MS急性期缓解后,体内的免疫活动尚未终止,易复发,每次发作常遗留神经系统症状或体征,严密的病情监测、急性期的治疗及缓解期的疾病修饰治疗是改善患者长期预后的关键。该患者此次为首次发作,症状较轻,后续仍需长期监测疾病控制情况,避免造成神经功能不可逆缺损。

（王肖玲　姚玲）

第四十一章　强直性肌营养不良

病例 61　有心律失常的肌肉病患者应高度关注 DM

【背景介绍】

强直性肌营养不良（myotonic dystrophy，DM）是一种累及全身的常染色体显性遗传病，主要临床表现除进行性肌无力、肌萎缩和肌强直外，常伴有白内障、心律失常、糖尿病、早秃、多汗、性功能障碍和智力减退等多系统损害。DM 分为 DM1 和 DM2 两种类型。DM1 由编码 DM 蛋白激酶的 *DMPK* 基因非编码区 CTG 三核苷酸重复序列异常扩增所致。DM2 则是由锌指蛋白 9（Zinc finger protein9，*ZNF*9）基因第 1 内含子 CCTG 核苷酸序列异常扩增所致。DM1 型根据临床表型可分为成人型、先天性和儿童型，以成人型最常见。DM2 型则无明显的临床亚型，多为成人型。

【病例简述】

（一）入院情况

患者，男，15 岁，因肢体无力 4 年余就诊。

患者于入院前 4 年余开始出现肢体无力，手握拳后张开费力，不能蹲起，上楼需人搀扶，易疲劳。2 年 3 个月前发现心律失常，1 年 3 月前出现心房扑动、心房颤动、室性心动过速，7 个月前行射频消融术后心律失常改善，现心律正常。患儿自发病以来，四肢无力无明显加重，无抽搐发作，无吞咽及呼吸困难，无明显嗜睡，无视物模糊不清。

患儿系 G₁P₁，42 w 顺产，有羊水浑浊，出生体重 2.8 kg，否认窒息史。自幼运动发育基本适龄，但智力发育落后，目前学习成绩差、注意力缺陷，已退学。父母均体健，否认家族遗传病史。

（二）入院查体

神清，精神可，注意力分散，自动体位。双上肢伸侧皮肤色黑、粗糙，头发正常，无秃顶。双侧面纹对称，无眼睑下垂，闭目、鼓腮有力，咬肌肌力正常。颈静脉无怒张，双侧颈动脉未闻及杂音，气管居中，双肺呼吸音清，未闻及干、湿性啰音。心前区无隆起及凹陷，心界无扩大，心率 82 次/分，律齐，各瓣膜听诊区未闻及病理性杂音。腹软，肝脾未及。手和下肢肌容积略减少，四肢肌力 IV⁺ 级，手用力握拳后松开困难，叩击肌肉未见肌球。双膝腱反射未引出，双侧巴氏征阴性。Gower 征（+）。双侧踝关节挛缩。

（三）入院检查

（1）血生化：肌酸激酶 277.0 U/L（参考值：40~200 U/L），肌酸激酶同工酶 26.0 U/L（参考值：0~24 U/L），丙氨酸氨基转氨酶 112.6 U/L（参考值：7~30 U/L），天冬氨酸氨基转氨酶 73.2U/L（参考值：14~44 U/L），余均正常范围。

（2）凝血功能、甲状腺功能五项均正常。

（3）心电图（2年前）：①心率118次/分，房性异位心律，快速性心房纤颤，ST-T改变，电轴左偏，顺钟向转位；②心率115次/分，心房扑动（快心室率），室内传导阻滞，ST-T异常，Q-Tc间期显著延长。

（4）心脏彩超：左心室射血分数57%，节段性室壁运动不良。

（5）肌电图：肌源性损害，伴肌强直放电。

（6）强直性肌营养不良动态突变检测：患儿 *DMPK* 基因CTG三核酸重复次数 >100次，符合DM1。

（7）眼科检查：裂隙灯下未见晶状体混浊。

（8）运动功能评估量表（motor function measure，MFM）：站立和转移48.7%，躯干和近端运动功能91.7%，远端运动功能19.8%。

【病例分析】

（一）逐层递进式鉴别诊断

1. 强直性肌营养不良　本患儿10岁起病，表现为肌无力、肌萎缩、肌强直，合并心律失常，有智力发育落后，血清肌酶轻度升高，肌电图示肌源性损害、肌强直电位，结合强直性肌营养不良动态突变检测发现患儿 *DMPK* 基因CTG三核酸重复次数 >100次，确诊DM1。本患儿临床表现较典型，加上实验室检查的支持较易诊断，但仍需注意与以下相关疾病鉴别。

2. 进行性肌营养不良　临床较为常见的是 Duchenne 肌营养不良和 Becker 肌营养不良，为X连锁隐性遗传肌病，多男孩发病。Duchenne 肌营养不良多表现为近端肌无力，通常无肌萎缩，有腓肠肌假性肌肥大，走路呈特有的"鸭步"，肌酶显著增高。本例患儿起病较晚，临床特点不符合，可除外。

3. 先天性肌强直　先天性肌强直是一种骨骼肌氯离子通道病，主要以肌强直及肌肥大为特征，同时存在肌无力、动作启动慢，心肌酶稍增高或正常，肌电图呈肌强直电位，与DM相似点较多，需注意鉴别，但先天性肌强直存在明显的肌肉硬度增加，呈"运动员体态"，无心率失常，可与DM鉴别。

4. 先天性副肌强直（paramyotonia congenita，PMC）　因编码骨骼肌钠通道a亚单位的 *SCN4A* 基因缺陷导致，典型表现是以冷刺激或运动诱发的发作性面部、舌咽部、上下肢肌强直，持续数分钟至数小时，肌电图以典型的肌强直放电为显著特征。典型者较易鉴别，但部分PMC患者临床症状并不典型，仅表现为麻痹性肌无力而无肌强直，或在热环境中可诱发肌强直，需注意鉴别。对于非发作性的PMC可通过心电图鉴别，另外PMC面部及吞咽肌肉受累明显，可与MD鉴别。

（二）诊断及确诊依据

1. 诊断　强直性肌营养不良（DM1型）。

2. 诊断依据　DM病情发展缓慢，自首发症状到最终确诊时间平均在5年以上。DM2型临床症状不典型，病程时间更长，平均可达14年。所以临床上对本病的早期识别显得尤为重要。由于当前电生理、病理及基因检测手段的日渐完善，依据肌强直及肌无力的临床表现，多系统受累（心脏、眼及内分泌系统）的症状和体征，结合肌电图、肌肉活检、基因检测等技术，本病确诊不存在困难。

DM 的诊断可参考以下标准：①必须满足肌无力及肌强直的临床症状；②有不同程度的非肌肉系统等多器官受累的临床表现，心律失常、白内障常见；③"斧状脸""秃顶"是特征性面容；④肌电图典型的强直电位有明显提示意义；⑤典型肌肉病理改变为细胞核内移及肌浆块；⑥基因检测发现有致病基因三核苷酸重复序列的异常扩增。

【专家点评】

本案我们可以得到如下启示。

（1）心律失常合并肌肉病，注意 DM。对有心律失常的肌肉病患者，应考虑 DM 可能。一般认为 DM1 患者 CTG 拷贝数越多，其临床症状越重，起病年龄越早，因此，要高度注意儿童期发病的 DM 患者，尽早确诊。

（2）掌握 DM 致病基因，选择检测方法。诊断罕见遗传病要了解其致病基因的特点，选择相应的分子遗传学检测方法。以 DM1 为例，是其致病基因 *DMPK* 非编码区 CTG 三核苷酸重复序列异常扩增所致，要选择相应的动态突变检测。

（3）多系统受累的 DM，多学科协作。对于全身多系统受累的罕见病，应加强多学科协作。本病虽以肌无力、肌萎缩、肌强直为主要临床表现，但常伴有白内障、心律失常、糖尿病、早秃、多汗、性功能障碍和智力减退等多系统损害。部分重型患者早期可发生心源性猝死，因此对心律失常症状和体征的监测非常重要，一旦发现应及时请心脏科会诊，尽早干预。另外，智力发育障碍、注意力缺陷多动障碍亦是 DM1 儿童型常见的临床症状，应注意识别。

（辛庆刚　赵澎）

第四十二章　新生儿糖尿病

病例 62　婴儿期拒乳的"甜蜜陷阱"

【背景知识】

新生儿糖尿病（neonatal diabetes mellitus, NDM）是一种临床少见的特殊类型糖尿病，多在生后 6 个月内发病，其病因以单基因突变为主。

【病例简述】

（一）入院情况

患儿，男，出生 3 个月，主因拒乳伴精神差 3 天于外院治疗。外院诊断 1. 休克（失代偿期）2. 糖尿病酮症酸中毒（重度）3.1 型糖尿病，查静脉血糖 55.25mmol/L，予扩容、补液、胰岛素治疗。住院期间抽搐 2 次，表现为双眼斜视、四肢强直，持续 1~2 min 缓解。住院治疗 5 天后，因治疗效果不佳，转入我院。

患儿系 G_1P_1，足月剖宫产，否认缺氧窒息史，出生体重 2.5 kg，混合喂养，未添加辅食，2 月龄会抬头。生后因"新生儿 ABO 溶血"，予人丙种球蛋白治疗。母孕期"子痫前期、亚临床甲减"。否认糖尿病等家族遗传病史。

（二）入院查体

体重 5.1 kg、身长 60 cm、BMI 14.17、体温 36.4 ℃、呼吸 26 次 / 分、心率 120 次 / 分、血压 85/55mmHg，神志清，精神稍弱，呼吸平，心、肺、腹查体未见异常，末梢循环可，神经系统查体未见异常。

（三）入院检查

静脉血糖 22.41 mmol/L（参考值：3.90~6.10 mmol/L），糖化血红蛋白 11.8%（<6.5%），胰岛素 <1.39 pmol/L（参考值：17.8~173 pmol/L）、C 肽 0.02 nmol/L（参考值：0.37~1.47 nmol/L），血常规：HGB 125 g/l（参考值：112~149 g//L）、WBC 12.66×10⁹ /L（参考值：4.4×10⁹~11.9×10⁹/L）、PLT 299×10⁹ /L（参考值：188×10⁹~472×10⁹/L），肝功能：ALT 28u/L、AST 86 u/L（参考值：14~44u/L）、GGT 30 u/L（参考值：5~19u/L），肾功能：BUN 2.06mmol/L（参考值：2.5~6.5 mmol/L）、Cr 15 umol/L（参考值：27~66 umol/L），电解质：Na 135 mmol/L（参考值：135~145mmol/L）、K 4.99 mmol/L（参考值：3.7~5.2 mmol/L）、Cl 97.9 mmol/L（参考值：98~110 mmol/L）、CO_2 11.8 mmol/L（参考值：22~29mmol/L）、Ca 2.12 mmol/L（参考值：2.1~2.8 mmol/L），血脂：胆固醇 1.94 mmol/L（参考值：0.0~5.2 mol/L）、甘油三酯 2.58 mmol/L（参考值：0~2.26 mmol/L），尿常规：尿蛋白（-）葡萄糖 4+、酮体 3+。

全外显子组测序结果显示，患儿存在 ABCC8 基因 c.2473 C>T 杂合变异与 c.664G>A 杂合变异，前一个变异遗传自父亲，后一个变异遗传自母亲（图 42-1）。

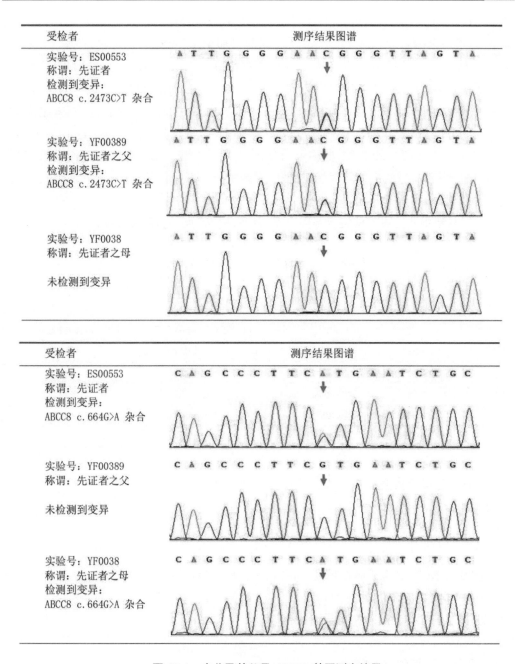

图 42-1 患儿及其父母 *ABCC*8 基因测序结果

参照美国 ACMG 遗传变异分类标准与指南进行致病性评估：c.2473 C>T 变异可分类为可疑致病、c.664G>A 变异可分类为可疑致病。

患儿入院后予胰岛素注射液皮下注射，每 4 h1 次，住院 8 天更换为诺和灵 R 皮下注射每 4 h1 次，住院 7 天，尿酮体转阴，住院 12 天出院。出院前血糖波动在 6.0~18.6 mmol/L。出院后患儿予配方奶 160 mL/ 次喂养每 4 h1 次，予诺和灵 R1.5~2U/ 次皮下注射每 4 h1 次，血糖波动在 3.7~24 mmol/L。出院后 1 月余，据基因检测结果回报，再次住院予格列美脲口服

+诺和灵 R 皮下注射控制血糖。住院第 3 天,予口服格列美脲,起始剂量为 0.7 mg/ 天,后渐加量,胰岛素逐渐减量。住院 12 天,格列美脲剂量加至 1.5 mg,每 8 h 1 次,口服。住院 15 天,停用胰岛素。住院 19 天即出院当天,格列美脲剂量为 4.5 mg/ 天,并不再予胰岛素注射,血糖控制在 6.4~9.0 mmol/L。出院后 2 周,门诊复诊,患儿目前予配方奶 150~160 mL ,每 4 h 1 次,喂养,格列美脲 1.5 mg,每 8 h 1 次(6: 30、14: 30、22: 30)口服,监测末梢血糖:4.2~10.7 mmol/L。出院 6 周,门诊复诊,身长 72.9 cm,体重 8.36 kg,格列美脲 1 mg 6: 30、1.5 mg 14: 30、1.5 mg 22: 30 口服,监测末梢血糖:4.0~11.9 mmol/L。现继续予格列美脲口服治疗,患儿血糖控制良好,生长发育情况良好,无低血糖等不良反应。

【病例分析】

(一)引起新生儿糖尿病的突变基因众多,具有各自特点,如表 42-1 所示。

表 42-1　引起新生儿糖尿病的突变基因

基因	发生率	糖尿病发作年龄	突变的遗传类型	高血糖的智力
KCNJ11	30%~50%	1~3 个月	散发 / 常染色体显性	磺胺类多数有效
ABCC8	13%	1~3 个月	散发 / 常染色体显性或隐性	磺胺类多数有效
INS	16%	1~3 个月	散发 / 常染色体显性或隐性	胰岛素
GCK	少见	生后数天	常染色体隐性	胰岛素
PDX1	少见	生后数天	常染色体隐性	胰岛素
PTF1A	少见	生后数天	常染色体隐性	胰岛素
FOXP3	少见	生后数天	常染色体隐性	胰岛素

(二)诊断及确诊依据

1. 诊断　新生儿糖尿病。

2. 确诊依据

(1)病史:患儿 3 月龄起病。

(2)实验室检查:多次静脉血糖高于正常,糖化血红蛋白增高。

(3)遗传学诊断:患儿存在 ABCC8 基因 c.2473 C>T 杂合变异与 c.664G>A 杂合变异,前一个变异遗传自父亲,后一个变异遗传自母亲。

【专家点评】

本案我们可以得到以下启示。

(1)儿童糖尿病不是只有 1 型、2 型。本例患儿 3 月龄起病,结合化验检查,诊断糖尿病。儿童糖尿病可分为 1 型糖尿病、2 型糖尿病及其他特殊类型糖尿病,NDM 是其中的少见类型,常常被误诊为 1 型糖尿病,从而给予终身胰岛素治疗,给患者及其家庭带来沉重的负担。

(2)特殊类型糖尿病通过基因明确。基因检测可明确突变类型,更重要的是可以根据检测结果进行个体化治疗。对仅有糖尿病表现而无其他系统疾患者,早期的策略是建议行

*KCNJ*11 和 *ABCC*8 筛查。确诊 TNDM 者,要进行 6q24 父源单亲二倍体、染色体重复的检测,对于阴性者,要完善甲基化的检测。对 6q24 正常者,仍需关注 *KCNJ*11、*ABCC*8 等基因。

（3）控制血糖选择个性化治疗方案。该患儿在明确为 *ABCC*8 基因突变后,给予格列美脲治疗,患儿血糖控制良好,生长发育情况良好,无低血糖等不良反应。故早期明确 NDM 患儿是否携带 *ABCC*8 基因突变具有重要的意义。因为这不仅有助于与其他类型的糖尿病进行鉴别诊断和判断预后,而且多数 *ABCC*8 基因突变所导致的 NDM 对磺脲类药物反应良好,从而有利于选择最佳的治疗方案,进行更有效的个体化治疗,同时有助于控制病情、减少低血糖发生的危险,并且从长远角度考虑亦可以提高患儿的生活质量,减轻家庭的经济负担。

（钱莹　吕玲）

第四十三章　视神经脊髓炎

病例63　突发视力下降不容小觑,警惕此种高致残性疾病
——以眼痛伴视力下降为首发症状的视神经脊髓炎

【背景知识】

视神经脊髓炎(neuromyelitis optica,NMO)是一种免疫介导的中枢神经系统炎性脱髓鞘疾病,以视神经和脊髓受累为主,常于青壮年起病,女性居多,具有高复发、高致残性特点,其发病机制目前认为主要与水通道蛋白4(aquaporin-4,AQP4)抗体相关。2007年,Wingerchuk等提出"视神经脊髓炎谱系疾病(neuromyelitis optica spectrum disorders,NMOSD)"的概念,包括明确的NMO、单发性或复发性纵向延伸横贯性脊髓炎、单发性或复发性视神经炎、脑干综合征或下丘脑综合征等,2015年国际NMO诊断小组(International panel for neuromyelitis optica diagnosis,IPND)将NMO纳入NMOSD统一命名。

二、病历简介

(一)入院情况

患儿女,12岁,因眼痛伴视力下降2月余入院。

入院前2月余患儿无明显诱因出现右眼疼痛,眼球活动时为著,不伴视物不清、头晕、头痛等,持续10余天后自行好转,后出现右眼视力逐渐下降,最严重时视力完全丧失,无光感,左眼视力正常。

病前2周曾患上呼吸道感染,发热2天,未予治疗自行好转。否认毒物接触史。

患儿系G_2P_1,母孕期体健,足月剖宫产娩出(羊水少,骨盆狭窄),否认生后窒息史。父母体健,否认家族遗传病史。

(二)入院查体

神清,精神反应可,呼吸平稳,规则,无发绀,未见皮疹及牛奶咖啡斑,颈亢(-),右眼瞳孔直径约5 mm,直接对光反射消失,间接对光反射存在,左眼瞳孔直径约3 mm,直接对光反射灵敏,右眼视力眼前10 cm手动,色觉消失,左眼视力正常,双眼球活动正常,无眼球震颤,双侧眼裂对称,闭合可,余颅神经检查未见异常,双肺呼吸音粗,未闻及啰音,心音有力、律齐,各瓣膜区未闻及杂音,腹部平软,肝脾未触及,四肢肌力肌张力正常,双侧膝腱反射(+++),跟腱反射(++),双侧巴氏征(-),共济协调,未见不自主运动。

(三)入院检查

(1)血常规:HGB 142 g/L(参考值:110~160 g/L),WBC 12.41×10^9/L(参考值:4×10^9~10×10^9/L),N 83%,L 14%,M 3%,PLT 308×10^9/L(参考值:100×10^9~300×10^9/L),CRP<2.50 mg/L(参考值:0~8 mg/L)。肝功能、肾功能、电解质均正常。

（2）血病原检查：单纯疱疹病毒 IgM、柯萨奇病毒 IgM、EB 病毒 IgM、肺炎支原体 IgM 均阴性，单纯疱疹病毒 DNA、柯萨奇病毒 DNA、EB 病毒 DNA、肺炎支原体抗体 DNA 均 $<10^3$（参考值 $<10^3$）。

（3）脑脊液检查：压力 115mmH$_2$O，脑脊液常规：外观清，细胞总数 54 个 /mm^3（参考值 0/mm^3），白细胞 3 个 /mm^3（参考值：0~8/mm^3），单个核细胞 2 个 /mm^3，多个核细胞 1 个 /mm^3，生化：葡萄糖 4.89mmol/L（参考值：2.8~4.5mmol/L），蛋白定量 273 mg/L（参考值：150~450 mg/L），氯 123.8mmol/L（参考值：120~132mmol/L），乳酸脱氢酶 14 u/L（参考值：0~40u/L），乳酸 2.15mmol/L（参考值：1.1~2.8mmol/L），脑脊液单纯疱疹病毒 DNA、柯萨奇病毒 DNA、EB 病毒 DNA、肺炎支原体抗体 DNA 均 $<10^3$（参考值 $<10^3$），新型隐球菌荚膜抗原阴性。

（4）眼科检查：双侧眼压正常。视力 OS1.0，OD0.1，眼底未见异常，裂隙灯：OU 晶状体、前房、虹膜、角膜、视网膜均未见异常。

（5）电生理检查：视觉诱发电位（VEP）示右侧 P100 缺失，左侧正常。

（6）影像学检查：核磁：T2WI 见右侧视神经信号较对侧略增高，胸 2~9 椎体水平脊髓内稍长 T2 信号影，颈段、腰段脊髓核磁平扫未见异常；头核磁平扫未见异常。

（7）B 超：肝、脾、肾、肾上腺、子宫、卵巢、甲状腺 B 超未见异常。

（8）免疫学检查：血抗 AQP4 抗体 IgG（+），脑脊液抗 AQP4 抗体 IgG（-），血及脑脊液 MOG 抗体 IgG（-），寡克隆区带（-），血清副肿瘤综合征抗体（-），抗核抗体谱（ANAs）（-），抗中性粒细胞胞浆抗体（ANCA）（-）。

【病例分析】

（一）鉴别诊断

根据患儿症状、体征，结合辅助检查，从定位到定性，逐层确定诊断。

1. 定位鉴别诊断

（1）屈光间质疾患：突然出现视力下降，首先需除外青光眼、白内障、视网膜疾患等视器本身疾病，本患儿行眼压、眼底及裂隙灯检查均未见异常，不支持。

（2）皮质盲：为枕叶皮层病变所引起的中枢性视觉功能障碍，瞳孔对光反射及眼底检查正常，影像学可见枕叶病变，本患儿不相符。

（3）视神经：本患儿为右眼视力下降，右侧瞳孔直接对光反射消失，间接对光反射存在，结合 VEP 示右侧 P100 消失，核磁示右侧视神经信号较对侧略增高，可定位于右侧视神经病变。

（4）脊髓：患儿临床未见脊髓病变表现，但脊髓核磁示胸 2-9 椎体水平脊髓内稍长 T2 信号影，提示存在临床下长节段脊髓病变。

2. 定性鉴别诊断

（1）中枢神经系统炎性病变：青春期女童，亚急性起病，表现为视神经炎和脊髓炎，首先注意 NMOSD、多发性硬化（multiple sclerosis，MS）、MOG-Ab 相关疾病（MOG-Ab-associated-disorders，MOGAD）等中枢神经系统炎性脱髓鞘疾病，核磁提示长节段脊髓病，无颅内病灶，寡克隆带检查（-），MOG-IgG（-），不支持 MS、MOGAD，AQP4 抗体 IgG（+），支持

NMOSD。

（2）风湿性疾病的中枢神经系统受累：12 岁女孩，应注意系统性红斑狼疮、白塞病、干燥综合征、结节病、系统性血管炎等自身免疫性疾病，临床无皮疹、腺体分泌异常、关节肿痛等异常表现，行 ANAs、ANCA(-)，不支持，但 NMOSD 易伴有其他免疫学疾病，需注意随诊观察。

（3）副肿瘤综合征：胸片、腹部、妇科及甲状腺 B 超未发现实体肿瘤，副肿瘤综合征抗体检测阴性，不支持。

（4）代谢性疾病：需注意中毒性视神经病、亚急性联合变性、肝性脊髓病、Wernicke 脑病等，无法解释视神经及脊髓同时受累，目前不支持。

（5）遗传性疾病：如青少年显性视神经萎缩、Leber 视神经萎缩、视盘或视乳头黄斑束发生障碍等，眼底检查未见异常，否认家族病史，依据不足。

（二）诊断和确诊依据

1. 诊断　NMOSD。

2. 诊断原则　NMOSD 的诊断原则：以"病史 + 核心临床症候 + 影像特征 + 生物标物"为基本依据。

3. 确诊依据　根据 2015 年国际 NMO 诊断小组（IPND）制定的 NMOSD 诊断标准，分为 AQP4-IgG 阳性与阴性组。

（1）AQP4-IgG 阳性的 NMOSD 诊断标准：①至少 1 项核心临床症状；②用可靠的方法检测 AQP4-IgG 阳性（推荐 CBA 法）；③排除其他诊断。

（2）AQP4-IgG 阴性或 AQP4-IgG 未知状态的 NMOSD 诊断标准：①在 1 次或多次临床发作中，至少 2 项核心临床特征并满足下列全部条件：Ⓐ为 ON、急性 LETM 或延髓最后区综合征；Ⓑ空间多发；Ⓒ满足 MRI 附加条件。②用可靠的方法检测 AQP4-IgG 阴性或未检测。③排除其他诊断。

（3）核心临床症状：①视神经炎；②急性脊髓炎；③最后区综合征，无其他原因能解释的发作性呃逆、恶心、呕吐；④其他脑干综合征；⑤症状性发作性睡病、间脑综合征，脑 MRI 有 NMOSD 特征性间脑病变；⑥大脑综合征伴有 NMOSD 特征性大脑病变。

（4）AQP4-IgG 阴性或未知状态下的 NMOSD MRI 附加条件：①急性视神经炎需脑 MRI 有下列表现之一：Ⓐ脑 MRI 正常或仅有非特异性白质病变；Ⓑ视神经长 T2 信号或 T1 增强信号 >1/2 视神经长度，或病变累及视交叉。②急性脊髓炎：长脊髓病变 >3 个连续椎体，或有脊髓炎病史的患者相应脊髓萎缩 >3 个连续椎体节段。③最后区综合征：延髓背侧 / 最后区病变。④急性脑干综合征：脑干室管膜周围病变。

注：NMOSD 为视神经脊髓炎谱系疾病；AQP4 为水通道蛋白 4；ON 为视神经炎；LETM 为纵向延伸的长节段横贯性脊髓炎。

【专家点评】

本案我们可以得到如下启示。

（1）不明原因视力下降应尽早就诊。对于不明原因出现的视力下降，需要尽早就医，尽快安排检查明确诊断，做到早确诊、早治疗，达到预防复发、延缓疾病进展而减少致残概率。

（2）神经免疫检查有助于快速识别。在神经系统炎性疾病中，神经免疫学检查尤为重要，帮助医师从众多神经系统炎性脱髓鞘疾病中快速识别出 NMOSD。

（孟静 李东）

病例 64 以肢体麻、肌无力首的非"吉兰巴雷"诊断
——以发热伴肢体发麻为首发症状的视神经脊髓炎

【背景知识】

视神经脊髓炎谱系疾病（neuro myelitisopticaspectrumdisorders, NMOSD）是一种免疫介导的以视神经和脊髓受累为主的中枢神经系统（CNS）炎性脱髓鞘疾病。主要累及青壮年人群，女性居多，具有高复发、高致残性等特点。其发病机制主要与水通道蛋白 4（aquaporin-4, AQP4）抗体相关。

【病例简述】

（一）入院情况

患儿，男，10 岁，因发热伴肢体发麻 2 天，双下肢无力 1 天，四肢瘫痪半天入院。

患儿于入院前 2 天出现发热，体外最高 38 ℃，无寒战及惊厥，予退热药后体温可降至正常。入院前 1 天出现双下肢无力，逐渐蔓延至全身，伴感觉障碍。发病以来，患儿无嗜睡、萎靡，无皮疹，无咳嗽，精神食欲欠佳，无呕吐，大便未排，小便失禁。于外院门诊静点"清开灵、克林霉素" 1 天，口服"阿奇霉素、黄栀花口服液、复方锌布颗粒" 1 天，无好转，为进一步诊治收入院。

（二）入院查体

1. 一般查体 体温 37.5 ℃，心率 98 次/分，呼吸 20 次/分，血压 140/90mmHg，体重 75 kg。发育正常，营养好，体态肥胖，皮下脂肪丰满。神志清楚，精神萎靡，时有烦躁，呼吸均匀，无发绀。皮肤无黄染、皮疹及出血点，浅表淋巴结未及肿大。咽稍红，扁桃体无肿大，双肺呼吸音稍粗。心率 98 次/分，心音有力，律齐，未闻及杂音。腹软，无压痛，未触及包块，肠鸣音正常。

2. 专科查体

外观无特殊，脊柱无畸形，神志清楚，精神萎靡，稍烦躁，被动体位，回答问题准确，言语流畅。颅神经检查无异常。四肢肌力低，双下肢肌力 0 级，双上肢肌力 2 级，肌容积无异常。双下肢触觉存在，左侧胸 5- 胸 12 触觉消失，右侧迟钝，双侧痛觉、温度觉不明显，双下肢深感觉不固定。腹壁反射、提睾反射未引出；右侧肱二、三头肌腱反射正常，左侧肱二、三头肌腱反射未引出；右侧膝、跟腱反射正常，左侧膝、跟腱反射未引出。双侧巴氏征（-）；颈抵抗、布氏征、克氏征（+），皮肤划痕（+）。

入院后病情变化：入院第 2 天尿失禁转变为尿潴留，左侧膝、跟腱反射正常引出，逐渐亢进。双侧巴氏征转为阳性。

（三）入院检查

（1）颅脑磁共振示 Flair 像下，双侧皮层下、右侧基底节外侧、顶叶、额叶广泛点片状高

信号,如图 43-1 所示。

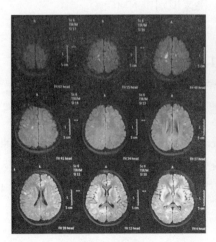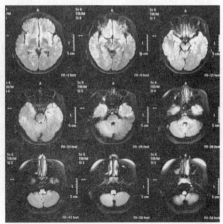

图 43-1   颅脑磁共振

(2)脊髓磁共振示 T2 像显示脊髓颈段以及胸段见长 T2 高信号,脊髓增粗。如图 43-2 所示。

(3)肌电图、心电图未见异常。

(4)胸片未见异常。肝胆胰脾肾、肠管超声未见异常。

(5)眼科会诊提示眼底无异常。

(6)脑脊液常规外观水样透明,细胞总数 $0.274 \times 10^9/L$,白细胞 $0.068 \times 10^9/L$,N 40%,L 60%。脑脊液生化示蛋白 1.48 g/L,明显升高,氯化物 121.6 mmol/L,葡萄糖 3.51 mmol/L。脑脊液抗酸染色、细菌革兰氏染色及真菌镜检均阴性。脑脊液培养阴性。寡克隆区带分析阴性。

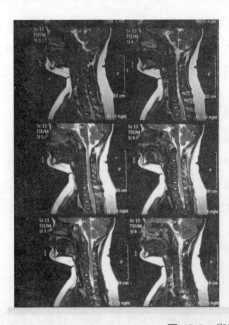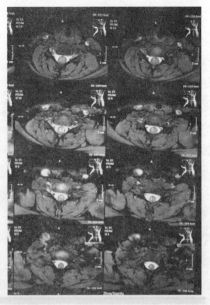

图 43-2   脊髓磁共振

（7）常规检测：WBC16.28×10⁹/L，N88.12%，HB137 g/L，PLT454×10⁹/L，白细胞及中性比例升高。CRP<0.8 mg/L，PCT0.027 ng/mL，均正常。ESR：16 mmLh，升高。尿常规：RBC93 个 /HPF，升高。

（8）血生化：大致正常。

（9）免疫学检测：风湿免疫全项示 ASO203IU/mL，升高，余正常。免疫全项：IgG 13.4 g/L，升高，余正常。TPO-Ab、TG-Ab 均阴性。输血全项阴性。病毒四项示 CMV-IgM 1.013，EBVCA-IgM、CV-IgM、RSV-IgM 均阴性。血寡克隆区带分析阴性。

六、病例分析

（一）逐层递进式鉴别诊断

认真梳理患儿的病史、查体及相关检查等，综合分析患儿的临床特点，进行逐层递进式鉴别诊断。

1. 病毒性脑膜脑炎　患儿因"发热伴肢体发麻 2 天，双下肢无力 1 天，四肢瘫痪半天"入院。患儿为急性起病，有发热、头痛、呕吐、烦躁。查体脑膜刺激征阳性，需与本病相鉴别。但脑脊液检测蛋白明显升高，且 MRI 提示脊髓有病变，不支持病毒性脑膜脑炎诊断。

2. 脊髓灰质炎　患儿急性起病，早期有发热、头痛、呕吐等前驱感染症状，继而出现肌力下降、腱反射消失，无病理反射，需与本病相鉴别。但患儿入院后腱反射很快可以引出，并逐渐亢进，病理反射阳性，且有感觉异常。同时 MRI 提示合并有颅脑病变，故不支持脊髓灰质炎诊断。患儿发病早期腱反射消失、无病理反射考虑为脊髓休克表现。

3. 吉兰巴雷综合征　患儿出现肌力下降、腱反射消失，无病理反射，伴有感觉异常，需与本病相鉴别。但患儿入院后腱反射很快可以引出，并逐渐亢进，病理反射阳性。脑脊液检测提示细胞数升高，同时 MRI 提示合并有颅脑和脊髓病变，不支持吉兰巴雷综合征诊断。

4. 急性横贯性脊髓炎　患儿出现急性感染症状后很快出现肌力下降、腱反射消失、病理征阴性，伴有感觉异常、尿潴留，继而很快出现腱反射亢进、病理征阳性，MRI 提示脊髓病变，需与此病相鉴别。但患儿脊髓受累节段长，共累及颈段到胸段共 7 个脊髓节段。此外，患儿除有脊髓病变外，还合并颅脑损害，不能单纯用急性脊髓炎解释。

5. 急性播散性脑脊髓炎　患儿出现急性感染性症状后很多出现头痛、呕吐、烦躁等颅脑病变症状，以及肌力下降、腱反射先消失，继而亢进，病理征由阴性转为阳性，MRI 提示同时存在颅脑及脊髓病变，需与本病相鉴别。但患儿颅脑损伤症状轻，以脊髓病变表现更为突出，且 MRI 提示脊髓受累节段长，脑脊液寡克隆区带阴性，不支持本病诊断。

6. 视神经脊髓炎谱系疾病　患儿出现急性感染性症状后同时表现出颅脑损伤及脊髓损伤的临床症状，MRI 结果显示同时存在颅脑损伤及长节段脊髓受累。尽管暂无视神经受累表现，血 AQP4-IgG 阴性，临床仍可诊断视神经脊髓炎谱系疾病。

（二）诊断及确诊依据

1. 诊断　视神经脊髓炎谱系疾病。

2. 确诊依据　目前视神经脊髓炎谱系疾病的诊断原则："病史＋核心临床症状＋影像特征＋生物标记物"为基本依据，以 AQP4-IgG 作为分层，并参考其他亚临床及免疫学证据做出诊断,此外还需排除其他疾病可能。诊断标准如下。

1)AQP4-IgG 阳性的 NMOSD 诊断标准

(1)至少 1 项核心临床特征。

(2)用可靠的方法检测 AQP4-IgG 阳性(推荐 CBA 法)。

(3)排除其他诊断。

2)AQP4-IgG 阴性或 AQP4-IgG 未知状态的 NOMOSD 诊断标准

(1)在 1 次或多次临床发作中,至少 2 项核心临床特征并满足下列全部条件:①至少 1 项临床核心特征为 ON、急性 LETM 或延髓最后区综合征;②空间多发 T2 个或以上不同的临床核心特征;③满足 MRI 附加条件。

(2)用可靠的方法检测 AQP4-IgG 阴性或未检测。

(3)排除其他诊断。

3)核心临床特征

(1)ON。

(2)急性脊髓炎。

(3)极后区综合征,无其他原因能解释的发作性呃逆、恶心,呕吐。

(4)其他脑干综合征。

(5)症状性发作性睡病、间脑综合征、脑 MRI 有 NMOSD 特征性间脑病变。

(6)大脑综合征伴有 NMOSD 特征性大脑病变。

4)AQP4-IgG 阴性或未知状态下的 NMOSD MRI 附加条件

(1)急性 ON:需脑 MRI 有下列之一表现:①脑 MRI 正常或仅有非特异性白质病变;②视神经长 T2 信号或 T1 增强信号 ≥ 1/2 视神经长度,或病变累及视交叉。

(2)急性脊髓炎:长脊髓病变 ≥ 3 个连续锥体节段,或有脊髓炎病史的患者相应脊髓萎缩 ≥ 3 个连续锥体节段。

(3)最后区综合征:延髓背侧 / 最后区病变。

(4)急性脑干综合征:脑干室管膜周围病变。

注:NMOSD:视神经脊髓炎谱系疾病;AQP4:水通道蛋白 4;ON:视神经炎;LETM:纵向延伸的长节段横贯性脊髓炎。

(三)治疗

NMOSD 的治疗分为急性期治疗、序贯治疗(预防复发治疗)、对症治疗和康复治疗。

1.急性期治疗　治疗目标:减轻急性期症状、缩短病程、改善残疾程度和防治并发症。

(1)糖皮质激素。

(2)血浆置换。

(3)静脉注射人免疫球蛋白。

2.序贯治疗(预防复发治疗)　治疗目标:预防复发,减少疾病反复发作导致的神经功能障碍累积。

(1)单克隆抗体药物:萨特利珠单抗、利妥昔单抗、托珠单抗、伊纳利珠单抗、依库珠单抗等。

（2）免疫抑制剂：吗替麦考酚酯、硫唑嘌呤、甲氨蝶呤、他克莫司、环磷酰胺、米托蒽醌等。

【专家点评】

本案我们可以得到如下启示。

（1）颅脑及脊髓 MRI 的价值。本例患儿急性起病，早期出现低热等感染表现，很快表现为头痛、呕吐、烦躁、脑膜刺激征阳性等颅脑受损表现，继而出现肌力下降、感觉障碍、括约肌功能障碍等脊髓受累表现，腱反射由减弱或消失转为亢进，病理征由阴性转为阳性。颅脑及脊髓 MRI 示颅脑及长节段脊髓受累表现，均明确提供了重要的临床资料。

（2）神经专科查体极为重要。精确地专科查体定位，合理选择相关检查，有的放矢加以甄别。对患儿进行准确的神经专科查体，并且动态观察其变化，有助于对病变部位进行精确的定位，MRI 以及脑脊液相关检查，有助于明确病变性质。

（3）诊断性治疗的特殊贡献。诊断性治疗，疗效的判断有助于最终疾病的诊断。对于临床诊断困难，免疫介导的炎性脱髓鞘疾病不能除外的患儿，可以应用糖皮质激素、免疫球蛋白进行诊断性治疗，其疗效的判断是帮助明确疾病诊断的有力依据。

（楚冬梅　姚玲）

第四十四章　努南综合征

病例 65　矮身材的病因诊断不能止于"生长激素缺乏症"
——以发现生长发育落后入院的努南综合征

【背景知识】

努南综合征（Noonan syndrome）是常染色体显性遗传病，由不同基因突变导致，具有相似临床表现的一组疾病。典型临床表现包括特征性面容、矮身材、先天性心脏病和骨骼异常等，特殊面容在不同年龄段具有差异，随年龄增大，患者面容越来越不典型。目前已知至少16 个致病基因，包括 *PTPN*11、*SOS*1、*RAF*1、*RIT*1、*KRAS*、*NRAS*、*BRAF* 和 *MAP2K*1 等，其中50% 的病例由 *PTPN*11 基因突变所致。

【病例简述】

（一）入院情况

患儿，女，6 岁 10 月龄，因发现生长发育落后 5 年余入院。患儿 1 周岁体检时发现身高较同龄儿矮，具体生长速率不详，3 周岁后监测年生长速率 <5 cm，无明显智力落后、挑食等表现。患儿系 G_1P_1，孕足月顺产，母孕期身体健康，否认缺氧窒息史，出生体重：3.6 kg，身长52 cm，父母体健，父亲身高 172 cm，母亲身高 162 cm。G_2P_2，3 岁 9 月，男童，体健，身高97 cm。否认家族遗传病史。

（二）入院查体

身高：109 cm（-2SD~-3SD），头围：51 cm，前额饱满，睑下垂，眼距宽，鼻梁低平，鼻短，智力正常，体格发育落后，营养中等，心肺腹查体无殊。四肢活动自如，肌力及肌张力正常。

（三）入院检查

（1）染色体：46,XX。

（2）血常规：血红蛋白 122 g/L（参考值：118~156 g/L），白细胞 7.89×10^9/L（参考值：4.3×10^9~11.3×10^9/L），中性粒细胞比率 64%（参考值：31%~70%），淋巴细胞比率 24%（参考值：23%~59%），单核细胞比率 10%（参考值：2%~11%），成熟嗜酸性粒细胞比率 2%（参考值：0%~9%），血小板计数 287×10^9/L（参考值：167×10^9~453×10^9/L）。

（3）尿常规：未见异常。

（4）肝肾功能、血脂大致正常。

（5）甲状腺功能：TotT3 2.21 nmol/L，TotT4 139.00 nmol/L，TSH0.98mIU/L。

（6）皮质醇 383.60 nmol/L；促肾上腺皮质激素 18.83 pg/mL。

（7）生长激素激发试验：生长激素峰值 8.499 μg/L。

（8）液相串联质谱法遗传代谢病血筛查：未发现特异性异常。

（9）骨龄：相当于 5 岁。

（10）MRI：垂体平扫未见明显异常。

（11）彩超：子宫、卵巢未见异常。

（12）生长激素激发试验：生长激素峰值 8.499ng/mL。

（13）全外显子组测序结果显示，*PTPN*11 基因存在 c.922 A>G（p.N308D）杂合变异，父母未携带，患儿为自发突变。依据美国医学遗传学与基因组学会的变异解读指南，该变异判定为致病性变异。

【病例分析】

（一）对矮身材的诊断过程就是寻找其病因的过程

矮身材常见病因可分为四大类，第一类：非内分泌缺陷性矮身材，第二类：颅脑损伤特别是有围产期损伤，第三类：其他内分泌疾病；第四类：生长激素 - 胰岛素样生长因子 1 轴缺陷。

1. 非内分泌缺陷性矮身材　如家族性矮身材，特发性矮身材，体质性青春发育延迟、小于胎龄儿、染色体畸变、骨骼发育障碍、慢性系统性疾病、营养不良、精神心理障碍等导致矮身材等，患儿系足月出生，出生身长、体重正常，无矮身材家族史，否认慢性疾病史，心肺腹查体未见明显异常，躯干四肢未见明显骨骼畸形，智力正常，肝肾功能正常，血常规、尿常规大致正常，染色体核型分析 46，XX，不支持相关疾病。

2. 颅脑损伤　否认缺氧窒息史及颅脑外伤史，垂体 MRI 平扫未见明显异常，不支持该可能。

3. 其他内分泌疾病　如先天性甲状腺功能低下、先天性肾上腺皮质增生症、性早熟等，该患儿尚未性发育，甲状腺功能大致正常，电解质、皮质醇、促肾上腺皮质激素水平正常，不支持相关疾病。

4. 生长激素 - 胰岛素样生长因子 1 轴缺陷　患儿身高低于正常参考值 -2SD，峰值生长激素激发试验 8.499 μg/L，考虑存在生长激素 - 胰岛素样生长因子 1 轴缺陷。该患儿虽然生长激素激发试验提示生长激素缺乏，但发病年龄小、有特殊面容，诊断不能止于单纯生长激素缺乏症，需注意综合征性矮身材，如 Turner 综合征、Russell-silver 综合征、Noonan 综合征、Fanconi 综合征、Bloom 综合征等。综合征性疾病的诊断主要依据临床表现、染色体检查和基因检测，检出相关基因的致病变异具有确诊意义。该患儿染色体为 46，XX，不支持染色体异常导致的 Turner 综合征等。经疑难病全外显子组测序，结果显示患儿 *PTPN*11 基因存在 c.922 A>G（p.N308D）杂合变异，为致病性变异，结合患儿有矮身材、特殊面容等符合 Noonan 综合征的临床表型，确诊为 Noonan 综合征。

（二）诊断及确诊依据

1. 诊断　Noonan 综合征。

2. 确诊依据　Noonan 综合征的诊断主要依据临床表现、染色体核型正常和基因检测。

1）临床诊断标准：Van der Burgt I 等 1994 年建议的临床诊断标准。

（1）主要指标：①面容为典型面容前额饱满，后发际低，上睑下垂，眼距宽，内眦赘皮，双眼外角下斜,鼻短,鼻梁低,鼻尖饱满,唇厚,鼻唇沟深而宽直达上唇,双耳位低、后旋和耳廓厚;②心血管中肺动脉瓣狭窄和肥厚型梗阻性心肌病和(或)典型心电图改变;③身高低于第3百分位;④胸廓为鸡胸/漏斗胸;⑤家族史中一级亲属患 Noonan 综合征;⑥其他如智力落后、隐睾和淋巴管发育不良。

（2）次要指标:①面容为不典型特殊面容;②心血管中心脏其他异常;③身高低于第10百分位;④胸廓为盾状胸;⑤家族史中一级亲属可以患 Noonan 综合征;⑥其他如智力落后、或隐睾、或淋巴管发育不良。

（3）临床诊断(满足以下标准之一可以临床诊断,确诊有赖于基因分析):①2个主要指标;②1个主要指标加2个次要指标;③4个次要指标。

2)基因诊断　检出相关基因的致病变异具有确诊意义。

【专家点评】

本案我们可以得到如下启示。

（1）专科医生要兼顾非专科视角。应从普通医生而不是内分泌医生的视角去审视患者,务必做到全面评估。在个体生长的不同阶段,影响生长发育的内分泌因素有所不同。其中生长激素-胰岛素样生长因子(GH-IGF1)轴对身高的影响显著。需要综合详细的病史、家族史、查体、实验室检查,影像学检查等来确定病因。

（2）特殊面容多提示染色体畸变。根据临床表型,有选择性的进行检查。本例患儿发病年龄小,伴有特殊面容,应首先考虑到染色体畸变及综合征性疾病。对于矮身材女孩儿,更应首先排除 Turner 综合征,染色体核型分析结果不支持该可能,随后进行疑难病全外显子组测序最终明确诊断。

（3）由表及里去寻找内在的问题。不放过蛛丝马迹,务必求甚解。矮身材只是诸多疾病的一个表征,不是独立的疾病,而生长激素缺乏亦可能为某些疾病的并发症,因此当病因为异质性强的罕见病时,如临床表型轻微,易漏诊、误诊,因此要求临床医生更加仔细、认真,有着更丰富的经验。

（高龙　吕玲）

病例 66　重视特殊面容伴先天性心脏病患儿的早期诊断
——以发现先天性心脏病入院的努南综合征

【背景知识】

Noonan 综合征(noonan syndrome,NS)是一种由于丝裂原活化蛋白激酶信号转导通路(RAS-mitogen-activated-protein kinase,RAS-MAPK)的信号上调导致的常染色体显性遗传病,临床较为罕见,男女均可发病,可散发,也可有家族史,主要临床特征为特殊面容、先天性心脏病、发育迟缓等,肺动脉狭窄为 Noonan 综合征最常见的心脏并发症。

【病例简述】

（一）入院情况

患儿,女,6天,因发现"先天性心脏病"2天入院。

患儿系 G_2P_2，孕 38 周因母亲瘢痕子宫择期行剖宫产娩出，否认宫内窘迫及生后窒息史。羊水量多（具体不详），余生产史未提供异常。患儿出生后 4 天，于医院急诊行超声心动检查提示"先天性心脏病"，无吃奶间歇、呼吸急促，无呼吸困难、青紫、抽搐等。

患儿父亲、母亲身体健康，5 岁哥哥身体健康，否认家族遗传病史。

（二）入院查体

足月儿貌，精神反应好，哭声略低哑，呼吸平稳，无发绀，皮肤黄染，目测胆红素 10~15 mg/dL，前囟平软，眼距宽，耳位低，舌体略肥大，可见颈蹼，双肺呼吸音粗，心音有力，心律齐，心前区可闻及Ⅲ/Ⅵ级收缩期杂音，腹软不胀，肝脾未及肿大，四肢活动对称，肌张力正常，原始反射可引出。

（三）入院检查

（1）心脏超声：室间隔缺损（膜周部，直径 3 mm，左向右分流），房间隔缺损（多发，直径分别为 3 mm 和 6 mm，左向右分流），动脉导管未闭（1.7 mm，正向分流），肺动脉瓣狭窄？（肺动脉环内径约 6 mm，瓣口收缩期血流速度加快，V_{max} 266 cm/s，PG 28mmHg）。

（2）心电图：窦性心动过速，非特异性 T 波异常，不完全性右束支传导阻滞。

（3）B 超：肝、脾、肾、脑未见明显异常。

（4）胸腹联合片：心肺膈及腹部未见明显异常。

（5）血生化、TORCH 病原检查未见明显异常。

（6）血、尿代谢病筛查未见异常。

（7）染色体检查：46，XX。

（8）患儿家属住院期间未能完善患儿基因检测。

患儿出院后，于外院行基因检测：基因变异位点为 RIT1，chr1：155874589，c.62G>C（E3），p.A21G，杂合，生物信息软件预测该变异为有害，支持诊断 Noonan 综合征。

【病例分析】

（一）特殊面容伴先天性心脏病患儿的鉴别诊断

通过采集患儿的病史，结合存在的特殊面容，先天性心脏病的查体及超声检查特点，进行特殊面容伴先天性心脏病患儿的鉴别诊断。

1. 特纳综合征　早期 NS 曾被称为男性表型的特纳综合征（Turner syndrome，TS），该病只见于女性，两者相似的表现包括身材矮小、眼睑下垂、乳距增宽、颈蹼和肾脏畸形，其与 NS 最大的区别是性染色体异常和性腺功能低下，而 NS 患儿通常具备生育能力。染色体和基因检测有助于鉴别诊断。

2. 沃森综合征　沃森综合征常见临床表现是身材矮小、肺动脉瓣狭窄、智力发育不全和皮肤色素沉着（如咖啡牛奶斑），沃森综合征（Watson syndrome，WS）的表型也与神经纤维瘤病 1 型（NF1）的表型重叠，NF1 还可伴有多发性神经纤维瘤和虹膜 Lisch 结节，两者均可由 NF1 基因突变所致。

3. 心 - 面 - 皮肤综合征　心 - 面 - 皮肤综合征（cardiofaciocutaneous syndrome，CFC）与 NS 存在多系统相似之处，如眼距宽、眼裂下斜、上睑下垂、内眦赘皮、鼻梁低、身材矮小、巨头颅、肺动脉瓣狭窄、房间隔缺损和肥厚型心肌病等。此外，CFC 特征性表现还包括面容粗糙、严重喂养困难、毛囊角化症、头型较长、眉毛和睫毛稀疏、鱼鳞病、瘢痕性红斑等。目前发现以下 4 个基因的突变与该病有关且突变频率各异：*BRAF*（约 75%），*MAP2K1* 和 *MAP2K2*（约 25%），*KRAS*（约不足 2%~3%）。

4. 面 - 皮肤 - 骨骼综合征　此病与 NS 相似的特征是卷发、鼻梁宽、眼裂下斜、上睑下垂、内眦赘皮、胸部畸形、肺动脉瓣狭窄和肥厚型心肌病。本病特征性表现是面部粗糙、皮肤松弛、随年龄增长而逐渐加重的色素沉着、过早衰老和脱发、中度以上的智力落后、多源性房性心动过速、腕关节和手指向尺侧偏斜等。大部分患儿存在 HRAS 原癌基因第 2 外显子的突变。

5. 胎儿酒精综合征　胎儿酒精综合征（fetal alcohol syndrome，FAS）与 NS 一致的临床表现有生长发育迟缓、眼距过远、肺动脉瓣狭窄和房间隔缺损。但其特征表现有出生时为小于胎龄儿，合并小头畸形、腭裂、眼裂小、唇薄红和广泛的心脏发育不良（如室间隔缺损、心内膜垫缺损、圆锥动脉干畸形和主动脉缩窄）。它是由宫内酒精暴露引起的，详细的病史采集有助于诊断，并且是完全可以预防的。

6. Noonan 综合征　本患儿女，父母及哥哥身体健康，查体眼距宽，耳位低，舌体略肥大，可见颈蹼；存在先天性心脏病——室间隔缺损，房间隔缺损，动脉导管未闭，可疑肺动脉瓣狭窄，故考虑此诊断。出院后的基因检测：基因变异位点为 *RIT*1，chr1：155874589，c.62G>C（E3），p.A21G，杂合，支持诊断 Noonan 综合征。

（二）诊断及确诊依据

1. 诊断　Noonan 综合征。

2. 确诊依据

在产前筛查中进行产科超声和胎儿超声心动检查，是对胎儿或一级亲属有 NS 临床症状的患儿的主要诊断方法。从血液、绒毛或羊水中提取的 DNA 可以进行突变分析。面部和肌肉骨骼的异常支持 NS 的初步诊断。

产后诊断标准仍以临床表现为主，目前采用 1994 年荷兰学者提出的诊断标准（表 44-1）。存在典型的特殊面容，还需要满足 2 A~6 A 中的 1 条或 2B~6B 中的 2 条标准；如特殊面容不典型，则需要满足 2 A~6 A 中的 2 条或 2B~6B 中的 3 条标准。

表 44-1　Noonan 综合征的诊断标准

特征	A（主要标准）	B（次要标准）
1. 面容	典型的特殊面容	特殊面容
2. 心脏	PVC、HCM，NS 典型的心电图改变	其他心脏缺陷
3. 身高	小于同年龄同性别儿第 3 百分位	小于同年龄同性别儿第 10 百分位
4. 胸廓	鸡胸、漏斗胸	胸廓宽
5. 家族史	一级亲属确诊 NS	一级亲属疑似 NS
6. 其他	同时存在智力落后、隐睾、淋巴管发育异常	存在以下之一：智力落后、隐睾、淋巴管发育异常

尽管极少数 NS 表型的患儿有染色体异常的报道,但在典型的 NS 患儿并不推荐行染色体核型检查,仅在不典型病例,尤其伴有严重的神经认知能力障碍的患儿。

2010 年,美国 NS 协作小组制订的临床指南中明确提出, NS 相关基因筛查阳性可协助该病诊断,但筛查阴性并不能排除该病。进行 NS 相关基因检测时首先考虑 *PTPN*11 基因,该基因筛查阴性时,可根据患儿临床表型选择其他目标基因作为筛查对象。

【专家点评】

本案我们可以得到如下的启示。

(1)特殊面容要特别关注。对于特殊面容伴有先天性心脏病的患儿,详细的病史采集,尤其是家族史;特殊面容的具体特征;先天性心脏病的查体及超声检查特点,是诊断和鉴别诊断的关键。

(2)遗传咨询助优生优育。对于先天发育异常性疾病的患儿,无论是否存在家族遗传病史,应建议及时完善基因检测,明确最终疾病诊断,同时,也有利于遗传咨询和优生优育。

(3)早发现早诊断及早治疗。对于罹患"罕见病"的患儿,早期的诊断及治疗至关重要,不但有利于及时开展个体化、针对性的诊疗措施,降低病死率,改善预后,也为患儿的随访方案的制定提供了可靠的依据。

(刘洋)

第四十五章　鸟氨酸氨甲酰转移酶缺乏症

病例67　"反复精神弱、高氨血症"要注意此种代谢病
——以间断精神弱伴抽搐入院的鸟氨酸氨甲酰转移酶缺乏症

【背景知识】

鸟氨酸氨甲酰转移酶缺乏症(ornithine transcarbamylase deficiency，OTCD)是先天性尿素循环障碍中最常见的类型,是X连锁遗传病,是 *OTC* 基因突变造成鸟氨酸氨甲酰转移酶缺乏,从而导致急慢性高氨性脑病、肝损害为主要表现的疾病。

【病例简述】

(一)入院情况

患儿,女,4岁,因间断精神弱2月余,抽搐1次入院。

患儿入院前2月余无明显诱因出现精神弱5~6天,表现为白天精神萎靡、活动减少,夜间睡眠不安,易惊醒,未予特殊诊治自行好转。入院前1月再次出现上述表现,每次持续2~3天好转。入院前4d清醒状态下无热抽搐1次,表现为意识丧失、双眼向前凝视、牙关紧闭、四肢软,持续约3~4 min缓解,抽后语言减少,走路不稳,左右摇晃,同时出现无明显诱因哭闹不止,不能安抚劝解,夜间睡眠不安。入院前1d外院就诊查血氨496.1 μmol/L。

患儿系 G_2P_2,孕足月顺产,父母及11岁体健。否认家族遗传病史。否认毒物及特殊药物接触史。

(二)入院查体

体温:36℃,脉搏:100次/分,呼吸:22次/分,血压:90/55mmHg。发育正常,营养中等。精神弱,烦躁,呼吸平稳,全身皮肤无皮疹、出血点及黄染,皮肤弹性好,双侧瞳孔等大等圆,直径3 mm,对光反射灵敏,眼球运动自如,咽充血,双肺呼吸音粗,未闻及啰音,心音有力,律齐,心率100次/分,未闻及杂音,腹软不胀,肝肋下4 cm,质中边钝,脾肋下3 cm,质中边钝。四肢肌张力稍减低,肌力正常,腹壁反射(-),膝腱反射(+++),跟腱反射(++),左侧巴氏征(±),右侧巴氏征(+),步基宽,走路摇晃,双手轻微震颤,颈亢(-),克氏征(-),布氏征(-)。

(三)入院检查

(1)血生化:血氨115~480μg/dL(参考值:12~66μg/dL),ALT 253~1434U/L(参考值:7~30U/L),AST 42~489U/L(参考值:14~44U/L),GGT 98~123U/L(参考值:5~19U/L)。血La 4.28 mmol/L(参考值:0.50~2.20 mmol/L)。

(2)凝血相:PT 21.5 s(参考值:10.0~16.0 s),INR 1.97(参考值:0.75~1.25),APTT 41.3 s(参考值:20.0~40.0 s),TT s(参考值:14.0~21.0 s),Fg 1.357 g/L(参考值:1.800~4.000 g/L)。

（3）血气分析：pH 7.42（参考值：7.32~7.42），PCO$_2$ 25.5 mmHg（参考值：41~45 mmHg），BE -8.2 mmol/L（参考值：-3~3 mmol/L）。

（4）气相色谱质谱法遗传代谢 病尿筛查示尿嘧啶、乳清酸显著升高，乳酸、2-羟基异丁酸升高，3-羟基丁酸升高。液相串联质谱法遗传代谢病血筛查示未见异常。

（5）脑电图：清醒安静闭目时双侧枕区 3-5 Hz 中波幅混合活动，夹杂少量低波幅快波，睡眠期双侧枕区稍多量低-中波幅棘波、棘慢波发放或簇发，左右不同步，睡眠期左侧后颞区稍多量低-中波幅棘波、棘慢波散发或阵发。

（6）头颅磁共振：双侧额颞顶叶皮层区脑回肿胀，于 T2WI、DWI 及 FLAIR 序列信号增高；于 T2WI、FLAIR 序列双侧基底节丘脑区对称性信号增高，于 DWI 序列局部呈高信号。

（7）全外显子组测序结果显示，*OTC* 基因 chrX: 38226543, Intronl, c.78-1G>A p.（？），杂合变异，母亲杂合携带，父亲未检测到，依据美国医学遗传学与基因组学学会的变异解读指南，该变异判定为致病性变异。全外显子组测序结果同时显示，*SLC7A7* 基因 chr14: 23243315, Exon10, c.1256T>Gp（Phe419Cys）杂合变异，父亲杂合携带，母亲未检测到，依据美国医学遗传学与基因组学学会的变异解读指南，该变异判定为 VUS 偏致病性变异。

【病例分析】

（一）鉴别诊断

根据患儿病史、查体及相关检查，综合分析患儿的临床特点，进行鉴别诊断。

1. 引发高氨血症的急慢性疾病　瑞氏综合征、感染及药物所致急慢性肝衰竭、消化道出血和血液肿瘤疾病可引发高氨血症，病史、体征及实验室检查不支持。

2. 其他尿素循环障碍性疾病　尿素循环障碍中 OTCD 占 50%，其他尿素循环障碍性疾病包括 N-乙酰谷氨酰胺合成酶缺乏症或氨甲酰磷酸合成酶缺乏症、瓜氨酸血症、精氨酸琥珀酸裂解酶缺乏症、精氨酸血症、精氨酸酶缺乏症及高鸟氨酸高氨高同型瓜氨酸血症，均可表现为血氨增高，需要分析尿素循环的中间氨基酸，并同时完善基因检测，进行鉴别诊断。本患儿气相色谱质谱法遗传代谢病尿筛查示尿嘧啶、乳清酸显著升高，结合 *OTC* 基因致病性突变，可排除其他尿素循环障碍疾病。

3. 有机酸血症、脂肪酸氧化缺陷、线粒体病等先天性代谢缺陷　本患儿气相色谱质谱法遗传代谢病尿筛查、液相串联质谱法遗传代谢病血筛查及相应基因检测不支持此诊断。

4. 赖氨酸尿性蛋白不耐受　*SLC7A7* 基因为常染色体隐性遗传，此患儿为杂合突变，且该病常出现严重的肺间质病变，血浆中赖氨酸、精氨酸及鸟氨酸水平降低，本患儿液相串联质谱法遗传代谢病血筛查正常，不支持该诊断。

（二）诊断及确诊依据

1. 诊断　鸟氨酸氨甲酰转移酶缺乏症。

2. 确诊依据

（1）患儿急性脑病发作期存在高血氨、肝损害、呼吸性碱中毒和高乳酸血症等，要考虑此病可能。

（2）气相色谱质谱法遗传代谢病尿筛查提示尿嘧啶和乳清酸增高，液相串联质谱法遗传代谢病血筛查示未见异常。

（3）*OTC* 基因突变分析示致病突变。

【专家点评】

本案例我们可以得到如下启示。

（1）及早识别。OTCD 患儿发病早晚及严重程度依赖于鸟氨酸氨甲酰转移酶缺乏症的分子生物学基础及应激情况，最初发病可能造成诊断及治疗上的困难。一些患儿由于诊断延迟，可能会死于代谢性昏迷。因此及早识别十分重要。凡是临床遇到脑病、精神症状等患儿，均应警惕此病。

（2）及早检查。OTCD 患儿临床表现严重且预后差，高氨性昏迷患儿容易出现永久性神经损伤或死亡，因此一旦怀疑本病，应及早监测血氨水平，及早或多次进行气相色谱质谱法遗传代谢病尿筛查检测，对于临床高度怀疑病例要及早完善基因检测。

（3）及早治疗。长期血氨管理决定 OTCD 患儿的预后，如果高氨血症持续存在，即使早期开始饮食治疗，仍可出现智力损害，死亡率增高。即使对 OTCD 的诊断尚不明确时，也要针对高氨血症立即开始治疗。对于严重病例，建议早期或紧急肝移植。

（吴波 李东）

病例 68 肝功正常血氨高，关键酶缺乏引起大问题
——以反复意识异常入院的鸟氨酸氨甲酰转移酶缺乏症

【背景知识】

鸟氨酸氨甲酰基转移酶缺乏症（ornithine transcarboxylase deficiency, OTCD），属少见先天性遗传代谢的罕见病，患儿尿素循环中断，血氨增高，血瓜氨酸、精氨酸降低，谷氨酸酰胺、丙氨酸升高，而尿乳清酸和嘧啶排泄增加。主要缺乏鸟氨酸氨甲酰基转移酶（OTC），OTC 是体内尿素循环的关键酶之一，促进体内氨最终代谢为尿素而排出体外，此为体内氨代谢的唯一途径。

【病例简述】

（一）入院情况

患儿，男，6 岁，因"反复意识异常 3 月余"于 2021 年 01 月 04 日入院。

患儿 3 月前无明显诱因出现脐周痛，较剧烈，伴呕吐 5 次，呕吐物为胃内容物，每次量不等，后出现嗜睡，呼之可应答，伴双上肢乏力，表现为持物不稳，无咳嗽、咳痰，无发热、抽搐等，就诊于当地医院，查血氨 105umol/L，具体诊疗不详，次日嗜睡较前加重，呼之无应答，转诊当地儿童医院，查血氨 135umol/L，ALT 129U/L，AST 154 U/L，自身免疫性脑炎抗体阴性；予"左卡尼汀 5mL，每日 2 次，辅酶 Q 1 片，每日 1 次，乳果糖 5mL，每日 2 次"等治疗，治疗 3 天后患儿神志转清，反应变差，迟钝，寡言少语，不会主动交流；2 天后患儿反应较前改善，主动交流；2 天后患儿再次出现胡言乱语，时而神志清楚，可以对答，但反应较差，时而神志朦胧、答非所问伴烦躁不安、哭闹、自言自语，不会主动交流，无法认得父母，遂就诊于当地医院，完善相关检查，血氨、转氨酶持续性升高，外送检查血氨基酸、尿有机酸及外送基因报告

支持诊断 OTCD，予以供给以产氨少的乳清蛋白为主的低蛋白匀浆膳，血浆置换、精氨酸降血氨，乳果糖保持肠道通畅，左卡尼丁、辅酶 Q10、维生素 B_2，维生素 B_6，维生素 C 及谷胱甘肽保肝等处理，后患儿病情好转，神志清楚，对答可，血氨及转氨酶降至正常，好转出院。

患儿系 G_1P_1，孕 39^{+1} 周顺产，父母身体健康，否认家族遗传病史。

（二）入院查体

身高 120 cm，体重 24 kg。患儿平素身体一般，腹部平坦，对称，无腹壁静脉曲张，无胃肠型和蠕动波，腹部柔软，无压痛及反跳痛，未触及异常包块。肝、脾肋下未触及、质软、无压痛，Murphy 氏征阴性。腹部叩诊：肝上界在右锁骨中线第五肋间，肝、肾区无叩击痛，无移动性浊音。肠鸣音正常，3 次 / 分。未听到血管杂音。

（三）入院检查

（1）入院后相关化验：血常规、肝肾功、电解质、血凝常规大致正常。查血氨 20 umol/L。

（2）颅脑 MR：左侧大脑半球及左侧枕顶叶皮层、皮层下、丘脑异常信号影并脑萎缩，左侧为著，遗传代谢性脑病？Rasmussen 脑炎？

（3）腹部超声：肝实质回声略粗略强。

（4）床旁胸片：双肺未见明显实变。

（5）常规视频脑电图：异常儿童脑电图示①清醒期：背景尚可，未见明显痫样波形；②睡眠期：右侧额区、中央区、前颞区可见少许中幅尖波散在出现。

（6）心脏彩超：未见明显异常。

（7）全腹 + 肺部 CT：①右肺中叶一小结节，考虑炎性结节；②肝肿大。

（8）头颅 MR：①颅内多发异常所见，符合 OTCD 改变；②颅脑 MRA 未见明显异常。

（9）增强全基因组测序，全家系组合：发现 OTC 基因的一个变异，关联疾病为：尿素循环障碍 / 鸟氨酸氨甲酰基转移酶缺乏症。

【病例分析】

（一）认真梳理患儿的病史、查体及相关检查等，综合分析患儿的临床特点，

进行逐层递进式鉴别诊断。

1. 新生儿一过性高氨血症　主要见于早产儿。血氨极高者有严重神经系统抑制症状，呼吸困难。如及早血液透析，可在 5 天内症状缓解，预后较好。低体重儿也可见到无症状性高氨血症。

2. 有机酸尿症　常伴高氨血症。其特点是：血氨基酸定量正常，尿乳清酸不高，尿中有特异的有机酸增多，血糖低，血甘氨酸增高，有代谢性酸中毒。

3. 赖氨酸尿性蛋白不耐症　伴有高氨血症。由于肾小管和肠上皮对精氨酸，赖氨酸及鸟氨酸的转运缺陷，血中有上述各氨基酸的增高，影响尿素循环的代谢功能。

（二）诊断及确诊依据

1. 诊断　鸟氨酸氨甲酰基转移酶缺乏症。

2. 确诊依据　出现精神症状，合并血氨升高，行基因组测序发现 OTC 基因变异即可确诊。

【专家点评】

本案我们可以得到如下启示。

对于无明显诱因出现血氨升高、肝性脑病的患儿，除常规考虑肝脏器质性病变外，若肝脏无器质性病变，则行建议行基因组测序明确诊断，确诊 OTCD 的患儿行肝移植可作为治愈方式，同时，由于 OTCD 患儿肝脏无硬化等器质性病变，其也可作为多米诺辅助肝移植供体来源，从而进一步扩大供体池来源。

（蔡金贞）

第四十六章　成骨不全症

病例 69　从宫内就开始被"骨折"困扰的孩子

【背景知识】

成骨不全症（osteogenesis imperfecta，OI）又名脆骨病，是最常见的单基因遗传性骨病，由重要的骨基质 I 型胶原蛋白（collagen type I）编码基因及其代谢相关基因致病变异所致。新生儿患病率约为 1/15000~1/20000。临床主要以骨量低下、骨骼脆性增加、反复骨折、蓝/灰巩膜为主要特征。OI 根据临床表现、遗传基础和遗传方式的不同，至少被分为 15 种亚型，其中 I~IV 占 90% 以上。

【病例简述】

（一）入院情况

患儿男性，8 月龄，因生后即右下肢伸膝无力就诊。

生后即发现患儿右下肢伸膝无力，右下肢外观略短于左下肢。患儿精神发育适龄，可独坐，双上肢及左下肢活动自如，进食及睡眠可，尿便正常。

患儿系 G_1P_1，39 W 顺产，出生体重 2.75 kg，母孕期四维 B 超发现右下肢股骨成角弯曲。父母均体健，非近亲结婚，否认家族遗传病史。

（二）入院查体

神清，精神反应可。头围 43.5 cm，前囟 1.5 cm × 1.5 cm，蓝色巩膜。右下肢外观略短于左侧，肌容积无明显减少，右大腿肌张力减低，伸膝肌力 III 级，踝关节活动正常。双上肢及左下肢肌张力及肌力正常。右侧膝腱反射未引出，右侧跟腱反射（++），双上肢及左下肢腱反射均（++），双侧跖反射对称屈性。

（三）入院检查

（1）血常规、肝肾功能、血清维生素 D、钙、磷、碱性磷酸酶、甲状旁腺素、甲状腺功能等实验室检查均未见异常。尿常规（-）。

（2）神经电生理：右下肢所检股神经较对侧运动神经混合电位波幅下降，传导速度减慢；右下肢所检隐神经较对侧感觉神经电位波幅下降；右侧股直肌内外侧头均出现失神经电位，且募集相减少。提示右下肢股神经损害。

（3）X 线：右股骨中部可见弯曲，部分骨皮质增厚，不除外陈旧性骨折；所见部分骨盆、双股骨及双侧胫腓骨骨质疏松（图 46-1）。双下肢均可见部分血管密度增高。

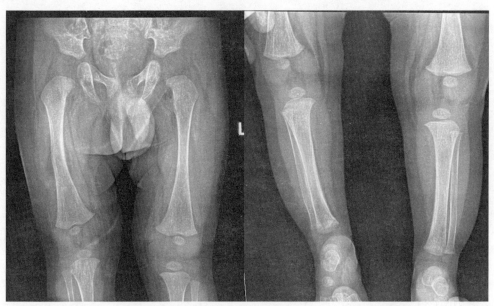

图 46-1　右股骨中部可见陈旧性骨折(箭头所指),所示诸骨均骨质疏松

（4）全外显子基因测序：chr17：48265312-48265315 的 COL1 A1 基因检测到杂合变异，c.3291-3294dup(p.Thr1099*)，经 Sanger 测序验证，该突变为新发突变，其父母均为野生型。

【病例分析】

（一）逐层递进式鉴别诊断

认真梳理患儿的病史(宫内骨折史、右下肢伸膝无力等)、查体及相关检查等,综合分析该病例特点,进行鉴别诊断。

1. 低磷酸酯酶症　是以骨和 / 或牙齿矿化障碍,血清中组织非特异性碱性磷酸酶(tissue non-specific alkaline phosphatase, TNSALP)活性降低为主要临床特征的一种罕见遗传性疾病。轻型可仅表现为牙齿过早脱落、牙齿骨量减少、牙髓腔变大,而无骨骼异常表现；重型低磷酸酯酶症可出现严重骨骼异常、癫痫发作、继发严重感染、呼吸衰竭及高钙血症而引发死亡。患儿碱性磷酸酶正常,不支持。

2. 维生素 C 缺乏症　表现为骨质疏松,但皮下、肌间、骨外膜可有出血点,可有剧痛并出现假性瘫痪,骨折愈合后可出现钙化。患儿 X 线虽提示骨质疏松,但陈旧性骨折处并未见钙化,无皮下出血点,不支持。

3. 软骨发育不全　主要表现为四肢短粗(长骨为主)、面中部发育不良,头围大,为常染色体显性遗传,由 4 号染色体的成纤维生长因子受体 3 基因(FGFR3)杂合突变引起。该病在婴儿期或儿童早期即可确诊,但一般无骨折。患儿宫内骨折,不支持。

4. 成骨不全症　结合患儿宫内骨折病史、蓝巩膜等表现,考虑患儿成骨不全症可能性大,遂行全外显子二代测序(NGS),在患儿 COL1 A1 基因检测到杂合变异，c.3291-3294dup(p.Thr1099*),为新发突变。通过查阅文献,该基因致病性变异与以下 4 种疾病相关,这 4 种疾病的致病基因均为 COL1 A1/COL1 A2。

（1）成骨不全症Ⅰ型：病情最轻，最常见，多无骨畸形表现，患者身高无明显变矮，可表现为蓝色巩膜。

（2）成骨不全症Ⅱ型：围生期致死型，常围生期有多发骨折、严重骨骼畸形，引发心肺功能衰竭而致死。

（3）成骨不全症Ⅲ型：重型，常常身材极度矮小，呈进行性骨骼畸形，蓝色巩膜。

（4）成骨不全症Ⅳ型：中型，严重度介于Ⅰ型与Ⅲ型之间，身材多有矮小，巩膜多正常。

本患儿有明确的宫内骨折史，蓝色巩膜，身长正常范围，支持诊断成骨不全症Ⅰ型，还需继续随访。

（二）诊断及确诊依据

1. 诊断　成骨不全症。

2. 诊断依据

（1）非外力或轻外力引起多发骨折。

（2）蓝/灰巩膜，牙本质发育不全，身材矮小，下肢变形等。

（3）X线提示多处陈旧性骨骼、骨骼变形、骨密度低下。

（4）血液维生素D、钙、磷和碱性磷酸酶活性均在正常水平。

（5）阳性家族史。

【专家点评】

本案我们可以得到如下启示。

（1）宫内骨折需谨慎。对于宫内骨折者应高度注意OI的可能。胎儿期OI主要表现为B超示长骨骨折（成角），颅骨骨化度低下，脊柱和椎体变小，四肢短小，对于上述特点应注意早期识别。

（2）生化检查配基因。初诊OI应完善辅助检查以助诊断和鉴别。遇到可疑OI患者应完善血清维生素D、钙、磷、碱性磷酸酶、甲状旁腺素等与骨骼发育相关因素的检查，必要时行基因检测。

（牟苇杭　赵澎）

第四十七章　阵发性睡眠性血红蛋白尿

病例70　易被忽视的儿童"再生障碍性贫血"真凶
——以长期面色苍白入院的阵发性睡眠性血红蛋白尿

【背景知识】

阵发性睡眠性血红蛋白尿（paroxysmal nocturnal hemoglobinuria，PNH）是一种获得性造血干细胞疾病，临床较为罕见，其发病原因与体细胞上磷脂酰肌醇聚糖A类基因（phosphatidylinositol glycan class A gene，PIG-A基因）突变相关，由于该基因突变，使部分或完全血细胞膜糖化磷脂酰肌醇（glycophosphatidylinositol，GPI）合成障碍，造成血细胞表面糖化磷脂酰肌醇锚连蛋白（glycophosphatidylinositol-anchored protein，GPI-AP）缺失，细胞灭活补体能力下降而易于被破坏，临床主要表现为溶血性贫血、骨髓衰竭、血栓形成等。

【病例简述】

（一）入院情况

患儿，男，9岁，因面色苍白半月入院。

患儿入院前半月出现面色苍白，进行性加重，伴乏力，活动后明显，偶有头晕、心慌，休息后可缓解，食欲不振、恶心，未就诊，入院前半天外院行血常规示全血细胞减少，为进一步诊治入院，病程中不伴发热、咳喘及吐泻，无皮疹、关节肿痛、口腔溃疡，无鼻衄、呕血、黑便，无抽搐、头痛，无尿色改变等，精神弱，尿量不少，大便干燥。

患儿系G_3P_3，孕足月顺产，父母及2个姐姐身体健康，否认家族遗传病史。

（二）入院查体

发育正常，营养中等，神清，反应好，呼吸平稳，面色苍白，四肢散在针尖大小出血点，双下肢可见瘀斑，浅表淋巴结未触及肿大，双肺呼吸音粗，未闻及啰音，心音有力，律齐，心率90次/分，腹软，肝脾无肿大，四肢活动自如，肌力、肌张力正常，末梢暖。

（三）入院检查

（1）血常规：Hb 39 g/L，WBC 2.88×10^9/L，N 35%，L 60%，M 05%，PLT 6×10^9/L，MCV、MCH、MCHC大致正常，RET3.19%。

（2）骨髓穿刺及骨髓活检均提示骨髓增生极度低下，造血细胞少见，考虑再生障碍性贫血。骨髓染色体核型分析：46，XY。骨髓免疫分型未见明显异常免疫表型的细胞。

（3）酸溶血试验示弱阳性。流式细胞仪检测提示存在PNH克隆：红细胞PNH克隆30.30%（CD59部分缺失4.3%，CD59完全缺失26%），Flaer检测示粒细胞PNH克隆31.8%。

（4）丝裂霉素、彗星实验（-）。库姆试验（-）。

（5）血生化肝肾功能正常范围。ANA、ENA、ANCA(-)。乙肝五项(-)。血淋巴细胞亚群检测正常范围。免疫球蛋白正常范围。

（6）尿便常规(-)。

【病例分析】

（一）认真梳理患儿的病史、查体及相关检查等，综合分析患儿的临床特点，逐一鉴别相关疾病

1. 低增生性急性白血病　患儿急性发病，面色苍白、乏力、纳差，血常规提示全血细胞减少，骨髓活检示骨髓增生极度低下，应注意与低增生性急性白血病鉴别，但患儿骨髓免疫分型未见明显异常免疫表型的细胞，可以除外。

2. 低增生性骨髓增生异常综合征　该病为髓系克隆性疾病，与低增生性急性白血病的临床表现及实验室检查非常相似，因此也需注意鉴别，患儿骨髓形态未见明显病态造血，骨髓免疫分型、染色体核型未见异常，可以除外。

3. 急性造血功能停滞　该病为自限性疾病，发病前常伴有人细小病毒 B19 感染，临床主要表现为出血、贫血、感染，血常规可见全血细胞减少，网织红细胞显著减少或缺如，与再生障碍性贫血相似，多可在数周至数月恢复，本患儿病史长达数年，骨髓片尾部未见巨大原始红细胞这一急性造血功能停滞的典型表现，可以除外。

4. 先天性骨髓衰竭综合征　主要表现为造血功能衰竭、多发性先天畸形和肿瘤易感性，范科尼贫血最为常见，患儿丝裂霉素、彗星实验阴性，不支持诊断，且患儿为学龄期儿童，急性起病，先天性骨髓衰竭综合征依据不足。

5. 自身免疫性溶血性贫血　患儿贫血，网织红细胞比例升高，应注意除外该病，但患儿无尿色改变，无黄疸及肝脾肿大，库姆试验(-)，骨髓增生极度低下，不符合诊断。

6. 再生障碍性贫血　患儿贫血、出血表现，脾无肿大，全血细胞减少，骨髓增生极度低下，免疫分型及染色体核型分析未见异常，但网织红细胞比例升高，PNH 克隆(+)，不支持经典的获得性再生障碍性贫血诊断。

7. 阵发性睡眠性血红蛋白尿　学龄儿童，面色苍白病史，血常规示全血细胞减少，网织红细胞比例及绝对值轻度升高，骨髓形态及骨髓活检提示骨髓增生极度低下(20%)，酸溶血试验阳性，流式细胞仪检测红细胞 PNH 克隆 30.30%(CD59 部分缺失 4.3%，CD59 完全缺失 26%)。Flaer 检测示粒细胞 PNH 克隆 31.8%，符合诊断。

（二）诊断及确诊依据

1. 诊断　阵发性睡眠性血红蛋白尿。

2. 确诊依据

目前国内的 PNH 诊断标准为：临床表现符合 PNH 和实验室检查。

1）Hams 试验、糖水试验、蛇毒因子溶血试验、尿潜血（或尿含铁血黄素）等项试验中符合下述任何一种情况。

（1）两项以上阳性。

（2）一项阳性，但须具备下列条件：①两次以上阳性，或一次阳性，但操作正规、有阴性对照、结果可靠,即时重复仍阳性者;②有溶血的其他直接或间接证据,或有肯定的血红蛋白尿出现;③能除外其他溶血,特别是遗传性球形红细胞增多症、自身免疫性溶血性贫血、葡萄糖 -6- 磷酸脱氢酶(G6PD)缺乏症所致的溶血和阵发性冷性血红蛋白尿症等。

2)流式细胞术检测发现外周血中 CD55 或 CD59 阴性中性粒细胞或红细胞 >10%(5%~10% 为可疑)。

若临床表现符合,实验室检查具备 1)项或 2)项者皆可诊断本病,而 1)、2)两项可以相互佐证。

【专家点评】

本案我们可以得到如下启示。

(1)应避免误诊。PNH 多见于青壮年,是一种后天获得性造血干细胞疾病,不仅限于红细胞异常。以骨髓衰竭为主要临床表现的儿童 PNH 患者极易被误诊为再生障碍性贫血。对中央部位骨髓增生尚可,网织红细胞比例及绝对值正常或偏高者,即便没有血红蛋白尿等溶血证据,仍需鉴别 PNH。

(2)诊断金指标。Flaer 可以直接检测血细胞膜上的 GPI-AP,故较 CD59、CD55 锚连蛋白检测更为准确、敏感、特异,且不受输血影响,是目前诊断该疾病的最接近金指标的检测手段。虽患者家属拒绝 PIG-A 基因检测,但当时的临床资料足以做出 PNH 诊断。

(3)血管内溶血。对于骨髓衰竭性疾病需注意有无血管内溶血,深化对骨髓衰竭性疾病异质性的认识,警惕无明确基础病或特殊诱因的血栓形成性疾病。

（陈辉　陈森）

病例71　知道存在溶血很重要,知道为什么溶血更关键
——以长期乏力入院的阵发性睡眠性血红蛋白尿

【背景知识】

阵发性睡眠性血红蛋白尿症(paroxysmal nocturnal hemoglobinuria, PNH)是一种后天获得性造血干细胞基因突变引起的溶血性疾病。异常血细胞缺乏一组通过糖基醇磷脂链接在红细胞表面的膜蛋白,导致红细胞性能发生变化。临床上常有慢性贫血及血管内溶血发作。溶血重时则有血红蛋白尿。开始报告的病例多在夜间发生血红蛋白尿,故命名为"阵发性夜间血红蛋白尿症",后来发现血红蛋白尿的发作不一定在夜间,而常常在睡眠之后,所以在我国改称为"阵发性睡眠性血红蛋白尿症"。该病临床上较少见,据日本统计,发病率为 $0.1/10^6$~$0.3/10^6$。我国北方报道的病例要多于南方,据牡丹江地区 5 个县市流行病学调查,平均发病率为 $0.12/10^6$,患病率为 $0.69/10^6$。

【病例简述】

（一）入院情况

患者,男,49 岁,因间断乏力 20 余年入院。

患者 20 余年前无明显诱因出现周身乏力,于当地医院行骨髓等相关检查,考虑为"溶血性贫血"。予糖皮质激素等治疗约半年,自觉乏力症状好转,后未再系统诊治。患者平素

间断出现乏力、活动后心慌，入院前 2 个月始出现纳差，10 日前夜间睡眠中突发抽搐，意识丧失，持续约 1 h，无大小便失禁、无舌咬伤。遂就诊于当地省级医院，查血常规示：RBC 1.36×10¹²/L，Hb 39 g/L，RET% 11.37%，白细胞及血小板正常。血清铁：3.36 μmol/L，铁蛋白：4.5 ng/mL。尿含铁血黄素弱阳性。腹部 B 超示：脾大（12.2 cm×4.4 cm），肝内胆管结石或钙化灶。考虑为"溶血性贫血"、"缺铁性贫血"，予静脉输注糖皮质激素及补充铁剂治疗，4 天后复查血常规，血红蛋白升至 54 g/L，即出院口服糖皮质激素治疗，同时予口服铁剂、氯化钾、钙片等，患者自述未规律服药。为进一步明确诊治收入我科。患者自发病以来，进食稍差，精神及睡眠均可，小便间断呈浓茶水色，大便正常，体重无显著变化。

患者既往体健，否认肝炎、结核病史，否认高血压、糖尿病病史，否认脑血管疾病、心脏病史，否认精神病史、地方病史、职业病史。否认外伤、中毒、手术史，否认药物、食物过敏史，预防接种史不详，否认输血史。

（二）体格检查

中度贫血貌，周身皮肤及巩膜轻度黄染，无皮疹、出血点，浅表淋巴结无肿大。咽部无充血，扁桃体无肿大。胸骨无压痛，双肺呼吸音清，未闻及干湿性啰音。心率 72 次 / 分，律齐，各瓣膜听诊区未闻及病理性杂音。腹部平坦，无压痛及反跳痛，肝肋下未触及，脾肋下未触及。双下肢无浮肿。

（三）入院检查

（1）血常规示：WBC 4.61×10⁹/L（参考值：4×10⁹~10×10⁹/L），RBC 2.11×10¹²/L（参考值：4×10¹²~5.5×10¹²/L）↓，HGB 65 g/L（参考值：120~160 g/L）↓，PLT 175×10⁹/L（参考值：100×10⁹~300×10⁹/L），RET% 12.07%（参考值：0.5%~1.5%）↑，尿常规 + 镜检尿 RT+ 尿 ROUS（罗氏）ROUS：阴性（参考值：阴性），镜检白细胞 40 个 /uL（参考值：0~6 个）↑，镜检红细胞 190 个 /uL（参考值：0~4.5 个）↑，BLO（隐血）2+（参考值：阴性），PRO（尿蛋白）3+（参考值：阴性），pH（酸碱度）8.5 ↑（参考值：4.5~8）。

（2）肝肾功能：ALT 25.5U/L（参考值：0~50U），AST 152.5U/L（参考值：0~50U）↑，TBIL 35.7μmol/L（参考值：5.0~21.0μmol/L）↑，DBIL5.3μmol/L（参考值：0~3.4μmol/L）↑，IBIL 30.4μmol/L（参考值：0~13.6μmol/L）↑，Cr 75.4umol/L（参考值：64~104μmol/L 0~6 个），LDH 2694.3U/L（参考值：0~247U/L）↑，CK 236.8U/L（参考值：0~171U/L）↑，a-HBDH 1977.4U/L（参考值：72~182U/L）↑，ISAT 0.19（参考值：0.25~0.5 个）↓。

（3）溶血相关检查：直接抗人球蛋白（外周血）亚型 - 试验：均阴性（参考值：阴性）。溶血：血浆结合珠蛋白测定 HP <0.125 g/L（参考值：0.5~2.0 g/L）↓，血浆游离血红蛋白测定 F-HB 483.8 mg/L（参考值：0~40 mg/L）↑，蔗糖溶血试验 SHT 阳性（参考值：阴性），酸溶血试验阳性（参考值：阴性）。PNH 克隆检测：患者红细胞 PNH 克隆大小为 70.2%（参考值：小于 5%），粒细胞 PNH 克隆大小为 99.3%（参考值：小于 5%），单核细胞 PNH 克隆大小为 97.9%（参考值：小于 5%）。

（4）骨髓象：增生性贫血骨髓象。骨髓病理：增生大致正常，粒红巨三系细胞增生伴红系比例增高，未见原始细胞及异常淋巴细胞明显增多。中性粒细胞碱性磷酸酶（N-ALP）阳性指数 14%（参考值：66.28±27.75%）↓，铁染色（Fe）铁粒幼红细胞阳性率 50%（参考值：27%~94%）。

【病例分析】

（一）逐层递进式鉴别诊断

结合患者的病史、体征及相关辅助检查检查，以及其临床特点，进行逐层递进式鉴别诊断。

1. 自身免疫性溶血性贫血　患者因间断乏力 20 余年入院，临床上首先要除外自身免疫性溶血性贫血。但患者发病后及在我院库姆试验均正常，且患者免疫学相关指标亦未见明显异常，曾经予糖皮质激素治疗，但效果欠佳，基本可以除外自身免疫性溶血性贫血诊断。

2. 再生障碍性贫血　PNH 容易与之混淆的原因是约半数以上患者临床表现为全血细胞减少。但该患者骨髓增生活跃，红系比例增高，且患者多次复查血常规白细胞血小板均正常，故可排除该病。

3. 缺铁性贫血　PNH 患者因长期反复因血红蛋白尿而失铁，可伴有缺铁现象，但与缺铁性贫血不同的是补铁后不能使贫血得到良好纠正，故不支持该诊断。

4. 营养性巨幼细胞贫血　此类患者因溶血促使骨髓代偿性过度增生，叶酸相对不足，造成巨幼细胞贫血，但补充叶酸后并不能很好纠正本病所致贫血。

5. 骨髓增生异常综合征　少数 PNH 患者骨髓因为溶血后的代偿增生，可看到发育异常现象，甚至原始粒细胞比例轻度增高或在外周血中看到少量的原始粒细胞。有些学者甚至认为两者是一种疾病。但据目前证据，PNH 的细胞发育异常或原始粒细胞增多现象多是一过性的，大部分会消失，极个别患者可完全变为骨髓增生异常综合征（Myelodysplastic syndrome，MDS）。另一方面，一些 MDS 患者也可以具有类似 PNH 的异常细胞，据观察，如果出现 PNH 克隆可能提示预后良好。

6. 阵发性睡眠性血红蛋白尿症　是一种罕见的溶血性疾病，而且并非都有血红蛋白尿，即使有也不一定是发作性的。再加上合并征和疾病的转化等，临床表现多种多样，在有血红蛋白尿或有长期慢性贫血的患者一定要结合蔗糖溶血试验、酸溶血试验，以及 PNH 克隆检测等特异性的实验室检查，来帮助我们做出准确的诊断。

（二）诊断及确诊依据

1. 诊断　阵发性睡眠性血红蛋白尿症。

2. 确诊依据　患者临床表现符合 PNH，实验室检查：血常规、溶血试验、糖水试验、蛇毒因子溶血试验、尿潜血（或含铁血黄素检查）等项中，符合以下条件之一者可诊断：①两项以上阳性；②一项阳性，但具备下列条件：两次以上阳性；有肯定的血红蛋白尿发作或有血管内溶血的直接或间接证据；能除外其他溶血。

【专家点评】

本案我们可以得到如下启示。

（1）贫血需要究其根本。本例患者多次复查血常规均示贫血、网织红细胞升高、胆红素升高、间接胆红素升高为主、乳酸脱氢酶升高、酸溶血试验阳性、糖水试验阳性、PNH 克隆检查阳性、血浆游离血红蛋白升高、血浆结合珠蛋白降低、尿潜血阳性等均为明确诊断提供了重要的临床资料。

（2）反复发作高度重视。本例患者反复乏力、间断尿色加深，此次发病夜间睡眠中突发抽搐，意识丧失，于当地医院查血常规示重度贫血。患者病史长、间断加重，一直未明确诊治。此次入院经溶血、生化及骨髓分类、组织化学染色、染色体等多项检查，其检测结果可帮助患者得到明确诊断。

（3）经验不能替代彻查。对于临床病史迁延、无相关检查结果，不能一味以姑息或临床经验为主，更不能凭临床经验认为糖皮质激素有效就给予笼统的"溶血性贫血"的诊断。及时给予患者特异性的相关检查，找到致病因素所在为揭示"罕见病"的适宜的处理方式。

（邵英起）

第四十八章　POEMS 综合征

病例72　神经病变、单克隆 M 蛋白、皮肤改变……到底病因为何?

【背景知识】

POEMS 综合征是一种以多发性周围神经病变(polyneuropathy, P)、脏器肿大(organo-megaly, O)、内分泌病变(endocrinopathy, E)、M 蛋白(monoclonal gammopathy, M)和皮肤改变(skin changes, S)为主要临床表现的罕见克隆性浆细胞病。血清促炎症细胞因子和促血管生成因子的异常升高是 POEMS 综合征的重要特点。可累及全身多个器官,常见临床发病年龄为 40~60 岁。男性多于女性。多为慢性病程,最常见首发症状为对称性四肢远端乏力、麻木,后逐渐发生多系统损害。

【病例简述】

（一）入院情况

患者女性,36 岁。因"双下肢水肿 1 年"就诊。

患者 1 年前无明显诱因出现双下肢持续性水肿,活动后加重,休息后稍缓解,同时逐渐出现全身皮肤色素沉着,其后逐渐出现进行性麻木,麻木感逐渐从双足趾尖进展至膝盖,继而出现双下肢无力、步态异常,抬腿及下蹲费力,不能自行站起,左下肢感觉异常。4 月前患者无明显诱因出现头晕,发作频率不等,一天 3 次至十余天 1 次不等,持续发作 2 s 左右,事后可回忆。3 月前双手指出现麻木。

（二）入院查体

全身四肢及躯干处皮肤散在色素沉着,未见皮疹、黄染。浅表淋巴结未触及,咽无充血,扁桃体无肿大,双肺呼吸音清晰,未闻及干湿音。心率 82 次 / 分,律齐,各瓣膜未闻及杂音。腹平软,无压痛及反跳痛,肝肋下未触及,脾肋下约 3 cm,质地如何,是否有触痛。双下肢凹陷性水肿(轻度还是中度)。腹壁反射存在,双侧膝腱反射正常,双侧肱二头肌腱反射正常。四肢肌力 Ⅴ 级,肌张力正常。病理征未引出。

（三）入院检查

（1）血细胞分析:白细胞 11.75×10^9/L ↑,嗜中性粒细胞绝对值 9.99×10^9/L ↑,红细胞 4.89×10^{12}/L,血红蛋白 151 g/L ↑,血小板 510×10^9/L ↑。

（2）生化及电解质:总蛋白 65.7 g/L ↓,球蛋白 30 g/L,白蛋白 35.7 g/L,丙氨酸氨基转移酶 23.9U/L,天冬氨酸氨基转移酶 25.5U/L,总胆红素 12.2 umol/L,直接胆红素 2.4 umol/L,间接胆红素 9.8 umol/L,尿素 4.79 mmol/L,肌酐 64.7 umol/L,乳酸脱氢酶 133.1U/L,钾 4.31 mmol/L,钠 Na138.9 mmol/L,氯 110.6 mmol/L ↑,钙 2.22 mmol/L。

（3）血及尿 M 蛋白相关检测:IgA 1.38 g/L, IgG 14.7 g/L, IgM 2.44 g/L,血 κ 轻链

809 mg/dL，血 λ 轻链 1320 mg/dL ↑，血 β2 微球蛋白 3.34 mg/L ↑，血免疫固定电泳在 γ 区可见一条单克隆 IgG λ 成分，血 M 蛋白量 7.56 g/L ↑，游离 κ 轻链 24.2 mg/L ↑，游离 λ 轻链 32.7 mg/L ↑，游离轻链比值 rFLC（κFLC：λFLC）0.74，24 h 尿微量蛋白 0.216 g/24 h ↑，尿 κ 3.1 mg/dL ↑，轻链 λ 定量 5 mg/dL，尿免疫固定电泳及尿蛋白电泳均未见异常。

（4）甲状腺功能五项：甲状腺素 137.95 nmol/L，三碘甲状腺原氨酸 1.45 nmol/L，游离甲状腺素 FT4 12.77 pmol/L，促甲状腺激素 6.38 uIU/mL ↑。

（5）NT-proBNP（N 末端 B 型利钠肽原）：273.3（0~125）pg/mL。

（6）血清血管内皮生长因子 VEGF 7863 ng/mL ↑。

（7）脑脊液检查：颅内压 195 mmH$_2$O，脑脊液无色清亮。脑脊液白细胞计数 3 × 10^6/L；脑脊液生化：脑脊液蛋白 92 mg/dL（参考值：15~45 mg/d），脑脊液 IgG：16.20 mg/dL（参考值：0.48~5.86 mg/dL），IgG 寡克隆区带阳性。脑脊液病原学检查（墨汁染色，隐球菌，抗酸杆菌）均阴性。

（8）肌电图检查：双侧尺神经、正中神经运动潜伏期延长，运动、感觉传导速度均明显减慢。双侧胫神经运动、感觉传导均未能检出确切波形。双侧腓神经运动波幅明显减低，运动潜伏期明显延长，运动传导速度明显减慢。双侧尺神经、正中神经 F 波波形离散，潜伏期延长，检出率正常。双侧胫神经 F 波未能检出确切波形。

（9）眼底检查：视网膜动脉粥样硬化（未见视盘水肿）。

（10）骨髓活检：少量异常单克隆浆细胞（约 4%），刚果红（-）。

（11）骨盆正位片：右髋臼骨质破坏。

（12）胸部 CT：①考虑两肺间质病变、右中叶及左下叶间质炎症；②纵隔内、两腋下及心隔角区多发小淋巴结；③心包略增厚；④两侧胸腔少量积液；⑤右侧肩胛骨骨质破坏并周围软组织肿胀；⑥胸壁皮下水肿。

（13）腹部平扫 CT：脾大，腹壁广泛轻度皮下水肿，少量心包积液。

（14）心脏超声：三尖瓣少量反流，心包少量积液（估测肺动脉压力 25 mmHg）。

（15）肝胆胰脾超声：肝实质回声增强（请结合临床），脾轻度大，胆胰未见明显异常。

（16）泌尿系统超声未见明显异常。

【病例分析】

（一）逐层递进式鉴别诊断

认真梳理患者的病史、查体及相关检查等，综合分析患者的临床特点，进行逐层递进式鉴别诊断。

1. 心功能不全　患者双下肢水肿起病，需考虑存在可能导致心功能不全的心脏相关疾病可能性。但患者无活动性呼吸困难、心悸及乏力，心脏彩超提示 EF 66%，NT-proBNP 仅轻度增高，且既往无心血管疾病病史，不支持此诊断。

2. 慢性炎症脱髓鞘性多发性神经病　一类由免疫介导的运动感觉周围神经病，其病程呈慢性进展或反复缓解复发，电生理表现为周围神经传导速度减慢、传导阻滞及异常波形离散，但本患者除上述类似表现外，还存在单克隆免疫球蛋白血症，为 IgG λ 型，且存在 VEGF

异常升高和甲状腺功能异常,慢性炎症脱髓鞘性多发性神经病无法解释此类表现。

3. 意义未明的单克隆免疫球蛋白血症和多发性骨髓瘤　该患者存在单克隆浆细胞及骨质破坏,同时存在单克隆免疫球蛋白血症,看似"符合"多发性骨髓瘤或存在单克隆免疫球蛋白血症可能。但患者存在的皮肤色素沉着、VEGF 升高并非为多发性骨髓瘤常见表现。

4.POEMS 综合征　该患者存在多发性神经病变,查体见色素沉着,检验提示存在单克隆异常浆细胞,血清 VEGF 升高,甲状腺功能异常,伴有红细胞及血小板升高,影像学检查提示存在脾大和水肿,高度提示 POEMS 综合征可能。

(二)诊断及确诊依据

1. 诊断　POEMS 综合征(1 分,中危组)。

2. 确诊依据　目前 POEMS 综合征需要同时满足两条强制性主要标准、一条主要标准及一条次要标准方可诊断。强制性主要标准包括:①多发性神经病变;②单克隆浆细胞增殖性异常;主要标准包括:①硬化性骨病变;② Castleman 病;③血清 / 血浆 VEGF 升高;次要标准:①脏器肿大(脾大、肝大或淋巴结肿大);②水肿:周围水肿、胸腔积液或腹水;③内分泌病变;④皮肤改变;⑤视盘水肿;⑥血小板增多或红细胞增多。该患者临床表现和实验室检查均符合上述诊断指征。

【专家点评】

本案我们可以得到如下启示。

该患者临床表现及实验室检查看似杂乱无章散落一地,但合理选择检查,注重诊断及鉴别诊断思路,从 M 蛋白及多系统损害特点入手,牢牢抓住 POEMS 综合征各个字母所代表的器官 / 组织损害,诊断可以很快浮出水面。当患者应用神经系统、内分泌系统、心血管系统及血液系统常见疾病均无法解释患者全貌时,应小心某些多系统受累的罕见疾病,尤其是 POEMS 综合征。患者感觉及运动神经进行性异常合并浆细胞异常克隆,在疑诊 POEMS 综合征时,务必进一步完善血清 VEGF、血尿免疫固定电泳、脑脊液及全身 CT 检查等评估患者的疾病状态,诊断。

(王齐)

第四十九章　卟啉病

病例 73　皮肤"红肿痛"起病的遗传代谢病

【背景知识】

卟啉病是血红蛋白合成过程中各种酶异常引起的卟啉代谢紊乱,不同的酶异常,可引起不同类型的卟啉病。红细胞生成性原卟啉病(erythropoietic protoporphyria, EPP)为其中一种,是卟啉代谢过程中的第 8 个酶 - 亚铁螯合酶基因异常导致亚铁螯合酶(Ferrochelatase, FECH)活性下降,从而影响骨髓红细胞前体细胞中血红素的合成和锌原卟啉的形成。原卟啉在红细胞和血浆中积聚,引起烧灼感、可伴疼痛性、非发疱性光敏反应,日晒后急性发病。目前认为是不全外显率的常染色体显性遗传,少数为常染色体隐性遗传。

【病例简述】

（一）入院情况

患儿,女,9 岁,主因"颜面及双手背部反复肿痛、化脓、结痂 7 年半,双足肿痛 5 天"于 1996 年 6 月 20 日入院。

患儿自入院前 7 年半(1 岁半)每年 3~4 次出现面部及双手背部红、肿、痒、痛,剧烈时哭闹。继之出现散在皮疹,中央化脓,甚至溢脓、结痂,久后形成瘢痕。日光曝晒可使皮损加重。疼痛明显时患儿喜将双手置于凉水中。无多汗、乏力、吞咽困难、腹痛及尿色异常。

患儿系 G_1P_1,足月顺产,患儿外祖母有"面部、双手臂皮肤光过敏史",母亲曾有"双手红、肿、痛病史",父亲及胞弟体健。

（二）入院查体

发育正常,营养中等,精神反应好,呼吸平稳。面部瘢痕以面颊、鼻部及唇周为主,颧部及额部皮肤亦被累及,瘢痕呈线性或椭圆形。口周尤其是上唇与鼻间成线形。双手背瘢痕比面部的粗糙,呈卵石状或凹凸呈虫蚀状。双上肢皮肤可见色素沉着,足部较轻,除红肿外,尚无明显瘢痕形成,踝部均有散在红斑丘疹。指、趾甲干燥、变形。口腔黏膜光滑,双肺呼吸音清,未闻及啰音,心音有力,律齐,腹平坦,肝脾肋下未及,四肢肌力肌张力正常,末梢暖,双踝部肿胀,活动时无明显疼痛。

（三）入院检查

（1）胸片:心肺膈无著变;B 超:肝胆胰脾肾未见异常。

（2）血、尿、便常规无异常。肝肾功能、心肌酶大致正常。血免疫球蛋白大致正常;补体 C3: 897 mg/L(参考值:800~1200 mg/L),补体 C4: 195 mg/L(参考值:130~370 mg/L)。自身抗体:阴性,抗可溶性抗原抗体:阴性,抗中性粒细胞胞浆抗体:阴性。墨汁吞噬试验阳性率: 46%(参考值:40%~80%);积分:98 分(参考值 >100 分)。尿氨基酸分析均在正常范围。新鲜尿在强阳光下晒 3 h 未见变深红色。血游离红细胞原卟啉浓度（free erythrocyte protopor-phyrin，FEP）：376.6 μg/dL，（参考值 <50 μg/dL）。血锌原卟啉：11.3 μg/gHb（参考值 <7.0 μg/gHb），尿卟啉：阴性。粪卟啉：弱阳性。

【病例分析】

（一）逐层递进式鉴别诊断

认真梳理患儿的病史、查体及相关检查等，综合分析患儿的临床特点，进行逐层递进式鉴别诊断。

1. 可致类似皮损表现的疾病　该病皮损表现需要与痘疮样水疱病、着色性干皮病、日光性荨麻疹、血管水肿等光敏性皮肤病相鉴别。本患儿除特征性皮损外，存在 FEP 等特异性化验指标异常，不难鉴别。

2. 系统性红斑狼疮　9 岁女童，存在光敏性皮损表现，需注意鉴别此症，但患儿无血液、神经、浆膜腔、肌肉骨骼、肾脏等多系统损害表现，补体正常，自身抗体、ENA 抗体均阴性，不支持诊断。

3. 可致高原卟啉血症的疾病　缺铁性贫血、铅中毒、铁母细胞性贫血、某些溶血、异烟肼中毒等。这些疾病血中原卟啉为锌 - 原卟啉，与珠蛋白结合紧密，不能导致光过敏现象。本患儿否认特殊药物使用史及铅接触史，无贫血表现，锌原卟啉无异常升高，不支持诊断。

4. 各种类型的卟啉病　X 连锁原卟啉病（X-linked protoporphyria，XLPP）、先天性红细胞生成性卟啉病（congenital erythropoietic Porphyria，CEP）、迟发型皮肤卟啉病（porphyria cutanea tarda，PCT）均有光过敏现象，但 CEP、PCT 为大疱性皮肤卟啉病，且这两者尿卟啉增加。而 XLPP 与 EPP 为非发疱性皮肤卟啉病，且尿卟啉不升高。在 EPP 中，总红细胞原卟啉中不到 15% 以锌原卟啉形式存在为其特征。结合皮损特点及血 FEP、锌原卟啉及尿卟啉最终明确诊断为 EPP。因条件限制，未进行酶学及基因检测。

（二）诊断及确诊依据

1. 诊断　红细胞生成性原卟啉病。

2. 确诊依据

（1）临床表现：典型的光敏性皮损。

（2）实验室检查：发现荧光显微镜下可见红细胞红色荧光阳性；红细胞、血浆中原卟啉的浓度增高，FEP>50 μg/dL，锌原卟啉不超过总红细胞原卟啉的 15%，尿卟啉不高，卟啉血浆荧光峰值在接近 634 nm 波长处。

（3）基因检测：对染色体 18q21.3-22 区域的亚铁螯合酶基因进行基因检测。

根据特征性的临床表现，结合家族史、实验室检查和基因分析结果，可以明确诊断。

【专家点评】

本案我们可以得到如下启示。

（1）发散思维，不放过蛛丝马迹。本病较少见，起病隐匿、早期症状轻、缺乏特异性，易误诊、漏诊，之所以能明确诊断，关键在于在熟悉"常见病"的诊治同时，时刻铭记"罕见病"的可能。本患儿临床症状较单一，仅存在光敏性皮损表现，易误诊为其他类似皮损表现的皮肤病。但结合本患儿起病年龄、皮损特点，详细询问相关家族史，为明确诊断提供了重要的临床资料。

（2）大胆假设，小心求证以甄别。本患儿9岁女童，光敏性皮损，很容易联想到系统性红斑狼疮，临床上确有此种误诊病例，完善补体及自身抗体检测帮助鉴别诊断。积极寻找罕见病因，明确最终疾病诊断。罕见病虽罕见，但却需高度警惕。恰当的选择检查不失为揭示"罕见病"的有力工具。

（宫雪　王文红）

第五十章　Prader-willi 综合征

病例 74　小婴儿"少吃懒动"要当心 PWS
——以喂养困难、不能竖颈入院的 Prader–willi 综合征

【背景知识】

Prader-willi 综合征(prader-willi syndrome，PWS)是最早被证实的基因组印记疾病,其发病与 15 号染色体异常有关,主要遗传类型包括:父源性缺失(65%~75%)、母源性二倍体(20%~30%)、印记中心缺陷(2%~5%)、核心基因突变(<1%)。PWS 患病率 1/15000–1/30000,主要临床表现为婴儿期出现的肌张力低下、喂养困难,婴儿晚期或幼儿期由于食欲过度而逐渐肥胖、身材矮小和 / 或生长速度减慢、智力障碍以及行为问题等,部分患者存在下丘脑功能障碍表现如嗜食、体温不稳定、高痛阈,也可有睡眠呼吸障碍和多重内分泌异常。

【病例简述】

(一)入院情况

患儿,男,3 月龄,主因自幼喂养困难,至今不能竖颈入院。

患儿系混合喂养,自生后即出现喂养困难,无明显饥饿感,不主动吃奶,吸吮无力,每次喂奶时间均大于 30 min。自生后四肢松软,至今竖颈不稳,俯卧位尚不能主动抬头,不能肘支撑挺身,双手无中线位活动,追视尚可,表情淡漠,主动发音少,哭声低。睡眠可,尿便如常。

患儿系 G_1P_1,母孕期体健,孕 40^{+5} 周因宫内窘迫行剖宫产,出生体重 3.63 kg,羊水混浊,Apgar 评分 1 min 8 分,5 min 及 10 min 均 10 分。父母均体健,否认家族遗传病史。

(二)入院查体

神清,视听反应尚灵活,少哭少动,不能逗乐。肤色白皙,嘴角向下,小下颌,腭弓高,右手通贯掌。头围 40 cm,前囟 1 cm × 1 cm。吸气时胸骨上窝凹陷。心肺腹查体未见异常。左侧阴囊内未及睾丸。四肢肌张力低下,双侧跟、膝腱反射(+),ATNR(+)。俯卧位肘支撑无力,尚不能挺胸 45° 抬头;拉起时头颈落后于躯干延长线水平;四肢主动活动少。

(三)入院检查

(1)血生化、乳酸、同型半胱氨酸等均未见异常。

(2)尿 GC/MS:琥珀酸略高。血 MS/MS: Met/Leu, Tyr/Leu 增高, Asp 降低,结合尿代谢病筛查结果考虑与营养结构相关,未发现脂肪酸代谢异常。

(3)头 MRI:双侧额叶、顶叶白质区片状长 T1 长 T2 高信号影,脑外间隙增宽。垂体高度约 3 mm,信号强度未见异常。

(4)神经电生理检测:神经电图提示双上肢正中神经运动传导速度(motor conduction

velocity，MCV）、右上肢尺神经 MCV、双下肢胫神经及腓总神经 MCV 运动神经混合肌肉动作电位（compound muscle action potential，CMAP）波幅降低（约 20%~60%），传导速度正常 / 轻度减慢，末端潜伏期大致正常。双下肢胫神经 MCV 传导阻滞。双下肢胫后神经 SCV 传导速度明显减慢。四肢 F 波及 H 反射正常范围。肌电图未见自发电位。考虑多发周围神经损害。

（5）B 超：左侧隐睾并周围积液，右睾丸未见异常；肝、脾、肾、肾上腺、甲状腺未见异常。

（6）心脏超声：卵圆孔未闭。心电图：窦性心动过速。

（7）Gesell 儿童发育量表：适应性 69，轻度发育迟缓；粗大运动发育 40，中度发育迟缓；精细运动 57，轻度发育迟缓；语言 64，轻度发育迟缓；个人社交 35，重度发育迟缓。

（8）甲基化特异性多重连接探针扩增（MS-MLPA）：患者 15q11-13 区域基因拷贝数正常，甲基化检测异常，提示母源性同源二倍体，支持诊断 PWS。

【病例分析】

（一）逐层递进式鉴别诊断

认真梳理患儿的病史、体征及相关检查等，综合分析患儿的临床特点，进行逐层递进式鉴别诊断。

1. 非遗传性因素　该患儿系孕 40^{+5} 周因宫内窘迫行剖宫产，羊水混浊，Apgar 评分 1 min 8 分，有围生期脑损伤高危因素，但其特殊体貌特征、喂养困难、多发周围神经病变等症状无法以此解释，不支持。其病例特点亦不支持感染、脱髓鞘、血管病、外伤、营养、中毒等其他非遗传因素致病。

2. 遗传性疾病

（1）脊髓性肌萎缩：脊髓性肌萎缩（spinal muscular atrophy，SMA）是由于脊髓前角及延髓运动神经元变性，导致近端肢体和躯干进行性、对称性肌无力和肌萎缩的神经变性病。一般特指由定位于 5q11.2-q13.3 运动神经元存活基因 1（*SMN*1）突变所导致。该患儿生后即发现四肢肌张力低下，应注意 SMA 0 型（出生前或生后 2 周内发病）或 I 型（<6 月发病）的可能。但其有特殊体貌特征，视听反应差、少哭少动、不能逗乐等症状，神经电生理检测示多发周围神经病变，病情较 SMA 轻，无显著的恶化进展，均与 SMA 不符。

（2）腓骨肌萎缩症：该患儿神经电生理检测提示多发周围神经病变，是否与腓骨肌萎缩症等遗传性周围神经疾病有关？该患儿有特殊体貌特征，喂养困难，无明显饥饿感，无法以此类疾病解释。

（3）Cohen 综合征：是由定位于 8q22.2 的 *VPS*13*B* 基因变异或大规模基因组重排所致罕见的常染色体隐性遗传疾病，主要表现为典型的面部特征、精神运动发育迟缓、肌张力低下、小头畸形，部分患儿可有严重的近视、间歇性中性粒细胞减少及进行性色素性视网膜病变。本患儿临床特点与之不符，不支持。

（4）Prader-willi 综合征：本患儿婴儿期喂养困难，肌张力低下，精神运动发育迟滞，同时伴有性腺发育不良，其体貌特征与 PWS 特点部分相符，结合 MS-MLPA 检测结果支持确诊 PWS。

（5）Angleman 综合征：同样与 15q11-13 异常相关，是一种由于母源性 *UBE*3 *A* 基因表达异常或功能缺陷引发的神经发育障碍性疾病。主要表现为精神发育迟滞或智力低下，语言、运动或平衡发育障碍，快乐行为（如频繁发笑、微笑或兴奋），小头畸形，癫痫等。本患儿临床特点不符合。

（二）诊断及确诊依据

1. 诊断　Prader-Willi 综合征。

2. 确诊依据

目前国际通行的 PWS 临床评分标准为 2012 年修正后的标准，包括 6 条主要标准、11 条次要标准和 8 条支持证据。年龄 <3 岁，总评分 5 分以上，主要诊断标准达 4 分即可诊断；年龄 >3 岁，总评分 8 分以上，主要诊断标准达 5 分即可临床诊断。

（1）主要诊断诊断（1 分 / 项）：新生儿和婴儿期肌张力低下、吸吮无力；婴儿期喂养、存活困难；1-6 岁间体重过快增加，肥胖、贪食；特征性面容（婴儿期头颅长、窄脸、杏仁跟、小嘴、薄上唇、嘴角向下 3 种及以上）；外生殖器小、青春发育延迟，或发育不良、青春期性征发育延迟。

（2）次要诊断标准（0.5 分 / 项）：胎动减少，婴儿期嗜睡、少动；特征性行为问题（易怒、情感爆发和强迫性行为等）；睡眠呼吸暂停；15 岁时仍矮小（无家族遗传）；色素沉着减退（与家庭成员相比）；与同身高人相比，小手（< 正常值第 25 百分位数）和小足（< 正常值第 10 百分位数）；手窄、双尺骨边缘缺乏弧度；内斜视、近视；唾液黏稠，可在嘴角结痂；语言清晰度异常；自我皮肤损伤（抠、抓、挠等）。

对临床诊断患儿需行分子遗传学检测，最终确诊并明确遗传类型。

【专家点评】

本案我们可以得到如下启示。

（1）抓住核心特征。根据核心特征可早期发现 PWS 的线索。在不同阶段如遇到以下情况，需高度注意患儿罹患 PWS 可能：孕期羊水增多或宫内发育不良，必要时应行产前诊断明确；婴儿期出现喂养困难、肌张力低下，有 PWS 特征性面容者在除外其他疾病后要重点考虑该病。

（2）筛查势在必行。甲基化特异性多重连接探针扩增（MS-MLPA）简便易行，可作为 PWS 的筛查手段。MS-MLPA 通过设计好的多组特异性探针，可同时检测染色体多个位点的基因缺失、重复变异，结果符合率 >99%，但无法区分单亲二倍体和印记中心甲基化异常，必要时还需结合短串连重复（short tandem repeat，STR）分析。

（宋佳丽　赵澎）

病例 75　新生儿"1 天病史"可能隐藏着一生的问题
——以发现吃奶差入院的 Prader–willi 综合征

【背景知识】

Prader-willi 综合征（prader-willi syndrome，PWS），又称为肌张力低下 - 智能障碍 - 性腺发育滞后 - 肥胖综合征，是一种因父源 15 号染色体内印记基因缺失导致的一种以精神、神经发育异常为主要表现的遗传综合征，最早于 1956 年由 Prader 等报道发现，PWS 的发病率为 1/10000~1/30000。PWS 有三种遗传类型，其中父源 15 号染色体 q11.2-q13 区域印记基因缺失是最常见的类型（占 65%~75%，中国和亚洲人群中的比例稍高占 80%），而母源二倍体型次之（即 15 号染色体都来自于母亲，没有父亲的成分，约占 20%~30%），印记基因中心微缺失 / 突变类型发生最少（约占 1%~3%）。PWS 自胎儿期即可出现特殊临床表现，且随着年龄增长出现时序化临床症候群，包括：胎儿期胎动减少或出生时胎位异常；新生儿期肌张力低下、吸吮无力导致的喂养困难；婴儿期特殊面容（长头、窄面部、杏仁眼等）并且逐渐典型；早期运动语言发育落后（12 月会坐、2 岁会说话）；青春期前后逐渐出现神经精神发育障碍（认知、运动及语言发育落后、IQ<70 学习困难、行为问题如易怒、偏执等）；青春期发育延迟及发育不全或过分贪食引起肥胖症等。PWS 自胎儿期即出现异常，并随着年龄增长临床表现愈发复杂多样的特点，早期识别并进行规范的治疗干预对于改善 PWS 相关的内分泌代谢紊乱、提高患儿的认知和学习能力有着重要的作用。

【病例简述】

（一）入院情况

患儿，男，18 日龄，主因"吃奶差 1"天入院。

入院前 1 天家属发现患儿吃奶差，表现为吃奶量减少，由外院住院期 60 mL/ 次减少至 30~40 mL/ 次，每次吃奶时间延长，由原来每次 10 min 左右延长至每次 20~30 min 左右，吃奶间隔无明显变化，间隔 3 h 左右，否认其他伴随症状。

生产史：患儿系 G_1P_1，孕 40^{+5} 周因"急性胎儿窘迫"行剖宫产出生，出生体重 3.63 kg，Apgar 评分 8 分（具体不详）、-10 分、-10 分，羊水浑浊（具体不详），羊水量不详，否认脐带及胎盘情况异常。生后即于当地医院住院治疗，生后首排胎便时间及胎便转黄时间均不详；生后出现皮肤黄染时间及持续时间均不详，至入我院皮肤已无黄染；生后首次开始喂养时间不详，目前混合喂养。

家族史：母亲 38 岁，血型 A 型，既往体健，孕期体健，规律产检，无特殊毒物接触史及用药史。父亲 38 岁，血型 A 型，非近亲结婚，既往体健。父母双方均否认家族遗传病史。

外院检查：血常规：白细胞 11.75×10^9/L，中性粒细胞比率 36%，淋巴细胞比率 53%，单核细胞比率 7%，血红蛋白 170 g/L，血小板 368×10^9/L，CRP <0.449 mg/L。颅脑 MR 平扫脑质未见确切异常。脑电图：异常脑电图，可见局部低电压，右侧前额、额、前颞、中颞区显著，偶见爆发抑制放电。尿代谢病筛查：琥珀酸略高。血代谢病筛查：Met/Leu 及 Tyr/Leu 增高，Asp 及 Val 降低。超声心动：考虑卵圆孔未闭。B 超：肝胆胰脾肾未见明显异常，左侧睾丸

位置偏高（位于腹股沟内）。外周血染色体核型:46XY。

（二）入院查体

肛温 36.7 ℃,呼吸 38 次/分,脉搏 138 次/分,血压 68/35mmHg,体重 3.5 kg,身长 55 cm,头围 34 cm,足月儿貌,营养一般,神志清,反应可,呼吸平,节律齐,三凹征阴性,无发绀,前囟平软,张力不高,双侧瞳孔等大等圆,d=3 mm,对光反射存在,咽反射(+),双肺呼吸音粗,未闻及啰音,心音有力,律齐,各瓣膜区未闻及杂音,腹软不胀,未见胃肠型,肝脏肋下 1 cm,质软边锐,脾脏肋下未触及,肠鸣音正常,四肢活动自如、对称,四肢肌张力减低,握持反射(±),拥抱反射(±),觅食反射(-),吸吮反射(±),右手可见通贯掌,左侧阴囊内未触及睾丸,末梢循环正常。

（三）入院检查

（1）静脉血气分析:pH7.365,PCO$_2$46.5 mmHg,BEb0.6 mmol/L。

（2）血生化: Na 141.0 mmol/L, K 5.48 mmol/L, Cl 104.7 mmol/L, CO$_2$ 22.8 mmol/L, Ca 2.61 mmol/L,Mg 0.87 mmol/L,GLU 3.6 mmol/L;ALT 正常,AST 正常,GGT 154U/L↑,LAP 90U/L↑;BUN 正常,Cre 正常;CK 正常,CKMB 33U/L↑,TnT 0.11ng/mL↑;La 2.71 mmol/L;PCT 0.09 ng/mL。

（3）血常规:白细胞 10.24×10^9/L,中性 36%,淋巴 53%,单核 7%,嗜酸 4%,血红蛋白 141 g/L,血小板 441×10^9/L。

（4）尿、便常规未见异常。

（5）TORCH(-),血培养(-)。

（6）Ig 正常。过敏原:鸡蛋、蟹及混合坚果均 1 级,余均 0 级。

（7）心电图:窦性心律,正常心电图。胸腹联合片:心肺膈无著变,腹部未见明显异常。

（8）B 超:左侧隐睾,肾上腺、右侧睾丸未见异常。

（9）BAEP:双侧脑干段异常,双耳听力正常。

（10）四肢神经电图+肌电图:多发性周围神经损害。

（11）动态脑电图:异常婴儿脑电图,睡眠期双侧额极区为主尖波、尖慢波发放。

（12）复查尿代谢病筛查:未见异常。复查血代谢病筛查: Thr 增高,C0/C16 增高,C4/C3 增高,ASP 降低,结合尿筛查,未发现特异性脂肪酸代谢异常的可能。

（13）基因检查:受检者 15q11-13 区域基因拷贝数正常,但甲基化检测异常,该结果提示受检者为母源性二倍体,符合 Prader-Willi 综合征诊断。

【病例分析】

（一）鉴别诊断

PWS 需要与婴儿期肌张力减退相关疾病、发育迟缓/智力障碍/肥胖以及与 PWS 的部分表型相似疾病进行鉴别诊断。

1.婴儿期肌张力减退相关疾病

（1）新生儿败血症:主要表现为吃奶量减少或拒乳,少哭少动,嗜睡或烦躁不安,体温不升或体重不增等非特异性症状,高危因素包括母源致病菌定植;孕期中绒毛膜羊膜炎、胎膜早破;产时母亲出现发热、产程延长,胎儿为低出生体重儿或小于胎龄儿,一般母亲生殖泌尿道涂片细菌培养、患儿血常规、C 反应蛋白、PCT 等非特异性炎症指标以及患儿血培养、腰椎穿刺脑脊液常规、生化及培养等有助于协助诊断。

（2）小儿脑性瘫痪:主要表现为运动落后和主动运动减少,脑瘫患儿上肢活动很少,肌张力异常表现为四肢松软或僵,姿势异常表现为患儿经常头后仰,姿势稳定性差,部分脑瘫患儿脸部肌肉和舌部肌肉均出现明显痉挛或不协调收缩。其发病危险因素包括:①围生期脑损伤:如缺氧缺血性脑病、新生儿脑卒中、颅内出血、产伤;②早产儿有关的脑损伤:如脑室周围白质软化、脑室内出血;③脑发育异常:如脑发育畸形、遗传性或代谢性脑发育异常;④产后脑损伤:如中枢神经系统感染、异常胆红素增高引起的核黄疸;⑤产前危险因素:如绒毛膜羊膜炎、先天性 TORCH 感染、宫内发育迟缓、毒物接触等相关因素共存及相互作用等。可完善宫内感染相关检查、头部影像学（前囟 B 超、头 CT 或 MRI）、动态脑电图、腰椎穿刺、神经电生理、遗传代谢病筛查、染色体以及基因检查等协助鉴别。

（3）假肥大型进行性肌营养不良（duchenne muscular dystrophy, DMD）:又称假肥大型肌营养不良症。以进行性四肢近端骨骼肌萎缩无力、小腿腓肠肌假性肥大为特征,并累及心肌和呼吸肌,部分患者伴有智力障碍。该病系 DMD 基因突变导致的 X 连锁的隐性遗传性肌肉疾病,包括 Duchenne 及 Becker 肌营养不良症两个类型。婴儿期出现肢体肌张力改变:如肌张力增强或减弱,甚至松软;原始反射异常,包括拥抱反射过分活跃、减弱或消失,吸吮反射减少或消失。可通过血清肌酶检测、肌肉电生理检查、肌肉磁共振检查、肌肉病理活检以及基因检测可协助鉴别。

（4）安格尔曼综合征（angelmen syndrome, AS）:又称天使综合征或快乐木偶综合征,是一种由于母源性 15 号染色体上的 q11-q13 区域的泛素蛋白连接酶 3 A（Ubiqutin-protein3 A, Ube3 A）基因缺失或异常引起的以发育迟缓、智力低下、语言障碍、共济失调、癫痫发作及愉快表情为特征的神经遗传性疾病。婴儿期肌张力减低可能是 AS 唯一的表现,AS患者缺少 PWS 患者特征性的吸吮问题、性机能减退和特殊面容,因此基因学检查常常作为鉴别的重要手段。

（5）脆性 X 染色体综合征（fragile x syndrome, FXS）:是一类 X 染色体连锁的智力障碍性疾病,因患者的 X 染色体在显微镜下呈现缢痕的脆性位点而得名,目前公认 X 染色体长臂 Xq27.3 存在脆性断裂带,该位点上的 FMR1 基因是 FXS 关键致病基因,其中 FMR1 基因启动子中的 CGG（cytosine-guanine-guanine）高度重复导致 FMR1 基因启动子的甲基化水平增高,进而引起组蛋白修饰改变,最终导致 FMR1 基因沉默。主要表现为智力障碍、语言发育迟缓、孤独症表现或多动症表现等,而婴儿期肌张力减低可能是早期唯一的症状,患者缺少 PWS 患者特征性吸吮问题、性机能发育不全和特殊面容。产前高危人群的筛查十分重要,但产前筛查阴性,胎儿出生后仍有发病的可能,基因检测可进一步协助鉴别诊断。

2. 发育迟缓 / 智力障碍以及肥胖 14 号染色体母源单亲二倍体（UPD）:主要症状包括婴儿期生长发育迟缓、喂养困难、身材矮小和青春期性早熟等,当存在相关临床症状时,染色体和基因检测仍为主要的分子诊断依据。

3. 与 PWS 的部分表型相似的疾病

（1）颅咽管瘤：颅咽管瘤发生在年龄较小的时候，其引起下丘脑损害可引起 PWS 表型相似的大多数特征，不过病史可以帮助鉴别颅咽管瘤和 PWS，如不确定，可进行头颅影像学检查和基因检测等分子手段帮助确定。

（2）食欲亢进性身材矮小：这是一种与社会心理压力有关的后天获得性疾病，其表现包括生长激素不足、食欲亢进以及轻度学习障碍，病史能够帮助与 PWS 相鉴别，如不确定，可进行基因检测等分子手段帮助确定。

（二）诊断及诊断依据

1. 诊断　Prader-Willi 综合征。

2. 确诊依据

1）临床评分标准

因 PWS 临床变化复杂，不同科室需要考虑 PWS 患者的疾病指征略有差异（见图 50-1 所示）。一般临床上参照 PWS 评分标准（表 50-1 所示）进行疾病评估，要求年龄 <3 岁的 PWS 患者总评分 5 分以上，主要诊断标准达 4 分；年龄 ≥ 3 岁的 PWS 患者总评分 8 分以上，主要诊断标准达 5 分。

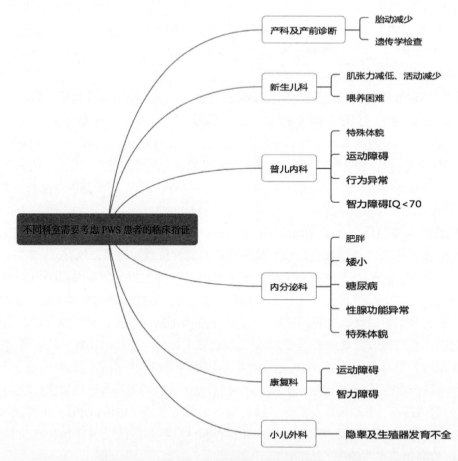

图 50-1　不同科室需要考虑 PWS 患者的临床指征

表 50-1　PWS 临床评分标准表

标准	内容
主要标准（1 分 / 项）	1. 新生儿和婴儿期肌张力低下、吸吮力差 2. 婴儿期喂养、存活困难 3.1~6 岁间体重过快增加、肥胖、贪食 4. 特征性面容：婴儿期头颅长、窄脸、杏仁眼、小嘴、薄上唇、嘴角向下（3 种及以上） 5. 外生殖器小、青春发育延迟，或发育不良、青春期性征发育延迟 6. 发育迟缓、智力障碍
次要标准（0.5 分 / 项）	1. 胎动减少、婴儿期嗜睡、少动 2. 特征性行为问题：易怒、情感爆发和强迫性行为等 3. 睡眠呼吸暂停 4.15 岁时仍矮小（无家族遗传） 5. 色素沉着减退（与家庭成员比） 6. 与同身高人相比，小手（＜正常值第 25 百分位数）和小足（＜正常值第 10 百分位数） 7. 手窄、双尺骨边缘缺乏弧度 8. 内斜视、近视 9. 唾液黏稠，可在嘴角结痂 10. 语言清晰度异常 11. 自我皮肤损伤（抠、抓、挠等）

2）分子诊断

除评分标准外，分子诊断也常被用于疑似 PWS 的婴儿期患者。主要因为小年龄 PWS 患者的临床表现（如发育迟缓、性发育迟滞、过度贪食所致肥胖等症状）尚未出现，不容易满足 PWS 临床评分标准，容易导致误诊和漏诊，因此建议评分不符合诊断标准的疑似患者进行分子诊断。

分子诊断方法主要包括：高分辨染色体核型分析（HRB）、荧光原位杂交（FISH）、微卫星连锁分析（STR）、甲基化分析（Southern Blot；MS-PCR 高效、特异、敏感，符合率 >99%；MS-MLPA 可区分缺失和甲基化异常）四种。目前临床上最常用的分子检测手段是甲基化分析（MS-PCR；MS-MLPA），其详细流程如下（图 50-2）。

【专家点评】

本案我们可以得到如下启示。

（1）病史追溯，详尽体检，有助于早期识别。对于胎儿期出现胎动减少，随后新生儿期即出现喂养困难，伴肌张力减低等表现的患者，除了常见的围产期缺氧和感染因素外，要重视家族史、母亲流产史的详细询问，同时进行详细的查体，尤其是特殊体貌和外生殖器发育情况，注意早期识别 PWS 相关症状及体貌特征，从而尽早的根据诊断流程选择相应的检查方法。

（2）表现复杂，或不典型，均易误诊及漏诊。由于 PWS 可发生在患者胎儿期到成年期的各个年龄段，其临床表现复杂多样，对临床医师而言，PWS 的诊断难点在于疑似 PSW 患者在胎儿期和新生儿期表现不典型，容易出现漏诊和误诊，从而错过最佳治疗干预期，因此不同专业临床医生需要加强对疑似 PWS 患者的早期症状进行识别，并根据相应诊断流程选择相应的检测方法进行诊断和鉴别诊断，可以说早发现、早确诊、早干预对于改善相关病症以及疾病预后、降低病死率都具有重要的意义。

（3）遗传咨询，产前筛查，仍需基因学检测。对于已经获知存在家族遗传性疾病史的家庭，应建议父母提前进行产前的遗传咨询，并在孕时的合理时机进行产前筛查，提高优生优育几率；而如果产前筛查结果阴性，亦不能保证生后没有异常，届时仍需早期识别相关症状，并通过基因学检测进一步明显诊断。

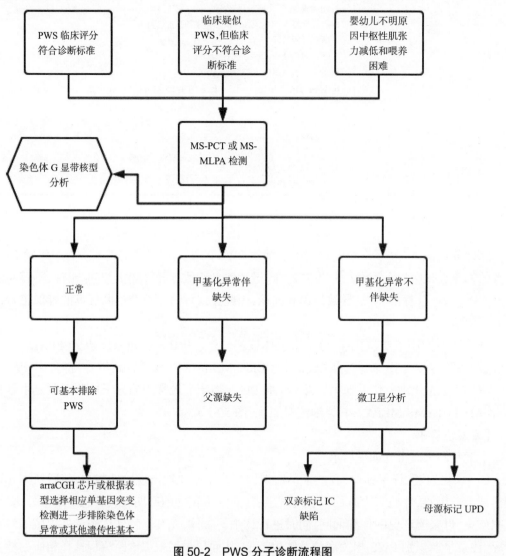

图 50-2　PWS 分子诊断流程图

注：MS-PCR：甲基化特异性聚合酶链反应；MS-PLPA：甲基化特异性多重连接探针扩增；arrayCGH：微阵列比较基因组杂交；IC：印记中心；UPD：单亲二倍体。

（孙超　刘洋）

病例 76　可追踪到胎儿期的 PWS
——以生后喂养困难入院的 Prader–willi 综合征

【背景知识】

Prader-willi 综合征（prader-willi syndrome，PWS）又被称为肌张力低下 - 智能障碍 - 性发育滞后 - 肥胖综合征,普拉德 - 威利综合征,由 Prader 等于 1956 年首次报道,是最早被证实涉及基因组印记的遗传性疾病。临床表现复杂多样,不同年龄阶段,临床表现的特点不同。

【病例简述】

（一）入院情况

患儿,女,2 月,患儿系 G_3P_1（ G_1、G_2 均无诱因自然流产）,自出生后喂养困难入院。母孕 38^{+6} 周因臀位行剖宫产娩出,出生体重 2.75 kg,否认窒息史。生后即啼哭,哭声响亮。患儿自幼少哭,喂奶困难,吸吮无力,睡眠较多。否认抽搐及病理性黄疸。

（二）入院查体

查体:体重 3.95 kg,神情,反应可,皮肤白皙,头发黄,前囟 2 cm×2 cm,平软,颈软,心音有力,律齐,双肺呼吸音清,腹软。四肢肌张力可,自主活动较少,俯卧位时可瞬间抬头。杏仁眼,上唇薄,嘴角向下,双手通贯掌。

（三）入院检查

（1）血电解质:大致正常。

（2）肝肾功能:大致正常。

（3）血肌酸激酶,乳酸,血氨正常。

（4）甲状腺功能:FT3 5.18pmol/L（2.63~5.70pmol/L）, FT4 10.98 pmol/L（9.01~19.05 pmol/L）,TSH 2.683 uIU /mL（0.350~4.940 μIU /mL）。

（5）腹部 B 超:肝胆胰脾肾未见异常。

（6）胸片:心肺膈无著变。

（7）血脂肪酸、氨基酸及尿有机酸遗传代谢病筛查未见异常。

（8）超声心动图:卵圆孔未闭。

（9）头颅 MR:双侧额顶叶脑室旁白质片状稍长 T1 信号影,脑室增宽,请结合临床。

（10）染色体核型分析:46 XX。

（11）基因检测:全外显子测序 +MS-MLPA（甲基化特异性 MLPA）提示:15q11.2-q13 甲基化异常和父源缺失。

【病例分析】

（一）逐层递进式鉴别诊断

认真梳理患者的病史、查体和相关检查等,综合分析患者的临床特点,进行逐层递进式鉴别诊断。

1. 苯丙酮尿症　患儿精神运动发育迟缓,皮肤白皙,头发黄,但是尿液没有特殊气味,全外显子测序和血氨基酸代谢遗传代谢病筛查未见异常。

2.Angelman 综合征 该疾病患儿智力低下、快乐行为、严重语言障碍,色素减退,通常因发热诱发癫痫发作,染色体存在 15q11.2-q13 缺失。

3. 先天性肌无力综合征 该疾病婴幼儿起病,可因延髓受累出现喂养困难,肌无力症状波动,无 PWS 的特殊面容,确诊需要基因检测。

4. 糖原累积症 II 型 又称庞贝病,患儿在新生儿期至出生 3 个月可出现运动发育迟缓,喂养吞咽困难,超声心动图提示心肌肥厚,确诊需要测定外周血淋巴细胞,皮肤成纤维细胞或肌肉组织溶酶体内酸性 -α- 葡萄糖苷酶活性。本例患儿 UCG 正常,故不支持。

5.Prader-willi 综合征 患儿以精神运动发育迟缓就诊,臀位剖宫产娩出,出生后喂养困难,少动,皮肤白皙,头发黄,杏仁眼,上唇薄,嘴角向下,全外显子测序 +MS- MLPA 提示:15q11.2-q13 甲基化异常和父源缺失,故诊断。

(二)诊断及诊断依据

1. 诊断 Prader-willi 综合征(PWS)。

2. 确诊依据

(1)临床评分诊断:中国儿童的 PWS 与临床特征与外国不尽相同,但我国相关研究较少。现仍用国际通行的评分标准。包括 6 条主要标准、11 条次要标准和 8 条支持证据。年龄 <3 岁总评分 5 分以上,主要诊断标准达 4 分即可诊断;≥ 3 岁总评分 8 分以上,主要诊断标准达 5 分即可诊断,如表 50-2 所示。

表 50-2 Prader-Willi 综合征的临床评分标准

标准	内容
主要标准（1分/项）	1. 新生儿和婴儿期肌张力低下、吸吮力差
	2. 婴儿期喂养、存活困难
	3.1~6 岁间体重过快增加,肥胖、贪食
	4. 特征性面容:婴儿期透露长、窄脸,杏仁眼、小嘴、薄上唇,嘴角向下（3 种及以上）
	5. 外生殖器小、青春发育延迟,或发育不良、青春期性征发育延迟
	6. 发育迟缓、智力障碍
次要标准（0.5分/项）	1. 胎动减少,婴儿期嗜睡、少动
	2. 特征性行为问题:易怒、情感爆发和强迫性行为等
	3. 睡眠呼吸暂停
	4.15 岁时仍矮小（无家族遗传）
	5. 色素沉着减退（与家庭成员相比）
	6. 与同身高人相比,小手（＜正常值第 25 百分位数）和小足（＜正常值第 10 百分位数）
	7. 手窄、双尺骨边缘缺乏弧度
	8. 内斜视、近视
	9. 唾液粘稠,可在嘴角结痂
	10. 言语清晰度异常
	11. 自我皮肤损伤（抠、抓、挠等）

（2）分子遗传诊断：甲基化特异性多重连接探针扩增（MS-MLPA）可检测染色体多个位点基因缺失、重复突变，但是无法区分 UPD 和印记中心甲基化异常，需要结合 STR 分析明确诊断和分型。

【专家点评】

本案我们可以得到如下启示。

（1）临床多样化。PWS 患儿临床表现多种多样，自胎儿期起已有异常表现、新生儿期和小婴儿喂养困难是非常重要的临床提示，此后呈现随年龄而异的时序化临床症候群，涵盖了生命过程中生长、发育、代谢等各方面，因此需要详细的询问病史和体格检查及必要的实验室检查，从而明确诊断。

（2）诊断双工具。PWS 的诊断一方面可以借助 PWS 临床评分，一方面基因检测可以明确诊断。

（姜丽红　刘戈力）

第五十一章　原发性联合免疫缺陷病

病例77　反复感染,早期识别

【背景知识】

原发性免疫缺陷病(primary immunodeficiency disease,PID)是主要由单基因突变导致免疫细胞和免疫分子发生缺陷,引起机体感染、免疫功能低下的一类疾病。联合免疫缺陷病(combined immunodeficiency,CID)以T细胞缺陷为主,同时伴有不同程度的B细胞、自然杀伤(natural killer,NK)细胞缺陷,根据疾病严重程度又分为重症联合免疫缺陷病(severe combined immunodeficiency,SCID)和普通型CID两大类。

【病历情况】

患者,女,2岁,主因"腹泻2年,发热伴咳嗽19天"于2012年5月17日入院。

1. 入院情况　患儿生后8个月开始出现间断腹泻,糊状便为主,偶有水样便,无脓血,2~10次/日,每次量不等,间断口服多种微生态制剂、思密达、口服补液盐治疗,腹泻时轻时重。患儿入院前19天出现发热,体温最高38.8℃,无寒战及惊厥,口服退热剂后体温可暂降至正常,伴咳嗽,声咳,无犬吠样咳及鸡鸣样回勾,喉间有痰,不易咳出,无明显喘息。入院前29天在外院就诊,考虑"①严重免疫缺陷病;②营养不良(重度);③自身免疫溶血性贫血;④支气管肺炎;⑤腹泻病;⑥低钾血症;⑦低钠血症;⑧低钙血症;⑨低氯血症;⑩低磷血症",予丙种球蛋白静点,头孢替安、磺胺抗感染,卡络磺钠预防出血,静点血小板1次,住院3天病情好转自动出院。院外自服"磺胺,甘草合剂,酪酸梭菌二联活菌散,氯化钾口服液"。

2. 入院查体　体格发育落后,营养欠佳,神志清楚,全身皮肤干燥,皮下脂肪薄。眼窝稍凹陷。双肺呼吸音粗,散在中小水泡音,心音有力,律齐,各瓣膜区未闻及杂音。腹平软,肝脾未触及,肠鸣音正常。四肢活动自如,肌力及肌张力正常。

3. 既往史及家族史　患儿既往1年中因"发热、咳嗽或腹泻加重"多次在我院、北京大学第一医院、重庆附属儿童医院住院治疗。诊断慢性腹泻病8次,其中1次便培养示鼠伤寒沙门菌,轮状病毒肠炎2次,卡氏肺囊虫肺炎2次,支气管肺炎3次,急性上呼吸道感染1次,1次痰培养示鼠伤寒沙门菌,长期口服多种抗生素及微生态制剂。按时接种疫苗。否认家族遗传病史。

4. 辅助检查

(1)血常规:白细胞2.84×10^9/L(参考值:3.5×10^9~9.5×10^9/L),中性细胞数1.09×10^9/L(1.8×10^9~6.3×10^9/L),淋巴细胞数1.45×10^9/L(1.1×10^9~3.2×10^9/L),血红蛋白75 g/L(参考值:115~150 g/L),红细胞压积22%(参考值:35%~45%),血小板11×10^9/L(参考值:125×10^9~350×10^9/L)。

（2）电解质：Na127.2mmol/L（参考值：137~147 mmol/L），K2.76mmol/L（参考值：3.5~5.3 mmol/L），Cl95.6 mmol/L（参考值：99~110 mmol/L），P0.45（参考值：0.8~1.5 mmol/L）。

（3）血培养：无需氧菌、兼性厌氧菌及真菌生长。痰培养：无致病菌生长。

（4）免疫全项：IgG <0.0667 g/L（参考值：0.69~3.83 g/L）。细胞免疫（T 细胞）、抗体免疫（IgA）均减低，抗自身抗体阳性。

（5）便常规：外观 黄稀糊便，白细胞镜检 30~40/HP，潜血 弱阳性。

【病例分析】

（一）PID 的早期识别

1. 由临床表现早期识别

大部分 PID 可由 7 类临床表现或临床表现的组合高度提示，成为早期识别 PID 的重要线索。

（1）反复呼吸道感染：肺炎 >1 次，反复的支气管炎，支气管扩张，反复持续的中耳炎、鼻窦炎、咽喉炎。

（2）早期婴儿感染伴生长受限：顽固性腹泻，严重感染及机会性感染。

（3）皮肤、黏膜、内脏反复化脓性感染。

（4）少见及极严重的感染：可于生命早期发生不常见或异常严重感染，不明原因的周期性发热，表现多样性，不典型性和抗药性；机会感染。

（5）反复感染同一病原体。

（6）自身免疫及慢性疾病。

（7）不同临床表现的联合（相对应的综合征）：多种原发性非免疫综合征显示有免疫缺陷，不同综合征伴有特殊的免疫缺陷，合并感染问题。

2. 实验室初筛检查

（1）T 细胞数量和功能测定，主要是流式细胞仪全血细胞计数、分类，淋巴细胞分型。

（2）B 细胞数量和功能测定，主要是血清免疫球蛋白水平测定。

（3）吞噬细胞功能测定，四唑氮蓝试验（NBT）。

（4）补体水平检测。

（二）诊断及诊断依据

1. 诊断　原发性联合免疫缺陷病。

2. 诊断依据

（1）临床表现：生后 2~7 个月即出现生长发育停滞、持续性腹泻、呼吸道感染和（或）鹅口疮。感染的特点为临床表现重、不易治愈、反复或是条件致病菌感染。感染谱十分广泛，包括细菌、病毒和真菌。细菌感染以中耳炎、肺炎和皮肤感染多见，另外，播散性卡介苗（BCG）感染也很常见。巨细胞病毒（CMV）感染是最常见的机会性感染，也是 T 淋巴细胞缺陷的一个重要标志。真菌感染主要表现为鹅口疮，反复的真菌感染可导致喂养困难和体质量减轻。

（2）辅助检查：2 岁以内的患者具有经胎盘传递而来的母体 T 细胞或 CD3+T 细胞低于

20%，绝对淋巴细胞计数 $<3 \times 10^9/L$。

（3）基因检查：初筛试验结果提示 PID 可能性大，再进一步行基因分析明确诊断。CID 常见突变：①细胞因子共有的 γ 链（γc）基因突变；② *JAK*3 基因突变；③ *RAG*1 或 *RAG*2 基因突变；④ *IL-7 Rα* 基因突变；⑤ ADA 活性低于对照的 2% 或其 2 个等位基因均突变。

【专家点评】

本案我们可以得到如下启示。

（1）牢记典型疾病的不典型表现。PID 是一组免疫力低下引起的综合症，其临床表现多样，缺乏特异性，症状不典型。本患儿持续性慢性腹泻，反复出现呼吸道感染，且 2 次感染肺囊虫肺炎，反复发热，抗感染效果不佳，同时伴有生长发育受限，这均为 PID 的早期识别提供重要临床资料，我们需要充分认识 PID 早期表现的重要线索，结合患儿具体情况进行综合分析，将有助于疾病的诊断工作。

（2）选择适合的实验室检查能力。除临床表现外，选择合适的实验室检查进行甄别也是一项重要技能。本患儿辅助检查中可见免疫球蛋白、T 细胞及淋巴细胞明显低于正常，这往往都提示着存在免疫缺陷病，结合患儿年龄小，病程长，病情反复难以痊愈，先天性可能性大，基因诊断是唯一的明确诊断标准。本病例无基因检查诊断是缺陷，但时间久远，难以追溯。

（3）避免误诊漏诊是对生命负责。疾病的早期识别对指导临床工作十分重要。我国每年仅有极少部分病例确诊，大部分患儿因无法明确诊断而延误病情。目前通过大量临床资料，专家学者总结出 PID 的早期识别线索，提出 PID 的临床评估程序，指导临床医师对 PID 做出正确诊断，最终目的在于早期对患儿进行干预治疗。越早明确诊断，及早规避无效治疗，以提高患儿存活率，改善生存质量，延长生存期。

（张晓宇　姚玲）

第五十二章 原发性轻链型淀粉样变

病例 78 肾病、肝病、心脏病，都是"M"惹的祸！

【背景知识】

淀粉样变（amyloidosis）是因蛋白质发生错误折叠并沉积在组织器官所导致的一类疾病，即淀粉样蛋白（amyloid）沉积在细胞外基质，并造成沉积部位的组织和器官发生损伤和功能障碍，可累及肾脏、心脏、肝脏、胃肠道、皮肤软组织、外周神经、腺体等，从而引起系统性或局灶性的淀粉样变。依据沉积的淀粉样纤维丝形成的前体蛋白类型，可将淀粉样变性分为 AL 型（amyloid derived from light-chain，轻链型）、AA 型（amyloid A protein，淀粉样 A 蛋白）以及遗传性淀粉样变等主要类型。其中系统性轻链型淀粉样变（systemic light chain amyloidosis）是临床最常见的一种系统性淀粉样变，西方人群数据显示，该病的发病率在（3~5）/10^6，男性发病率稍高于女性。

【病例简述】

（一）入院情况

患者，男，58岁，因乏力8个月，发现肌酐升高3个月入院。

患者8个月前无明显诱因出现乏力，呈渐进性发展，伴四肢肢端发凉，偶有头晕、胸闷、气短，活动耐力较平素下降，无发热、咳嗽、胸痛，无耳鸣、心悸、失眠，无多饮、多食、多尿，无关节、肌肉肿痛及活动障碍，无尿色及尿量异常。3个月前患者就诊于当地医院，查血常规未见异常：白细胞 6.58×10^9/L，血红蛋白 132 g/L，血小板 292×10^9/L。生化提示肌酐升高、低蛋白血症、高脂血症：肌酐 126.5umol/L，尿素氮 7.67mmol/L；总蛋白 50 g/L，白蛋白 22 g/L，球蛋白 28 g/L，碱性磷酸酶 260U/L，谷酰转肽酶 732U/L，乳酸脱氢酶 207U/L，总胆固醇 13.37mmol/L，甘油三酯 4.11mmol/L。尿常规：蛋白 3+、潜血 2+。尿蛋白：437.9 mg/dL。尿微量白蛋白：3563.45 mg/L。腹部彩超：双肾实质回声增强。血清蛋白电泳见 M 条带。

自发病以来，患者精神食欲欠佳，诉小便易见泡沫，大便正常。体重减轻约 15 kg。

患者既往高血压病史5年，血压最高达 160/110mmHg。脑梗死病史1年，未遗留后遗症。高脂血症病史1年，未规律治疗。否认糖尿病、冠心病病史。有吸烟及饮酒史。

（二）入院查体

中等体型，无贫血貌，眼睑无浮肿，面色晦暗，周身皮肤无皮疹、黄染及出血点，舌体无肥厚，浅表淋巴结无肿大，双肺呼吸音清，未闻及干湿啰音，心音搏动有力，心率 86 次 / 分，律齐，各瓣膜听诊区未闻及明显病理性杂音，腹软，肝脾肋下未触及，双下肢不肿，双侧足背动脉搏动无异常。

（三）入院检查

（1）血常规：WBC 6.91×10^9/L，HB 148 g/L，PLT 262×10^9/L，NEUT 3.84×10^9/L。尿蛋白 3+。生化：TP 51.1 g/L↓，ALB 24.2 g/L↓，AST/ALT 2.04↑，ALP 325U/L↑，GGT 656.2U/L↑，Cr 122.5μmol/L↑，UA 462μmol/L↑。凝血功能：PT 12.8 s，INR 1.04，APTT 27.2 s，TT 17.9 s。BNP：1430pg/mL↑（参考值 0~100pg/mL）。高敏肌钙蛋白 I：0.158ng/mL↑（参考值 <0.04ng/mL）。血清 β2 微球蛋白 5.67 mg/L↑。血清蛋白电泳：白蛋白 40.58%↓，α1 球蛋白 6%↑，α2 球蛋白 20.29%↑，β 球蛋白 10.96%↓，M 片段 11.11%，A/G 0.68。血免疫固定电泳：在 γ 区可见一条单克隆 IgA λ 成分。尿微量总蛋白：11.408 g/24 h↑（0~0.15 g/24 h）。尿蛋白电泳：尿白蛋白 63.3%，尿 α1 球蛋白 8.44%，尿 α2 球蛋白 5.57%，尿 β 球蛋白 14.9%，尿 γ 球蛋白 7.79%，尿 M 片段 4.62%。尿本周蛋白（+），为 λ 游离轻链。尿免疫固定电泳：在 γ 区可见一条单克隆 IgA λ 成分。

（2）骨髓 + 外周血涂片：三系增生，浆细胞易见（3%）骨髓象；外周血成熟红细胞呈缗钱状排列。骨髓病理：粒红巨三系细胞可见，形态及免疫组化未见异常浆细胞明显增多，少量浆细胞散在分布（<5%）。骨髓内见大量均质粉染物沉积，刚果红染色可疑（+），淀粉样变性不除外。网状纤维染色（MF-1 级，灶性）。免疫组化：CD38 浆细胞 +，CD138 浆细胞 +，Kappa 多数浆细胞 +，Lambda 少数浆细胞 +，CD56 个别 +，CD20 少数 +，CD3 少数 +。流式 MRD-MM：共检测有核细胞 361985 个，异常浆细胞占有核细胞的 0.24%。染色体荧光原位杂交检测 RB-1 基因、1 号染色体相关 CKS1B 和 CDKN2 C 基因、MYC 基因、TP53 基因、IGH 基因未见异常。多发性骨髓瘤相关基因突变未检测异常。染色体核型：46,XY[20]。

（3）肾穿刺组织病理（肾小球穿刺标本）：22 个肾小球，4 个硬化，部分肾小球及肾小管周围可见粉红色物质沉积，血管壁增厚并可见粉红色物质沉积。刚果红染色（±），肾淀粉样变性不除外。肾脏电镜检查：镜下检测到 2 个肾小球，毛细血管内皮细胞明显空泡变性，肾小囊壁层细胞空泡变性，基底膜节段性增厚，厚约 250~600 nm，脏层上皮细胞肿胀，空泡变性，足突弥漫融合；系膜细胞和基质增生；肾间质、小动脉、系膜区和基底膜内可见大量纤维样物质沉积，直径约 8~12 μm，僵硬无分支，排列紊乱。肾小管上皮细胞空泡变性，肾间质无特殊病变。以上符合淀粉样变性肾病，请结合临床及常规病理检查。

（4）心脏超声提示：心脏淀粉样变，主动脉窦增宽，左房增大，左室壁普遍增厚，主动脉瓣及二尖瓣增厚，二尖瓣三尖瓣返流（轻度），左室舒张功能改变，心包少量积液。腹部超声：肝大，胆囊毛糙增厚，胆囊胆汁淤积，脾实质颗粒略增粗。胸部 CT 示：两肺间质纹理增多，两肺下叶散在囊状透亮影，考虑局限性肺气肿或气体储留，左肺下叶肺大泡。右肺下叶多发索条影，考虑慢性炎症或肺血坠积效应；右侧胸膜增厚。全身骨骼低剂量 CT 扫描：未见溶骨性骨质破坏。

【病例分析】

（一）从诊断突破点着手对患者的临床表现及实验室检查结果进行逐一分析

本例患者为中年男性，慢性病程，以乏力及肢端感觉异常起病，辅助检查结果提示为肾脏病变，同时发现 M 蛋白（IgA λ），此为患者进一步诊断的重要线索和方向，需明确 M 蛋白产生的病因,同时需明确患者肾脏损伤是否由 M 蛋白导致,因此,骨髓穿刺及肾脏穿刺病理学检查就显得尤为重要。

M 蛋白升高可见于多种疾病(如多发性骨髓瘤、巨球蛋白血症、B 细胞淋巴瘤等),不同疾病的 M 蛋白又可导致不同的肾脏损伤,比如,多发性骨髓瘤肾脏损伤的发生机制为肾小管受累(即管型肾病),而轻链型淀粉样变肾损伤的机制为淀粉样物质沉积在肾小球及肾间质血管壁(即单克隆轻链沉积病)。对于非多发性骨髓瘤所导致的 M 蛋白相关肾损害,目前倾向于将这些疾病统称为具有肾脏意义的单克隆性丙种球蛋白病(MGRS)。

患者骨髓检查结果未提示多发性骨髓瘤改变,但骨髓内见大量均质粉染物沉积,刚果红染色可疑(+),淀粉样变性可能性大。在结合患者肾穿刺病理结果,刚果红染色同样呈 ±,部分肾小球及肾小管周围可见粉红色物质沉积,血管壁增厚并可见粉红色物质沉积,为典型淀粉样变性的肾损害病理特征。同时,电镜结果也证明肾脏的淀粉样变。

至此,患者的诊断大致明确,需进一步评估其他脏器受累的情况。

患者 BNP 升高,TNI 升高,提示心肌损伤,心功能不全,B 超直接提示心肌淀粉样变,因此,患者心脏受累明确。其次,患者 B 超提示肝大,碱性磷酸酶大于正常值上限的 1.5 倍,故而肝脏受累明确,但肝大是否同时受心功能不全影响较难判断。此外,患者存在对称性的四肢肢端冷感,提示周围神经受累。其他如胃肠道、肺(间质病变)以及皮肤、舌体、肌肉等软组织暂无受累表现。

基于以上事实,再从"一元论"的角度分析,患者全部的临床表现均符合系统性轻链型淀粉样变。但在完成最终诊断前,需要鉴别以下几类同样可出现淀粉样病变的疾病:

1. 局灶型 AL　本病为局限于单一组织器官的 AL,多累及上呼吸道、泌尿道、纵隔、后腹膜、乳房或皮肤,而肾脏、心脏、肝脏以及周围神经多不受累,病程相对惰性,且很少进展为系统性淀粉样变。本例患者显然为多系统受累,而非局灶型。

2.AA 型淀粉样变性　本病可继发于慢性活动性或反复发作的炎症性疾病,如类风湿关节炎、脊柱关节病、炎症性肠病、慢性感染、肿瘤等,少数为特发性。其沉积的淀粉样物质由急性时限反应蛋白——血清淀粉样蛋白 A 的片段组成。本例患者无慢性炎症或肿瘤性疾病病史,沉积物提示为轻链,故本病予以排除。

3.ATTR　即转甲状腺素蛋白淀粉样变,是由于转甲状腺素蛋白(TTR)四聚体解离成单体,错误折叠为淀粉样物质后沉积于组织所导致的淀粉样变性,一般不累及肾脏。野生型TTR 沉积多孤立性地引发老年性心脏淀粉样变性;突变型 TTR 则多导致迟发性的 ATTR 心肌病,同时还可累及周围神经和植物神经系统,与 AL 型淀粉样变在临床表现上可有重叠之处,主要通过淀粉样沉积物的鉴定进行鉴别诊断。本例患者血清轻链升高,电镜提示沉积物为轻链,受累脏器包括肝脏、心脏、肾脏、周围神经,因此,不考虑 ATTR。

(二)诊断及确诊依据

1. 诊断　原发性系统性淀粉样变性(累及肝脏、心脏、肾脏、周围神经,梅奥 2012 分期Ⅳ期,肾脏预后分期Ⅱ期)。

2. 诊断依据　Mayo 轻链型淀粉样变性诊断标准。

（1）患者存在与淀粉样蛋白有关的系统性症状（肾脏、肝脏、心脏、周围神经受累）。

（2）患者骨髓及肾脏均可见粉红色物质沉积，刚果红染色阳性。

（3）肾脏电镜结果提示大量纤维样物质沉积（轻链）沉积。

（4）患者血清或尿中存在单克隆免疫球蛋白（IgA λ 型）。

因此，患者符合全部的 4 条诊断标准。

【专家点评】

本案例我们可以得到如下启示。

本例患者很好地体现了从诊断突破口切入对患者的临床和实验室结果进行条分缕析并层层递进的临床思维，最后从"一元论"的角度对患者的全貌进行解释，保证了诊断的清晰、准确和高效：患者初始检查发现肾功能损害，为排除浆细胞病相关肾损害，行 M 蛋白筛查提示阳性，为后续诊断打开了很好的突破口（这里也提示我们筛查诊断的重要性）。在发现 M 蛋白这一重要线索之后，后续的诊断过程就显得十分有的放矢。通过综合分析患者的发病过程、主要症状 / 体征及已有检查化验结果，同时抓住疾病的系统性表现特征，进一步进行有针对性的检查（包括各受累脏器的功能评估），最后从病因、病理、病理生理、分期、预后及并发症的角度做出了全面而系统的诊断，为治疗方案的制定以及后续的疗效评价和随访提供了有力的依据。同时，患者的治疗方案中也将新药纳入了考量，可使患者从治疗中获益更多。

（任翔　安刚）

第五十三章　进行性家族性肝内胆汁淤积症

病例 79　不可忽视的瘙痒
——以长期肝功能异常伴皮肤瘙痒入院的进行性家族性肝内胆汁淤积症

【背景知识】

进行性家族性肝内胆汁淤积症（progressive familial intrahepatic cholestasis，PFIC）：是一组异质性常染色体隐性遗传疾病，临床上以肝内胆汁淤积为主要特征。通常在婴儿期或儿童期起病，多表现渐进性黄疸、瘙痒和生长发育障碍，最终进展为肝硬化，甚至肝衰竭。据致病基因不同可分为 1~6 型，分别由 *ATP8B1*、*ABCB*11、*ABCB*4、*TJP*2、*NR1H4*、*MYO5B* 基因突变导致。

【病例简述】

（一）入院情况

患儿，女，9 月，因发现肝功能异常伴皮肤瘙痒半年，皮肤黄染半月入院。

患儿 3 月龄时因支气管炎行肝功能检查发现肝功能异常，ALT210U/L，AST203U/L，γ-GT35U/L，TBA123.8 μmol/L，TBIL53 μmol/L，DBIL39 μmol/L，IBIL14 μmol/L，伴皮肤瘙痒，无皮疹，尿色黄，大便浅黄色。感染控制后复查肝功能略好转，瘙痒无明显缓解 ALT135U/L，AST165U/L，γ-GT30U/L，TBA106 μmol/L，TBIL25 μmol/L，DBIL19 μmol/L，IBIL6 μmol/L。入院前半月，患儿出现发热咳嗽，皮肤巩膜可见明显黄染，伴皮肤瘙痒，治疗后发热咳嗽好转。入院前 1 天查肝功能 ALT1177U/L，AST1722U/L，γ-GT16U/L，TBA320 μmol/L，TBIL106 μmol/L，DBIL86 μmol/L，IBIL20μmol/L。

患儿系 G_1P_1，孕 39 周顺产，父母身体健康，外祖父患肝癌去世。

（二）入院查体

身高 66 cm（-2SD），体重 7 kg（-2SD）。体格发育落后，智力正常，营养欠佳，皮肤弹性可，全身皮肤可见抓痕，颜面部皮肤黄染，巩膜黄染。双肺呼吸音粗，未闻及干湿啰音，心音有力，律齐，各瓣膜区未闻及杂音。腹平软，肝脏肋下 4 cm，质中边钝，脾未触及。四肢活动自如，肌力及肌张力正常。

（三）入院检查

（1）肝功能：ALT1177~216U/L，AST1722~310U/L，γ-GT16~27U/L，TBA320~323 μmol/L，TBIL106~69.6 μmol/L，DBIL86~59.6 μmol/L，IBIL20~10 μmol/L。TCHO3.37 mmol/L（参考值：0~5.2 mmol/L），TG2.31 mmol/L（参考值：0~2.26 mmol/L）铜蓝蛋白 0.25 g/L（参考值：0.15~0.3 g/L）。

（2）凝血功能：PT　9.8sec（参考值：10~16sec），PT-INR0.82（参考值：0.75~1.25），

APTT27.2sec（参考值：20~40sec），TT17.1sec（参考值：14~21sec），Fg3.014 g/L（参考值：1.8~4.0 g/L）。

（3）电解质示：Na 135.1 mmol/L（参考值：137~147 mmol/L），K 5.03 mmol/L（参考值：3.5~5.3 mmol/L），Cl 100.3 mmol/L（参考值：99~110mmol/L）。

（4）血常规：血红蛋白 95~94 g/L（参考值：110~160 g/L），红细胞平均体积 101~99.7fL（参考值：86~100fL），平均血红蛋白量 32.3~32.6pg（参考值：26~31pg），平均血红蛋白浓度 320~328 g/L（参考值：310~370 g/L），白细胞 13.77×10^9~9.84×10^9/L（参考值：4×10^9~10×10^9/L），中性粒细胞比率 10%~17%（参考值：45%~77%），血小板 547×10^9~554×10^9/L（参考值：100×10^9~300×10^9/L）。

（5）血气分析：pH7.226~7.468（参考值：7.35~7.45），pCO_2 45~26.6 mmHg（参考值：35~48 mmHg），BE-8.7~-3.4 mmol/L（参考值：-3~3 mmol/L）。

（6）肝炎全项(-)，CMV-IgM(-)，CMV-DNA(-)，EBV-IgM(-)，EBV-DNA(-)，血培养(-)，尿培养(-)。

（7）腹 B 超：肝脏增大，胆胰脾肾未见异常。

（8）气相色谱质谱联法遗传代谢病尿筛查示未见异常，液相串联质谱法遗传代谢病血筛查示未见异常。

（9）甲状腺功能正常。

（10）全外显子组测序结果显示，*ABCB*11 基因存在 c.3580 C>T（p.Gln1194*）及 c.923T>C（p.Leu308Pro）复合杂合突变，父母均杂合携带。依据美国医学遗传学与基因组学学会的变异解读指南，该变异判定为致病性变异。

【病例分析】

（一）逐层递进式鉴别诊断

患儿存在持续肝内胆汁淤积、黄疸、皮肤瘙痒、生长迟缓，感染后加重，综合分析，进行逐层递进式鉴别诊断。

1. 感染性疾病　感染是导致肝功能损害的最常见病因，小婴儿以巨细胞病毒多见，本患儿呼吸道感染加重了肝功能损害，但并非其根本原因，入院后查巨细胞病毒、肝炎病毒、EB病毒及细菌等病原学检查均阴性，炎性指标不高，不支持感染导致肝损害。

2. 胆道系统结构异常　患儿黄疸明显，以结合胆红素为主，大便颜色浅，需考虑胆道梗阻性疾病，但患儿 γ-GT 正常，B 超胆囊正常，胆道未见梗阻、囊肿等表现，不支持肝外胆道梗阻性疾病。

3. 先天性甲状腺功能低下　患儿发病年龄小，存在黄疸，肝损害，生长迟缓，应注意代谢性疾病，多次查血糖、血氨、血脂、血气分析等基本正常，患儿无特殊面容，声音嘶哑，皮肤粗糙、便秘等表现，查甲状腺功能正常，不支持此诊断。

4. Alagille 综合征　此病主要表现为肝内胆管缺乏和胆汁淤积，可有肝脏、心脏、血管、肾脏、骨骼、面部和眼睛等多个器官系统表现，本患儿存在慢性胆汁淤积，但 γ-GT 正常，无特征性面容及其他系统表现。

5.囊性纤维化　是常染色体隐性遗传病,累及多器官损伤的疾病,包括肺、胰腺、胃肠道及肝脏等。本患儿仅有肝损害表现,并无其他器官受累表现。

6.Citrin 蛋白缺陷　是由 *SLC25A13* 基因突变引起的常染色体隐性遗传病,其导致的新生儿肝内胆汁淤积常表现为黄疸、低血糖、高血氨、出血倾向、甲胎蛋白明显升高,血中多种氨基酸升高,本患儿仅有黄疸,遗传代谢病血筛查示未见异常,不支持该病。

7.先天性胆汁酸合成障碍　是合成胆酸和鹅去氧胆酸所必需的酶存在异常缺陷的一类常染色体隐性遗传病,可表现为胆汁淤积,脂溶性维生素吸收不良。本患儿存在慢性胆汁淤积且 γ-GT 正常,应注意鉴别此类疾病,但患儿总胆汁酸明显增高,不支持此诊断。

8.进行性家族性肝内胆汁淤积症(PFIC)　患儿以持续肝内胆汁淤积,黄疸伴皮肤瘙痒为主要表现,同时存在生长迟缓,经以上鉴别诊断考虑行性家族性肝内胆汁淤积症可能,患儿 γ-GT 正常,不支持 PFIC-3 型。患儿无胰腺炎,腹泻,感音神经性听力损害、慢性咳嗽、甲状腺功能低下等肝外表现,不支持 PFIC-1 型。患儿病程中无明显凝血障碍,临床不支持PFIC-5 型。患儿无反复发作的腹泻,临床不支持 PFIC-6 型。进一步经基因检测发现*ABCB*11 基因存在 c.3580 C>T 及 c.923T>C 复合杂合突变,明确诊断为 PFIC-2 型。

(二)诊断及确诊依据

1.诊断　进行性家族性肝内胆汁淤积症 2 型。

2.确诊依据　进行性家族性肝内胆汁淤积症的诊断依靠临床表现、血生化、胆汁成分分析、肝组织病理学检查以及基因检测等综合分析,并需排除其他原因所致胆汁淤积性肝病。

(1)婴儿期发病,胆汁淤积和瘙痒严重,但没有肝外表现。

(2)γ-GT 正常或下降,ALT,AFP 升高,血清总胆汁酸明显升高。

(3)病理:肝小叶结构紊乱,汇管区和细胞间纤维化,肝巨细胞形成。电镜下可见非晶体和丝状胆汁,微绒毛消失。

(4)*ABCB*11 基因突变。本患儿 ABCB11 基因 c.3580 C>T 为无义突变,支持 PFIC-2 型诊断。

【专家点评】

本案我们可以得到如下启示。

(1)全面收集资料。建立正确的临床思维的前提和基础是全面准确的资料收集。本例患儿婴儿期发病,病史长,需通过详细的病史询问采集。

(2)建立知识储备。与常见病相比,罕见病的病种更复杂,故需建立相关疾病知识储备,并对其临床表现整理归纳。本例患儿临床表现并无明显特征性,需鉴别感染,解剖异常,遗传代谢性疾病等。

(3)检查支撑假设。透过现象看本质,溯因推理。提出诊断假设,为获得的临床表现寻求合理解释,选择适合检查,综合判断。

(王婧　赵煜)

病例 80　黄疸严重肝衰竭,基因检测辩迷踪
——以长期发现皮肤巩膜黄染入院的进行性家族性肝内胆汁淤积症

【背景知识】

进行性家族性肝内胆汁淤积症(progressive familial intrahepatic cholestasis, PFIC)是一组在婴儿或儿童期起病的常染色体隐性遗传性疾病,其特征是由胆汁合成和分泌异常引起的严重肝内胆汁淤积,随着病情的进展,最终导致肝纤维化、肝硬化和肝功能衰竭,甚至肝癌。根据致病基因不同,目前已发现 6 种不同类型的基因缺陷导致 PFIC,每一型的临床表现和病理特点各不相同(表 53-1)。

表 53-1　各型 PFIC 的特点

类型	基因座 / 基因 / 蛋白质	临床特点	胆汁酸	GGT	AST/ALT	AFP	病理特点
PFIC-1	18q21-22/*ATP8B1*/FIC1	起病早,严重黄疸 / 瘙痒、生长迟缓、腹泻、胰腺炎、耳聋,需要肝移植	高	降低或正常	轻度升高	正常	轻度胆汁淤积,轻度小叶纤维化和巨细胞炎症
PFIC-2	2q24/*ABCB*11/BSEP	起病早,严重黄疸 / 瘙痒,需要肝移植,肝移植后可能复发	极高	降低或正常	中度升高	升高	毛细胆管胆汁淤积,小叶 / 汇管区纤维化和巨细胞炎症
PFIC-3	7q21/*ABCB4*/MDR3	童年 / 年轻起病,药物可诱发,肝大,生长迟缓,HCC 风险,需要肝移植	高	升高	轻度升高	正常	MDR3 不表达,汇管区炎症,汇管区纤维化,胆汁淤积,胆管增生
PFIC-4	9q21.11/*TJP2*/ZO-2	早期严重的胆汁淤积,儿童期进展为肝衰竭;肝移植后无复发,HCC 风险	高	正常或轻度升高	升高	升高	小叶内胆汁淤积
PFIC-5	12q23.1/*NR1H4*/FXR	新生儿起病,快速发展为终末期肝病,凝血障碍	高	正常	中度升高	升高	胆汁淤积,BSEP 不表达
PFIC-6	18q21.1/*MYO5B*/MyosinVB	发病 <2 岁; ± 微绒毛包涵体疾病,黄疸 / 瘙痒,肝大	高	正常	轻或中度升高	正常	胆汁淤积,巨细胞炎症,*MYO5B*、*RAB*11 *A*、BSEP 和 MDR3 染色异常

注: PFIC:进行性家族性肝内胆汁淤积症;GGT: γ- 谷氨酰转移酶;ALT:丙氨酸转氨酶;AST:天冬氨酸转氨酶;AFP:甲胎蛋白;BSEP:胆盐输出泵;MDR3:多药耐药蛋白 3

【病例简述】

(一)入院情况

患儿男性,年龄 11 月,因"发现皮肤巩膜黄染 9 月"收入院。入院前 9 月出现皮肤巩膜黄染,大便呈浅黄色,小便色黄。尿串联质谱分析检查提示:氨基酸尿伴腺嘌呤及腺苷增高;

腹部超声检查提示:肝大,胆囊形态未见异常,未见胆道闭锁症;基因分析检查提示:患儿 *ATP8B*1 基因存在一个纯合突变,患儿父母该基因位点均为杂合变异。患儿近来皮肤巩膜黄染逐渐加重,偶有陶土样大便,予熊去氧胆酸胶囊口服 3 个月,未见明显好转。患儿自发病以来,精神反应可,生长发育欠佳,体重 5.6 kg,吃奶可,尿量不少,大便为浅黄色糊状便,2~3 次 / 天,近 6 个月体重未增加。

(二)入院查体

全身皮肤巩膜黄染,腹部平坦,对称,无腹壁静脉曲张,无胃肠型和蠕动波,腹部柔软,无压痛及反跳痛,未触及异常包块。肝、脾肋下未触及, Murphy 氏征阴性。肠鸣音正常,2 次 / 分。未听到血管杂音。

(三)辅助检查

尿串联质谱分析检查提示:氨基酸尿伴腺嘌呤及腺苷增高;腹部超声检查提示:肝大,胆囊形态未见异常,未见胆道闭锁症;基因分析检查提示:患儿 *ATP8B*1 基因存在一个纯合突变,患儿父母该基因位点均为杂合变异。

【病例分析】

1. 诊断　进行性家族性肝内胆汁淤积症(PFIC-1 型)。

2. 诊断依据

(1)发现皮肤巩膜黄染 9 月。

(2)体检:全身皮肤巩膜黄染,腹部平坦,对称,无腹壁静脉曲张,无胃肠型和蠕动波,腹部柔软,无压痛及反跳痛,未触及异常包块。肝、脾肋下未触及, Murphy 氏征阴性。肠鸣音正常,2 次 / 分。未听到血管杂音。

(3)辅助检查:尿串联质谱分析检查提示:氨基酸尿伴腺嘌呤及腺苷增高;腹部超声检查提示:肝大,胆囊形态未见异常,未见胆道闭锁症;基因分析检查提示:患儿 *ATP8B*1 基因存在一个纯合突变,患儿父母该基因位点均为杂合变异。

三、专家点评

本案我们可以得到如下启示。

1 型进行性家族性肝内胆汁淤积症于新生儿期发病,表现为黄疸、瘙痒及腹泻等,实验室检查常提示胆红素升高,胆汁酸升高,转氨酶升高,γ 谷氨酰转移酶正常或偏低,对该疾病的精确诊断依赖于基因检测。患儿胆汁淤积可反复发作,病程晚期胆汁淤积呈持久性,还有一些其他肝外表现,如慢性腹泻、身材矮小、耳聋、胰腺炎和肺炎等。熊去氧胆酸是治疗的该疾病的基础用药,此外消胆胺和利福平可能有助于缓解瘙痒,当药物治疗效果不佳时可考虑行胆汁外引流术,而肝移植是最终的治疗方案,但是肝移植术后仍存有非酒精性脂肪肝病和生长迟缓的风险。

(蔡全贞)

第五十四章　进行性肌营养不良

病例81　大运动功能发育落后碰到肝功能、心肌酶异常
——以长期运动落后入院的进行性肌营养不良

【背景知识】

进行性肌营养不良（progressive muscular dystrophy，PMD）是以缓慢进行加重的对称性肌无力及肌萎缩为主要临床表现的遗传性肌肉变性疾病。根据起病年龄、受累肌肉分布、遗传方式、病情进展等将PMD分为假肥大型肌营养不良（包括Duchenne型肌营养不良和Becker型肌营养不良）、面肩肱型肌营养不良、肢带型肌营养不良、Emery-Dreifuss型肌营养不良、眼咽型肌营养不良、远端型肌营养不良等多种类型。其中Duchenne型肌营养不良（duchenne muscular dystrophy，DMD）是儿童最常见的PMD，是由于编码抗肌萎缩蛋白基因发生突变，导致蛋白功能缺陷，肌细胞膜受损，肌肉组织发生炎性损伤，出现变性、坏死，脂肪及结缔组织增生。一般男性发病，3~5岁隐匿起病。早期主要表现下肢近端和骨盆带肌肉萎缩和无力，小腿腓肠肌假性肥大，腰椎前凸，行走呈"鸭步"以及典型Gower征，症状加重可出现跟腱挛缩、足下垂，可有肩胛带肌受累表现"翼状肩胛"，患者12岁左右失去独走能力，晚期可出现全身骨骼肌萎缩、内脏平滑肌损害、心肌损害、呼吸肌萎缩，通常死于呼吸衰竭或心力衰竭。除运动功能受损外，部分可有智力低下等表现。DMD患者肌酸肌酶显著增高，肌肉MRI呈"三叶草挂果"征。

【病例简述】

（一）入院情况

患儿，男，7岁，因"至今不能跳，上楼费力"就诊。

生后4月翻身，6月独坐，10月四爬，2岁独走，走路姿势稍异常，似鸭步，不会跳，家属未予重视，未就诊。3岁时幼儿园体检曾发现心肌酶高（具体不详），仍未重视。目前患儿仍独走姿势异常，鸭步，不能跳，上楼梯费力，蹲起费力，为求诊治来我科。

患儿系G_1P_1，否认孕产史异常。父母均体健，否认家族遗传史。

（二）入院查体

神情，智力正常。心肺腹查体未见异常。四肢肌张力可，双上肢近端肌力Ⅳ级，远端肌力Ⅴ级，双下肢近端肌力Ⅲ$^+$，远端肌力Ⅳ级。双上肢腱反射（+），双跟、膝腱反射未引出，双巴氏征（-）。双侧腓肠肌肥大、质硬、压痛（+）。Gower征（+）；翼状肩胛；独走挺胸凸肚，呈"鸭步"，双足稍内旋；上楼梯困难；蹲起困难；不能跑，不能跳。

（三）入院检查

（1）血、尿、便常规未见异常。

（2）肝肾功能、血清电解质、血乳酸、心肌酶：ALT 113U/L（参考值 9~50U/L），AST 128U/L（参考值 15~40U/L），CK 9729 U/L（参考值 50~310U/L），CK-MB 318 U/L（参考值 0~12U/L），LDH 1133 U/L（参考值 120~300U/L），余未见明显异常。

（3）甲状腺功能检查未见异常。

（4）尿 GS/MS、血 MS/MS：均未见异常。

（5）心电图：正常窦性心律。

（6）髋关节 X 线：未见异常。

（7）头颅 MRI：未见异常。

（8）超声心动：未见异常。

（9）肌电图：右股直肌，右肱二头肌，左胫前肌，左伸指总肌 MUP 时限缩窄、振幅下降，多相，可见短棘波之"肌病电位"及"病理干扰相"，未见自发电位。印象：肌源性损害。神经电图：双下肢 FML 潜期正常，波幅下降约 60%。

（10）肺功能：正常；IOS 检查：正常。

（11）肌肉 MRI：大腿肌肉弥漫脂肪化，其中半膜肌、股二头肌、大收肌受累重，其次是股直肌、股外侧肌、股中间肌、缝匠肌、长收肌、股薄肌、半腱肌受累较轻；小腿水平弥漫受累，以腓肠肌和比目鱼肌受累为著。

（12）基因检测（测序 +MLPA）：检测到受检者携带 *DMD* 基因一个半合子的重复突变，3-30 号外显子重复，预计会使所编码蛋白质发生紊乱，进而丧失正常功能而致病。

【病例分析】

（一）逐层递进式鉴别诊断

根据患儿大运动功能发育落后病史，查体四肢肌力减低，下肢重于上肢，近端重于远端，四肢腱反射减弱或消失，双巴氏征(-)，Gower 征(+)，结合肌酶增高，肌电图示肌源性损害，支持定位于肌肉病。分析可能病因，诊断与鉴别诊断如下。

1.Duchenne 型肌营养不良　患儿男性，生后 6 个月内粗大运动发育适龄，其后逐渐出现运动发育迟缓，2 岁始能独走，但步态异常呈鸭步样，双侧腓肠肌肥大，3 岁发现 CK 显著增高，基因检测示 *DMD* 基因 1 个半合子重复突变（3~30 号外显子重复），结合患者起病年龄、临床特点、CK 水平及肌肉 MRI 表现，支持诊断 DMD。

2.Becker 型肌营养不良　X 连锁隐性遗传，多 5~15 岁起病，临床表现与 Duchenne 型肌营养不良相似，但病情进展缓慢，病情较轻，患者 12 岁尚能行走，通常不累及心肌，肌肉 MRI 呈现"蚕食现象"。本患儿起病年龄较早，病情较重，有心肌受累，不支持。

3. 面肩肱型肌营养不良　常染色体显性遗传，面部和肩胛带肌首先受累，患者面部表情减少，鼓腮、吹口哨困难，眼睑闭合无力，口轮匝肌假性肥大致嘴唇增厚呈"肌病面容"，可见三角肌肥大，肩胛带肌和上臂肌肉萎缩明显，可出现腓肠肌假性肥大、听力障碍和视网膜病变，血清肌酸激酶正常或仅轻度升高。本患儿临床特点不支持。

4. 肢带型肌营养不良　常染色体显性遗传或隐性遗传，青少年或成年期起病，以肩胛带和骨盆带肌不同程度的无力、萎缩为主要表现，病初腰椎前凸、鸭步，下肢近端无力、上楼困难,逐渐出现肩胛带肌萎缩、翼状肩胛,血清肌酸激酶可正常至显著升高。本例患儿起病时间及病肌分布特点不支持。

5.Emery-Dreifuss 型肌营养不良 1 型　X 连锁遗传,5~15 岁缓慢起病,早期出现肌腱挛缩,肱二头肌、肱三头肌、胫前肌、腓骨肌受累为主,随后扩展至骨盆带肌和下肢近端肌肉,无腓肠肌假性肥大,可伴心脏传导障碍。本例患儿起病时间及病肌分布特点不支持。

（二）诊断及确诊依据

1. 诊断　Duchenne 型肌营养不良。

2. 确诊依据

（1）根据详细询问病史和全面体格检查,结合心肌酶谱和神经传导以及肌电图等辅助检查提示,可临床初步判断。

（2）骨骼肌损伤可引起高 CK,且 CK 与 AST、ALT 之间有良好的线性正相关,但不伴 γ-谷氨酰转移酶（GGT）升高。可用于诊断及鉴别诊断。

（3）肌肉受累情况。肌肉 MRI 提示"三叶草挂果征",肌肉 MRI 有助于神经肌肉病的诊断和鉴别诊断,同时通过定期复查可评估病情进展程度。

（4）基因检测（测序 +MLPA）发现 *DMD* 基因突变是诊断的关键。

【专家点评】

（1）没有一片叶子相同。遗传性神经肌肉病种类繁多,要掌握其临床特点。不同疾病起病急缓、首发症状部位、诱发因素、病程进展速度以及伴随症状不尽相同,详细询问病史和全面体格检查为诊断和鉴别诊断提供重要线索。

（2）但却可以一叶知秋。选择适合的基因检测方法是诊断的关键。遗传性神经肌肉病遗传异质性高,检测哪些基因、选择哪些检测方法,如何判读基因检测结果等问题,需专业,避免误诊或漏诊。

（陈淑娟　赵澎）

病例 82　肢体也会"营养不良"？
——以易疲劳进行性加重入院的进行性肌营养不良

【背景知识】

进行性肌营养不良（progressive muscular dystrophy，PMD）是一组以骨骼肌进行性无力、萎缩为主要临床表现的异质性基因缺陷性疾病。可伴有中枢神经系统、心脏、骨骼、呼吸及胃肠道受累。不同类型起病时间、进展速度、受累范围、严重程度差异很大。遗传方式分为 X 连锁隐性遗传、常染色体显性遗传、常染色体隐性遗传等。目前已发现的致病基因达数十种。其中儿童以杜氏型进行性肌营养不良（duchenne muscular dystrophy，DMD）最常见。

【病例简述】

（一）入院情况

患儿,男,7 岁时于我院首次就诊,因易疲劳,跑步慢,进行性加重 4 年入院,自患儿 3 岁起家长发现其容易疲劳,跑步慢,小腿较同龄儿略显粗壮,缓慢进行性加重,至目前跑步仍较同龄儿稍慢,上下楼梯稍微费力。

患儿系 G_2P_2,孕足月顺产,患儿父母及 11 岁哥哥身体健康,有一舅舅,身体健康,否认家族遗传病史。

(二)入院查体

生命体征正常,发育正常,营养中等,神志清楚,精神良好,呼吸平稳,皮肤正常。颈软,胸廓对称,双侧呼吸动度一致,双肺呼吸音清,双侧叩诊呈清音。心音有力,心律齐,心率 100 次 /min,腹部正常,步态呈鸭步,语言流畅,脑神经正常,双下肢肌力Ⅳ级,肌张力正常,Gowers 征(-),双侧腓肠肌肥大,触之坚硬,双侧膝腱反射减弱,跟腱反射正常,双上肢肌力、肌张力、肌容积正常,病理反射(-),脑膜刺激征(-)。

(三)入院检查

(1)血生化:肌酸激酶(CK)21838U/L ↑(参考值:50~310U/L),丙氨酸氨基转移酶(ALT)237U/L ↑(参考值:7~30U/L),天冬氨酸氨基转移酶(AST)221U/L ↑(参考值:14~44U/L),乳酸脱氢酶(LDH)1093U/L ↑(参考值:120~300 U/L),肌酸激酶同工酶(CKMB)431U/L ↑(参考值:0~24U/L)。

(2)肌电图:所检肌肉 MUP 时限缩窄、振幅下降、多相可见短棘波多相之"肌病电位"及"病理干扰相",未见自发电位。提示肌源性损害。

(3)心电图:窦性心律不齐,非特异性室内传导延迟。

(4)超声心动图:二尖瓣、三尖瓣轻度反流。

(5)基因检测:多重连接探针扩增(MLPA)检测:受检者 *DMD* 基因外显子 51 区域存在大片段缺失。PCR 验证为真实缺失,传递分析表明,受检者母亲为 *DMD* 基因 51 号外显子杂合缺失携带者。

【病例分析】

(一)逐层递进式鉴别诊断

认真梳理患儿的病史、查体及相关检查等,综合分析患儿的临床特点,定位于肌肉病变,并进行鉴别诊断。

1.BMD(Becker muscular dystrophy,BMD) 临床表现与 DMD 相似,伴有血清肌酸激酶水平显著升高、腓肠肌假性肥大。但发病年龄较晚,病情进展缓慢,通常 16 岁以后尚可行走;肌肉活检行 dys 染色可见部分肌肉染色阳性。

2. 肢带型肌营养不良症 2 C、2D、2E、2 F 型 因在儿童期有四肢近端肌萎缩无力和血清肌酸激酶明显升高表现,需与 DMD 进行鉴别。但该病为常染色体隐性遗传,肌肉活检抗肌萎缩蛋白检测正常,各亚型的基因检测存在致病性突变。

3. 脊髓萎缩症 2 型(Spinal muscular atrophy Ⅱ,即慢性 Werdnig Hoffmann 病) 因有对称分布的四肢近端肌萎缩表现,需与 DMD 相鉴别。但该病为常染色体隐性遗传,起病较 DMD 早(1 岁半前起病),有肌束震颤,血清肌酸激酶水平基本正常,肌电图表现为神经源性损害,肌肉活检结果为神经性肌萎缩。

4.炎性肌病　包括多发性肌炎、皮肌炎、包涵体肌炎等,在各个年龄均可发病,通常起病较急、进展较快。血肌酶谱升高明显。肌电图提示肌源性损害,通常合并大量自发电位等活跃期表现。肌肉活检可见肌肉组织炎性细胞浸润及肌纤维膜 MHC-Ⅰ表达增强。值得注意的是,部分类型肌营养不良,如 DMD,肢带型肌营养不良 2B 型(Limb-girdle muscular dystrophy 2B,LGMD2B),面肩肱型肌营养不良等,肌肉活检亦可见明显的炎性反应。皮肌炎主要表现为眼睑、眼周和关节伸面有红色斑疹、四肢近端无力,肌酶升高,肌肉活检存在束周萎缩,皮肤和肌肉存在免疫反应所致的微血管损害,应用免疫抑制剂治疗有效。多发性肌炎无遗传史,病情进展较快,常有肌痛,血清酶水平增高,肌肉病理符合肌炎改变,用皮质类固醇治疗有效,不难鉴别。

5.代谢性肌病　包括糖原累积性肌病、脂质沉积性肌病、线粒体病等,通常呈波动性病程,发病期常快速进展,血肌酶升高。肌肉活检可见肌细胞内糖原沉积、脂滴增多或破碎红纤维等特征性改变。

(二)诊断及确诊依据

1.诊断　进行性肌营养不良。

2.确诊依据

(1)DMD:为 X 连锁隐性遗传,多于 3~5 岁慢性起病,进行性发展,常在 12 岁后不能行走,需依靠轮椅,约 20 岁左右死亡。

(2)早期表现为:双下肢无力、鸭步、Gowers 征、蹲起困难和腓肠肌肥大;随年龄增长,逐渐出现双上肢无力及翼状肩胛;晚期可出现关节挛缩及脊柱畸形。

(3)血清肌酸激酶:显著升高至正常值的数十倍,甚至上百倍。

(4)肌电图:提示肌源性受损。

(5)肌肉活检:呈典型肌源性受损,且抗肌萎缩蛋白抗体染色呈阴性。

(6)超声心动图:可提示左心室扩大,MRI 提示肌肉出现水肿和脂肪浸润。

(7)DMD 基因检测:为外显子缺失、重复、微小突变或点突变。

对于典型的 DMD 患儿,若基因检测已确诊,则不需要做肌肉活检和肌电图检查;但若要了解患儿肌肉抗肌萎缩蛋白表达的程度并判断病情的轻重,则需要做肌肉活检免疫组织化学检测。

【专家点评】

本案我们可以得到如下启示。

(1)特殊步态意义非常。本例患儿系男性,自 3 岁起不能耐受疲劳,缓慢进行性加重,步态呈鸭步,双下肢肌力Ⅳ级,双侧腓肠肌肥大,触之坚硬,双侧膝腱反射(+~++),肌张力正常,双上肢肌容积、肌力、肌张力基本正常,双巴氏征(-),血肌酶中以 CK 为著显著增高,达21838U/L,肌电图示肌源性损害。

(2)进行性加重别忽视。本例患儿发病年龄小,缓慢进行性加重,遗传性病因可能性大。MLPA 检测示受检者 *DMD* 基因外显子 51 区域存在大片段缺失,受检者母亲为 *DMD*基因 51 号外显子杂合缺失携带者。恰当的选择基因检测不失为揭示"罕见病"的有力工具。纵观疾病的全貌,清晰分析患儿的临床特点,重视家族史的采集,综合整体系统分析,是临床诊断本病必不可少的。

(韦新平　李东)

病例83　对于"足月小样低体重儿"的审慎思考
——以足月小样低体重儿入院的进行性肌营养不良

【背景知识】

进行性肌营养不良(progressive muscular dystrophy)是一组以骨骼肌进行性无力萎缩为主要临床表现的异质性基因缺陷性疾病。可伴有中枢神经系统、心脏、骨骼、呼吸及胃肠道受累。不同类型起病时间、进展速度、受累范围、严重程度差异很大。遗传方式分为 X-连锁隐性遗传、常染色体显性遗传、常染色体隐性遗传等。目前已发现的致病基因达数十种,而Duchenne 型肌营养不良(DMD)为代表性疾病。

杜氏进行性肌营养不良(duchenne muscular dystrophy,DMD)是最常见的 X 连锁隐性遗传性肌肉变性疾病,在男性新生儿中的发病率约为 1/3500。DMD 是由于 Xp21.2 区的抗肌萎缩蛋白基因(dystrophin,DMD)突变所致,患者的主要临床表现包括进行性、对称性肌无力。由于呼吸肌和心肌受累,通常在 30 岁前死亡。早期发现和早期治疗,有利于改善患者的生存质量,预防这些家庭再次生育 DMD 患儿。

【病例简述】

(一)入院情况

患儿男,主因"足月小样低体重儿,生后 4 h"由外院转来我科。患儿系 G_5P_3,胎龄 37^{+6} 周,因羊水过少剖宫产娩出,否认胎膜早破,羊水 20mL,脐带无异常。Apgar 评分 1 min、5 min 均 10 分。出生体重 2 200 g。其母亲孕期营养良好;无致畸药物暴露史,无感染、糖尿病、高血压等合并症;产前 2 个月应用低分子肝素、阿司匹林抗凝治疗;既往生育 1 女孩,12 岁,体健;3 次不良孕产史:男婴,生后 10 天因"先心病"死亡;人工流产 2 次。家族史:父亲 37 岁;母亲 36 岁,均体健;否认特殊家族史。

(二)入院查体

T36.5 ℃,P138 次 / 分,R36 次 / 分,BP84/43 mmHg,W2180 g(<P3),身长 46.5 cm(P10),头围 32.5 cm 外观无畸形,发育正常,营养欠佳,皮下脂肪菲薄,精神反应稍弱,哭声稍低,全身皮肤无黄染、皮疹及出血点,心、肺、腹部查体无特殊。四肢肌张力正常,原始反射不完全。胎龄评估:37 周。

(三)入院检查

(1)血常规:2021 年 10 月 31 日(入院第 2 天)白细胞 11.61×10^9/L,血红蛋白 157.6 g/L,红细胞压积 0.46,血小板 244×10^9/L,中性粒细胞百分比 70.9%,CRP1.38 mg/L。2021 年 11 月 7 日(入院第 9 天)白细胞 6.87×10^9/L,血红蛋白 140.8 g/L,红细胞压积 0.41,血小板 212×10^9/L,中性粒细胞百分比 35.6%,CRP0.5 mg/L。2021 年 11 月 12 日(入院第 14 天)白细胞 9.69×10^9/L,血红蛋白 122.4 g/L,红细胞压积 0.36,血小板 377×10^9/L,中性粒细胞百

分比 38.5%，CRP0.64 mg/L。尿常规：正常；便常规：正常。

（2）肌红蛋白：713.9ng/mL ↑↑（参考值 0~107ng/mL）；TORCH：阴性；血气分析正常。

（3）肾功能、电解质：2021 年 10 月 31 日（入院第 2 天）钠 137.7 mmol/L，钾 4.23 mmol/L，二氧化碳结合力 23.4 mmol/L，钙 2.28 mmol/L，肌酐 45mmol/L，尿素 3.7 mmol/L；2021 年 11 月 7 日（入院第 9 天）钠 140.3 mmol/L，钾 4.7 mmol/L，二氧化碳结合力 21.4 mmol/L，钙 2.35 mmol/L，肌酐 25 mmol/L，尿素 0.9 mmol/L。

（4）肝功能及心肌酶：2021 年 10 月 31 日（入院第 2 天）γ- 谷氨酰转移酶 99U/L，总胆红素 140.1 mmol/L，谷草转氨酶 245U/L，谷丙转氨酶 45U/L，肌酸激酶 26164U/L，肌酸激酶同工酶 450U/L，乳酸脱氢酶 1208U/L，羟丁酸脱氢酶 683U/L；2021 年 11 月 7 日（入院第 9 天）γ- 谷氨酰转移酶 106U/L，总胆红素 106 mmol/L，谷草转氨酶 94U/L，谷丙转氨酶 40U/L，肌酸激酶 6414U/L，肌酸激酶同工酶 154U/L，乳酸脱氢酶 593U/L，羟丁酸脱氢酶 410U/L；2021 年 11 月 12 日（入院第 14 天）γ- 谷氨酰转移酶 85U/L，总胆红素 120.3 mmol/L，谷草转氨酶 81U/L，谷丙转氨酶 40U/L，肌酸激酶 2590U/L，肌酸激酶同工酶 139U/L，乳酸脱氢酶 503U/L，羟丁酸脱氢酶 352U/L。

（5）心脏彩超：未见异常；颅脑超声：颅脑扫查未见异常；肝胆胰脾肾超声：未见异常。

（6）基因检测：见表 54-1。

表 54-1　本例所检到基因变异

基因组位点	长度	CNV 类型	变异分类
arr[GRCh37]Xp21.1（31822354_31872377）x0	50Kb	缺失	致病性
arr[GRCh37]6p25.3q27（184719_170908114）x2 hmz	171Mb	纯合现象	致病性

（四）追问补充其家族史

其曾祖母育有三子两女，三子均患"重症肌无力"，于 10 岁前死亡；其祖母育有一子两女，目前体健；患儿母亲既往生育 1 女孩，12 岁，体健；3 次不良孕产史：男婴，生后 10 天因"先心病"死亡；因胎停育人工流产 2 次。

【病例分析】

DMD 多于 3~5 岁隐匿发病，进行性加重的肌萎缩及肌无力，临床表现为运动发育落后或运动障碍、Gower 征阳性、双下肢近端无力，走路缓慢，足尖点地，易跌跤，伴或不伴肩胛带肌、上臂肌受累，90% 的患儿存在腓肠肌假性肥大，大部分存在心肌损害，少数患儿有智力障碍。如未及时采取有效救治措施，多于 20 岁前死于呼吸、循环衰竭。BMD 是 DMD 的轻度表现形式，多数青年期或成人后发病。婴幼儿期 DMD 的患儿由于其运动发育尚未成熟，起病隐匿；常因有家族史或其他原因行血清肌酸激酶检查而早期发现；绝大多数患儿无典型临床症状，不易引起家长注意；仅表现为开始走路或说话时间较晚，诊断率低。

依据患儿宫内发育迟缓、出生后酶谱、肌红蛋白异常增高；结合其家族史，进而完善基因检测，依据其结果诊断杜氏肌营养不良诊断明确。基于该病例基因检测发现致病变异，可以不做肌肉活检。

流行病学史：发病率在各个国家、地区和人中间无明显差异；1/3600~6000，我国 1/3853，估算全国患者为 70000 人。

鉴别诊断：能够引起 DMD / BMD 类似临床表现的其他神经肌肉病主要包括运动神经元病，如脊肌萎缩症以及其他肌肉病，如其他肌营养不良、炎性肌病等。本例需重点鉴别的疾病如下。

1. 其他类型肌营养不良　能够引起酶明显升高并有假肥大体征的其他类型肌营养不良，包括肌聚糖蛋白病（sarcoglycanopathy）、肢带型肌营养不良 2B、肢带型肌营养不良 2A 等。这些类型肌营养不良起病年龄通常更晚，进展更慢，需与 Becker 型肌营养不良鉴别。需要注意的是，肌聚糖蛋白病也可儿童期起病，10 余岁丧失行走能力，特别是女性患儿需要重点鉴别。上述肌营养不良均为常染色体隐性遗传且涉及多个基因，一般采用高通量测序（NGS）一次性检测多种致病基因，提高诊断效率。而对于面肩肱型肌营养不良，常规基因检测方法均无法确定 4 号染色体亚端粒区的结构变化，只能通过经典 Southern blot 或第三代光学图谱技术（Bionano）等特殊方法确诊。

2. 炎性肌病包括多发性肌炎、皮肌炎、包涵体肌炎等　在各个年龄均可发病，通常起病较急、进展较快。血肌酶谱升高明显。肌电图提示肌合并大量自发电位等活跃期表现。肌肉活检可见肌肉组织炎性细胞浸润及肌纤维膜 MHC - I 表达增强。值得注意的是，部分类型肌营养不良，如肢带型肌营养不良（limb-girdle muscular dystrophy，LGMD）2B，面肩肱型肌营养不良等，肌肉活检亦可见明显的炎性反应。

3. 代谢性肌病包括糖原累积性肌病、脂质沉积性肌病、线粒体病等　通常呈波动性病程，发病期常快速进展，血肌酶升高。肌肉活检可见肌细胞内糖原沉积、脂滴增多或破碎红纤维等特征性改变。

【专家点评】

本案我们可以得到如下启示。

本例患儿发病年龄小，发育落后，有男性患病及死亡的家族史，本患儿追根溯源，积极寻找罕见病因，基因检测可明确最终疾病诊断。对于临床诊断困难，遗传性疾病不能除外的患儿，及早选择基因检测不失为揭示"罕见病"的有力工具。DMD 目前尚无治愈方法，但通过规范药物治疗、康复训练、定期随诊评估相关系统受累并给予治疗，能够明显延缓疾病进展，延长生存期，提高生活质量。通过基因检测，可以为 93.1% 的患者找到遗传学病因，为早期治疗和指导家庭成员的生育奠定基础，预防这些家庭再次生育 DMD 患儿。

（刘翠苹　姚玲）

第五十五章　丙酸血症

病例84　婴儿意外发现血氨升高,谁是潜伏"元凶"
——以发现血氨升高入院的丙酸血症

【背景知识】

丙酸血症(propionic acidemia, PA)又称丙酸尿症,是一种常染色体隐性遗传,由于丙酰辅酶A羧化酶(propionyl-coenzyme A carboxylase, PCC)活性缺乏导致体内丙酸及支链氨基酸(异亮氨酸、蛋氨酸、苏氨酸、缬氨酸)、奇数链脂肪酸、胸腺嘧啶、尿嘧啶和胆固醇代谢障碍所引起一种罕见的代谢性疾病。PCC由PCCA基因和PCCB基因分别编码的α和β亚基组成的,负责催化丙酰辅酶A羧化为甲基丙二酰辅酶A的线粒体酶。PCCA或PCCB的双等位基因致病性变异导致丙酰辅酶A羧化酶活性缺乏,引起丙酸和丙酰辅酶A相关有毒代谢产物的蓄积,进而对中枢神经系统、心脏、肾脏、骨骼肌等全身多器官组织造成损害。

【病例简述】

(一)入院情况

患儿,男,2月龄,因"发现血氨升高半月余"入院。

患儿半月余前查体发现血氨升高,血氨值最高达281umol/L,遂行血氨基酸和酯酰肉碱谱分析:丙酰肉碱/乙酰基肉碱(C3/C2)增高,尿有机酸分析:3-羟基丙酸、甲基枸橼酸、丙酰甘氨酸色升高,完善基因检测结果提示:丙酸血症,诊断为"丙酸血症",目前口服左卡尼汀及叶酸片治疗。

患儿系G_1P_1,孕40周顺产,父母身体健康,否认家族遗传病史。

(二)入院查体

身高55 cm(-2SD),体重4.5 kg(-2SD),体格发育落后,营养欠佳,体型消瘦,皮肤弹性可,双肺呼吸音清,心音有力,律齐,各瓣膜未闻及杂音,腹部平坦,对称,无腹壁静脉曲张,无胃肠型和蠕动波,腹部柔软,无压痛及反跳痛,未触及异常包块。肝、脾肋下未触及,Murphy氏征阴性。腹部叩诊:肝上界在右锁骨中线第五肋间,肝、肾区无叩击痛,无移动性浊音。肠鸣音正常,4次/分。未听到血管杂音。

(三)入院检查

(1)血氨基酸和酯酰肉碱谱分析:丙酰肉碱/乙酰基肉碱(C3/C2)增高,尿有机酸分析:3-羟基丙酸、甲基枸橼酸、丙酰甘氨酸色升高;血氨:281 μmol/L。基因检测结果提示:丙酸血症。

(2)血脂分析:APOB/APOA 0.14(参考值:0.60~1.00),总胆固醇1.90 mmol/L(参考值:2.32~5.62 mmol/L),载脂蛋白B 0.18 g/L(参考值:0.60~1.10 g/L),低密度脂蛋白0.48 mmol/

L（参考值：1.90~3.12 mmol/L）。

（3）肝功示（不含电泳）：α-L- 岩藻糖苷酶 55.00U/L（参考值：5~40U/L），谷氨酰转肽酶 61.00U/L（参考值：10~60U/L），碱性磷酸酶 268.00U/L（参考值：45~125U/L），总蛋白 44.80 g/L（参考值：65.00~85.00 g/L），白蛋白 32.80 g/L（参考值：40.00~55.00 g/L），球蛋白 12.00 g/L（参考值：20~40 g/L），白 / 球比 2.73（参考值：1.2~2.4），前白蛋白 182.10 mg/L（参考值：200.00~400.00 mg/L），甘胆酸 4.25ug/mL（参考值：<2.7ug/mL）。

（4）血凝常规：示部分凝血活酶时间 45.70sec（参考值：22sec~32.8sec），ATPP 比值 1.76（参考值：0.77~1.38），抗凝血酶 III 活动度 58%（参考值：75%~125%）。

（5）血常规：示血红细胞计数 2.89×10^{12}/L（参考值：3.75×10^{12}~5.5×10^{12}/L），血红蛋白 80 g/L（参考值：110~145 g/L），红细胞压积 24.90%（参考值：31%~50%），血小板 511×10^9/L（参考值：125×10^9~350×10^9/L）。

（6）其他检验指标：降钙素原 0.055ng/mL（参考值：<0.05ng/mL），尿液分析：细菌计数 25877.00/uL（参考值：0~50/uL），肾功能、电解质、肝炎全套指标大致正常。

（7）胸部、上腹部、盆腔 CT 平扫未见明显异常；下腹部 CT 平扫示腹部肠管扩张、积气。上腹部 CT 增强未见明显异常。

（8）心脏超声检查：卵圆孔未闭。心电图示窦性心律。

（9）消化系统超声：示部分图像显示质量差右肝最大斜径 7.5 cm，左肝前后径 3.6 cm，上下径 4.6 cm，肝表面光滑，边缘规则，肝内呈略粗点状回声，分布尚均匀，结果示肝内回声略粗强。

【病例分析】

（一）分析患儿的病史、查体及相关检查等，综合分析患儿的临床特点，进行逐层递进式鉴别诊断

1. 甲基丙二酸血症（methylmalonic acidemia，MMA）　是最常见的先天性有机酸代谢障碍性疾病，是由于甲基丙二酰辅酶 A 变位酶（methylmalonyl-CoA mutase，MCM）自身缺陷（Mut 型）或其辅酶钴胺素（cobalamin，Cb1）缺陷（Cb1 型）而导致甲基丙二酸 / 丙酸 / 甲基柠檬酸等体内蓄积进而使线粒体能量代谢障碍而引起最终造成肝、脑、肾、骨髓等多系统损伤，患儿一般在 1 岁内发病，一般为常染色体隐性遗传，在我国新生儿发病率为 1/26 000~1/3920。可表现为不同程度的喂养困难、反复呕吐、嗜睡、肌张力低下、生长发育迟缓、血液系统异常等。该患儿的基因检测不支持该诊断。

2. 多种羧化酶缺乏症（multiple carboxylase deficiency，MCD）　是一种罕见的常染色体隐性遗传病，包括生物素酶缺乏症、全羧化酶合成酶缺乏症，患者尿有机酸谱与丙酸血症类似，尿 3- 羟基丙酸、甲基巴豆酰甘氨酸及丙酰甘氨酸增高，但是血 3- 羟基异戊酰肉碱增高，而丙酸血症患者 3- 羟基异戊酰肉碱正常。可表现为皮肤、神经、呼吸、消化等多系统的非特异临床症状。

3. 糖尿病酮症酸中毒（diabetic ketoacidosis，DKA）　是指糖尿病患者体内胰岛素严重缺乏和胰岛素拮抗激素水平异常增高，所致的糖、脂肪和蛋白质代谢严重紊乱综合征，以高

血糖、高血酮和代谢性酸中毒为主要表现,为糖尿病急性并发症之一。DKA 多起病急骤,常在 24 h 内发生。患者常出现纳差、腹痛、恶心、呕吐等消化道症状,可有胸闷、气促,当病情进一步进展,可有严重脱水表现。但患儿无糖尿病病史,尿酮体(-),临床症状不符,不支持该诊断。

4. 乳酸性酸中毒(LA) 是一种代谢性疾病,指血 LAC>5 mmol/L(正常值 <2 mmol/L)且 pH<7.35,机体乏氧和组织低灌注是引起乳酸酸中毒的常见原因,其表现多样化,预后差、病死率高。患儿无基础疾病,无组织缺氧表现,排除此诊断。

(二)诊断及确诊依据

1. 诊断 丙酸血症。

2. 确诊依据 丙酸血症主要诊断方法是通过串联质谱技术检测血丙酰肉碱(C3)、C3 与乙酰肉碱(C2)比值(C3/C2)及气相色谱质谱检测尿 3- 羟基丙酸和甲基枸橼酸增高做出初步诊断,基因突变分析可明确基因突变类型。

【专家点评】

本案我们可以得到如下启示。

(1)综合分析临床特点。本例患儿血氨基酸和酯酰肉碱谱分析:丙酰肉碱 / 乙酰基肉碱(C3/C2)增高,尿有机酸分析:3- 羟基丙酸、甲基枸橼酸、丙酰甘氨酸色升高,为明确诊断提供了重要的临床资料证据。

(2)合理选择相关检查。本例患儿发病年龄为 2 月,临床无特异表现,检查指标异常,影像学检查无明显异常,完善基因检测结果提示:丙酸血症,在帮助诊断的同时对基因检测亦有着定性的作用。

(3)积极寻找病因确诊。对于临床诊断困难,遗传性疾病不能除外的患儿,应根据检测指标,恰当的选择基因检测工具,根据基因学检测结果,明确最终诊断,予以精准治疗。

(4)做家族性基因筛查。放大眼界,预防更多遗传病,针对此类遗传病,我们可以做家族性基因筛查,了解家族谱,从而做出产前筛查,有望成为未来发展方向。

(刘洋)

病例 85 新生儿缺氧缺血性脑病? 对不起,错!
——以拒乳、嗜睡入院的丙酸血症

【背景知识】

丙酸血症(propionic acidemia, PA)为常染色体隐性遗传病。是由于丙酰辅酶 A 羧化酶(propionyl-CoA carboxylase, PCC)缺陷而引起支链氨基酸和奇数链脂肪酸代谢障碍导致的有机酸血症。PCC 位于线粒体,催化丙酰辅酶 A 转化为甲基丙二酰辅酶 A,是由 *PCCA* 和 *PCCB* 基因编码的两种异源亚基 αPCC 和 βPCC 组成的 α6β6 多聚体,任一致病基因的双等位变异都可能导致 PA。临床表现多样,可在新生儿至成年发病。按照发病年龄分为早发型(≤ 3 个月)和晚发型(>3 个月)。

【病例简述】

（一）病史

患儿女，7 天，双胎之大，因"拒乳、嗜睡 1 天，4 h 内抽搐 6 次"入院。

患儿系 G_4P_1，试管婴儿，孕 38 周因"双胎、臀位"择期行剖宫产娩出，否认宫内窘迫及生后窒息史，余生产史未提供异常。入院前 1 天患儿出现拒乳，表现为吸吮无力、每次吃奶量减少，吃奶时间延长，至入院逐渐加重，伴嗜睡、少哭、少动。入院前 4 h 于睡眠中出现抽搐，呈全身阵挛性发作，至入院间断抽搐 6 次，表现形式大致相同，抽搐持续时间逐渐延长，初持续十余分钟自行缓解，后逐渐延长至二十余分钟，间隔数分钟至十余分钟抽搐 1 次，抽搐间期嗜睡、不能唤醒。

患儿父母身体健康，非近亲结婚。患儿母亲孕 1、孕 2 均于妊娠 50~60 天不明原因自然流产；孕 3 为异位妊娠，行输卵管切除；本次妊娠母亲 31 岁，孕期甲状腺功能低下，口服左甲状腺素钠片治疗，监测甲状腺功能正常。否认家族遗传病史。

（二）入院查体

体温 36.2 ℃，呼吸 40 次 / 分，脉搏 135 次 / 分，血压 62/39 mmHg，体重 1.895 kg，身长 48 cm，头围 31.5 cm，无特殊面容，嗜睡、反应差，弹足底十下哭，呼吸不促、节律尚规整，三凹征（-），无发绀，前囟平、紧，颅缝闭合，双侧瞳孔等大等圆、直径约 3 mm、对光反射迟钝，皮肤黄染，目测胆红素 5~10 mg/dL，皮肤弹性正常，无皮疹、出血点及瘀斑，双肺呼吸音粗，可闻及痰鸣音，心音有力，心律齐，心率 135 次 / 分，心前区未闻及明显杂音，腹软不胀，肝脾未触及肿大，四肢活动少、间断四肢抖动，四肢肌张力减低，拥抱、握持、吸吮、觅食反射（-），末梢暖，脉搏有力，前臂内侧毛细血管再充盈时间 2 s。

（三）入院检查

（1）血常规 +C 反应蛋白（CRP）：白细胞 2.46×10^9/L，中性粒细胞比例 21.9%，淋巴细胞比例 72.9%，单核细胞比例 5.1%，嗜酸细胞 0.1%，血红蛋白 172 g/L，血小板 213×10^9/L，CRP<2.5 mg/L。

（2）血气分析和生化：pH7.28，pCO_2 19 mmHg，pO_2 92 mmHg，BEb-15.4 mmol/L。血钙 1.62 mmol/L，余血电解质及血糖正常。直接胆红素：8.3 μmol/L，间接胆红素：116.4 μmol/L。血氨 470μmol/L 至 >500μmol/L。肌酸激酶 236 U/L ↑，肌酸激酶同工酶 33 U/L ↑，肌钙蛋白 T 0.91 ng/mL ↑。肝肾功能未见异常，乳酸 0.82 mmol/L，降钙素原（PCT）0.28 ng/mL，白细胞介素 6（IL-6）12.3 pg/mL。

（3）甲状腺功能：总三碘甲状腺原氨酸（TT3）0.61 nmol/L ↓，总甲状腺激素（TT4）49.47 nmol/L ↓，游离甲状腺素（FT4）7.36 pmol/L ↓，促甲状腺激素（TSH）正常。宫内感染相关病原学检查（TORCH）均阴性。尿酮体 2+。

（4）胸腹联合片：示新生儿肺炎，局限性肠淤张。心电图正常。超声心动检查示房间隔缺损（双孔型）。B 型超声（B 超）示肝、胆、脾、肾、脑、肾上腺未见异常。

（5）尿有机酸分析：高度提示丙酸血症（尿 3- 羟基丙酸、甲基枸橼酸排泄增多）。血串联质谱检测提示丙酸血症继发肉碱缺乏（血丙酰肉碱及其乙酰肉碱比值显著增高）。

（6）全外显子二代测序（NGS）：检测到受检者携带 *PCCA* 基因一个纯合致病性变异，*PCCA*13q32 NM_000282.3 Exon22 c.2002G>A p（.Gly668Arg），该变异为错义突变 [预计会使所编码蛋白质的第 668 位氨基酸由甘氨酸（Gly）变为精氨酸（Arg）]。

【病例分析】

（一）鉴别诊断

1. 新生儿败血症　由于新生儿败血症特别是早发败血症血培养阳性率低，加之两者临床表现均无特异性，更易混淆；区别在于新生儿败血症患儿感染指标升高，抗感染治疗有效，丙酸血症患儿代谢性酸中毒更严重，且血氨明显升高。

2. 甲基丙二酸血症（methylmalonic aciduria，MMA）　两者临床表现均无特异性，实验室检查均可存在代谢性酸中毒、乳酸升高、高血氨、血常规三系下降，血串联质谱分析均可见丙酰肉碱与乙酰肉碱（C3/C2）比值和或 C3 增高；区别为 MMA 合并型者血串联质谱可伴有蛋氨酸下降，尿有机酸指标为甲基丙二酸及甲基枸橼酸增高，PA 为 3- 羟基丙酸及甲基枸橼酸增高。确诊需基因检测。

3. 多种羧化酶缺乏症　两者尿有机酸谱相似，但血串联质谱 3- 羟基异戊酰肉碱增高，而 PA 患儿正常。

（二）诊断及确诊依据

1. 诊断　丙酸血症。

2. 确诊依据　临床表现复杂多样，缺乏特异性，可累计神经、心脏、肾脏及免疫等多个脏器和系统。新生儿期表现为呕吐、喂养困难、意识障碍、昏迷和抽搐；晚发型主要表现为发育迟缓、癫痫及运动障碍。实验室检查可存在代谢性酸中毒、乳酸升高、高血氨、血常规三系下降。血串联质谱丙酰肉碱与乙酰肉碱（C3/C2）比值和或 C3 增高。尿有机酸 3- 羟基丙酸及甲基枸橼酸增高。确诊需基因测定。

【专家点评】

本案我们可以得到如下启示。

（1）出生即可能发病。对于生后不明原因出现呕吐、喂养困难、意识障碍等患儿，实验室检查示代谢性酸中毒、乳酸升高、血常规三系下降者，应积极完善血氨、血串联质谱、尿有机酸分析；多数国家已经将丙酸血症及甲基丙二酸血症列为新生儿筛查项目。早期诊断可降低病死率，但对存活患者代谢危象发作次数、体格及智力发育及长期并发症没有明显益处。建议积极行基因测定，指导产前诊断。

（2）基因检测前置好。有研究表明，来自三个家庭的夫妇接受了体外受精和植入前基因检测，发现了五种 PCCB 变体。这些双等位基因变异体是从杂合子父母携带者遗传而来的，位于功能域，预计是有害的。通过成功的胚胎移植和植入，其中一对夫妇幸运地生下了一个健康的孩子，所以基因检测，能为丙酸血症提供产前诊断和受影响个体的遗传咨询提供有用的信息。

（聂艳艳）

第五十六章　囊性纤维化

病例86　囊性纤维化相关假性 Bartter 综合征
——以发热、咳嗽一周余入院的囊性纤维化

【背景知识】

囊性纤维化(cystic fibrosis，CF)是一种常染色体遗传病，可引起外分泌腺体功能的异常，因可有多器官、多系统受累，故临床表现多样。婴儿期可出现生长发育迟缓、反复的呼吸道症状、消化功能异常以及低钠血症、低氯血症、代谢性碱中毒等假性 Bartter 综合征表现。

【病例简述】

（一）入院情况

患儿，男，5月，因发热10天，咳嗽7天入院。

入院前10天出现发热，体温最高38.8 ℃，口服退热药后可降至正常，间隔6~8 h复升，入院前7天出现咳嗽，病初单声咳为主，逐渐加重为阵发性连声咳，有痰不会咳出，曾于外院口服抗生素治疗后症状未见好转。自发病以来，精神可，吃奶较前稍减少，饮水可，尿量不少，大便1次/3~4天。

既往史：患儿生后因"发现皮肤黄染"于我院新生儿科住院治疗，出院诊断"高胆红素血症"，否认传染病接触史，疫苗按序接种，否认外伤、手术及输血史。

个人史：G_3P_2，本患儿。母孕期体健，孕足月顺产。生后窒息史不详。出生体重3 050 g，3月抬头，目前不会翻身、独坐，未出牙，生后予混合喂养，未断奶，未规律添加辅食。

家族史：患儿父母体健，否认家族遗传病史。母亲孕产史：G_1P_1，12岁，男，有弱视、斜视；G_2P_1，孕1月自愿人工流产；G_3P_2，本患儿。

（二）入院查体

身长：63 cm，体重：5.2 kg。体温：37.7 ℃，脉搏：125次/分，呼吸：28次/分，血压85/55mmHg，神清，精神反应可，营养不良貌，体格发育落后，呼吸平稳，无发绀，颈亢(-)，咽充血，未见明显渗出，双肺呼吸音粗，可闻及少许痰鸣音，心音有力，律齐，心前区未闻及病理性杂音，腹平软，肝脾肋下未及，四肢活动自如，双手呈握拳状，肌力肌张力略低。末梢温暖，脉搏有力。

（三）入院检查

（1）病初血电解质：Na124 mmol/L(参考值：137~147 mmol/L)，K3.15 mmol/L(参考值：3.5~5.3 mmol/L)， Cl 67 mmol/L(参考值：99~110 mmol/L)，血气分析 pH7.698(参考值：7.32~7.42)， BEb22.8 mmol/L(参考值：-3~3 mmol/L)，血 RAAS 系统激活血管紧张素 II 274.8 Pg/mL(正常值25~60Pg/mL)，肾素：478μIU/mL(正常值3.11~41.2 μIU/mL)，醛固酮

1096.8 pg/mL（正常值 30~160 pg/mL），评估肾小管功能：FENa0.15~0.25（参考值：0.5~1），FEK0.35~5（参考值：10~20），FECl 0.15~0.4（参考值：0.65~1.17），TRP95.2~98（参考值：80~94）。

（2）辅助检查：心电图示窦性心律，边缘心电图，T 波改变。胸片示双肺纹理重，B 超：双侧睾丸位置偏高。

（3）全外显子组测序检测报告检测出 CFTR：NM000492.3：*C.2909G>A*（*p.G ly970Asp*）基因变异，单基因验证结果示患儿为杂合，母亲为 N，父亲为杂合。另外检测到 CFTR NM000492.3：（*TG*）12（*T*）7/（*TG*）13（*T*）5 风险因子（已有该变异致病报道），且其母基因型为（*TG*）11（*T*）7/（*TG*）13（*T*）5，父亲为（*TG*）12（*T*）7/（*TG*）12（*T*）7。

【病例分析】

（一）鉴别诊断

1. 低钾血症、代谢性碱中毒合并尿钾偏低

包括摄入不足：该患儿自生后进食欠佳，查体营养不良貌，需注意此因素；胃肠道失钾：患儿既往无吐泻病史，支持点不足；低钾性麻痹，如 a 甲状腺功能亢进：患儿无心悸、腹泻等表现，不支持；b 家族性周期性低钾：患儿祖父存在周期性乏力进食后好转，需注意此症，确诊需依靠基因检测。

2. 低钾血症、代谢性碱中毒合并尿钾偏高

（1）血压正常者：需注意肾小管酸中毒、Bartter 综合征或 Gilteman 综合征等，前者存在代谢性酸中毒、尿钙、尿钾偏高，碱性尿等；后者可表现为低钾、低氯血症伴代谢性碱中毒，血 RAAS 激活，血压正常，该患儿入院后监测血压正常，存在低钾、低氯及代谢性碱中毒，患儿尿 PH 最低为 6，尿钙、尿钾不高，不支持肾小管酸中毒，需注意 Bartter 综合征或 Gilteman 综合征，Gilteman 综合征容易合并低镁血症、低钙血症，该患儿 Bartter 综合征可能性大。

（2）合并高血压：需警惕如原发性醛固酮增多症（高血压、低肾素、高醛固酮）、糖皮质激素可以纠正的高醛固酮症（高血压、高醛固酮）、先天性肾上腺增生（高血压、低钾血症、代谢性碱中毒，女性可有男性化表现）、Cushing 综合征、Liddle 综合征（为假性醛固酮增多症，可有高血压，血醛固酮明显升高，肾素正常）、肾动脉狭窄、肾素瘤等，监测患儿血压正常范围，支持点不足。

（二）诊断及确诊依据

1. 诊断　囊性纤维化相关假性 Bartter 综合征。

2. 确诊依据　2008 年，囊性纤维化基因会共识制定的囊性纤维化诊断流程如下：对于有一个或多个临床特征性表型，如慢性、反复性鼻窦肺部疾病、营养不良和消化道疾病，男性泌尿生殖系统畸形（如输精管缺如）或有囊性纤维化家族史患者，首先进行汗液氯离子检测，若 2 次汗液氯离子 >60 mmol/L 或 1 次汗液氯离子 >40 mmol/L 及 2 处 CFTR 基因致病变异，则可诊断为囊性纤维化。

患儿 5 月男婴，存在生长发育迟缓，病初血电解质示低钠、低钾、低氯血症，血气分析示代谢性碱中毒，进一步查血 RAAS 系统激活，评估肾小管功能示正常，全外显子组测序检测

报告检测出 CFTR: NM 000492.3: $C.2909G{>}A$($p.Gly970Asp$)基因变异,另外检测到 CFTR NM000492.3:(TG)12(T)7/(TG)13(T)5 风险因子,因条件限制,未行汗液氯离子实验。CFTR 作为一种选择性氯离子通道,基因缺陷可扰乱外分泌腺顶膜的离子转运,导致上皮细胞减少 Cl 离子及水分分泌,临床上以肺部受累常见,可累及多个系统,尤其可以出现汗液中 NaCl 含量异常升高,导致低钠、低氯和代谢性碱中毒。结合目前本患儿临床表现及全外显子基因检测结果,诊断囊性纤维化相关假性 Bartter 综合征。

【专家点评】

本案我们可以得到如下启示。

囊性纤维化是一种累及多系统的常染色体隐性遗传病,由 CFTR 基因变异所致。该基因位于 7 号染色体长臂上,共有 27 个外显子,基因产物 CFTR 是一种包括 1480 个氨基酸的跨膜糖蛋白。CFTR 是一种 cAMP 依赖性氯离子通道蛋白,其基因变异可引起 CFTR 功能异常,导致上皮细胞减少 Cl 离子和水分的分泌。细胞外分泌液中水分减少使得黏液黏稠、干燥,甚至造成气管管腔阻塞,例如呼吸道堆积的黏液使细菌得以寄生,可造成反复感染等呼吸系统症状。该病患儿临床上以慢性、进行性的阻塞性肺部疾病 为主要症状,也可合并呼吸系统以外多个器官或系统受累,尤其可以出现汗液中 NaCl 含量异常增高。在明确的囊性纤维化患儿中,如出现上述电解质紊乱及代谢性碱中毒情况,需注意合并假性 Bartter 综合征可能。

(史翠平　王文红)

病例 87　咳嗽并非"小病",尤其慢性咳嗽,务必"一探究竟"
——以反复咳嗽、咳痰 10 年余入院的囊性纤维化

【背景知识】

囊性纤维化(cystic fibrosis,CF)是一种常染色体隐性遗传性疾病,多发生在北美洲白种人。主要是由于囊性纤维化跨膜转导调节蛋白基因突变所致,引起外分泌腺的异常,对呼吸、消化、生殖系统影响极大,甚至危及生命。近些年由于我国医务工作者逐渐认识该病,并新引进相关的检测方法,使得本病在我国人口中确诊的病例逐年增多,本病的早期诊断与干预十分重要,同时,对于本病在我国的发病情况进行深入调查和研究意义重大。

【病例简述】

（一）入院情况

女,12 岁。

主诉:"反复咳嗽、咳痰 10 年余,加重伴发热 1 天"。

患儿自 2 岁开始经常出现咳嗽、咳痰、喘息等症状,经抗感染及平喘等对症治疗后症状均得到缓解,但反复发作。多次在当地医院按照"支气管肺炎、喘息性支气管炎、哮喘"等疾病治疗,每年发生下呼吸道感染并住院 3~4 次。

6 岁时胸部 CT 检查发现有支气管扩张,诊断为"支气管扩张并感染"。近 3 年一直吸入布地奈德福莫特罗粉吸入剂(80 μg/4.5 μg/ 吸)。

（二）入院查体

体重：33 kg，身高：149 cm，体温：36.0 ℃，呼吸：25 次 /min，脉搏：99 次 /min，血压：106/60mmHg。发育正常，营养差，卡痕（＋）。双侧胸廓对称、膨隆，肋间隙增宽，听诊双肺呼吸音粗，可闻及细湿啰音及呼气相哮鸣音。腹软，肝脾肋下未触及。伴有杵状指（趾）。

（三）入院检查

入院血常规：血红蛋白 115.0 g/L，白细胞 14.28×10^9/L，中性粒细胞比例 63.0%，淋巴细胞比例 26.9%，血小板 300.0×10^9/L，C 反应蛋白 60 mg/dL，血沉 40 mm/h。肝肾功能、心肌酶、电解质、血淀粉酶、脂肪酶、大便常规、小便常规均未见异常。乙型肝炎病毒血清五项标志物、艾滋、梅毒、丙型肝炎抗体均阴性。体液免疫及流式细胞检测正常。肺泡灌洗液培养示金黄色葡萄球菌（MRSA）。肺部 CT 提示右肺上叶支气管扩张（图 56-1）。鼻窦 CT 提示有全组副鼻窦炎。腹部 B 超示肝胆胰脾肾未见异常。肺功能：一秒量（FEV1）：1.21 L，占预计值的 52%，一秒率（FEV1/FVC）：75.6%，呼气峰流速各峰值分别为（FEF25、FEF50、FEF75）：41.5%、52.3% 和 55.9%。纤维支气管镜检查可见大量黄白色分泌物阻塞。

两次汗液试验：汗液氯离子 ≥ 60 mmol/L。

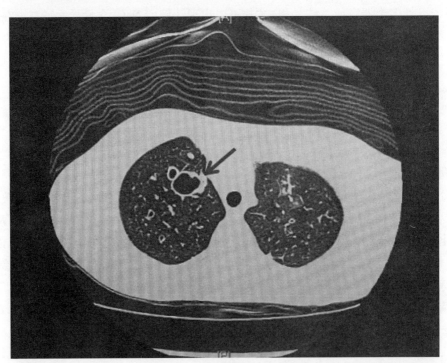

图 56-1　右肺上叶支气管扩张

【病例分析】

（一）认真梳理患儿的病史、查体及相关检查等，综合分析患儿的临床特点，进行逐层递进式鉴别诊断

本病应与儿童反复呼吸道感染，并表现为咳嗽、咳痰、哮喘等症状的疾病鉴别，尤其是表现为囊性支气管扩张的疾病。

1. 过敏性支气管肺曲霉病　由于对曲霉菌高度过敏所致,尤其以烟曲霉最常见。急性期主要症状有喘息、咯血、脓痰、发热、胸痛和咳出棕色痰栓,由于黏液栓引起的支气管阻塞及支气管管壁增厚,进一步引起中心性支气管扩张,但一般此病发病年龄较晚,无家族遗传史,纤维支气管镜检查可找到曲霉菌丝。在出现肺浸润者,周围血嗜酸性粒细胞增加和总IgE升高相当显著,可以与曲霉皮试阳性哮喘患者进行鉴别。

2. 原发性免疫功能缺陷　婴幼儿发病,与遗传有关,根据所累及的免疫细胞或组分可以是特异性免疫缺陷,如 B 细胞或 T 细胞缺陷、两者联合缺陷等;也可以是非特异性效应机制的缺陷,如补体或中性粒细胞缺陷。其中 X 连锁无丙种球蛋白血症(X-linked agammaglobulinemia, XLA)又称 Bruton 病,是由于人类 B 细胞系列发育障碍引起的原发性免疫缺陷病,系隐性性染色体遗传病,仅男孩发病。临床上以反复上、下呼吸道细菌感染为特征,继发呼吸道阻塞和囊性支气管扩张,有时和囊性肺纤维化不易鉴别,但本病血清中各类免疫球蛋白明显降低或缺乏,对抗原刺激不能产生抗体应答,且汗液试验阴性可以鉴别。

3. 原发纤毛不动综合征　一种由纤毛结构缺陷引起的具有多种异常的常染色体隐性遗传性疾病,常见的是呼吸道纤毛功能异常,也会导致男性不育。呼吸道纤毛功能异常引起反复呼吸道感染,痰液阻塞,排出不畅,多伴有中耳炎、鼻窦炎,可伴有内脏转位。而 CF 发病年龄更早,多在 1 岁内起病,汗液试验以及基因分析可以进一步区分。

(二)诊断及确诊依据

1. 诊断　肺囊性纤维化。

2. 确诊依据

患儿有长期反复呼吸道感染,鼻窦炎以及营养不良,影像学提示肺部囊性支气管扩张,汗液氯离子≥ 60 mmol/L,可以诊断 CF。

目前囊性纤维化的主要诊断方法如下:对于有 CF 临床表现的患者,包括新生儿筛查试验阳性者,或有 CF 家族史,进行汗液试验。

(1)如汗液氯离子≥ 60 mmol/L 可以确诊 CF。

(2)对于汗液氯离子在 30~59 mmol/L 的患者,应进一步评估,行 CFTR 基因分析,对于有 2 处 CFTR 致病突变的,也可诊断为 CF,对于有 CFTR 基因型未定义的或者已知的各种临床序列突变的需要进行 CFTR 功能检测,进行鼻腔电位差测量或者肠道电流测量, CFTR 无功能的可以诊断 CF,CFTR 功能正常的排除 CF。

(3)对于汗液氯离子≤ 29 mmol/L 的患者不考虑 CF。

【专家点评】

本案我们可以得到如下启示。

(1)注重细节,全面分析。患儿咳嗽时间长达 10 年,同时有伴有杵状指(趾)以及肺部囊性支气管扩张的现象,这与一般的感染性疾病和过敏性疾病不同,为进一步明确诊断提供了重要的方向。

(2)精准筛查,有效甄别。合理选择相关检查,有的放矢加以甄别。本例患儿发病年龄小,以呼吸系统症状起病,病程呈慢性过程,同时伴有鼻窦炎、支气管扩张、哮喘等,很容易与原发纤毛不动综合征、过敏性支气管肺曲霉病等相混淆,进行汗液试验可以揭开谜团,确定诊断。同时,如果进行基因检测,对本病的全面认识更加有利。

(3)病因探究,一查到底。基于目前的认知水平积极寻找罕见病病因,明确最终疾病诊断。对于临床诊断存在诸多疑点、难点的患儿,应仔细筛选,尽可能地缩小诊断范围,并非所有疾病的诊断都需要病理检测和/或基因检测,检测方法的选择要更加精简、精准。

(郭伟 徐勇胜)

病例88 常见症状反复出现可别忘记罕见病
——以反复肺炎7年入院的囊性纤维化

【背景知识】

囊性纤维化(cystic fibrosis,CF)是一种常染色体隐性遗传病,由于CF跨膜传导调节因子(cystic fibrosis transmembrane conductanceregulator,CFTR)基因变异引起CFTR蛋白功能缺陷,累及肺、胰腺、生殖腺等系统,表现为反复肺部感染、慢性咳痰、胰腺功能不全、男性不育等。CF是高加索人群常见的遗传病,美国新生儿发病率大约1/3500,目前我国尚没有发病率的统计数据。

【病历简介】

(一)入院情况

患儿,男,10岁,主因"反复肺炎7年,咳嗽伴间断发热10月"入院。

患儿入院前7年开始每年患肺炎1~2次,每次均有咳嗽发热症状,胸片或肺CT提示肺炎,输液或口服头孢类抗生素(具体药物及剂量不详)1周左右好转,未患过重症肺炎。入院前10月出现咳嗽、咳黄色粘痰,伴有发热,体温最高39℃,胸部x线检查提示"支气管肺炎",给予静脉输液头孢类抗生素治疗1周后好转。其后患儿每日仍有咳嗽,白天夜间均咳,能咳出稀薄白色痰,口服头孢类抗生素咳嗽能暂时好转,停药后加重。外院行呼吸系统遗传病相关基因检测,结果检测到受检者携带 PIK3CD 基因一个杂合变异和 RPGR 基因一个半合子变异,未发现和临床表现显著相关变异。入院前26天患儿再次发热,体温最高38.7℃,每日发热1~2次,咳嗽伴黄色粘痰,CT检查提示"肺炎、鼻窦炎",静脉输液头孢地嗪钠8天后好转。入院前4天再次发热,体温最高38.5℃,每日发热1次,咳嗽较前加重。自发病以来患儿精神食欲可,大小便正常,体重增加5kg。患儿自3岁起有反复鼻炎、鼻窦炎、中耳炎病史。

生产史无异常,患儿父母非近亲结婚,无同胞兄妹,家族中无类似患者。

(二)入院查体

体温36.5℃,脉搏75次/分,呼吸18次/分,血压90/60mmHg(1mmHg=0.133kPa),身高135cm(-1SD),体重25.4kg(-2SD),体型消瘦。精神反应可,呼吸平稳,无发绀,双肺呼吸音对称,可闻及少量中小水泡音,心音有力,律齐,腹软,肝脾肋下未及。卡介苗瘢痕(+),无杵状指。

（三）入院检查

（1）血常规：白细胞 $12.7 \times 10^9/L$（参考值：$4 \times 10^9 \sim 10 \times 10^9/L$），中性粒细胞比例 73%（参考值 45%~77%），C 反应蛋白 15.8 mg/L（参考值 0~8 mg/L），降钙素原 0.07ng/mL（参考值 0~0.05 ng/mL）。

（2）肝肾功能：正常，血免疫球蛋白 G、IgM、IgA、IgE 正常，血流式细胞学正常。

（3）血肺炎：支原体抗体阴性。

（4）痰培养：3 次均阴性。

（5）72hPPD 试验阴性，血 γ 干扰素释放试验阴性。

（6）肺 CT：左肺及右肺中叶炎性实变（图 56-2 A）。

（7）肺功能检查：轻度阻塞性通气功能障碍，FEV_1 73.7% 预计值，FEV_1/FVC 82.16%。

（8）纤维支气管镜检查：双侧支气管黏膜炎症，可见白色分泌物附着。

（9）肺泡灌洗液病原体高通量测序：提示"流感嗜血杆菌"。

（10）全外显子基因组测序：检出 2 个与临床表型显著相关的 *CFTR* 基因变异：杂合变异 1，c.4056G>C（NM_ 000492.3），导致氨基酸变异 p.Q1352H，为致病性变异（PS1+PS3+PM3_Strong），来源于母亲；杂合变异 2，c.1210-34TG[13]T（NM_ 000492.3），该变异引起的氨基酸变化未知，可能影响该基因编码的蛋白质产物，考虑为有功能证据的与疾病相关的多态性，来源于父亲。

（四）随访

出院后 1 月复查肺功能，提示轻度阻塞性通气功能障碍，扩张后 FEV_1 改善 17.88%。出院后 4 月患儿再次发热，肺 CT 提示左肺及右肺中叶散在炎性实变，左肺病变较前略好转，右肺中叶病变进展，右肺中叶及左肺部分远端支气管扩张（图 56-2 B）。肺泡灌洗液病原体高通量测序提示肺炎链球菌、铜绿假单胞菌。出院后 7 月患儿再次发热，肺 CT 提示右肺中下叶、左肺散在炎性实变，左肺病变较前进展（图 56-2 C）。

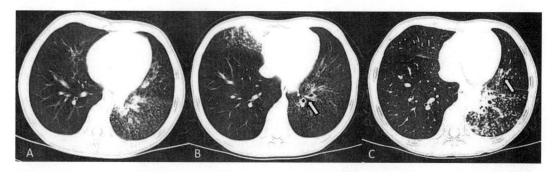

图 56-2　囊性纤维化患儿肺 CT 影像 A：肺 CT 提示左肺及右肺中叶炎性实变；B：出院后 4 月肺 CT 提示左肺及右肺中叶散在炎性实变，右肺中叶及左肺部分远端支气管扩张（箭头所示）；C：出院后 7 月，肺 CT 提示左肺病变较前进展，左肺部分远端支气管扩张（箭头所示）

【病例分析】

（一）逐层递进式鉴别诊断

根据患儿反复呼吸道病史、查体及相关检查等，结合患儿基因检测结果，进行诊断及鉴别诊断。

1. 迁延性细菌性支气管炎　本病诊断标准包括湿性（有痰）咳嗽持续 >4 周；抗菌药物治疗 2 周以上咳嗽可明显好转；除外其他原因引起的慢性咳嗽；痰或支气管肺泡灌洗液（BALF）细菌培养阳性，菌落计数 ≥ 10^4cfu/mL。本患儿反复湿性咳嗽，抗生素治疗有效，纤维支气管镜检查示双侧支气管黏膜炎症，可见白色分泌物附着，肺泡灌洗液病原体高通量测序提示"流感嗜血杆菌"，符合迁延性细菌性支气管炎诊断，但患儿有反复鼻炎鼻窦炎病史，7 年内反复患肺炎，需寻找有无其他病因。

2. 免疫缺陷病　患儿 10 岁，有反复肺炎病史，身高 135 cm（-1SD），体重 25.4 kg（-2SD），需要考免疫缺陷病，本患儿未患过重症肺炎，无结核等其他疾病病史，血免疫球蛋白及流式细胞学正常，基本检测未发现免疫缺陷病相关基因，不支持该诊断。

3. 喉 - 气管 - 支气管软化及先天性气管支气管畸形　患儿反复呼吸道感染，咳嗽 10 月伴有黄痰，有鼻炎、鼻窦炎病史，需注意鉴别本症。本患儿生产史正常，无生后窒息史，无喘息，无插管及创伤病史，肺 CT 及纤维支气管镜未见气道畸形，无气道软化，不支持该诊断。

4. 原发性纤毛运动障碍　是由纤毛运动异常引起的一组常染色体隐性遗传疾病，可有长期反复的呼吸道慢性感染，如慢性支气管炎、慢性鼻窦炎、慢性中耳炎、支气管扩张、肺不张等。本患儿有反复肺炎、鼻炎、鼻窦炎，需考虑本症可能，但未见内脏转位，基因检测未见纤毛运动障碍相关的等位基因突变，不支持该诊断。

5. 囊性纤维化　是一种常染色体隐性遗传病，由于囊性纤维化跨膜传导调节因子（CFTR）基因缺陷导致的疾病，可有反复下呼吸道感染、支气管扩张、慢性鼻窦炎、生长发育落后、慢性腹泻等表现，本患儿需考虑本症可能，结合基因检测检出 2 个与临床表型显著相关的 *CFTR* 基因变异：c. 4056 G>C（NM_000492.3）；c.1210-34TG[13]T（NM_000492.3），诊断囊性纤维化。

（二）诊断及确诊依据

1. 诊断　囊性纤维化。

2. 确诊依据　汗液氯离子试验是诊断囊性纤维化的金标准。根据美国诊断标准，汗液氯离子 ≥ 60 mmol/L 即可诊断为囊性纤维化，若汗液氯离子为 30~59 mmol/L，存在 2 个引起囊性纤维化的 CFTR 突变，即可诊断为囊性纤维化，若患者汗液氯离子 ≤ 29 mmol/L，则可排除囊性纤维化。

【专家点评】

本案我们可以得到如下启示。

（1）结合病史及检查综合分析。本例患儿有反复肺炎、鼻炎、鼻窦炎病史，抗生素治疗有效，肺泡灌洗液病原体高通量测序提示流感嗜血杆菌，为诊断提供线索。随访期间肺 CT 可见支气管扩张，第 3 次肺泡灌洗液病原体高通量测序可见铜绿假单胞菌，结合基因检测存在 2 个引起囊性纤维化的 CFTR 突变,诊断囊性纤维化。

（2）精准选择合适的检查方法。在临床中如有反复发作的肺炎、伴有咳痰的反复发作的支气管炎、复发型迁延性细菌性支气管,以及高分泌型控制不良哮喘等患儿,要想到原发性纤毛运动障碍及囊性纤维化等罕见病可能,应及时行胸部影像学检查,必要时行气道黏膜活检,基因检测有助于确定诊断。

（3）选择恰当的基因检测方法。本患儿在入院前 10 月因反复肺炎做过 1 次基因分析,但仅做了呼吸系统相关遗传病基因检测,未发现和临床表现明确相关的变异,全外显子家系检测时发现囊性纤维化突变基因,因此建议在需要基因检测时尽量选择最全面的检测,减少二次检测的经济负担。

（郭润　邹映雪）

第五十七章　视网膜色素变性

病例 89　以夜盲为首发表现，有那种基因突变病

【背景知识】

视网膜色素变性（retinitis pigmentosa，PR）是由基因突变引起的一组视网膜光感受器（视锥细胞和视杆细胞）退化及视网膜色素上皮细胞变性为主要特征的进行性可致盲的遗传性视网膜疾病。本病通常为遗传性，典型的色素改变一般在 10 岁之前即可看到。RP 具有多种遗传方式，主要有常染色体显性遗传、常染色体隐性遗传以及 X 连锁遗传，还有少部分为线粒体及双基因遗传，目前已发现近百种与 RP 相关的致病基因。

【病例简述】

（一）基本情况

患儿，男，11 岁，7 岁开始出现夜盲。因近 2 年视力明显下降，夜盲症状加重，眼科门诊就诊。

患儿 7 岁时开始出现夜盲，日间视力尚可。患儿近 2 年视力下降明显，夜盲症状加重。曾在当地医院就诊，具体情况不详。

患儿系 G_3P_2，孕 39^{+4} 周顺产，父母身体健康，15 岁哥哥有夜盲症状。

（二）眼科查体

双眼最佳矫正视力 0.1，双眼睑无明显红肿，结膜无明显充血，角膜透明，虹膜纹理请，前房深，瞳孔直径 3 mm，直接间接光反射存在，晶状体未见明显混浊，玻璃体透明。角膜映光眼位正，交替遮盖基本不动。眼球各方向运动未见明显异常。

（三）眼科检查

（1）眼底：双眼视盘颜色蜡黄，视网膜血管狭窄和周边视网膜可见骨细胞样色素散布。（图 57-1）

（2）屈光度：OD: $-4.25/-1.25 \times 12° = 0.1$；OS: $-3.75/-1.75 \times 170° = 0.1$

（3）视网膜电流图检查：ERG 的 a 波和 b 波波峰均呈熄灭型，峰时延长，尤以 b 波消失最为显著。

（4）全外显子组测序结果显示：*RPGR* 基因存在 c.2236_2237delCT（p.E746fs22）变异，母亲为携带者。依据美国医学遗传学与基因组学学会的变异解读指南，该变异判定为可疑致病性变异。（图 57-2）

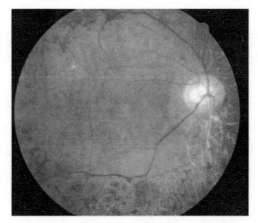

图 57-1　眼底检查

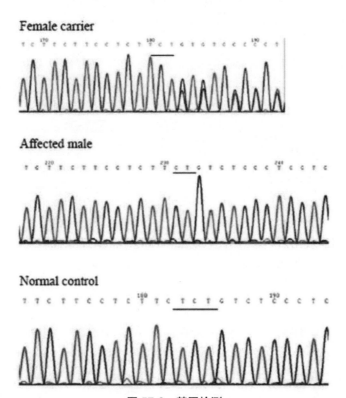

图 57-2　基因检测

【病例分析】

（一）逐层递进式鉴别诊断

认真梳理患儿的病史、查体及相关检查等，综合分析患儿的临床特点，进行逐层递进式鉴别诊断。

1. 先天性静止性夜盲　患儿因"发现夜盲 4 年余"就诊。临床上首先要除外先天性静止性夜盲。先天性静止性夜盲一般出生后即可出现夜盲症状，不随年龄的增长而加重。通常患儿视力正常或者轻度下降，视野正常。本患儿 7 岁发病，近 2 年视力下降明显，夜盲症状加重,不支持先天性静止性夜盲。

2. 小口病　小口病是先天性夜盲的静止型,其眼底呈现不同程度的灰白色或者灰黄色,且有典型的水尾现象,即在暗适应环境下眼底色泽发生改变,可呈现正常眼底。本患儿眼底无此表现,不支持小口病。

3. 白点状眼底　白点状眼底也属于先天性夜盲的静止型,为常染色体隐性遗传性疾病。患儿夜盲为主要表现,视力、视野基本正常,眼底表现为典型的弥散分布的白点,存在于视网膜色素上皮水平,没有血管病变及视网膜色素沉着。本患儿视力明显下降,且眼底可见骨细胞样色素沉着,无白点状改变,不支持该诊断。

4.Leber 先天性黑蒙症　Leber 先天性黑蒙症,为常染色体隐性遗传。患儿多见于出生时或者出生后 1 年内,且症状严重。眼底表现为椒盐样色素沉着、骨细胞样色素沉着,视网膜血管狭窄,广泛的视网膜色素上皮和脉络膜萎缩。同时,眼部还会出现眼球震颤、固视障碍、畏光等症状。但本患儿眼底表现符合 Leber 先天性黑蒙症,但是患儿 7 岁发病,且无眼球震颤、固视障碍等严重眼部临床表现,不支持该诊断。

5. 维生素 A 缺乏　维生素 A 缺乏临床表现为与 RP 相似的夜盲症状,但维生素 A 缺乏患儿多有喂养史,慢性消化系统或消耗性疾病史,且眼部同时会伴有结膜干燥症、角膜暗淡、浅表点状混浊、角膜软化。本患儿无既往病史,眼前节检查结膜无明显充血,角膜透明,不支持该诊断。

(二)诊断及确诊依据

1. 诊断　视网膜色素变性。

2. 确诊依据

(1)病史采集,常有家族史,可行基因检测,明确诊断,确定类型。

(2)眼底:视盘颜色蜡黄,视网膜血管变细以及周边视网膜可见骨细胞样色素沉着。

(3)ERG:a 波和 b 波的波峰降低或呈熄灭型,峰时延长。

【专家点评】

本案我们可以得到如下启示。

(1)病史采集务求细致。详细询问,合理检查,综合考虑,细致全面地了解患儿的整体情况。本例患儿 7 岁开始出现夜盲,近 2 年视力进行性下降,眼底视网膜可见骨细胞样色素沉着,ERG 波峰低平,峰时延长均为明确诊断提供了重要的临床资料。

(2)检查化验内外兼修。由表及里,主诉入手,结合临床体征及相关专科检查,去伪存真。本例患儿夜盲为首发症状,视力下降明显,散瞳验光后矫正视力不能提高,且眼底出现典型的骨细胞样色素沉着,高度怀疑视网膜色素变性,但不除外其他以夜盲为主要症状或者以视网膜呈现骨细胞样色素沉着为明显特征的眼底疾病。ERG 的检查结果可协助诊断。

(3)兼顾诊断探索病因。寻求合适方法,查询病因,追根求源,最终明确疾病的诊断。对于临床诊断困难的罕见病,基因检测常常不失为有效的工具,但何时选择,如何选择,需要我们不断地探索学习。

(王欢)

第五十八章　视网膜母细胞瘤

病例90　以斜视为首发表现，应警惕眼内恶性肿瘤

【背景知识】

视网膜母细胞瘤（retinoblastoma，RB）是一种常染色体显性遗传性疾病，临床较罕见，多因 RB1 基因突变引起，是来源于视网膜胚基的恶性肿瘤，占儿童期眼球内恶性肿瘤的第一位，对儿童视力和生命有严重威胁和危害。常常起病隐匿，临床较难早期发现，大部分患儿发现时已经中晚期，且发病年龄较早，3 岁以内多见，患儿主观表达能力差，多因视力较差引起斜视、眼球震颤或白瞳而就诊。

【病例简述】

（一）入院情况

男，2 岁，因发现右眼瞳孔黄白色反光 1 月入院。

患儿 1 月前母亲偶尔发现其右眼瞳孔黄白色反光，患儿无其他眼部异常及全身异常，既往体健，因此家长未予足够重视，近日来发现瞳孔黄白色反光更加明显，遂来我院进一步诊治。

患儿系 G_1P_1，孕 39 周顺产，父母体健，否认家族遗传病史。

（二）入院查体

全身情况：体温、脉搏、呼吸、血压正常，心、肺、腹部查体无异常。

眼科检查：视力检查不合作；双眼外眼未见异常，结膜无充血，角膜透明，前房中深，房水清，瞳孔圆，对光反应存，眼球运动自如。散瞳眼底检查，右眼视神经乳头周围可见黄白色隆起实性占位性病变，表面不平，边界清楚；左眼眼底未见明显异常。

（三）入院检查

眼眶 CT：双侧眼眶骨质结构完整，双侧眼眶对称，形态、大小正常，右眼环完整，右眼球内见软组织密度肿块影，其内可见不规则钙化斑。左侧未见明显异常。视神经走行、形态正常，密度均匀。

眼眶 MRI：右侧眼球内可见斑片状异常信号影，范围为 12.1 mm × 9.0 mm，T_1WI 等信号，T_2WI 低信号，DWI 高信号，增强后不均匀强化，眼球后缘见带状异常信号，T_1WI 稍高信号，T_2WI 呈低信号。视神经乳头部见小点片状强化。晶状体呈凸透镜状，玻璃体信号均匀，眼环厚度均匀，视神经粗细、走行正常，眼外肌形态正常，眶壁未见明显骨质破坏，眼球位置正常。

【病例分析】

（一）鉴别诊断

典型的病史及眼部检查易于诊断,但有些患儿临床表现不典型且易于忽视,或者当有伴随症状如屈光间质混浊或者伴有炎症及前房积血等时诊断较为困难,因此需与以下疾病鉴别。

1.Coats 病（Coats' disease ）　患儿因"右眼斜视及黄白色反光1月"入院,男性,单眼发病,临床上需要与 Coats 病相鉴别。但患儿发病年龄较早, 2 岁,病史仅1个月,而此病多为6 岁以上,病程较长,发展较慢,是一种非遗传性以视网膜血管发育异常为主要特征的疾病。早期视网膜血管广泛异常扩张,常伴有微血管瘤,晚期视网膜下形成大片黄白色渗出,进而继发渗出性视网膜脱离,也可以出现斜视及黄白色瞳孔反光, 但 CT 检查无实质性肿块,不支持该诊断。

2. 永存原始玻璃体增生症（persistent hyperplasia of primary vitreous，PHPV ）　患儿发病1 个月,非先天发病,虽有瞳孔黄白色反光,但无小眼球、浅前房、瞳孔异常等临床表现,因胎儿期的原始玻璃体动脉未消失并有增殖所致,表现为晶状体后灰白膜样组织并伴有新生血管,常位于视轴部。CT 检查:无实质性肿块,不支持该诊断。

3. 早产儿视网膜病变（retinopathy of prematurity， ROP ）　患儿足月,单眼发病,而此病多双眼发病,多见于低体重早产儿,有产后高浓度吸氧史。影像学检查无实质性肿块,故不支持该诊断。

4. 转移性眼内炎　患儿否认外伤及手术史或有原发感染史,如发热及体内炎症病灶等,此病主要因病原体引起视网膜血管阻塞,形成局限性黄白色病灶,进而导致玻璃体脓肿,而呈黄白色瞳孔。但影像学检查眼球内无实体性病变,不支持该诊断。

5. 眼底先天发育异常　一些严重的眼底先天发育异常可白瞳孔,包括视网膜发育不良、先天性视神经缺损、先天性视网膜皱襞、先天性脉络膜缺损和先天性视网膜有髓神经纤维等,均为先天性眼底异常,眼底检查可鉴别。

（二）诊断及确诊依据

1. 诊断　右眼视网膜母细胞瘤。

2. 确诊依据

（1）发病年龄较早,3 岁前发病。

（2）无肿瘤及视网膜疾病家族史,无早产及吸氧史。

（3）眼底检查:右眼视盘周围白色隆起实性占位,表面不平,边界清楚,黄斑未累及。

（4）影像学检查:①眼眶 CT:右侧眼球玻璃体内软组织密度肿块,其内不规则钙化斑（具较高诊断价值）。②眼眶 MRI:右侧眼球内可见斑片状异常信号影,范围为12.1 mm×9.0 mm, T_1WI 等信号, T_2WI 低信号, DWI 高信号,增强后不均匀强化,眼球后缘见带状异常信号, T_1WI 稍高信号, T_2WI 呈低信号。视神经乳头部见小点片状强化。

对于临床怀疑视网膜母细胞瘤的患儿,根据典型的病史、症状和体征,综合影像学检查可明确诊断,为挽救患儿生命、保存眼球和视功能应尽早采取相应治疗。

【专家点评】

本案我们可以得到如下启示。

（1）不放过任何线索。抓住线索,深入剖析。本例患儿发病年龄较小,不能准确表达视力差及视觉障碍问题,临床出现斜视(因视力差引起)或瞳孔黄白色"猫眼样"反光,我们要高度警惕眼内恶性肿瘤,我们进行了详细的散瞳眼底检查发现眼底占位性病变,为明确诊断提供重要依据。

（2）一步步完善检查。精准评估,合理选择检查,明确诊断。患儿发病年龄小(3岁以内),具有典型斜视及黄白色猫眼样反光,眼底检查占位性病变,高度怀疑眼内恶性肿瘤,故行 CT 和 MRI 检查示球内占位性病变,局部钙化斑(具较高诊断价值),故视网膜母细胞瘤临床可诊断。

（郭珍）

第五十九章　重症先天性中性粒细胞减少症

病例 91　多系统反复感染，需要考虑中性粒细胞减少

【背景知识】

重症先天性中性粒细胞减少症(severe congenital neutropenia SCN)是先天性骨髓衰竭综合征的一种，是一组罕见的，以幼年起病的持续性中性粒细胞减少、反复感染为主要临床表现的遗传性血液及免疫缺陷病，同时是第一种被报道的先天性免疫缺陷病。SCN 患儿外周血粒细胞明显减少($<0.5 \times 10^9/L$)。口腔炎、牙龈炎、皮肤感染、肺炎等是常见的感染类型。本病被认为是白前病变，有较高进展为骨髓增生异常综合征甚至白血病的风险。由于 SCN 发病率极低，约为($3 \sim 8.5$)/1000000、临床表现异质性高，临床实践中易与继发性中性粒细胞减少混淆。

【病例简述】

（一）入院情况

患儿，男，13 岁，因"间断腹痛伴发热 4 月余"于 2018 年 8 月 21 日入院。患儿 4 月余前无明显诱因出现腹痛，以下腹部为著，伴恶心呕吐、呕吐物为胃内容物，$3 \sim 4$ 次/天，伴腹泻、大便为黄色稀水便，约 $4 \sim 5$ 次/日，当时不伴发热、里急后重等其他不适，输注头孢曲松治疗效果不佳，2018.4.9 查血常规示：WBC $2.61 \times 10^9/L$，B 超：胆囊腔内低回声 - 胆泥？脾脏增大，腹水，腹腔肠壁增厚伴周围组织回声增强，炎症不除外，中下腹肠腔内强回声 - 粪石？CT：右中下腹肠系膜脂肪密度增高，胆囊密度不均匀，肠系膜根部多发淋巴结，结肠及乙状结肠内多发高密度影，部分乙状结肠及直肠肠壁增厚。诊断急性肠系膜淋巴结炎，给予头孢哌酮舒巴坦抗感染及禁食、补液等治疗，患儿腹痛症状有所缓解。后患儿间断出现腹痛，伴发热，最高体温达 39 ℃以上，每日发热 2 次，考虑淋巴瘤可能，为进一步治疗来我院。患儿自发病以来精神尚可，近 20 天进食佳膳，尿量不少，无尿色改变，近日每日排便 $2 \sim 3$ 次、为糊状便，体重无明显下降。

1. **既往史**　患儿生后白细胞数在 $1.1 \times 10^9 \sim 12.9 \times 10^9/L$ 之间、中性粒细胞减低($0.15 \times 10^9 \sim 0.5 \times 10^9/L$)，生后 7 天发现脐尿管瘘，因间断发热 5 月时至医院行脐尿管瘘切除术，7 月出现反复牙龈脓肿、肛周多发脓肿，1 岁时诊断肝脓肿，5 岁时诊断肺脓肿，6 岁时患肠套叠、肠梗阻。9 岁时车祸后出现左髋骨骨髓炎，历时 4 月余伤口渐愈合。

患儿为其母 G_1P_1，足月剖宫产，生后无窒息，出生时体重 3.7 kg，生后人工喂养，4 月添加辅食，生长发育同正常同龄儿。家族史无殊。

2. **外院检查**

B 超：部分升结肠、回盲部肠壁病变，继发近段回肠不全梗阻：考虑克罗恩病；阑尾慢性

炎症改变。

PET-CT：①全身多处异常高代谢灶，分布于：回盲部、肠系膜根部淋巴结、双侧睾丸，考虑淋巴瘤多部位侵犯（Ⅲ期）可能性大；②脊柱部分椎体、左侧骶髂关节骨髓部位局限性FDG代谢异常增高，全身其余部位未见典型恶性肿瘤样高代谢病灶；③鼻咽顶后壁及双侧壁、双侧咽扁桃体肿胀伴代谢异常增高，放射性分布较均匀，考虑炎性病变；④双侧颌下间隙、右侧颈部胸锁乳突肌内侧多处异常高代谢肿大淋巴结，考虑炎性改变。

（二）入院查体

T36.6 ℃，P101次/分，R25次/分，BP92/60mmHg，H156 cm，W37 kg ECOG1分。轻度贫血貌，周身皮肤无黄染、皮疹及出血点，右侧颈部可触及多枚肿大淋巴结，边界清楚，活动度可，无触痛。牙龈及下唇红肿，胸骨无压痛，腹软、无压痛及反跳痛，脐下见约10 cm陈旧手术瘢痕，左下腹见约8 cm瘢痕，肝肋下未触及，脾肋下3 cm、质中、无触痛。

（三）入院检查

（1）血细胞分析：白细胞-WBC1.43×10⁹/L↓（参考值：8×10⁹~10×10⁹/L），嗜中性粒细胞绝对值-NEUT#0.16×10⁹/L↓（参考值：2×10⁹~7×10⁹/L），血红蛋白-HGB 94 g/L（参考值：120~140 g/L）↓，血小板-PLT225×10⁹/L（参考值：100×10⁹~300×10⁹/L）。

（2）免疫球蛋白定量：IgA 6.89 g/L↑（参考值：0.82~4.53 g/L），IgG 23.4 g/L↑（参考值：7.51~15.6 g/L），IgM 1.98/L（参考值：0.46~3.04 g/L）。

（3）骨髓穿刺检查：此部位增生减低，粒巨两系减低，骨髓及外周血嗜酸粒细胞及淋巴细胞增高。

（4）骨髓组织细胞化学染色三项含瑞染+像：细胞化学染色提示为淋巴细胞。

（5）染色体：46，XY[20]。

（6）骨髓免疫分型（CD系列）-淋巴瘤（类型待定）：淋巴细胞各亚群比例正常，表型未见明显异常。

（7）染色体荧光原位杂交P53/CEP17、MLL、BCR/ABL：阴性。

（8）白血病：融合基因未见异常。

（9）骨髓病理常规：送检骨髓增生较低下，粒、红、巨三系造血细胞均可见，巨核细胞数量大致正常，未见明显异型。

（10）颈部淋巴结病理活检：淋巴结反应性增生，未见明确淋巴瘤证据。

（11）血液系统疾病测序结果显示：*ELANE*基因存在c.199T>C（p.S67P）杂合变异。

（12）烟曲霉半乳甘露聚糖IgM抗体389.34AU/mL↑（参考值：0~80 AU/mL），烟曲霉半乳甘露聚糖IgG抗体154.76AU/mL↑（参考值：0~80 AU/mL），白色念珠菌甘露聚糖IgM抗体>500AU/mL↑（参考值：0~80 AU/mL），白色念珠菌甘露聚糖IgG抗体145.29AU/mL↑（参考值：0~80 AU/mL）。血培养：5天培养阴性。

（13）ENA抗体谱、抗核抗体滴度均为阴性。

（14）肺炎支原体回报为阳性。

【病例分析】

认真梳理患儿病史、查体及相关检查等，综合分析患儿的临床特点，患儿主诉为腹痛、发热，有多发淋巴结肿大、脾肿大、粒细胞减低、高球蛋白血症，需要考虑以下疾病。

1. 感染性腹泻　患儿腹痛，伴呕吐及腹泻，病程长，病情迁延，考虑存在慢性感染性腹泻，该患儿无结核中毒症状及寄生虫感染相关症状，真菌感染标志物升高，应用氟康唑抗感染有效，不能除外存在念珠菌感染，但单纯感染性腹泻不能解释其余症状。

2. 炎症性肠病　患儿腹泻病程长，病情迁延，腹泻次数相对较少，伴有发热，这种腹泻也多见于慢性炎症性肠病或者肿瘤。患儿外院超声考虑克罗恩病，其诊断主要是结合临床症状和相关检查结果，在排除感染性和其他非感染性肠炎的基础上作出综合性分析。单纯炎症性肠病无法解释患儿的淋巴结肿大及粒细胞缺乏，暂时不考虑此病。

3. 肠系膜淋巴结炎　一般由病毒、细菌或其毒素等经淋巴管进入局部淋巴结，激发机体免疫反应后，淋巴结内细胞迅速增殖，导致淋巴结肿大，引起肠系膜淋巴结炎。该患儿临床症状及超声诊断肠系膜淋巴结炎，但该患儿年龄偏大，同时存在高球蛋白血症，单纯肠系膜淋巴结炎无法解释患儿所有症状，考虑为继发。

4. 淋巴瘤　患儿有腹痛，腹泻，查体有浅表淋巴结肿大，脾脏增大，腹水，外院 PET 提示全身多处异常高代谢灶，患儿临床症状及 PET 高度疑似淋巴瘤，但骨髓穿刺、淋巴结活检等均不支持淋巴瘤诊断。

5. 严重的先天性中性粒细胞减少症　仔细回顾病史，患儿生后即发现中性粒细胞缺乏，7 天发现脐尿管瘘，7 月时反复牙龈脓肿、肛周多发脓肿，1 岁时肝脓肿，5 岁时肺脓肿。反复发热和感染常常提示潜在的血液学或免疫学问题。测序结果显示 ELANE 基因存在 c.199T>C(p.S67P)杂合变异，自发突变，可诊断本病。ELANE 基因相关性先天性粒细胞减少症主要临床特征包括难治性反复细菌感染、高球蛋白血症、中性粒细胞减少和单核细胞增多。患儿因中性粒细胞缺乏，反复多部位感染，继发脾功能亢进，脾大，肠道感染反复刺激，导致局部肠壁增厚，弥漫性黏膜病变在放射学研究中有时类似于克罗恩病，肠系膜淋巴结炎，经常应用抗生素继发条件致病菌如念珠菌感染。可解释患儿上述所有症状。对于严重的先天性中性粒细胞减少症患者，一旦有感染表现应予粒细胞刺激因子(G-CSF)治疗，若反复发生严重感染或监测过程中发生疾病转化，则建议行造血干细胞移植治疗。该患儿经予 G-CSF 升白细胞治疗、抗感染后感染控制，未进行干细胞移植治疗。

（二）诊断及确诊依据

1. 诊断　重症先天性中性粒细胞减少症。

2. 确诊依据　国际上 SCN 诊断标准在不断更新变化尚无统一标准。根据法国 SCN 队列及土耳其 SCN 队列入组标准，SCN 的诊断需满足以下 3 条：①中性粒细胞绝对值 <0.5×10⁹/L 持续超过 6 个月；②除外其他造血及非造血系统疾病所致中性细胞减少(如药物性或其他理化因素、人类免疫缺陷病毒血清阳性或其他病原体感染、自身免疫性疾病、其他类型的骨髓衰竭等)；③实验室检查有 SCN 相关基因致病突变。如果满足①、②条而未发现 SCN 相关基因致病突变，为高度可疑病例。该患儿中性粒细胞绝对值 <0.5×10⁹/L 持续

超过 6 个月,测序结果显示,*ELANE* 基因存在 c.199T>C(p.S67P)杂合变异,可确诊本病。

【专家点评】

本案我们可以得到如下启示。

（1）知己知彼,百战不殆。重度先天性中性粒细胞减少症(SCN)由瑞典儿科医生 Rolf Kostmann 在 1956 年首次描述。SCN 是一种少见的先天骨髓造血衰竭,婴儿时期发病,表现为重度中性粒细胞缺乏和反复细菌感染。导致 SCN 最常见的常染色体显性遗传是中性粒细胞弹性蛋白酶基因 ELANE 突变,在一项回顾性分析中, 15 例检出 CN 相关基因突变中 ELANE 突变 4 例。针对本病的一线治疗为 G-CSF,对 G-CSF 治疗无效或转变为骨髓增生异常综合征 / 急性髓系白血病(MDS/AML)的患者,造血干细胞移植是主要治疗方法。

（2）去粗取精,去伪存真。患儿入院时疾病已经发展到了一定程度,症状较多,包括放射影像的类似克罗恩病、PET-CT 的疑似淋巴瘤,初发症状和既往遗留问题混杂一起,看似复杂,但是通过一步步抽丝剥茧,应用一元论可以发现所有的问题都指向粒细胞缺乏,患儿的严重的先天性中性粒细胞缺乏症是所有问题的根源,导致了一系列难治性反复细菌感染和不适症状。

（3）与时俱进,开拓创新。随着科技的发展,对疾病的认识不断加深,诊断疾病的方法也在更新和进步。随着信息来源的改善和基因检测的日益普及,在完善传统检查及检验基础上,还要注意进行包含有先天性免疫缺陷病在内的中性粒细胞减少症全外显子二代测序(NGS)基因检测,有助于分型和明确诊断。即使靶向测序未发现已知的致病基因,但临床有无法解释的严重中性粒细胞减少,亦不能排除先天性中性粒细胞缺乏的可能。

（刘天峰　竺晓凡）

第六十章 婴儿严重肌阵挛性癫痫

病例 92 发热抽搐可不都是"抽火风"

【背景知识】

婴儿严重肌阵挛性癫痫(severe myoclonic epilepsy of infancy, SMEI),目前被称为 Dravet 综合征,是一种罕见的早发性癫痫综合征,以婴儿期发病的难治性癫痫和神经系统发育异常为特征,被归类为遗传性癫痫综合征和癫痫性脑病。1978 年 Charlotte Dravet 首次报道了 Dravet 综合征;2001 年发现了电压门控钠通道 α1 亚基(*SCN1A*)基因突变,揭示了 Dravet 综合征的遗传学基础。Dravet 综合征发病率为 1/40000 到 1/15700,男女发病率相同。

【病例简述】

(一)入院情况

患儿,男,1 岁 11 月,因"间断抽搐 1 年余"入院。

患儿于生后 5 月龄开始出现反复抽搐,醒睡各期均有发作,主要表现为以下三种形式:①生后 5 个月出现全面阵挛发作,每次持续约 8~20 min 缓解,共发作 3 次,第 1 次抽时测体温 38 ℃,第 2、3 次抽时体温正常;②肌阵挛发作,持续 10 s~2 min 自行缓解 1 天最多发作 3 次,最长 2 个月未见发作;③ 1 岁出现局灶性发作。10 余天 ~2 个月发作 1 次。多由于发热诱发。

母孕史:G_1P_1,母孕期体健,足月顺产,出生体重 2.7 kg,生后否认缺氧窒息史。

发育史:起病前及病初精神运动发育基本适龄,从 7 个月龄之后精神运动发育落后,1 岁 5 个月会独走,至入院时走路欠稳,不会双脚跳,上楼梯,精细运动欠佳,可用对指取物,只能说"爸爸、妈妈"等 2~3 字简单词语。

家族史:父亲体健,母亲幼年有 1 次发热抽搐史,患儿祖父及曾祖父幼年亦有发热抽搐史,否认智力低下、遗传代谢病家族史。

(二)入院查体

神志清,精神反应可,呼吸平稳,双侧瞳孔等大等圆,直径 3 mm,对光反射灵敏,眼球活动自如,面纹对称,四肢肌张力正常,活动对称,未见不自主活动。腹壁反射(+),跟膝腱反射(++)。病理征(-)。脑膜刺激征(-)。未见不自主运动。心肺腹查体未见异常。

(三)入院检查

(1)脑电图:背景慢活动,发作间期阵发性、弥漫性、不规则尖 - 慢、棘 - 慢、多棘慢波。

(2)头颅磁共振(MRI):脑外间隙增宽。

(3)气相色谱质谱联用法遗传代谢病尿筛查及液相串联质谱法遗传代谢病血筛查:未

见异常。

（4）发育商（DQ）：56，提示中度发育迟滞。

（5）全外显子组测序：发现 *SCN*1*A* 基因存在一新生杂合变异 c.4060T>C（p.Cys-1354Arg）。依据美国医学遗传学与基因组学学会的变异解读指南，该变异判定为可疑致病性变异。

【病例分析】

（一）逐层递进式鉴别诊断

认真梳理患儿的病史、查体及相关检查等，综合分析患儿的临床特点，进行逐层递进式鉴别诊断。

1. 癫痫　患儿间断抽搐 1 年余病史，表现为全面阵挛发作、肌阵挛及局灶性发作等多种发作形式，脑电图示背景慢活动，发作间期阵发性、弥漫性、不规则尖 - 慢、棘 - 慢、多棘慢波，癫痫诊断明确。

2. Dravet 综合征　生后 5 个月开始反复抽搐，表现为全身阵挛发作、全身强直发作，肌阵挛发作及局灶发作等多种发作形式，发热易诱发，伴精神运动发育落后，脑电图示背景慢活动，发作间期阵发性、弥漫性、不规则尖 - 慢、棘 - 慢、多棘慢波，基因检测示 *SCN*1*A* 基因新生杂合变异，可诊断 Dravet 综合征。

3. Lennox-Gastaut 综合征（LGS）　LGS 也是一种癫痫综合征，以儿童期发病的严重癫痫发作伴智力障碍为特征。LGS 的发病年龄晚于 DS，通常在 3~5 岁发病。发作形式是轴性强直性发作、失张力发作和非典型失神发作。发作间期脑电图弥漫性慢（<2.5 Hz）棘 - 慢波和睡眠期全面性快节律（约 10 Hz）爆发。本患儿发病年龄、发作形式及脑电图特点不符合 LGS。

4. 肌阵挛 - 起立不能性癫痫（Doose 综合征）　Doose 综合征是儿童早期发病的一种全面性癫痫综合征，以多种形式癫痫发作为特征（跌倒发作、肌阵挛性发作，肌阵挛 - 失张力发作和全面强直 - 阵挛性发作），起病时间为 6 月龄至 6 岁。本患儿无跌倒发作以及肌阵挛 - 失张力发作，不符合。

5. 进行性肌阵挛性癫痫（PME）　PME 是一种独特的疾病，以肌阵挛、肌阵挛性发作和全面强直 - 阵挛性发作伴进行性智力下降、震颤和共济失调为特征。早发性 PME，如神经元蜡样脂褐质沉积病，可通过视力下降、眼底异常和基因检测结果与 Dravet 综合征相鉴别。

6. PCDH19 相关性癫痫　PCDH19 相关性癫痫，其特征是儿童期发病的局灶性和 / 或全面性癫痫发作，通常由发热诱发、呈群集性发作，伴行为和精神共病以及有不同程度的智力障碍。该综合征与 Dravet 综合征存在显著的表型重叠且两者均可由 *PCDH*19 突变引起，所以鉴别非常困难。PCDH19 相关癫痫患者的肌阵挛性发作和失神发作相对较少、惊厥性癫痫持续状态发作较少且光敏感性也更少见，PCDH19 相关癫痫主要累及女性。

（二）诊断及确诊依据

1. 诊断　①Dravet 综合征；②精神运动发育落后。

2. 确诊依据

（1）临床标准。根据国际抗癫痫联盟（ILAE）标准，Dravet 综合征包括以下 9 个临床特征,其中许多特征需要不断随访而确定:①癫痫或热性惊厥家族史;②癫痫发作起病前精神运动发育正常;③癫痫发作在1岁以内起病;④首次发作表现为全面性或单侧阵挛或强直阵挛发作,常为发热诱发,之后表现为多种发作形式(全面强直阵挛发作,不典型失神发作,肌阵挛发作、局灶性发作等);⑤具有热敏感,低热或环境过热可诱发发作,发热可加重癫痫发作;⑥病初脑电图正常,随后表现为广泛的、局灶或多灶性棘-慢波及多棘-慢波;⑦1岁后精神运动发育落后;⑧精神运动发育迟滞后可出现共济失调及锥体束征;⑨抗癫痫药物治疗不理想。

(2)基因诊断标准。约80% Dravet 综合征为 *SCN1A* 基因突变,近年来发现少数病例为其他基因突变导致(*PCDH*19、*GABRG2*、*SCN2A*、*GABRA*1、*CHD2*、*SCN1B*、*GABRB2*、*TB-C1D24*、*ALDH7A*1)。

【专家点评】

本案我们可以得到如下启示。

(1)注意年龄段的提示。1岁以内的婴儿,热性惊厥有以下特点时,要警惕 Dravet 综合征的可能:①发病年龄早,多在6个月以内(特别是接种百白破疫苗后诱发发作);②长时间的热性惊厥;③一次热程中反复发作;④半侧阵挛或部分性发作;⑤低热即可诱发发作(疫苗接种、热水浴);⑥ *SCN1A* 基因突变筛查有助于早期诊断。

(2)敢于否定勇于肯定。怀疑 Dravet 综合征及时转诊三级甲等医院儿童专科神经科,或已确诊 Dravet 综合征的患者出现癫痫持续状态、频繁发作应及时转诊。告知患儿家长,建议带齐所有的病历资料,如脑电图、神经影像学、血尿化验结果。并根据患儿的病情选择基因检测等。

(张仲斌　李东)

第六十一章　脊髓性肌萎缩症

病例93　每个肌张力低下、肌力差的患儿,都要注意 SMA 的可能
——以无法独立上楼梯入院的脊髓性肌萎缩症

【背景知识】

脊髓性肌萎缩症(spinal muscular atrophy,SMA)是由于脊髓前角及延髓运动神经元变性,导致近端肢体和躯干进行性、对称性肌无力和肌萎缩的神经变性病。5qSMA 为最常见的类型,因定位于 5q 的运动神经元存活基因(survival motor neuron,SMN)1 缺失 / 变异导致 SMN 蛋白缺乏而致病,主要突变类型为 SMN1 基因第 7 或第 7、8 外显子纯合缺失,约占 96%,呈常染色体隐性遗传。该病在存活新生儿中的发病率约 1/11000,携带者频率为 1/40-1/50,位居 2 岁以下儿童致死性遗传病首位。中国人群中的携带者频率约 1/42。随病情进展,肌无力可进一步导致骨骼系统、呼吸系统、消化系统及其他系统异常,其中呼吸衰竭是最常见的死亡原因。根据发病年龄及获得的最大运动能力分为 0 型(出生前或生后 2 周内发病,无运动能力)、Ⅰ 型(<6 月发病,不能独坐)、Ⅱ 型(6~18 月发病,能独坐,不能独立行走)、Ⅲ 型(18 个月 ~10 岁发病,能独立行走)、Ⅳ 型(成人期,能跑跳等所有运动能力)。

【病例简述】

（一）入院情况

患儿,女,3 岁,因“上楼费力,无法独立上楼梯”就诊。

患儿生后 4 月翻身,6 月独坐,10 月四爬,1 岁 2 月独走,独走时可见双足稍内旋,2 岁多时家属即发现不能独自上楼梯,未予重视,未就诊。目前患儿仍不能独自上楼梯,不能独自蹲起。

患儿系 G_1P_1,否认孕产史异常。父母体健,非近亲结婚,否认家族遗传史。

（二）入院查体

神情,语可,智力正常。心肺腹查体未见异常。四肢肌张力偏低,四肢近端肌力Ⅳ级,远端肌力Ⅳ+ 级,双上肢腱反射(+),双跟、膝腱反射(-),双巴氏征(-)。独走时可见双足稍内旋,上楼梯困难,蹲起困难。

（三）入院检查

（1）血、尿、便常规未见异常。

（2）肝、肾功能、血清电解质、血乳酸、心肌酶谱:未见明显异常。

（3）甲状腺功能检查未见异常。

（4）尿遗传代谢病筛查(GS/MS)、血遗传代谢病筛查(MS/MS)均未见异常。

（5）心电图:正常窦性心律。

（6）超声心动图：未见异常。

（7）神经电生理检查：双下肢体感诱发电位未见异常；双下肢神经电图示腓总神经MCV、胫神经MCV正常，股神经ML末端潜期正常，CMAP波幅降低（约50%~60%）；胫后神经SCV，腓浅神经SCV检测正常；双下肢Fw及双侧Hr检测正常。肌电图示四肢肌MUP时限增宽、振幅增高，多相波增多，募集反应减少。考虑广泛神经源性损害（脊髓前角）。

（8）脊髓性肌萎缩症相关基因检测（MLPA）：患儿 SMN1基因7、8号外显子纯合缺失（拷贝数为0），其父母均为 SMN1基因7、8号外显子缺失的杂合子。患儿 SMN2基因拷贝数为3。

（9）运动功能评估

Hammersmith功能运动量表扩展板（hammersmith functional motor scale expanded，HFMSE）：54分/66分。

上肢模块测试修订版（revised upper lime module，RULM）：33分/37分。

运动功能评估（motor function measure，MFM）：D1站立和转移58.3%；D2躯干和近端运动功能100%；D3远端运动功能100%，总分83.3%。

6 min步行试验：1 min距离62 m，2 min距离114 m，3 min距离163 m，4 min距离205 m，5 min距离245 m，6 min距离286 m。

【病例分析】

（一）逐层递进式鉴别诊断

患儿，3岁，隐匿起病，四肢力弱，近端重于远端，四肢腱反射减弱或消失，双巴氏征（-），神经电图示神经源性损害（脊髓前角）；临床考虑SMA可能。注意与以肌无力为主要症状的其他疾病鉴别。

1. 非5q脊髓性肌萎缩症　病程进展常更缓慢，致病基因 $VAPB$、$CHCHD$10、$TRPV$4、$DYNC$1H1、$BICD$2等，通过基因检测可鉴别。

2. Duchenne/Becker型肌营养不良　亦有对称分布的四肢近端肌无力表现，有腓肠肌肥大、压痛，血清肌酸激酶显著增高，肌电图示肌源性损害，多男孩发病。本例患儿为女孩，肌电图示神经源性损害，血清肌酸激酶正常，可除外。

3. 吉兰-巴雷综合征　一般有前驱感染，为免疫介导的急性炎性周围神经病，双侧肢体无力一般比较对称，肢体无力远端要重于近端，可出现感觉障碍及颅神经受损表现。本患儿隐匿起病，神经电图示神经源性损害（脊髓前角），无前驱感染后的急性病程，可除外。

4. 肉毒中毒　为肉毒杆菌毒素累及神经肌肉接头突触前膜所致，表现为眼外肌麻痹、瞳孔扩大和对光反射迟钝，吞咽、构音、咀嚼无力，肢体对称性弛缓性瘫痪，可累及呼吸肌。本例患儿隐匿起病，无相关食物中毒史，肌电图示神经源性损害，可除外。

5. Fazio-Londe综合征　也称为儿童进行性延髓麻痹，是一种非常罕见的儿童运动神经元疾病，其特征是下颅神经进行性麻痹。本例患儿以四肢受累为主，病情较轻，未累及延髓，不支持。

6. 平山病　表现为前臂和手的肌肉萎缩和无力,多为单侧损害,部分也可表现为不对称双侧损害,多数病人有"寒冷麻痹"。本患儿肌肉无力特点为下肢重于上肢,不支持。

7. 代谢性肌病　表现为弛缓性肢体无力,不能耐受疲劳,腱反射减低或消失,伴有其他器官受损,症状有波动性,肌电图示肌源性损害。可除外。

8. 遗传性感觉运动神经病　表现为肢体远端肌肉无力萎缩,肌电图示多发性神经源性损害。本患儿系对称性四肢和躯干的肌无力,近端重于远端,肌电图提示神经源性损害(脊髓前角),未累及感觉神经,结合基因检测可除外。

9. 脊髓性肌萎缩症叠加疾病　合并严重关节挛缩、小脑萎缩、肌阵挛癫痫等其他表现,致病基因有 *GLE*1、*VRK*1、*EXOSC*3、*SLC52 A3*、*SLC52 A2*、*ASAH*1、*ATP7 A* 等,基因检测可鉴别。

10. 脊髓性肌萎缩　患儿脊髓性肌萎缩症相关基因检测示 *SMN*1 基因 7、8 号外显子纯合缺失(拷贝数为 0),支持确诊 SMA。患儿 2 岁多时发现不能上楼梯,最大运动能力独走,*SMN*2 基因拷贝数为 3,为 SMA III 型。

(二)诊断及确诊依据

1. 诊断　脊髓性肌萎缩症(III 型)。

2. 确诊依据

(1)临床特点:进行性、对称性四肢和躯干的肌无力,近端重于远端,下肢重于上肢,肌电图提示神经源性损害(脊髓前角),可临床初步识别。

(2)确诊 SMA 需分子遗传学检测:*SMN*1/*SMN*2 基因检测是高度可靠的,当怀疑该疾病时,可作为一线检查。基因检测显示 *SMN*1 基因外显 7 或外显子 7、8 纯合缺失,或 *SMN*1 基因复合杂合突变,即可确诊。

【专家点评】

本案我们可以得到如下启示。

(1)每个张力低下、肌力差的孩子皆有 SMA 可能。任何肌张力低下、肌力差的患儿,都要注意 SMA 的可能。详细询问病史,全面体格检查及神经电生理检查有助于临床鉴别。

(2)牢固掌握疾病特点,尽早识别本病效果更佳。目前 5' SMA 疾病修正治疗已应用于临床,越早治疗,效果越好。要 MLPA 简便易行,是 5' SMA 的首选检测方法。

(陈淑娟　赵澎)

病例 94　"三定"破译小婴儿进行性肌无力
——以四肢无力入院的脊髓性肌萎缩症

【背景知识】

脊髓性肌萎缩症(spinal muscular atrophy, SMA)一般特指位于染色体 5q11.2-13.3 上的运动神经元存活基因 1(survival motor neuron 1, *SMN*1)突变所导致的常染色体隐性遗传病,临床表现为进行性、对称性,肢体近端为主的广泛性弛缓性麻痹与肌萎缩,智力发育相对正常。SMA I 型曾经是婴幼儿期最常见的遗传性致死性疾病。近年来,临床已应用针对 5q

型 SMA 基因治疗,使疾病的自然进程得到根本性的改变。

【病例简述】

（一）入院情况

患儿,男,2 月龄,因发现四肢无力 1 月入院。

1 月龄时发现四肢主动活动减少,四肢软、无力,逐渐加重,双上肢可抬离床面,双下肢仅在床面平移,不能蹬踹。病程中无发热,精神状态好,吃奶好,无吸吮及吞咽困难,无咳嗽及呼吸困难,排尿、排便正常。

无传染病接触史,无毒物及特殊药物接触史;已接种"卡介苗"及"乙肝疫苗";患儿系 G_2P_2,孕 39^{+3} 周顺产,否认宫内窘迫及产时窒息史,出生体重 3.05 kg。父母体健,姐姐 3 岁女孩,体健。家族史(-)。

（二）入院查体

头围 38 cm,胸围 38 cm,身长 55 cm,体重 6.5 kg,营养中等,面容正常,神志清楚,精神状态好,呼吸平稳,无发绀,胸廓呼吸动度正常,双肺通气正常,未闻及啰音,心音有力,心律齐,各瓣膜听诊区未闻及杂音,腹部软,未触及包块。追视灵活,表情正常,哭声无低哑,颅神经正常,四肢肌张力减低,双上肢肌力近端Ⅱ级、远端Ⅲ级。双下肢蛙状位,肌力近端Ⅰ级、远端Ⅲ级,四肢腱反射未引出,腹壁反射(-),双侧跖反射对称屈性。

（三）入院检查

（1）血生化:电解质、血糖正常,肝肾功能正常,肌酸激酶(CK)正常。

（2）胸部 X-Ray 片:心肺膈无著变;心电图示窦性心动过速;超声心动图示"卵圆孔未闭";腹部 B 超正常。

（3）神经电图:双上肢正中神经运动神经传导速度(MCV)、尺神经 MCV、及双下肢腓总神经 MCV、胫神经 MCV 传导速度及末端潜期正常,肌肉复合动作电位(CMAP)波幅降低约 60%~100%;双上肢正中神经感觉神经传导速度(SCV)及双下肢胫后神经 SCV 正常;四肢 F 波及双侧 H 反射缺失。肌电图:所检肌运动单位电位(MUP)时限增宽、振幅增高、多相波增多,募集反应减少,可见纤颤、正尖、束颤及群多相电位。结论:广泛神经源性损害（脊髓前角）。

（4）基因检查:①患儿 SMN1 基因复合杂合变异:7-8 号外显子杂合缺失(1 拷贝),c.815 A>G(p.Tyr272Cys,已报告为致病性变异);家系验证:父亲 SMN1 基因 7-8 号外显子杂合缺失(1 拷贝),母亲 SMN1 基因 2 拷贝、c.815 A>G(p.Tyr272Cys)杂合变异,姐姐 SMN1 基因 2 拷贝、未检出 c.815 A>G(p.Tyr272Cys)杂合变异。②患儿 SMN2 基因 2 拷贝数。

【病例分析】

（一）逐层递进式鉴别诊断

综合分析患儿的临床特点,按照定向、定位、定性的思路,进行逐层递进式鉴别诊断。

1.定向、定位分析　患儿症状体征特点主要为四肢无力,定向为神经、肌肉疾病系统;查体四肢瘫痪,肌力Ⅰ级 -Ⅲ级,肌张力减低、腱反射消失,病理征(-),为四肢弛缓性瘫痪,定位可能为肌肉、周围神经及脊髓前角损害。

（1）肌肉病:肌电图未见肌肉损害表现,血生化无肌酶增高,不支持肌肉病变。肌电图在某些遗传性肌病可以正常,但这类疾病一般起病相对要晚,进展缓慢或不进展,而且患儿肌电图明确见到失神经支配表现,故不考虑此类疾病。

（2）周围神经病:神经电图检查见四肢运动及感觉神经神经传导速度正常,可排除周围神经病变。

（3）脊髓前角病:肌电图见 MUP 巨大电位,可见纤颤、正尖、束颤及群多相电位,为失神经支配表现(神经源性损害),结合神经电图见 CMAP 波幅降低,四肢 F 波及双侧 H 反射缺失,而神经传导速度正常,定位于脊髓前角病变。

2. 定性分析

（1）急性脊髓前角病:见于肠道病毒如脊髓灰质炎病毒、EV71 感染,为急性病程,典型表现为双峰热后出现肢体弛缓性瘫痪,一般为不对称性,肌电图示神经源性损害,但早期 MUP 巨大电位不明显,磁共振可见脊髓内异常信号。该患儿年龄小,无接触史及感染经过,临床特点不符合。

（2）遗传性脊髓前角病:结合定位分析及患儿临床特点,诊断考虑脊髓性肌萎缩症,此类患者 95% 为 5q 型 SMA,本患儿需进一步行基因检查确诊并排除非 5q 型 SMA。

3. 基因报告解读　5q 型 SMA 患者致病突变 95% 为 *SMN*1 基因纯合变异(*SMN*1 基因 0 拷贝),5% 为复合杂合变异。患儿一代基因测序结果为 *SMN*1 基因 1 拷贝,继续行二代基因测序发现 *SMN*1 基因致病性变异 c.815 A>G(p.Tyr272Cys),进一步验证两种变异分别来自于患儿父母,为复合杂合变异,符合 5q 型 SMA 的基因诊断,父母均为 *SMN*1 基因变异携带者,姐姐 *SMN*1 基因正常。基因报告显示患儿 *SMN*2 基因为 2 拷贝, *SMN*2 基因拷贝数与 SMA 临床分型存在相关性,并可作为评估预后的初步依据之一。

（二）诊断

1. 诊断　SMA Ⅰ 型。

2. 诊断依据

（1）四肢进行性对称性迟缓性瘫痪,近端为主。

（2）肌电图显示四肢神经源性损害,典型见 MUP 巨大电位。

（3）基因检查见 *SMN*1 基因纯合变异或复合杂合变异。

3. 临床分型　按照起病年龄及自然病程可达的最大运动能力分型。

（1）SMA Ⅰ 型:出生 6 个月内起病,最大达到控头能力。本例患儿生后 1 月起病,为 SMA Ⅰ 型。

（2）SMA Ⅱ 型:生后 6~18 个月起病,最大可获得独坐能力。

（3）SMA Ⅲ 型:出生 18 个月后起病,早期运动发育正常,可获得独走能力,部分独走时间延迟,部分患者最终丧失独走能力。

（4）SMA Ⅳ 型:早期运动发育正常,在 30~60 岁发病,表现缓慢进展的四肢近端无力。

【专家点评】

本案我们可以得到如下启示。

（1）详尽病史和全面体格检查是罕见病诊断的基础。儿童罕见病主要是遗传代谢性疾病,临床表现常常缺乏特异性,临床医生需要从病史查体特点中找到诊断的线索,才能有针对性地进行辅助检查,确定诊断依据。

（2）神经系统疾病"三定"定向定位定性诊断思路。本例小婴儿肌无力,依据患儿临床特点逐层定向、定位、定性分析,精准锁定在脊髓前角病变,诊断 SMA,而不必对所有的神经、肌肉疾病逐一鉴别诊断。

（3）临床医生应掌握罕见病的基因结果解读方法。基因检查对罕见病的诊断价值不断凸显,尤其对 SMA 患儿,目前只有确诊 5q 型 SMA 才能有针对地基因治疗药物,这一类精准治疗的药物真正改变了罕见病的病理进程,医生面对 SMA 患儿不再"无力"。

（张培元　李东）

病例 95　如何解析松软儿
——以四肢活动少入院的脊髓性肌萎缩症

【背景知识】

脊髓性肌萎缩症(spinal muscular atrophy，SMA)是由于脊髓前角及延髓运动神经元变性导致的运动神经元病,临床以近端肢体和躯干进行性、对称性肌无力和肌萎缩为主要特征,智力正常,感觉无受累,呈常染色体隐性遗传,一般特指位于染色体 $5q11.2$-$q13.3$ 的运动神经元存活基因(survival motor neuron，SMN)缺失或突变所致,位居婴幼儿致死性遗传病的首位。

【病例简述】

（一）入院情况

患儿,男,5 日龄,主因四肢活动少 3 天入院。

患儿系 G_2P_1,孕 39+4 周,顺产出生,出生体重 3.8 kg,否认难产史,否认宫内窘迫及生后窒息史,脐带绕颈 1 周,余生产史未提供异常。生后 2 天家长发现患儿四肢活动少,仅手指及足趾有轻微活动,哭声低弱,至入院无明显加重或减轻,精神及吃奶可,表情自如,眼神灵活,无呛咳、呕吐,无抽搐、凝视及青紫,自主排尿便正常,大便为黄稠便、2 次 / 日,尿量不少。

家族史:母亲 27 岁,既往及孕期体健,规律产检,无特殊毒物接触史及用药,第 1 胎孕 8 周因"胎芽发育不良"行人工流产。父亲 28 岁,身体健康,非近亲结婚。否认家族遗传病史。

（二）入院查体

体重 3.71 kg,身长 55 cm,头围 36 cm,生长发育正常,无特殊面容,皮肤轻度黄染,目测胆红素 10 mg/dL,无皮疹及瘀斑,神志清,反应可,哭声弱,呼吸 36 次 / 分、节律齐,无发绀,三凹征(-),前囟平、张力不高,双侧瞳孔等大等圆,对光反射存在,面部表情正常、对称,心肺腹查体未见异常,双上肢伸直、双下肢呈"蛙"式,四肢近端无明显自主活动,手、足及指趾有少量活动,四肢肌张力减低,握持反射(-),拥抱反射(-),觅食反射(+),吸吮反射(+),双侧膝腱反射未引出,双侧跖反射为对称屈性,末梢循环正常。

（三）入院检查

（1）血气分析：pH7.43（参考值：7.35~7.45），PCO$_2$37 mmHg（参考值：35~48 mmHg），PO$_2$92 mmHg（参考值：83~108mmHg），BE 0.5mmol/L（参考值：-3~3 mmol/L）。

（2）血生化：Na 142.1 mmol/L（参考值：137~147 mmol/L），K 4.46 mmol/L（参考值：3.5~5.3 mmol/L），Cl107 mmol/L（参考值：99~110 mmol/L），AG17.4mmol/L（参考值：8~16 mmol/L），Ca2.46 mmol/L（参考值：1.9~2.6 mmol/L），Mg0.82 mmol/L（参考值：0.62~ 0.91 mmol/L）；血糖4.73 mmol/L（参考值：2.78~4.44 mmol/L）；La 2.07 mmol/L（参考值：0.5~2.2 mmol/L）；CK 165U/L（参考值：50~310 U/L），CKMB 30U/L（参考值：0~12 U/L），LDH 390U/L（参考值：225~600U/L）；肝肾功能未见异常。

（3）血常规：白细胞 7.12×10^9/L（参考值：4×10^9~10×10^9/L），中性粒细胞26%（45%~77%），淋巴细胞55%（20%~40%），单核细胞12%（3%~8%），成熟嗜酸性粒细胞7%（0.5%~5%），血红蛋白 161 g/L（参考值：110~160 g/L），血小板 369×10^9/L（参考值：100×10^9~300×10^9/L）。CRP0.4 mg/L（参考值：0~5 mg/L）。

（4）先天性代谢缺陷血、尿筛查未见异常。

（5）心电图正常；B超示肝脾肾肾上腺脑未见明显异常。

（6）头颅磁共振成像：双侧额、顶叶脑室旁白质区片状稍长 T1，稍长 T2 信号影，脑室、脑外间隙略增宽。

（7）神经传导及肌电图检查：广泛神经源性损害（脊髓前角）。

（8）基因检测多重连接探针扩增法（MLPA）结果：患儿 *SMN*1 基因第 7、8 外显子纯和缺失，*SMN*1 基因外显子 7 拷贝数为 0，*SMN*1 基因外显子 8 拷贝数为 0，SMN2 基因外显子 7 拷贝数为 2，*SMN*2 基因外显子 8 拷贝数为 2。患儿父母均为 *SMN*1 基因杂合缺失。

【病例分析】

（一）新生儿肌力、肌张力减低的鉴别诊断

神经肌肉疾病是以运动功能障碍为主要临床特征的一组疾病，临床上称为松软儿。新生儿期起病的主要考虑以下疾病。

1. 中枢性肌无力　本患儿无围产期窒息缺氧史，无意识异常、惊厥发作、喂养困难等脑功能异常表现，查体无特殊面容，腱反射减弱，拥抱反射未引出，结合头部磁共振结果不支持中枢性肌无力。

2. 缺氧缺血性脊髓病　本患儿无难产及围产期窒息史，无括约肌功能受损及感觉缺失，不支持。

3.SMA　本患儿呈四肢迟缓性瘫痪，面部表情自如，结合肌电图检查结果，考虑 SMA可能大。SMA 依据发病年龄和严重程度分为 5 型，其中 SMA 0 和 SMA 1 型可发生于新生儿。SMA 0 型发病于宫内，多伴胎动减少，新生儿吞咽困难、呼吸困难、面瘫、关节挛缩，常在出生后数周内死亡，本患儿不支持。进一步行分子遗传学分析明确诊断。

4. 非 5q 型 SMA 如脊髓性肌萎伴呼吸窘迫 1 型　本病是由于位于 11 号染色体长臂的外周血免疫球蛋白 μ 结合蛋白 2（IGHMBP2）基因突变所致的常染色体隐性遗传病，又称远端型脊肌萎缩症 1 型,以膈肌麻痹导致的呼吸窘迫和四肢远端肌无力为临床特点,踝关节、手腕或手 / 足指关节不能活动,逐渐向四肢近端及躯干发展。本患儿以近端肌无力无主,手 / 足指关节能活动,无呼吸窘迫表现,不支持,进一步需要分子遗传学分析鉴别。

5. 周围神经病如腓骨肌萎缩症等遗传性周围神经病　本患儿肌无力表现为近端重于远端,无感觉障碍,结合神经传导、肌电图检查结果不支持。

6. 婴儿型肉毒中毒　新生儿可由于摄入被肉毒杆菌污染的蜂蜜等食品后出现肌肉麻痹。本患儿无特殊喂养史,自主排便正常,查体面部表情正常,无瞳孔扩大及对光反射减弱,结合肌电图检查结果,不支持。

7. 新生儿暂时性重症肌无力及先天性重症肌无力　本患儿母亲体健、无阳性家族史,四肢肌无力呈持续性,无眼外肌、球肌和四肢肌的疲劳性肌无力表现,肌电图检查结果亦不支持。

8. 先天性肌病　是一组由基因突变所导致的非进行性或缓慢进展的肌肉病,依据特征性病理改变分为多种不同类型,多数在出生后第 1 年出现症状,表现为不同程度的近端肢体和躯干为主的全身性肌无力、肌张力低下,肌肉萎缩,血清肌酸激酶正常或轻度升高,肌肉活检对该病诊断有确诊价值。本患儿血清肌酸激酶正常,肌电图示非肌源性损害,不支持。

9. 先天性肌营养不良 1 A 型　是我国最常见的先天性肌营养不良亚型,为常染色体隐性遗传,由 LAMA2 基因变异引起,典型临床表现为出生时至婴儿早期出现肌无力、肌张力减低,运动发育落后,关节挛缩,智力多正常。但本患儿血清肌酸激酶水平正常,肌电图非肌源性损害,头颅磁共振无脑白质异常等表现,可予以鉴别。

10. 先天性强直性肌营养不良 1 型　为常染色体显性遗传性肌病,致病基因位于染色体 $19q13.2$,多表现为进展性肌无力、肌强直及骨骼肌系统以外的多器官受损。患儿孕期常表现为胎动减少,出生时即表现为松软儿,可有不同程度的智力缺陷,肌酸肌酶水平多呈轻度到中度升高,肌肉活检及基因检测可明确诊断。本患儿血糖、心电图正常,无神经肌肉以外系统受累表现,肌电图检测不支持肌源性损害,可鉴别。

11. 代谢性肌病如婴儿型庞贝病、脂肪代谢性肌病、线粒体肌病等　本患儿以四肢无力为主要表现,无其他系统受累,心电图正常,无 PR 间期缩短、QRS 波群电压增高等表现,血生化示血糖、乳酸、血清肌酸激酶正常,血尿代谢筛查未见异常,结合肌电图检查结果,不支持。

(二)诊断及确诊依据

1. 诊断　脊髓性肌萎缩症 1 型。

2. 诊断依据

(1)典型临床表现:新生儿期起病,表现为四肢对称性迟缓性瘫痪,近端为著,面部表情及眼球运动正常。

(2)辅助检查神经传导、肌电图示广泛脊髓前角损害。

(3)基因检测是诊断 SMA 的金标准,通过检测发现致病基因 SMN1 基因第 7、8 外显子纯和缺失,可明确诊断。

【专家点评】

本案例我们可以得到如下启示。

（1）病史采集全面查体是基础。扎实基本功,重视年龄特点,细致掌握病患全貌。良好的病史采集和全面的体格检查是诊断疾病的基础和关键。新生儿体格检查有其鲜明的自身特点,在新生儿期确定肌无力比较困难,可以通过哭、面部表情、吸吮反射和拥抱反射、自主运动和呼吸力度来进行评价。

（2）恰当时机辅助检查是依靠。合理选择辅助检查,有的放矢。神经传导、肌电图检查在下运动神经元病变定位、损伤程度和预后判断中具有重要价值。新生儿检测时应注意胎龄因素影响,妊娠32周之后进行神经传导检查结果是可靠的。

（3）基因检测寻找病因是核心。恰当选择合适的基因检测方法,积极寻找罕见病病因。对于临床表现典型,高度怀疑SMA的患儿,可直接进行基因检测,推荐采用MLPA、实时荧光定量PCR（qPCR）或变性高效液相色谱（DHPLC）检测方法,如仅发现 *SMN*1 基因第7外显子杂合缺失,可考虑进一步检测基因内的点突变。

（张莹）

第六十二章　脊髓小脑性共济失调

病例96　以眼震起病……SCA
——以间歇性眼震为首发症状的脊髓小脑性共济失调

【背景知识】

脊髓小脑性共济失调（spinocerebellar ataxia，SCA）是遗传性共济失调（hereditary ataxia，HA）的一种，HA是一大类具有高度临床和遗传异质性、病死率和病残率较高的遗传性神经系统退行性疾病。HA以常染色体显性遗传为主，部分可呈常染色体隐性遗传，极少数为X连锁遗传和线粒体遗传。SCA属于常染色体显性遗传小脑性共济失调（autosomal dominant cerebellar ataxia，ADCA），目前遗传学上发现超过40种亚型。

【病例简述】

（一）入院情况

患儿男，6月，因"至今不会翻身"入院。

患儿自幼精神运动发育落后于同龄儿，4月可抬头，至今不会翻身。患儿于就诊前6月（生后不久）即出现间歇性眼震，仰卧位下视时为著，入院前4月眼震较前频繁。

患儿系 G_1P_1，足月剖宫产，否认宫内窘迫、产时窒息史及新生儿期异常，否认抽搐发作史。父母体健，非近亲结婚。否认家族遗传病史。

（二）入院查体

神清，精神反应可，双眼频发向右斜视，下视时可见眼球震颤。额纹对称，闭目可，双侧鼻唇沟对称，口角不偏，咽反射（+）。颈软。四肢肌紧张不全，未见张口伸舌等不自主运动。四肢肌力可，双侧跟、膝腱反射（++），双侧跖反射对称屈性。俯卧位抬头可，肘支撑不稳，不能双手支撑挺身；拉起时头颈落后于躯干延长线水平；不能翻身，扶坐前撑坐位；主动抓握差，辨距不良。

（三）入院检查

（1）实验室检查：血常规、肝肾功能、肌酶谱、乳酸、铜蓝蛋白、甲状腺功能等实验室检查均未见异常。尿GC/MS未见异常。

（2）超声：肝脾肾未见异常；双侧睾丸位置正常。超声心动图：未见明显异常。胸部正位及髋关节正位X线：未见异常。

（3）头颅MRI：于T2WI及FLAIR序列见双侧顶叶白质区片状高信号影，脑外间隙增宽，小脑脑沟增宽（图62-1）。

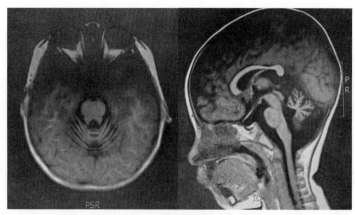

图 62-1　小脑脑沟增宽（箭头所指）

（4）视频脑电图：清醒安静闭目状态双侧枕区为 3.5~5 Hz 中高幅混合活动，夹杂少量低幅快波，左右大致对称。睡眠波大致对称。

（5）肌电图/诱发电位：BAEP 示双侧脑干听觉通路检测未见异常。双上肢体感通路检测提示双侧皮层段异常。双下肢神经电图检测未见异常。VEP 检测示双侧视觉通路异常（双侧 P100 可引出，其潜伏期正常、波幅降低）。

（6）眼科检查：视网膜大致正常，双眼玻璃体腔清晰，虹膜未见异常。

（7）Gesell 发育诊断量表，见表 62-1（实际月龄：6.4 月龄）

表 62-1　Gesell 发育诊断量表

测试能区	发育年龄（月）	发育商	评价
适应性	1.5	23	极重度发育迟缓
大运动	2.7	42	中度发育迟缓
精细运动	2.5	39	重度发育迟缓
语言	6.4	100	正常
个人-社交	4.8	75	轻度发育迟缓

（8）全外显子基因测序：在位于 3 号染色体长臂的 *ITPR*1 基因 10 号外显子检测到杂合突变 800 C>T（p.Thr267Met），经 Sanger 测序验证，其父母均为野生型。

【病例分析】

（一）逐层递进式鉴别诊断

认真梳理患儿的临床表现、家族史、查体及相关检查等，综合分析该病例特点，进行鉴别诊断。

1. 癫痫　患儿生后精神运动发育迟缓，间歇性眼球震颤，需注意癫痫的可能性，入院后予完善视频脑电图，未见痫性放电，不支持。

2. 脑性瘫痪　患儿生后精神运动发育迟缓，查体有眼球震颤、四肢肌紧张不全、辨距不良等阳性体征，需观察以共济失调为主要表现的脑瘫，患儿无围产期脑损伤高危因素，需进一步寻找可能病因。

3.Friedreich 共济失调　8~15 岁缓慢起病,偶见婴儿和 50 岁以后起病者,主要临床特征为进行性姿势和步态共济失调,水平眼震,构音障碍,腱反射消失,深感觉丧失,巴氏征阳性等神经系统体征,常伴有心脏损害(心律失常、心绞痛等)等非神经系统表现。本患儿婴儿期起病,出现眼震、辨距不良表现,且存在精神运动发育迟缓,但无心脏损害等非神经系统表现,不支持。

4. 发作性共济失调(episodic ataxia,EA)　一种常染色体显性遗传、离子通道相关基因致病性变异所致的神经肌肉疾病,临床主要表现为头晕、恶心、呕吐,以及发作性小脑性共济失调的表现等。本例患儿生后出现间歇性眼球震颤、辨距不良小脑共济失调表现,需与 EA 鉴别。但其精神运动发育落后于正常同龄儿,头颅 MRI 示小脑沟显著增宽,不支持 EA,必要时进一步行基因检测除外。

5. 脊髓小脑性共济失调　结合患儿婴儿期起病,生后精神运动发育迟缓、眼震、辨距不良等表现,考虑患儿可能为脊髓小脑性共济失调,遂行全外显子二代测序(NGS),在 *ITPR*1 基因 10 号外显子检测到杂合点突变 800 C>T(p.Thr267Met),为新发突变。该基因致病性变异与以下三种疾病相关。

(1)脊髓小脑性共济失调 15 型:成人期发病,为纯小脑共济失调,进展非常缓慢,初始症状在 30 岁左右出现,表现为典型的步态共济失调,其他症状包括构音障碍、眼球震颤、体位性震颤和锥体束征。本患儿婴儿期发病,不支持。

(2)Gillespie 综合征:非常罕见,其临床特点是小脑共济失调、部分虹膜缺失、运动发育迟缓和智力残疾、张力减退。患儿虹膜边缘狭窄但可见。本患儿眼科检查正常,无虹膜缺失,缺乏支持点。

(3)脊髓小脑性共济失调 29 型:婴儿期起病,一般在出生后不久出现症状,典型临床特征包括早期运动迟缓、肌张力减退、肢体和 / 或步态共济失调、语言困难,以及轻到中度智力障碍或学习困难,还可能出现眼球震颤、构音障碍和体位性震颤。神经影像学表现包括缓慢进行性小脑萎缩。本患儿符合上述表现,支持诊断。

(二)诊断及确诊依据

1.诊断　脊髓小脑性共济失调 29 型。

2.诊断依据

(1)病史及家族史。

(2)结合临床表现并鉴别诊断,共济失调是 SCA 的特征性表现。

(3)SCA 临床诊断需行头 MRI、神经电生理等检查。

(4)基因检测是确诊的重要手段。

【专家点评】

本案我们可以得到如下启示。

对于 SCA,基因诊断不可或缺。在 ADCA 中,根据症状是否为发作性,分为 EA 和 SCA。在 EA 中,首先考虑 EA2。在 SCA 中,首先考虑 SCA3,其次根据患者的主要症状考虑患者的分型,如共济失调合并视力减退或视网膜色素变性患者首选考虑 SCA7。对于与同一基因相关的不同疾病要根据其临床特点加以鉴别。

(牟苇杭　赵澎)

病例 97　SCA 也可以常染色体隐性遗传
——以行走不稳为首发症状的脊髓小脑性共济失调

【背景知识】

脊髓小脑性共济失调(spinocerebellar ataxia,SCA)是一组由基因突变导致小脑、脑干、脊髓退行性变,以进行性运动协调功能减退、平衡失调为主要临床表现的神经系统遗传性疾病,也可伴有复杂的神经系统损害,如锥体束、锥体外系、大脑皮质、脑神经、脊神经、自主神经等症状。最初定义和经典类型 SCA 为常染色体显性遗传(autosomal dominant,AD),因基因外显子(CAG)三核苷酸拷贝数异常重复扩增产生多谷氨酰胺所致。后来也发现了常染色体隐性遗传(autosomalrecessive,AR)、X 连锁遗传(X-linked)和线粒体遗传(mitochondrial)的类型,是一大类具有高度临床和遗传异质性、病死率和病残率较高的遗传性神经系统疾病。

【病例简述】

(一)入院情况

患儿,男,9 岁,因进行性运动障碍 6 年,间断抽搐 1 个月入院。

患儿 3 岁发现行走不稳,上楼时落脚不定准,说话和动作较同龄儿笨拙未予特殊诊断治疗。8 岁开始运动障碍明显加重,表现双下肢僵硬,行走时步态不稳,易摔跤,上楼梯困难,下蹲后不能独自起立,双手持物不稳。近 1 个月发作性四肢无力、瘫倒,同期意识不清,无眼位改变,持续数秒至 1 min 缓解,缓解后仍有轻度肢体无力,持续半小时后缓解,后运动如常,间隔数小时至数天发作 1 次,至今共发作 10 余次,病中无发热。

患儿系足月顺产,否认生后窒息史,出生体重 3.35 kg,1 岁 3 个月走路,1 岁 6 个月说话,目前小学 3 年级,成绩较差,语文、数学不及格。父亲、母亲体健,大姐 G_1P_1,17 岁,自 14 岁走路笨拙,但症状轻微,不影响生活,未予诊治;二姐 G_2P_2,女,16 岁,体健;否认家族其他成员有类似病史。

(二)入院查体

身高 140 cm,体重 43.7 kg。生命体征平稳,心肺腹无明显异常。神志清,交流顺畅,走路摇晃、阔基步态、语速慢、构音障碍,双眼球各向运动正常,未见眼震,面纹对称、吞咽正常无呛咳。上肢肌力正常,双下肢远端肌肉萎缩、高足弓,肌力 4+,肌张力偏低,上肢腱反射(+),双侧膝腱反射(+),跟腱反射(+),双巴氏征(+),脑膜刺激征(-)。闭目难立征:睁闭眼站立均不稳,闭眼为著,Mann 征(+),指鼻、跟膝胫试验不准,无不自主运动,痛温觉正常。

(三)入院检查

(1)血常规大致正常。便常规:正常。尿常规:正常。

(2)神经电生理检查:肌电图示左、右胫神经运动传导潜伏期延长,CMAP 波幅降低,F

波潜伏期延长,左、右腓总神经运动传导 CMAP 波幅降低, F 波未引出;左、右正中神经运动传导潜伏期延长,左、右侧正中神经、右尺神经、右腓肠神经感觉传导未引出波形;提示:多发性周围神经损害。脑干诱发电位检测提示双侧外周段异常,双耳主观听力正常。双侧视通路检测未见异常。

（3）监测脑电图:清醒时双侧枕区见中 - 高波幅 7-8Hzθα 混合活动,未监测到临床发作,发作间期双侧额极、额、中线区尖波、尖慢波散发或阵发。

（4）头和脊髓核磁共振(MRI):小脑脑沟明显增宽,大枕大池,大脑大静脉池局限性增宽,提示小脑萎缩;颈椎及胸椎 MRI 不同节段不同程度脊髓变细、萎缩。

（5）脑脊液外观和压力正常,常规、生化检查正常,病原学检查阴性。血脑脊液寡克隆带(-)中枢神经脱髓鞘疾病谱(-)副肿瘤抗体检测(-)。

（6）B 超:甲状腺多发囊性结节,肝脾肾睾丸未见异常。

（7）血肝肾功能正常;甲功五项: FT4 9.69pmol/L,稍低,余正常。血糖、血氨正常,血乳酸稍高 3.95mmol/L。血、尿代谢病筛查未见异常。血沉正常 ANA+ANCA:正常。

（8）眼科行视力和眼底检查正常。

（9）心理科韦氏量表:智力发育障碍。

（10）基因检测:患儿及父母和大姐、二姐外周血进行基因检测,并做 Sanger 测序验证,结果: SACS 基因外显子区域检出 c.815 C>T(p.R272H),遗传自母亲和 c.7280 A>C(p.I2427R)遗传自父亲,为复合杂合突变,软件预测蛋白功能损伤为可致病变异。母亲携带 SACS 基因 c.815 C>T(p.R272H)杂合突变;父亲携带 SACS 基因 c.7280 A>C(p.I2427R)杂合突变;大姐 SACS 基因外显子区域检出 c.815 C>T(p.R272H)和 c.7280 A>C(p.I2427R)复合杂合突变;二姐未检出突变。

【病例分析】

（一）逐层递进式诊断及鉴别诊断

1. 神经系统定位诊断　患儿共济失调步态、吟诗样语言、辨距不良、震颤是小脑性共济失调的特征性表现,故定位诊断为小脑的弥漫性病变,包括小脑蚓部和小脑半球均有受累;同时患儿还伴有锥体束征阳性考虑锥体束病变;双下肢远端肌肉萎缩结合神经电生理,病变定位于四肢运动和感觉神经髓鞘与轴索;患儿癫痫、智力障碍是大脑皮质受累的表现。总之患者神经系统病变以小脑性共济失调为主,同时伴有周围神经、锥体束和大脑皮质损害。

2. 神经系统定性诊断　定性诊断主要需鉴别遗传性共济失调和获得性共济失调。患儿病史长达 6 年,呈缓慢起病,进行性加重临床特点,首先考虑遗传性病因,但是许多神经系统获得性疾病亦可导致进行性共济失调,必须逐一排除获得性病因,如多发性硬化、多发性脑梗死、酒精性或中毒性小脑变性、小脑肿瘤、副肿瘤综合征和甲状腺功能减退等。患者入院后核磁共振显示小脑萎缩和颈椎及胸椎脊髓变细、萎缩,以及血清学、脑脊液等辅助检查等可以除外上述获得性疾病。

3. 遗传性共济失调　临床诊断标准:缓慢发生、进展性、对称性共济失调;典型的遗传家族史是确诊的重要依据;辅助检查(血清学检测、神经电生理学检查、影像学检查等)的支持证据；合理排除其他遗传性及非遗传性因素所致的共济失调鉴别；基因诊断确定诊断。该患儿符合遗传性共济失调诊断标准。

4. 常染色体隐性遗传性脊髓小脑共济失调　遗传性共济失调的遗传方式以常染色体显性遗传为主，部分可呈常染色体隐性遗传，极少数为 X- 连锁遗传和线粒体遗传；散发病例亦不少见。该患儿父母正常，大姐患病，二姐正常，家族病史符合常染色体隐性遗传方式。常染色体隐性遗传性脊髓小脑共济失调包括如 Friedreich 共济失调（*FRDA* 基因 GAA 重复）、共济失调 - 毛细血管扩张症（*ATM* 基因）、伴眼球运动不能共济失调Ⅰ型和Ⅱ型（*APTX*，*SETX* 基因）、共济失调伴维生素 E 缺乏症（*TTPA* 基因），以及痉挛性共济失调（*SACS* 基因）等，最后基因检测证实为 *SACS* 基因突变导致常染色体隐性遗传脊髓小脑共济失调。

（二）诊断依据

1. 诊断　常染色体隐性遗传性痉挛性共济失调。

2. 诊断依据　诊断要点包括以下三方面。

（1）儿童期起病，典型的临床"三联征"表现为进行性小脑性共济失调、双下肢痉挛和周围神经病（电生理表现髓鞘和轴索的多发性感觉运动神经病变）。部分患者出现认知损伤、癫痫、骨骼异常和皮肤病变等。

（2）头颅和脊髓核磁共振在 T2 和 FLAIR 序列上可见小脑和脊髓萎缩以及桥脑线样低信号。

（3）基因检测发现 *SACS* 基因存在纯合或复合杂合突变，可以确诊 *SACS* 基因突变导致常染色体隐性遗传脊髓小脑共济失调，也称 Charlevoix-Saguenay 常染色体隐性遗传性痉挛性共济失调。

【专家点评】

本案我们可以得到如下启示。

（1）症状复杂，准确定位，分清主次。该患儿临床以小脑性共济失调为主，伴有锥体束、周围神经病变，同时有智力发育障碍、癫痫、高足弓等神经系统多部位异常，临床需要仔细查体并用神经系统定位诊断方法进行准确定位。

（2）理清思路，层层递进，精准诊断。该患儿首先确定小脑共济失调为主要神经系统病变的定位诊断，然后辅助检查合理排除获得性小脑共济失调，结合临床特点、家族史考虑常染色体隐性遗传性共济失调，最后通过基因检测方法确定诊断。

（3）正确选择，基因诊断，关注异质。遗传性小脑共济失调可以为常染色体显性遗传即外显子（CAG）三核苷酸拷贝数异常重复扩增，也可表现常染色体隐性遗传、X 连锁遗传和线粒体遗传，根据临床正确选择基因检测方法，如果仅做基因外显子检测可能会漏诊延误诊断。

（李鸿　李东）

第六十三章　结节性硬化症

病例98　癫痫发作? 只是看到的表象!
——以间断抽搐数月入院的结节性硬化症

【背景知识】

结节性硬化症(tuberous sclemsis complex, TSC)是一种常染色体显性遗传性多器官受累疾病,发病率1/6000~1/10000。本病为 *TSC*1 或 *TSC*2 基因突变引起 TSC1/TSC2 复合体结构和功能异常,造成哺乳动物雷帕霉素靶蛋白通路异常激活,促使细胞异常生长并抑制细胞自噬,导致 TSC 发生。皮肤、脑、肾脏、心脏等多器官错构瘤病变及癫痫发作、认知减退等为主要特征,mTOR 抑制剂为本病特异性治疗药物。

【病例简述】

(一)入院情况

患儿,男,2岁8月龄,因"间断抽搐4月余"入院。

患儿2岁4月龄时出现间断抽搐,第1种表现形式为清醒时双眼向右侧凝视,意识恍惚,伴或不伴右眼睑眨动,持续约3~4 s缓解,间隔5~14天发作1次,近1月加重,每天发作5~6次,最长持续约15 s,末次发作为入院前1 h;入院前4天出现第2种发作形式,表现为双眼向左侧凝视,意识恍惚,双下肢蹬踹,偶伴左手半握拳状,醒睡均有发作,持续约15 s自行缓解,每天发作1~2次,末次发作约为入院前4 h;抽搐时均不伴发热,抽后无言语及肢体活动障碍,间期精神如常。

患儿系 G_1P_1,孕 38^{+2} 周顺产,既往4月抬头,8月独坐,18月独走,2岁说话,目前2岁8月,会跑、会用勺吃饭,不会双足跳,仅会说1~2字简单词汇。否认既往抽搐史。父亲全身可见多处色素脱失斑,曾行头 CT 检查可见"颅内多发钙化结节"。

(二)入院查体

神清,精神反应可,呼吸平稳,无发绀,前胸、背部、右胫前皮肤可见6枚不规则色素脱失斑,约1 cm×1.5 cm~3 cm×4 cm,腹部1块牛奶咖啡斑,约2 cm×4 cm,双侧瞳孔等大等圆,直径3 mm,对光反射灵敏,面纹对称,颈软,双肺呼吸音粗,心音有力,律齐,各瓣膜区未闻及杂音,腹软不胀,四肢肌力、肌张力正常,腹壁反射(+),双侧跟膝腱反射(++),无不自主运动,共济查体不合作,双侧巴氏征(-),脑膜刺激征(-)。

(三)入院检查

(1)血电解质、血糖、肝肾功能未见异常。血尿代谢病筛查未见异常。

(2)心电图、胸片、UCG、腹B超、眼底检查均未见异常。

(3)视频脑电图:背景活动慢化,双侧额极、额、右侧中央、顶、颞、额中线区为主多灶及广泛性尖慢波、棘慢波、多棘慢波、慢波发放，右侧额极、额区近持续发放。

（4）头 CT：双侧脑室室管膜下多发钙化。

（5）头核磁共振：双侧脑室室管膜下多发等 T1、等 T2 信号结节，于 T2WI 及 FLAIR 序列见双侧额顶枕叶及左颞叶皮层及皮层下白质区多发条片状高信号影。

（6）发育商评估：适应性 69，大运动 63，精细运动 54，个人适应性 46，语言 42。

（7）心理科会诊：考虑精神运动发育障碍。

（8）全外显子组测序结果显示，*TSC*1 基因 c.1580-1581del（p.Gln527fs）移码突变，父亲杂合携带。依据美国医学遗传学与基因组学学会的变异解读指南，该变异判断为致病性变异。

【病例分析】

（一）逐层递进式鉴别诊断

认真梳理患儿的病史、查体及相关检查等，综合分析患儿的临床特点，进行鉴别诊断。

1. 神经纤维瘤病　牛奶咖啡斑多见（≥ 6 处，青春期前儿童直径 >5 mm），色素脱失斑少见，可见腋窝雀斑，眼部 lisch 小体、视神经胶质瘤等，无 TSC 相关多发室管膜下结节等异常，此患儿与此不符，不支持该病。

2. 先天性 TORCH 感染　常可见颅内多发钙化灶，易与 TSC 颅内多发结节钙化混淆。此患儿除双侧脑室室管膜下多发钙化外，头 MRI 还可见多发皮层及皮层下结节，皮肤可见色素脱失斑，不支持该病诊断。

3. 颅内肿瘤　患儿存在多发皮层及皮层下白质区结节，需与颅内肿瘤鉴别，但患儿存在皮肤 6 枚直径≥ 5 mm 不规则色素脱失斑，可辅助鉴别诊断，不支持该病。

4. 结节性硬化症　本患儿皮肤可见 6 枚直径≥ 5 mm 不规则色素脱失斑，头影像示双侧脑室室管膜下多发钙化，双侧额顶枕叶及左颞叶皮层及皮层下白质区多发异常结节，可临床确诊本病，基因检测为 *TSC*1 基因 c.1580-1581del（p.Gln527fs）移码突变进一步基因诊断。目前心电图、胸片、UCG、腹 B 超、眼底检查未见异常，需动态观察。脑电图示背景慢化及多灶性痫样放电，发育商落后于同龄儿，提示患儿存在癫痫及精神运动发育落后。

（二）诊断及确诊依据

1. 诊断　结节性硬化症。

2. 确诊依据　主要包括基因诊断和临床诊断。

（1）基因诊断标准：在非病变组织中（推荐采用外周血标本基因检测）证实存在 *TSC1* 或 *TSC*2 的致病性突变，即可确诊 TSC。

（2）临床诊断标准：通过归纳简化改良 Gomez 标准（1998），TSC 的临床特征分为 11 个主要特征和 6 个次要特征（表 63-1），诊断分为确定诊断和可能诊断。①确定诊断：至少满足 2 个主要特征或 1 个主要特征加 2 个及以上次要特征；②可能诊断：满足 1 项主要特征或 2 个次要特征。

【专家点评】

本案我们可以得到如下启示。

（1）色素脱失、牛奶咖啡，可见一斑。仔细询问病史及神经科、内科查体基础上综合分析,掌握病患全貌。本患儿抽搐、语言及大运动发育落后,查体皮肤可见6枚直径≥5 mm不规则色素脱失斑,及1块牛奶咖啡斑,父亲全身多处色素脱失斑,头CT示"颅内多发钙化结节"。这些为明确诊断提供了重要的临床资料。

(2)头部CT、头部核磁,相辅相成。顺理剖析,合理选择相关检查。本患儿头CT示双侧脑室室管膜下多发钙化。头MRI除见到双侧脑室室管膜下多发结节,还可见双侧额顶枕叶及左颞叶皮层及皮层下白质区多发异常病变,提供依据临床明确诊断。

(3)基因检查、致病突变,无所遁形。基因检查从遗传学角度提供了确诊依据,结节性硬化症家系患者多为 *TSC*1 基因致病性突变,本患儿与此相符,为家庭的遗传咨询提供了准确的资料,并为本病的基因型表型研究提供了数据积累及获益可能。

表 63-1　结节性硬化症临床诊断标准

主要特征:	1　色素脱失斑(≥3处,直径≥5 mm)
2	面部血管纤维瘤(≥3处)或头部纤维斑块
3	指(趾)甲纤维瘤(≥2处)
4	鲨鱼皮样斑
5	多发性视网膜错构瘤
6	脑皮层发育不良(包括皮质结节和白质放射状移行线)
7	室管膜下结节
8	室管膜下巨细胞星形细胞瘤
9	心脏横纹肌瘤
10	淋巴管肌瘤病[1]
11	肾血管平滑肌脂肪瘤(≥2处)
次要特征:	1　"斑斓"皮损
2	牙釉质点状凹陷(>3处)
3	口内纤维瘤(≥2处)
4	视网膜色素脱失斑
5	多发性肾囊肿
6	非肾性错构瘤

注:1)如果和血管平滑肌脂肪瘤同时存在,则合并为1项主要指标

(于晓莉　李东)

病例 99　以斑窥病,揭秘遗传变异
——以躯干色素脱失斑入院的脊髓性肌萎缩症

【背景知识】

结节性硬化症是一种常染色体显性遗传的神经皮肤综合征,主要是由于外胚叶组织的器官发育异常,是一种常染色体显性遗传、细胞分化及繁殖异常所引起的复合发育不良,几乎可累及所有器官的常染色体显性遗传病,表现为脑、眼睛、皮肤、心脏、肺脏、肝脏、周围神经、肾脏、骨骼等各个系统多器官受累。发病率为1/100000,患病率为5/100000,男女之比约为2:1。

结节性硬化症属于基因点突变疾病,可分为 TSC1 和 TSC2 基因突变,突变的基因不能

完成原基因调节细胞的分化和增殖的功能,从而导致外胚层、中胚层和内胚层细胞异常分化和增殖,从而出现脑、肾、皮肤、心脏等多器官受累。

（1）常染色体显性遗传:本病外显率不完全,无性别和种族的差异,1/3 的患者有家族史,本病的家族内和家族间差异性极大,表明部分差异性可能由遗传决定。

（2）两个致病基因:目前已经发现本病存在 TSC1 和 TSC2 两个致病基因,分别引起各 50% 的结节性硬化综合征,临床上无表型差异,TSC1 基因位于第九号染色体的长臂（9q34）,TSC2 基因位于第十六号染色体连锁的短臂（16p13.3）,在结节性硬化症中,TSC1 和 TSC2 的基因突变包括碱基缺失、插入、错义复制或形成重复片断,但没有明显的突变热点存在。TSC1 和 TSC2 基因都具有生长抑制作用。

二、病历简介

（一）入院情况

患儿,女,4 岁 7 个月,主因躯干色素脱失斑 3 年,面部丘疹 1 年入院。

患儿出生后发现后腰部片状棕褐色角化性斑疹,呈鲨革样改变,并进行扩大;3 年前发现躯干可见散在分布的数片叶状色素脱失斑,直径大于 5 mm,未予重视,后皮疹逐渐增多。1 年前患儿面部开始出现大量孤立散在的淡黄色丘疹,质韧。患儿近日一般情况可,食欲佳,无呕吐,无咳喘,体温平稳,大小便未见明显异常。

个人史:否认生后窒息史,出生评分不详;生长发育尚可。患儿系 G_2P_1,孕 39^{+1} 周,剖腹产,出生体重 3.55 kg,母乳喂养;否认孕期用药史及有害物质接触史。

家族史:父母体健,否认家族遗传病史。其母 G_1P_0,2 月无胎心流产。

（二）入院查体

身高 110 cm,体重 18 kg。体格发育正常,智力正常,营养良好,体型标准,皮肤弹性佳,无浮肿。双肺呼吸音粗,心音有力,律齐,各瓣膜区未闻及杂音。腹平软,肝脾未触及。四肢活动自如,肌力及肌张力正常。手足发育正常,未见畸形。

皮肤科专科查体:腰部片状棕褐色角化性斑疹约 5 cm × 7 cm 大小,呈鲨革样改变（图 63-1）,并进行扩大;躯干及双下肢可见散在分布的数片叶状色素脱失斑（图 63-2）,直径大于 5 mm,面部大量孤立散在的淡黄色丘疹,质韧（图 63-3）;多颗牙齿牙釉质呈龋齿样破坏及牙釉凹陷（图 63-4）。

（三）入院检查

（1）血常规:FT3+T3+FT4+T4+TSH、免疫球蛋白 + 补体 C3+C4、生化全项及尿便常规、心电图及心脏超声检查无异常。X 线:双肺纹理重,心膈无著变。B 超:甲状腺、肝脾及右肾未见明显异常,左肾可及散在小片状高回声。

（2）头颅 CT:双侧侧脑室室管膜下多发钙化性结节,左侧额叶皮层下片状稍高密度影,上请结合临床,考虑符合结节性硬化症（图 63-5）。建议必要时行 MR 检查。

头颅核磁 + 腹部核磁:双侧侧脑室室管膜下多发等 T1 稍短 T2 信号结节,于 T2 及 FLAIR 序列见双侧额顶叶、左侧枕叶及左侧岛叶多发小片高信号影,以上请结合临床,考虑符合结节性硬化症 MR 表现。筛窦黏膜增厚。

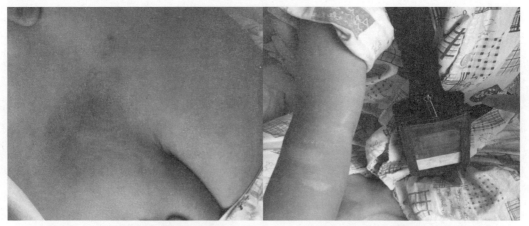

图 63-1　腰部片状棕褐色角化性斑疹约 5 cm×7 cm 大小,呈鲨革样改变,并进行扩大

图 63-2　躯干及双下肢可见散在分布的数片叶状色素脱失斑

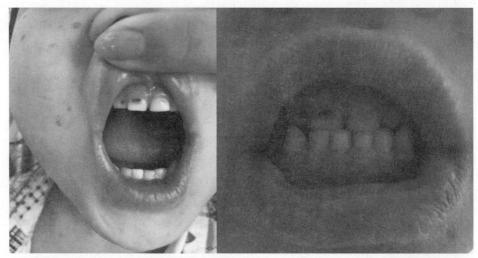

图 63-3　直径大于 5 mm,面部大量孤立散在的淡黄色丘疹,质韧

图 63-4　多颗牙齿牙釉质呈龋齿样破坏及牙釉凹陷

肝脾未见明显异常,双肾轮磨清晰,位置、大小、形态正常,左肾实质可见小片短 T2 信号影。右肾实质内未见异常信号影,双肾内集尿系统无异常扩张,近段输尿管无扩张,建议必要时进一步检查(图 63-6)。

(3)眼部检查:视网膜错构瘤结节及视网膜色素缺失斑。

(4)脑电图:额区见少量 0 波,枕区见少量单个尖波,脑电地形图:两半球 α 能量在正常范围。

(5)基因检测: 5238_5255delCA TCAAGCGGCTCCGCCA(exon41,NM_000548),导致氨基酸改变 p.H1746_R1751del,为整码突变。

根据 ACMG 指南,该变异为致病性变异(图 63-7)。

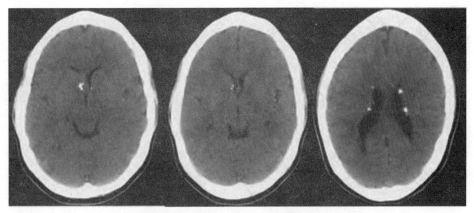

图 63-5　CT:侧脑室旁多发钙化结节

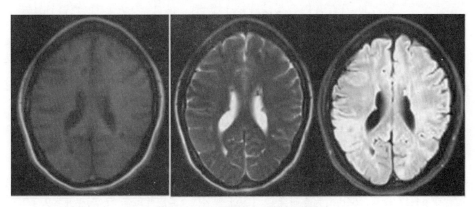

图 63-6　MRI 侧脑室旁多发结节

【病例分析】

认真梳理患儿的病史、查体及相关检查等,综合分析患儿的临床特点,进行逐层递进式鉴别诊断。

（一）逐层递进式鉴别诊断

1. 神经纤维瘤病　患儿主因躯干色素脱失斑 3 年,面部丘疹 1 年入院。皮肤科专科查体:腰部片状棕褐色角化性斑疹约 5 cm × 7 cm 大小,呈鲨革样改变,并进行扩大;躯干及双下肢可见散在分布的数片叶状色素脱失斑,直径大于 5 mm,面部大量孤立散在的淡黄色丘疹,质韧,眼部检查:视网膜错构瘤结节。而神经纤维瘤病几乎所有患者都有皮肤牛奶咖啡斑,腋窝部出现雀斑样色素沉着,眼科检查可见虹膜错构瘤,生长于胸腔、腹腔或盆腔的神经纤维瘤可引起内脏症状,如腹腔的神经纤维瘤可累及消化道,继而可引起胃肠出血或梗阻,很少有患者出现癫痫、智力减退等。故可排除此病。

2.McCune-Abright 综合征　这是一种不太常见的先天性疾病,以骨纤维发育异常为主,X 线显示骨皮质变薄,容易发生病理性骨折,患者常伴皮肤咖啡色素斑块,以及内分泌疾病,如甲亢、Cushing 综合征等。一般不累及神经系统,智力正常。而本例患儿内分泌正常,皮肤主要因色素脱失斑为主要表现,同时结合基因学检查,故可排除此病。

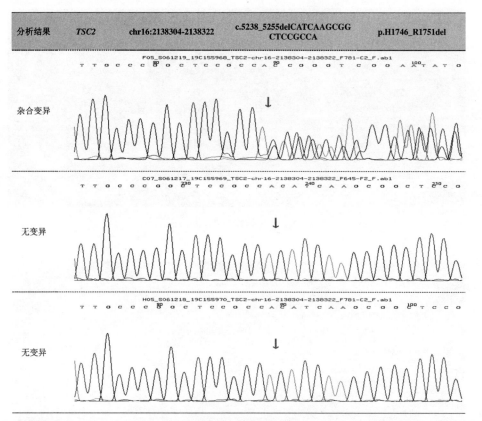

图 63-7 基因检测:5238_5255delCA TCAAGCGGCTCCGCCA(exon41,NM_000548),导致氨基酸改变 p.H1746_R1751del,为整码突变。(从上到下依次为患儿母亲、父亲、患儿本人)

3. 汗管瘤 多发生在眼睑、额部及颈胸,不伴有癫痫和智力迟钝,病理改变也不同。本例患儿可及面部大量孤立散在的淡黄色丘疹,质韧,同时头颅核磁可及明显异常,因此不支持诊断。

4. 幼年黄色肉芽肿 又称幼年性黄瘤,是好发于皮肤、黏膜和眼的良性播散性黄色肉芽肿性疾病,属于非朗格汉斯细胞组织细胞增生性疾病,幼年发病,多血脂正常。本列患儿皮肤专科检查及基因学不符合,因此不支持诊断。

(二)诊断及确诊依据

1. 诊断标准

（1）主要指征:包括色素脱失斑(≥ 3 个,直径≥ 5 mm);面部血管纤维瘤(≥ 3 个)或头部纤维斑块;指(趾)甲纤维瘤(≥ 2 个);"鲨鱼皮"样斑;多发性视网膜错构瘤;皮质发育不良(包括皮质结节和白质放射状移行线);室管膜下结节;室管膜下巨细胞型星形细胞瘤(SEGA);心脏横纹肌瘤;肺淋巴管肌瘤病;肾血管平滑肌脂肪瘤。

（2）次要指征:包括"斑斓"样皮肤损害;牙釉质点状凹陷(>3 个);口内纤维瘤(≥ 2 个);视网膜色素脱失斑;多发性骨囊肿;非肾脏错构瘤。

具备 2 项主要特征,或者具备 1 项主要特征和 2 项次要特征,诊断为确定的结节性硬化症;具备1项主要特征,或2项次要特征,诊断为疑诊的结节性硬化症;仅肺淋巴管肌瘤病和肾血管平滑肌脂肪瘤作为主要特征同时存在,还需要其他特征方诊断为结节性硬化症。

2. 根据患儿临床表现及实验室检查

1)目前诊断　结节硬化症。

2)诊断依据

（1）主要指征:面部出现血管纤维瘤;色素脱失斑;视网膜错构瘤结节;室管膜下结节;基因诊断。

（2）次要指征:牙釉质凹陷及视网膜错构瘤结节及视网膜色素缺失斑。

【专家点评】

本案我们可以得到如下启示。

（1）窥斑易,知豹难。平时的临床工作中我们要综合分析,层层剖析临床特点,细致掌握病患全貌。针对本例患儿出生即有的腰部鲨革样斑疹,面部角化性纤维瘤、视网膜错构瘤结节;室管膜下结节及多发性、随机分布的牙釉质凹陷及视网膜错构瘤结节及视网膜色素缺失斑改变等均为明确诊断提供了重要的临床资料。

（2）明指向,重根源。本例患儿发病年龄小,多项检查结果异常且复杂,基因遗传性疾病不除外。行基因检测亦有着指向性的作用。对于特殊病例,作为医生我们要追根溯源,积极寻找罕见病因,明确最终疾病诊断。对于临床诊断困难,遗传性疾病不能除外的患儿,应适当地选择基因检测,揭示特殊病例的特殊和疑难之处。

（高西波　康佳）

第六十四章　威廉姆斯综合征

病例100　他们有张"小精灵"的脸
——以发现心脏杂音入院的威廉姆斯综合征

【背景知识】

威廉姆斯综合征(Williams syndrome, WS)是以特殊面容、智力低下、心血管系统畸形及发育障碍等为主要特征的多器官功能紊乱综合征,约占活产婴儿的 1/7500~20 000,是由 7号染色体长臂近端(7q11.23)缺失导致,常见缺失区域为 1.55~1.84Mb,主要涉及包括人弹性蛋白(elastin, ELN)基因在内的 20 多个基因,属常染色体显性遗传病,但多数患儿为散发,部分有家族史。

【病例简述】

（一）入院情况

患儿男,3 月,因发现心脏杂音半月余入院。

入院前半月余因"上呼吸道感染"于当地医院就诊,查体发现心脏杂音,未予诊治。入院前 3 天于我院门诊就诊,查超声心动示"主动脉瓣上狭窄,左心室肥厚,左右肺动脉狭窄",为求进一步诊治入院。患儿生后即有哭闹后口唇发绀,无气促、多汗、反复下呼吸道感染,体重增长尚可,近日无发热、咳喘、吐泻等。自发病以来,精神反应可,吃母乳可,尿便性质正常。

系第 6 胎第 4 产,孕 36 周余因"瘢痕子宫"行剖宫产,生后"轻度窒息史、低血糖"(具体不详),出生体重 2.6 kg,生后配方奶喂养,生长发育:3 月会抬头,尚不会翻身,父母体健,G_1P_1,女孩,11 岁,G_2P_1、G_3P_1、G_4P_1 均于孕早期自愿流产,G_5P_2、G_6P_3 系双胎女孩,7 岁,均体健。否认家族遗传病史。

（二）入院查体

体温 36.7 ℃,脉搏 120 次 / 分,呼吸 35 次 / 分,血压:左上肢 90/50mmHg,右上肢 90/55mmHg,左下肢 110/60mmHg,右下肢 110/65mmHg,四肢血氧饱和度 99%~100%,发育尚可,神清,精神反应可,呼吸平,无发绀,全身皮肤颜色加深,无皮疹、出血点及瘀斑,眶周饱满,鼻根扁平,鼻尖上翘,人中略长,阔嘴厚唇,咽部无充血、渗出,双肺呼吸音清,心音有力,心律整齐,心率 120 次 / 分,心前区可闻及 III/VI 级收缩期杂音。腹部软,肝脾肋下未及,男婴外生殖器,阴茎短小,双侧睾丸略肿胀,透光实验(+)。四肢活动自如,末梢温暖,脉有力。水冲脉(-),枪击音(-),毛细血管舞(-)。

（三）入院检查

（1）血尿便常规大致正常。血生化、免疫功能大致正常。

（2）胸部 CTA：右肺上叶及双肺下叶胸膜下散在片状实变影，双肺纹理增重伴局部透过度欠均匀，主动脉瓣形态欠规整，主动脉局部管腔略变细，主肺动脉主干变细，左心室略肥厚。

（3）心电图：窦性心律，正常。B 超：肝脾肾肾上腺未见异常；右侧斜疝。

（4）超声心动：各心腔内径均在正常范围，左心室肥厚，室间隔 5 mm，左室后壁 5 mm，卵圆孔未闭（3 mm），主动脉瓣上狭窄，内径约 6 mm，升主动脉内径 7 mm，左右肺动脉狭窄，峰值流速 2.7 m/s，峰值压差 28mmHg，平均压差 13mmHg，主动脉瓣微量反流。

（5）BAEP：双侧脑干段异常，双侧外周段异常，左耳听力中度下降，右耳听力轻度下降。

（6）全外显子组测序结果显示：在 chr7q11.23 区域发生的 1.4Mb 片段缺失（拷贝数为 1），包含 ELN 等多个功能基因，该区域缺失与 Williams-Beuren 综合征的发生有关。

表 64-1　全外显子组测序结果

检测结果：检测到可以解释先证者表型得致病变异				
CMA 检测结果：（芯片类型 CytoScan HD）				
基因组位点		CNV 类型	长度	变异分类
arr[GRCh38]	7q11.23（73304127_74727852）x1	缺失	1.4Mb	致病
arr[GRCh38]	15q25.2q25.3（82525645_85181918）x3	重复	2.7Mb	意义不明

【病例分析】

1.诊断　威廉姆斯综合征。

2.确诊依据　WS 是一种先天性的发育异常，其诊断多基于临床表现，而且国内目前尚无统一的标准。在国外 WS 研究报道较多，针对该病的典型临床特征，美国儿科学会（AAP）制定了相应的 WS 临床诊断评分表（表 64-2）。

表 64-2　WS 诊断评分表：临床诊断

分类	评分
生长情况 （如果 5 项中有 3 项符合，得 1 分）	1. 出生孕龄 >41 周
	2. 身高和体重 < 第 5 百分位
	3. 呕吐或胃食管反流
	4. 绞痛，4 个月以上的易激惹
	5. 慢性便秘
行为和发育 （如果 6 项中有 3 项符合，得 1 分）	1. 过分友好的个性
	2. 对声音特别敏感
	3. 焦虑
	4. 发育落后或智力落后
	5. 视觉空间方面的问题
	6. 会讲话的年龄延迟，继而过多的言语

续表

分类	评分
脸部特征 （如果 17 项中有 8 项符合,得 3 分）	1. 两颞狭窄
	2. 内眦赘皮或鼻梁扁平
	3. 斜视（现在或过去）
	4. 鼻子短或鼻孔前倾
	5. 两颊饱满
	6. 人中长
	7. 牙齿小,排列稀疏
	8. 嘴巴款
	9. 耳垂突出
	10. 眉毛宽
	11. 眼眶饱满
	12. 星状虹膜
	13. 鼻尖丰满
	14. 颊骨发育不良
	15. 嘴唇厚
	16. 牙咬合不正
	17. 小下颌
心脏问题(心脏超声检查发现)(a) （如果 2 项中有 1 项符合,得 5 分）	1. 主动脉瓣上狭窄
	2. 外周肺动脉狭窄
心脏问题(b) （如果 3 项中有 1 项符合,得 1 分）	1. 其他心脏疾病
	2. 心脏杂音
	3. 高血压
结缔组织异常 （如果 6 项中有 2 项符合,得 1 分）	1. 声音嘶哑
	2. 腹股沟疝
	3. 肠或膀胱憩室
	4. 脖子长或肩膀斜
	5. 关节受限或松弛
	6. 直肠脱垂
钙的问题 （如果 2 项中有 1 项符合,得 2 分）	1. 高血钙
	2. 高尿钙

注:该表总分 15 分,得分 <3 分可以排除 WS,≥ 3 分就可以考虑行荧光原位杂交方法（FISH）检测,当评分 >9 分时可临床诊断 WS。

3. 病因诊断

WS 的发生机制为染色体 7q11.23 区域内或染色体间低拷贝重复序列（lowcopyrepeats,LCR）的重排。大约 95% 的 WBS 患儿存在 7q11.23 染色体区域的 1.5~1.8Mb 缺失,即典型缺失,大约 5% 的患儿存在超出 7q11.23 区域的缺失(端粒外延部分),即不典型缺失,这些缺失中 2/3 是因为减数分裂过程中 7 号染色体间同源染色体重排所致,1/3 是由于染色体内的重排所致,即此类患儿父母亲的 WS 区域发生了臂内倒位。

WS 临床症状并不是基因和表型之间简单的匹配关系,很可能是一种复杂的基因相互作用的关系。在心血管相关基因研究较多的是:弹性蛋白(elastin,ELN)基因,长约 45 kb,包含 34 个外显子,编码弹力蛋白。此编码产物是动脉细胞外基质的主要成分,对维持血管壁的弹性至关重要。WS 常见缺失区域的基因还包括 LIMK1、R FC2、STX1A、FZD3、GT-F2I、CYLN2 和 GTF2IRD1 等。LIMK1 基因全长 39.59 kb,包含 17 个外显子,编码一种丝氨酸 / 苏氨酸蛋白激酶,在中枢神经系统中高表达,其所表达的蛋白与神经 - 肌肉突触的细胞膜转膜受体、神经调节蛋白相互作用,参与肌动蛋的重建及细胞运动。LIMK1 基因表达量的下降可延迟肌动蛋白的活动,限制神经系统的生长,可能与 WBS 独特的认知特点(如视觉 - 空间构建)密切相关。GTF2IRD1 基因全长 148.82kb,包含 28 个外显子,参与多种转录和信号调控过程,其单倍剂量不足可能与颅面部发育异常和听力异常相关,同时与 LIMK1 基因共同影响视觉 - 空间构建。CLIP2 和 GTF2I 基因的单倍剂量不足则可能与 WS 患者的神经系统表型(如智力障碍、大脑发育迟缓、社会行为认知能力)相关。

综上所述,此患儿按美国儿科学会(AAP)WS 诊断评分表,目前评分 6 分,患儿存在特殊外貌,有 5 项符合,不足 8 项,故不能积 3 分。但患儿目前 3 个月,生长发育情况、外貌、智力发育状况尚不能准确评估,而存在特异性主动脉瓣上狭窄、周围肺动脉狭窄,故临床高度可疑 WS,结合基因检测结果全外显子组测序结果显示,在 chr7q11.23 区域发生的 1.4Mb 片段缺失(拷贝数为 1),包含 ELN 等多个功能基因,该区域缺失与 Williams-Beuren 综合征的发生相关,因此可明确诊断威廉姆斯综合征。

4. 治疗

WS 的治疗方法主要为综合对症治疗,包括药物、手术、心理及认知行为治疗等,目的是改善 WS 累积的各系统的功能。在对已确诊的 WS 患儿管理中建议注意以下的问题。

(1)药物治疗:比如高血压、高血钙、高血糖的对症治疗,对于轻症患儿可于基层医院治疗,对于顽固性高血压、高血钙、高血糖的患儿需转往儿童专科医院进一步治疗。

(2)外科手术:对于需要进行心外科手术的患儿应转往儿童心脏专科医院进行手术治疗。McGoon 法是最早普通采用的术式,Doty 法(倒 Y 法)不仅可以较好地保持主动脉瓣的几何形态和功能,还可以尽量避免冠状动脉开口处狭窄及主动脉关闭不全,是目前最常用的术式。

(3)介入导管:针对 PAS 的治疗,有球囊扩张术和血管成形术,如需介入手术治疗需要转回儿童心脏专科医院治疗,但经导管介入治疗威廉姆斯综合征的动脉狭窄几乎没有任何益处,并且可能是有害的。WS 患者经导管支架植入术通常可引起明显的新内膜增生反应,从而导致更严重的动脉狭窄。因此,应在很大程度上避免在 WS 综合征患者中植入支架。

(4)心理及认知行为治疗:建议转回儿童专科医院进行精神心理学评估以确定是否需要药物或心理疗法来治疗。

（5）基因治疗：目前研究发现 WS 与多种基因微缺失有关，最新国外 Borralleras 等研究利用 GTF2I 基因改善 WS 小鼠认知水平的基因治疗，基因治疗目前处于实验阶段，尚未见临床报道。

【专家点评】

本案我们可以得到如下启示。

（1）早期识别。随着 WS 遗传基础、发病机制、临床表现、治疗等方面研究的深入，目前可以做到早发现、早诊断、早干预，以减少猝死发生。SVAS 是一种以乏氏窦上缘升主动脉狭窄或发育不良为特征的先天性心脏病。他有二大类表现形式：①合并其他血管、结缔组织和中枢神经系统功能紊乱，即 WS；②单纯性 SVAS，不合并其他异常，它又包括两种类型，一是呈常染色体显性遗传倾向，二是散发病例。而 SVAS 在 WS 中的发生率最高占 64%，故一旦超声医生发现患儿存在 SVAS 和 / 或 PAS，结合特殊外貌（小精灵面容），即应进行多系统评估，对于 AAP 评分大于 5 分均应尽早行基因学确诊。

（2）随访监测。对于已诊断为 WS 的患儿要严密随访，进行合理的遗传咨询和多学科指导。在基层医院随访时，建议患儿每年一次进行完整的身体、神经系统检查，每年进行泌尿生殖系统评估：包括膀胱和肾脏的超声检查、肾功能监测（血清尿素氮和肌酐水平）、尿液分析、钙含量测定（血清钙，尿钙和肌酐水平）。每年进行听力和视力筛查，每 4 年进行一次甲状腺功能检查。心脏病学评估建议转回到儿童心脏专科医院随诊，由心脏专科医生对患儿进行全面的临床评估，包括四肢血压测量和超声心动图检查。

（赵妍　王亚昆）

病例 101　矮小症，不一定都是"生长激素缺乏症"
——以自幼身材矮小入院的威廉姆斯综合征

【背景知识】

Williams-Beuren 综合征（williams-beuren syndrome，WBS）属于罕见病。多数患儿因先天性心脏病首诊，但 WBS 临床表现包括心血管疾病、神经行为异常、内分泌紊乱、特殊面容及一过性婴儿期高钙血症等，涉及儿科多个系统。对于儿科医师，当接诊先天性心脏病患儿同时合并身材矮小、甲状腺功能减退等内分泌疾患以及智力发育落后时，应警惕该病。

【病例简述】

（一）入院情况

患儿，女，7 岁 3 个月，因自幼身材矮小就诊。

患儿出生身长 43 cm，后虽未规律监测身高，但自幼身高与同年龄同性别儿童相比均较低，体型偏瘦。患儿系 G_1P_1，足月顺产，生后无缺氧窒息史。出生体重 2250 g，出生身长 43 cm，生后行超声心动筛查及听力筛查均未见异常，患儿自幼智能及行为发育落后，生后 8 个月独坐不稳，6 岁时行韦克斯勒氏智能测验示语言智商 56，操作智商 65，总智商 58，提示智力低下。

父母体健，非近亲结婚。否认遗传病家族史。

（二）入院查体

生命体征平稳，精神好，身高 114 cm（<P3）、体重 16.5 kg（<P3），遗传靶身高 169.5±6 cm，鼻梁扁平，唇宽而厚、耳朵突出、耳垂较大、下颌小，双肺未闻及啰音，双乳 I 期，心音有力，律齐，未闻及杂音，腹软，肝脾未触及，肌力肌张力正常，Tanner I 期。

（三）入院检查

（1）生化和血常规：电解质 Na 140 mmol/L，K 4.3 mmol/L，Cl 105 mmol/L，P 1.46，Mg 0.81 mmol/L；肾功能：尿素 3.4 μmol/L（参考值：1.7~8.3 μmol/L），肌酐 29 μmol/L（参考值：44~115μmol/L），尿酸 256 μmol/L（参考值：140~414 μmol/L）；肝功能：总蛋白 71 g/L，白蛋白 41 g/L，谷丙转氨酶 12 U/L，谷草转氨酶 29 U/L，谷氨酰转肽酶 10 U/L；血氨 <9mmol/L（参考值：18~72 mmol/L）；血常规正常范围。

（2）内分泌相关化验：游离甲功示 FT3 6.1 pmol/L（参考值：2.63~5.7pmol/L），FT13.64pmol/L（参考值：9.01~19.05pmol/L），TSH 6.12 uIU/mL（参考值：0.35~4.94pmol /L）；血糖 4.32mmol/L；性激素提示青春期前状态，促卵泡生成素 2.31 mIU/mL、促黄体生成素 0.12mIU/mL、雌二醇 <10 pg/mL，胰岛素样生长因子 -1（IGF-1）179 ng/mL（位于同年龄同性别均值 ~+1 标准差）。

（3）骨龄：6.7 岁（-0.6 岁）

（4）染色体 46,XX。

（5）垂体核磁：垂体信号均匀，高度 3.6 mm，垂体柄居中。

（6）基因组 DNA 医学外显子检测：患儿 7 号染色体长臂存在大小约 1.390Mb 的拷贝数缺失，该变异为致病性变异。该区域中包含基因有 ELN；AUTS2；BAZ1B；NCF1。

【病例分析】

（一）鉴别诊断

患儿矮小症诊断明确，整理患儿的病史、查体及相关检查等，对其病因进行分析：患儿肝肾功能及血常规正常，不考虑存在慢性肝肾疾病或贫血等所致矮小；患儿父母身高正常，遗传靶身高 169.5±6 cm，不支持家族性矮小症所致；无畏寒、皮肤粗糙、便秘等症状，行游离甲功检查未见异常，不支持甲状腺功能低下所致矮小症，但仍需对以下疾病进行鉴别诊断。

1. 生长激素缺乏症　患儿身高低于同年龄同性别正常健康儿童身高的第 3 百分位数，虽未曾监测生长速率，但自幼身均低于同年龄同性别儿童，应注意警惕此症。但患儿智力发育落后，骨龄无明显落后，且 IGF-1 水平正常，故不支持此症。

2. 小于胎龄儿　患儿系足月顺产，出生体重 2250 g，出生身长 43 cm，自幼身高追赶不理想，应警惕此症所致矮小。但患儿自幼智能发育落后，存在特殊面容，考虑并非此单一因素所致。

3.Turner 综合征　患儿系女孩，自幼身材矮小伴智能发育落后，应警惕如 Turner 综合征等特殊综合征所致矮小症，但患儿无颈蹼、发际线低、耳位低、肘外翻等典型表现，骨龄无明显落后，且已行染色体检查提示 46,XX，故不支持此症。

4.Prader-willi 综合征　患儿系小于胎龄儿，自幼智能发育落后伴身材矮小，查体存在小下颌等面部特征,应注意除外此症。但追问病史,患儿幼时无肌张力低下,体重指数(BMI)正常,行基因检测不支持此症。

5.Williams-Beuren 综合征　根据患儿系小于胎龄儿,具备特殊面容、智能发育落后等临床表现,结合基因检测结果提示患儿 7 号染色体长臂存在大约 1.39Mb 的缺失,确诊为 WBS。

(二)诊断及确诊依据

1. 诊断　Williams-Beuren 综合征(WBS)。

2. 确诊依据

临床特点

(1)典型的面部特征:表现为前额宽而突出、一字眉、眶周丰满、眼距增宽、眼裂小、鼻梁扁平、鼻孔前倾、人中长、唇宽而厚、面圆、颊丰满、耳朵突出、耳垂较大、尖耳廓、下颌小等面部特征,该患儿具备部分典型面容。

(2)运动发育迟缓或精神发育迟滞:WBS 患儿常常存在不同程度的智力落后,平均智商为 50~60,该患儿自幼智能发育落后。

(3)内分泌系统问题:包括婴儿期一过性的高钙血症、糖尿病、矮小症、亚临床甲状腺功能减退和性早熟等。该患儿幼时未曾监测血钙,本次因矮小症就诊,完善相关内分泌检查,目前无糖尿病、甲减等表现。

(4)基因检测结果:WBS 的患病机制为 7 号染色体长臂近端(7q11.23)缺失导致,该患儿行医学外显子检测提示 7 号染色体长臂存在约 1.39 Mb 的缺失,为致病性变异。该区域中包含基因:*ELN*;*AUTS*2;*BAZ*1*B*;*NCF*1。

(5)患儿未出现此症典型的心脏发育异常,考虑与染色体缺失片段中所包含的基因种类有关。结合患儿小于胎龄儿、矮小症、智能发育落后及基因检测结果,该患儿最终诊断为 Williams-Beuren 综合征。

【专家点评】

本案我们可以得到如下启示。

(1)临床诊断切忌片面,全盘掌握综合分析。该患儿因矮小症就诊,很多临床医生会首先想到生长激素缺乏症,但病史询问不应片面,切忌将矮小症与生长激素缺乏症画等号。病史采集过程中,要对既往史、个人史以及家族史进行综合分析,然后选择进一步检查。

(2)合理安排精准检查,探本溯源明确诊断。面对矮小症的检查,除询问病史要详细,化验检查也应全面且合理,不仅要鉴别矮小症常见病因,必要时也应注意某些罕见病的排查。尤其临床表现复杂,设计多个系统时,应考虑到是否需要行相关基因检查。

(鲍鹏丽　刘戈力)

病例102 特殊类型综合征伴发性早熟
——以儿童期乳房增大入院的威廉姆斯综合征

【背景知识】

Williams-Beuren 综合征（williams-beuren syndrome，WBS）是一种罕见的遗传综合征，由染色体 7q11.23 临近基因杂合性微缺失所致，发病率为 1/7500-1/10000，临床表现包括心血管疾病、神经行为异常、内分泌紊乱、特殊面容及一过性婴儿期高钙血症等，多数为散发，部分为常染色显性遗传。

【病例简述】

（一）入院情况

患儿，女，9 岁 5 个月，因乳房增大 1 年，月经来潮 3 次就诊。

家属 1 年前发现患儿双侧乳房增大，可触及结节，并呈渐增大趋势，乳晕颜色无加深，就诊时已月经来潮 3 次，每次量中等。患儿系先天性斜视、幼时发现弱视及智能发育落后，生后行心脏筛查时发现主动脉瓣上狭窄，5 岁时行换瓣术。患儿系 G_2P_2，孕 40 周，顺产，生后无窒息抢救史，出生体重 2 450 g。父母体健，非近亲结婚，有一姐姐，体健。否认遗传病家族史。

（二）入院查体

生命体征平稳，身高 137 cm（P_{50}）、体重 32 kg（P_{50}-P_{75}），高前额、鼻梁扁平、鼻孔前倾、唇厚、面圆、颊丰满、人中长、小下颌，精神好，双肺未闻及啰音，双乳Ⅲ期，乳晕色深，心音有力、律齐，未闻及杂音，腹软，肝脾未触及，肌力肌张力正常，Tanner Ⅲ期，大阴唇色深，未见牛奶咖啡斑。

（三）入院检查

（1）电解质：Na 140 mmol/L（参考值：136~145 mmol/L），K 4.1 mmol/L（参考值：3.5~5.3 mmol/L），Cl 104 mmol/L（参考值：96~108 mmol/L），P 1.82（参考值：0.8~1.45mmol/L），Mg 1.00 mmol/L（参考值：0.65~1.05 mmol/L）；肾功能示尿素 3.4 μmol/L（参考值：1.7~8.3 μmol/L），肌酐 43 μmol/L（参考值：44~115μmol/L），尿酸 326 μmol/L（参考值：140~414 μmol/L）；肝功能示总蛋白 72 g/L（参考值：62~85 g/L），白蛋白 45 g/L（参考值：35~55 g/L），谷丙转氨酶 27U/L（参考值：5~40 U/L），谷草转氨酶 22 U/L（参考值：8~40 U/L），谷氨酰转肽酶 14 U/L（参考值：7~49 U/L）。

（2）内分泌相关化验：性激素示促卵泡生成素（FSH）7.12 mIU/mL，促黄体生成素（LH）3.43 mIU/mL，雌二醇（E_2）57 pg/mL，泌乳素（PRL）23.51 ng/mL，孕酮（P）0.1 ng/mL，睾酮（T）27.08 ng/mL；游离甲功示 FT_3 6 pmol/L（参考值：2.63~5.7pmol/L），FT_4 13.53 pmol/L（参考值：9.01~19.05pmol/L），TSH 5.07 uIU/mL（参考值：0.35~4.94pmol/L）；血糖 4.65mmol/L；皮质醇 14.9 μg/dL（参考值：5~25 μg/dL），促肾上腺皮质激素 27.1 pg/mL（参考值：0~46 pg/mL）。

（3）甲胎蛋白 <1.2 ng/mL（参考值 <9 ng/mL）；绒毛膜促性腺激素 1.51 mIU/mL（参考值 0~4.32 mIU/mL）。

（4）骨龄：11.3 岁（+1.9 岁）；染色体 46XX。

（5）子宫卵巢 B 超：子宫体积 37 mm×22 mm×30 mm，内膜 5 mm；右侧卵巢 25 mm×19 mm×15 mm（3.7 mL），>4 mm 卵泡 3 个，最大直径 8.1 mm；左侧卵巢 24 mm×18 mm×18 mm（4.1 mL），>4 mm 卵泡 4 个，最大直径 7.5 mm；双侧肾上腺 CT 未见异常；垂体 CT（因患儿曾行心脏换瓣术未行垂体磁共振）：平扫未见异常。

（6）基因组 DNA 医学外显子检测：7 号染色体长臂存在约 1.46 Mb 的缺失，为致病性变异。该区域中包含基因：*BAZ1B*、*ELN*、*FKBP6*、*FZD9*、*GTF2I*、*MLXIPL*、*NCF1*、*STX1A*。

【病例分析】

（一）逐层递进式鉴别诊断

整理患儿的病史、查体及相关检查等，综合分析患儿的临床特点，针对可能病因进行逐层排查，进而明确诊断。

1. 性早熟的鉴别　患儿年龄小于 10 岁，已乳房发育 1 年伴月经来潮 3 次，查体示乳房发育Ⅲ期，外阴 Tanner Ⅲ期，存在性早熟，但其原因并不明确，应对其系中枢性性早熟或外周性性早熟进行鉴别。

（1）中枢性性早熟：患儿存在性早熟，发育顺序乳房发育→阴毛出现→月经初潮，骨龄提前 1.9 岁，子宫卵巢 B 超、LH、FSH 及雌二醇水平均已达青春发育水平，高度考虑系 HPGA 轴启动导致的性早熟。

（2）外周性性早熟：患儿青春期进展速度快，应注意警惕卵巢、乳腺、肾上腺等部位疾患所致副肿瘤综合征，但患儿雌二醇水平无明显增高，AFP 及 HCG 均正常范围内，妇科超声、乳腺超声及肾上腺 CT 均未发现占位性病变；详细追问家属，无外源性摄入雌激素病史，故不考虑系外周性性早熟。

2. 特殊综合征的鉴别　结合病史及相关检查，患儿性早熟原因考虑系中枢性性早熟，但其病因并不明确，患儿垂体其他激素，如 TSH、ACTH 等分泌正常、垂体 CT 未见异常，不支持中枢神经系统病变所致。根据患儿游离甲功、肾上腺 CT 等结果不支持甲状腺功能减低症或先天性肾上腺皮质增生症等所致中枢性性早熟。此患儿除性早熟外，还具备智能发育落后、先天性心脏结构异常、特殊面容等临床表现，应高度警惕是否系某些特殊综合征所致。

（1）Prader-willi 综合征：患儿系小于胎龄儿，幼时即出现斜视，智能发育落后，青春期身高突增不明显，查体呈现小下颌、高腭弓等面部特征，虽此症多表现为性腺功能低下，但 3.6%~4% 患者可出现性早熟，故应注意除外此症。但追问病史，患儿幼时无肌张力低下，体重指数（BMI）正常，行基因检测不支持此症。

（2）Sotos 综合征：此症患儿可呈现额头凸起，眼距过宽，眼裂下斜，下颌尖等特殊面容，易伴有先天性心脏病、斜视及严重的智力低下，且呈现过度生长、骨龄提前，部分表型与该患儿重叠，应警惕此症。但本患儿并非呈现身高过度生长，而是发育提前，无肌张力低下等表现，结合基因检测结果，不支持此症。

（3）Turner 综合征：患儿系小于胎龄儿，伴有先天性心脏结构异常，幼时即出现斜视及弱视，应注意除外此症，该患儿虽有特殊面容，但表现与 Turner 综合征面容不一致，身高无明显落后,骨龄提前,且因性早熟就诊,结合患儿染色体结果示 46,XX,故不支持此症。

（4）Williams-Beuren 综合征：根据患儿系小于胎龄儿,具备特殊面容、斜视及弱视、智能发育落后、主动脉瓣狭窄、青春发育提前等临床表现,结合基因检测结果提示患儿 7 号染色体长臂存在大约 1.46Mb 的缺失,确诊为 WBS。

（二）诊断及确诊依据

1. 诊断　Williams-Beuren 综合征。

2. 确诊依据

临床特点

（1）以动脉狭窄为特征的心血管疾病：有研究指出 WBS 患儿出现心血管畸形的概率可高达 91%,其中主动脉瓣上狭窄的发生率最高（占 75%）,其次是肺动脉狭窄、主动脉缩窄等。本患儿生后即发现存在主动脉瓣上狭窄,并于 5 岁时行换瓣术。

（2）典型的面部特征：表现为前额宽而突出、一字眉、眶周丰满、眼距增宽、眼裂小、鼻梁扁平、鼻孔前倾、人中长、唇宽而厚、面圆、颊丰满、耳朵突出、耳垂较大、尖耳廓、下颌小等面部特征,该患儿具备部分典型面容。

（3）运动发育迟缓或精神发育迟滞：WBS 患儿常常存在不同程度的智力落后,平均智商为 50~60,该患儿自幼智能发育落后。

（4）内分泌系统问题：包括婴儿期一过性的高钙血症、糖尿病、矮小症、亚临床甲状腺功能减退和性早熟等。该患儿幼时未曾监测血钙,本次因性早熟就诊,完善相关内分泌检查,目前无糖尿病、甲减等表现。

（5）基因检测结果：WBS 的患病机制为 7 号染色体长臂近端（7q11.23）缺失导致,该患儿行医学外显子检测提示 7 号染色体长臂存在约 1.46 Mb 的缺失,为致病性变异。该区域中包含基因：*BAZ*1*B*、*ELN*、*FKBP*6、*FZD*9、*GTF*2 *I*、*MLXIPL*、*NCF*1、*STX*1 *A*。

综上所述,该患儿最终诊断为 Williams-Beuren 综合征。

【专家点评】

本案我们可以得到如下启示。

（1）透过表象,看到本质。该患儿因性早熟就诊,问诊过程中发现患儿存在小于胎龄儿、斜视、弱视、先天性结构异常、智能发育落后等多个系统受累。临床就诊过程中,应尽量完善既往史、家族史及个人史等信息,若发现患儿自幼时即存在多个系统受累的表现,且存在相关的内分泌疾患,尤其为多个内分泌轴受累时,应高度警惕特殊类型综合征。

（2）精准检查,及早诊断。大多数内分泌综合征表现复杂,单纯从临床表现很难进行诊断或鉴别诊断,是否选择基因检查、何时进行基因检查、选择哪种类型的基因检查值得临床医生深思及探讨。

（鲍鹏丽　姜丽红）

第六十五章　Wiskott-Aldrich 综合征

病例 103　顽固性血小板减少伴腹泻的 AB 面
——以新生儿期间断呕吐为首发症状的 Wiskott–Aldrich 综合征

【背景知识】

湿疹、血小板减少伴免疫缺陷综合征（Wiskott-Aldrich syndrome，WAS）是一种由 *WAS* 基因突变导致的严重的 X 连锁隐性遗传性疾病，是具有相关综合征特征的联合免疫缺陷病。*WAS* 基因所编码的 WAS 蛋白（WASp）仅在白细胞和血小板中表达，功能复杂，使疾病的临床表型复杂多样。典型的 WAS 以血小板减少、血小板体积减小、湿疹和免疫缺陷为特征。临床主要表现为反复感染和血便、瘀点、瘀斑等出血表现。本病还常伴有自身免疫性疾病或现象，恶性肿瘤（尤其是淋巴瘤）的发生率也明显高于正常人群。

【病例简述】

（一）入院情况

患儿，男，4 岁 2 月龄，因"血小板减少伴间断腹泻 4 年余"入院。

患儿生后 19 天出现间断呕吐伴发热，2013 年 12 月在新生儿病房住院，根据相关检查诊断"新生儿坏死性小肠结肠炎""牛奶蛋白过敏""新生儿败血症""新生儿肺炎"等，住院后查血小板减少，经抗感染及对症治疗血小板上升。出院后间断腹泻，2014 年 8 月因"便血 1 个月、皮肤出血点 1 周"住血液科，全身皮肤散在湿疹，肝脾无肿大，血常规示血红蛋白 123 g/L，白细胞 12.64×10^9/L，中性粒细胞比率 66%，淋巴细胞比率 23%，血小板 24×10^9/L，给予抗感染、IVIG 和激素等治疗，便血缓解，复查血小板 47×10^9/L，家属要求自动出院并自行停药。出院后持续腹泻，伴间断发热、便血、肺炎，体重不增，血常规示血小板持续减少（$<60 \times 10^9$/L），感染时腹泻加重伴代谢性酸中毒、电解质紊乱，血小板下降更明显，CRP 明显升高，多次住院，给予静脉抗感染、IVIG 及激素等治疗后症状可减轻。期间曾建议基因检查，家属拒绝。于 2018 年 1 月因再次出现"腹痛、血丝便伴浮肿"住免疫科病房。

父母体健、非近亲结婚；患儿有一表兄生后有血小板减低，后夭折（具体情况不详）。

（二）入院查体

体温：36.5°C，脉搏：118 次/分，呼吸：25 次/分，血压：85/55mmHg，身高：86 cm，体重：10.5 kg，头围：49 cm，胸围：50 cm，腹围：55 cm。发育落后，营养不良，神志清楚，精神弱，重度贫血貌，全身凹陷型水肿，手足明显，口腔黏膜和前胸可见散在出血点，浅表淋巴结未触及肿大；双肺可闻及湿啰音，心音有力，律齐，腹部膨隆，全腹轻压痛，移动性浊音（+），肝脾未触及。

（三）入院检查

（1）血常规：血红蛋白 69 g/L（参考值：110~160 g/L），白细胞 17.47×10⁹/L（参考值：4×10⁹~10×10⁹/L），中性粒细胞比率 96.8%（参考值：45%~77%），淋巴细胞比率 2.7%（参考值：20%~40%），单核细胞比率 0.5%（参考值：3%~8%），血小板 20×10⁹/L（参考值：100×10⁹~300×10⁹/L），平均血小板体积 8.2fL（参考值：9~13 fL）。C反应蛋白 >200 mg/L（参考值：0~8 mg/L）。便常规示潜血（+），红细胞 5-6/HP。

（2）生化：总蛋白 26.2 g/L（参考值：60~80 g/L），白蛋白 11.1 g/L（参考值：38~54 g/L），球蛋白 15.1 g/L（参考值：28~35 g/L），丙氨酸氨基转移酶 25U/L（参考值：0~35 U/L），天门冬氨酸氨基转移酶 66 U/L（参考值：15~40 U/L），血尿素氮 1mmol/L（参考值：1.78~6.42 mmol/L），肌酐 14ummol/L（参考值：23~27 ummol/L）。免疫球蛋白G 3.56 g/L（参考值：5.04~14.65 g/L），免疫球蛋白A 2.84 g/L（参考值：0.27~1.95 g/L），免疫球蛋白M 0.17 g/L（参考值：0.24~2.10 g/L），免疫球蛋白E 530.8 IU/mL（参考值：0~100 IU/mL）。流式细胞检查示各淋巴细胞比例大致正常。粪钙卫蛋白 2217.4 μg/g（参考值：0~25 μg/g）。

（3）心电图正常；X线示心肺膈无著变、肠管动力性改变、腹水；腹部超声示局限性肠壁增厚、腹水。

【病例分析】

（一）逐层递进式鉴别诊断

本患儿最突出的表现是从新生儿期开始的顽固性血小板减少，病程已4年，诊断分析可以从"慢性免疫性血小板减少"入手。

1. 慢性免疫性血小板减少症 免疫性血小板减少症（Immune thrombocytopenic purpura, ITP）是儿童常见的出血性疾病，其中约20%会发展成慢性ITP（chronic ITP, CITP）。但本例患儿除血小板减少外，还同时有顽固性腹泻、反复感染、生长发育落后、营养不良等情况，这些均提示不是单纯的CITP。

2. 患儿生后即发病 其表兄有血小板减少病史并夭折，提示有可能是遗传性疾病。而慢性迁延性腹泻、反复严重感染、营养不良、生长发育落后等临床表现高度提示原发性免疫缺陷病（primary immunodeficiency，PID）。许多PID由于基因突变本身影响造血系统或者并发自身免疫而出现血小板减少，主要需鉴别以下几种。

（1）体液免疫缺陷中的常见变异型免疫缺陷病（common variable immunodeficiency, CVID）：高发各种自身免疫性血细胞减少，ITP可为首发症状，伴或不伴感染，其免疫学特征为血清IgG、IgA和/或IgM下降，B细胞数目减少。本患儿的免疫球蛋白和流式结果不支持。

（2）联合免疫缺陷病（combined immunodeficiency，CID）：以T细胞缺陷为主，同时伴有不同程度的B细胞、自然杀伤（NK）细胞缺陷，根据严重程度又分为重症联合免疫缺陷病（SCID）和普通型联合免疫缺陷病（CID）。本患儿没有经过移植以及常规的预防感染治疗生活至4岁，生后外周血淋巴细胞无明显下降，之后随年龄增长淋巴细胞逐渐减少，由此可以排除SCID。本例为男性、顽固性血小板减少伴体积减小、持续腹泻、间断便血、反复感染、湿疹史、家族史等情况,符合伴典型表现的联合免疫缺陷综合征中的 Wiskott-Aldrich 综合征。

（二）诊断及确诊依据

1. 诊断　Wiskott-Aldrich 综合征。

2. 确诊依据

（1）临床表现 男性,先天性血小板减少（$<70 \times 10^9$/L）,血小板体积小,湿疹史,反复感染等。

（2）患儿表兄血小板减少、夭折。

（3）基因检查:*WAS* 基因半合子突变（ c.1339-252（ IVS10 ）isnT ）。

【专家点评】

本案我们可以得到如下启示。

（1）全面分析,病史多蕴含丰富信息。应全面分析病史,从病历资料中提取有效信息。本例患儿为男性,从新生儿期开始出现顽固性血小板减少伴便血和皮肤黏膜出血,1 岁内持续湿疹,反复感染,逐渐加重的营养不良和生长发育落后,阳性家族史,这些为我们提供了充足的诊断线索,提示我们从单基因遗传病 - 原发性免疫缺陷病入手。

（2）由简入繁,学会深度分析血常规。血常规包含了循环中各种细胞,为我们提供了大量的信息。本例患儿的部分血常规中显示平均血小板体积减小（其余血常规因血小板数目太少未测出）,这是 WAS 的重要诊断依据;而且连续动态观察可以发现患儿随年龄增长出现了淋巴细胞减少症,这在 WAS 中比较常见。

（尹晶）

病例 104　是"难治性"免疫性血小板减少症,还是遗传性 / 先天性血小板减少症？
——以长期间断血小板减少伴发热腹泻就医的 Wiskott–Aldrich 综合征

【背景知识】

湿疹 - 血小板减少 - 免疫缺陷综合征（ Wiskott — Aldrich syndrome, WAS ）,是一种罕见的严重的 x 连锁隐性遗传性疾病,以血小板减少,出现湿疹,反复感染及免疫缺陷和恶性肿瘤发生率增加为特点。该疾病由造血细胞的 WAS 基因突变引起, WAS 基因突变影响 WAS 蛋白（ Wiskott-Aldrich syndrome protein, WASp ）表达水平,而 WASp 表达水平与疾病严重程度正相关。根据 WAS 基因不同突变形式,临床可表现为典型 WAS、X 连锁血小板减少症、间歇性 X 连锁血小板减少症和 X 连锁粒细胞减少症几种不同类型。造血干细胞移植是目前最有效的治疗手段。

【病例简述】

（一）入院情况

患儿,男,9 月,主因间断血小板减少 8 月余,发热伴腹泻 4 天。

患儿入院前 8 月余因"肺炎"于外院住院治疗,查血常规示血小板 66×10^9/L,无皮肤出血点及鼻衄等出血表现,予静点"阿奇霉素、头孢类抗生素"治疗,出院时血小板升至 100×10^9/L。院外复查血小板波动于 $60 \times 10^9 \sim 80 \times 10^9$/L,间隔 1 月余患儿出现发热,血小板降至 21×10^9/L,外院给予免疫球蛋白 2 g/kg,口服泼尼松治疗,血小板波动于 $40 \times 10^9 \sim 60 \times 10^9$/L,于 2020 年 4 月 22 日收入我院治疗。入院后完善骨穿检查,考虑免疫性血小板减少症,调整激素用量为阿赛松 1 mg/kg.d,制霉菌素涂口腔治疗鹅口疮,血小板升至 118×10^9/L,住院 7 天出院,出院后监测血小板波动于 $34 \times 10^9 \sim 108 \times 10^9$/L,激素逐渐减停,期间曾于当地医院给予两次免疫球蛋白输注。此次入院前 4 天,患儿出现发热,体温最高 39.7 ℃,予退热药后可降至正常,7~8 h 后体温复升,伴腹泻,黄稀便每日 7~8 次,于当地医院输注"头孢曲松"4 天,发热无明显好转,血小板波动于 $35 \times 10^9 \sim 124 \times 10^9$/L,收入院治疗。

患儿系 G_2P_2,孕足月顺产,父母及 1 个姐姐身体健康,否认家族遗传病史。

(二)入院查体

发育正常,营养中等,神清,反应可,呼吸平稳,无发绀,无黄染,面部少许皮疹,可见脱屑,全身无明显出血点,前囟平软,浅表淋巴结未触及肿大,双肺呼吸音粗,未闻及啰音,心音有力,律齐,腹软,肝脾未及肿大,四肢活动自如,肌力、肌张力正常。

(三)入院检查

(1)血常规:Hb 103 g/L,WBC 11.64×10^9/L,N 34%,L 42%,M 20%,PLT 90×10^9/L,CRP 105.6 mg/L。抗感染治疗后血常规:Hb 114 g/L,WBC 10.25×10^9/L,N 28%,L 53%,M 16%,幼稚粒细胞 2%,E 1%,PLT 66×10^9/L,MPV 8.6fl,CRP 8 mg/L。便常规:OB(+),余阴性。

(2)肝肾功能大致正常。

(3)便培养:甲型副伤寒沙门菌。便轮状病毒、腺病毒、诺如病毒检查(-)。血培养(-)。

(4)骨髓细胞形态学、免疫分型等不支持白血病、再生障碍性贫血、骨髓增生异常综合征/骨髓增殖性肿瘤等疾病,巨核细胞总数 36 个。

(5)出凝血检测大致正常。

(6)细胞免疫、体液免疫功能大致正常。

(7)全外显子二代测序(NGS):检测到 WAS 基因半合子致病性突变,突变位点为 c.1090 C>T(p.R364*)。

【病例分析】

(一)认真梳理患儿的病史、查体及相关检查等,综合分析患儿的临床特点,逐一鉴别相关疾病

1. 继发性血小板减少症　主要继发于病毒、细菌感染,原发感染控制后血小板即升至正常,而该患儿反复发生血小板减少,病史长,伴或不伴感染发生,可以除外。

2. 白血病　患儿入院时血常规示白细胞增高、贫血、血小板减少,应注意与白血病鉴别,但临床无肝脾淋巴结肿大,骨髓细胞形态学及免疫分型均未见异常细胞,不支持白血病诊断。

3. 免疫缺陷病　患儿年龄小,生后反复感染,需注意免疫缺陷病可能,患儿免疫球蛋白水平正常,不支持性连锁低丙种球蛋白血症、选择性 IgA 缺乏症,细胞免疫功能示 CD4+ T 淋巴细胞数目不低,不支持获得性免疫缺陷综合征,但仍应关注有无其他免疫缺陷病可能。

4. 再生障碍性贫血 该症以出血贫血感染为主要表现,血常规可见全血细胞减少,网织红细胞比例及绝对值显著减低,骨髓增生减低,以非造血细胞为主,患儿无骨髓增生减低等相关表现,可以除外。

5. 血小板功能异常 最常见的疾病为血小板无力症,该症为常染色体隐性遗传,特点为血小板膜糖蛋白Ⅱb(GPⅡb,CD41)或Ⅲa(GPⅢa,CD61)质或量缺陷,血小板对多种生理性诱聚剂反应低下或缺如,导致血小板聚集功能障碍和血块收缩不良.血小板数量正常,但不能正常地形成血栓并且出血时间延长,本患儿以皮肤黏膜出血点为主要表现,血小板数目明显减低,不考虑血小板功能异常。

6. 免疫性血小板减少症 患儿皮肤出血点为主要表现,无肝脾肿大,血常规示血小板减少,首先考虑免疫性血小板减少症,但多次丙种球蛋白及激素治疗后血小板仍反复降低,骨髓检查未提示骨髓巨核细胞明显增生伴成熟障碍,诊断依据不足。

7. 湿疹 - 血小板减少 - 免疫缺陷综合征 男性患儿,新生儿时期即发病,反复皮肤出血点伴湿疹,易发生呼吸道及消化道感染及口腔真菌感染,血常规提示血小板减少,平均血小板体积缩小,全外显子二代测序(NGS)检查检测到 WAS 基因半合子致病性突变,符合诊断。

(二)诊断及确诊依据

1. 诊断 湿疹 - 血小板减少 - 免疫缺陷综合征。

2. 确诊依据

典型 WAS 临床表现和具有诊断价值的实验室检测包括以下几种。

(1)反复或严重湿疹。

(2)血小板计数、功能和形态学异常:持续性血小板减少,平均血小板体积缩小,以消化道出血(便血)为主的出血倾向。

(3)不同程度感染倾向。

(4)易继发以自身免疫性溶血性贫血为主的自身免疫性疾病或恶性肿瘤。

(5)存在 WAS 基因突变和 WASP 表达降低或缺失。

【专家点评】

本案我们可以得到如下启示。

(1)发病率较低,表现多样化,易误诊为免疫性血小板减少症。WAS 典型病例在常于婴儿期,甚至于出生后很早发病,存在反复或严重湿疹、血小板计数降低,并伴以血便为主的出血倾向及反复感染。平均血小板体积缩小是其重要临床特征之一。X 染色体连锁血小板减少症(X-linked thrombocytopenia,XLT)是 WAS 的一种较轻表型,患者仅表现为血小板减少和血小板体积减小,无或仅有轻微湿疹和感染表现。本病对激素治疗无效。因此对于小年龄儿童难治性血小板减少症患者需行相关检查排除有无遗传性和先天性血小板减少。

（2）可反复感染，可继发肿瘤，长期随访评估并积极选择治疗。反复感染和（或）重症感染是 WAS 患儿的主要死亡危险因素，规律 IVIG 治疗可提高 WAS 患儿生存率。对于 WAS 患者，一旦继发恶性肿瘤，会明显增加治疗难度，所以需要长期随访评估病情，及时进行造血干细胞移植治疗。

（陈辉）

病例 105　新生儿持续血小板计数减低，需要想到什么

【背景知识】

Wiskott-Aldrich 综合征（wiskott-aldrich syndrome，WAS）是一种少见的 X- 连锁原发性免疫缺陷病，其主要特征为血小板减少，湿疹，复发性感染和易患自身免疫性疾病及恶性肿瘤。WAS 临床较为罕见，其年发病率为 1/1000000~10/1000000，因属于 X 染色体连锁伴性遗传，故见于男性患病，常伴有母系家族史。

【病例简述】

（一）入院情况

患儿，男，19 h，因"全身皮肤出血点 19 h"入院。

患儿系 G_1P_1，39^{+5} 周因"头盆不称"经剖宫产娩出，否认宫内窘迫及生后窒息史，羊水、脐带及胎盘未提供异常。无湿疹及感染表现。

患儿母亲无血小板减少病史，否认湿疹及免疫系统疾病家族史。

（二）入院查体

生命体征平稳，足月儿貌，反应好，全身皮肤散在针尖大小出血点、压之不褪色，无瘀斑、黄染。前囟平软，颈软，双肺听诊呼吸音稍粗、无啰音，心音有力、律齐、无杂音。脐部结扎好，腹部触诊软，肝脏右侧肋下 2 cm、质软，脾脏左侧肋下 1.5 cm、质软。四肢肌张力正常，原始反射均可引出。

（三）入院检查

（1）心脏超声：卵圆孔未闭（3 mm）。

（2）心电图：窦性心动过速，非特异性 T 波异常。

（3）B 超：肝、脾、肾、肾上腺、脑未见异常。

（4）胸腹联合片：心肺膈及腹部未见明显异常。

（5）血常规：血红蛋白（Hb）189 g/L，红细胞（RBC）5.32×10^{12}/L，白细胞（WBC）14.67×10^9/L，血小板（PLT）34×10^9/L，平均血小板体积（MPV）7.5 fL，提示血小板计数减低。

（6）骨髓检查：取材、制片、染色良好，此部位骨髓增生活跃，原早粒细胞较易见，巨核细胞产板不良骨髓象。

（7）外周血淋巴细胞亚群：CD3⁺：40.98%，CD3⁺ CD8⁺：4.92%，CD3⁺ CD4⁺：35.06%，CD16⁺CD56⁺：41.02%，CD19⁺：16.76%，4/8ratio：7.13%，提示 CD3⁺T 细胞、辅助性 T 细胞及抑

制性 T 细胞比例均降低,NK 细胞比例增高。

（8）Ig 各项示正常范围。

（9）ANA+ENA(-)。Coombs'实验(-)。血小板相关抗体检测(-)。

（10）凝血功能:正常。

（11）血生化:肝肾功能、心肌酶、电解质、血糖、C 反应蛋白、白细胞介素 -6 等指标均正常。

（12）宫内感染(TORCH)检测:无异常。血培养:阴性。

（13）基因检测:基因变异位点为 WAS,exon1:c.121T>C,生物信息软件预测该变异为有害,支持诊断 WAS 综合征。该患儿母亲 X 染色体 *WAS* 基因相同位点检测结果为 C/T 杂合型,是此突变基因的携带者。患儿父亲 *WAS* 基因检测结果未发现异常。

【病例分析】

（一）皮肤出血点伴血小板减少患儿的鉴别诊断

1. 免疫性血小板减少性紫癜(Immune thrombocytopenic purpura，ITP) 本病见于小儿各年龄时期,多于婴幼儿期发病。约 80% 患儿在发病前 3 周左右有病毒感染史。其特点是自发性出血、血小板减少、出血时间延长和血块收缩不良。骨髓中巨核细胞的发育受到抑制。临床以出血为主要症状,无明显肝脾及淋巴结肿大。本病男女均可发病,无湿疹及反复感染表现,基因检测有助于鉴别诊断。

2. 再生障碍性贫血 表现为发热、贫血、出血三大症状,无明显肝脾及淋巴结肿大,一般贫血较重,常伴白细胞总数及中性粒细胞计数减低,网织红细胞不高。骨髓检查红、粒系生血功能减低,巨核细胞减少或极难查见。

3.Evans 综合征 本病特点是同时并发自身免疫性血小板减少和溶血性贫血,Coombs'试验阳性,多数病人经激素或切脾治疗有效。

4. 血栓性血小板减少性紫癜 可见于任何年龄,临床上表现为血小板减少性出血和溶血性贫血,肝脾肿大,溶血较急者可发热,并有腹痛、恶心、腹泻、神经系统症状等。直接 Coombs'试验一般为阴性。

5. 急性白血病 需与无白细胞增高的白血病进行鉴别,通过血涂片中可见各期幼稚白细胞及骨髓检查可鉴别。

6. 红斑狼疮 早期可表现为血小板减少性紫癜,有怀疑时进一步行自身抗体及狼疮细胞可鉴别。

7. 继发性血小板减少性紫癜 严重细菌感染和病毒感染均可引起血小板减少。各种肝脾肿大疾病、骨髓受侵犯疾病、化学和药物过敏和中毒、溶血性贫血均可伴有血小板减少,需仔细寻找病因,基因检测有助于鉴别诊断。

（二）诊断及确诊依据

1. 诊断 Wiskott-Aldrich 综合征。

2. 确诊依据 根据反复感染、湿疹、血小板减少和血小板体积减小的临床表现,典型的 WAS 病例诊断并不困难。但是由于 *WAS* 基因突变类型多样,临床表现差异很大。对于不典型病例,基因测序分析可明确诊断。对于 WAS 的高危儿必须进行产前诊断以避免缺陷儿出生。产前诊断的方法包括基于 DNA 测序的羊水细胞分析和脐带血 WAS 蛋白(WASp)流式检测。

根据患者血小板减少、罹患湿疹及感染的严重程度、是否发生自身免疫性疾病及肿瘤等要素,引入国际 WAS 评分标准(表 65-1);根据 *WAS* 基因突变类型、WASp 缺陷及临床表现差异,可对 WAS 进行临床分型(表 65-2)。

表 65-1　国际 WAS 评分标准

分值	血小板计数减低	MPV 缩小	湿疹	感染倾向	继发自身免疫性疾病/肿瘤
1	+	+	-		
2	+	+	+(轻度/短暂)	+(轻度)	-
3	+	+	+(持续但可控)	+(反复但可控)	-
4	+	+	+(难以控制)	+(严重)	-
5	+	+	+(程度不限)	+(程度不限)	+

注:WAS:湿疹血小板减少伴免疫缺陷综合征;MPV:平均血小板体积

表 65-2　WAS 分型标准

项目	WAS	XLT	IXLT	XLN
临床表现				
血小板计数下降	+	+	+/-	-
血小板体积缩小	+	+	+	-
湿疹	+	-/+	-	-
免疫功能缺陷	+	-/+	-	+[a]
继发自身免疫性疾病	常见	可能	-	-
继发恶性肿瘤	常见	可能	-	-
WAS 蛋白表达	缺乏	降低	可正常	可正常
WAS 评分范围	3~5	1~2(5)[b]	<1	0

注:WAS:湿疹血小板减少伴免疫缺陷综合征;XLT:X 连锁血小板减少症;IXLT:间歇性 X 连锁血小板减少症;XLN:X 连锁粒细胞减少症;[a]XLN 可因粒细胞缺乏导致免疫功能下降,而非淋巴细胞功能异常所致;[b]XLT 如继发自身免疫性疾病或恶性肿瘤,则严重程度分值为 5 分。

【专家点评】

本案我们可以得到如下的启示。

(1)虽然血小板计数减少、湿疹及免疫缺陷为 WAS 典型的临床特征,但在新生儿期,仅三分之一患儿可有三联征表现,其临床表现不典型,其严重程度可随年龄的增长而增加。

(2)血小板计数减低与血小板体积减小是 WAS 和 XLT 的突出特点,但血小板体积减小并非每个患者均存在。

（3）对于具有 ITP 疾病特征的男性患儿均需考虑进行 *WAS* 基因检测。基因检测是确诊 WAS 的金标准,感染和免疫学异常不是诊断的必备条件,但由于 WAS 患者免疫功能缺陷可随年龄增长而逐渐加重,故仍建议动态进行免疫学检测、评估免疫状况。

（4）WAS 的治疗方案需要根据临床表现的严重程度、病程和 *WAS* 基因突变、蛋白的表达等情况而具体制定。早期进行造血干细胞移植是 WASp 最有效的治疗手段。

（李娜　刘洋）

第六十六章　X-连锁肾上腺脑白质营养不良

病例106　以肾上腺皮质功能低下起病,竟然是神经系统病变
——以长期皮肤色素沉着入院的 X-连锁肾上腺脑白质营养不良

【背景知识】

X-连锁肾上腺脑白质营养不良(X-linked adrenoleukodystrophy,X-ALD)是一种过氧化物酶体病,X-连锁的隐性遗传性疾病。致病基因是 ABCD1。病理改变特征为渐进性神经退行性病变,由于体内过氧化物酶结构或活性缺陷,使脂质中的长链脂肪酸(C23~C30)代谢障碍,导致极长链脂肪酸(very long chain fatty acids,VLCFAs)在体内堆积,尤其在大脑和肾上腺内出现二十六烷酸(C26:0)和二十四烷酸(C24:0)的沉积,导致脑白质脱髓鞘和肾上腺皮质病变。ALD发病率男性为 1/21000,女性为 1/14000。临床上针对肾上腺脑白质营养不良发病年龄及临床表现分为7型:儿童脑型、青少年脑型、成人脑型、肾上腺脊髓神经病型、Addison型、无症状型和杂合子型。

【病例简述】

(一)入院情况

患儿,男,8岁时因皮肤色素沉着5年入院。

5年前无明显诱因出现色素沉着,渐加深,伴有乏力,纳差,无嗜盐,无皮疹,智力听力视力正常,无注意力不集中及运动落后等表现。诊断 Addison 病,氢化可的松替代治疗1年,皮肤色素沉着较前缓解,乏力纳差较前好转。治疗3年,再次出现皮肤色素沉着加深,无明显诱因出现学习成绩下降,注意力不集中,伴有正常青春发育。治疗4年,逐渐出现听力视力下降,动作迟钝,运动及智力进行性下降。

患儿系 G_2P_2,足月剖宫产,出生体重 2.3 kg,否认缺氧窒息史,父母及12岁哥哥身体健康,否认家族遗传病史。否认结核等传染病接触史。

(二)入院查体

体温 36.2 ℃,心率 80次/分,呼吸 16次/分 血压 90/60mmHg 身高 131.6 cm(0SD)体重 25.3 kg(0SD)。无特殊面容,皮肤色黑,口唇,牙龈、关节伸面及外生殖器色素沉着,甲状腺无肿大,双肺呼吸音粗,心音有力,律齐,各瓣膜区未闻及杂音。腹平软,肝脾不大。四肢活动自如,肌力及肌张力正常。正常男童外生殖器,阴茎长 4.5 cm,睾丸容积 1 mL。Tanner 分期 G_1P_1。

(三)入院检查

(1)血常规、尿常规:未见异常。电解质,肝肾功大致正常,血糖正常,甲状腺功能正常,ANA ENA 阴性。

（2）17-OHP 0.3ng/mL。

（3）皮质醇 26.34nmol/L（171~536 nmol/L）ACTH>2000pg/mL（7.2~63.3 pg/mL）。

（4）肾素 7.74ng/mL（1.95~4.02ng/mL/h）AT Ⅱ 141.90pg/mL（55.3~115pg/mL）醛固酮 22.9ng/mL（6.5-30.0ng/dL）。

（5）五项激素示 FSH1.36IU/L（0.24~4.80 IU/L）hLH 0.22IU/L（0.04~0.98 IU/L）Prol 284.28 mIU/L（69.59~514.74 mIU/L）E 13pmol/L（3.21~81.2 pmol/L）T 1.0nmol/L（0~35.42 nmol/L）。

（6）染色体：46XY。

（7）血极长链脂肪酸检测：二十四烷酸 97.3nmol/mL（参考值 ≤ 91.4nmol/mL），二十六烷酸 5.12nmol/mL（参考值 ≤ 1.30nmol/mL），二十四烷酸 / 二十二烷酸 2.01（参考值 ≤ 1.39）。

（8）骨龄片示化骨核出现正常。超声心动：左心室游离腱索.B 超：双睾丸均位于阴囊内，右侧 13 mm×4 mm，左侧 12 mm×5 mm，回声均匀，睾丸较同龄儿偏小，肝脾肾未见异常，腹腔未探及肿物。

（9）CT：双侧肾上腺形态细小，双侧肾上腺区未见异常密度病变。

（10）发病时头核磁：颅脑 MR 平扫未见异常。出现神经系统异常症状后复查头核磁：双顶叶脑室旁白质区、胼胝体压部、双侧基底节 - 丘脑区及脑干对称性高信号病变。

（11）全外显子组测序结果显示，发现 *ABCD*1 基因存在 c.309 C>G（p.S103R）半合子突变，为错义突变。受检人之父及哥哥该位点无变异，受检人之母该位点杂合变异。依据美国医学遗传学与基因组学学会的变异解读指南，该变异判定为致病性变异。

【病例分析】

（一）认真梳理患儿的病史、查体及相关检查等，综合分析患儿的临床特点，进行逐层递进式鉴别诊断

1.Addison 病　临床表现为肾上腺皮质功能低下的男性，无论有无神经系统异常表现，都要检测血浆中的 VLCFAs 水平，必要时行基因检测。

2.Allgrove 综合征　Allgrove 综合征是一种罕见的常染色体隐性遗传疾病，以无泪症、贲门失弛缓、原发性肾上腺皮质功能减退、神经系统功能障碍四联症为特征性表现.其致病基因为 *AAAS* 基因。

3. 异染性脑白质营养不良　异染性脑白质营养不良起病初期可有学习成绩下降以及行为异常，随之出现运动系统障碍，如进行性四肢瘫痪、共济失调等。MRI 表现为从胼胝体开始累及脑室周围白质的双侧对称性异常 T2 高信号。MLD 的典型特征是异常白质内具有正常信号强度条带的辐射条纹，即"虎纹征"。主要是由于 *ARSA* 基因隐性突变。

4. 亚急性硬化性脑炎　亚急性硬化性脑炎可有行为及精神障碍，多表现为性格、行为和人格异常，包括嗜睡、情绪异常、学习困难等。运动障碍期主要表现是肌阵挛还可发生舞蹈样动作、共济失调、癫痫发作等。脑 MRI 改变，在病程早期，灰质和皮层下白质可见不对称的局灶性 T1 低信号和 T2 高信号，以大脑半球后部多见。脑脊液麻疹病毒抗体滴度升高（血凝抑制抗体至少 1:8 以上）。

5. **球型细胞脑白质营养不良**　球型细胞脑白质营养不良主要表现为痉挛性截瘫、步态障碍、精神障碍、视听障碍、语言障碍、周围神经病变等,典型影像学特征是皮质脊髓束或脑室周围白质对称性异常信号,少数仅显示轻度脑萎缩,由 *GALC* 基因突变引起。

（二）诊断及确诊依据

1. **诊断**　X-连锁肾上腺脑白质营养不良。

2. **确诊依据**

（1）多为男性起病,儿童表现为进行性行为异常、视力听觉障碍、神经系统功能障碍,伴或不伴肾上腺皮质功能不全。

（2）原发性肾上腺皮质功能不全,有或没有其他神经系统异常的证据。

（3）成年男性进行性双下肢瘫痪、括约肌功能障碍、感觉障碍。

（4）有阳性 ALD 家族史。

（5）影像学诊断:头颅 MRI 存在进行性脑白质脱髓鞘表现。

（6）实验室检查:血清极长链脂肪酸升高,C26：0、C24：0/C22：0、C26：0/C22：0 异常升高,肾上腺皮质功能减退,ACTH 及皮质醇异常。

（7）遗传学诊断:基因检测发现 *ABCD*1 基因突变。

【专家点评】

本案我们可以得到如下启示。

（1）肾上腺皮质功能低下非根本。本例患儿以肾上腺皮质功能低下起病,逐渐出现神经系统症状,运动及智力倒退,典型的临床表现为明确诊断提供了重要的临床资料。

（2）依据病情合理选择相关检查。本例患儿皮质醇降低,ACTH 升高,血极长链脂肪酸检测:二十四烷酸及二十六烷酸均明显升高,二十四烷酸/二十二烷酸升高。出现神经系统症状后头核磁显示双顶叶脑室旁白质区、胼胝体压部、双侧基底节-丘脑区及脑干对称性高信号病变,支持肾上腺脑白质营养不良诊断。

（3）明确诊断的意义在于早干预。基因检测提示 *ABCD*1 基因存在半合子突变完善诊断,本病例提示当出现肾上腺皮质功能低下表现时无论有无神经系统症状,尽早完善检查明确诊断,以期早期治疗,积极干预,尽量提高患者的生活质量,延长生命。

（张明英　吕玲）

病例 107　表现进行性视听、认知障碍的"营养不良"
——以认知倒退视力下降入院的 X-连锁肾上腺脑白质营养不良

【背景知识】

X-连锁肾上腺脑白质营养不良（X-linked adrenoleukodystrophy, X-ALD）是过氧化物酶体功能异常导致的脂代谢异常疾病。其病因是位于 X 染色体上 *ABCD*1（ATP-binding cassette subfamily D, member 1）基因发生突变后,其表达的 ALD 蛋白（ALDP）功能异常,使得极长链脂肪酸（VLCFAs）在组织内异常堆积,特别是脑白质、肾上腺、脊髓及睾丸中,导致组织中 VLCFAs 水平升高,出现弥散性神经脱髓鞘和肾上腺皮质功能不足的临床表现。临床上针对肾上腺脑白质营养不良发病年龄及临床表现分为 7 型：儿童脑型、青少年脑型、成人脑型、肾上腺脊髓神经病型、Addison 型、无症状型和杂合子型。

【病例简述】

（一）入院情况

男，5 岁 10 月，主因"认知倒退 2 个月，视力下降 20 天"住院。认知倒退表现为反应较前迟钝，理解、记忆力、书写及语言能力下降，逐渐加重。就诊前 20 天出现双眼视力下降并进行性加重，未诉眼痛。

本患儿为 G_2P_2，发病前智力发育适龄。患儿在 2~3 岁出现皮肤色黑。父母身体健康。G_1P_1 女孩，12 岁，健康。舅舅 40 岁，幼儿期出现皮肤黑，近几年出现下肢运动障碍。

（二）入院查体

营养中等，神志清楚，精神一般，心、肺、腹未见异常，语言欠流畅，步态正常，皮肤黑，双眼裸眼及矫正视力均为 0.15，眼球运动灵活，听力粗测未见异常，四肢肌力、肌张力正常，共济协调，无不自主运动。感觉检查基本正常。双侧膝腱反射（+++）、跟腱反射（++），双侧巴氏征（+），脑膜刺激征（-）。

（三）入院检查

（1）血常规、尿常规：未见异常。

（2）血电解质、血糖、血气分析、肝肾功能正常，血 17- 羟孕酮 < 0.3ng/mL（参考值 < 0.3 ng/mL），ACTH > 2000 pg/mL ↑（参考值 7.2~63.3 pg/mL），皮质醇正常，肾素、血管紧张素 Ⅱ、醛固酮正常，血氨、同型半胱氨酸、叶酸、维生素 B_{12}、铜兰蛋白正常，心肌酶、乳酸正常。

（3）血极长链脂肪酸检测：二十四烷酸 96.6 nmol/mL ↑（参考值 ≤ 91.4 nmol/mL），二十六烷酸 4.82 nmol/mL ↑（参考值 ≤ 1.30 nmol/mL），二十四烷酸 / 二十二烷酸 1.92 ↑（参考值 ≤ 1.39），二十六烷酸 / 二十二烷酸 0.096 ↑（参考值 ≤ 0.023）。

（4）脑脊液：压力、常规、生化及病原学检查未见异常。脑脊液及血：MBP、MOG、AQP4 抗体（-）、寡克隆区带（-）、自身免疫性脑炎抗体（-）、副肿瘤综合征抗体（-）。

（5）头磁共振：双侧顶枕叶白质区及胼胝体压部可见对称性片状长 T1 长 T2 异常信号、FLAIR 序列高信号，双侧顶枕叶白质区异常信号可见边缘强化，脊髓磁共振未见异常。

（6）电生理检查：四肢神经电图、肌电图，BAEP 及 VEP 未见异常。

（7）尿有机酸、血肉碱谱检测：未见异常。

（8）腹部 B 超：肝、脾、肾、睾丸及肾上腺未见异常。

（9）心电图及超声心动：未见异常。

（10）基因检测：患儿、患儿母亲、患儿外祖母、患儿舅舅及患儿表姐均为：X 染色体 *ABCD*1 基因 E7 c.1697T>G 错义突变。基因检测结果见表 66-1。

表 66-1　基因检测结果

基因位置	cDNA 水平	蛋白水平	状态	母亲
*ABCD*1（Xq28）	Exon7c.1697T>G	p.Met566Arg	半合子	杂合

【病例分析】

（一）鉴别诊断

根据患儿的起病年龄、临床表现、头 MRI 特征、遗传方式等,需要和以下脑白质病变相关疾病相鉴别。

1.线粒体脑肌病　该病属于母系遗传,线粒体脑肌病伴高乳酸血症和卒中样发作是最常见的线粒体病之一,具有高度临床变异性和遗传异质性,本患儿发病前智力运动发育适龄,无反复卒中样发作症状,血乳酸正常,结合基因检测结果,不支持该病。

2.感染性疾病　如巨细胞病毒脑炎、疱疹病毒性脑炎、莱姆病等,是病毒侵入神经系统所致。诊断主要依据临床表现及脑电图,头部影像学及脑脊液检查判断。本患儿存在神经系统受累的临床表现及体征,头 MRI 提示脑白质病变,但病史长,无发热等感染症状,脑脊液压力、常规、生化及病原学检查未见异常,不支持。

3.异染性脑白质营养不良　患儿起病年龄、临床表现及头 MRI 特征,需注意该病,但该病是一种常染色体隐性遗传病,由于编码溶酶体芳基磷酸酯酶 A（ARSA）或神经鞘酯（脑硫脂）激活蛋白 B（saposin B）的基因 *MLD* 突变所致,确诊依据是 ARSA 或 saposin B 活力的检测及特定基因突变,本患儿基因结果不支持该病。

4.球形细胞脑白质营养不良（GLD）　结合患儿起病年龄,需注意 GLD 晚发型,该病为常染色体隐性遗传病,由于编码溶酶体 β-半乳糖脑苷脂酶（GALC）基因缺陷,毒性代谢产物在溶酶体内蓄积,导致中枢神经系统髓鞘形成障碍,确诊依据是 GALC 活性检测及 GALC 基因检测,本患儿基因检测不支持该病。

5.X-连锁肾上腺脑白质营养不良（儿童脑型）　患儿男童,5 岁 8 个月出现神经系统损害,认知障碍及视力下降。在 2~3 岁出现皮肤色黑。舅舅自幼儿时皮肤色黑、40 岁后出现下肢运动障碍 ACTH 增高。头磁共振为典型 X-ALD 表现并伴病灶周边强化。经过血脂肪酸定量及基因检测,确诊为 X-ALD（儿童脑型）。

（二）诊断及确诊依据

1.诊断　X-连锁肾上腺脑白质营养不良（儿童脑型）。

2.确诊依据　主要依靠临床表现、影像学、特殊生化及基因诊断。

（1）临床表现:男性多见,进行性智力倒退和行为异常、视听障碍、语言理解力下降、书写困难,进行性痉挛性截瘫,部分患儿合并肾上腺皮质功能减退 。

（2）影像学:典型的影像学表现是双侧顶枕区白质内可见对称分布的蝴蝶状信号影,是 X-ALD 所特有的;病变由后向前进展,逐一累及枕、顶、颞、额叶;增强扫描病灶周边强化,提示处于活动期;晚期增强后无强化,多伴有脑萎缩 。

（3）脂肪酸定量检测:通常需检测 3 项指标,即:二十六烷酸和二十四烷酸水平,以及这两种物质对二十二烷酸的比值。二十六烷酸持续增高对诊断本病最有价值。

（4）内分泌功能:可以通过测定基础血浆促肾上腺皮质激素（ACTH）和皮质醇浓度来评估肾上腺功能。患者血浆 ACTH 浓度升高,皮质醇降低。

（5）基因检测:*ABCD*1 基因突变是导致 X-ALD 发病的唯一基因。

【专家点评】

本案我们可以得到如下启示。

（1）病史何其重要。病史采集至关重要，尤其是既往史、家族史需要仔细询问，X-ALD比较罕见，发病方式、发病年龄多变，临床表现多样，而且临床表现及普通生化检测无特异性，所以临床上鉴别诊断难度大。通过询问患儿既往在2~3岁出现皮肤色黑，舅舅自幼儿时皮肤色黑、40岁后出现下肢运动障碍，为诊断本病提供重要线索。

（2）方向决定结果。抓住关键点，为诊断本病确定方向。头颅影像学检查至关重要，本患儿头颅 MRI 特点为后续诊断提供重要依据，锁定脑白质病的诊断与鉴别诊断，结合患儿现病史、既往史及家族史，才能进一步选择脂肪酸定量检测、肾上腺功能等特殊生化检测。

（3）临床结合基因。明确病因，确诊本病。本病临床表现及普通生化检测无特异性，临床诊断较困难，选择合适的基因检测方法最终确诊本病。对于后续家系筛查提供依据。

（卢晓卫　李东）

第六十七章　X- 连锁无丙种球蛋白血症

病例108　棘手的反复"肺炎"
——以多次肺炎肺不张入院的 X- 连锁无丙种球蛋白血症

【背景知识】

X- 连锁无丙种球蛋白血症（X-linked agammaglobulinemia，XLA）属于原发性免疫缺陷病中的体液免疫缺陷。由于编码 Bruton 酪氨酸激酶（Bruton's tyrosine kinase，BTK）的基因突变，使 B 淋巴细胞发育停滞在早期阶段，循环中缺乏成熟的 B 细胞、抗体生成障碍和各类免疫球蛋白缺乏。临床上主要以反复细菌感染为主，部分对肠道病毒敏感，如脊髓灰质炎减毒活疫苗可使其致病，还可以伴发自身免疫现象。早期诊断、给予免疫球蛋白替代治疗可以有效避免反复严重感染以及由此导致的不可逆组织损伤。

【病例简述】

（一）入院情况

患儿，男，3 岁，此次因"咳嗽 1 周"入院。

患儿于 8 个月前因"肺炎伴肺不张"先后在当地县医院及省会医院住院 20 余天，期间行 2 次支气管镜检查；近半年反复下呼吸道感染，3 个月前再次因"肺炎伴肺不张"在当地省会医院住院治疗。无其他部位反复感染。

患儿系 G_2P_2，孕足月顺产；生后按计划接种卡介苗、脊髓灰质炎、乙肝、百白破和麻疹疫苗，未出现疫苗相关不良反应。父母及 8 岁姐姐体检；患儿舅舅早产，生后患小儿麻痹症（具体情况不详），5 岁时夭折，死因不明。

（二）入院查体

发育正常，营养中等，咽充血，左侧扁桃体缺如，右侧扁桃体薄如纸片，未触及浅表淋巴结，呼吸平稳，左下肺呼吸音减低，未闻及干湿啰音，心音有力，律齐，各瓣膜区未闻及杂音。腹部平软，无压痛，肝脾未触及。

（三）入院检查

（1）血常规：血红蛋白 124 g/L（参考值：110~160 g/L），白细胞 9.89×10^9/L（参考值：4×10^9~10×10^9/L），中性粒细胞比率 20%（参考值：45%~77%），淋巴细胞比率 69%（参考值：20%~40%），单核细胞比率 10%（参考值：3%~8%），血小板 451×10^9/L（参考值：100×10^9~300×10^9/L）。C 反应蛋白 <8 mg/L（参考值：0~8 mg/L）。

（2）生化：肝肾功能正常，蛋白电泳 - 球蛋白。血 TB-DNA、MP-DNA、EBV-DNA 阴性，G 实验阴性。肺泡灌洗液革兰染色、抗酸染色、TB-DNA、MP-DNA、EBV-DNA 均阴性；肺泡灌洗液培养示草绿色链球菌，为定值菌；肺泡灌洗液液基示嗜中性粒细胞 90%，淋巴细胞

3%,巨噬细胞 6%,嗜酸粒细胞 0%,上皮细胞 1%。

（3）免疫球蛋白：IgG 0.02 g/L（参考值：5.04~14.65 g/L），IgA 0.01 g/L（参考值：0.27~1.95 g/L），IgM 0.02 g/L（参考值：0.24~2.10 g/L），IgE<0.01IU/mL（参考值：0~100 IU/mL）。流式细胞示 CD3+T 细胞 97%，CD3+CD4+T 细胞 58%，CD3+CD8+T 细胞 37%，CD16+CD56+NK 细胞 2%,CD19+B 细胞 0%。

（4）胸部 X 线：左下肺野心影内可见高密度影,左心缘外可见线状高密度影,左侧胸壁内侧可见线状高密度影。胸部 CT 示左下肺叶实变、不张,左侧胸膜增厚,右肺中叶炎性实变。（与既往外院肺部影像学对比,左肺病灶持续存在）。心电图示正常。

（5）全外显子测序结果：*BTK* 基因半合子突变（exon16,c.1574G>A）。

【病例分析】

（一）逐层递进式鉴别诊断

1. 反复呼吸道感染的鉴别　根据患儿每次病程中出现的呼吸道症状、肺内体征以及肺部影像学的结果,反复的肺感染明确。但如果忽略了每次肺部病变的关联性和家族史,仅做孤立的"肺炎"诊断,就漏掉了背后的元凶。

2. 低丙种球蛋白血症的鉴别　感染或其他病理状态下会有免疫球蛋白的轻微波动,通常会随着疾病的缓解而恢复。但如果为持续性的低丙球血症,我们需要考虑其年龄、性别、免疫球蛋白下降的程度和种类,再结合其他检查对其进行系统地评估和鉴别。

（1）婴幼儿暂时性低丙种球蛋白血症：IgG 在生后 4~6 个月时降至生理性最低水平,但通常不会达到缺乏程度,也不引起反复严重感染,多数在 2~3 岁升至正常,少数可延迟至 4-5 岁甚至更大年龄。本患儿免疫球蛋白下降的程度和反复感染的病史显然不符合。

（2）病理性低丙种球蛋白血症：本患儿免疫球蛋白几乎为 0,达到缺乏程度,可明确为病理性低丙球血症。男孩, 3 岁,各类免疫球蛋白均缺乏,CD19+B 淋巴细胞为 0,T 淋巴细胞数量不减低,提示体液免疫缺陷: X- 连锁无丙种球蛋白血症。而临床过程和家族史支持这一诊断。

（二）诊断及确诊依据

1. 诊断　X- 连锁无丙种球蛋白血症。

2. 确诊依据

（1）临床症状：男性,自生后 8 个月开始反复下呼吸道感染,同一部位肺炎伴肺不张,多次住院并行支气管镜治疗（支气管扩张?）。

（2）家族史：患儿舅舅生后患小儿麻痹症,5 岁夭折。

（3）体征：淋巴结和扁桃体小或缺如。

（4）实验室检查：球蛋白明显减低、各类免疫球蛋白都缺乏, CD19+B 淋巴细胞为 0,基因测序结果为 *BTK* 基因半合子突变（exon16,c.1574G>A）。

【专家点评】

本案我们可以得到如下启示。

（1）仔细问病史。采集病史若发现相似的症状反复出现,尤其是发病年龄较早时,应高度警惕是否有遗传背景的疾病。对于反复、严重的感染,则要考虑原发性免疫缺陷病的可能。下呼吸道感染是婴幼儿常见的疾病,但本例患儿肺炎频率明显高于正常同龄儿,多次需住院治疗,同一病灶反复发作、病程迁延,这些都提示我们不是普通的肺部感染。

（2）重视家族史。阳性家族史是诊断原发性免疫缺陷病的重要线索。X-连锁无丙种球蛋白血症对肠道病毒敏感,接种脊髓灰质炎减毒活疫苗后可能出现疫苗株感染。我国儿童生后2个月接种此疫苗,本例患儿舅舅生后不久患脊髓灰质炎、5岁夭折的病史,强烈提示原发性免疫缺陷病,根据家族人群发病情况,还可以推测出遗传方式为X连锁隐性遗传。

（3）诊断有线索。典型X-连锁无丙种球蛋白血症的诊断线索就藏在病史、家族史和基本的物理检查中,如本例患儿的诊断可以从"反复肺炎"、"舅舅夭折"以及"扁桃体检查"入手。我们要善于寻找这些蛛丝马迹,有的放矢地完善检查,早期确诊,避免因延误诊断给患儿造成不可逆的组织损伤。

（4）抓特殊体征。某些疾病具有有诊断意义的体征。X-连锁无丙种球蛋白血症因缺少B细胞,感染时淋巴结通常无反应性增大,扁桃体小或缺如,有别于我们常说的"无肿大"。本例患儿的扁桃体为典型B细胞缺乏的体征,结合上述病史,应首先想到本病,下一步可以有针对性地选择检查。

（尹晶）

病例109　深部组织感染勿小视
——以发现免疫球蛋白减低入院的X-连锁无丙种球蛋白血症

【背景知识】

X连锁无丙种球蛋白血症（X-linked agammaglobulinemia,XLA）是最早发现的原发性免疫缺陷病（primary immunodeficiency disease,PID）,在1952年由Bruton首先报道,故又称为Bruton病。该病是由位于X染色体上的Bruton酪氨酸激酶（Bruton tyrosine kinase,BTK）基因突变,导致外周血成熟B淋巴细胞明显减少甚至缺如,免疫球蛋白严重缺乏,出现体液免疫功能低下。临床表现多见于男性患儿在2岁前反复出现的严重细菌感染,定期应用人免疫球蛋白替代治疗可改善患儿预后。

【病例简述】

（一）入院情况

患儿,男,7岁,因发现免疫球蛋白减低1年入院。

患儿1岁时曾因"左臀部坏死性筋膜炎"于外科住院治疗38天,期间共行4次清创手术并行左臀部植皮术。2岁患中耳炎,治疗后好转。此后未再出现严重或反复感染情况。6岁时因"上呼吸道感染"于感染科住院,化验提示IgG水平明显减低,诊断为低丙种球蛋白血症,给予人免疫球蛋白输注支持治疗。因怀疑原发性免疫缺陷病,行流式细胞计数淋巴细胞亚群分类显示CD19$^+$0%,但家属拒绝免疫缺陷基因检查。

患儿系G_1P_1,孕足月择期剖宫产,生产史(-),父母身体健康,否认家族遗传病史。疫苗接种顺序完成,无异常反应。

（二）入院查体

生长发育正常,无皮疹,浅表淋巴结未触及肿大,咽充血,双侧扁桃体缺如,双肺呼吸音粗,未闻及啰音,心音有力,律齐,腹平软,肝脾未触及,四肢活动自如,关节无肿胀,肌力及肌张力正常,神经系统查体无阳性体征。

（三）入院检查

（1）血常规:血红蛋白 128 g/L,白细胞 7.09×10^9/L,中性粒细胞比率 38%,淋巴细胞比率 52%,血小板 277×10^9/L;CRP<2.5 mg/L,血沉 ESR 2 mm/hr;PCT<0.02 ng/mL。

（2）IgG 0.09 g/L(参考值:5.72~14.74 g/L),IgA 0.01 g/L(参考值:0.34~3.05 g/L),IgM 0.01 g/L(参考值:0.31~2.08 g/L),IgE <0.1 IU/mL(0~100 IU/mL),C3 1.07 g/L(0.9~1.8 g/L),C4 0.2 g/L(参考值:0.1~0.4 g/L);淋巴细胞亚群分类:CD19$^+$ 0%(参考值:10.21%~20.12%),CD3$^+$ 95.29%(参考值:60.05%~74.08%),CD3$^+$CD8$^+$ 37.05%(参考值:19.68%~34.06%),CD3$^+$CD4$^+$ 53.17%(参考值:26.17%~40.76%),CD16$^+$CD56$^+$ 3.71%(参考值:9.0%~22.24%),ANA+ENA(-)。

（3）超声心动未见明显异常;肺 CT 示双肺纹理增重,右肺下叶索条影。

（4）全外显子基因检测:*BTK* 基因有 1 个半合子突变,在 1558 号核苷酸由胞嘧啶变为胸腺嘧啶(c.1558 C>T),导致氨基酸发生无义突变(p.R520X)。其父该位点无变异,其母该位点杂合变异。根据美国医学遗传学与基因组学学会(ACMG)指南,该变异判定为致病性变异。

（5）诊断、治疗及随访:根据男性患儿,1 岁时曾患严重深部皮肤化脓性感染,结合实验室检查 IgG、IgA、IgM 均明显减低,外周血 B 淋巴细胞(CD19$^+$)计数为 0,临床诊断 XLA。入院后评估患儿无现正感染,予输注入免疫球蛋白(IVIG)1 g/kg,完善基因检测后出院。基因检测结果支持 XLA 诊断。目前患儿每月输注 IVIG 500 mg/kg,一般情况良好、无反复感染,外周血免疫球蛋白 G 水平维持 >5 g/L。

【病例分析】

（一）病史虽然简单,但鉴别诊断不简单

1. 普通变异性免疫缺陷病(common variant immune deficiency disease,CVID)　7 岁男童,存在低丙种球蛋白血症,既往 1 岁时曾有严重软组织感染,此后无反复感染史。家族史(-)。CVID 临床感染症状相对较轻,外周血免疫球蛋白减低,但外周血淋巴细胞亚群基本正常,需要鉴别该病。本患儿外周血 CD19$^+$ 计数为 0,可以排除本病。

2. X 连锁高 IgM 综合征(X-linked hyper immunoglobulin m syndrome,XHIM)　男性患儿存在免疫球蛋白明显减低,应注意本病。但 XHIM 患儿 IgM 水平一般正常或升高,且外周血 B 淋巴细胞计数不低,与本患儿不符,可以排除。

（二）诊断及确诊依据

1. 诊断　X 连锁无丙种球蛋白血症(XLA)。

2. 确诊依据　最新的 XLA 诊断基于欧洲免疫缺陷学会(ESID)标准。

确诊标准为男性患儿 CD19$^+$ B 淋巴细胞少于 2% 且至少具有以下特征之一:① *BTK* 基

因突变；②中性粒细胞或单核细胞 northern 印迹分析缺乏 *BTK* mRNA；③单核细胞或血小板中缺乏 BTK 蛋白；④母系的兄弟、舅舅或侄子 CD19+B 淋巴细胞少于 2%。

【专家点评】

本案我们可以得到如下启示。

（1）反复深部感染不简单。婴儿期发生的严重深部组织感染应警惕免疫缺陷病。XLA 以窦 - 肺感染最为常见，此外严重的消化道、中枢神经系统感染也容易引起临床医生的重视。但皮肤软组织感染和关节炎在 XLA 中亦不少见，常被皮肤科或外科医生忽视。因此，遇到此类患者时，应尽可能完善免疫学相关检查，请专科医生会诊以减少漏诊。

（2）低球蛋白血症别忽视。年长儿乃至青春期儿童出现低球蛋白血症也要考虑免疫缺陷病。与其他 PID 相比，XLA 发病年龄较早，多在生后 6 个月到 2 岁。但临床也不乏年长儿首次确诊病例，本例患儿虽然外周血免疫球蛋白水平明显减低，但在 1 岁后未再发生严重感染，可见固有免疫系统在防控细菌感染方面也发挥了很大作用，严重低球蛋白血症与感染程度并不完全一致。

（3）基因检测诊断金指标。基因检测是 PID 诊断金标准，替代治疗是 XLA 治疗首选。XLA 患儿未出现严重器官损害前，早期接受 IVIG 替代治疗可以避免或减少并发症，推荐保持血清 IgG 水平 >5 g/L，可以改善预后，不影响寿命，保证生活质量。

（李赫　刘力）

病例 110　反复肺炎 + 血细胞异常 =?
——以咳嗽、腹泻入院的 X- 连锁无丙种球蛋白血症

【背景知识】

X- 连锁无丙种球蛋白血症（X-linked agammaglobulinemia，XLA）是由于人类 Btk 基因突变，使 B 细胞系列发育障碍引起的原发性免疫缺陷病，为原发性 B 细胞缺陷病的典型代表。1952 年 Bruton 首先报道本病，故又称为 Bruton 病。XLA 的临床特征为自幼发现反复严重的细菌感染和血清免疫球蛋白显著减少或测不出。XLA 在人群中发病率为 1/200000。

【病例简述】

（一）入院情况

患儿，男，4 岁，因"咳嗽 20 余天，腹泻 4 天"入院。

患儿于 20 天前无明显诱因出现咳嗽，有痰，不易咳出，无痉挛性咳嗽，无喘息，于外院静点"罗氏芬、氨溴索"4 天，咳嗽逐渐好转；4 天前出现腹泻，黄稀便，量中等，3~4 次 / 日，无脓血，进食可，偶有呕吐，呕吐物为胃内容物，无腹痛，无里急后重，口服"思密达"后症状缓解。

患儿系 G_3P_3，孕 40 周顺产，父母及 7 岁哥哥、5 岁姐姐身体健康，否认家族遗传病史。

既往史：11 个月前因"肺炎，中度贫血，粒细胞减少症"住院 13 天；9 个月前因"肺炎、巨细胞病毒感染、粒细胞减少症、血小板减少症"住院 9 天转至上级医院治疗。

（二）入院查体

T37 ℃，P110 次 / 分，R20 次 / 分，W12 kg，营养稍差，精神反应可，皮肤弹性可，无皮疹，

无浮肿,浅表淋巴结无肿大。咽充血,双肺呼吸音粗,双肺可闻及湿鸣音,心音有力,律齐,各瓣膜区未闻及杂音。腹软稍胀,肝脾未触及,肠鸣音稍弱。四肢活动自如,肌力及肌张力正常。

(三)入院检查

(1)尿常规:比重 1.000(参考值:1.003~1.030),尿蛋白阴性(参考值:阴性),葡萄糖阴性(参考值:阴性)。血常规示血红蛋白 122 g/L(参考值:110~160 g/L),红细胞压积 34.9%(参考值:37%~49%),红细胞平均体积 83.5fL(参考值:80~100fL),白细胞 2.27×10^9/L(参考值:2×10^9~7.5×10^9/L),中性细胞比率 31.3%,中性细胞数 0.71×10^9/L(参考值:4×10^9~10×10^9/L),淋巴细胞比率 25.1%,单核细胞比率 42.7%(参考值:3%~8%),血小板 97×10^9/L(参考值:100×10^9~300×10^9/L),异型淋巴细胞百分比 3%,单核细胞比例明显增多,且形态不规则。CRP22 mg/l(参考值:<10 mg/l)。

(2)CMV(PCR):1.7×10^6IU/mL(参考值 <1000);巨细胞病毒抗体(抗 CMV-IgM)阳性(参考值:阴性),柯萨奇病毒抗体(抗 COX-IgM)阴性(参考值:阴性),EB 病毒抗体(抗 EBV-IgM)阴性(参考值:阴性),呼吸道合胞病毒抗体(抗 RESP.S-IgG)阴性(参考值:阴性)。

(3)电解质:Na137.1 mmol/L(参考值:135~148 mmol/L),K3.07 mmol/L(参考值:3.6~5.3 mmol/L),Cl103.6 mmol/L(参考值:98~108mmol/L),P0.69(参考值:0.8~1.5mmol/L),Mg0.78 mmol/L(参考值:0.7~1.1 mmol/L)。肝肾功能:谷草转氨酶 18U/L(参考值:0~45U/L)。谷丙转氨酶 12U/L(参考值:0~45U/L)。总蛋白 60.2 g/l(参考值:66~87 g/L)。白蛋白 39.8 g/l(参考值:66~87 g/L)。总胆红素 7.0 umol/L(参考值:0~20 μmol/L),肌酸激酶 27U/L(参考值:25~200U/L)。肌酸激酶同工酶 26U/L(参考值:0~25U/L)。乳酸脱氢酶 220U/L(参考值:135~225U/L)。尿素 1.6mmol/L(参考值:1.7~8.2 mmol/L),肌酐 27 μmol/L(参考值:15~31 μmol/L),尿酸 158 μmol/L(参考值:202~416μmol/L),碱性磷酸酶 51U/L(参考值:30~110U/L)。

(4)免疫全项:免疫球蛋白 G 0.35 g/L(参考值:7.23~16.85 g/L),免疫球蛋白 A0.07 g/L(参考值:0.69~3.82 g/L),免疫球蛋白 M 0.77 g/L(参考值:0.63~2.77 g/L)免疫球蛋白 E 5.00IU/mL(参考值:0~165IU/mL)。补体 C3 0.79 g/L(参考值:0.85~1.93 g/L),补体 C4 0.18 g/L(参考值:0.12~0.36 g/L).抗链球菌溶血素 O 试验 25IU/mL(参考值:0~200IU/mL),类风湿因子 20IU/mL(参考值:0~30IU/mL)。风湿全项未见异常。

(5)便常规:外观米汤样稀便,镜检未见异常未见虫卵,便潜血阴性;便轮状病毒抗原阴性(参考值:阴性);便培养经 48 h 普通培养无沙门、志贺菌属生长。第 2 次住院痰培养示嗜麦芽窄食假单胞菌。

(6)外院胸部 X 线:双肺纹理粗,右下可见点片影。入院后查心电图示窦性心律,AVF 稍低。

(四)治疗

入院后予头孢呋辛钠抗感染治疗,效果不佳,住院第 3 天予丙种球蛋白治疗,病情逐渐好转。

【病例分析】

（一）逐层递进式诊断及鉴别诊断

认真梳理患儿的病史、查体及相关检查等，综合分析患儿的临床特点，进行逐层递进式诊断及鉴别诊断。

1. 肺炎　患儿因"咳嗽20余天，腹泻4天"入院。患儿咳嗽，双肺闻及湿鸣音，胸片示肺炎，经治疗后肺炎恢复中，病原因CRP高于正常，且既往为细菌感染，考虑本次仍以细菌感染为主。

2. 小儿腹泻病　患儿大便形状改变，次数增多，便常规、轮状病毒、培养均为阴性，考虑为患儿反复感染，长期应用抗生素所致肠道菌群失调有关。

3. 低钾血症　患儿存在腹泻入量不足等诱因，血钾3.07mmol/L<3.5mmol，查体有腹胀、肠鸣音减弱。诊断明确。

4. 血液病　本患儿单核细胞明显增高，应警惕单核细胞性白血病，该病可表现为单核细胞浸润骨髓使白细胞减少，待病程进展可出现白细胞增多，结合患儿成慢性消耗状态，考虑此病，但患儿无肝脾淋巴结肿大及骨关节刺痛等系统浸润表现。患儿有白细胞、血小板减少，应警惕再障及骨髓增生异常综合征，但无明显贫血及出血症状。

5. 结缔组织病　系统性红斑狼疮可有三系减少，但本患儿无非感染性发热、皮疹、肝脾淋巴结肿大等表现。风湿全项未见异常。不支持该诊断。

6. 原发性免疫缺陷病　本患儿存在反复呼吸道感染、存在白细胞、血小板减少，既往病程中与贫血，有营养落后，免疫球蛋白抗体IgG及IgA降低，临床支持原发性免疫缺陷病诊断。原发性免疫缺陷病（PID）共包含430种变异所致416种疾病。

7. X-连锁无丙种球蛋白血症　本患儿为4岁男童，近1年3次肺炎（其中1次为嗜麦芽窄食假单胞菌感染），有腹泻，营养落后，血小板减低，血清IgG0.35 g/L<2 g/L，考虑X-连锁无丙种球蛋白血症可能性大。

（二）确诊依据

1. 临床诊断　X连锁无丙种球蛋白血症。

2. 诊断依据　①男性；②反复较严重细菌感染（呼吸道、胃肠道、皮肤及其他深部感染），抗生素治疗效果不佳；③伴或不伴有自身免疫性疾病。

3. 确诊依据　确诊有赖于Btk基因检测，目前仍采用1999年泛美免疫缺陷工作组和欧洲免疫学会制订的实验室诊断标准：男性患儿CD19+B细胞计数<2%，并符合以下至少1项。

（1）Btk基因突变。

（2）检测中性粒细胞或单核细胞发现缺乏BtkmRNA。

（3）单核细胞或血小板缺乏Btk蛋白。

（4）母系的表兄、舅舅或侄子CD19+B淋巴细胞计数<2%。

【专家点评】

本案我们可以得到如下启示。

（1）横纵交织分析。充分了解患儿整体病情变化，横向纵综合考虑。本例患儿 5 岁以下男童，本次病程为肺炎，伴有消化道症状、血小板减低，纵向分析既往反复呼吸道感染，贫血病史，营养落后，要警惕有无免疫缺陷病，结合血清 IgG0.35 g/L<2 g/L，为诊断提供重要依据。

（2）由大及小筛检。从大到小抽丝剥茧，在基层医院现有条件下选择合适检查。本例患儿反复呼吸道感染，考虑免疫缺陷病这一大种类，进一步分为原发性、继发性免疫缺陷病，原发性免疫缺陷病又分为抗体缺陷为主、细胞免疫缺陷为主，结合患儿性别、年龄及实验室检查，考虑此病，不能应用抗感染药物治疗，应纠其根本原因，针对病因治疗，应用免疫球蛋白后效果明显，也佐证诊断正确。

（3）合理基因检测。限于当时的医疗条件及家属意愿，本病例未进行基因检测，对于基层医院接收这样的患儿，应考虑到免疫缺陷病等一些罕见病，能够通过症状及基础的实验室检查，明确病因，针对病因治疗，能够减少并发症，改善预后。虽然现在基因检测广泛开展，仍要根据病患实际情况，综合分析，是否需要进行基因检测。

（王玉娇　姚玲）

第六十八章　X-连锁淋巴增生综合征

病例 111　潜藏在噬血"岩浆"下的"冰山"
——以反复发热月余入院的 X-连锁淋巴增生综合征

【背景知识】

X-连锁淋巴增生综合征（X-linked lymphoproliferative syndrome，XLP）是一种罕见的 X 连锁原发性免疫缺陷病，分为 XLP-1 型和 XLP-2 型，分别由 SH2D1A 和 BIRC4/XIAP 基因突变引起。XLP 对 EB 病毒易感，临床主要表现为爆发性或致死性传染性单核细胞增多症伴噬血性淋巴组织细胞增生症（Hemophagocytic lymphohistiocytosis，HLH）、异常丙种球蛋白血症和淋巴瘤。与 XLP-1 型相比，XLP-2 型 HLH 的发生率更高、部分患者首发症状即为 HLH。脾肿大是 XLP-2 型的另一个重要特征，且 XLP-2 型与慢性结肠炎和炎性肠病密切相关。但淋巴瘤在 XLP-1 型中高发，目前尚未有淋巴瘤在 XLP-2 型中的报道。

【病例简述】

（一）入院情况

患儿，男，9 月龄，因"反复发热一月余"入院。

患儿于入院前 1 个月出现发热，体温最高达 40° C，经对症治疗 3 天后热退。间隔 7 天后再次发热，高热时抽搐一次，神经系统检查、脑电图及头 CT 未见异常，考虑"热性惊厥"，治疗 3 天热退。间隔 7 天出现第 3 轮发热，体温 38~39° C 之间，口服退热药后体温降至正常，至入院前 3 天再次高热，持续至入院。病程中除抽搐 1 次，无其它伴随症状，热退期间精神状态好，进食饮水正常，体重无下降。

患儿系 G_1P_1，孕 38^{+5} 周试管婴儿因"臀围"择期剖宫产，生后不久即发现患儿颜面部出血点，逐渐蔓延至全身，查血常规示血小板 30×10^9/L，生后 21 h 转入新生儿病房，予以抗感染及静脉免疫球蛋白（intravenous Immunoglobulin，IVIG）治疗，住院 3 天血小板尚未升至正常，自动出院。出院后监测血小板正常。患儿已接种卡介苗、乙肝、脊髓灰质炎、百白破和麻疹疫苗，未见不良反应。

父母体健、非近亲结婚，否认家族遗传病史。

（二）入院查体

发育正常，营养中等，神志清楚，精神反应好，躯干可见片状红色充血性皮疹，未见出血点、瘀斑，双足略肿胀，双侧颈部可触及多枚黄豆大小淋巴结，质软，活动度好，心肺查体未见异常，腹部平软，肝脾未触及。

（三）入院检查

（1）住院初检查：血常规示血红蛋白 128 g/L（参考值：110~160 g/L），白细胞 14.85×10^9/

L（参考值：$4 \times 10^9 \sim 10 \times 10^9/L$），中性粒细胞比率 71%（参考值：45~77%），淋巴细胞比率 24%（参考值：20%~40%），单核细胞比率 5%（参考值：3%~8%），血小板 $155 \times 10^9/L$（参考值：$100 \times 10^9 \sim 300 \times 10^9/L$）。C 反应蛋白 112 mg/L（参考值：0~8 mg/L）；生化示丙氨酸氨基转移酶（ALT）102U/L（参考值：9~50 U/L），天冬氨酸氨基转移酶（AST）122U/L（参考值：15~40U/L），r-谷氨酰转肽酶（r-GT）69U/L（参考值：10~60 U/L），乳酸脱氢酶（LDH）609 U/L（参考值：120~300 U/L），甘油三酯（TG）2.52 mmol/L（参考值：0~2.26 mmol/L），白介素 6（IL-6）612.6pg/mL（参考值：0~7pg/mL）；铁蛋白（FER）2 723 ng/mL（30~400 ng/mL）；病原学检查均阴性；免疫球蛋白 G（IgG）7.6 g/L（参考值：2.32~14.11 g/L），免疫球蛋白 A（IgA）0 g/L（参考值：0~0.83 g/L），免疫球蛋白 M（IgM）0.55 g/L（参考值：0~1.45 g/L）；流式细胞检查示各淋巴细胞亚群比例未见异常。

（2）住院 14 天检查：血常规示血红蛋白 124 g/L，白细胞 $2.45 \times 10^9/L$，中性粒细胞比率 43%，淋巴细胞比率 50%，单核细胞比率 5%，血小板 $126 \times 10^9/L$；C 反应蛋白 8 mg/L。生化示 ALT 681U/L，AST 1424U/L，r-GT 304U/L，LDH 2451 U/L，TG 4.56 mmol/L，IL-6 630 pg/mL；FER 142800 ng/mL；凝血功能示凝血酶原时间（PT）、活化部分凝血活酶时间（APTT）正常，纤维蛋白原（Fg）0.88 g/L（参考值：1.8~4.0 g/L）；可溶性白介素 2 受体（sIL-2R）3564U/mL（参考值：0~500U/mL）。

（3）心电图、胸片、腹部超声均未见异常；脑电图示枕区慢波；拒绝骨髓穿刺。

（4）流式检查示 XIAP 蛋白在 CTL 细胞中的表达量为 4%（参考值 ≥ 61%），在 NK 细胞中的表达量为 27%（参考值 ≥ 59%）；全外显子测序结果示基因 *XIAP/BIRC*4 突变（hemi，exon7，c.1442G>A，p.C481Y）。

【病例分析】

（一）逐层递进式鉴别诊断

患儿在住院过程中持续发热，出现脾脏增大、白细胞下降，肝酶、LDH、甘油三酯、铁蛋白等进行性升高，sIL-2R 明显升高、Fg 明显下降，满足噬血性淋巴组织细胞增生症（HLH）诊断标准，对 HLH 的原因进行分析。

1. 继发性 HLH　感染、风湿性疾病、肿瘤等可以继发 HLH，本患儿病程中未发现明确感染灶、病原学检查阴性、经验性抗感染治疗无效，不支持感染继发 HLH；临床没有风湿性疾病的相关表现；查体、影像学检查未发现肿物，不支持实体肿瘤；血液系统恶性肿瘤要考虑，虽拒绝骨穿，但多次外周血检查未发现异常细胞，结合临床，没有明确依据，可能性小。

2. 具有遗传背景的原发性 HLH　患儿年仅 9 个月，小婴幼儿 HLH 要常规除外原发性免疫缺陷病，以 HLH 为主要临床表现的原发性免疫缺陷病主要有以下几种。

（1）首先要考虑的是家族性 HLH（FHL），常染色体隐性遗传，男女均可受累，临床表现为反复 HLH 过程，在婴幼儿期即可发病，共分为 5 型，除 FHL1 尚未找到明确致病基因外，其余 4 型均有明确致病基因。

（2）Chediak-Higashi 综合征（Chediak-Higashi syndrome，CHS）、Griscelli 综合征 2 型

（Griscelli syndrome type 2）和 Hermansky-Pudlak 综合征 2 型（Hermansky-Pudlak syndrome type 2）：和 FHL 一样，这 3 种综合征的基因突变也影响 NK 细胞 CTL 细胞的脱颗粒，临床表现为 HLH，但这 3 种突变同时还引起色素减退，本例患儿不符合。

（3）X- 连锁淋巴增生综合征（XLP）：XLP 是另一种常见引起原发性 HLH 的疾病，男孩发病，XLP-1 和 XLP-2 都对 EB 病毒易感，可在生后数月或数周岁发生严重 EB 病毒感染伴发 HLH，但 EB 病毒不是绝对的触发因素，部分患儿可以不发生 EB 病毒感染而直接出现 HLH。

通过上述分析，患儿要考虑原发性免疫缺陷病导致的 HLH，我们进行相关蛋白检测和基因筛查来明确诊断。

（二）诊断及确诊依据

1. 诊断　X- 连锁淋巴增生综合征。

2. 确诊依据

（1）男孩，9 个月，反复发热进展为 HLH，生后不久曾经出现过血小板减少。

（2）流式检测 XIAP 在 CTL 和 NK 细胞中表达水平明显下降，基因测序结果 *XIAP/BIRC*4 半合子突变（exon7, c.1442G>A, p.C481Y）。

【专家点评】

本案我们可以得到如下启示。

（1）诊治过程中随时关注新线索。在疾病的诊治过程中，要注意观察病情及检查结果的变化，发现新的诊断线索。本患儿在最初住院时，检查结果并不能确定诊断，但随着病情进展，满足了 HLH 诊断，由此为突破点，对原发性免疫缺陷病进行筛查，最终确定了诊断。

（2）起病初期的非典型临床表现。大多数原发性免疫缺陷病缺乏临床特异性，尤其是在初始起病时。对于小婴幼儿不明原因的发热，在排除了常见的病因后，要注意这种单基因遗传病的筛查，早期诊断，能使患儿及时得到干预和治疗，改善预后。

（3）既往史与当下病情隐匿关联。注意既往病史是否与现在病情有关联，有助于帮我们判断诊断方向。血常规中白细胞、血红蛋白、血小板的下降是 HLH 的主要表现，本例患儿生后即出现过血小板减少，有可能与本次病情相关，这更加提示我们要对先天遗传性疾病进行筛查。

（尹晶）

病例 112　这个"传染性单核细胞增多症"不一般
——以长期间断发热腹泻入院的 X– 连锁淋巴增生综合征

【背景知识】

X 连锁淋巴细胞增生症（X - linked lymphoproliferative disease，XLP）是一种罕见的致死性强的原发性免疫缺陷病，分为两型：*SH*2D1*A* 基因突变所致的 XLP1 型和 *XIAP* 基因突变所致的 XLP2 型。

XLP 临床表现复杂多样,常由于 EB 病毒感染而出现致死性传染性单核细胞增多症 (fatal infectious mononucleosis, FIM)、EB 病毒感染相关噬血细胞性淋巴组织细胞增生症 (hemophagocytic lymphohistiocytosis, HLH)、淋巴瘤、低丙种球蛋白血症等。本病多有明确的家族史,以男性发病、女性携带、发病年龄小、病死率高为特征。异基因造血干细胞移植 (allogeneic hematopoietic stem cell transplantation, allo-HSCT)是目前唯一治愈方法。

【病历简介】

（一）入院情况

患儿,男,17 月,因"间断发热 2 月,腹泻 1 月"入院。

患儿病初为中低热,无明显伴随症状,在当地医院住院期间查体发现颈部淋巴结肿大、肝脾增大,血常规示白细胞 2.93×10^9/L,中性粒细胞 17%,淋巴细胞比率 75%,异型淋巴细胞 6%,血 EBV-DNA 2.78×10^6 copies/L,EBVCA-IgM 阳性,铁蛋白 770ng/mL,纤维蛋白原 1.53 g/L,NK 细胞比例下降,骨髓细胞学检查未见异常,诊断"传染性单核细胞增多症,EB 病毒感染"。给予更昔洛韦抗病毒、甲泼尼龙 1 mg/(kg·d)、IVIG 1 g/kg 等治疗,体温正常 5 天后再次发热。此后间断发热,最长间隔 10 天体温正常。发病 1 月后血红蛋白降至 65 g/L,铁蛋白最高升至 1337.6ng/mL,纤维蛋白原最低降至 0.63 g/L,NK 细胞比例持续减低,结合肝脾肿大,诊断"噬血细胞综合征"。家属拒绝应用 HLH-04 化疗方案,来到我院进一步诊治。

患儿系 G_2P_2,孕足月剖宫产,生产史(-)。疫苗顺序接种,无异常反应。父母身体健康。G_1P_1 男孩,3 岁时患传染性单核细胞增多症、噬血细胞综合征,接受 HLH-04 方案治疗后病情缓解,1 年后复发,7 岁时死亡。

（二）入院查体

生长发育正常,神智清楚,皮肤、巩膜无黄染,无皮疹,口腔黏膜光滑,心肺(-),腹稍胀,肝右肋下 4 cm,质中边钝,脾左肋下 3 cm,质中边钝,四肢肌力正常,神经系统查体未见阳性体征。

（三）入院检查

（1）血常规:血红蛋白 109 g/L,白细胞 15.16×10^9/L,中性粒细胞比率 45%,血小板 421×10^9/L;CRP4 mg/L;PCT0.5ng/mL。

（2）生化检查:ALB 26.7 g/L(参考值:39~54 g/L),TG 4.2 mmol/L(参考值:0~2.26 mmol/L),ALT 126 U/L(参考值:7~30 U/L),AST 152U/L(参考值:14~44 U/L),LDH 604 U/L(参考值:120~300 U/L),γ-GT 137 U/L(参考值:5~19 U/L),纤维蛋白原(Fg)0.8 g/L(参考值:1.8~4.0 g/L)。

（3）血 EBV-DNA:5.8×10^3copies/mL(参考值:<10^3copies/mL),EBVCA-IgA(-),EBV-CA-IgG(+),EBVCA-IgM(-),EBVNA-IgG(+),EBVEA-IgG(-);NK 细胞活性 2.59%(参考值:>15.11%);铁蛋白(FER)1691ng/mL(参考值:11~306.8ng/mL),可溶性 CD25 水平 (sCD25)2786 IU/mL(参考值:<2400 IU/mL)。

（4）淋巴细胞亚群分类:CD3+ 77%(参考值:39%~73%),CD3+CD8+ 41%(参考值:

11%~32%），CD3+CD4+ 33%（参考值：25%~50%），CD16+CD56+ 0%（参考值：3%~16%），CD19+ 17%（参考值：17%~41%）。

（5）腹部 B 超：肝脾增大。胸腹 CT：双肺纹理增重，肝脾肿大。

（6）基因检测结果：*SH2D1A* 基因纯和子（半合子）突变，核苷酸由鸟嘌呤变为胸腺嘧啶（c.7G>T），导致氨基酸发生错义突变，由丙氨酸变为丝氨酸（p.A3S）。其父该位点无变异，其母该位点杂合变异。

【病例分析】

（一）鉴别诊断

1. 慢性活动性 EB 病毒感染（chronic active Epstein-Barr virus infection，CAEBV）　发热伴肝脾肿大病史较长，血 EBV-DNA 持续阳性，伴 NK 细胞水平减低，应注意本病。但诊断 CAEBV 需除外原发性免疫缺陷病，本患儿基因检测发现 *SH2D1A* 基因纯和突变，虽然临床表型一致，但归因于原发性免疫缺陷病。

2. 家族遗传性噬血细胞性淋巴组织细胞增多症（familial hereditary hemophagocytic lymphohistiocytosis，FHL）　患儿及其同胞哥哥均诊断 EBV-HLH，应考虑 FHL 可能。FHL 共分为 5 型，分别对应不同的基因缺陷。本患儿经基因检测证实为 *SH2D1A* 基因突变，不属于 FHL。

3. 自身免疫性淋巴增生综合征　患儿有肝脾肿大的淋巴增殖表现伴血细胞减少，应注意与本病鉴别。但外周血中 DNT 细胞（CD3+TCRαβ+CD4-CD8-）是诊断的必要条件。本患儿淋巴细胞分类中 NK 细胞明显减低，未发现 DNT 细胞，不支持。

4. 白血病及淋巴瘤　患儿间断发热伴随肝脾肿大，需鉴别恶性疾病，骨髓组织学检查及影像学检查无证据。

（二）诊断及诊断依据

1. 诊断　① EBV 感染相关 HLH；② X 连锁淋巴细胞增生症（XLP）。

2. 诊断依据　感染结合患儿发热时间长伴脾肿大，血细胞减少（中性粒细胞 <1.0 × 10⁹/L、血红蛋白 <110 g/L），低纤维蛋白原血症，高甘油三酯血症，铁蛋白明显升高，NK 细胞活性减低，可溶性 CD25 水平升高，符合 HLH 诊断标准。血 EBV-DNA 高拷贝阳性，诊断为 EBV 相关性 HLH（EBV-HLH）。男性患儿，发病年龄早，家族中同胞哥哥因 EBV-HLH 早亡，结合基因结果可以诊断 XLP。

【专家点评】

本案我们可以得到如下启示。

（1）幼儿传单不简单。幼儿期男孩患传染性单核细胞增多症（Infectious Mononucleosis，IM）不能被小觑。致死性传染性单核细胞增多症（FIM）是 XLP 最常见的初发临床表现，平均发病年龄 2.5 岁，可见于 50% 以上 XLP 患者。因此男孩 2 岁 ~3 岁患 IM，特别是重症患者、合并 HLH 者，需要考虑到该病，积极完善基因检测。

（2）家族信息助判断。重视家族史的采集，可以快速预判。XLP 相关的临床表型和家族史是临床诊断 XLP 的重要依据，当家族中有男孩患 IM 而导致死亡，临床医生必须要有足够的敏锐度,在基因结果回报前作出临床预判,避免患者短期迅速死亡。但基因序列测定仍然是诊断 XLP 的金标准。

（3）争分夺秒保安全。对于合并 HLH 者,考虑到 XLP 可能后,应积极参照 HLH-04 方案治疗。在采用 HLH-04 方案之前, XLP 患者 10 岁前病死率可达 70%, 40 岁时病死率100%,应用 HLH-04 方案后整体生存率有所提高,也为后续的 HSCT 争取到时间, allo-HSCT 是唯一可以治愈 XLP 的方法。

（李赫　刘力）

第六十九章　自身免疫性淋巴增生综合征

病例 113　火眼金睛甄别免疫缺陷病

【背景知识】

自身免疫性淋巴细胞增生综合征（autoimmune lymphoproliferactive syndrome，ALPS）是一种罕见疾病，目前全球确诊病例不足 1000 例，主要于婴幼儿、儿童期发病。免疫学特征是淋巴细胞凋亡障碍，由凋亡途径上的基因突变引起，目前发现的突变基因包括 *FAS*、*FASL*、*CASP*10，但是有近 1/3 患儿并没有鉴定出突变基因。

ALPS 主要临床表现为慢性、非恶性淋巴细胞增生，自身免疫性血细胞减少以及罹患肿瘤倾向。患儿最先出现的症状是肝脾肿大、淋巴结肿大，伴随自身免疫性疾病如自身免疫性溶血性贫血、免疫性血小板减少性紫癜、中性粒细胞减少症、反复荨麻疹、肾小球肾炎等，但最常见于血液系统。易继发肿瘤，主要是淋巴瘤，风险可高达健康人的 50 倍。

实验室检查中最具代表性的是双阴性 T 淋巴细胞（DNTs，CD3$^+$TCRαβ$^+$CD4$^-$CD8$^-$）比例增高，大于总淋巴细胞的 1.5% 或总 CD3$^+$T 淋巴细胞的 2.5%。此外，还可以出现血清可溶性 FAS 配体、维生素 B$_{12}$ 水平升高，多种自身抗体阳性以及高球蛋白血症。体外淋巴细胞凋亡功能缺陷和基因检测结果也对诊断有辅助价值。

【病例简述】

（一）入院情况

患儿，男，16 个月。主因发现肝脾肿大、贫血、血小板减少 15 个月入院。患儿自生后 1 月余开始出现全身淋巴结肿大、肝脾肿大、贫血及血小板减少，于当地医院共先后住院治疗 5 次，曾给予激素、IVIG、洗涤红细胞及抗感染治疗后，病情可得到缓解，激素减量后病情复发，期间伴随反复出现的发热、腹泻、咳喘、鹅口疮。因疑诊"免疫缺陷病"，曾查淋巴细胞亚群提示 T 淋巴细胞比例增高，B 淋巴细胞比例略减低，NK 细胞比例正常，免疫球蛋白和补体无减低，未诊断免疫缺陷病。

出生体重 3.5 kg，G$_2$P$_1$，足月剖宫产，否认宫内窘迫及生后窒息史。3 月抬头，5 月独坐，因其腹部膨隆明显，不能自行翻身，可以扶站，不能扶走。G$_1$P$_0$ 孕 2 月人工流产。否认家族遗传病史。已接种卡介苗及乙肝疫苗，接种处无红肿破溃。

（二）入院查体

体重 11 kg，身高 72 cm，生长发育落后，营养不良貌，面色苍白，神志清楚，皮疹、出血点（-）。颈部、耳后、腹股沟可触及较多淋巴结，最大直径 1.5 cm，质地中等，无触痛，活动度好。口腔粘膜可见较多白色凝乳状物，双肺呼吸音粗，心音有力，律齐，腹部膨隆明显，腹围 58 cm，腹部触诊硬，肝脏右肋下 8 cm，剑突下 5 cm，质地硬，脾脏甲乙线 20 cm，甲丙线

20 cm,丁戊线 +3 cm,质地硬,四肢活动自如,四肢肌力、肌张正常,神经系统查体未见阳性体征。(图 69-1)

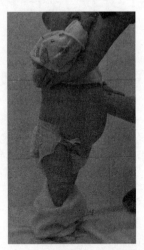

图 69-1　患儿腹部照片,腹膨隆明显

(三)辅助检查

(1)物理检查:肺 CT 显示双肺散在炎性实变,双侧腋窝及纵隔淋巴结肿大,心影饱满,肝脾增大;B 超显示肝脏增大,巨脾,双侧颈部多发淋巴结肿大,肾脏未见异常。

(2)实验室检查:血常规:白细胞 4.4×10^9/L,血红蛋白 66 g/L,中性粒细胞百分比 14%,淋巴细胞百分比 73%,血小板 67×10^9/L,网织红细胞百分比 3.0%;C 反应蛋白 43 mg/L;肝肾功能正常;血脂血糖正常;动脉血气分析正常;IgG19800 mg/L,IgA1710 mg/L,IgM 2590 mg/L,IgE 75.4IU/mL;C3、C4 正常;铁蛋白 365 ng/mL;维生素 B_{12} >1 500 pg/mL;淋巴细胞亚群 CD3$^+$ 81%,CD4$^+$14%,CD8$^+$39%,CD19$^+$5%,CD3$^+$CD4$^-$CD8$^-$34%,CD3$^+$TCRαβ$^+$CD4$^-$CD8$^-$T16%;遗传代谢病筛查(-);染色体核型分析 46,XY;抗核抗体 1:160;抗心磷脂抗体(+);出凝血时间正常;Coombs' 试验 IgG+;骨髓组织学检查提示三系增生骨髓象;病原学检查无阳性结果。

(3)全外显子基因测序结果:*FAS* 基因杂合突变,染色体位置 chr10:90767569 的 c.309 A >C(p.103R>S)。

(4)功能实验:体外 FAS 介导的淋巴细胞凋亡实验,患儿淋巴细胞在不同刺激凋亡浓度下,细胞凋亡速率无变化,符合 ALPS。

【病例分析】

(一)根据患儿的临床症状进行鉴别诊断

1. 肝脾肿大的鉴别　婴幼儿肝脾肿大首先需要鉴别感染因素,特别是 CMV、EBV 感染,多次病原学检查无异常。此外需要注意遗传代谢病如脂代谢异常、糖原累积症等,生化检查、血气分析、骨髓组织学检查、超声心动、胸片等可以排除。

2. 血细胞减少鉴别　血细胞减少主要鉴别再生障碍性贫血、急性白血病、噬血细胞综合征、恶性肿瘤、范可尼贫血,3 次骨髓组织学检查及血清铁蛋白、凝血功能、血气分析、电解质可以提供充分排除证据。

3. 自身免疫性疾病鉴别 反复血细胞减少，结合抗核抗体阳性，需考虑自身免疫性疾病。本例患儿除抗核抗体外没有自身抗体阳性，补体无减低，不符合经典系统性红斑狼疮，且新生儿期发病需要排除单基因早发系统性红斑狼疮，基因检查结果可以排除。

（二）诊断及确诊依据

1. 诊断 自身免疫性淋巴增生综合征。

2. 确诊依据 目前应用的诊断标准为 2009 年 NIH 制定的专家共识。本患儿生后肝脾淋巴结肿大，外周血 $CD3^+$ $TCR\alpha\beta^+$ $CD4^-$ $CD8^-$ T 占 $CD3^+$ T 淋巴细胞 34%，*FAS* 基因杂合突变，体外淋巴细胞凋亡功能缺陷，维生素 B12>1500 pg/mL，自身免疫性血细胞减少，支持诊断。

（三）治疗及随访

给予激素和霉酚酸酯治疗，随访 1 年无反复感染及贫血、血小板减少，肝脾、淋巴结呈轻~中度肿大，后因家庭原因失访。

【专家点评】

本案我们可以得到如下启示。

（1）纵观全部临床表型，总结疾病全貌。患儿呈现肝脾淋巴结肿大、反复出现的自身免疫现象、对激素、IVIG 治疗有效，提示患儿可能存在以免疫调节功能障碍为背景的疾病。在原发性免疫缺陷病分类中，第 4 类免疫失调性疾病最为接近，免疫失调性疾病分为 7 个亚类，ALPS 被划分为第 6 个亚类。淋巴细胞凋亡功能实验和基因结果提供诊断依据。

（2）研读化验结果，发现异常追查到底。本例曾怀疑免疫缺陷病，但 Ig 不低、T、B、NK 细胞没有严重比例失调，误导放弃诊断方向，上述检查对抗体缺陷、联合免疫缺陷诊断意义较大，但阴性结果不能作为排除免疫缺陷病的证据。本例患儿 $CD3^+$ T 细胞远大于 $CD4^+$ T 与 $CD8^+$ T 细胞之和，这说明有大量双阴性 T 细胞，应积极进一步明确这部分 T 细胞的分化簇。

（3）突破传统观点，选择免疫抑制剂治疗。本例患儿虽然有反复感染情况，但自身免疫疾病更是致命的，因此需要使用免疫抑制剂如激素、霉酚酸酯、西罗莫司、利妥昔单抗等，可以抑制炎症通路、控制 T 淋巴细胞增殖。

（刘力）

第七十章 Rett 综合征

病例 114 孤独症、语言障碍的女孩要注意……

【背景知识】

Rett 综合征（Rett syndrome，RTT）是一种 X 连锁的神经发育障碍疾病，多发生于女性，可累及多器官系统。其发病原因 95% 与 MECP2 基因突变相关，CDKL5、FOXG1 等基因突变也可导致本病的发生。典型 Rett 综合征经过早期的正常发育至 6-18 个月龄后，出现已获得技能的迅速退化、典型手部刻板运动、小头畸形、孤独症表现、共济失调以及呼吸节律紊乱等。除了典型 Rett 综合征外，还有非典型的变异型，如先天性变异型、恢复部分言语能力的语言保留型及早发癫痫型。

【病例简述】

（一）入院情况

患儿，女，4 岁，因精神发育倒退 2 年余入院。

患儿生后精神运动发育适龄，1 岁 3 个月可独走，可叫"爸爸、妈妈"。1 岁 8 个月始出现精神发育的倒退，认知、语言倒退，注视交流减少，喜吃手、玩手。3 岁始出现睡眠易醒，阵发哭闹，语言缺失，不会打招呼，注意力不集中。

患儿系 G_2P_2，孕 39^{+4} 周顺产。父母及姐姐（G_1P_1，7 岁）、弟弟（G_3P_3，1 岁 4 个月）均体健。否认家族性遗传病史，否认近亲结婚。

（二）入院查体

神清，注视交流差，可无意识发"a"音，不会指认简单的人和物。营养中等，全身皮肤未见牛奶咖啡斑及色素脱失斑等。头围 48 cm，眼距稍宽，鼻梁低平，时有吐舌，手部刻板行为。四肢肌张力低，MMT 肌力 IV-V 级，双膝腱反射（++），双侧巴氏征（-），感觉、共济查体不配合。

（三）入院检查

（1）血生化、血氨、血乳酸、血铜蓝蛋白、血甲状腺功能等均未见异常。血串联质谱、尿气液相联合质谱检测：均未见异常。

（2）头 MRI：未见异常。

（3）Gesell 儿童发育量表：适应性、大运动、精细运动、语言、个人 - 社交均中度发育迟缓。孤独症行为评定量表（autism behavior checklist，ABC）：34 分。

（4）动态脑电图：清醒下背景节律 6-7Hzθ 节律为主，波幅中等，后头部优势，视反应抑制可，双侧大致对称，双侧前额区、额区、中央区、顶枕区及颞区可见较多多灶性中 - 高幅尖波、棘波、尖 - 慢复合波、棘 - 慢复合波散发、阵发及暴发出现。睡眠下可见睡眠期脑波，亦可见上述异常脑波频发,较清醒期增多。

（5）全外显子二代测序:检测到患儿 *MECP2* 基因 4 号外显子 c.468 C>G 杂合突变,经 Sanger 测序验证,其父母该位点均为野生型。Clinvar 数据库和 HGMD 数据库中已确定相同的致病变异或者有相同的氨基酸改变,综合评定危害等级为致病性变异。

【病例分析】

（一）逐层递进式鉴别诊断

梳理患儿病史、查体及相关检查等,综合分析其临床特点,进行逐层递进式鉴别诊断。

1. 孤独症谱系障碍（Autism Spectrum Disorder，ASD） ASD 是一组起病于童年早期,由于神经发育异常导致的心理发育障碍,以社交障碍、兴趣狭窄及刻板重复的行为方式为主要临床表现。《精神障碍诊断与统计手册》第五版（DSM-Ⅴ）要求对已知遗传疾病的 ASD 患者应予以标注。该患儿 1 岁 8 个月以后出现认知、语言发育的倒退,并逐渐完全丧失了语言功能;手部刻板行为显著;睡眠障碍;并有头围偏小、眼距稍宽、鼻梁低平等特殊体貌特征,应高度注意 Rett 综合征等遗传性疾病的可能,建议进一步分子遗传学诊断。

2. Rett 综合征 患儿女性,1 岁 8 个月以后出现认知、语言发育的倒退,并逐渐完全丧失已经获得的语言功能;手刻板行为显著;部分丧失已获得的手功能;四肢肌张力低下;睡眠节律紊乱,满足 2010 年国际 Rett 临床研究协会提出诊断标准中的全部四条主要标准,临床支持诊断典型 Rett 综合征,结合基因检测结果最终确诊。

3. Angelman 综合征（Angelman syndrome，AS） 本患儿存在全面性发育迟缓,语言倒退,手刻板行为,头围增长缓慢,肌张力异常等表现,需与 AS 鉴别。AS 临床特点也可有发育迟缓,言语损害严重,头围增长缓慢,通常 2 岁时达到小头畸形。但 AS 常有行为特点:频繁的大笑或微笑,明显的快乐个性,容易兴奋,其脑电图最常见的改变为额叶长程的高波幅 2-3 Hz 活动伴有发作性癫痫样放电,与本例患儿不符,不支持该诊断。

（二）诊断及确诊依据

1. 诊断 Rett 综合征。

2. 确诊依据

（1）2010 年国际 Rett 临床研究协会提出新的修订版诊断标准。临床诊断典型 Rett 综合征需满足全部的主要标准,虽然支持标准在典型 Rett 综合征中较为常见,但不是诊断的必要条件;而非典型 Rett 的诊断确立需至少满足 2 条主要标准,且同时达到 5 条支持标准。

主要标准:①部分或完全丧失已获得的目的性手部技能;②部分或完全丧失已获得的语言功能;③步态异常,运动功能障碍（肌张力障碍性）或完全丧失;④手部刻板运动,如绞手、挤手、拍手等。

支持标准:①清醒期呼吸异常;②清醒期磨牙;③睡眠节律紊乱;④肌张力异常;⑤周围血管舒缩障碍;⑥脊柱侧凸或后凸;⑦生长发育迟缓;⑧手足厥冷细小;⑨不合时宜的发笑或者尖叫;⑩痛觉敏感性下降;⑪ 强烈的眼神对视。

（2）分子遗传学检测到 *MECP2* 基因等相关基因的致病性变异。

【专家点评】

本案我们可以得到如下启示。

对于 ASD 应该努力寻找病因,特别是表现为 ASD 的遗传性疾病。本例患儿以发育倒退、刻板行为起病,极易误诊为"孤独症"。只有细致掌握患儿临床特征的全貌,合理选择相关检查,结合基因检测,才能诊断出其中的罕见病。儿童癫痫患者,应注意其共患神经发育障碍性疾病的情况。

（康丽　赵澎）

第七十一章　Cockayne 综合征

病例 115　皮肤光敏感合并颅内钙化，真不是脑瘫

【背景知识】

Cockayne 综合征（Cockayne syndrome，CS）是一种罕见的常染色体隐性遗传病，由 Cockayne 在 1936 年首次报道，至今已报道 200 余例，欧洲报道发病率 0.027/10000，*ERCC*6、*ERCC*8 基因变异是常见致病原因。近年来我国已有部分病例报告，CS 有误诊为脑瘫的可能性，应注意识别。

【病例简述】

（一）入院情况

先症者，男，2 岁 4 个月，主因双下肢姿势异常入院。

患儿自幼运动发育落后，1 岁 3 个月时能独行，步态不稳，其后不久即发现行走姿势异常，双下肢关节活动度受限，逐渐加重。否认癫痫发作。曾 2 次在不同机构行全外显子二代测序（NGS），均未检出致病性变异。

患者系 G_2P_2，就诊时孕 39^{+1} 周因瘢痕子宫行剖宫产，出生体重 3.25 kg，其母否认孕期异常，否认围产期脑损伤史，否认新生儿期病理性黄疸。父母体健，非近亲结婚。G_1P_1 系 11 岁女孩，自幼亦有运动障碍。

（二）入院查体

身高 93 cm（<P10），体重 12.25 kg（<P10），头围 45.5 cm（<P3），皮肤未见色素沉着 / 脱失、牛奶咖啡斑等。眼神交流可，听反应差，构音欠清晰，仅能说 2 字叠词。双下肢肌张力增高，腘绳肌群及小腿三头肌为著，双侧踝关节背屈受限，双侧膝腱反射活跃，双侧 Babinski 征（＋）。双手抓物笨拙，能短距离独行，双侧尖足，双踝关节内翻、内旋。

（三）入院检查

（1）肝功能：ALT65U/L（参考值 9~50U/L），AST44U/L（参考值 15~40U/L）。血气分析、血电解质、血脂、肌酶、肾功能、血氨、乳酸、同型半胱氨酸、甲功五项等均在正常范围。

（2）神经电生理检查：脑干听觉诱发电位示双耳 Ⅰ、Ⅲ、Ⅴ 波可引出，双侧 Ⅴ 波潜伏期及 Ⅲ~Ⅴ 间期延长。视觉诱发电位示双侧 P100 可引出，潜伏期正常，波幅减低。肌电图未见异常。神经电图提示多发周围神经损害。

（3）头颅 MR 未见异常。

（4）眼底检查：视网膜色素脱失。

（5）液相串联质谱法遗传代谢病血筛示 C16 略有增高。

（6）全外显子组测序（Whole exon sequencing，WES）：提示姐弟 2 人姐均为 *ERCC*8 基

因 Exon4 纯合缺失,其父母均为该变异杂合携带者。经定量聚合酶链反应(quantitative polymerase chain reaction, QPCR)验证,姐弟 2 人 ERCC8 基因 Exon4 均为 0 拷贝,其父母均为 1 拷贝。

(四)胞姐病历摘要

其胞姐 9 岁,G_1P_1,孕 41^{+5} 周剖宫产,出生体重 3.1 kg,否认母孕期异常。生后 2 天曾因呛奶窒息在当地新生儿科治疗。自幼精神运动发育迟缓,有皮肤光敏感,1 岁余始能独走,后逐渐出现尖足,有粗大运动落后趋势。约 2 岁时出现全面性发育倒退,出现全面性发育倒退,逐步丧失语言、行走能力,脊柱、四肢挛缩畸形,同时随年龄增长逐步出现衰老面容,面部色素沉着,多发龋齿,皮下脂肪减少,生长发育受限等问题。

4 岁 6 个月时诊断“脑瘫”、后颅窝囊肿,行囊肿切除术 + 脑脊液腹腔引流术,6 岁时因双侧踝关节挛缩行跟腱松解术,2 次手术后运动能力未获得明显改善。既往头 CT 可见弥漫脑萎缩及脑室系统扩张,双侧基底节区对称性钙化灶。电生理结果亦提示多发周围神经损害、P100 波幅降低及 BAEP 脑干段异常。

【病例分析】

(一)逐层递进式鉴别诊断

先证者无明确脑瘫高危因素,虽呈现双下肢上运动神经元受损体征,但电生理检查提示多发周围神经损害,缺乏诊断“脑性瘫痪”的支持依据。

线索:其姐存在“对称性基底节区钙化”,进一步对先证者行头颅 CT 平扫也发现双侧基底节区钙化灶,且姐弟 2 人同时存在“多发周围神经损害”,高度考虑遗传性疾病可能。在人类孟德尔遗传数据库中,以上述 2 个关键词进行检索,主要提示以下疾病的可能性:

1.Aicardi-Goutières 综合征　是一组罕见的以神经系统及皮肤受累为主的遗传性疾病,主要临床特征包括颅内多发钙化灶、脑白质病变、脑脊液慢性淋巴细胞增多症,“冻疮样皮损”为本病特征样表现。除颅内钙化外,其他症状均与本例不符合。

2.Kearns-Sayre 综合征　是线粒体病的一种亚型,多于 20 岁之前起病,慢性进展性眼外肌麻痹、视网膜色素变性和心脏传导功能障碍三联征为主要临床表现。患者姐弟二人无眼外肌麻痹及心脏传导功能障碍,不支持。

3.MELAS 综合征　又称线粒体脑肌病伴乳酸中毒及中风样发作,是最常见的线粒体疾病。于 40 岁前起病,儿童期更多,头 CT 和 MRI 显示主要为枕叶脑软化,病灶范围与主要脑血管分布不一致,也常见脑萎缩、脑室扩大和基底节钙化。血和脑脊液乳酸增高。临床有智力低下、耳聋及身材矮小等的报道。除耳聋、身材矮小外其他特征均与此病不相符。

4.PRIMROSE 综合征　是一种常染色体显性遗传病,由 ZBTB20 基因突变引起,以出生后身高和体重增长受限为特征的疾病,巨颅畸形,特殊面容(前额隆起,严重斜视、眼裂向下),与认知缺陷相关,有孤独症谱系障碍和异位钙化的报道。随年龄增长,远端肌肉萎缩、听力丧失、白内障、体毛稀疏和葡萄糖代谢紊乱等症状逐步显现。PRIMROSE 综合征与本例有较多相似之处,但起病年龄及面容特征不符,姐弟 2 人均头围小、皮肤光过敏,不支持。

5.Cockayne 综合征 A 型　因 ERCC8 基因致病性变异导致 CSA 蛋白功能异常所致,以皮肤光敏感、早衰面容、全身皮下脂肪减少、生长发育受限(恶液质侏儒)、视听觉障碍、进行性神经系统损害、颅内钙化及晚期继发骨骼肌肉异常、龋齿等特征性临床表型,最终导致全面性发育迟缓,部分病例报道了肾脏、眼底、呼吸循环系统、内分泌系统病变,有相对异质性。

(二)确诊依据

1. 诊断　Cockayne 综合征 A 型。

2. 确诊依据

(1)Cockayne 综合征临床诊断标准。

主要标准:发育落后;生长迟缓;小头畸形。

次要标准:皮肤光敏感;色素性视网膜病和 / 或白内障;进行性感音神经性耳聋;釉质发育不全;眼球凹陷。

(2)基因检测发现致病性变异。

(3)皮肤成纤维细胞紫外线照射后 RNA 合成修复缺陷是 CS 确诊的金标准。

【专家点评】

本案我们可以得到如下启示。

(1)只有知道,才能甄别。应尽可能多地了解罕见病的典型临床特征,提高诊断能力。以 CS 为例,皮肤光敏感和多发颅内钙化,是其独有的临床特点,从此入手即可直接考虑到 CS 的可能。对于未了解的疾病,可应用检索工具协助诊断。先证者及其胞姐有相似的发育历程,通过对姐弟二人的核心症状"皮肤光敏感、双侧基底节区钙化、多发周围神经损伤"等关键信息进行数据库检索,对可疑疾病逐个甄别,也可指向临床诊断 CS。

(2)掌握工具,事半功倍。分子遗传学检测方法的选择非常重要。该家系既往已 2 次行 WES,均未检出致病性变异,与未能掌握临床诊断线索,盲目行基因测序有关。根据姐弟 2 人临床特点,重点考虑 CS,此次 WES 针对 *ERCC*6、*ERCC*8 基因数据进行了详细分析,发现患儿 *ERCC*8 基因 Exon4 区域无测序数据生成,进一步 QPCR 验证,姐弟 2 人均为 *ERCC*8 基因 Exon4 纯合缺失,父母则均为该变异的杂合携带者。WES 针对 50bp 以上片段缺失的检测尚存在盲区,若临床考虑 CS-A,需注意 *ERCC*8 基因 Exon4 缺失为相对高频的变异类型,可针对目标基因行 QPCR、MLPA、CMA、CNV-seq 等技术手段补充验证。

(牛岩　赵澎)

第七十二章 Allan-Herndon-Dudley 综合征

病例 116 甲状腺功能低下还是亢进?

【背景知识】

甲状腺素(thyroxine,TH)对体格、神经系统发育、能量及物质代谢起重要作用。TH 需要甲状腺素膜转运蛋白转运至细胞内才可与受体结合,单羧酸甲状腺激素转运蛋白 -8(MCT- 8)是最特异性的 TH 转运体,由 *SLC*16 *A*2 基因编码,可介导 T4、T3 转运通过细胞膜。Allan-Herndon-Dudley 综合征(allan-herndon-dudley syndrome, AHDS),是由 *SLC*16 *A*2 基因致病性变异所致的 X 连锁隐性遗传病,主要引起神经系统及甲状腺功能损害。

【病例简述】

(一)入院情况

患儿男,17 个月龄。主因至今竖头不稳入院。

患儿自幼精神运动发育落后,生后不久即出现四肢乱动,常双侧肢体姿势不对称,好"打挺",致使家长不容易抱住患儿。自幼长期康复治疗,精神运动发育迟缓无明显改善。否认抽搐史,否认发育倒退。患儿自幼进食量可,但体质量增长较慢,常大便干燥,需用开塞露助便。

患儿系 G_1P_1,孕 41^{+3} 周顺产,急产,出生体质量 3.68 kg,胎膜早破,否认宫内窘迫及生后窒息史。患儿母亲曾患"甲状腺疾病"(具体不详),但当时甲状腺功能正常。父母非近亲婚育,否认家族遗传病史。

(二)入院查体

体质量 8.0 kg,身长 84 cm,心率 126 次 / 分,呼吸 28 次 / 分,血压 95/65 mmHg。体格消瘦,神清,追视可,与人对视可,仅能发少数元音。头围 44 cm,前囟闭合,下颌小。四肢肌张力障碍,常呈角弓反张,可见张口及四肢"划船样"不自主运动,双膝腱反射活跃,双巴氏征阳性。俯卧位可抬头 45°,但不稳定,仰卧位常呈非对称性紧张性颈反射(asymmetrical tonic neck reflex, ATNR)姿势,仰卧位拉起时头极度后仰(图 72-1)。

(三)入院检查

(1)甲状腺功能:患儿自幼多次甲状腺功能检查均提示总三碘甲状腺原氨酸(TT3)、游离三碘甲状腺原氨酸(FT3)增高,总四碘甲状腺原氨酸(TT4)、游离四碘甲状腺原氨酸(FT4)降低,促甲状腺激素(TSH)升高或正常。患儿母亲及外祖母甲状腺功能正常,见表 72-1。

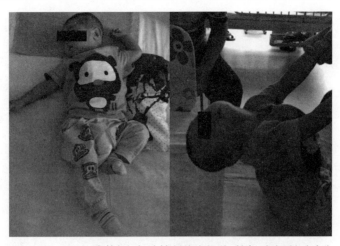

图 72-1 ATNR 姿势(左);头控制能力极差,拉起时头后仰(右)

表 72-1 患儿及其母亲、外祖母甲状腺功能检查结果

	TT4(nmol/L)	FT4(pmol/L)	TT3(nmol/L)	FT3(pmol/L)	TSH(mIU/L)	rT3(μg/L)
患儿 4 个月	60.04	7.20	3.67	8.53	7.51	-
患儿 5 个月	58.44	7.00	4.01	8.12	10.27	-
患儿 6 个月	50.95	5.67	3.43	7.17	8.03	-
患儿 7 个月	-	-	-	-	-	1.12
患儿 11 个月	77.02	8.04	4.15	8.47	4.25	-
患儿母亲	94.46	14.20	1.74	4.56	1.39	0.67
患儿外祖母	111.90	17.56	1.67	4.65	0.808	0.68
儿童参考范围	78.38~157.4	9.92~19.54	1.34~2.73	4.06~8.47	0.34~5.6	0.31~0.95
成人参考范围	66.00~181.0	12.00~22.0	1.30~3.10	3.10~6.80	0.270~4.20	0.31~0.95

(2)血生化、乳酸、血氨、铜蓝蛋白、同型半胱氨酸等均未见异常。

(3)血 MS/MS、尿 GC/MS 均未见异常。

(4)动态脑电图未见异常。视觉诱发电位示双侧 P100 缺失。脑干听觉诱发电位:双侧外周段异常,右耳听力中轻度下降及左耳听力中度下降。

(5)甲状腺超声检查、眼底镜检查均未见异常。

(6)Gesell 发育诊断量表(7 月龄时):适应性、大运动、精细运动、语言、个人 - 社交能力均重度发育迟缓。

(7)头颅 MRI:两次(4 月龄、1 岁时)均提示额顶叶白质异常信号,脑室及脑外间隙增宽(图 72-2)。

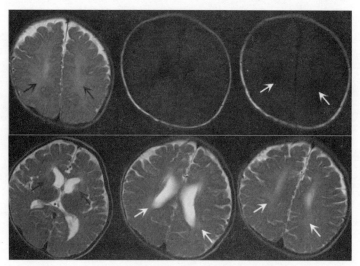

图 72-2　头颅 MRI

A：4 月龄时头 MRI 示双侧额顶叶白质区 T1WI 稍低信号、T2WI 稍高信号。双侧脑室增宽，脑外间隙增宽；

B：1 岁时头 MRI 示 T2WI 序列可见双侧基底节区、双侧脑室周围额顶叶白质区片状高信号，双侧脑室增宽，脑外间隙增宽。

（8）磁共振波谱：右侧内囊区单体素磁共振波谱分析示在回波时间 35ms N- 乙酰天冬氨酸（NAA）峰相对较低，胆碱（Cho）峰相对较高。（图 72-3）

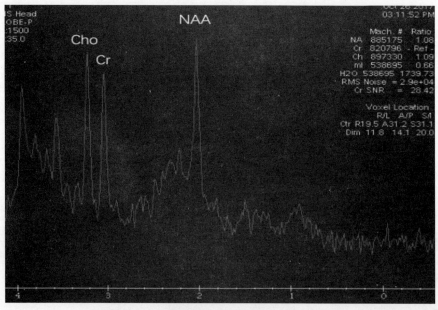

图 72-3　右侧内囊区单体素磁共振波谱分析

（9）全外显子二代测序（NGS）：发现位于 ChrX：73745729（GRCh37/hg19）的 *SLC16A2*（Solute carrier family 16，member 2）基因 4 号内含子 c.1170+1G>A 半合子突变。经 Sanger

验证该突变来自母亲（图72-4）。在ESP（Exome Variant Server）数据库，HGMD（Human Gene Mutation Database）数据库、千人数据库未检索到该变异报道。通过生物信息血分析，并依据遗传变异分类标准与指南，c.1170+1G>A突变符合致病变异分级标准中1个非常强、1个中等和1个支持证据，综合分析该突变为致病性突变。

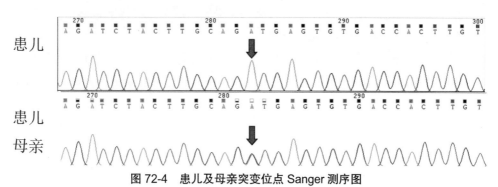

图72-4　患儿及母亲突变位点Sanger测序图

【病例分析】

（一）逐层递进式鉴别诊断

本例患儿四肢肌张力障碍，不随意运动，原始反射残存，临床表现以锥体外系受损症状为主，结合头颅MRI见双侧基底节区受累，支持定位于锥体外系受累为主。认真梳理患儿的临床表现、查体及实验室检查等，综合分析该病例特点，进行鉴别诊断。

1.胆红素脑病后遗症　系新生儿期高胆红素血症时游离胆红素通过血脑屏障所致脑损伤，以锥体外系受损为主，可伴听力障碍、牙釉质发育不良及眼球运动障碍。此患儿系足月儿，无病理性黄疸，不存在黄疸后神经系统急性损伤病史，不支持。

2.Lesch-Nyhan综合征（Lesch-Nyhan syndrome，LNS）　LNS是因次黄嘌呤-鸟嘌呤磷酸核糖转移酶基因（*HPRT*1）缺陷导致嘌呤代谢紊乱的罕见遗传代谢病，一般无围产期高危因素，临床可表现自伤行为，痛风，头围小，肌张力障碍，不随意运动，非对称性紧张性颈反射持续存在，在小婴儿未出现自伤行为及痛风前临床表现与其他疾病容易混淆。但本患儿血尿酸正常，多次甲状腺功能异常，不支持。

3.先天性甲状腺功能减低症　是引起儿童发育落后常见疾病之一，若未行甲状腺功能筛查，可能在婴儿期就诊，主要表现为肌张力低下，甲状腺功能低下表现，需注意鉴别。先天性甲状腺功能减低症患儿T3、T4均降低，且无肌张力障碍表现，可除外。

4.甲状腺功能亢进　本例患儿自幼进食量尚可，但体质量增长较慢，常大便干燥，需用开塞露助便，多次测血TT3、FT3均增高，但其精神运动发育显著落后，血TT4及FT4均低于正常，可与甲状腺功能亢进鉴别。

（二）诊断及确诊依据

1.诊断　Allan-Herndon-Dudley综合征。

2.诊断依据　患儿自幼精神运动发育迟缓，姿势不对称，进食水可，查体心率快，四肢肌张力障碍，面部及四肢不自主运动，ATNR残存，头MRI提示髓鞘发育延迟，甲状腺功能T3

增高,T4 降低,符合典型 AHDS 表现,结合基因检测可确诊。

【专家点评】

本案我们可以得到如下启示。

（1）诊断基于认知。对于特殊罕见病的典型临床特征应有所了解,便于诊断。此病有特异性的临床及甲状腺功能特点,即 T3 增高,T4 降低。从事儿科特别是小儿神经科及内分泌专科的医师需了解该病,避免漏诊、误诊。

（2）治疗还需谨慎。本病尚无有效治疗,不要贸然尝试。本病不是简单的甲状腺功能低下,而是甲状腺素转运障碍,甲状腺素治疗无效,不但不能纠正神经系统的甲状腺素缺乏,反而会引起其他系统的甲状腺素亢进。

（辛庆刚　赵澎）

第七十三章　脆性 X 综合征

病例 117　发病率仅低于 Down 综合征的遗传性智力障碍

【背景知识】

脆性 X 综合征(fragile X syndrome，FXS)主要是由位于 Xq27.3 的脆性 X 精神迟滞 1 基因(Fragile X Mental Retardation 1，*FMR*1)5′ 非编码区 CGG 三核苷酸重复序列异常扩增所致的一种神经发育障碍疾病,发病率男性 1∶7000,女性 1∶11000。CGG 三核苷酸重复拷贝数 >200 称为完全突变,可致 *FMR*1 编码的 FMRP 蛋白缺乏或缺失。FMRP 蛋白通过控制特定信使的翻译与核糖体相互作用,其缺失会导致数百种影响发育中大脑突触可塑性和连接的蛋白质功能失调,出现智力障碍和其他临床特征。60% 男性患者和 20% 女性患者有孤独症谱系障碍;精神障碍症状包括焦虑、社交回避、多动行为;儿童期经常合并癫痫、复发性中耳炎、斜视和肥胖。FXS 的身体特征包括拉长的脸,宽阔的前额,高腭弓,突出的耳朵,过度伸展的手指关节,扁平足和大睾丸(青春期和青春期后)。在成年期,FXS 患者患高血压、肥胖、胃肠疾病、帕金森病、情绪障碍、焦虑和痴呆的风险增加,但寿命正常。女性患者因有 1 条 X 染色体未受影响,临床表现轻于男性。

【病例简述】

(一)入院情况

患儿,男,3 岁,主因"至今独走不稳,不会说话"就诊。

患儿自幼精神运动发育落后于正常同龄儿,5~6 月始能翻身,8~9 月始独坐,1 岁 6 月可独走数步,步行时尖足,现独走时步态较前明显改善,但易跌倒。能分辨陌生人和家人,注意力缺陷,多动,与他人(包括父母)互动交流少,喜欢自己玩游戏,不会打招呼,好发脾气,可发"a"等音,无言语表达,喜吃手、玩手。否认癫痫发作。

患儿系 G_1P_1,孕 30 周顺产,出生体重 1.78 kg,有产时窒息史。超声心动示肺动脉高压,头颅 B 超示颅内出血。既往曾多次患中耳炎。父母均体健,否认家族遗传病史。

(二)入院查体

神清,精神反应可,对视交流差,注意力缺陷,多动,无言语表达。皮肤白皙,脸长,双耳廓稍大,腭弓高。头围 49.5 cm,前囟已闭,眼球斜视。心肺腹查体未见异常。颈软,四肢肌张力可,双膝腱反射(++),双侧巴氏征(-)。手指过度伸展,扁平足。

(三)入院检查

(1)肝肾功能、心肌酶、电解质、乳酸、血氨、同型半胱氨酸、甲功五项均在正常范围。

(2)脑电图:清醒下背景节律略减慢;睡眠下未见异常。

(3)头颅 MRI:于 T2WI 及 FIAIR 序列可见右额叶及双顶叶白质区片状高信号,脑室增宽。

（4）气相色谱质谱联用法遗传代谢病尿筛未见异常；液相串联质谱法遗传代谢病血筛未见异常。

（5）Gesell 儿童发育检查：适应性 DQ33，重度发育迟缓；大运动 DQ59，轻度发育迟缓；精细动作 DQ35，重度发育迟缓；语言 DQ25，重度发育迟缓；个人 - 社交 DQ26，重度发育迟缓。孤独症儿童行为量表（简称 ABC 量表）：49 分（筛查界限分为 53 分，诊断分为 67 分）。

（6）FMR1 基因 CGG 动态突变检测：FMR1 基因 5'UTR 区 CGG 重复数大于 200 次（正常等位基因中 CGG 重复次数为 5~44 次），属于全突变范围。全外显子组测序：未检测到致病性变异。染色体核型：46，XY。

【病例分析】

（一）逐层递进式鉴别诊断

认真梳理患儿的病史、查体及相关检查等，综合分析患儿的临床特点，进行逐层递进式鉴别诊断。

1. 全面性发育迟缓　患儿自幼精神运动发育落后，在适应性、精细运动、语言、社交能力各方面均落后于同龄儿，存在全面性发育迟缓，需进一步分析可能病因。患儿系早产儿，低出生体重，有产时窒息史，新生儿期有颅内出血，存在多项围产期脑损伤的高危因素，但是患儿有特殊外观（皮肤白、长脸、双耳廓稍大，腭弓高），手指过度伸展，扁平足，肺动脉高压，存在多系统问题，不能以血管病、感染、脱髓鞘、中毒、外伤等各种获得性致病因素解释，需高度注意遗传性疾病。

2. Down 综合征　又称先天愚型或 21- 三体综合征，是最常见的染色体病，60% 患儿在胎内早期即夭折流产，存活者有明显的智力落后、特殊面容，生长发育障碍和多发畸形。该患儿全面发育显著落后，手指过度伸展，需注意与 Down 综合征鉴别。该患儿外观无眼距宽、内眦赘皮、通贯掌、舌大、张口伸舌等典型 Down 综合征特征性表现，染色体核型正常，不支持。

3. 脆性 X 综合征　患儿 3 岁男孩，全面性发育迟缓，语言发育障碍，孤独症谱系障碍，特殊体貌特征（皮肤白、长脸、双耳廓稍大，腭弓高），肺动脉高压，手指过度伸展，扁平足，临床表现与脆性 X 综合征高度符合，经检测，FMR1 基因 CGG 重复数大于 200 次，属于完全突变范围，支持确诊 FXS。

4. 其他遗传性疾病　还应注意与 Sotos 综合征、Prader-Willi 综合征、Klinefelter 综合征、Angelman 综合征、Rett 综合征等遗传性疾病进行鉴别，基因检测是最终鉴别的依据。

（二）诊断及确诊依据

1. 诊断　脆性 X 综合征。

2. 确诊依据　脆性 X 综合征的诊断只有通过基因检测才能确诊，经 Southern 印记分析，FMR1 基因 5' 端非编码区 CGG 三核苷酸重复数量 >200 个（完全突变）。某些个体也可以出现嵌合现象，表现出细胞系内或不同细胞系之间 CGG 等位基因大小和甲基化模式的变异。

【专家点评】

本案我们可以得到如下启示。

（1）时刻莫忘罕见病。多系统受损的全面性发育迟缓儿应高度关注遗传性疾病,掌握常见罕见病的特殊体貌特征非常重要,可为诊断提供线索。

（2）遗传学检测防漏诊。要针对不同疾病选择适当的分子遗传学检测方法,不要遗漏。脆性 X 综合征发病率在儿童智力障碍相关遗传性疾病占第 2 位,应早期诊断,精准管理。

（徐刚　赵澎）

第七十四章　多巴反应性肌张力障碍

病例 118　兄弟共患运动障碍，绝不草率诊断"脑性瘫痪"

【背景知识】

多巴反应性肌张力障碍（dopa-responsive dystonia，DRD），又称 Segava 病，是以肌张力障碍或步态异常为首发症状的少见遗传性疾病，好发于儿童或青少年。DRD 病因主要是三磷酸鸟苷环化水解酶 1 基因（$GCH\mathrm{I}$）或酪氨酸羟化酶基因（TH）缺陷，引起三磷酸鸟苷环化水解酶 1 和酪氨酸羟化酶活性下降，导致酪氨酸代谢异常及多巴胺合成障碍，纹状体多巴胺合成不足，最终出现肌张力障碍及帕金森病样临床表现，小剂量多巴制剂疗效显著。DRD 发病率相对较低，且临床表现多样化，部分患者症状呈晨轻幕重样波动，或有运动后加重的倾向，目前国内外尚无确切的诊断标准，以临床诊断为主，易误诊为脑性瘫痪、帕金森综合征等疾病。

【病例简述】

（一）入院情况

先证者，男，1 岁，主因"至今不能独坐"就诊。

患儿自幼运动发育落后，至今不能独坐，翻身费力，手抓物笨拙，流涎，能说 2 字叠词，听理解尚可。否认可疑发作性事件，否认反复吐泻及精神运动发育倒退。

患儿系 G_2P_2，孕 40^{+3} 周产道娩，出生体重 4.3 kg。其母否认孕期异常，否认胎儿宫内窘迫及产时窒息史，否认新生儿期黄疸异常。其父母均体健。G_1P_1 系 6 岁男孩，亦有运动发育迟缓及行走姿势异常，自幼于当地医院按"脑性瘫痪"诊疗。

（二）入院查体

体格发育正常，神清，视听反应可，能指认物品，构音欠清晰。皮肤未见色素沉着 / 脱失、牛奶咖啡斑等。脊柱四肢无畸形，内科查体无阳性体征。颅神经查体未见异常。四肢姿势性肌紧张，遇刺激时加重，腱反射正常，病理征未引出，感觉、共济查体未获配合。听理解尚可，能指认简单物品，可说 2 字叠词；主动翻身费力，尚不能稳定前撑坐，扶站时屈髋，四肢扭转；不能拇示指对掌捏物。

（三）入院检查

1. 肝肾功能、血气分析、血脂、肌酶、血氨、乳酸、同型半胱氨酸、铜蓝蛋白、甲功五项等指标　均在正常参考值范围以内。

2. 神经电生理检查　脑干听觉诱发电位、视觉诱发电位未见异常，四肢体感诱发电位、肌电图、神经电图均未见异常。

3. 眼底检查　未见 K-F 环，余眼底结构未见异常。

4. 头颅 MRI　未提示特异性异常。

5. 液相串联质谱法遗传代谢病血筛查　未见异常

6. 全外显子组测序　结果显示,先证者 *TH* 基因存在 c.1240G>A 与 c.911 C>A 复合杂合突变,经 Sanger 验证,c.1240G>A 源于其父,c.911 C>A 源于其母,其胞兄亦携带上述相同复合杂合突变。

【病例分析】

总结其胞兄病例特点:6 岁,G_1P_1,足月产道娩出,出生体重 3.5 kg,否认异常孕产史。否认新生儿期黄疸异常,否认可疑发作性事件。自幼运动发育迟缓,1 岁半会坐,2 岁会站,3 岁 6 个月会走,至今走路不稳、姿势异常,呈"舞蹈样步态",但认知、言语能力大致正常。其运动障碍存在晨轻暮重、劳累后加重的趋势。体征特点与弟弟相似,主要表现为四肢姿势性肌紧张,无明确锥体束征。

(一)逐层递进式鉴别诊断

认真梳理先证者的病史、查体及相关检查等,综合分析先证者的临床特点,进行逐层递进式诊断分析及鉴别诊断。

1. 诊断分析

(1)定位分析:兄弟 2 人运动障碍均以姿势性肌紧张、肢体扭转及步态异常为主要表现,考虑锥体外系受损为主。

(2)定性分析:兄弟 2 人均婴幼儿期起病且症状相似,高度考虑遗传性疾病。患儿以运动障碍为突出临床表现,有晨轻暮重症状波动特点,考虑有 DRD 的可能性。予小剂量左旋多巴制剂试验性治疗后,2 h 后运动障碍症状得到明显改善,呈"戏剧性变化",且在随访过程中,给予维持剂量左旋多巴制剂口服,兄弟 2 人均获得了稳定的正常运动能力,符合 DRD 临床特点,结合全外显子组检测提示 *TH* 基因复合杂合突变,支持确诊 DRD。需注意与以下相关疾病鉴别。

2. 鉴别诊断

(1)脑性瘫痪:先证者自幼运动能力落后于正常同龄儿,姿势异常,应注意脑性瘫痪的可能性,但兄弟 2 人均无明确的脑瘫高危因素,均有相同的运动障碍临床表现,应高度注意遗传性疾病的可能。

(2)遗传性痉挛性截瘫:先证者与其胞兄病史相似,均以运动障碍为主要临床表现,应注意复杂性遗传性痉挛型截瘫合并锥体外系体征的可能,该病多为常染色体显性遗传。此兄弟 2 人无遗传性痉挛型截瘫家族史,无明确锥体束受损体征,神经电生理检查亦未提示相关异常,不支持。

(3)肝豆状核变性:兄弟 2 人运动障碍,以锥体外系症状为主,应注意肝豆状核变性的可能。婴儿期起病的肝豆状核变性患者应有肝功能异常、血铜蓝蛋白低,眼底检查可有"K-F 环"样表现。不支持。

(4)扭转痉挛:以肌张力障碍和围绕躯干缓慢而剧烈的旋转性不自主扭转为特点。原发性扭转痉挛病因不明,部分病例有家族遗传史。继发性扭转痉挛常由神经系统疾病如脑炎、一氧化碳中毒及某些药物的不良反应引起。此兄弟2人临床特点不支持。

（二）诊断及确诊依据

1. 诊断　多巴反应性肌张力障碍。

2. 诊断依据

（1）病例特点：兄弟2人自幼运动发育迟缓，至今走路不稳、姿势异常，其运动障碍有晨轻慕重、劳累后加重的特点，查体未见明确锥体束受损体征。

（2）小剂量左旋多巴制剂试验性治疗后，短时间内运动障碍明显改善，呈"戏剧性变化"，且在随访过程中，给予维持剂量的左旋多巴制剂，兄弟2人均获得了稳定的正常运动能力。

（3）全外显子组测序结果提示2例患者均存在 *TH* 基因复合杂合突变，两个突变分别源自其父母，支持诊断DRD。

【专家点评】

本案我们可以得到如下启示。

（1）运动障碍，不是只有脑瘫。对于运动障碍患儿应尽可能寻找病因，不要草率诊断脑瘫。一个家庭中有多个患者的应高度注意遗传性疾病的可能，不要轻易诊断脑瘫。特别是有些运动障碍的原因是可以治疗的，如DRD、肝豆状核变性等，要了解这些疾病的主要临床特点，尽早诊断，尽早治疗。

（2）试验治疗，为诊断夯基础。小剂量左旋多巴制剂试验性治疗可为诊断DRD提供重要线索。对于不明原因的儿童运动障碍患者，可予小剂量左旋多巴制剂口服试验性治疗。有的放矢行基因检测，重点关注核心疾病，可增加基因诊断的阳性率。

（牛岩　赵澎）

第七十五章　Wolf-Hirschhorn 综合征

病例 119　罕见的亚端粒缺失综合征

【背景知识】

Wolf-Hirschhorn 综合征(wolf-hirschhorn syndrome，WHS)是由 4 号染色体短臂远端部分缺失导致的罕见亚端粒缺失综合征。活产儿发病率 1/50000~1/20000，女性占比高。临床表现为希腊头盔样特殊面容、生长发育迟缓、智力障碍、癫痫发作及肌张力减低等。85%~90% 病例为散发，10%~15% 是家族遗传性。WHS 患者缺失片段范围介于 287 kb~29.42 Mb 之间，典型 WHS 的断点发生在 4p15~4p16 区域。其中 WHSC1 和 LETM1 基因为 WHS 的关键基因，此两者功能缺失导致了 WHS 的某些特征(生长延迟、智力低下、癫痫发作和特殊颅面特征)，而表型的充分表达同时需要附加基因(CTBP1、CPLX1、PIGG、FGFRL1)的缺失，根据缺失基因不同，部分患儿合并足月小样儿、先天性心脏病及肝肾缺如等。临床症状的严重程度主要取决于 4p 缺失的程度和基因组变异的复杂性。

【病例特点】

（一）入院情况

患儿男，2 岁，主因"主动发音少"就诊。

患儿系 G_1P_1，38^{+4} 周顺产，出生体重 2.5 kg，羊水 Ⅱ°粪染，否认脐带、胎盘异常，母亲否认孕期胎动减少、胎心异常，否认产时窒息史及新生儿期异常。患儿自幼精神运动发育迟缓，5 月龄始会翻身，8 月龄独坐，12 个月独站，19 个月独走，体重增加缓慢，无明显发育倒退，否认抽搐发作史。现患儿精神反应可，睡眠正常，进食水可，尿便正常。

父母非近亲结婚，否认家族遗传病史。

（二）入院查体

体重 10 kg(<-2SD)，身高 80 cm(<-2SD)，头围 45 cm，前囟已闭，前额突出，眉毛高弓，内眦赘皮，人中短，小下颌，招风耳，耳位略低(图 75-1)，左手小指弯曲(图 75-2)。神清，仅能听懂简单指令，能无意识唤"baba、mama"，目光注视交流差，不会指认，共同关注欠佳，经常吃手玩手。四肢肌张力减低，肌力正常，双侧腱反射(++)，双侧巴氏征(-)。

（三）入院检查

（1）MRI：未见异常。

（2）脑电图：未见异常。

（3）气相色谱质谱联用法遗传代谢病尿筛查：未见异常。

（4）血生化、甲状腺功能检查：均未见异常。

（5）超声心动：房间隔缺损。

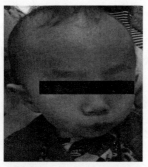

图 75-1　患儿面部特征图

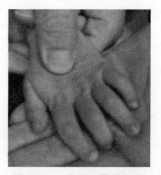

图 75-2　患儿手指特征图

（6）Gesell 儿童发育评估：适应性 46，大运动 66，精细运动 49，语言 27，个人 - 社交 36。孤独症行为量表（Autism Behavior Checklist, ABC）：38 分。

（7）全外显子二代测序（NGS）：chr4p16.3 区域发现 1.22Mb 大片段杂合缺失，此区域缺失与 Wolf-Hirschhorn 综合征相关。后经染色体微阵列检测证实 chr4p16.3 区域 1.22Mb 大片段杂合缺失（1800971-3024188）。

二、病例分析

（一）逐层递进式鉴别诊断

根据患儿病史、查体及相关检查等，综合分析患儿临床特点，逐层递进式鉴别诊断如下。

患儿现 2 岁，自幼在适应能力、大运动、精细运动、语言及社交各方面均落后于正常同龄儿，存在全面性发育迟缓。分析可能原因：

1. 非遗传性因素

（1）围产期脑损伤：患儿系小于胎龄儿，有羊水粪染史，有围产期脑损伤的高危因素，但无明确的异常姿势，头颅 MRI 未见明确病灶，且其特殊面容、房间隔缺损等均无法以该因素解释，不支持。

（2）先天性甲状腺功能低下：患儿体格发育落后、全面发育迟缓，需警惕该疾病，结合患儿临床特点及甲状腺功能检查可除外。

2. 遗传性疾病

1）脆性 X 综合征　常见的遗传性智力低下疾病，是引起孤独症谱系障碍最主要的遗传疾病，由定位于 Xq27.3 的 FMR1 基因 5' 端非编码区（CGG）n 三核苷酸重复序列的异常扩增及 CpG 岛异常甲基化引起脆性 X 智力低下蛋白（Fragile X mental retardation protein, FMRP）表达下降或缺失所导致。与该患儿全面性发育迟缓、语言缺失、刻板行为等症状有一定重叠性，但脆性 X 综合征常见临床特征还包括大耳、巨睾症等，该患儿外观特征不支持，可通过基因检测最终鉴别。

2）Rett 综合征　女性为主，男性少见，临床特征同样以智力低下、孤独症样症状、癫痫等为主，MECP2 为主要致病基因，还有部分患者是由于 CDLK5、FOXG1 基因变异所致，该病分为经典型和非经典型，临床表现具有阶段性且与年龄相关，该患儿男性，临床特点亦不相符，通过基因检测可鉴别。

3）Wolf-Hirschhorn 综合征　患儿系小于胎龄儿,自幼体格发育迟缓,全面发育迟缓、孤独症样行为、肌张力低下,并有特殊面容、房间隔缺损,经基因检测最终诊断为 WHS。其临床表现有与典型 WHS 不完全相符之处,如缺乏经典面容和癫痫等,经查阅相关文献后分析如下。

（1）特殊面容: Yamamoto-Shimo jima K 等发现,缺失片段仅包含 WHS 关键基因（*WHSC*1、*LETM*1）的患儿并不出现典型的希腊头盔样特殊面部表现,而只当同时包含 *FG-FRL*1 的微小缺失才可出现典型面部特征,本例患儿缺失区域包含关键基因,但不包括 *FG-FRL*1 基因,故未见典型面部特征。

（2）手指弯曲:本例患儿左手第小指弯曲, Mekkawy M 等报道过这种轻度肢体畸形,四肢骨骼畸形约占 WHS 的 60%~70%。

（3）癫痫:该患儿至今未有癫痫发作,虽然其缺失部分包括 *LETM*1 基因,且该基因也曾是癫痫的候选基因,但是近来研究发现,癫痫发作是由 *CPLX*1、*PIGG* 和 *LETM*1 共同作用所致,同时提出了更多与癫痫相关的基因如 *ZNF*721、*PIGG* 等,而本例患儿微缺失部分不包括上述基因。

缺失≤3.5Mb 的患儿,其临床症状不典型,容易漏诊。本例患儿缺失 1.22Mb,临床诊断缺乏典型证据,需分子遗传学检测确诊。

（二）诊断及确诊依据

1. 诊断　Wolf-Hirschhorn 综合征。

2. 确诊依据　患儿存在体格发育迟缓、全面发育迟缓/智力障碍、孤独症样行为、肌张力低下等不典型症状体征,虽然面容具有一定特征,但并不足以特殊指向某一个疾病,在完善临床其他检查基础上,行基因检测发现患儿 chr4p16.3（1800971-3024188）区域存在 1.22 Mb 大片段杂合缺失,此区域缺失包含 *WHSC*1、*LETM*1 等 WHS 的关键基因,支持确诊 WHS。

【专家点评】

本案我们可以得到如下启示。

（1）对于全面发育迟缓/智力障碍的儿童应尽可能寻找病因。临床表现为全面发育迟缓/智力障碍、孤独症样行为的儿童较多,对这类患者我们应详细询问孕产史、既往史,进行细致的体格检查和全面的功能评估,必要时行相应实验室检查尽可能去寻找病因。体貌特征非常重要,有特殊体貌特征者应高度警惕遗传性疾病。本例患儿常规检查未见异常,病因高度指向遗传因素,最终行全外显子二代测序（NGS）发现了致病的拷贝数变异,并经染色体微阵列证实。

（2）遇到拷贝数变异患者应为其临床表现的变异性寻找证据。同一种遗传病,由于外显率、缺失/重复大小不同,临床表现存在差异。该患儿片段缺失小于 3.5Mb,临床症状不典型,经查阅相关文献得到支持依据,其临床表型得以合理解释。

（盛倩倩　赵澎）

第七十六章 Phelan-McDermid 综合征

病例 120 智力障碍、孤独症谱系障碍、多发出生缺陷者应注意拷贝数变异

【背景知识】

Phelan-McDermid 综合征(Phelan-McDermid syndrome, PMDS)又称 22q13.3 缺失综合征,是由 22 号染色体长臂末端缺失引起的罕见遗传性疾病。绝大多数缺失是在生殖细胞形成或早期胚胎发育过程中出现的随机事件而非遗传。仅约 15%~20% 患者遗传于染色体平衡易位的父母,也有少数患者是遗传自携带有致病片段缺失的父母。患儿可出现全面发育迟缓、中到重度的智力低下、肌张力减退、语言障碍、生长过快、孤独症样表现等,也可伴癫痫发作及行为异常,患者会有特殊面容或发育畸形,少数出现痛阈减低、泌汗障碍、恶心呕吐、胃食管返流。临床表现复杂多样,易被误诊。$SHANK$3 基因功能缺失为其主要病因。

【病例简述】

（一）入院情况

患儿,女,9 月,主因"至今独坐不稳"就诊。

患儿自幼精神运动发育落后,至今头控尚可,自主翻身欠灵活,能短暂叠腰坐,坐位平衡尚未建立,手功能笨拙,无主动抓物意识。追声追视差,目光对视少,主动发音少,仅可发元音,对呼喊名字无反应。

患儿系 G_3P_2,母孕龄 42 岁,当时孕期体健,孕 37 周因"臀位、子宫肌瘤、先兆子宫破裂"行剖宫产娩出。出生体重 2730 g,Apgar 评分 1 min9 分,5 min 及 10 min 均 10 分。生后即发现禁食下有腹胀表现,偶有青紫。生后第 2 天因呕吐、拒乳于新生儿科住院治疗,考虑"坏死性小肠结肠炎"。父母及其兄(G_1P_1,8 岁)均体健,否认家族遗传病史。

（二）入院查体

营养中等,神清,视听反应不灵活,目光不注视。头围 45 cm,耳廓大,耳廓形状异常,小下颌,手掌纹深。四肢肌张力低下,肌力 IV 级,双侧膝腱反射(++),双侧跖反射对称屈性,扶站时双下肢不支撑。

（三）入院检查

（1）血生化、乳酸、血氨、同型半胱氨酸等均未见异常。甲状腺功能正常。

（2）头颅 MRI:胼胝体膝部、嘴部、体部显示细小,胼胝体后部及压部缺如,透明隔部分缺如。

（3）动态脑电图:未见异常。

（4）血 MS/MS 及尿 GC/MS 均未见异常。

（5）心电图:窦性心律不齐。超声心动图:未见异常。腹部超声:肝胆脾肾未见异常。

髋关节正位像:未见异常。

（6）Gesell 儿童发育量表:重度发育迟缓。改良婴幼儿孤独症筛查量表（modified checklist for autism in toddlers,M-CHAT）:25 分。

（7）全外显子二代测序（NGS）:患儿 chr22q13.3 存在约 8.7Mb 的大片段杂合缺失,包括关键基因 *SHANK*3。后经染色体微阵列检测确认。

【病例分析】

（一）逐层递进式鉴别诊断

1. 全面发育迟缓　本患儿系 9 月女婴,至今尚不能稳定独坐,手精细活动笨拙,视听反应欠佳,主动发音少,在适应性、粗大运动、精细运动、语言及个人社交能力方面均显著落后于正常同龄儿,考虑全面发育迟缓,需进一步分析原因。

2. 不随意运动型脑性瘫痪　脑性瘫痪的一种临床分型,以锥体外系受损为主,出现手足徐动和肌张力障碍,最明显特征是非对称性姿势,头部和四肢出现不随意运动,静止时肌张力低下,随意运动时增强。对刺激敏感,可伴构音与发音障碍,流涎,摄食困难,婴儿期肌张力低下。该患儿虽有脑损伤高危因素,运动发育显著落后,但其还有特殊面容,头颅 MRI 示胼胝体发育不良,高度提示遗传性疾病可能,单以脑性瘫痪不能解释。

3. 孤独症谱系障碍（Autism spectrum disorder,ASD）　是一组以社交沟通障碍、兴趣或活动范围狭窄以及重复刻板行为为主要特征的神经发育性障碍疾病。ASD 病因至今尚未明确,其中遗传因素、神经系统发育异常、神经心理学异常、环境因素、感染因素等均可能参与其中。本患儿认知发育障碍,语言发育迟缓,无明显刻板行为,M-CHAT 量表评估提示有 ASD 倾向,需注意观察 ASD,但患儿特殊面容,四肢肌张力低下,头 MRI 示胼胝体部分缺如,需进一步寻找病因。

4. Angelman 综合征　是由母源 15q11-13 染色体区域的 *UBE3 A* 基因表达异常或功能缺陷引发的神经发育障碍性疾病。主要表现为精神发育迟滞或智力低下,语言、运动或平衡发育障碍,快乐行为（如频繁发笑、微笑或兴奋）,小头畸形、癫痫等。本患儿无小头畸形、快乐行为等,脑电图未见异常,结合基因检测可除外。

5. Prader-Willi 综合征　与 15 号染色体异常有关。主要临床特征为婴儿期肌张力低下,进食困难,随后婴儿晚期或幼儿期由食欲过度而逐渐发育肥胖、身材矮小伴智力障碍。本患儿婴儿期有喂养困难、肌张力低下,但无典型外观特征,结合基因检测,不支持。

6. Phelan-McDermid 综合征　该患儿全面发育迟缓,四肢肌张力偏低,存在耳廓大且形状异常,小下颌等特殊面容表现,全外显子二代测序（NGS）提示在 22q13.3 存在大小约 8.7Mb 的大片段杂合缺失,包括 *SHANK*3 基因,支持诊断 PMDS。

（二）诊断及确诊依据

1. 诊断　Phelan-McDermid 综合征。

2. 确诊依据　该病目前尚无明确诊断标准。

诊断需建立在一个具有典型临床表现的先证者上,并通过染色体微阵列分析等分子遗传学检测方法发现涉及 *SHANK*3 基因的 50kb 到 9Mb 大小的 22q13.3 杂合缺失或 *SHANK*3

基因杂合致病变异。

以下是与本病相关的特征。

（1）新生儿期肌张力减退、全面发育落后、语言缺乏或严重落后、ASD样行为、正常或过快生长是较为常见的临床表现。

（2）部分患者有特殊面容（长睫毛、长头型、大耳、宽额头、面部或眼睑丰满浮肿、眼窝深、宽鼻梁、人中长、高颚弓、球状鼻、小下颌）、手掌大而肥厚、趾甲发育异常、泌汗少、痛觉减退、癫痫、行为异常等表现。

（3）少数患者还可出现斜视、上睑下垂、牙齿发育异常、心脏缺陷、胃食管反流、周期性呕吐、皮质盲、甲状腺功能减退、青春期提前或延后等其他系统受累表现。

【专家点评】

本案我们可以得到如下启示。

（1）全面完善检查，避免误诊。该患儿围产期有缺氧性脑损伤病史，生后出现发育落后，肌张力偏低，易被误诊为不随意运动型脑性瘫痪；其有社交障碍，语言匮乏，易被诊为普通的孤独症谱系障碍；婴儿期拒乳、喂养困难，发育落后，临床表现与PWS、AS有重叠，通过细致的体格检查和完善的实验室检查可避免误诊。

（2）对拷贝数变异，精益求精。对于不明原因的智力障碍、孤独症谱系障碍、多发性出生缺陷或畸形，应注意拷贝数变异（copy number variations，CNVs）的可能。染色体微阵列、基于芯片的比较基因组杂交（array-based comparative genomic hybridization，aCGH）、基于高通量测序的低深度全基因组测序（copy number variation sequencing，CNV-seq），多重连接依赖式探针扩增（multiplex ligation-dependent probe amplication，MLPA）等方法均可以用于检测CNVs，可根据患者具体情况选择。

（宋佳丽　赵澎）

第七十七章　大脑肌酸缺乏综合征

病例 121　磁共振波谱可以为全面性发育迟缓儿童提供诊断线索

【背景知识】

肌酸是一种含氮有机酸,在 ATP 再生和缓冲中扮演重要角色。需要高 ATP 的组织如心脏、肌肉和大脑中肌酸水平高。肌酸合成酶或转运载体的缺乏可引起大脑肌酸严重下降,并导致一系列严重的神经紊乱疾病,称为大脑肌酸缺乏综合征(cerebral creatine deficiency syndromes, CCDS)。体内肌酸主要在肝、胰和肾内由精氨酸甘氨酸脒基转移酶和胍基乙酰甲基转移酶分两步合成。CCDS 有 3 种类型,分别为常染色体隐性遗传的精氨酸 - 甘氨酸脒基转移酶(AGAT)缺陷、胍基乙酸甲基转移酶(GAMT)缺陷以及 X 连锁遗传的肌酸转运体(CRTR/SLC6 A8)缺陷。患者起病较早,临床表现多样,主要影响中枢神经系统,出现语言发育落后、智力障碍、癫痫发作以及孤独症表现等。AGAT 和 GAMT 缺陷患者缺乏功能性脑内源性肌酸合成途径,但可在血脑屏障表达肌酸转运体,因此可以通过口服补充大剂量肌酸治疗。对于 *SLC6 A8* 基因致病性变异所致 CRTR 缺陷,目前的治疗策略可使三分之一的患者受益。因此在智力障碍、癫痫、语言发育迟缓儿童中应注意早期识别此病,以便精准临床管理。

【病例简述】

（一）入院情况

患儿,男,4 岁 2 月龄,因至今不能说句子和独走不稳就诊。

患儿自幼精神运动发育落后于同龄儿,4 月翻身,9 月独坐,约 2 岁独走,步态尚可。18 月说"爸爸、妈妈",现可说"吃饭、打"等。喜吃手、玩儿手,目光注视交流少,叫名字没反应,注意力分散。否认癫痫发作。

患儿系 G_1P_1,孕 41^{+4} 周顺产,出生体重 3 kg,否认窒息史。父母体健,否认家族遗传病史。

（二）入院查体

神清,精神反应可,手刻板行为,对视交流差,可说 2-3 字。头围偏小,兜齿,眼距稍宽,肘关节外翻,面中部凹陷。头围 49.0 cm,前囟已闭。心肺腹查体未见异常。颈软,四肢肌力、肌张力尚可,双膝腱反射(++),双侧巴氏征(-)。对指捏物灵活,可独走,步态尚可。

（三）入院检查

（1）血生化、血氨、甲状腺功能正常范围。

（2）气相色谱质谱联用法遗传代谢病尿筛未见异常;液相串联质谱法遗传代谢病血筛未见异常。

（3）头颅 MRI：T2WI 及 DWI 序列见脑桥背侧对称性点状高信号影，脑外间隙增宽。

（4）动态脑电图：清醒下正常范围；睡眠下双侧顶区、枕区可见中幅尖波、尖慢波散发出现。

（5）Gesell 儿童发育量表：中度发育迟缓。孤独症儿童行为量表（简称 ABC 量表）：37 分（筛查界限分为 53 分，诊断分为 67 分）。Conner 量表：Ⅰ品行问题：1.5 ↑，Ⅱ学习问题 2.5 ↑，Ⅲ心身障碍 1.0，Ⅳ冲动 - 多动 2.0，Ⅴ其他 1.25，Ⅵ多动指数 2.1 ↑。

（6）磁共振波谱（Magnetic resonance spectrum，MRS）：基底节区肌酸水平显著降低（如图 77-1 所示）。

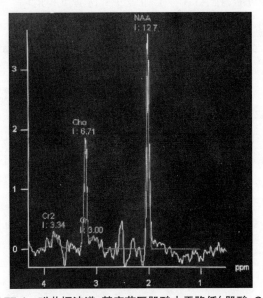

图 77-1　磁共振波谱：基底节区肌酸水平降低（肌酸：Cr）

（7）全外显子组测序：*GAMT* 基因存在 2 个杂合变异 c.491dupG 和 c.327+1G>T。经 Sanger 测序验证，证实两个杂合突变分别源自其父母。*GAMT* 基因致病性变异与胍基乙酰甲基转移酶缺乏症相关。

（8）眼底检查未见异常。

【病例分析】

（一）逐层递进式鉴别诊断

认真梳理患儿的病史、查体及相关检查等，综合分析患儿的临床特点，进行逐层递进式鉴别诊断。

1. 全面性发育迟缓　患儿自幼精神运动发育落后，现 4 岁，在适应性、精细运动、语言、社交能力等方面均落后于正常同龄儿，存在全面性发育迟缓，其原因还需要进一步分析。患儿无明确围生期脑损伤高危因素，神经系统查体无明确定位体征，应高度注意遗传性疾病。

2. 脆性 X 综合征（fragile X syndrome，FXS）　FXS 是男性智力低下常见的遗传性疾病，主要是由位于 Xq27.3 的 *FMR*1 基因 5' 非翻译区端（CGG）n 重复序列数量异常扩增所致。临床表现主要为不同程度的智力障碍，语言和运动发育落后，认知和社交行为问题。本例患儿系 4 岁男孩,全面性发育迟缓,语言发育障碍,孤独症样行为,应注意与 FXS 鉴别。FXS 患者外观常有长脸、大而突出的耳朵、外生殖器大,关节过度伸展,患儿情况不符合,必要时基因检测进一步除外。

3. 大脑肌酸缺乏综合征　患儿 4 岁,全面性发育迟缓、语言发育落后、注意力缺陷、孤独症样行为、脑电图异常,磁共振波谱显示基底节区肌酸水平显著降低,考虑存在大脑肌酸缺乏症可能,还需进一步基因检测助诊和分型,并除外各种继发性大脑肌酸缺乏。

4. 胍基乙酸甲基转移酶(GAMT)缺陷　行全外显子组测序发现患儿 *GAMT* 基因存在复合杂合变异,经 Sanger 测序验证,两个杂合突变分别源自其父母,支持确诊大脑肌酸缺乏综合征 1 型,即胍基乙酰甲基转移酶缺乏症。

5. 继发性大脑肌酸缺乏　已经证实,一些疾病可导致中枢神经系统继发性肌酸缺乏,如高氨血症、缺血性脑卒中、回旋状脉络膜视网膜萎缩、鸟氨酸转氨酶(OAT)缺陷症等。本患儿血氨正常,头颅 MRI 无缺血性脑损伤的表现,眼底检查正常,气相色谱质谱联用法遗传代谢病尿筛未见异常;液相串联质谱法遗传代谢病血筛未见异常,不支持上述病因引起的继发性大脑肌酸缺乏症。

(二)诊断及确诊依据

1. 诊断　大脑肌酸缺乏综合征 1 型,即胍基乙酸甲基转移酶(GAMT)缺陷。

2. 确诊依据　目前大脑肌酸缺乏综合征的确诊依据为基因检测,以下几种技术也有诊断价值。

(1)磁共振波谱对脑肌酸的测定:直接筛查 CCDS 非常有效的方法。

(2)色谱质谱对血、尿肌酸和胍基乙酸(GAA)的测定:具有高灵敏度、高选择性和高稳定性特点,但存在假阴性。

(3)肌酸摄取实验。

(4)酶活性检测。

【专家点评】

本案我们可以得到如下启示。

全面性发育迟缓病因复杂,对于 CCDS 这样有明确病因治疗的疾病要早期识别,精准治疗。磁共振波谱可为大脑肌酸缺乏症提供临床诊断线索。

(徐刚　赵澎)

第七十八章　Kleefstra 综合征

病例 122　多系统受累 + 全面发育迟缓

【背景知识】

Kleefstra 综合征(Kleefstra syndrome, KS)是由 9q34.3 区段微缺失或该区段常染色质组蛋白甲基转移酶 -1 基因(euchromatin histone methyl transferase 1, *EHMT*1)致病性变异导致的罕见遗传病。Kleefstra 综合征 75% 是由 9q34.3 区域微缺失所致,25% 为 *EHMT*1 基因突变导致,呈常染色体显性遗传,发病率约 1 : 200 000。主要临床表现为:100% 患者有发育迟缓、智力低下、肌张力低下症状;80% 存在面中部发育不良;75% 存在孤独症及其他行为异常;约 60% 患者有一字眉表现,50% 患者面容粗糙;40% 眼距增宽;20% 小头畸形;40% 合并心血管畸形,25% 合并癫痫;15% 合并泌尿系统异常,20%~30% 有听力障碍。

二、病例特点

(一)入院情况

患儿,男,1 岁 2 月龄,主因"至今独坐不稳"就诊。

患儿自幼精神运动发育迟缓,生后 5 月始能抬头,6 月始能翻身,至今独坐不稳,不能从卧位坐起,扶站时双下肢不主动支撑。目光注视交流少,不能听懂指令,不会指认,手精细运动笨拙,喜欢吃手、玩手。目前进食水可,尿便正常。

患儿系 G_1P_1,试管婴儿,孕 33^{+2} 周剖宫产,出生体重 1.7 kg,有宫内窘迫史。生后即发现尿道下裂、隐性腭裂及听力下降。曾 3 次因肺炎在我院住院诊疗。自 4 月龄开始间断出现癫痫发作,呈痉挛发作,点头拥抱样,丛集样出现,多见于入睡和觉醒时。经口服德巴金治疗,近 2 个月未见临床发作。否认发育倒退。父母均体健,否认家族遗传病史。

(二)入院查体

体重 9 kg。神清,视听反应欠佳,目光注视交流差,共同关注差,听指令差,不会指认,能发简单元音。头围 42.5 cm,前囟 0.5 cm × 0.5 cm。面中部发育不良,鼻孔外翻,下唇外翻,高腭弓,舌突出。四肢肌张力偏低,腱反射未引出,双侧跖反射对称伸性。手功能笨拙,喜吃手玩手。独坐不稳,扶站时下肢无主动支撑。阴茎根部嵌于阴囊内,尿道开口于阴茎腹侧,阴囊上部分裂,右侧阴囊大,透光试验(+),阴囊内可触及睾丸。

(三)入院检查

(1)头颅 MRI:于 T2WI 及 FLAIR 序列见双侧额顶叶白质区多发点片状高信号影,脑室、脑外间隙增宽。

(2)视频脑电图:发作间期醒睡各期中量双侧颞、右侧中央、顶区为主多灶及广泛性中 - 极高波幅尖波、棘波、尖 - 慢波、棘 - 慢波、多棘 - 慢波、尖形慢波散发、阵发或连续发放,部分左右不同步,睡眠期著。

（3）肝肾功能、心肌酶、血电解质、血乳酸、血氨、血铜蓝蛋白及血气分析等检查均未见异常。甲状腺功能检查未见异常。

（4）气相色谱质谱联用法遗传代谢病尿筛查:未见异常。液相串联质谱法遗传代谢病血筛查示:C0,C4/C3 增高,C3/C0 降低。

（5）CT:硬腭及下颌骨体部骨质未完全融合。超声心动图:室间隔缺损、房间隔缺损、卵圆孔未闭。腹部 B 超:胆囊多发结石。脑干听觉诱发电位:双侧外周段异常,双耳听力中度下降。

（6）染色体核型:46,XY。

（7）Gesell 儿童发育检查:适应性 DQ35,重度发育迟缓;大运动 DQ36,重度发育迟缓;精细动作 DQ41,中度发育迟缓;语言 DQ52,中度发育迟缓;个人 - 社交 DQ45,中度发育迟缓。

（8）全外显子组家系检测:患儿 chr9q34.3 区域发现 1.3Mb 片段缺失（139686068-141006967）,其中包括功能基因 *EHMT*1,其父母均未检测到相应的变异。

【病例分析】

（一）逐层递进式鉴别诊断

认真梳理患儿的病史、查体及相关检查等,综合分析患儿的临床特点如下:患儿系早产儿,有宫内窘迫史,生后即发现特殊面容、听力下降、多发畸形（小头畸形、隐性腭裂、尿道下裂、房间隔缺损、室间隔缺损）,生后 3 个月出现婴儿痉挛症,目前全面发育迟缓、四肢肌张力低下,逐层递进式分析可能的病因,鉴别诊断如下。

1. 围产期脑损伤　患儿系 33^{+2} 周早产儿,低出生体重,并有宫内窘迫史,生后 3 个月出现痉挛发作,现 1 岁 2 个月,全面发育迟缓,需注意围产期脑损伤因素,但其特殊面容及多发畸形不能以此解释,头颅 MRI 亦未见明确异常,不符合。

2. 遗传性疾病　患儿自幼精神运动发育迟缓,存在特殊面容、多发畸形及癫痫发作,现全面发育迟缓,病因高度指向遗传性疾病。全外显子组家系检测发现,chr9q34.3 区域存在 1.3Mb 片段缺失,包括功能基因 *EHMT*1 等,其父母均未检测到该片段缺失,与 9q 亚端粒缺失综合征相关,支持确诊 Kleefstra 综合征。

3. 其他因素　患儿既往曾 3 次因感染性疾病住院诊疗;超声心动图示先天性心脏病（房间隔缺损、室间隔缺损）;合并体格发育的落后,需注意感染性因素、先天性心脏病及营养因素等的影响。但患儿自幼即有精神运动发育落后,3 次感染后并未出现发育倒退,其特殊面容、多发畸形及癫痫发作症状均不能以上述因素解释,不支持。

（二）诊断及确诊依据

1. 诊断　Kleefstra 综合征。

2. 确诊依据　患儿自幼精神运动发育迟缓,有特殊面容、听力下降、多发畸形（小头畸形、隐性腭裂、先天性心脏病、尿道下裂）及癫痫发作,现全面发育迟缓、四肢肌张力低下,结合分子遗传学检测结果可以确诊。

【专家点评】

本案我们可以得到如下启示。

（1）诊断寻踪。对于全面发育障碍/智力障碍、孤独症谱系障碍患者，应尽可能寻找病因，特别是合并有多个系统发育异常者。全面发育障碍/智力障碍、孤独症谱系障碍只是临床表现而非病因。病因不同，其主要功能障碍、共患障碍及合并其他系统问题均不相同，医疗管理的目标和方法可能不同，最终结局也不尽相同。

（2）检测择优。对于不明原因的智力障碍、孤独症谱系障碍、多发性出生缺陷或畸形，应注意拷贝数变异（Copy number variations，CNVs）的可能。CNVs 是亚显微水平的基因组结构变异，指 DNA 片段长度在 1Kb-3Mb 的基因组结构变异，包括缺失、重复、插入、重排等。目前测定 CNVs 的方法主要包括染色体微阵列、基于芯片的比较基因组杂交（array-based comparative genomic hybridization，aCGH）、基于高通量测序的低深度全基因组测序（copy number variation sequencing，CNV-seq），多重连接依赖式探针扩增（multiplex ligation-dependent probe amplication，MLPA）等，上述方法各有其特点，可根据患者具体情况选择。

（3）多可协助。对于累及多个系统的复杂罕见病患者，应采取多学科协作（Multidisciplinary collaboration，MDT）方式精准管理。以本例患儿为例，应建立一支包括神经内科、心脏科、泌尿外科、口腔科、心理科和康复科等多个学科在内的 MDT 团队，对其进行精准管理，针对性定期随访，多学科共同参与患儿治疗，为其保驾护航。对于罕见病患儿来说，诊断只是起点，是生活的新开始。

（盛倩倩　赵澎）

第七十九章　Cohen 综合征

病例 123　如果精神运动发育迟缓儿存在粒细胞减少

【背景知识】

Cohen 综合征是由定位于 8q22.2 的空泡蛋白分类 13 同源物 B（vacuolar protein sorting 13 homolog B，*VPS*13*B*）基因突变所致的常染色体隐性遗传病。*VPS*13*B* 是一种跨膜蛋白，参与细胞内囊泡介导的蛋白质运输和分类，在眼、血液和中枢神经系统的发育和功能发挥作用。Cohen 综合征临床表现多样，包括精神运动发育迟缓、肌张力减退、关节过度活动、小头畸形、色素性视网膜病变、颅面及肢体异常、中性粒细胞减少等。

【病例简述】

（一）入院情况

患儿，女，6 月，因"生后运动发育落后，至今翻身欠灵活"入院。

患儿自幼精神运动发育落后于正常同龄儿，4 月龄始能竖颈，至今翻身欠灵活。可逗笑出声，可无意识发"baba""a"音，追声、追视反应差，手无主动抓物意识，双手很少放在一起。生后吃奶可，睡眠可，尿便正常。否认抽搐史。

患儿系 G_4P_2，孕 40^{+2} 周顺产，孕中晚期 B 超示胎儿宫内发育迟缓，落后约 2 周。否认宫内窘迫及产时窒息史，否认新生儿期异常。其父母及姐姐均体健，否认家族遗传病史。

（二）入院查体

神清，目光注视交流差，不能区分生熟人，可逗笑出声，可发"baba""a"音。头围 41.5 cm，前囟 1.5 cm × 1.5 cm，眼距稍宽，内眦赘皮，宽鼻尖，人中短，小下颌。四肢肌张力减低，双侧膝腱反射（++）。双拇指多处于内收位，不主动抓物。

（三）入院检查

（1）Gesell 儿童发育量表：适应性 DQ67，粗大运动 DQ58，精细运动 DQ41，语言 DQ67，个人 - 社交 DQ67。提示各测试功能区发育商落后于正常同龄儿水平。改良婴幼儿孤独症量表中文修订版（M-CHAT）：38 分。

（2）血常规：白细胞 6.83×10^9/L（参考值：4×10^9~10×10^9/L），中性粒细胞比率 9.4%（参考值：45%~77%），淋巴细胞比率 85%（参考值：3%~8%），红细胞、血小板均在正常范围。血肝肾功能、心肌酶、电解质、血糖、乳酸、铜蓝蛋白及同型半胱氨酸等均大致正常。血甲状腺功能及血液三项未见异常。血串联质谱、尿气液相联合质谱检测均未见异常。

（3）腹部 B 超：未见异常；超声心动图：未见异常；眼部 B 超未见异常。

（4）眼底未见异常。

（5）胸部正位及髋关节正位 X 线示未见异常。

（6）神经电生理：脑干听觉诱发电位示右侧外周段异常，右耳听力中轻度下降。体感诱发电位提示右上肢皮层段异常，双下肢及左上肢体感通路检测未见肯定异常；四肢神经电图及肌电图未见异常。

（7）头 MRI：脑室增宽，脑外间隙增宽，筛窦黏膜增厚。

（8）动态脑电图：清醒下脑电背景节律 4-6Hz θ 节律为主，波幅中 - 低等，后头部优势，视反应抑制可，双侧大致对称。睡眠脑电图正常范围，可见 NREM I-III 睡眠脑波。

（9）全外显子二代测序：检测到患儿携带 VPS13B 基因两个杂合变异：① Exon52 c.9637_9640del，p.Gln3213fs。该变异为移码突变，预计会导致所编码的蛋白质发生截短从而丧失其正常功能；② Intron14 c.2014-2 A>G p.? 该变异发生于内含子启动子区域，预计会引起剪接位点发生改变，使所编码的蛋白质发生紊乱而丧失其正常功能。经 Sanger 测序验证，上述两个变异分别源自其父母。

【病例分析】

（一）逐层递进式鉴别诊断

梳理其病史、查体及相关检查等，综合分析临床特点，进行逐层递进式诊断分析及鉴别诊断。

1. 精神运动发育迟缓　患儿 6 月，在适应性、粗大运动、精细运动、语言及社交能力均显著落后于正常同龄儿，存在全面发育障碍，还需进一步寻找病因。

2. 围产期脑损伤　患儿自幼精神运动发育显著落后于正常同龄儿，但无明确的围产期脑损伤高危因素，头 MRI 亦未见明确病灶，缺乏支持点。

3. 遗传性疾病　本患儿全面发育障碍，特殊面容、粒细胞减少、肌张力低下，存在多系统受累，应高度注意遗传性疾病可能。

（1）先天性中性粒细胞减少症：该病是外周血中性粒细胞绝对值减少而引发的一组异质性遗传综合征，遗传方式包括常染色体显性遗传、常染色体隐性及 X 连锁隐性遗传，目前发现相关突变基因超过 24 种，如 ELANE，HAX1、WAS、G6PC3 及 CSF3R 等，其中 ELANE 为最常见的致病基因。其主要临床表现为易反复发生中耳炎、咽喉炎、蜂窝组织炎、肺炎及骨髓炎等严重细菌感染。本患儿除粒细胞减少外，还有头围小、特殊面容、精神运动发育迟缓，结合分子遗传学检测可除外。

（2）Prader-Willi 综合征：患儿 6 月，存在全面发育落后，四肢肌张力低下，需注意 Prader-Willi 综合征，该病与 15 号染色体异常有关，主要临床特征为婴儿期肌张力低下，进食困难，发育不良，随后婴儿晚期或幼儿期由食欲过度而逐渐发育肥胖、身材矮小和（或）生长速度减慢，智力障碍和行为问题。本患儿无进食困难，面容特征及临床特点与 Prader-Willi 综合征不同，结合分子遗传学检测可除外。

（3）Mirhosseini-Holmes-Walton 综合征：为常染色体隐性遗传，定位于 8q21.3-q22.1，患儿可有色素性视网膜变性、白内障、小头畸形、重度智力残疾、关节过度伸展等。Cohen 综合征的致病基因则定位于与其相邻的 8q22.2 的 VPS13B 基因，通过分子遗传学检测可除外。

（4）Cohen 综合征：患儿精神运动发育迟缓、肌张力减退、关节过度活动、小头畸形、颅面异常、中性粒细胞减少,与 Cohen 综合征临床表现高度相符,结合分子遗传学检出 *VPS*13*B* 基因复合杂合变异,支持确诊 Cohen 综合征。

（二）诊断及确诊依据

1. 诊断　Cohen 综合征。

2. 确诊依据　Cohen 综合征尚无统一诊断标准,目前主要依据临床表现,结合分子遗传学检查,证实 *VPS*13*B* 基因变异即可确诊。

（1）临床表现:胎儿期、婴儿期及儿童期可能出现发育停滞;青少年时期出现躯干肥胖;早发性肌张力减退和发育迟缓;出生后第一年出现小头畸形;中至重度精神运动发育迟缓;进行性视网膜脉络膜营养不良和高度近视;中性粒细胞减少伴复发性感染;关节过度活动;快乐行为或孤独症样表现,特征性面部特征（眼裂下斜、眼距宽、毛发浓密、低发际、睫毛长、波浪形眼睑、鼻梁突出、宽鼻尖、短人中、上中切牙突出、上唇短、高腭弓、小颌畸形）。

（2）分子遗传学检测到 *VPS*13*B* 基因致病性变异。

【专家点评】

本案我们可以得到如下启示。

（1）特殊面容,特殊疾病。对全面发育障碍,存在多系统损害的患儿,应考虑遗传性疾病的可能。本例患儿自幼发育落后,肌张力低下,特殊面容,关节过度活动、中性粒细胞减少,存在多系统受累,病因高度指向遗传性疾病。

（2）发育障碍,早期识别。对某些罕见病特有的临床表现,应注意早期识别。患儿全面性发育障碍,其临床表现缺乏特异性,而中性粒细胞减少是 Cohen 综合征特有的临床表现,应予以重视,早期识别。

（康丽　赵澎）

第八十章　Smith-Magnis 综合征

病例124　对于全面发育迟缓 / 智力障碍儿童应尽可能寻找病因

【背景知识】

Smith-Magnis 综合征（Smith-Magenis syndrome，SMS）是由 17p11.2 缺失引起的一种罕见遗传性疾病,其中 75% 是由于 17p11.2 存在一个大约 3.5Mb 的中间缺失，15% 可能存在比 3.5Mb 大 / 小的缺失,还有一些是 *RAI*1 基因致病性变异所致。临床表现主要为:智力障碍、多重先天性异常、肥胖、神经行为异常及昼夜节律睡眠 - 觉醒模式紊乱等,预估患病率可达 1/15000。

二、病例特点

（一）入院情况

患儿,女,5 岁 7 月龄,主因"至今主动发音少"就诊。

患儿系 G_2P_2,孕 38 周因瘢痕子宫剖宫产娩出,出生体重 3.8 kg,有轻度窒息史,出生后患吸入性肺炎。自幼精神运动发育迟缓, 6 月龄余始能翻身, 8 月龄始能独坐, 1 岁始能独站, 1 岁 6 月可独走。患儿生后曾有喂养困难,现进食可,尿便正常,睡眠易醒。否认抽搐发作史,否认发育倒退。

患儿父母及 13 岁姐姐均体健,否认家族遗传病史。

（二）入院查体

身高 110 cm,头围 47.5 cm,神清,精神可,经常可见玩手、吃手。能听懂简单指令,能进行简单交流并会指认亲人,存在重复刻板样语言。皮肤白皙,眼距略宽,耳位低,下颌前突,弓样上唇并外翻,口角下垂,左手通贯掌。心肺腹查体未见异常。四肢肌张力低下,肌力大致正常,双侧膝腱反射(++),双侧巴氏征(-)。

（三）入院检查

（1）头颅 MRI:脑室及脑外间隙增宽。

（2）EEG:未见异常。

（3）气相色谱质谱联用法遗传代谢病尿筛查:未见异常。

（4）血生化检查:未见异常。

（5）甲状腺功能检查:未见异常。

（6）Gesell 儿童发育评估:适应性 45,大运动 49,精细运动 54,语言 40,个人 - 社交 54,均中度发育迟缓。孤独症行为量表(autism behavior checklist,ABC):41 分。

（7）全外显子二代测序（NGS）: chr17p11.2p12 区域大片段杂合缺失,长度约 4.6Mb,包括大量功能基因,此区域缺失与 Smith-Magenis 综合征相关,后经染色体微阵列证实。

【病例分析】

（一）逐层递进式鉴别诊断

认真梳理患儿的病史、查体及相关检查等,综合分析其临床特点为全面发育迟缓、孤独症谱系障碍、睡眠障碍、特殊面容、肌张力低下等,逐层递进诊断分析及鉴别诊断如下。

1. 缺氧性脑病　患儿曾有轻度产时窒息史,有围产期脑损伤的高危因素,但头颅 MRI 未见明确病灶,并有特殊体貌特征,不能单纯以此因素解释。

2. 遗传性疾病　患儿自幼发育落后于正常儿童,目前各项功能均中度发育迟缓,有刻板样行为,存在特殊面容,常规行头颅 MRI、血生化检查、尿 GC/MS 筛查等均未见异常,考虑遗传因素可能性大。经基因检测发现 17p11.2p12 区域大片段杂合缺失,长度约 4.6Mb,此区域缺失与 Smith-Magenis 综合征相关,经行染色体微阵列验证,结合临床特点支持诊断该病,但需与以下疾病鉴别。

（1）Rett 综合征:典型 Rett 综合征与 MECP2 基因致病性变异有关,主要见于女性,临床上均存在不同程度的全面发育障碍 / 智力障碍,语言能力丧失,一些患儿有小头畸形,68% 患儿在 4.7 岁出现癫痫发作,脊柱侧弯也较常见,但其突出临床表现为手部刻板行为,手功能丧失,另一个可以协助临床诊断的特征为呼吸异常(包括过度换气和或屏气发作)。2010 年第一个国际诊断标准指出 Rett 综合征的诊断需要满足 4 个主要条件:手部刻板动作,手部有目的动作部分或完全丧失,语言能力的部分或完全丧失,步态异常。虽然本例患者与 Rett 综合征存在大量重叠之处,但 Rett 综合征患儿存在呼吸异常,面部无显著特征,与本例患者不符。

（2）Pitt-Hopkins 综合征:同样存在全面发育障碍 / 智力障碍、孤独症谱系障碍、睡眠障碍及特殊面容,但其存在独特的面部特征,如前额缩窄、侧眉稀疏、宽鼻梁 / 鼻尖、鼻翼张开、丰满的脸颊 / 突出的中脸、大嘴 / 丰唇 / 丘比特弓形上唇、耳轮增厚 / 过度折叠等特征,与本例患者不相符,结合基因检测结果可鉴别。

（3）Phelan-McDermid 综合征:存在全面发育迟缓 / 智力障碍、言语障碍、肠道症状及癫痫,同时表现出肌张力低下、脑或肾脏结构异常,常见面部特征包括尖下巴和畸形趾甲,该病主要由 SHANK3 基因单倍剂量不足引起,基因型 - 表型研究发现,随着缺失量的增加,言语障碍和智力障碍的严重程度增加,43.8% 患者合并癫痫发作,76% 脑电图显示痫样放电。本例患儿至今未见癫痫发作,脑电图未见异常,结合基因检测结果可以鉴别。

（二）诊断及确诊依据

1. 诊断　Smith-Magenis 综合征。

2. 确诊依据　临床有许多疾病存在重叠之处,大多表现为全面发育障碍 / 智力障碍、孤独症谱系障碍症状,同时一些患者合并自主神经症状(如睡眠、呼吸及排便问题等),一些患儿因独特的面部特征相对容易诊断,但是确诊还需要在积极寻找病因后,行分子遗传学检测确诊。

【专家点评】

本案我们可以得到如下启示。

全面发育迟缓 / 智力障碍儿童应尽可能寻找病因。临床因全面发育障碍 / 智力障碍、孤独症谱系障碍等就诊患儿较多,虽然一些患儿家属提供了异常的孕产史、既往史,同时否认家族史异常,经过临床查体结合实验室、影像学检查也未发现明确病因,此时基因检测尤为重要,可为确诊提供重要循证依据。神经发育障碍性疾病病因不同,管理方法和预后就不同。拨开迷雾,探寻其可能的罕见病因,可为患儿今后的治疗、生活指明方向。

（盛倩倩　赵澎）

第八十一章　神经发育障碍 - 肌张力低下 - 癫痫发作 - 语言缺失综合征（NDHSAL）

病例 125　双手扑翼样动作可能是罕见病特征性异常行为

【背景知识】

神经发育障碍 - 肌张力低下 - 癫痫发作 - 语言缺失综合征（neurodevelopmental disorders with hypotonia, seizures, and absent language，NDHSAL）是一种常染色体显性遗传病，临床罕见，可累及全身多个系统。其发病原因与定位于 2q32 的 *HECW2* 基因致病性变异有关，由于该基因突变，蛋白泛素化异常，特别是与神经发育障碍相关。主要临床特征为肌张力低下伴或不伴痉挛（100%）、发育迟缓 / 智力障碍（100%）和发育性语言障碍（100%）。其他常见特征是行为障碍（88.9%）、视力障碍（83.9%）、运动协调 / 运动障碍（75%），胃肠道障碍（70%）和癫痫发作（61.3%）。

【病例简述】

（一）入院情况

患儿，男，3 岁龄，因至今独坐不能就诊。

患儿自幼精神运动发育显著落后于同龄儿，3 月龄始可俯卧抬头，1 岁 6 月始能翻身，同期出现异常行为，表现为双手扑翼样或搓丸样动作。1 岁 11 月后 2 次发热（T>38.5 ℃）后癫痫发作，表现双眼上视，持续约 1~2 min 缓解，无四肢抖动。

患儿系 G_1P_1，孕 38^{+6} 周顺产，出生体重 3.25 kg，否认宫内窘迫及生后窒息史。父母均体健，否认家族遗传病史。

（二）入院查体

神清，目光注视交流少，追声、追视差，不能执行指令，可无意识发 "ma" 音，无功能性语言。皮肤松弛。头围 45 cm，前囟闭。前额宽，稍突出，眼距稍宽，面中部轻凹，耳廓略大。眼动可，无眼震。颈软。四肢肌张力低下，肌力Ⅲ~Ⅳ级，双侧跟、膝腱反射减弱，双侧跖反射对称伸性。俯卧位可肘支撑抬头，可短时手支撑；翻身欠灵活，独坐不能。

（三）入院检查

（1）头颅核磁：双侧顶叶白质区斑片状 T2WI 及 FLAIR 序列高信号影，脑室及脑外间隙增宽。

（2）视频脑电图：背景活动慢化，后头部为主各导棘波、尖波、棘慢波、尖 - 慢波发放，睡眠期双侧中后颞区为主快波活动或节律发放，有时左右不同步。

（3）神经电生理：神经电图、肌电图均未见异常。

（4）血生化、血氨、乳酸、同型半胱氨酸等均未见异常。

（5）气相色谱质谱联用法遗传代谢病尿筛未见异常；液相串联质谱法遗传代谢病血筛未见异常。

（6）Gesell 儿童发育量表：重度发育迟缓。

（7）全外显子二代测序（NGS）：*HECW*2 基因存在 c.3988 C>T（p.Arg1330Trp）杂合突变，且经 Sanger 测序验证，其父母均为野生型。依据美国医学遗传学与基因组学学会的变异解读指南，该变异判定为致病性变异。

【病例分析】

（一）逐层递进式鉴别诊断

认真梳理患儿的病史、查体及相关检查等，综合分析患儿的临床特点，进行逐层递进式鉴别诊断。

1. 全面性发育迟缓　患儿自幼全面性发育迟缓，在适应性、大运动、精细运动、语言及社交能力各方面均显著落后于正常同龄儿，其病因需进一步分析。

2. 脑性瘫痪　患儿大运动显著落后，姿势异常，但没有明确的脑损伤高危因素，3 月龄后出现精神运动发育停滞，头颅 MRI 未见明确病灶，还需要考虑进行性病因的可能性。

3. 遗传性疾病　患儿自幼全面性发育迟缓，无明确的围产期脑损伤高危因素，3 月龄后出现精神运动发育停滞，有特殊面容，高度指向遗传性疾病可能，常规检查未发现诊断线索，还需分子遗传学检测协助诊断。

4. 神经发育障碍 - 肌张力低下 - 癫痫发作 - 语言缺失综合征（NDHSAL）　患儿精神、运动发育的各个方面均显著落后，视、听反应差，不能执行指令，经长期综合康复治疗无明显改善；无主动言语；四肢肌张力低下；癫痫发作；并有特殊面容及异常行为，高度考虑遗传性疾病。经全外显子二代测序（NGS）发现 *HECW*2 基因致病性变异，经文献检索，其相关疾病为 NDHSAL，患儿临床表现与其特点相符合，支持确诊为 NDHSAL。

（二）诊断及确诊依据

1. 诊断　神经发育障碍 - 肌张力低下 - 癫痫发作 - 语言缺失综合征。

2. 确诊依据　目前神经发育障碍 - 肌张力低下 - 癫痫发作 - 语言缺失综合征的确诊方法为对 *HECW*2 基因进行检测，而临床发现同时出现以下三个特征表现时，需高度注意此病。

（1）肌张力低下，伴或不伴痉挛。

（2）发育迟缓 / 智力障碍。

（3）语言障碍。

【专家点评】

本案我们可以得到如下启示。

对于神经发育障碍性疾病应尽可能寻找病因。本例患儿症状复杂，自幼全面性发育迟缓，肌张力低下，语言缺失，癫痫发作，但没有明确的脑损伤高危因素，常规检查未发现明确的诊断线索，高度指向遗传性疾病可能。全面性发育迟缓、孤独症谱系障碍等神经发育障碍性疾病患儿,应尽量去寻找其背后的病因,特别是相关的遗传性疾病,有助于指明今后治疗管理的方向,并明确预后。对于神经发育障碍患儿,应关注其精神运动发育的各个方面,以及是否合并癫痫,予以个性化综合管理。双手扑翼样或搓丸样动作可能是 NDHSAL 的特征性临床表现,应予以关注。

（徐刚　赵澎）

第八十二章　MECP2重复综合征

病例126　被癫痫发作、多系统受累困扰的全面性发育迟缓儿

【背景知识】

甲基化 CPG 结合蛋白 2 基因（methyl-CpG-binding protein 2 gene，*MECP2*）位于 Xq28，该基因的点突变、重复或缺失等致病性变异都会引起严重的神经系统疾病。*MECP2* 基因重复突变所致疾病称为 MECP2 重复综合征，可导致神经系统、消化系统、免疫系统等多系统异常。典型临床表型包括早期肌张力低下、严重智力障碍、语言发育迟缓、广泛神经发育障碍、反复感染、癫痫发作、孤独症及孤独症样表现，及面部畸形（小头、前额窄小、眼距增宽、鼻梁低平等）。

【病例简述】

（一）入院情况

患儿，男，1 岁 2 月，因"生后至今竖头不稳"入院。

患儿自幼语言、认知、运动发育均落后于正常同龄儿，5 月龄始能竖颈，10 月龄始能翻身，入院时仅能由仰卧位翻身至俯卧位，竖头仍不稳。可逗笑出声，可无意识发"ba、ma"音，追声、追视反应差，不能区分生熟人，无主动抓物意识，喜欢吃手、玩手。自生后即有喂养困难。便秘，大便 3~4 天 1 次。3 月龄时曾患病毒性脑炎，其后多次患肺炎。

患儿系 G_3P_2，孕 38^{+3} 周剖宫产。其父母及姐姐均体健，否认家族遗传病史。

（二）入院查体

神清，目光注视交流差，不能区分生熟人，可逗笑出声。体重 8 kg（-2SD）。营养不良，皮肤弹性差，皮下脂肪菲薄。头围 45.8 cm，前囟 0.8 cm×0.8 cm，眼距稍宽，鼻梁低平，常有张口、吐舌。心音有力，律齐，心前区可闻及 II 级收缩期杂音。四肢肌张力减低，肌力 III-IV级，双膝腱反射（++）。

（三）入院检查

（1）Gesell 儿童发育量表：适应性 28，粗大运动 20，精细运动 23，语言 21，个人 - 社交 12。各能区发育商均严重落后于正常同龄儿水平。改良婴幼儿孤独症量表中文修订版（M-CHAT）：27 分。

（2）血肝肾功能、心肌酶、电解质、血糖、乳酸、铜蓝蛋白及同型半胱氨酸均大致正常。血甲状腺功能未见异常。血 Ig 系列、CD 系列大致正常，C_3 0.6 g/L（参考值：0.90~1.80 g/L）。血串联质谱、尿气液相联合质谱检测均未见异常。

（3）腹部 B 超：肝脏右肋下 39 mm，双肾盂扩张（左侧 7 mm，右侧 5 mm）。超声心动图：动脉导管未闭。

（4）神经电生理：听觉脑干诱发电位（-）；视觉诱发电位示 P100 潜伏期延长，波幅下降；体感诱发电位提示四肢 SEP 皮层段异常；肌电图及四肢神经电图未见异常。

（5）视频脑电图：背景活动为 5-6Hzθ 节律混合大量 δ 慢波活动，波幅中等；睡眠下可见睡眠纺锤。发作间期：清醒及睡眠均可见双侧前额区、额区、中央区、顶区、枕区及颞区大量多灶性高幅尖-慢波、慢波，呈散发、阵发出现，亦可呈广泛性全导暴发性出现。睡眠期可见广泛性高波幅（多）尖波、（多）棘波、快波、（多）尖-慢波、（多）棘-慢波、棘-慢-尖波暴发出现。家属指认 3 次发作性事件。2 次表现为点头 1 下伴双眼上视；1 次表现为点头 1 下、双眼上视伴双上肢上举 1 下，同期脑电见全导高幅慢波暴发出现。

（6）头 MRI：脑室及脑外间隙增宽。

（7）钡灌肠造影：直肠、乙状结肠、降结肠及横结肠均未见狭窄及扩张。

（8）染色体微阵列：发现患儿在 Xq28 区域有 510kb 片段重复，包括 MECP2 在内的重要功能基因。基于高通量测序的低深度全基因组测序（copy number variation sequencing，CNV-seq）：患儿 Xq28 处重复 480kb 区域，拷贝数为 3；患儿母亲 Xq28 处嵌合性重复 480kb，拷贝数为 3.4。重复区域包含 MECP2 基因的全部。

【病例分析】

（一）逐层递进式鉴别诊断

患儿 1 岁 2 月，在适应性、粗大运动、精细运动、语言及社交能力均显著落后于正常同龄儿，考虑全面发育迟缓，还需进一步寻找病因。

1. 获得性因素

（1）围产期脑损伤：患儿自幼精神运动发育显著落后于正常同龄儿，首先要注意围产期脑损伤的可能。患儿无明确的围产期脑损伤高危因素，头 MRI 亦未见明确病灶，缺乏支持点。

（2）营养不良：本例患儿自幼喂养困难，体格发育差，皮肤弹性差，皮下脂肪菲薄，存在营养不良，其整体发育落后是否与营养不良有关？患儿重度全面发育迟缓程度，特殊面容（眼距稍宽，鼻梁低平），刻板行为（喜吃手、玩手，常张口、吐舌），双肾盂扩张，动脉导管未闭，单纯以营养不良无法解释。

2. 遗传性疾病 本患儿重度全面性发育迟缓，特别是社交及语言发育障碍，刻板行为，并有特殊面容、反复感染、便秘、动脉导管未闭、肾盂扩张，存在多系统受累，应高度注意遗传性疾病可能。

（1）常染色体相关智力发育障碍：本患儿全面发育落后，四肢肌张力低下，需注意 Mowat–Wilson 综合征（Mowat–Wilson syndrome，MWS）等常染色体相关智力发育障碍的可能性。MWS 与 ZEB2 基因有关，表现为特殊面容（眼裂宽、眉毛宽、下颌突出、耳垂突出等），全面发育迟缓，中到重度智力障碍，神经系统损害（肌张力低下、癫痫、小头畸形、胼胝体发育不全）。本患儿无小头畸形，有便秘和反复感染的特点，临床表现不同于典型 MWS，结合分子遗传学检测可除外。

（2）MECP2 重复综合征：患儿男性，重度全面性发育迟缓，语言发育缺失，婴儿早期出现肌张力低下,运动发育非常缓慢,自幼喂养困难,便秘,反复感染,需注意 MECP2 重复综合征等 X- 连锁智力发育障碍的可能性。

（3）Int22 h1/int22 h2 介导的 Xq28 重复综合征:由位于 *MECP*2 位点的 Xq28 端粒上 0.5 Mb 的重复引起。这两种综合征都常见认知障碍和反复感染,但 int22 h1/int22 h2 介导的 Xq28 重复综合征患者认知障碍严重程度不高,没有早期肌张力减低和癫痫发作,应注意与 MECP2 重复综合征鉴别。

（二）诊断及确诊依据

1. 诊断　MECP2 重复综合征。

2. 确诊依据　MECP2 重复综合征尚无统一诊断标准,主要根据临床表现结合分子遗传学检测。

（1）临床表现:严重的智力发育障碍;语言发育落后或言语缺失;早期出现肌张力低下,运动发育非常缓慢,主要发生在下肢的渐进性痉挛;易患感染,特别是反复呼吸道感染;癫痫。其他临床特征包括:孤独症样表现、胃肠功能障碍和轻度面部畸形。

（2）分子遗传学检测:可采用微阵列比较基因组杂交、多重连接依赖的探针扩增、实时荧光定量 PCR、染色体微阵列等,多两种检测方法结合以互相验证。

【专家点评】

本案我们可以得到如下启示。

（1）全面发育迟缓,尽力寻找病因。本例患儿男性,自幼精神运动发育落后,刻板行为,特殊面容,喂养困难、便秘,反复感染,并有动脉导管未闭、肾盂扩张,存在多系统受累,高度指向遗传性疾病。

（2）分子遗传检测,确诊至关重要。针对本例患儿多系统受累,我们考虑拷贝数变异所致出生缺陷可能性大,首先选择染色体微阵列,发现患儿在 Xq28 区域有大片段重复,结合 CNV-seq,结果得到互相验证。

（康丽　赵澎）

第八十三章　Ullrich 先天性肌营养不良

病例 127　爱留瘢痕的"软"瘫儿

【背景知识】

Ullrich 先天性肌营养不良（Ullrich congenital muscular dystrophy，UCMD）首次于 1930 年被 Ullrich 描述，是一种常染色体隐性或显性遗传疾病，由 *COL6A1*、*COL6A2*、*COL6A3* 基因突变致 Ⅵ 型胶原蛋白缺陷引起。Ⅵ 型胶原蛋白对骨骼肌稳定性、再生和肌细胞基质粘附至关重要。

【病例简述】

（一）入院情况

患儿，男，6 岁，主因"至今不能上楼梯"于入院。

患儿系 G_1P_1 母孕早期曾有先兆流产，孕期胎动少，足月因羊水少行剖宫产，出生体重 3.25 kg，生后家属即发现患儿哭声弱，力弱，远端关节软。患儿自幼运动发育落后于同龄儿，6 个月翻身，8 个月会坐，18 个月独走但不稳，姿势异常，至今不能独自上楼梯。

父母均体健，非近亲结婚，否认家族遗传史。

（二）入院查体

神清，语可，智力正常。四肢屈侧、双手及足底皮肤柔软，四肢伸侧毛囊处可见粟粒样丘疹，额头有一个 3 cm×0.5 cm 的瘢痕，下颌有一个 2 cm×0.3 cm 的瘢痕疙瘩。四肢肌容积减少。髋、踝关节挛缩。腕关节、掌指关节、指间关节、跖趾关节，趾间关节活动度大。全身肌力差，闭目力可，鼓腮力差，颈曲 Ⅳ 级、颈伸 Ⅳ+ 级，腹肌肌力 Ⅱ 级，四肢近端肌力 Ⅱ~Ⅲ 级，远端肌力 Ⅲ+~Ⅳ 级。双上肢腱反射未引出，双跟、膝腱反射（+），双巴氏征（-）。无腓肠肌肥大。Gower 征阳性。不能独自站起；独走呈"鸭步"，双足内旋，右足尖足；不能独自上下楼梯；不能跑、跳。

（三）入院检查

（1）血、尿、便常规未见明显异常。

（2）肝、肾功能、血清电解质、血乳酸、心肌酶谱：均未见异常。

（3）甲状腺功能、肌炎相关抗体谱均未见异常。

（4）尿 GS/MS：未见异常。血 MS/MS：未发现可疑特异性脂肪酸代谢异常。

（5）心电图：正常窦性心律。

（6）髋关节 X 线：未见异常。

（7）头 MRI：未见异常。

（8）超声心动：未见异常。

（9）肌电图：右股直肌，右肱二头肌，左胫前肌，左伸指总肌 MUP 时限缩窄或增宽、振幅下降或增高，多相波增多，部分肌可见短棘波之"肌病电位"及"病理干扰相，未见自发电位。印象：肌源性损害。神经传导正常。

（10）肺功能：混合性通气功能轻度减低；脉冲振荡（impulse oscillometry，IOS）检查：正常。

（11）皮肤 CT：毛周角化症。

（12）肌肉 MRI：大腿肌肉弥漫脂肪化，单块肌肉呈"三明治"征，缝匠肌、长收肌、股薄肌相对受累较轻；小腿水平弥漫受累，以腓肠肌和比目鱼肌外侧受累为著。

（13）全外显子组捕获和测序：患者 COL6A1 基因 Exon9 c.850G>A，p.（Gly284Arg）杂合突变。该变异为错义变异。父母均为野生型。

【病例分析】

（一）逐层递进式鉴别诊断

患儿肢体肌力差，四肢腱反射减弱或消失，双巴氏征(-)，Gower 征阳性，肌电图示肌源性损害，支持定位于肌肉，分析可能病因并鉴别如下。

1. 假肥大型肌营养不良　该患儿自幼起病，无腓肠肌假性肌肥大，血肌酶正常，结合肌肉 MRI 特点，不支持。

2. 肢带型肌营养不良　儿童、青少年或成年期起病，是一组以累及骨盆带和肩胛带为主要特点的一组遗传性肌肉病，可合并骨骼、中枢神经系统、心肺系统、皮肤表现等多系统表现。血肌酸激酶可正常或显著升高。该患儿自幼起病，无中枢神经系统症状，心肺无异常，结合肌无力特点、肌肉成像特点，不支持。

3. Emery-Dreifuss 型肌营养不良　5~15 岁缓慢起病，疾病早期出现肌腱挛缩，伸肘受限、双足下垂、颈部前屈受限、脊柱强直等，主要为肱二头肌、肱三头肌、胫前肌、腓骨肌受累，无腓肠肌假性肥大，可伴心脏传导障碍如窦性心动过缓、心肌损害。该患儿自幼起病，心脏无异常，结合肌肉受累特点，不支持。

4. 先天性肌病　肌肉受累以臀大肌、股四头肌（股直肌除外）脂肪化最重，长收肌、股直肌、股薄肌相对保留，这些特点不同于其他肌营养不良及肌炎。亦不同于此患者肌肉受累特点，故不支持。

5. 先天性肌营养不良（congenital muscular dystrophy，CMD）　是出生时或出生后数月即出现肌力、肌张力低下，可伴有不同程度中枢神经系统受累的一大组疾病。本患者无中枢神经受累，可除外福山型、Merosin 缺乏症、肌-眼-脑病、Walker-Warburg 综合征等伴中枢神经受累的 CMD。无脊柱强直，可除外 CMD 合并脊柱强直综合征。UCMD 无中枢神经受累症状，主要特点为早发型全身肌无力、远端关节活动度大、近端关节挛缩，智力正常。其他特征包括：皮肤过度角化；四肢伸面、手掌和脚底皮肤柔软；伤口愈合异常导致瘢痕疙瘩或"香烟纸"样疤痕形成；跟骨突出；面部肌肉受累和高腭弓；先天性髋关节脱位；生后短暂性后凸畸形等。呼吸肌受累较早；心脏无明显受累；血清肌酸激酶常为正常或轻度升高。肌肉 MRI 为肌肉弥漫中重度脂肪化，单块肌肉脂肪化以肌肉周边为著，中间相对较轻，呈"三明治"征,而缝匠肌、长收肌、股薄肌受累相对较轻。UCMD 主要与 Bethlem 肌营养不良相鉴别,Bethlem 肌营养不良与 UCMD 为等位基因病,病情相对较轻,进展缓慢,呼吸肌受累相对较晚,寿命较少受影响。肌肉 MRI 可见受累肌肉周边信号增高而中央相对正常,股直肌可见"中心影"征或"U"形浸润。结合本患者临床特点,肌肉 MRI 表现,临床考虑 UCMD。

基因检测示患者 *COL6 A*1 基因存在杂合突变(c.850G>A),最终确诊 UCMD。

(二)诊断及确诊依据

1. 诊断　Ullrich 先天性肌营养不良。

2. 确诊依据

(1)早期即有症状,胎儿期胎动少,生后前几个月伴肌张力低下;广泛性肌力差,面肌亦受累;远端关节过度松弛,近端关节挛缩;皮肤角化过度,瘢痕形成异常;智力正常;心脏不受累;呼吸肌受累较早。这些特征与 UCMD 诊断的临床特征相符合,可初步诊断。

(2)下肢肌肉 MRI 显示的肌肉受累模式,有助于肌病诊断及鉴别诊断。

(3)基因检测发现 *COL6 A*1、*COL6 A*2、*COL6 A*3 基因致病性变异。

【专家点评】

本案我们可以得到如下启示。

(1)传统与特定,各取所需。详尽的临床查体及合理选择相关检查为明确诊断提供重要的依据。肌肉成像可用于特定患者,作为肌肉疾病鉴别诊断的一个附加工具。

(2)无创而易行,新的选择。传统上,CMD 的诊断依赖于临床表现、脑和肌肉成像、肌肉组织活检和免疫化学染色。肌肉活检免疫组化难以常规实施。随着分子遗传学检测在诊断 CMD 亚型中的作用不断扩大,对临床怀疑 UCMD 患者,分子遗传学检测是一个无创而易行的选择。

（陈淑娟　赵澎）

第八十四章　Bethlem 肌病

病例 128　一个肌肉病的家系分析

【背景知识】

Bethlem 肌病是先天性肌营养不良（congenital muscular dystrophy，CMD）的一种亚型，多呈常染色体显性遗传，可于儿童早期发病，主要表现为四肢近端逐渐出现肌肉无力，抬腿、双臂上举、蹲起动作困难，血清肌酸激酶水平升高及肘关节、踝关节等关节挛缩，肌电图呈肌源性损害，与 *COL6A1*、*COL6A2*、*COL6A3* 基因致病性变异有关。

【病例简述】

（一）入院情况

患儿，女，14 岁，主因独走姿势异常 11 年余入院。

患儿于 2 岁半时被发现独走时姿势异常，走路踮脚，不能蹲起，症状逐渐加重，弯腰费力，独走速度慢，稳定性欠佳。8 岁时行"双侧跟腱延长术"，术后尖足支撑稍缓解，3 月后再次出现踮脚走路情况。

患儿系 G_2P_2，足月顺产，母孕期体健，生产史无异常。其母及 14 岁同卵双胎妹妹均存在独走姿势异常，蹲起费力。追问家属，患儿外祖母、舅舅、姨母均有不同程度的下肢运动功能障碍和跟腱挛缩。其父及 22 岁姐姐无症状。

（二）入院查体

神清，言语流利，体格发育正常，智力正常，营养中等。四肢肌张力正常，双上肢肌力 V-级，双下肢肌力 IV+ 级，双下肢肌容积减少，双侧膝关节轻度挛缩，双踝关节明显挛缩，高足弓，双侧伸膝及踝背屈均受限。四肢腱反射均未引出，双侧病理征阴性。Gower 征阳性。

（三）入院检查

（1）血电解质、肝肾功能、心肌酶均在正常范围。

（2）髋关节正位 X 线：未见异常。

（3）超声心动图、心电图未见异常。

（4）神经电生理：双下肢腓肠肌运动单位电位（motor unit potential，MUP）时限增宽，波幅降低，募集反应减少，可见少量自发电位，余四肢肌肉所检 MUP 时限缩窄，波幅下降，多相波增多，可见短棘波多相之"肌病电位"及"早募集"，未见自发电位。肌电图提示肌源性损害。

（5）头颅 MRI 未见异常。下肢肌肉 MRI：双侧臀部、大腿、小腿诸肌群肌肉萎缩伴脂肪沉积，T2WI 脂肪抑制像见双侧小腿比目鱼肌信号稍增高，左侧著。

（6）韦氏智力测查：智商正常水平。

（7）全外显子二代测序（NGS）：患儿 *COL6A3* 基因存在 c.6199G>A 杂合变异，经一代测序验证，该变异源自其母携带，其外祖母、舅舅、姨母均为杂合携带者。

【病例分析】

（一）逐层递进式鉴别诊断

患儿儿童早期发病，四肢肌肉无力，四肢肌容积减少，多发关节挛缩，Gower 征阳性，血清肌酸激酶正常，肌电图呈肌源性损害，考虑肌肉病。综合分析其临床特点，逐层递进式鉴别诊断如下。

1. 进行性肌营养不良　是一组由遗传因素所致的原发性骨骼肌疾病，其临床主要表现为缓慢进行的肌肉萎缩、肌无力及不同程度的运动障碍，可由多种遗传方式引起，其临床表现各有不同的特点，包括假性肥大型肌营养不良、Emery-Dreifuss 肌营养不良、面肩肱型肌营养不良等类型。本患儿幼儿期起病，病情无明显进展，无心肌损害，与本类疾病不符。

2. 先天性肌营养不良　包括一类出生时或出生几个月内出现肌无力和肌张力减低，可伴有不同程度中枢神经系统受累的一大组疾病，主要包括福山型、Merosin 缺乏症、肌 - 眼 - 脑病、Walker-Warburg 综合征、CMD 合并脊柱强直综合征、Ullrich 先天性肌营养不良等。

（1）先天性肌营养不良为 1A 型（MDC1A）：*LAMA*2 基因致病性变异所致，又称 Merosin 缺乏症，多新生儿或婴幼儿期起病，症状较重，表现为肌力减退，近端显著，肌张力低下，可伴关节挛缩及肌肉萎缩；吸吮无力，喂养困难，呼吸肌受累时可反复呼吸道感染。粗大运动发育迟缓，不足 10% 患儿可独走，少数伴智力发育落后及癫痫发作。血肌酸激酶（Creatine kinase，CK）多于生后明显升高，伴不同程度 CK-MB 增高，随年龄增长，2 岁后 CK 可逐渐降至正常。头 MRI 可有脑白质发育异常。

（2）先天性肌营养不良 1C 型（MDC1C）：亦称 Fukutin 相关蛋白病，*FKRP* 基因致病性变异所致，病变可累及全身肌肉，临床表现为面部肌肉无力、刻板表情、下肢肌肉肥大、独立行走能力丧失，肩胛带肌无力、跟腱挛缩，CK-MB 升高，肌肉活检提示 α 抗肌萎缩相关糖蛋白（α-dystroglycan，α-DG）严重减少。头 MRI 可有脑桥发育不良、小脑发育不良、结节性异位、脑外间隙增宽等影像学特征。

（3）α- 抗肌萎缩相关糖蛋白病（α-dystroglycanopathy，α-DGP）：*B3GALNT*2 基因突变致 α- 抗肌萎缩蛋白糖基化功能缺陷导致的肌病，临床表现神经功能缺损症状、肌营养不良、眼发育畸形、感音性耳聋等，语言发育迟缓往往重于运动发育迟缓，半数出现癫痫发作，肌酶升高，头 MRI 可见脑室周围白质病变、脑发育不良等。本患儿除肌营养不良症状外，智力发育正常，无眼发育畸形及感音性耳聋，头 MRI 未见异常，肌酶正常，不支持。

（4）Ullrich 先天性肌营养不良：为编码Ⅵ型胶原三条链的 *COL6A*1、*COL6A*2、*COL6A*3 基因致病性变异所致，起病较早，一般生后即发病，表现为肌张力低下、肌无力、运动发育落后，以近端关节挛缩及远端关节弹性过度为主要特点，部分患儿有瘢痕体质和皮肤毛囊过度角化。常不能独立行走或迅速丧失行走能力，呼吸肌无力可致呼吸困难。下肢肌肉磁共振成像特点为大腿肌肉弥散脂肪化，单块肌肉受累边缘重、中央轻，以股外侧肌明显，呈"三明治"征，股直肌中央亦有受累，缝匠肌、长收肌、股薄肌相对受累较轻。本患儿临床表现及肌肉影像学特点不支持。

（5）Bethlem 肌病：与 Ullrich 先天性肌营养不良是等位基因病，是一种儿童早期发病的良性近端肌病，主要表现为四肢近端逐渐出现的肌肉无力，抬腿受限、上臂抬举无力、蹲起困难，血清 CK 水平正常或升高，关节挛缩多见于肘部及踝部，肌电图呈肌源性损害。完善基因检测可见编码 IV 型胶原蛋白三条不同肽链的基因突变，本患儿 COL6A3 基因检出致病性变异，结合病史、家族史、临床表现及辅助检查支持诊断 Bethlem 肌病。

（三）诊断及确诊依据

1. 诊断　　Bethlem 肌病。

2. 确诊依据

（1）有家族病史，常染色体显性或隐性遗传（显性遗传更多见）。

（2）出生后可能出现肌张力减退、远端关节松弛、髋关节脱位、关节挛缩或脊柱侧弯等。

（3）多于 20 岁前发病，成年期亦可起病。

（4）多以近端肌肉力量受累起病，出现肌肉挛缩，逐渐加重，缓慢进展，肩胛带肌及下肢肌萎缩，最终可发展为广泛肌无力。

（5）结缔组织可受累，呼吸肌及心脏功能不受累，亦不累及视听觉系统，不伴精神发育迟滞。

（6）血清肌酶常 10 倍以上升高，也可正常或轻微增高，肌电图见 MUP 缩窄、肌源性损害，病理学检查见结缔细胞增生、脂肪细胞取代正常肌细胞。

（7）基因检测提示 COL6A1、COL6A2、COL6A3 突变。

【专家点评】

本案我们可以得到如下启示。

（1）仔细体格检查，防止先入为主。患儿独走姿势异常，双足背屈受限，高足弓，易误诊为痉挛型脑性瘫痪，应注意关节挛缩和痉挛的鉴别，通过细致的体格检查及全面采集家族史可避免误诊。临床工作一定要寻求客观事实。

（2）完善相关检查，尚需层层甄别。先天性肌营养不良分型众多，基因检测可有效帮助我们确诊及分型，以进一步指导治疗、随访及遗传咨询。

（宋佳丽　赵澎）

第八十五章　神经发育障碍伴痉挛性双瘫及视力缺陷（NEDSDV）

病例 129　又一种易被误诊为脑瘫的罕见病

【背景知识】

*CTNNB*1 基因位于 3p22，全长 23.2KB，包含 16 个外显子，编码 β- 连环蛋白。2012 年 De Ligt 等首次描述了一种包括智力障碍、缺乏或非常有限的语言、小头畸形、进行性痉挛，以及行走能力严重受损的症候群，证实了 *CTNNB*1 基因是一种新型智力障碍基因。Kuechler 等通过对患者临床特征的系统分析确定了大部分患者存在眼部异常，例如斜视和远视。目前 *CTTNNB*1 基因突变导致的智力障碍被描述为神经发育障碍伴有痉挛型双瘫和视觉缺陷（neurodevelopmental disorder with spastic diplegia and visual defects，NEDSDV）。

【病例简述】

（一）入院情况

患儿，女，2 岁，因"至今独站不稳"以"双下肢痉挛瘫"入我科。

患儿自生后即精神运动发育落后于同龄儿，2 月抬头，4 月翻身，10 月可独坐，15 月四爬，18 月独站，至今独站不稳，不能独走。手精细动作笨拙，仅可大把抓握。仅能发"baba、mama"音，特殊识人，喜吃书，爱咬下唇。患儿精神可，饮食睡眠可，尿便可。

患儿系 G_2P_1（G_1P_0 孕 25 W 因"膈疝"引产），40^{+2} 周顺产，出生体重 3.3 kg，否认宫内窘迫及产时窒息史。父母体健，非近亲结婚，否认家族遗传史。

（二）入院查体

身长 88 cm，体质量 12.0 kg。神清，视听反应尚可，可发"baba、mama"等叠音，可特殊识人，可指认简单物品及身体部位，不能识别颜色；存在刻板行为，喜吃书，爱咬下唇。皮肤白皙，头发偏黄，眼距稍宽，头围 44 cm（-2SD），前囟已闭合，鼻翼小、鼻尖宽、上唇薄、耳小且后旋、上腭高窄，双手通贯掌。躯干肌张力偏低，双下肢肌张力高，以远端为著。双侧跟、膝腱反射（++），双侧巴氏征（-）。俯卧位抬头可，可手支撑，翻身灵活，独坐稳，可四点爬，可独站，独站不稳，扶站时屈髋，双膝过伸，双侧尖足支撑。

（三）入院检查

（1）血液检查：血常规、肝肾功能、铜蓝蛋白、血同型半胱氨酸、血脂、乳酸、甲状腺功能、血液三项均未见明显异常。

（2）心电图：窦性心律，正常心电图。

（3）骨盆正位：骨盆骨质未见明显异常。胸片：心肺膈无著变。

（4）腹部 B 超：肝脾肾未见异常。

（5）神经电生理：脑干听觉诱发电位未见异常；双上肢体感通路检测提示左上肢皮层段轻度异常，双下肢体感通路检测提示双下肢皮层段异常；四肢神经电图及肌电图未见异常；视觉诱发电位左侧 P100 潜伏期正常，N75-P100 波幅降低，波形分化差，重复性欠佳。右侧未引出明确 NPN 图形。

（6）动态脑电图：清醒下 8 Hz 左右 α 节律为主，波幅中等，后头部优势，调节调幅欠佳，视反应抑制可，双侧大致对称。睡眠下见完整睡眠周期脑波。

（7）尿 GS/MS 未见异常。血 MS/MS：未发现可疑特异性脂肪酸代谢异常。

（8）Gesell 儿童发育量表：适应性 DQ49，中度发育迟缓；大运动 DQ60，轻度发育迟缓；精细运动 DQ50，中度发育迟缓；语言 DQ77，边缘状态；个人 - 社交 DQ69，轻度发育迟缓。

（9）头颅 MRI：于 T2WI 及 FLAIR 序列见双侧顶叶白质区小片状高信号影，考虑髓鞘发育延迟。胸腰段脊髓 MRI：部分颈段脊髓及胸腰段脊髓内广泛稍长 T2 信号影，考虑脊髓中央管扩张。腰 3- 骶 1 椎体水平椎管内脂肪瘤。

（10）眼底检查未见异常。眼部 B 超：未见明显异常。视神经 MRI 平扫：未见异常。

（11）全外显子组测序：患儿 CTNNB1 基因 Exon3 存在一杂合变异 c.82-83del（p.Gln28fs），为移码突变，该变异预计会导致所编码蛋白质发生截短从而丧失正常功能。经 Sanger 测序验证，其父母均为野生型。

【病例分析】

（一）逐层递进式鉴别诊断

总结患儿临床特点，结合辅助检查，进行分析诊断。

1. 脑性瘫痪　患儿虽有双下肢痉挛瘫，右眼内斜视，但无围产期脑损伤高危因素，查体病理征(-)，头颅 MRI 未见明确脑损伤表现，缺乏支持点。

2. 脊髓栓系　患儿双下肢痉挛瘫，跟膝腱反射(++)，病理征(-)，尿便可，骶尾部未见皮毛窦，胸腰椎核磁示脂肪瘤位于终丝周边，未见脊髓圆锥低位，未见 Chiari 畸形，暂不支持。

3. 遗传性痉挛性截瘫　患儿无明确原因的双下肢痉挛瘫，要注意此病。遗传性痉挛性截瘫单纯型多表现为进行性下肢痉挛无力、膀胱受累和深感觉减低，腱反射亢进和病理征阳性；复杂型除上述症状，还可伴智能低下、共济失调、癫痫、震颤、周围神经病和肌肉萎缩等神经系统异常，或白内障、骨骼畸形和听力下降等非神经系统异常。此患者神经电生理未见明显异常，除下肢运动障碍外，还存在认知障碍、语言发育迟缓、刻板行为，不能以痉挛性截瘫解释，行基因检测进一步除外。

4. 孤独症谱系障碍　本患儿社交障碍、刻板行为、语言发育障碍，存在孤独症样症状。但其头围小，双下肢痉挛状态，有特殊面容和掌纹，无围产期脑损伤高危因素，不能以孤独症谱系障碍解释，遗传性疾病可能性较大，需行基因检测进一步寻找病因。

5. 神经发育障碍伴有痉挛型双瘫和视觉缺陷　行全外显子组测序，发现患儿 CTNNB1 基因有一杂合变异(c.82-83del)，为移码突变，该变异预计会导致所编码蛋白质发生截短从而丧失正常功能。CTNNB1 基因发生致病性变异可引起 NEDSDV，以常染色体显性方式遗传。本例患儿小头畸形，头发偏黄，眼距稍宽，鼻翼小、鼻尖宽、上唇薄、耳小且后旋、上腭高窄，认知障碍，运动发育迟缓，语言发育迟缓，轴性肌张力减退，双下肢痉挛，以远端为著；存在孤独症样行为；视觉有异常，与 NEDSDV 临床特征相符合，可诊断。

（二）诊断及确诊依据

1. 诊断　NEDSDV。

2. 确诊依据

（1）本病主要特点相对典型，典型病例可临床识别。

（2）分子遗传学检测发现 *CTNNB*1 基因致病性变异。

临床特征 + 基因检测结果，可确诊。

【专家点评】

本案我们可以得到如下启示。

（1）极其罕见，更不能忽视可能性。NEDSDV 极其罕见，报道较少，应加强对本病认识。其临床表型复杂多样，易被误诊为脑性瘫痪或孤独症谱系障碍，临床要注意识别。

（2）特殊样貌，多提示遗传性问题。有特殊体貌特征的全面性发育障碍儿童，应高度怀疑遗传性疾病。可根据患儿具体情况选择合理的检测方法，确诊有助于更好地管理患儿，并判断预后。

（陈淑娟　赵澎）

第八十六章　Aicardi-Goutieres 综合征

病例130　基底节区钙化，诊断脑瘫应谨慎

【背景知识】

Aicardi-Goutibres 综合征（Aicardi-Goutieres syndrome，AGS）是一组罕见的以神经系统及皮肤受累为主的遗传性疾病，其主要临床特征包括颅内多发钙化灶、脑白质病变、脑脊液慢性淋巴细胞增多症和冻疮样皮损。至今已发现 7 个 AGS 致病基因，包括 *TREX*1、*RNASE-H*2B、*RNASEH*2 C、*RNASEH*2 A、*SAMHD*1、*ADAR*1 和 *IFIH*1 基因，分别对应 AGS 1~7 型。其中，部分亚型于新生儿期或婴儿早期起病，有误诊为脑性瘫痪的可能，临床应注意鉴别。

【病例简述】

（一）入院情况

患儿，女，13 岁，主因"至今行走姿势异常"就诊。

患儿自幼运动发育迟缓，6 月会翻身，1 岁能坐稳，2 岁余可独站，至今行走姿势异常，前冲步态，双手抓物笨拙，言语交流差，既往于当地医院按"脑瘫"诊治，疗效差，姿势异常有逐渐加重趋势。易患冻疮，冬季明显。

患儿系 G_2P_1（G_1P_0 系孕早期自然流产），足月产道娩出，出生体重 3.1 kg，否认母孕期异常，否认孕期感染及围生期缺氧病史，否认新生儿期黄疸异常。1 月龄始有发作性事件（具体发作形式不详），未予特殊处理。父母均体健，否认家族遗传病史。

（二）入院查体

神清，体格发育适龄。头围 49 cm，正常面容，耳廓及手背部皮肤可见冻疮样瘢痕。内科查体无阳性体征。四肢肌张力增高，双侧腘绳肌群及小腿三头肌为著，双侧踝关节背屈受限，双侧膝腱反射活跃，双侧 Babinski 征（+）。目光注视交流少，听理解差，构音欠清晰，语言逻辑差，双手抓物笨拙，能短距离独行，双侧尖足。

（三）入院检查

（1）肝功能：丙氨酸氨基转氨酶 95U/L（参考值：7~30 U/L），天冬氨酸氨基转氨酶 77U/L（参考值：14~44 U/L）。血常规、血气分析、血电解质、血脂、肌酶、肾功能、血氨、乳酸、同型半胱氨酸、甲状腺功能、甲状旁腺素等指标均在正常范围。血补体及免疫球蛋白未见异常。尿常规 pH 值正常。

（2）神经电生理检查：脑干听觉诱发电位示双耳 I、III、V 波可引出，双侧 V 波潜伏期及 III ~V 间期延长。视觉诱发电位未见异常。肌电图及神经电图未见异常。体感诱发电位提示四肢皮层段异常。

（3）头颅 CT 示双侧基底节区对称性钙化灶，额、颞、顶、枕叶及小脑可见散在斑片状钙

化灶（图 86-1）。

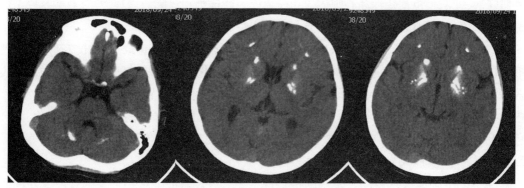

图 86-1　头 CT 示颅内多发钙化

（4）眼底检查：黄斑窥不清、网膜周边血管迂曲增粗，余未见特异性改变。

（5）尿 GC/MS、血 MS/MS 均未见异常。

（6）全外显子组测序（Whole exon sequencing, WES）：提示患儿 *TREX*1 基因存在 2 个杂合变异 c.185delG 和 c.-27G>A，经 sanger 测序验证，分别源于其母亲和父亲。依据美国医学遗传学与基因组学学会的变异解读指南，此两处变异均可判定为致病性变异。

【病例分析】

（一）逐层递进式鉴别诊断

1. 非遗传性因素

（1）围产期脑损伤：患儿自幼运动发育迟缓，异常姿势，既往于当地医院以"脑瘫"诊治，症状还有进展趋势，详细询问病史，未追溯到明确围生期脑损伤高危因素，诊断"脑性瘫痪"缺乏支持。TORCH 感染可表现为精神运动发育迟缓，喂养困难、癫痫发作等，常伴有颅内钙化。宫内感染所致颅内钙化 CT 显影多呈现带状钙化，以及多小脑回畸形表现；且临床症状稳定，不随年龄增长而进行性加重；有孕期病史或病原学支持依据。本例无母孕期感染史及病原学依据，影像学特点也不相符，症状有进展趋势，不支持。

（2）甲状旁腺功能减退症：患儿头 CT 示颅内多发钙化，应注意甲状旁腺功能减退症。但其血钙、磷、甲状旁腺素均在正常范围，无颈前手术、低镁血症、甲状旁腺浸润性病变等获得性致病因素，不支持。

（3）其他：患儿病例特点亦不支持继发于胆红素脑病、脑炎后、一氧化碳中毒、放疗后、肾小管酸中毒等原因的颅内钙化。

2. 遗传性疾病

（1）MELAS 综合征：又称线粒体脑肌病伴乳酸酸中毒及中风样发作，是常见的线粒体疾病。40 岁前起病，多于儿童期，头 CT 和 MRI 显示主要为枕叶脑软化，病灶范围与主要脑血管分布不一致，也常见脑萎缩、脑室扩大和基底节钙化。血和脑脊液乳酸增高。临床有智力低下、耳聋及身材矮小等症状。本例患儿乳酸水平正常，无反复发作特点，临床表现不符合，可除外。

（2）Kearns-Sayre 综合征：是线粒体病的一种亚型，多于 20 岁之前起病，慢性进展性眼外肌麻痹、视网膜色素变性和心脏传导功能障碍三联征为主要临床表现，常有双侧基底节区钙化的报道。本例除颅内钙化外，其他主要临床特征与之不符，可除外。

（3）Cockayne 综合征：以皮肤光敏感、早衰面容、全身皮下脂肪减少、生长发育受限（恶液质侏儒）、视听觉障碍、进行性神经系统损害、颅内钙化以及晚期继发骨骼肌肉异常、龋齿等特征性临床表型，最终导致全面性发育迟缓，部分病例报道了肾脏、眼底、呼吸循环系统、内分泌系统病变，有相对异质性。本例患儿有神经系统进行性损害，且存在颅内钙化、面部色素沉着、眼底病变，以及 BAEP 异常，与本疾病有相似之处。但本例无衰老面容、营养不良以及身材矮小，皮肤无光敏感而有冻疮瘢痕，可除外。

（4）AGS：临床表现以幼年发病的进行性脑病、冻疮、基底节区钙化及脑脊液及外周血中干扰素 -α 升高为主要特征，部分病例报道了包括自身免疫病，眼底病变，还有一些散发病例症状涵盖了内分泌、呼吸循环、消化、血液、泌尿等多个系统，不同基因型临床表型不尽相同，具有异质性。回顾本例资料，婴儿早期起病，神经系统损害症状随年龄增长而逐步进展，辅助检查提示颅内多发钙化、眼底血管病变，WES 结果提示 *TREX*1 基因复合杂合变异，支持确诊 AGS。

（二）确诊及诊断依据

1. 诊断　AGS-1 型。

2. 确诊依据

（1）本例患儿病史、体征及重要辅助检查符合 AGS 临床表现。

（2）WES 确认存在相关基因致病性变异。

【专家点评】

本案我们可以得到如下启示。

（1）影像学与症状体征未必平行。对于头颅核磁病变较轻，但神经系统损害体征严重的病例，要注意颅内钙化的可能，应及时行头 CT 平扫辅助诊断。除外常见钙磷代谢异常、宫内感染，以及其他非进展性疾病导致的颅内钙化，要警惕遗传性疾病的可能。

（2）典型临床特征能提高诊断力。应尽可能多地了解罕见病的典型临床特征，提高诊断能力。以 AGS 为例，进展性神经系统损害、皮肤冻疮样瘢痕和多发颅内钙化，是其独有的临床特点，从此入手即可考虑到 AGS 的可能，进一步行 WES 确诊。

（牛岩　赵澎）

第八十七章　脊椎干骺端发育不良 Kozlowski 型

病例 131　TRPV4 基因变异临床表型多样化

【背景知识】

脊椎干骺端发育不良 Kozlowski 型（spondylometaphyseal dysplasia Kozlowski type，SMDK）是一种罕见的常染色体显性遗传病，主要表现为椎骨及干骺端发育不良，多于儿童期起病，婴儿期多表现正常。早期诊断、早期治疗对于该疾病的预后及遗传咨询意义重大。

【病例简述】

（一）入院情况

患儿，男，就诊时 3 岁，主因"脊柱四肢发育畸形 2 年"入院。

患儿自幼运动发育落后，4 月龄发现双侧髋关节发育不良，1 岁后逐渐出现头后仰，屈颈受限，近 6 个月逐渐出现双下肢活动障碍，至今双手抓物笨拙，不能独站，精神发育适龄，言语交流好。

患者系 G_1P_1，足月剖宫产，出生体重 3.0 kg，身长 50 cm。父母体健，无家族遗传病史。

（二）入院查体

神清，眼神交流可，听理解正常，对答切题。身长 93 cm（<P25），上部量 43.5 cm，下部量 41.5 cm，体重 16.2 kg（<P15），头围 52 cm（>P50），前额隆起，颈稍短，鸡胸，锁骨异常，脊柱后侧凸，手指不短，双手拇对掌肌萎缩。心肺腹部查体未及异常。颅神经检查未见异常，颈软，颈部活动受限。双下肢肌张力增高，双侧踝关节背屈受限，双侧膝腱反射活跃，双侧 Babinski 征（+）。髋内翻，双膝关节外翻，双踝关节内翻，能短暂扶站，屈髋著。

（三）入院检查

（1）肝功能、血气分析、血脂、肌酶、肾功能、血氨、乳酸、同型半胱氨酸、甲状腺功能、微量元素等指标均在正常参考值范围以内。

（2）神经电生理检查：听觉、视觉诱发电位未见异常；四肢体感诱发电位、神经电图、肌电图均未见异常。

（3）眼底检查：眼底诸结构未见异常。

（4）液相串联质谱法遗传代谢病血筛查未见异常。

（5）影像学：X 线检查（图 87-1）提示诸椎体扁平，胸椎后侧凸（A、B）；髂骨翼呈钟形，髋臼顶扁平，股骨近端骨骺不规则，双侧股骨、胫骨干骺端增宽呈"喇叭口"状（C）；双侧掌指骨短粗，近端干骺端变宽，骨小梁模糊，双侧腕关节骨骺发育迟缓且较小（D）。脊椎 CT

示椎体扁平,似"开放的楼梯"样,胸椎后侧凸,髂骨翼呈钟形,髋臼顶扁平,股骨近端骨骺不规则。双侧股骨、胫骨干骺端增宽呈"喇叭口"状。颈椎 MRI 示枢椎齿状突形状欠规整,同层面脊髓内点状长 T1,长 T2 信号影。

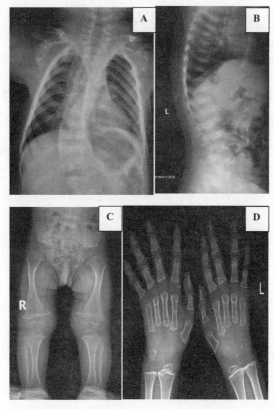

图 87-1　X 线检查

（6）骨代谢相关指标：N 端骨钙素（osteocalcin，OC），Ⅰ型胶原交联羧基末端肽降解产物（β-cross linked C-telopeptide of type Ⅰ collagen，β-CTX）均升高，25 羟维生素 D（25 hydroxyvitamin D,25OHD）水平低,血钙及血磷处于正常参考值范围内。

（7）全外显子组测序（whole exome sequencing，WES）结果显示：患儿 *TRPV*4 基因 15 号外显子 c.2396G>A,p.P799 L 杂合突变,经 Sanger 测序验证其父母均为野生型。

【病例分析】

（一）鉴别诊断

回顾患儿病史及临床资料,考虑骨代谢异常、骨发育不良相关疾病可能性大,进一步 WES 检测提示 *TRPV*4 基因变异介导的骨代谢疾病可能性大,但应对其具体临床亚型进行详细鉴别。

1. 家族性指关节病短指症（familial digital arthropathy brachydactyly，FDAB），以及蒂曼病（Thiemann disease，TD）　FDAB 与 TD 均为非炎症性指关节病,表型相似,以手足指关节畸形以及短指畸形,FDAB 病变范围相对广泛,这两种疾病都不涉及其他关节。研究证实,这 2 种疾病均源于 *TRPV*4 基因变异。本例患儿 X 线检查提示掌骨病变与之有相符之处，但病变涉及脊柱及四肢，可与之鉴别。

2. 类扭伤性骨发育不良（parastremmatic dysplasia，PSTD）　是 *TRPV*4 基因变异介导的骨代谢疾病的一种表型，除典型的脊椎、长骨畸形外，亦有以下特征性骨质异常表现。如下肢"风吹样"畸形，及股骨远端、胫骨近端爆米花样骨质破坏（图 87-2）。回顾本例下肢平片，未见以上特征表现，可鉴别。

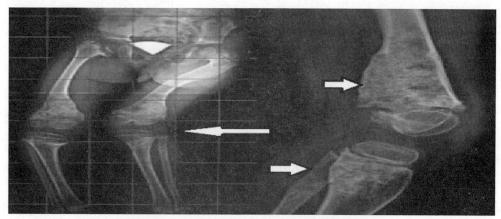

图 87-2　PSTD 特征性下肢骨骼畸形及骨质破坏

3. 常染色体显性遗传短躯干症 3 型（autosomal dominant Brachyolmia type 3，ADBO3）亦是 *TRPV*4 基因变异介导的骨代谢疾病的一种表型，主要影响脊柱，伴有严重脊柱侧后凸和锥体扁平或不规则表现，其身材矮小主要由锥体扁平造成，四肢轻度缩短，且在 X 线平片显示出轻微的骨骺和干骺畸形，或无干骺端畸形表现。本例患儿下肢平片可见确切干骺端"喇叭口"状畸形，可与之相鉴别，不支持诊断该亚型。

4. 变形性骨发育不良（metatropic dysplasia，MD）　又称间向性骨发育不良，也称间向性侏儒，是一种罕见的短肢短躯干畸形，其特征是患者在生长发育过程中，躯干和四肢的比例会发生变化。出生时四肢短小明显，但随着躯干缩短及脊柱后凸加重，儿童期及成年期躯干短小变得更加显著。追问病史，家属否认患儿有生后明确四肢短小的情况，应继续临床随访，必要时进一步鉴别。

5. 脊椎上干骺端发育不良 2 型（spondylo-epimetaphyseal dysplasia Maroteaux pseudo-Morquio type 2，SEDM-PM2）　为脊椎、长骨骨骺及干骺端同时受损，表现为椎体扁平，身材显著矮小，躯干进行性变短，但无明显的脊柱后侧凸，无面部畸形、视觉异常及神经发育障碍。回顾本例临床资料，阳性病理征以及双手拇对掌肌萎缩都是神经系统病损的可能证据，是鉴别要点。综合考虑，不支持。

6. SMDK　主要表现为出生时身长正常，逐渐出现身材矮小，以及进行性脊柱后侧凸畸形，亦有短颈，鸡胸，膝内翻等畸形，多于 2 岁后因异常步态就诊。影像学表型特点包括：齿状突发育不良，脊椎椎体扁平，脊柱 X 线下似"开放的楼梯"样，髂骨翼呈钟形，髋臼顶扁平，股骨近端骨骺不规则，腕骨骨化显著延迟等。本例患儿临床特点与 SMDK 相吻合，支持诊断该亚型。

（二）诊断及确诊依据

1. 诊断　SMDK。

2. 确诊依据

（1）本例婴儿早期正常，逐步出现脊柱及四肢畸形，同时伴有身材矮小趋势，影像学检查提示脊柱畸形、干骺端发育异常及脊髓内异常信号，临床考虑骨代谢异常类疾病。

（2）WES 提示 *TRPV*4 基因 15 号外显子 c.2396G>A，p.P799 L 杂合突变。结合临床，与其他等位基因病进行鉴别，最终确诊 SMDK。

【专家点评】

本案我们可以得到如下启示。

（1）层层深入，确定致病基因。本例以脊柱发育畸形为主诉；病史特点为婴儿早期正常，4~6 月龄起逐步出现脊柱及四肢发育畸形，随年龄增长症状进展；核心体征为脊柱侧后凸、四肢粗且短，伴有阳性病理征；重要辅助检查均提示骨代谢异常类疾病。结合上述资料，针对骨发育不良相关热点基因进行 WES，确定 *TRPV*4 基因 c.2396G>A 是其致病变异。

（2）仔细甄别，何惧表型多样。*TRPV*4 基因相关疾病临床表型多样化，应对其介导的骨代谢疾病谱进行鉴别。结合各相关疾病的临床和影像学特点鉴别诊断，最终锁定 SMDK，为临床诊断此类疾病提供了思路。

（牛岩　赵澎）

第八十八章　软骨发育不全

病例132　宫内双顶径增大,股骨径短小,提示什么?

【背景知识】

软骨发育不全(achondroplasia,ACH)是最常见的一种短肢型侏儒症,又称胎儿型软骨营养障碍、软骨营养障碍性侏儒。ACH 在新生儿中发生率 1/15000-25000,80% 病例散发,主要表现为四肢短粗(长骨为主)、面中部发育不良、头围大。ACH 由位于 4 号染色体的成纤维细胞生长因子受体 3(fibroblast growth factor receptor 3,FGFR3)基因杂合突变引起,呈常染色体显性遗传,外显率 100%。FGFR3 基因有 2 种最常见的致病性变异,即 c.1138G>A(p.Gly380Arg)和 c.1138G>C(p.Gly380Arg),前者约占 ACH 患儿的 98%。

【病例简述】

(一)入院情况

患儿男,2 岁 10 月,因"发现身材矮小 2 年余"就诊。

患儿 6 月龄体检时发现身材矮小(具体不详),身长的增长落后于正常同龄儿。患儿生后精神运动发育适龄,1 岁即可独走,目前智力正常。

患儿系 G_1P_1,39^{+6} W 顺产,出生体重 3.6 kg,出生身长 49 cm(-1SD)。孕 24 周 B 超:双顶径 62 mm(相当于孕 25 周)、股骨长径 39 mm(相当于孕 22 周)、肱骨长径 36 mm(相当于孕 22 周)。孕 35 周 B 超:双顶径 96 mm(相当于孕 39 周)、股骨长径 54 mm(相当于孕 28 周)、肱骨长径 48 mm(相当于孕 28 周)。

父母非近亲结婚,否认家族遗传病史。父亲身高 175 cm,母亲身高 170 cm。

(二)入院查体

身长 82 cm(-3SD),上部量 51 cm,下部量 31 cm。体重 13 kg。神清,精神反应可。头围 52.5 cm(+2SD),前额突出,塌鼻梁(图 88-1)。心肺腹无异常。四肢肌力、肌张力正常,四肢腱反射(++),Babinski 征(-)。独站时可见双下肢短而弯曲,双踝关节外翻。

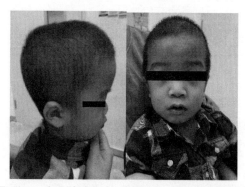

图 88-1　患儿特殊面容:前额突出,面中部发育不良

（三）入院检查

（1）血常规、肝肾功能、血糖、甲状腺功能、性激素五项等实验室检查均未见异常。

（2）垂体 MRI：蝶鞍形态不规则，垂体窝较小，垂体高度约 2 mm，鞍上池增高。

（3）超声检查：肝、脾、肾、甲状腺、肾上腺均未见异常。

（4）X 线：髋关节正位像示骨盆狭窄，骶骨翼变短呈方形，髋臼宽而平。双股骨近端短粗，干骺端增宽。鼻咽腔侧位像示鼻咽腔后壁软组织较厚，边界光滑，局部气道变窄，颅盖大。（图 88-2）

（5）Gesell 儿童发育量表：粗大运动边缘水平，适应性、精细运动、语言及个人 - 社会能力均正常。

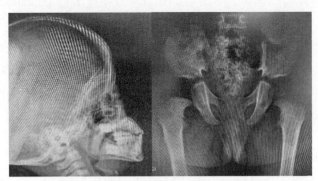

图 88-2　鼻咽腔侧位像及髋关节正位像

（6）全外显子基因测序：*FGFR*3 基因 9 号外显子检测到 c.1138G>A 杂合突变，经 Sanger 测序验证，该突变为新发突变。

【病例分析】

（一）逐层递进式鉴别诊断

认真梳理患儿的临床表现、家族史、查体及相关检查等，综合分析该病例特点，进行鉴别诊断。

1. 家族性身材矮小　患儿父母身高正常范围，无身材矮小家族史，不支持。

2. 内分泌相关疾病

（1）生长激素缺乏症（growth hormone deficiency，GHD）：GHD 患儿出生时身长、体重一般正常，多于 2~3 岁开始身高与同龄儿的差别显著，且体型一般匀称，生长激素激发试验提示生长激素缺乏（<5 ng/mL）或部分缺乏（5~10 ng/mL）。该患儿出生时身长即 <-1SD，上、下部量比例不协调，四肢长骨短为主，可除外。

（2）甲状腺功能低下：患儿多表现为表情淡漠，呆滞，皮肤粗糙，智力低下，骨龄落后于实际年龄。该患儿甲状腺功能正常，精神运动发育基本适龄。可除外。

3. 假性软骨发育不全（pseudoachondroplasia，PSACH）　PSACH 患儿出生时身长正常，2 岁开始生长速度落后于标准生长曲线，表现为典型的短肢侏儒。随年龄增长，各个时期均有不同的临床表现，走路时出现鸭步，儿童时期出现关节疼痛，尤其以下肢大关节疼痛为甚，脊柱侧弯及腰椎前凸亦同期出现。青春期开始出现骨关节炎，主要累及双下肢及脊柱，髋关节呈渐进性病变,约 50% 患者最终需要髋关节置换。本例患儿出生时身长即 <-1SD,生后 6 个月即发现身长明显差于同龄儿,无关节疼痛,不支持。

4. 严重的软骨发育低下　软骨发育低下的骨骼特征与软骨发育不良相似,临床上软骨发育低下患儿中颅面异常情况较少见,肢体畸形等症状较轻。因为婴儿期骨骼发育不良及影像学改变不明显,一般 3 岁以下的软骨发育低下很难诊断,需行基因诊断加以鉴别。

5. 严重 ACH 伴发育迟缓和黑棘皮病　是由 *FGFR*3 基因 c.1949 A>T,p. K650M 变异引起的特殊类型。在发育迟缓可识别前及黑棘皮发病前,需行基因检测与 ACH 鉴别。该患儿目前精神运动发育基本适龄,皮肤未见异常,*FGFR*3 基因突变位点不同,可除外。

6. 软骨发育不全　患儿宫内即发现双顶径增大,股骨径和肱骨径短小,生后身长小于 -1SD,目前身高 82 cm(-3SD),查体双下肢弯曲且短(上部量 51 cm,下部量 31 cm),头围 52.5 cm(+2SD),面中部发育不良,内分泌相关检查阴性,髋关节 X 线符合“软骨发育不全”骨骼特征,全外显子二代测序(NGS)*FGFR*3 基因 9 号外显子检测到 c.1138G>A 杂合突变,支持确诊软骨发育不全。

(二)诊断及确诊依据

1. 诊断　软骨发育不全。

2. 诊断依据

1)临床表现

(1)诊断性特征:非匀称性矮小及四肢短小:身高 <-3SD,臂展 / 身高 <0.96,双上肢或双下肢肢根缩短;大头畸形伴前额突出;头围 >1SD;面中部发育不良,鼻梁扁平、鼻棘短小以及鼻前倾;手指短小及三叉戟型结构。

(2)提示性特征:小胸廓;髋关节和膝关节过度活动;婴儿期肌张力低下;婴儿期脊椎胸腰椎畸形;走路后腰椎前凸;中耳功能障碍。

2)影像学检查

(1)诊断性特征:骨盆和股骨 X 线平片表现为方形髂翼;扁平、水平移位的髋臼;坐骨切迹明显变窄;典型的股骨近端透亮度增加;腰椎椎弓根间距变窄(新生儿中罕见)。

(2)提示性特征:如有必要可行一侧或全身躯体骨骼检查:四肢(正位):短而坚固的管状(“长”)骨,长骨干骺端宽度大、不规则、有杯状畸形(拔火罐)。头颅(正侧位):颅底缩短,面中部发育不全;手(正位):三叉戟手,管状骨粗短,指骨近端和中段短。

3)基 因 检 测:*FGFR*3 基 因 上 检 测 到 c.1138G>A(p.Gly380Arg)或 c.1138G>C(p.Gly380Arg)变异。

【专家点评】

本案我们可以得到如下启示。

(1)身材矮小,切忌只考虑内分泌系统疾病。儿童矮小症具有病种多、临床表现复杂、疾病之间存在表型重叠性、遗传异质性高等特点。应掌握不同病因所致矮小的典型临床特点,通过详细询问病史、体格检查及实验室检查获得诊断线索,必要时通过分子遗传学检测进一步确诊。

（2）头围异常，必要时全外显子二代测序助诊。对于头围异常增大的婴幼儿，在分析佝偻病、脑积水等常见原因的同时，也应注意软骨发育不全等遗传性疾病的可能。如果用 Sanger 测序在常见变异位点未发现变异，或者需要与 ACH 进行鉴别的患儿，可采用全外显子二代测序进行检测。

（牟苇杭　赵澎）

第八十九章　异染性脑白质营养不良

病例 133　表现为脱髓鞘性神经系统退行性变的溶酶体病

【背景知识】

异染性脑白质营养不良（metachromatic leukodystrophy，MLD）是一种最常见的溶酶体病，其发病是由于芳基硫酸酯酶 A（Arylsulfatase A，ARSA）或神经鞘脂激活蛋白 B（Sphingolipid activator protein B，SAP-B）即脑硫脂激活蛋白的缺陷，脑硫脂沉积在中枢神经系统的白质、周围神经及其他内脏组织，从而产生严重代谢异常的脱髓鞘性神经系统退行性疾病，呈常染色体隐性遗传。MLD 按年龄分为 3 型：晚婴型（最常见，病情也最重），青少年型和成年型。临床主要表现为运动功能（行走困难，膝过伸，肌张力降低，废用性肌萎缩，四肢痉挛性瘫，吞咽困难，共济失调等）、认知功能（如记忆力减退，智力低下，痴呆）和行为表现（如易激惹，癫痫发作，感情淡漠）异常。

【病例简述】

（一）入院情况

患儿，男，2 岁，因"运动能力倒退 6 个月"入院。

患儿自幼精神运动发育稍落后于同龄儿，3~4 月始能翻身，6~7 月能独坐，8~9 月可手膝爬，1 岁 6 月可独走数步。而后出现精神运动发育的倒退，已有的大运动能力丧失，逐渐不能独走，扶走时双下肢足尖支撑。

患儿系 G_3P_2，孕 36 周因瘢痕子宫无产兆行剖宫产；孕 1~2 月产检发现前置胎盘，产前 3 天出现"大出血"；父母及 4 岁姐姐身体健康，否认家族遗传病史。

（二）入院查体

神清，精神反应可，对视交流差，可说 2~3 字。头围 48.0 cm，前囟已闭，颈软，腹平软，肝脾未触及。双上肢肌张力可，双下肢肌张力增高，双膝腱反射（+++），双侧巴氏征（+）。手大把抓物，对指捏物欠灵活。俯位可手膝支撑，手膝爬时双下肢交替稍差，常"W"坐位，不能独站，扶站时膝过伸，双侧尖足。双腘窝角 90°，股角 45°，双足背屈角 -20°。

（三）入院检查

（1）血常规未见异常。血生化：谷丙转氨酶 48U/L（参考值：7~40 U/L），r- 谷氨酰转肽酶 98U/L（参考值：<50 U/L），谷草转氨酶 39U/L（参考值：13~35U/L），乳酸脱氢酶 361U/L（参考值：109~245U/L）。血常规未见异常。血电解质、肾功能、血脂、血糖、乳酸、铜蓝蛋白、同型半胱氨酸、血氨等均未见异常。甲状腺功能及叶酸、维生素 B12、铁蛋白均正常。

（2）头颅 MRI：双侧大脑半球白质广泛长 T2 信号影，FLAIR 序列呈高信号。

（3）气相色谱质谱联用法遗传代谢病尿筛未见异常；液相串联质谱法遗传代谢病血筛

未见异常。

（4）神经电生理：肌电图提示神经源性损害，神经传导速度提示多发周围神经损害。双下肢体感通路检测提示外周段及皮层段异常。BAEP 示双侧外周段异常，双耳听力轻度下降。视觉诱发电位示双侧视通路异常。动态脑电图：清醒及睡眠期均正常范围。

（5）Gesell 儿童发育量表：适应性 DQ54，中度发育迟缓；大运动 DQ38，重度发育迟缓；精细动作 DQ38，重度发育迟缓；语言 DQ77，边缘状态；个人 - 社交 DQ73，轻度发育迟缓；提示全面发育迟缓。

（6）芳香基硫酸酯酶 A 活性检测（比色法）14.48nmol/17 h/mg（参考区间 >58）。血清中极长链脂肪酸含量测定：二十二烷酸、二十四烷酸、二十六烷酸、二十四烷酸 / 二十二烷酸、二十六烷酸 / 二十二烷酸均在正常范围。血半乳糖脑苷酶活性检测（比色法）57.87nmol/17 h/mg（参考区间 >12.7）。

（7）全外显子二代测序（NGS）：*ARSA* 基因存在 c.1344dupC 和 c.465G>A 两个杂合变异，经 Sanger 测序验证，两个突变分别源于其父母杂合携带。

【病例分析】

（一）逐层递进式鉴别诊断

认真梳理患儿的病史、查体及相关检查等，综合分析其临床特点，进行逐层递进式鉴别诊断。

1. 脱髓鞘病变　本例患儿近 6 个月出现大运动功能的倒退，步行能力下降，头颅 MRI 示双侧大脑半球白质广泛异常信号，神经电生理提示多发周围神经损害，临床需注意急性播散性脑脊髓炎等脱髓鞘病变。但患儿无前驱感染史，隐匿起病，临床特点不支持。

2. 脑性瘫痪　本患儿双下肢痉挛状态，异常姿势，应注意与脑性瘫痪鉴别。患儿自幼精神运动发育虽稍落后于同龄儿，但 1 岁 6 个月已能独走，其后出现大运动发育的倒退，逐渐丧失了已经获得的运动功能，并有加重趋势，神经电生理提示多发周围神经损害，不支持。

3. 脑白质营养不良　本患儿 1 岁 6 月后出现精神运动发育的倒退，头颅 MRI 示双侧大脑半球白质广泛异常信号，考虑脑白质营养不良，此为一类罕见的遗传性疾病，还需进一步明确诊断并鉴别。

4. 异染性脑白质营养不良　本患儿 1 岁 6 月后出现精神运动发育的倒退，头颅 MRI 示双侧大脑半球白质广泛异常信号，电生理提示多发周围神经损害，视、听通路均有异常，首先考虑异染性脑白质营养不良可能性大，行血清 ARSA 活性检测示该酶活性减低，支持该诊断，遂行基因检测进一步验证。

5. 肾上腺脑白质营养不良　患儿 2 岁女孩，血电解质、血糖正常，无肾上腺功能低下表现，血清中极长链脂肪酸含量测定未见异常，不支持肾上腺脑白质营养不良。

6.Krabbe 病（晚发型球形细胞脑白质营养不良）　本患儿 1 岁 6 月后步行能力倒退，电生理示多发周围神经损害，头颅 MRI 示双侧大脑半球白质广泛病变，临床需要与 Krabbe 病鉴别。查血半乳糖脑苷酶活性正常，结合临床表现及分子遗传学检测结果，可除外。

（二）诊断及确诊依据

1. 诊断　异染性脑白质营养不良。

2. 确诊依据

（1）缓慢起病,有精神运动发育倒退的病史,查体双下肢呈痉挛状态。

（2）头颅 MRI 示双侧大脑半球白质广泛长 T2 信号影,FLAIR 序列呈高信号。

（3）神经电生理示多发周围神经损害。

（4）血清 ARSA 减低。

（5）*ARSA* 基因致病性变异。

【专家点评】

本案我们可以得到如下启示。

（1）综合分析,定位诊断线索宝贵。本例患儿 1 岁 6 月后出现精神运动发育的倒退,查体见双下肢痉挛状态,对于此类患儿不能想当然认为不存在下运动神经元受损,神经电生理检测非常重要,通过定位诊断可以为我们诊断罕见病提供宝贵的线索。

（2）逐层深入,坚持到底一锤定音。本例患儿的诊断思路是从临床特征入手,然后行相关的酶学活性检测,最后基因检测最终确诊,体现了从临床表型到蛋白组学,再从蛋白组学到基因组学的层层递进,追根溯源,最终为罕见病确诊找到了充分的循证依据。

（徐刚　赵澎）

第九十章 GM1 神经节苷脂贮积症

病例 134 伴有皮肤异常的精神运动发育倒退

【背景知识】

GM1 神经节苷脂贮积症是一种罕见的常染色体隐性遗传病,由 β- 半乳糖苷酶基因(*GLB*1)突变致 β- 半乳糖苷酶缺乏,进而引起 GM1 神经节苷脂降解障碍,在溶酶体中沉积,导致细胞和脏器损害。其发病率在普通人群中约为活产婴儿的 1/100000~200000。

【病例简述】

(一)入院情况

患儿,女,11 月,因"至今竖颈无力"入院。

患儿自生后精神运动发育落后于正常同龄儿,6 月偶能抬头,10 月短时前撑坐,至今不能自主翻身。近 1 月发现精神运动发育倒退,逗笑出声减少,竖颈无力,不能前撑坐,不能翻身,不追视,易惊。近日精神弱,玩耍及互动交流减少,睡眠可,喂养不良。否认抽搐发作史。

患儿系 G_2P_1(G_1P_0,人工流产),自孕 7 月因羊水少保胎,家属诉孕期胎动偏少,孕 36^{+4} 周因羊水少、臀位剖宫产。出生体重 2.65 kg,产时哭声低。父母均体健,非近亲结婚,否认家族遗传史。

(二)入院查体

神清,不追视,听觉敏感,惊吓反射过度,不认生,可逗乐,偶可发元音。全身皮肤多发大片蒙古斑;面部、躯干、臀部、会阴可见毛细血管扩张。头围 44.0 cm,前囟 1.5 cm×1.5 cm,粗笨面容,前额稍突出,招风耳,高腭弓,牙龈增厚,可见 2 块增生赘肉,牙齿萌出异常。腹部膨隆,肝肋下 2 cm 可及,脾肋下 1 cm 可触及。四肢肌张力低,腱反射(++),双跖反射对称伸性。双手拇指及双侧踝关节挛缩。竖颈无力,俯卧位不能抬头,不能肘支撑,不能翻身。

(三)入院检查

(1)血常规:HGB 76 g/L(参考值 115~150 g/L), MCV 67.3 fL(参考值 76.0~88.0 fL),MCH 17.2 pg(24.0~30.0 pg),MCHC 255 g/L(309~359 g/L),其与指标正常。

(2)血生化:AST 158 U/L(参考值 15~40U/L), ALP 547 U/L(参考值 142~335U/L),余未见异常。

(3)甲状腺功能:未见异常。

(4)血 MS/MS、尿 GC/MS:未见异常。

(5)染色体核型:46,XX。

(6)头颅 MRI(图 90-1):双侧额颞顶枕叶白质区 T2WI 及 FLAIR 序列片状高信号影;双侧丘脑对称性 T1WI 高信号影,T2WI 及 FLAIR 低信号影;脑外间隙增宽。

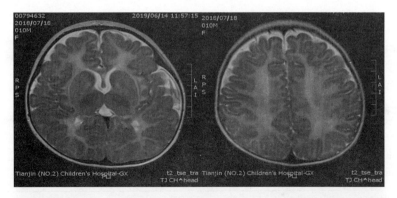

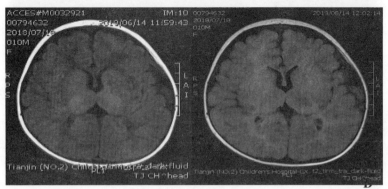

图 90-1　头颅 MRI

注:A、B:T2WI;C:T1WI;D:FLAIR 序列

（7）心电图:窦性心律,非特异性 T 波异常。超声心动图:未见异常。

（8）腹部超声:胆结石,肝脾增大（肝剑下 18 mm,肋下 19 mm;脾肋下 11 mm,厚约 29 mm）。

（9）神经电生理检查:BAEP 未见异常。VEP 双侧 P100 未引出明确波形。四肢 SEP 皮层段异常;四肢神经电图、肌电图未见异常。

（10）动态脑电图:清醒下 4-5Hzθ 节律为主,波幅中等,后头部优势,杂有较多中幅 δ 慢波活动及低幅快波,视反应抑制欠佳,双侧大致对称。睡眠可见完整睡眠周期脑波,睡眠纺锤波减少,双侧前额区、额区及前颞区可见少量中 - 高幅 1.5-2.0Hzδ 慢波阵发出现,亦可呈全导出现。

（11）双踝关节正侧位、双手及髋关节正位片:未见异常。胸腰椎正侧位片:L2-L3 椎体前缘突出。

（12）眼底检查:屈光间质欠清,眼底未见明显异常。

（13）酶学检测:β- 半乳糖苷酶活性 2.37nmol/1 h/mg,低于正常人平均值 10%,提示 β-半乳糖苷酶缺乏。其他溶酶体病相关酶学检测大致正常。（表 90-1）

表 90-1 溶酶体病相关酶学检测结果

酶	α- 氨基葡萄糖乙酰转移酶	β- 半乳糖苷酶（β-Gal）	α-L- 艾杜糖苷酶（IDUA）	芳香硫酸酯酶 A（ASA）	α-N- 乙酰氨基葡萄糖苷酶	半乳糖脑苷脂酶（GALC）	β- 葡萄糖苷酶	β- 葡萄糖醛酸酶
对应疾病	黏多糖 ⅢC 型	粘多糖 ⅣB 型	粘多糖 Ⅰ型	异染性脑白质营养不良	粘多糖 ⅢB 型	球形细胞脑白质营养不良	戈谢病	粘多糖 Ⅶ型
结果	21 nmol /17 h/mg	2.37 nmol /1 h/mg 缺乏	38.4 nmol /1 h/mg	150.8 nmol /17 h/mg	31.01 nmol /17 h/mg	39.41 nmol /17 h/mg	3.13 nmol /1 h/mg	122.66 nmol /1 h/mg

（14）全外显子二代测序（NGS）：*GLB*1 基因 2 号外显子 c.202 C > T p.（Arg68Trp），为错义突变，经 Sanger 测序验证，其父亲杂合携带，母亲未检测到。生物信息软件预测其致病可能性较高。根据 ACMG 指南，综合分析为致病性变异。

另外，在 chr3p22.3 检出（33137821-33138587）×1（0.766kb）缺失突变，缺失范围包含 *GLB*1 外显子 1，预计会导致所编码的蛋白紊乱。综合分析为致病变异。特定基因缺失半定量 PCR 验证：本例患儿及其母 [Hg19] chr3p22.3（33137821-33138587）拷贝数是 1，杂合缺失；其父 [Hg19] chr3p22.3（33137821-33138587）拷贝数是 2，正常。证实该缺失源于母亲。

【病例分析】

（一）逐层递进式鉴别诊断

1. 溶酶体病　患儿精神运动发育落后并倒退，全身多发大片蒙古斑及散在毛细血管扩张，肝脾肿大，四肢肌张力低，多发关节挛缩，贫血，角膜混浊，脑白质病变，L2-L3 椎体前缘突出。患儿临床特征复杂，存在多系统受累，支持溶酶体病，首先考虑粘多糖病，并注意与异染性脑白质营养不良、球形细胞脑白质营养不良、尼曼匹克氏病、戈谢病等其他溶酶体病鉴别。

2. GM1 神经节苷脂贮积症 / 黏多糖贮积症 ⅣB 型　行相关酶学检测，发现患儿 β- 半乳糖苷酶缺乏，此酶与 GM1 神经节苷脂贮积症或黏多糖贮积症 ⅣB 型相关，而其他溶酶体病相关的酶活性均在正常范围。

3. GM1 神经节苷脂贮积　查阅文献，两种疾病有相同致病基因 *GLB*1，均由 β- 半乳糖苷酶缺乏所致，亦有相似临床特征。但 GM1 神经节苷脂贮积症以神经系统退行性变为主要特征，该特征是与黏多糖贮积症 ⅣB 型鉴别的主要依据。本例患儿存在精神运动发育倒退，考虑与神经系统退行性变有关，故临床支持 GM1 神经节苷脂贮积症。

进一步基因检测：患儿 *GLB*1 基因外显子 2 有一错义突变（c.202 C > T ）；另有 chr3p22.3（33137821-33138587）×1（0.766kb）片段缺失，缺失范围包含 *GLB*1 外显子 1，这两个变异分别源自其父母，构成了复合杂合变异。查 OMIM 示 *GLB*1 基因临床表型为 GM1 神经节苷脂贮积症（Ⅰ 型、Ⅱ 型、Ⅲ 型）和黏多糖贮积症 ⅣB 型。从临床表型入手，通过蛋白组学和基因组学手段，最终确诊为 GM1 神经节苷脂贮积症。

4. GM1 神经节苷脂贮积症婴儿型　患儿系婴儿期发病，精神运动发育落后并有倒退，喂养不良,粗笨面容,牙龈增厚,牙齿萌出异常,听觉敏感,易惊,肌张力低下,肝脾肿大,角膜混浊,骨发育不良,符合婴儿型 GM1 神经节苷脂贮积症临床诊断要点。

(二)诊断及确诊依据

1. 诊断　GM1 神经节苷脂贮积症(婴儿型)。

2. 确诊依据

(1)临床特征:多系统受累,且存在神经系统退行性变的临床特征,可作为诊断鉴别点。大约 50% 患者视网膜黄斑上有樱桃红斑,此特征可为诊断依据。

(2)β- 半乳糖苷酶活性减低。

(3)全基因组测序或 *GLB*1 基因测序发现 *GLB*1 基因致病性变异。

(4)患儿 AST 升高,而 ALT 正常。研究表明 AST 可以是婴儿型神经节苷脂贮积症的生化诊断线索。

(5)患儿头颅 MRI 示脑白质髓鞘化不良,双侧丘脑对称性信号改变,与既往文献报道一致,为疾病诊断提供了影像学证据。

【专家点评】

本案我们可以得到如下启示。

(1)皮肤异常,早诊断的关键线索。GM1 神经节苷脂贮积症中,皮肤病学发现并不常见。蒙古斑可见于 90% 正常亚洲婴儿,但是不应完全被视为良性胎记,尤其是患儿存在发育迟缓或神经系统损害的情况下,皮肤学异常可能是溶酶体病早期诊断的关键线索。

(2)鉴别诊断,神经节苷脂贮积症。在脑白质髓鞘化不良、丘脑损害的患者中,神经节苷脂贮积症应作为鉴别诊断考虑。GM1 神经节苷脂贮积症临床谱广泛,与许多其他疾病表型相似,通常造成诊断困难,要注意识别。

（陈淑娟　赵澎）

第九十一章 脓疱型银屑病

病例135 当周身遭遇泛发性脓疱……

【背景知识】

脓疱型银屑病（pustular psoriasis，PP）是银屑病的一种少见类型，占所有银屑病的1.1%，临床分为泛发性和局限性，儿童多为泛发性，可发生于任何年龄段，呈周期性发作。泛发性脓疱型银屑病（generalized pustular psoriasis，GPP）是一种少见的重度银屑病，是一种活跃的、不稳定的疾病状态，可由急性感染、治疗不当等因素诱发。与成人GPP发病前多数有寻常型银屑病病史不同，儿童GPP发病前多无寻常型银屑病病史；儿童GPP发病与 *IL-36RN*、*AP1S3*、*CARD*14 等的基因突变关系密切。

【病例简述】

（一）入院情况

患儿男，11岁，主因"周身红斑、脓疱2月余，加重伴发热1周"就诊。

入院前2月余患儿无明显诱因左腋下出现红斑、簇集性脓疱，当地医院诊断为"脓疱型银屑病"，予"头孢丙烯、蓝芩口服液"口服，"卡泊三醇、曲安奈德益康唑乳膏"外用，皮损逐渐好转，但仍反复，入院前1周皮损加重，患儿出现间断发热，最高达39.3 ℃，再次就诊于当地医院，予"阿维A，20 mg，每日1次"口服，未见好转，且皮损渐扩展至头面、躯干、四肢，遂收入我科。

患儿系 G_1P_1，足月顺产，否认银屑病病史，否认家族遗传病史。

（二）入院查体

身高165 cm，体重65 kg，发育正常，神志清楚，呼吸平稳，口周无发绀。颈软，胸廓对称，无肋间隙增宽及变窄，心音有力，腹软，肝脾未触及肿大，肠鸣音存，男童外阴，生理反射存在，病理反射未引出。

（三）皮肤科检查

面部、躯干、四肢、双侧手足弥漫性潮红、肿胀，躯干、四肢大量针尖至粟粒大小丘脓疱疹，部分脓疱融合呈环形，可见大片脓湖，部分干涸可见黄色痂屑；躯干、四肢多量红斑、脱屑，皮温偏高；关节无畸形，见图91-1。

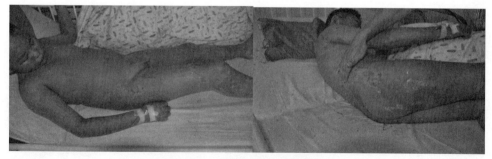

图 91-1　泛发性脓疱型银屑病

（四）实验室检查

（1）血常规：白细胞：$11.84 \times 10^9/L$（参考值 $4 \times 10^9 \sim 10 \times 10^9/L$），中性粒细胞比率 79%（参考值 50%~70%），中性粒细胞计数 $9.36 \times 10^{-9}/L$（参考值 $2 \times 10^9 \sim 7 \times 10^9/L$）、尿、便常规：未见明显异常；C 反应蛋白：88.6 mg/L（参考值 0~8 mg/L）；抗链 O：581IU/mL（参考值 0~150 IU/mL）；血沉：62 mm/h（参考值 0~15 mm/h）；

（2）生化常规：甘油三酯 2.27mmol/L（参考值 0~2.26 mmol/L），白蛋白：30.5 g/L（参考值 38~54 g/L）；IL-6 32.82 pg/mL（参考值 0~7 pg/mL），降钙素原 0.45ng/mL（参考值 0~0.05 ng/mL）；

（3）Ig：IgE 620.8IU/m L（参考值 0~100 IU/mL）；IgG、IgM、IgA、C3、C4、ANA+ENA、ANCA 未见明显异常。

（4）全外显子组测序结果显示，IL36RN 存在杂合变异位点，经 sanger 验证，该变异来自于携带相同突变位点的父亲。依据美国医学遗传学与基因组学学会的变异解读指南，该变异判定为可疑致病性变异。

【病例分析】

（一）逐层递进式鉴别诊断

综合分析患儿的临床特点及病史，进行鉴别诊断。

1. 急性泛发性发疹性脓疱病（AGEP）　患儿周身大量脓疱，需与 AGEP 鉴别，后者是一种以全身泛发性脓疱为主要表现的药疹，常在使用药物 48 h~8 d 内急性发病，伴瘙痒、发热等全身症状，多无黏膜损害和内脏受累，无银屑病病史及家族史，自然病程短，预后好。患儿发病前无可疑用药史，病情反复发作，不支持 AGEP 诊断。

2. 脓疱疮　俗称"黄水疮"，是儿童最常见的细菌感染性皮肤病，主要由金黄色葡萄球菌或溶血性链球菌感染所致，皮损以口周、鼻周、耳廓等暴露部位多见，初期皮损为红色丘疹，迅速变为脓疱，周围有明显红晕，疱壁薄，易破溃、糜烂，脓液干燥后可形成蜜黄色痂，自觉瘙痒，常因搔抓传播至其他部位，病程较短。本例患儿皮损累及周身，可见脓湖，上无明显结痂，除外本病。

3. 脓疱型银屑病（PP）　本例患儿发病前无可疑用药史，周身大量针尖至粟粒大小丘脓疱疹，部分脓疱融合呈环形，可见大片脓湖，基因检测 IL36RN 存在杂合变异位点，最终明确诊断为脓疱型银屑病。本病临床分为泛发性和局限性两种。儿童多为泛发性，病情反复，可呈周期性发作。典型皮损为红斑或正常皮肤基础上播散性无菌性脓疱,常伴反复高热、寒战,可合并败血症、电解质紊乱等并发症,严重者危及生命。

（二）诊断及确诊依据

1. 诊断　①脓疱型银屑病（PP）;②泛发性脓疱型银屑病（GPP）

2. 确诊依据　①发病前无可疑用药史,病情反复、迁延;②周身大量无菌性脓疱,部分融合呈脓湖;③基因检测回报 IL36RN 存在变异位点。

【专家点评】

本案我们可以得到如下启示。

当皮肤科医生遇到儿童患者周身泛发性脓疱时,需考虑 PP 可能,并仔细询问病史及用药史,与 AGEP 鉴别。与成人 PP 发病前多数有寻常型银屑病病史不同,儿童 PP 发病前多无寻常型银屑病病史,且发病与 IL36RN 等的基因突变关系密切,因此,对于泛发性病例,推荐患儿家长进行基因检测必不可少。治疗上目前国内外关于儿童 PP 治疗尚无标准化指南,多数学者认为阿维 A 是治疗儿童 GPP 的首选,但其起效较慢,且长期应用可能带来骨骼等诸多方面的副作用,随着医学技术的发展,阿达木单抗等生物制剂为银屑病的治疗带来新的希望,其在成人及儿童中重度斑块型银屑病的治疗中取得较好疗效,但其对儿童 GPP 的治疗尚处在探索阶段。

（陈立新　廉佳）

第九十二章　外胚叶发育不良

病例136　以汗腺及皮肤附件部分或全部缺如为特征性疾病,需谨慎先天发育性疾病

【背景知识】

外胚叶发育不良(ecodermal dysplasia,ED)是以汗腺、毛发、牙齿、指(趾)甲等外胚层起源的组织发育缺陷为主要特征的遗传性疾病。临床分为少汗型和有汗型。少汗性外胚叶发育不良(HED)又称Christ-Siemens-Touraine综合征,是以汗腺、毛发及牙齿等外胚叶组织发育不全或形态缺陷为主要特征,典型的临床特点为无汗或少汗、毛发稀疏或全秃、少牙或牙形态异常等三联症,发病率约为1/100000。其致病基因有EDA、EDAR、EDARADD和WNT10A等,遗传方式包括X连锁隐性及常染色体显性或隐性遗传。其中EDA基因变异导致的HED为最常见的一种,为X连锁隐性遗传。有汗性外胚叶发育不良(hidrotic ectodermal dysplasia))是一种以甲、毛发及掌跖(或牙齿)等外胚层起源的组织发育缺陷为主要特征的常染色体显性遗传皮肤病,临床表现以甲发育不良、毛发缺陷、掌跖角化过度(或牙齿发育不良)三联征为特征,可合并其他症状,临床表型具有多样性。是由人类GJB6基因突变,其编码的缝隙连接蛋白Cx30突变所致。

【病例简述】

(一)门诊就诊情况

患儿,男,12岁,因周身毛发稀少12年就诊。

患儿出生后即被家属发现全身无毛发生长,伴长期低热,体温波动于37~38℃,少汗,怕热,随患儿生长发育,毛发较前稍增多,口腔内无牙齿生长,无白内障、斜视、无癫痫发作,无指(趾)畸形。患儿系第2胎第1产,足月顺产,出生体重3kg。其父母亲已离异,其父亲再婚后,有一子正常,其母再婚后育有1子,与本患儿表现相同。患儿父母体健,父母非近亲结婚,母亲妊娠期间无服药史,否认药物过敏史。

(二)体格检查

患儿身高176cm,体重75kg,体型偏胖,智力发育正常。牙列缺损,牙槽嵴发育不良,双耳郭无畸形。无听力损失,无智力障碍。全身关节未见异常,其他各系统检查无异常。

(三)体格检查

皮肤科检查:头皮可见稀疏纤细毛发生长,枕后可见一片状毛发缺失区,局部皮肤干粗,灶状淡红斑,无眉毛及睫毛,躯干、四肢毳毛稀少,周身皮肤光滑干燥、双手足甲伴发育正常。特征性的相貌:额叶隆起,鼻梁略宽稍凹,颧骨高且宽,下半脸狭小,眼睛周围有线形皱纹,眶

周、口周可见黑色色素沉着(如图 92-1 所示)。

(四)基因检查

全外显子组测序结果显示:*EDA* 基因有 1 个半合子突变:c.810delG 半合子突变,导致氨基酸发生移码突变(p.L271Sfs*9)。(患儿父母离异均在外地,经患者祖母知情同意,仅采取患儿外周血)。

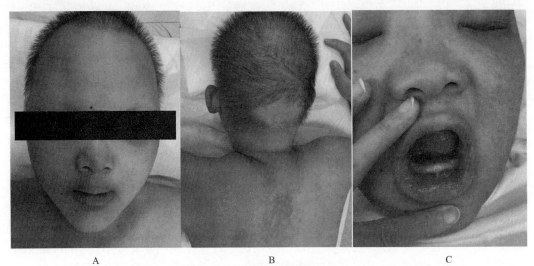

图 92-1　少汗性外胚叶发育不良

图 A 示:头皮可见稀疏纤细毛发生长,额叶隆起,鼻梁略宽稍凹,颧骨高且宽,下半脸狭小,眼睛周围有线形皱纹,眶周、口周可见黑色色素沉着,无眉毛及睫毛。图 B 示枕后可见一片状毛发缺失区,局部皮肤干粗,灶状淡红斑。图 C 示牙列缺损,牙槽嵴发育不良。

【病例分析】

回顾病史,结合患儿特殊面容、毛发稀少及皮肤干燥、少汗等特点及遗传基因检查。

1. 诊断　少汗性外胚叶发育不良。

2. 确诊依据

(1)详细回顾病史:患儿出生时头皮毛发缺如,从生后 4 d 起开始反复出现不明原因发热,一般为低热,但最高可至 39~40 ℃。夏季烦躁不安,全身无汗。2 岁后在炎热及剧烈活动后两侧腋窝少量出汗,其他部位仍无汗,必须借助冷水浴降温。反复发热至 6 岁时有所缓解,但毛发稀少及少汗症状无好转,近 3 年,头皮毛发较前增多。牙齿一直缺如,牙龈萎缩。智力发育与同龄人相当。

(2)患儿特殊面容:额叶隆起,鼻梁略宽稍凹似马鞍,眼睛周围有线形皱纹。

(3)基因学检查:EDA 基因突变。

【专家点评】

本案我们可以得到如下启示。

(1)细致掌握病患病史全貌。患儿生后即发现头皮毛发缺如,在婴幼儿期最初的症状就是不明原因发热。很多情况下,只有患儿在成长中表现出毛发和牙齿缺陷后才引起父母关注,患儿的特殊面容及病史为明确诊断提供了重要的临床资料。

（2）保持警惕罕见疾患意识。对不寻常疾病持有罕见病意识。对于临床表现特殊的患者,积极并合理选择基因检测,避免罕见病的遗漏和延误。

（毕田田　廉佳）

第九十三章　肠病性肢端皮炎

病例137　以红斑鳞屑为首发皮损表现

【背景知识】

肠病性肢端皮炎(acrodermatitis enteropathica，AE)是一种少见的锌缺乏为特点的常染色体隐性遗传病,常于婴幼儿期发病,以肢端及腔口周围皮炎、脱发和腹泻三联征为典型临床表现。目前认为该病是由 SLC39A4 基因突变影响了肠道锌的吸收,使患儿血锌水平明显降低,补锌治疗后临床症状可显著改善。

【病例简述】

(一)入院情况

患儿,男,1岁,因周身红斑、丘疹、水疱、结痂反复1年,加重1月入院。

患儿于入院前1年(自生后9个月)无明显诱因双手足端出现红斑、丘疹、水疱、结痂,偶有瘙痒,无疼痛,皮疹渐扩展至双肘、臀部、阴囊、双膝,2周左右水疱结痂、脱落,局部遗留红斑。就诊于当地医院,予口服阿莫西林等抗感染治疗(具体其他药物不详)。之后类似皮疹约半月左右发作一次。入院前半年,就诊于北京儿童医院,于口服甘草锌颗粒、维生素AD滴剂、阿奇霉素,外用糠酸莫米松乳膏、百多邦等对症治疗,皮疹可消退,但仍反复发作。入院前1月,患儿皮疹反复,为求进一步治疗,收入院。

患儿系 G_3P_3(前2胎与本患儿为同母异父),足月,顺产。父母体健,否认家族遗传病史。

(二)入院查体

身高(81cm)体重(9.3kg)。体格发育落后,营养欠佳,体型消瘦。双肺呼吸音粗,心音有力,律齐,各瓣膜区未闻及杂音。腹平软,肝脾未触及。四肢活动自如,肌力及肌张力正常。专科查体:头面部、躯干、四肢可见大量红斑、丘疹,红斑基础上可见结痂,以肢端和腔口周围为著;头皮毛发较稀疏(图93-1);双眼可见黄色分泌物。

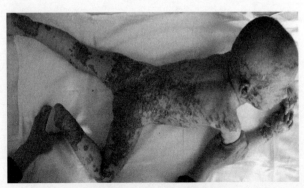

图93-1　患儿临床图片

（三）入院检查

（1）血常规：CRP 17.02 mg/L（参考值：0~8 mg/L），白细胞 10.57×10⁹/L（参考值：5.1~14.1/L），红细胞 3.83×10¹²/L（参考值：4~5.5/L），血红蛋白 112 g/L（参考值：107~141g/L），血小板 676×10⁹/L（参考值：190~524/L），中性粒细胞比率 48.9%（参考值：13%~55%），淋巴细胞比率 33.1%（参考值：33%~77%），单核细胞比率 13.4%（参考值：2%~13%），嗜酸性粒细胞比率 4.1%（参考值：0~9%）。

（2）生化示葡萄糖 8.23 mmol/L（参考值：3.9~6.1mmol/L），总蛋白 52.9 g/L（参考值：56~75 g/L），白蛋白 35.4 g/L（参考值：38~54 g/L），碱性磷酸酶 46U/L（参考值：142~335U/L），肌酸激酶 23U/L（参考值：50~310U/L），肌酸激酶同工酶 10U/L（参考值：0~24U/L），丙氨酸氨基转移酶 7 U/L（参考值：9~50U/L），天冬氨酸氨基转移酶 24 U/L（参考值：15~40U/L）。

（3）血微量元素：锌 52.4 μmol/L（参考值：38~165 μmol/L）。

（4）Ig+C3+C4：未见异常。

（5）ANA+ENA：未见异常。

（6）25 羟维生素 D 检测：未见异常。

（7）皮肤病理（右上肢皮肤活检）：表皮角化过度伴连续性角化不全，棘层不规则增厚，可见细胞内外水肿，小灶呈海绵水肿，真皮乳头层水肿，血管淤血，真皮浅层血管周围可见少数淋巴细胞浸润，以上病理改变不除外肠病性肢端皮炎，请结合临床。免疫组化：CD3 散在少数（＋）、CD20 偶见（＋）、CD68 偶见（＋）、CD1a（-）、CD31 血管内皮（＋）、MPO（＋）。

（8）全外显子组测序结果：发现 *SLC39A4* 基因有 2 个杂合突变。c.1396dupC（p.H466Pfs*20）患儿父亲该位点杂合变异，患儿母亲该位点无变异；c.653 C>G（p.P218R）患儿父亲该位点无变异，患儿母亲该位点杂合变异。研究表明本病由 *SLC39A4* 基因突变所致，该基因编码的蛋白参与锌的转运。

【病例分析】

（一）逐层递进式鉴别诊断

认真梳理患儿的病史、查体及相关检查等，综合分析患儿的临床特点，进行逐层递进式鉴别诊断。

1. 尿布皮炎 本患儿臀部皮疹需注意鉴别此病，尿布皮炎是发生于臀部皮肤刺激性皮炎，通常与尿布接触部一致，一般无肢端或面部皮肤改变。本患儿除臀部皮疹外，头面部、四肢均有明显皮疹，故不支持尿布皮炎。

2. 大疱性表皮松解症 患儿肢端皮疹需注意鉴别此病。大疱性表皮松解症患者皮肤在受到摩擦或者碰撞后出现水疱及血疱，肢端及四肢的伸侧最明显，预后有瘢痕形成。本病皮疹与外伤无关，皮疹愈合后无瘢痕形成，故不支持大疱性表皮松解症。

3. 银屑病 本患儿皮疹表现为红斑、鳞屑，临床需注意鉴别此病。银屑病典型表现为鳞屑性红斑或斑块，部分患者可有关节症状、甲异常，本患儿无银屑病家族史，皮疹无病理结果无典型银屑病病理改变，故不支持银屑病。

4. 湿疹 本患儿皮疹表现为红斑、鳞屑,临床需注意鉴别此病。湿疹皮疹多形性,对称分布,明显瘙痒,慢性病程,大部分患儿血清 IgE 水平升高。本患儿皮疹无明显瘙痒,血清 IgE 水平正常,故不支持湿疹。

(二)诊断及确诊依据

1. 诊断 肠病性肢端皮炎。

2. 确诊依据 肠病性肢端皮炎的诊断主要根据其特征性的临床表现,再结合实验室检查和诊断性治疗确诊。

(1)临床表现:本病通常在断奶后 1~2 周或人工喂养的 4~10 周内发病。皮炎、腹泻、脱发三联征(20% 的病例会出现完整的三联征)是典型表现。皮炎:好发于腔口周围和肢端,红斑基础上鳞屑、结痂、糜烂,可出现水疱、大疱。严重者有烫伤样或坏死表现。脱发:头发细而稀疏,数周后全部脱落。腹泻:严重程度不一,可能为间断性,可在皮疹出现前或出现后出现。

(2)实验室检查:血浆和头发中锌含量降低、血清碱性磷酸酶降低。*SLC39A4* 基因突变检测。

【专家点评】

本案我们可以得到如下启示。

(1)典型皮疹,典型诊断。本例患儿腔口周围典型皮疹,皮肤病理及基因检测为诊断提供了重要的临床资料。对于临床上有 AE 样表现的患儿。早期进行 *SLC39A4* 基因检测是确定诊断,评估预后及正确选择治疗方案的关键手段,对于避免误诊、漏诊有重要意义。

(2)少见疾病,少见证据。肠病性肢端皮炎是一种少见的遗传性锌缺乏症,但本例患儿锌水平正常,需要注意的是锌水平正常时也可有肠病性肢端皮炎的临床表现。对于体内锌含量的检测还存在如年龄、血清白蛋白水平等一些影响因素,因此体内锌水平的测定仅能作为辅助诊断。本患儿碱性磷酸酶明显降低,锌是碱性磷酸酶活性的辅因子,所以血清碱性磷酸酶水平低于相应年龄的正常水平可为锌缺乏提供支持证据。

(3)不同结果,不同预后。锌缺乏可以是遗传性的肠病性肢端皮炎,也可以是获得性的暂时性症状性锌缺乏。二者的临床表现基本相同,但预后完全不同,需临床医生必须在患儿诊治过程中尽早做出正确的判断。

(卞亚伟 廉佳)

第九十四章　婴儿 CHILD 综合征

病例 138　以红斑鳞屑为首发皮损表现，切误只想到"银屑病"

【背景知识】

CHILD 综合征（congenital hemidysplasia with ichthyosiform nevus and limb defects，CHILD syndrome）是一种以先天性偏侧发育不良、鱼鳞病样痣、同侧肢体缺陷为特征的 X 连锁显性遗传的多系统疾病，临床极为罕见。发病原因与 NSDHL 基因突变有关，由于该基因突变，导致胆固醇合成所需的 3β- 羟基类固醇脱氢酶功能丧失，从而引起胆固醇合成障碍及受累组织毒性代谢产物的堆积，由于固醇类物质是细胞膜及髓鞘的主要成分，故最终致皮肤组织及中枢神经系统结构异常及功能障碍。本病由于该基因缺失对男性胚胎具有致死效应，因此存活患者几乎均为女性。

【病例简述】

（一）入院情况

患儿，女，87 天龄，因发现右侧肢体片状淡黄色丘疹伴同侧肢体畸形 87 天入院。

患儿出生即有右下腹部及右下肢单侧鱼鳞病样红皮病皮损，在皮损中央见一处宽 3 cm 涡状皮肤正常区域，右足趾畸形，右肩部、右腋下及右下颌可见片状淡黄色疣状增生，右手部分手指背侧见条带状疣状增生，有鳞屑痂，无明显渗出及异味。皮损随着身体长大等比例增大。

患儿系 G_1P_1，孕 38^{+3} 周顺产，父母身体健康，患儿父母无类似疾病及遗传疾病史。

（二）入院查体

身高 55 cm，体重 3.9 kg。体检：生命体征平稳。因患儿年龄较小，查体配合度较差，未行双侧肌力及肌张力对照。皮肤科检查：皮损仅累及右侧躯体，右下腹、右臀部、右侧会阴部、右腿及右足部见明显红色斑块，表面附着黄色鳞屑，边界清楚，无明显渗出及异味；右下颌、右颈部及右腋下可见片状淡黄色疣状增生性斑块，右手第 1、2、3、4 手指背侧见条带样疣状增生性斑块，指甲甲板发育正常；患儿右下肢较左侧略粗大，双下肢长度无明显差异，右足第 2、3、4 足趾只有 1 个趾间关节且甲板缺如，余右足趾均发育不良，但仍存在甲板（图 94-1）。毛发未见明显异常。

（三）入院检查

（1）实验室检查：血尿常规、肝肾功能、血脂均正常。心电图、腹部超声检查均未见明显异常。

（2）右肩部及腿部红斑处皮损组织病理检查：镜下见表皮角化过度伴角化不全，角质层因糜烂多脱落，颗粒层见少量中性粒细胞浸润，棘层肥厚，表皮突不规则延长，表皮下散在或灶性炎细胞浸润,偶见嗜酸性粒细胞(图 94-2)。免疫荧光显示 IgG(-)、IgA(-)、IgM(-)、C3(-)。

(3)基因检测:提示 *NSDHL* 基因 c.441T>A 错义突变。

(四)诊断及治疗

1. 临床诊断　CHILD 综合征。

2. 治疗　根据病情严重程度患儿间断口服阿维 A 胶囊 [0.3~0.5 mg/(kg·d)],外用凡士林、他卡西醇软膏、弱效糖皮质激素软膏 6 年余,治疗过程中部分皮损有所改善,停药后皮损易反复。4 年前改用 2% 辛伐他汀软膏和 2% 胆固醇软膏外用至今。

(五)随访观察

患儿 4 岁,体检:右侧肢体活动较左侧略迟缓,右侧肢体肌张力略下降,肌力较对侧稍弱,智力正常。皮肤科检查:右下颌、右颈部皮损消退,余皮损及右足畸形仍存在,皮损随年龄增长等比例增大。近两年原皮损基础上可见数个黑斑。患肢较健肢略长,粗细程度基本一致。复查血尿常规、肝肾功能、血脂均未见异常。头颅 MRI、胸部 X 线、心电图、心脏超声、腹部超声及眼科检查均未见明显异常。右足 X 线片提示右足畸形及部分骨质缺损(图 94-3)。下肢多普勒彩超提示患肢血供较健侧丰富,血流速度相对较快。

患儿 6 岁,皮肤科检查:右腹部及右下肢黄色鳞屑较 2 年前部分消退,右足部黄色鳞屑仍较明显,患肢较健侧稍长(图 94-4),其余皮损与前次随访时基本相同。此后,患儿改用 2% 辛伐他汀软膏 +2% 胆固醇软膏外用。患儿同父同母的妹妹体健。

患儿 8 岁,皮肤科检查:右腹部及右大腿皮损较前减轻,原黄色鳞屑大部分消退,基底红斑存在;右手 1~4 指背侧皮损大部分消退,右 5 指出现新发带状疣状增生性斑块,表面附着淡黄色鳞屑;右小腿皮损较前稍好转;右足畸形存在,患肢较健侧肢体长约 4 cm,原右足 1、5 足趾甲板脱落(图 94-5);患儿无其他系统受损表现。

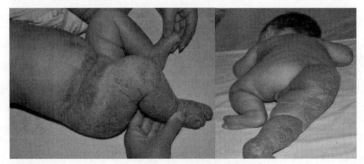

图 94-1　初诊时皮损表现

【病例分析】

(一)鉴别诊断

因患儿以鱼鳞病样皮损为首发表现,因此需与其他皮损存在相似性的皮肤病相鉴别,如表皮痣综合征、表皮松解性角化过度鱼鳞病、炎性线性疣状表皮痣、X 连锁显性点状软骨发育不良、银屑病、疣状黄瘤等,必要时需行 *NSDHL* 基因检测以明确诊断。

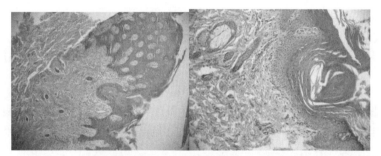

图 94-2　皮损组织病理学表现(HE 染色)

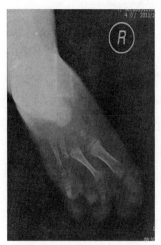

图 94-3　右足 X 线表现

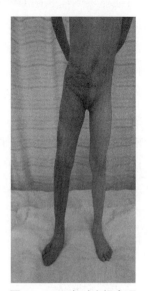

图 94-4　6 岁时皮损表现

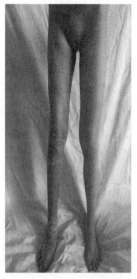

图 94-5　8 岁时皮损表现

1. 银屑病　患儿皮损表现为泛发性境界清楚、形状大小不一的红斑,周围有炎性红晕,表面覆盖多层银白色鳞屑,鳞屑易于刮脱,但本例患儿皮损仅偏侧分布,且合并有肢体缺陷,故排除银屑病的诊断。

2. X 连锁显性点状软骨发育不良　本例患儿有鱼鳞病样红皮病皮损、淡黄色疣状增生及鳞屑痂,并伴有一侧肢体发育不良,临床需与 X 连锁显性点状软骨发育不良进行鉴别,且二者组织病理学特征类似,但该病皮损及肢体缺陷并非严格的偏侧分布,且突变基因不同,该病发病机制为 *EBP* 基因突变引起胆固醇生物合成障碍所致,与本例患儿不符,故不能诊断 X 连锁显性点状软骨发育不良。

3. 表皮痣综合征　表皮痣综合征一般合并有牙齿、脊柱、眼部畸形、神经系统、肾、心脏等发育不全。本例患儿皮肤表现与表皮痣类似,但表现为偏侧分布,且无神经系统受损表现,故不符合表皮痣综合征诊断。

4. 炎性线性疣状表皮痣　炎症性线性疣状表皮痣是一种少见的皮肤疣状角化性损害,它通常发生于出生时和出生后几年内,沿着 Blaschko 线分布。红斑和剧烈瘙痒是该病区别于其他表皮痣的显著特征。本患儿无瘙痒表现,故暂不诊断为炎性线性疣状表皮痣。

5. 表皮松解性角化过度鱼鳞病　患儿出生时即有泛发性红斑、疣状增殖和鳞屑,鳞屑脱落后全身红皮皮损,临床需注意鉴别此病。但本例患儿皮损呈严格的偏侧分布,且伴有肢体缺损,故不考虑此病。

6. 疣状黄瘤　疣状黄瘤 80% 发生于口腔黏膜,20% 发生于口腔黏膜以外皮肤,以肛门、女性外阴、阴茎、阴囊为主,与本例患儿不同,且疣状黄瘤不伴有其他系统的畸形和异常,因此,诊断疣状黄瘤不成立。

7. CHILD 综合征　结合典型临床特征及 *NSDHL* 基因分析明确诊断。

(二)诊断及确诊依据

1. 诊断　CHILD 综合征。

2. 确诊依据

(1)同时合并先天性偏侧发育不良、鱼鳞病样痣、同侧肢体缺陷。

(2)*NSDHL* 基因检测。

【专家点评】

本案我们可以得到如下启示。

(1)出生即缺陷。本例患儿表现为出生即有的先天性偏侧发育不良、鱼鳞病样痣及同侧肢体缺陷,为明确诊断提供了指向性的作用。

(2)基因明诊断。精准施策,积极进行基因检测,明确最终诊断。本例患儿临床考虑 CHILD 综合征,进行了相关基因分析,最终明确诊断。

(林杨杨　廉佳)

第九十五章　Nagashima 型掌跖角化症

病例 139　手足红斑、干燥，"湿疹"？ 不是！

【背景知识】

掌跖角化症（palmoplantar keratoderma，PPK）是一组以掌跖皮肤过度角化为主要特征的疾病，临床一般分为 4 大类：①遗传性 PPK；②获得性 PPK；③症状性 PPK；④综合征相关性 PPK。Nagashima 型掌跖角化症（nagashima-type palmoplantar keratosis，NPPK）是一种罕见的常染色体隐性遗传性掌跖角化症，由丝氨酸蛋白酶抑制剂 B7（SERPINB7）基因突变引起；临床表现为掌跖角化过度，境界清楚的红斑可延伸至手腕、足踝、跟腱区域，还可累及膝盖、肘部等易摩擦区域；本病常在婴幼儿期开始发病，表现为轻微的掌跖角化，皮疹进展慢。

【病例简述】

（一）入院情况

患儿男，2 岁，因"掌跖部角化性红斑 1 年余"，就诊于我院。

患儿 1 年前掌跖部位出现红斑、鳞屑，随年龄的增长，皮疹逐渐增厚、角化、脱屑，无痒痛，局部多汗且伴有异味。曾就诊于多家医院，考虑"湿疹、掌跖角化症"等，予尿素霜、糠酸莫米松等多种外用药物治疗，效果不理想，遂就诊于我院。

（二）入院查体

发育正常，营养中等，各系统检查未见异常。皮肤科专科检查：双手掌、双足掌对称性角化性红斑，表面皲裂及厚鳞屑（图 95-1）。个人史：家属否认生后窒息史，出生评分不详。既往史：按序规律预防接种，否认外伤史、手术史及传染病接触史。否认食物、药物过敏史。家族史：父母体健，非近亲婚配，父母无类似症状，否认家族遗传病史。

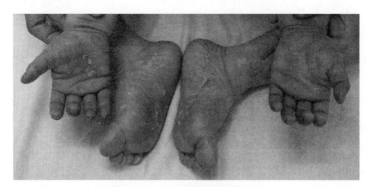

图 95-1　患儿手足部皮损情况

（三）入院检查

（1）血尿便常规、肝肾功能、微量元素未见异常；心电图、胸片、腹部 B 超未见明显异常；

手足皮屑真菌镜检为阴性。

（2）基因检测：发现 *SERPINB*7 基因有 1 个纯合突变。在 796 号核苷酸由胞嘧啶 C 变为胸腺嘧啶 T（c.796>T）的纯合突变，导致氨基酸发生无义突变（p.R266X）。

【病例分析】

（一）逐层递进式鉴别诊断

综合分析患儿的临床特点，梳理患儿病史及相关检查结果，进行鉴别诊断。

1. 皲裂性湿疹　患儿双手足反复红斑、脱屑需与本病鉴别。皲裂性湿疹多见于四肢、手足部位，对称分布，皮疹呈淡红色，裂纹处红色明显，可伴有渗出倾向，外用糖皮质激素及护肤霜可明显缓解，与本病不同。

2. 毛发红糠疹　本患儿手足出现红斑、角化，需与本病进行鉴别。毛发红糠疹是一种少见的慢性鳞屑角化性炎症性皮肤病，病因不明，典型皮损为特征性棕红色毛囊角化性丘疹，也可见酷似银屑病样斑片，同时伴有掌跖角化。本患儿只有掌跖角化，其他部位无明显毛囊性丘疹及红斑，故暂不考虑本诊断。

3. 寻常型银屑病　银屑病典型皮损为境界清楚、表面覆以白色鳞屑的红斑，鳞屑易于刮脱，挂除后可见淡红发亮的半透明薄膜及点状出血，好发于肘膝关节伸侧、骶尾部和头部等。本患儿手足反复红斑、角化性鳞屑，无明显银白色鳞屑及点状出血表现，故暂除外此诊断。

4. 掌跖角化症　本病是一组以手掌及足跖角质过度为主要特征的慢性皮肤病，掌跖角化症可为先天遗传性或后天获得性；一般分为弥漫型、点状型和局限型。本患儿自幼双手、足掌出现角化性红斑，需考虑先天性掌跖角化症，行基因检查为 *SERPINB*7 基因突变，确诊为 Nagashima 型掌跖角化症。

（二）诊断及确诊依据

1. 诊断　Nagashima 型掌跖角化症。

2. 确诊依据

（1）自幼双手足红斑、角化，手足多汗，伴异味，无其他系统改变。

（2）皮肤病理检查：表皮角化过度，颗粒层和棘层增厚，可助于区分表皮松解性和非表皮松解性 PPK。

（3）基因检查：*SERPINB*7 基因突变。

【专家点评】

本案我们可以得到如下启示。

（1）关于掌跖角化症。Nagashima 型掌跖角化症（NPPK）是一种常染色体隐性遗传性掌跖角化症。1977 年，日本学者 Nagashima 等首次报道该病，2013 年确定 *SERPINB*7 基因突变导致长岛型掌跖角化症的发生。本病在日本和中国人群中发病率高，但是作为较新被确认的一种疾病，目前国内对其认识仍然不足，诊断并报道的病例较少。

（2）诊断需综合判断。NPPK 目前仍缺乏国际公认的诊断标准，需要结合患者病史，临床表现和实验室检查综合诊断，并通过基因检测最终明确诊断。本病通常在出生时至 3 岁内发病，其典型特征为掌跖部弥漫性境界清楚的红斑，伴有轻度至中度角化：常累及手足背部,腕内侧、踝和跟腱也是好发部位,肘膝部也可受累。遇水后角化皮肤可出现发白改变;皮疹稳定,不随年龄增长出现明显进展或加重。患者常伴有手掌和足底多汗,易伴发皮肤浅表真菌感染。

（3）临床为对症处理。本患儿基因检测发现 *SERPINB7* 基因有 1 个纯合突变,在 796 号核苷酸由胞嘧啶 C 变为胸腺嘧啶 T(c.796>T),导致氨基酸发生无义突变(p.R266X),此突变可能导致基因功能丧失,考虑为致病突变。患儿父母手足无类似皮疹,基因检测结果均为该位点杂合突变携带者,遗传模式符合常染色体隐性遗传。目前尚无根治 NPPK 的治疗方法,临床中多为外用维甲酸类药物、激素等软膏对症治疗,远期疗效有待进一步的随访观察。

（王莹　廉佳）

第九十六章　婴儿进行性骨发育异常

病例 140　皮肤上的质硬小丘疹，有可能是"骨头"

【背景知识】

进行性骨发育异常（progressive osseous heteroplasia，POH）是一种罕见的常染色体显性遗传性疾病，属于皮肤骨化的一种，有文献估计患病率约 1/100000。POH 的发病原因与负责产生鸟嘌呤核苷酸结合蛋白（G 蛋白）a 刺激活性多肽的 GNAS1 基因发生失活突变有关。从真皮向深部组织进行性异位性骨化为其最具特征性的表现。此病最初于出生时或婴儿时期累及真皮，在儿童时期逐渐进展至皮下结缔组织及骨骼肌。POH 的组织病理学表现为在真皮或深部结缔组织中骨组织形成，也可有非骨化的钙沉着，包括肌肉和筋膜。

【病例简述】

（一）入院情况

患儿，男，8 月龄，因发现皮肤多发斑丘疹及结节并逐渐扩大 4 月余入院。

患儿自 4 月龄时起，周身陆续出现多发暗红褐色萎缩斑，逐渐扩大、隆起，萎缩斑中央可触及粟粒大小结节，头皮及躯干四肢可见淡黄色或皮色结节，结节质硬，活动度差，触及皮损患儿无明显不适（图 96-1）。

患儿系 G_2P_1，孕 39^{+5} 周剖腹产，既往体健，无局部外伤史，足月，母乳喂养。父母体健，非近亲结婚，家族成员中无类似病史。

（二）入院查体

身高 65 cm，体重 9.1 kg。体格发育基本正常，营养较好，体型适中，皮肤弹性可，无浮肿。双肺呼吸音粗，心音有力，律齐，各瓣膜区未闻及杂音。腹平软，肝脾未触及。四肢活动自如，肌力及肌张力正常。

（三）入院检查

（1）白细胞 6.84×10^9/L（参考值：$5 \times 10^9 \sim 14.2 \times 10^9$/L），血红蛋白 131 g/L（参考值：103~138 g/L），血小板 285×10^9/L（参考值：$172 \times 10^9 \sim 601 \times 10^9$/L）；25 羟基维生素 D_3 22.5ug/L（参考值：19~57.6 μg/L）；总钙 2.67mmol/L（参考值：2~2.75 mmol/L）；磷 1.92 mmol/L（参考值：1.1~1.8 mmol/L）；碱性磷酸酶 473U/L（参考值：5~350 U/L）；肌酸激酶 231 U/L（参考值：25~200 U/L）；肌酸激酶同工酶 MB 35 U/L（参考值：0~25 U/L）；乳酸脱氢酶 346 U/L（参考值：110~295 U/L）；α- 羟丁酸脱氢酶 276 U/L（参考值：80~220U/L）；血清总 T_3 201.03ng/dL（参考值：70~250 ng/dL）；血清总 T_4 11.08 μg/dL（参考值：4~17 μg/dL）；血清促甲状腺激素 2.234 mIU/L（参考值：0.4~8 mIU/L）；血清游离 T_3 7.78 pmol/L（参考值：2.75~9.9 pmol/L）；血清游离 T_4 13.48 pmol/L（参考值：8.37~29.6 pmol/L）；PTH 全段甲状旁腺激素

31.8 pg/mL（参考值：10.0~69.0 pg/mL）。

（2）心脏彩超、心电图、腹部超声及右上肢 X 片均未见明显异常。

（3）皮肤共聚焦激光扫描显微镜示真皮内可见片状模糊高折光区域（图 96-2）。皮肤镜示病灶中心可见不定形的黄白色区域，周围见离散性红斑。

（4）背部病灶病理活检示：网篮状角层，偶见毛囊角栓，棘层可见细胞内水肿，基底层色素稍增多，真皮浅、深层可见多灶状骨化及钙化周围可见少数组织细胞浸润，请结合临床（图 96-3）。免疫组化示：CD3 少数（+），CD20（-），CD1a（-），CD117 少数（+），CD68 少数（+），S-100 少数（+）。

（5）患儿家系进行遗传性皮肤病基因检测结果显示：在受检者（患儿）*GNAS*1 基因发现 c.2551dupT（编码区第 2551 号核苷酸 T 重复）的杂合核苷酸变异（图 96-4）。其父母该位点未见异常。

（6）患儿随访 2 年，皮肤病变加重，骨化有向皮下结缔组织侵犯倾向。

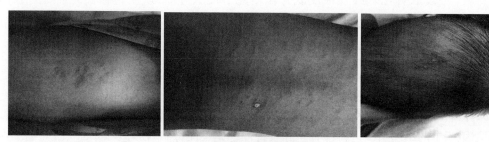

图 96-1　皮损表现

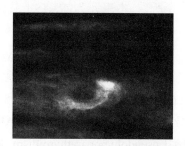

图 96-2　皮损共聚焦激光扫描显微镜表现

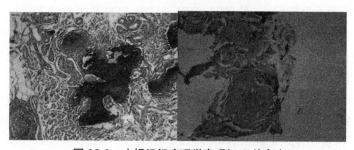

图 96-3　皮损组织病理学表现（HE 染色）

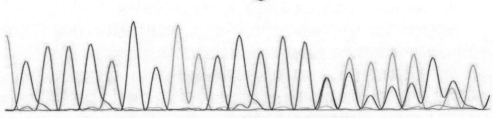

图 96-4　患儿 GNAS1 基因 8 号外显子测序图

【病例分析】

（一）类似疾病逐一鉴别诊断

认真梳理患儿的病史、查体及相关检查等，综合分析患儿的临床特点，对各种骨化疾病进行逐一鉴别诊断。

1. 继发性皮肤骨化　继发性皮肤骨化多见于皮肤肿瘤、皮肤转移性肿瘤、瘢痕、内分泌疾病以及一些炎症病变，可以通过既往外伤或手术史、年龄以及已知或可疑的关节病史等信息排除。本例患者无此类病史，因此继发性皮肤骨化诊断不成立。

2. 进行性骨化性纤维发育不良（fibrodysplasia ossificans progressive，FOP）　FOP 又称进行性骨化肌炎（myositis ossificans progressive，MOP），FOP 异位骨化初发部位为软骨内成骨，异位骨化多在 5 岁前发病并进行性发展。临床主要表现为筋膜、韧带、肌腱、关节囊、骨骼肌间隙组织中的结缔组织进行性骨化和具特征性先天性骨骼畸形，多见拇指、趾短缩。本例患儿表现为真皮骨化，无先天性骨骼畸形。此外，FOP 患者为骨形成蛋白 I 型受体 *ACVRI* 的甘氨酸 - 丝氨酸激活区域突变所致，本患儿为 *GNAS* 1 基因失活突变，故不支持 FOP 的诊断。

3. Albright 遗传性骨营养不良（albright hereditary osteodystrophy，AHO）　AHO 是另外一种少见的遗传性异位骨化性疾病，除了异位骨化，还有其他特征性表现，包括成年期肥胖、满月脸、短身材，智力低下，短指趾畸形，特别是第 4 和第 5 掌指骨畸形等。本例患儿与AHO 不同，缺乏 AHO 相关的身体形态上的特征，故不支持 AHO 的诊断。

4. 假性甲状旁腺功能减退症（pseudohypoparathyroidism，PHP）　PHP 有 PTH、TSH、LH及 FSH 等多种激素抵抗。PHP 分为 la、lb 和 lc 三种亚型，la 和 lc 型临床表现相同，可有 Albright 遗传性骨营养不良的特征，对 PTH、TSH、LH 及 FSH 等多种激素抵抗，la 和 lc 型的鉴别点在于 1a 型有 *GNAS* 基因失活及 Gαs 活性降低。1b 型 PHP 患者仅对 PTH 抵抗，没有Albright 遗传性骨营养不良特征及 Gαs 活性降低。本例患儿无先天性指趾畸形，无内分泌紊乱表现，因此不考虑 PHP。

5. 原发性骨瘤　原发性骨瘤表现为浅表异位骨形成，无激素抵抗和 Albright 遗传性骨营养不良特征，但原发性骨瘤通常发病年龄较晚，本例患儿出生 4 个月即发病，且骨化有向深部组织进展的趋势，因此，不符合原发性骨瘤的诊断。

6. 板状骨瘤（platelike osteoma eutis，POC）　POC 和 POH 有许多共同点，唯一不同点是

POH 的异位骨化呈进行性发展，POC 的骨化具有自限性，本例患儿经随访异位骨化成进行性发展，因此不考虑 POC。

7. 进行性骨发育异常　Adegbite 等认为 POH 与其他异位骨化性疾病最大的鉴别点就在于 POH 的异位骨化是从浅表向深部组织逐渐进展，本例符合。

（二）诊断及确诊依据

1. 诊断　进行性骨发育异常。

2. 确诊依据　2015 年 Pignolo 等提出 POH 的诊断标准，包括 3 条主要标准和数条支持诊断的次要标准。

（1）3 条主要标准包括：①由浅表及深部的进行性异位骨化；②除了异位骨化之外，具有不超过两项 Albright 遗传性骨营养不良特征，包括成年期身材矮小、肥胖、圆脸、短指（趾）畸形、神经行为问题（包括智力低下）等；③无甲状旁腺激素（PTH）抵抗。

（2）其他支持诊断的依据有 *GNAS*1 基因突变，父系遗传的证据，X 线摄片显示骨化为网状结构，成骨机制仅为膜内成骨或同时有膜内成骨和软骨内成骨，宫内发育迟缓，消瘦，发病年龄小于 1 岁等。

本例患儿婴儿期起病，异位骨化呈进行性发展，无先天性指趾畸形，无内分泌紊乱表现；DNA 测序发现患儿 *GNAS*1 基因杂合突变，因此 POH 诊断明确。

【专家点评】

本案我们可以得到如下启示。

（1）皮肤是起点。本例患儿表现为周身多发皮疹、硬结，实验室检查示与成骨相关指标如碱性磷酸酶等数值升高，皮肤镜和皮肤 CT 为发现真皮骨化提供了重要的临床诊断依据。

（2）基因是终点。综合分析，追根溯源寻找病因，最终明确诊断。对于可疑异位骨化性疾病，积极选择基因检测，不失为揭示"罕见病"的有力工具。

（3）知识是重点。扩大知识储备，拓展诊断思路，本例患儿就诊年龄小，患儿临床特点不显著，但作为皮肤科医生切勿漏诊误诊，应想到 POH 可能，以避免进行不必要的治疗，提醒患者及家属本病须长期随访。

（林杨杨　廉佳）

第九十七章　结缔组织痣 -Buschke-Ollendor 综合征

病例 141　首发表现为皮肤斑块、结节,但不是"结缔组织痣"

【背景知识】

结缔组织痣(connective tissue nevi, CTN)是一种较少见的由真皮内胶原纤维、弹性纤维或黏多糖等构成的错构瘤。Buschke-Ollendor(BOS)综合征是一种罕见的常染色体显性遗传性结缔组织遗传病,具有较高的外显率,有典型的骨、皮肤表现,该疾病的大约发病率为1:20000。皮肤损害为淡黄色或肤色豌豆大小类圆形坚实的丘疹、结节,部分为斑块,好发于躯干下部及四肢。皮肤损害和骨损害可单独出现,后者也可以晚期出现。

【病例简述】

【例1】

患儿女,7岁。主因发现左臀部丘疹斑块6年余就诊。

患儿6年余前无明显诱因于左臀部出现豆粒大小肤色丘疹,数目渐增至10余个,无疼痛及瘙痒感。

既往无视物模糊、关节肿胀畸形或疼痛,无黑便或抽搐史。父母非近亲结婚,系统检查无异常。

皮肤科检查:左臀部可见10余个群集性肤色约黄豆大小结节,呈圆形或不规则形,边界欠清,表面光滑,质地坚韧,部分融合,排列似条带状,表面光滑(图97-1),无触压痛。体检:各系统检查正常。血总胆固醇、甘油三酯、高密度脂蛋白、低密度脂蛋白均正常。皮损组织病理检查:表皮基本正常,真皮内可见增多、增粗的胶原纤维,呈束状排列不规则。骨盆、双手足、双下肢X线:骨质未见明显异常。结合患儿皮损特点及组织病理改变,诊断为结缔组织痣。

【例2】

患儿女,3岁,为例1同父同母妹妹。主因后背肤色斑丘疹结节1年余就诊。

患儿于1年余前被家属发现后背肤色斑块、结节,随年龄增长皮损逐渐增多、扩大、融合,患儿既往身体健康,发育和智力正常。

皮肤科检查:后背可见肤色、淡黄色斑块,质地稍韧,边界不清,形态不规则,表面光滑(图97-2)。体检:各系统检查正常。血总胆固醇、甘油三酯、高密度脂蛋白、低密度脂蛋白均正常。皮损组织病理检查:表皮基本正常,真皮内可见增多、增粗的胶原纤维。骨盆、双手足、双下肢X线:骨质未见明显异常。结合患儿皮损特点及组织病理改变,诊断为结缔组织痣。

患儿父亲,右大腿一处淡红色斑块,四肢长骨及骨盆 X 线未见明显异常。患儿母亲体格检查未见明显异常。

全外显子组测序结果显示:通过该疾病相关基因的测序分析,发现与疾病表型相关的高度可疑变异。LEMD3 基因有一个杂合突变: C.518dupC 杂合突变,导致氨基酸发生移码突变(p.P174Afs*11)。经家系验证分析, C.518dupC(p.P174Afs*11)受检人之父该位点杂合变异,受检人之母该位点无变异。

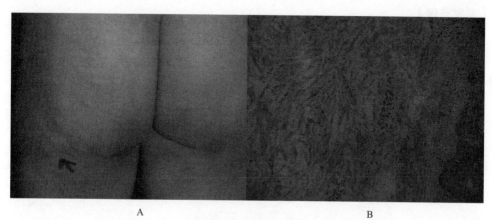

图 97-1　结缔组织痣

图 A 示左臀部可见 10 余个群集性肤色约黄豆大小结节,呈圆形或不规则形,边界欠清,表面光滑,质地坚韧,部分融合,排列似条带状,表面光滑。图 B 示真皮内大量胶原纤维增生,胶原束增粗(HEx200)。

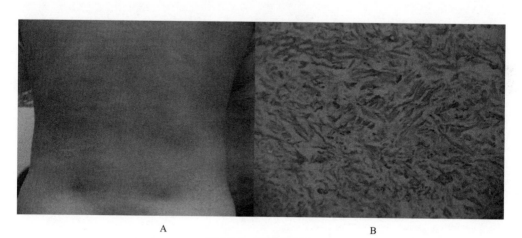

图 97-2　结缔组织痣

图 2 A 示后背可见肤色斑块,结节,质地稍韧,边界不清,形态不规则,表面光滑。图 2B 示真皮内大量胶原纤维增生,胶原束增粗,排列杂乱(HEx200)。

【病例分析】

两例患儿年龄小,根据患者皮损特点及组织病理结果,诊断为结缔组织痣。随访 1 年余后姐姐皮损无著变,妹妹后背皮疹增多,骨盆、双手足、双下肢 X 线骨质未见异常。姐妹二人同时患病,基因检测均可见 LEMD3 基因有一个杂合突变,符合常染色体显性遗传模式,但除皮肤表现外尚未发现其他系统病变，C.518dupC 杂合突变,导致氨基酸发生移码突变（p.P174Afs*11），有可能导致部分基因功能丧失,文献数据库尚未有该位点的相关性报道。患儿年龄较小,因 B0S 的表型表达是可变的,骨骼和皮肤病变可能分别发生,虽系统检查未发现骨骼改变,尚不除外 BOS 综合征诊断,患儿有可能是 BOS 综合征的不完全表现形式,若在以后的 X 线检查随访中出现骨脆弱性硬化,则可确诊。无论皮损病变是孤立的还是 BOS 的一部分,两例患儿均有典型的 CTN 临床表现及组织病理表现,该位点杂合突变后期是否会引发其他病变,尚需长时间随访观察。

【专家点评】

本案我们可以得到如下启示。

窥一斑而知全貌,考虑问题要全面,单纯皮肤问题,有可能合并或继发系统损害。合理选择相关检查,恰当的选择基因检测是揭示"罕见病"的有力工具。

（毕田田　廉佳）

第九十八章　X连锁鱼鳞病

病例 142　不要忘记有种鱼鳞病是男孩易发病

【背景知识】

X-连锁鱼鳞病(X-linked ichthyosis)又称类固醇硫酸酯酶缺乏症,是一种较罕见的鱼鳞病,该病主要发生于男性,仅由异型合子的母亲传给男性胎儿,为X染色体连锁隐性遗传方式,几乎全部见于男性,女性仅属携带者因而发病极少。本病的发生与位于Xp22.3的类固醇硫酸酯酶基因(STS)缺失、突变有关,类固醇硫酸酯酶缺乏导致胆固醇硫酸酯和脱氢表雄酮硫酸酯水解异常,继而硫酸胆固醇在表皮中积聚,角质层细胞紧密结合,影响正常脱落而形成鳞屑。在怀有患儿的孕妇中,胎盘中类固醇硫酸酯酶缺乏导致尿液和羊水中雌激素减少或缺失,是由脱氢表雄酮硫酸脂(DHEAS)异常水解造成,而DHEAS是合成雌激素所必需的。

【病例简述】

(一)临床资料

患儿,男,1岁3月龄,因全身皮肤干燥、粗糙,上覆黑褐色鳞屑1年就诊。

患儿自出生后发现皮肤干燥伴皱褶部位红斑,未予重视,但症状逐渐加重,表现为全身皮肤干燥,伴大量鳞屑,表现为多角形、黑褐色、黏着性鳞屑,对称分布,冬季加重。

患儿系 G_1P_1,孕 39^{+3} 周顺产,父母非近亲结婚,家中无类似患者,母亲孕期无不良用药史,患儿未发现角膜混浊、隐睾或精神发育迟缓。否认家族遗传病史。

(二)查体

体格发育良好,智力正常,全身浅表淋巴结未扪及肿大,双肺呼吸音粗,心音有力,律齐,各瓣膜未闻及杂音。腹平软,肝脾未触及。四肢活动自如,肌力及肌张力正常。阴囊表面无红肿,双侧睾丸未扪及明显异常。双眼眼睑无浮肿,球结膜无充血,无角膜混浊。皮肤科检查:全身皮肤干燥,皮肤表面见较厚黑褐色鱼鳞样干燥鳞屑,不易剥脱,以颈部、耳前、腰腹、四肢明显,对称分布。双手足、指甲未见异常,头皮可见细碎鳞屑,头发正常。见图98-1,98-2。

(三)化验检查

全外显子组测序结果显示,STS基因存在外显子1-10半合子缺失,其母亲为STS基因外显子1-10杂合缺失突变。依据美国医学遗传学与基因组学学会的变异解读指南,该变异判定为致病性变异。

【病例分析】

（一）逐层递进式鉴别诊断

认真梳理患儿的临床表现、查体及相关检查等，综合分析患儿的临床特点，进行鉴别诊断。

1. 寻常型鱼鳞病　患儿皮损表现为皮肤干燥伴黑褐色鱼鳞样鳞屑，皮损上首先要除外寻常型鱼鳞病。但寻常型鱼鳞病常伴有掌跖皮纹增多及毛周角化症，屈侧及颈部不受累。且随年龄增长，当皮脂腺活跃时，症状减轻或消失，仅有皮肤干燥感。患儿自出生后皮损逐渐加重，尤其是累及颈部、四肢屈侧，掌跖未见异常，不支持寻常型鱼鳞病诊断。

2. 常染色体隐性遗传性鱼鳞病　患儿父母表型正常，遗传方式上需除外常染色体隐性遗传性鱼鳞病，具体分为板层状鱼鳞病、先天性非大疱性鱼鳞病样红皮病、自愈性火棉胶婴儿。此病所涉及的基因包括：*TGM*1、*ALOX*12*B*、*ALOXE*3、*ABCA*12、*CYP*4*F*22、*LIPN*、*CERS*3、*PNPLAl* 等。常染色体隐性遗传性鱼鳞病出生时多表现为火棉胶婴儿，其中胶样膜脱落后出现正常或接近正常皮肤的可诊断为自愈性火棉胶婴儿，呈细小鳞屑或红皮病样皮损的考虑先天性鱼鳞病样红皮病，而板层状鱼鳞病的皮损为大片、盘状固着鳞屑，粗大黑色板样鳞屑包裹全身，包括掌跖、头皮和皱襞部位。同时二者都可因皮肤紧张性牵拉引起耳廓软骨发育不良、睑外翻、唇外翻，常伴角膜溃疡、青光眼、掌跖角化等。结合患儿出生时未表现火棉胶婴儿，无掌跖角化等异常，不支持该诊断。

3. X-连锁鱼鳞病　鉴于本患儿发病年龄早、分布部位、大而黑的鳞屑，不随年龄增大而改善，无掌跖部位受累，基因检测 STS 基因缺失突变，最终明确诊断为 X-连锁鱼鳞病。同时需要警惕 10%~50% 的男性患者和一些女性携带者可出现无症状的角膜混浊，受累的男性患者隐睾者的风险增加 20 倍，与睾丸下降不良有关。

（二）诊断及确诊依据

1. 诊断　X-连锁鱼鳞病。

2. 确诊依据

（1）直接对 STS 基因进行分子检测，90% 可以发现 X-连锁鱼鳞病的突变。

（2）诊断可通过脂蛋白电泳，硫酸胆固醇的升高导致低密度脂蛋白电泳迁移明显加快。

（3）液相色谱-质谱联用可直接检测血清、表皮鳞屑、胎盘或羊水中硫酸胆固醇。

（4）采用生物化学方法检测粒细胞、成纤维细胞、角质形成细胞和胎盘中类固醇硫酸酯酶的活性。

【专家点评】

本案我们可以得到如下启示。

当皮肤科医生遇到新生儿出现鱼鳞病样皮损时，要考虑到皮损的出现有很大可能是由于基因突变导致。推荐患儿家长进行基因检测必不可少。X-连锁鱼鳞病多见于男婴，皮损随年龄增长不能自行缓解且逐渐加重，累及颈部、耳前、屈侧对诊断本病有特异性。目前治疗上主要是采用润肤剂保湿和促进角质分离的药物例如维 A 酸类药物。针对突变基因的靶向治疗是最理想的方法，目前尚有较多局限性，还需进一步研究。

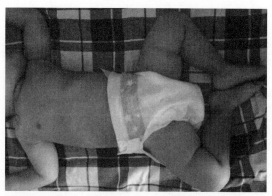

图 98-1　全身皮肤干燥，皮肤表面见较厚黑褐色鱼鳞样干燥鳞屑，不易剥脱，以颈部、腰腹、四肢明显，对称分布。

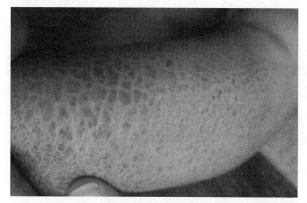

图 98-2　左下肢伸侧屈侧均可见多角形、黑褐色、黏着性鳞屑。

（秦蓓　廉佳）

第九十九章　色素血管性斑痣性错构瘤病

病例143　这个皮肤颜色异常不一般

【背景知识】

色素血管性斑痣性错构瘤病（phakomatosis pigmentovascularis，PPV）是一种表现为血管畸形合并色素沉积异常的罕见疾病，可伴或不伴系统损害的综合征，一般出生时即被发现。皮损的形成是由于胚胎期神经嵴的血管舒缩神经细胞和黑素细胞发育异常所致，若伴有系统损害可能还有胚胎间质来源细胞的异常。研究表明病变可能与编码G蛋白基因 *GNA*11 和 *GNAQ* 突变有关。临床表现可分为四型：Ⅰ型为鲜红斑痣合并表皮痣；Ⅱ型为鲜红斑痣合并异位性蒙古斑，可伴有或不伴有贫血痣；Ⅲ型鲜红斑痣合并斑痣，可伴有或不伴有贫血痣；Ⅳ型为鲜红斑痣合并异位性蒙古斑和斑痣，可伴有或不伴有贫血痣。上述各型又分为a、b两组，a组无系统损害，b组有系统损害。本病常见的并发症有Sturge-Weber综合征、Klippel-Tmaunay综合征、眼球黑变病和青光眼，少见的并发症有脉络膜黑色素瘤、脊柱侧弯、下腔静脉发育不全、moyamoya病、泛发性白癜风、双侧听力损害等。

【病例简述】

（一）入院情况

患儿，女，3岁4月龄，因生后发现皮肤颜色异常就诊于我院门诊。

患儿双面部可见片状红斑，双上眼睑可见蓝色斑片，左面颊可见不规则白斑。患儿生后无不适，无抽搐，饮食睡眠可。

患儿系 G_1P_1，足月剖宫产，父母非近亲结婚，家系成员无类似病史。

（二）入院查体

一般情况可，右眼巩膜膜色泽较正常深；双面部弥漫鲜红斑片，压之退色，边缘不规则，局部呈网状，符合鲜红斑痣表现；左面部大小不一浅白色半片，局部呈网状，摩擦白斑后不发红，符合贫血痣表现；双上眼睑蓝色斑片，符合蒙古斑表现（图99-1）。余系统检查未见明显异常。

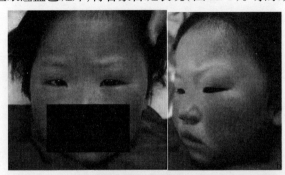

图99-1　色素血管性斑痣性错构瘤病患儿面部皮损

a:右眼巩膜色泽较正常深，双面弥漫鲜红斑片，双上眼睑蓝色斑片；b:左面部大小不一浅白色半片

（三）入院检查

血、尿、便常规、肝肾功能无异常，胸部正位 X 片无异常，肝胆胰脾 B 超无异常，常规心电图无异常，脑 MRI 平扫未见明显异常。

【病例分析】

（一）逐层递进式鉴别诊断

认真梳理患儿的病史、查体及相关检查等，综合分析患儿的临床特点，进行逐层递进式鉴别诊断。

1.Sturge-Weber 综合征 Sturge-Weber 综合征又称为脑三叉神经血管瘤病、脑颜面血管瘤病，为一种皮肤神经综合征。特征是鲜红斑痣位于三叉神经第一支，伴有软脑膜血管瘤病和青光眼。患儿因"生后发现皮肤颜色异常"入院。存在双侧面部鲜红斑痣、蒙古斑且伴有贫血痣，脑 MRI 平扫未见明显异常。不能单纯用 Sturge-Weber 综合征解释。

2.色素血管性斑痣性错构瘤病 本病诊断主要根据临床表现及系统检查，患者有鲜红斑痣、异位性蒙古斑和贫血痣，系统检查未见明显异常，符合色素血管性斑痣性错构瘤病 Ⅱa 型。

（二）诊断及确诊依据

1.诊断 色素血管性斑痣性错构瘤病 Ⅱa 型。

2.确诊依据 目前根据患者有鲜红斑痣、蒙古斑且伴有贫血痣，无系统损害，故诊断为色素血管性斑痣性错构瘤病 Ⅱa 型。

【专家点评】

本案我们可以得到如下启示。

（1）辨病识踪。色素血管性斑痣性错构瘤病（Phakomatosis pigmentovascularis，PPV）是以血管畸形合并色素沉积异常为特征的罕见疾病，可伴或不伴系统性损害，临床上对其认识不足，则容易漏诊和误诊，色素血管性斑痣性错构瘤病患者眼部表现特殊，青光眼发生率高，在遇到静脉畸形合并色素异常患者时，应进行详细检查，进行眼科及颅脑 MRI 检查，并长期随访，有助于及时发现并发症并采取相应治疗。

（2）靶向抑制。PPV 患者随着患儿年龄增长，颜色逐渐加深，皮损增厚，甚至形成丘疹和结节，引起毁形性改变，还可引起功能障碍，这部分难治性血管畸形给临床治疗带来了巨大挑战，西罗莫司是一种西罗莫司靶蛋白特异性抑制剂，在细胞生长、增殖、分化、细胞周期调控等多个方面起重要作用，可以抑制异常增生的血管成分，是一种有前景的治疗血管畸形的新方法，随着其剂量、疗程、安全性评估的日益完善，将会在复杂性血管畸形治疗领域发挥更大作用。

（3）特殊现象。本病双生斑现象可能导致了血管和色素同时异常。双生斑是指存在于染色体的血管隐形突变及其同源染色体的色素突变的双杂合现象，部分严重患儿往往致残、致死，且难于治疗，对患者及家庭的生活质量产生极大影响，产前诊断尤为重要，直接通过孕妇血浆进行 DNA 检测胎儿是否患基因病有望作为一种筛查手段。

（任敏 王莹 廉佳）

第一百章 Denys-Drash 综合征

病例 144 早发性肾病综合征伴肾脏肿瘤样改变，应关注……

【背景知识】

Denys-Drash 综合征（denys-drash syndrome, DDS）是一种较为罕见的先天性疾病，1967 年和 1970 年分别由 Denys 和 Drash 等首先报道，属于常染色体显性遗传病，由 Wilms' tumor-1（WT1）基因变异所致，临床表现为肾病综合征，伴有泌尿生殖系统畸形和/或肾母细胞瘤，其肾脏病理典型表现为弥漫性系膜硬化，多发生在两岁以内，很快进展至终末期肾衰死亡。

【病例简述】

（一）入院情况

患儿，女，1 岁 2 个月，因浮肿、少尿 7 天，发现血肌酐升高半天入院。

患儿入院前 7 天出现眼睑浮肿，逐渐波及面部、躯干及四肢，伴尿量减少，入院前 2 天尿量明显减少（<200mL/d）。入院前 1 天外院就诊化验尿常规示尿蛋白 2+，入院前半天化验血肌酐 489umol/L。发病以来进食水欠佳，精神减弱。

患儿系 G_1P_1，母孕期体健，否认家族遗传病史。

（二）入院查体

体温 36.0 ℃，脉搏 130 次/分，呼吸 30 次/分，血压 160/80mmHg，身长 75 cm，神志清，精神弱，反应可，贫血貌，全身浮肿，无浅表淋巴结肿大，咽充血，双肺呼吸音粗，未闻及啰音，心音有力，律齐，腹澎隆，肝脾肋下未及，四肢活动自如，神经系统查体未见异常，正常女童外生殖器。

（三）入院检查

（1）尿常规：比重 1.006（参考值：1.003~1.030），尿蛋白 2+（参考值：阴性），红细胞 2+/HP（参考值：0~3 个/HP）。血常规示血红蛋白 80 g/L（参考值：110~160 g/L），红细胞压积 24.8%（参考值：36%~50%），红细胞平均体积 82.4fL（参考值：86~100fL），白细胞 9.82×10^9/L（参考值：4×10^9~10×10^9/L），单核细胞比率 6%（参考值：3%~8%），血小板 199×10^9/L（参考值：100×10^9~300×10^9/L）。

（2）血气分析：PH7.359（参考值：7.32~7.42），pCO_2 25.5mmHg（参考值：41~45mmHg），BEb-9.1mmol/L（参考值：-3~3mmol/L）。

（3）电解质：血钠 126 mmol/L（参考值：137~147 mmol/L），血钾 6.56 mmol/L（参考值：3.5~5.3 mmol/L），血氯 92.1 mmol/L（参考值：99~110 mmol/L），血钙 1.95 mmol/L（参考值：2.25~2.75 mmol/L），血磷 2.24（参考值：1.1~1.95 mmol/L），血镁 1.33 mmol/L（参考值：

0.7~0.95 mmol/L)。血白蛋白 26.1 g/L(参考值：38~54 g/L)，胆固醇 6.68 mmol/L(参考值：0.5~2 mmol/L)。

（4）肾功能：血肌酐 537μmol/L（参考值：15~31μmol/L)，肌酐清除率 5.09 mL/(min·1.73 m²)[参考值：80~120 mL/(min·1.73 m²)]，血尿素氮 35.44 mmol/L(参考值：1.78~6.42 mmol/L)。尿蛋白定量 40.91 mg/(m²·h)。

（5）肾脏 B 超：双肾实质弥漫性病变，双肾形态饱满、结构不规整、皮髓质界限模糊，MRI 平扫 T2 W1 序列显示双肾多发高信号肿块和结节影，右肾为著，均提示肿瘤样改变。

（6）肾脏病理：光镜表现为弥漫系膜增生伴硬化及血管性病变、重度间质纤维化，可见发育欠佳的肾小球。免疫组化：CD3（＋），CD20（＋）、TDT（－）、IgG（－）、IgG4（－）、CD138（－）、Ki67（＋，<5%)。电镜下见 4 个肾小球，表现为趋于硬化的肾小球，系膜细胞和基质中度增生，节段性毛细血管内细胞增多伴空泡变性，基底膜节段增厚伴双轨征形成、节段皱缩，内皮下、系膜区及节段基底膜内电子致密物沉积，上皮足突广泛融合。肾小管上皮细胞空泡变性伴溶酶体增多，部分萎缩，部分管腔可见蛋白管型。肾间质大量淋巴单核细胞及部分浆细胞浸润及胶原纤维增生，小动脉管壁增厚、内皮肿胀、管腔狭窄、闭塞。

（7）骨髓形态学：骨髓增生明显活跃，红系增生，未见异常细胞浸润；血液肿瘤免疫分型：未见明显异常免疫表型的细胞。

（8）染色体检测：正常女性核型（46，XX），未发现染色体数目及结构异常。

（9）全外显子组测序结果：WT1 基因存在第 9 外显子 c.1385G>A（p.Arg462Gln）杂合错义变异，单基因遗传验证父母正常，考虑为患儿新发变异。依据美国医学遗传学与基因组学学会的变异解读指南，该变异被判断为疑似致病变异，PS4_Moderate+PM1+PM2。

【病例分析】

（一）逐层递进式鉴别诊断

认真梳理患儿的病史、查体及相关检查等，综合分析患儿的临床特点，进行逐层递进鉴别诊断。

1. 急性肾衰竭　患儿急性起病，少尿表现，氮质血症（血肌酐 537umol/L，肌酐清除率 5.09mL/min·1.73 m²)、电解质紊乱、代谢性酸中毒，考虑存在急性肾衰竭。结合患儿病例特点、化验检查，不支持肾前性因素及肾后性尿路梗阻因素，考虑为肾性因素所致。

2. 肾病综合征　根据患儿大量蛋白尿 [定量 40.91 mg/(m²·h)]、低白蛋白血症（26.1 g/L)、高胆固醇血症（6.68mmol/L）及浮肿，符合肾病综合征表现。患儿发病年龄小，起病急，病情重，应高度警惕先天 / 遗传性肾脏疾病以及继发性肾脏疾病。

3. 白血病　白血病肾脏浸润并不少见，且以急性淋巴细胞白血病多见，主要为白血病细胞的直接浸润、代谢产物及免疫反应等因素导致肾脏的损伤，临床表现为急性肾功能衰竭、肾炎综合征或肾病综合征等，可表现为双肾多发结节样浸润或弥漫浸润。该患儿肾脏 B 超提示双肾实质弥漫性病变，双肾形态饱满、结构不规整、皮髓质界限模糊，需注意鉴别白血病，但患儿骨髓形态学未见异常细胞浸润及血液肿瘤免疫分型未见明显异常免疫表型的细胞，且结合肾脏病理观察结果，不支持该诊断。

4.肾脏原发性淋巴瘤　是一种罕见的淋巴瘤,局限于肾脏且不存在广泛淋巴结病的非霍奇金淋巴瘤,诊断标准应符合:①肾脏有肿块或体积增大;②排除肾外淋巴瘤或白血病侵犯肾脏的可能性;③肾脏病理组织学检查。该患儿肾脏 MRI 平扫 T2 W1 序列显示双肾多发高信号肿块和结节影,查体未发现浅表淋巴结肿大,应注意鉴别该病,但据肾脏病理及免疫组化结果,不支持该诊断。

5.Denys-Drash 综合征　本患儿 1 岁,女孩,临床表现为肾病综合征及急性肾衰竭,MRI平扫 T2 W1 序列显示双肾多发高信号肿块和结节影,无白血病、淋巴瘤依据,考虑肾母细胞瘤病可能,临床高度怀疑 Denys-Drash 综合征,基因检测 WT1 基因存在第 9 外显子c.1385G>A(p.Arg462Gln)杂合错义变异,最终明确诊断为 Denys-Drash 综合征。

(二)诊断及确诊依据

1. 诊断　Denys-Drash 综合征。

2. 确诊依据

(1)临床上分为完全型和不完全型:①完全型表现为肾病综合征、泌尿生殖系统畸形及肾母细胞瘤;②不完全型表现为肾病综合征,伴泌尿生殖系统畸形或肾母细胞瘤。

(2)90% 以上的 Denys-Drash 综合征患者可检测出 WT1 基因突变,以外显子 9 和 8 最常见。

【专家点评】

本案我们可以得到如下启示。

(1)分析临床特点,判定诊断方向。患儿发病年龄小,起病急,病情重,表现为早发性肾病综合征及进展迅速的肾功能衰竭,及肾 B 超及 MRI 平扫提示的肿瘤样改变,应高度警惕先天 / 遗传性肾脏疾病以及继发性肾脏疾病。

(2)确定检查方案,明确初步诊断。本患儿肾脏影像学特点突出,结合骨髓检查及肾脏病理组织学检查结果,临床高度怀疑 Denys-Drash 综合征,提示进一步行基因检测的重要性。

(3)聚焦疾病原因,锁定致病基因。基因检测不仅揭示了患儿的致病原因,也为家系的遗传咨询提供了依据。

（宋少娜　王文红）

第一百零一章　Schimke 免疫性骨发育不良

病例 145　关注肾病综合征之背景疾病，切记"管中窥豹"

【背景知识】

Schimke 免疫性骨发育不良（schimke immunoosseous dysplasia，SIOD）为罕见的常染色体隐性遗传，发病率为 1∶3000000~1∶1000000。临床表型以生长迟缓、局灶节段性肾小球硬化（focal segmental glomerulosclerosis，FSGS）、复发性感染、脑卒中样发作和皮肤色素沉着为特征，可有甲状腺功能减退，外胚层异常，罹患癌症的风险增加。SMARCAL1 基因突变与 SIOD 有关。

【病例简述】

（一）入院情况

患儿，女，3 岁 10 个月，因发现生长缓慢 1 年余入院。

1 年余前发现身高增长较同龄儿慢，近 1 年身高增长约 5~6 cm，无智力落后表现，平素无无反复感染，无抽搐病史。

母孕期体健，G_2P_2，孕 36^{+3} 剖宫产（胎儿生长缓慢），否认宫内窘迫及生后窒息史。出生体重 2.02 kg，身长 45 cm，父母非近亲，体健，G_1P_1 男，8 岁，体健。生后混合喂养，1 岁断奶，4 月添加辅食，目前小儿饭喂养。2 月龄抬头，4 月龄翻身，6 月龄独坐，1 岁独立行走、会叫爸爸、妈妈。

（二）入院查体

身高 83 cm（-3SD），体重 13.8 kg（M），头围 48 cm，胸围 51 cm，腹围 52 cm，坐高 42 cm，血压 12.63 kPa（95mmHg）/7.98 kPa（60mmHg），智力正常，腹部可见 1 牛奶咖啡斑，直径 3 mm×3 mm，双眼睑浮肿，颈短，颈亢（-），鼻梁塌陷，腹部突出，腰椎前凸，四肢活动自如，肌力及肌张力正常。女童外生殖器，双巴氏征（-）。

（三）入院检查

（1）尿常规示蛋白：3+（参考值：阴性），尿蛋白定量 6245 mg/d（参考值：<150 mg/d），452.6 mg/（kg.d^{-1}）。

（2）血白蛋白：17.6 g/L（参考值：38~54 g/L），总胆固醇 14.76mmol/L（参考值：0~5.20mmol/L），乳酸 4.34mmol/L（参考值：0.05~2.20mmol/L），铜蓝蛋白 0.25 g/L（参考值：0.16~0.45 g/L），总三碘甲状腺原氨酸 1.26 nmol/L（参考值：1.34~2.73 nmol/L），促甲状腺激素 9.61mIU/L（参考值：0.38~5.33 mIU/L），辅助 T 细胞数 564 个 /μL（参考值：776~1592 个 /μL），抑制 T 细胞数 304 个 /μl（参考值：518~1125 个 /μL），血及尿液液相串联质谱分析未见异常。

（3）X线:骨龄提前,大致相当于5岁,双膝关节骨质疏松,所见干骺端略呈杯口变形,脊柱椎体骨质疏松,所示范围内骨盆欠对称,双髋臼浅,右侧沈通氏线欠连续,可为髋半脱位所致。头及垂体核磁示虑髓鞘发育延迟,垂体形态扁,高度约2.2 mm,鞍上尺下陷。

（四）住院期间情况

（1）出现反复呼吸道、消化道、泌尿系、口腔黏膜感染。

（2）头痛及局灶性癫痫发作（双眼右斜视）,后对侧肢体肌力减低（Ⅳ级）。

（3）予足量糖皮质激素——泼尼松2 mg/（kg·d）针对肾病综合征治疗,表现激素抵抗（应用4周尿蛋白仍持续阳性）。

（五）进一步完善检查

（1）脑脊液检查未见异常。复查头核磁示T2WI、DWI及FLAIR序列左侧颞顶枕叶皮层区、左侧海马区及左侧丘脑区多发片状高信号影,于DWI序列见左侧半卵圆中心区片状低信号影。脑电图示枕区慢波增多,睡眠期尖波、尖形慢波类周期性发放。

（2）肾穿刺病理示FSGS（NOS型）,足细胞病肾损伤伴少量电子致密物沉积,先天性遗传性肾脏病待除外。

（3）全外显子基因测序及线粒体遗传病基因检测结果显示 *SMARCAL*1 基因复合杂合错义突变（1个致病变异位点为c.1933 C>T; p.Arg645Cys、1个疑似致病变异位点为c.56de-lA; p.lys19Argfs*47、1个意义未明变异位点为c.2141+1_2142+2insT）,父亲携带第2个突变位点,其他为母亲携带。另外患儿 *ATP7B* 基因杂合突变,突变位点为c.2183 A>G; p.Asn728Ser,母亲携带该基因突变位点。

【病例分析】

（一）综合分析病例特点,进行鉴别诊断

1.肝豆状核变性　此症以铜代谢障碍引起肝硬化、基底节损害为主,为常染色体隐性遗传,*ATP7B* 为致病基因,本患儿虽存在铜蓝蛋白减低及神经系统损害,基因检测该基因杂合突变,但父母仅一方携带突变基因,不符合隐性遗传方式,不支持。

2.MELAS综合征　包括线粒体肌病、脑病、乳酸酸中毒和卒中样发作,中枢神经系统受累包括癫痫发作、偏瘫、偏盲、皮质盲和间歇性呕吐,为线粒体DNA突变引起,最长见于3243 A>G位点,患儿虽临床表现类似该病,但线粒体基因检测排除。

3.遗传性肾小球疾病　患儿存在肾病水平蛋白尿、低白蛋白血症、高胆固醇血症及浮肿,临床符合肾病综合征表现,可伴发细胞免疫低下、反复感染、甲状腺功能减退,但癫痫发作的病因以血栓栓塞并发症、可逆性后部脑病综合征多见,本患儿无高血压、难治性水肿、高凝危象及药物等诱发因素,核磁无典型影像学表现,故应注意激素抵抗及FSGS的遗传背景,基因检测意义重大。

4.SIOD　以患儿病理FSGS为切入点,进行相关文献检索,发现临床与SIOD最为贴近,包括身材矮小、颈短、鼻梁塌陷、腹部色素沉着、腹部突出、腰椎前凸、双髋臼浅、肾病综合征伴局灶性节段性肾小球硬化,T淋巴细胞低下,甲状腺功能减退,脑卒中样发作,此病与 *SMARCAL*1 基因突变有关,为常染色体隐性遗传,基因检测证实了SIOD的最终诊断。

（二）诊断及依据

1. 诊断 Schimke 免疫性骨发育不良。

2. 确诊依据

（1）主要临床表现：①特殊面貌及身材矮小：宽而低的鼻梁，鼻尖呈球状，细或者粗的头发，皮肤色素沉着多见于躯干，但常可蔓延至躯干及颜面，眼部异常；不成比例的矮小身材（颈部和躯干短小），腰椎前凸，腹部突出；②骨骼发育异常。脊椎通常为卵圆形，股骨头骨骺小而畸形，髋臼窝变浅；③进行性加重的肾衰竭；大量蛋白尿，同肾病综合征表现，病理显示为局灶性节段性肾小球硬化；④T 淋巴细胞缺乏；⑤部分患儿会出现甲状腺功能低下；⑥脑内见异常的动脉丛，形成影像学所见的烟雾现象；⑦常见的神经系统症状：脑梗死、短暂性缺血性发作及偏头痛。

（2）基因检测：*SMARCAL*1 基因突变。

【专家点评】

本案我们可以得到如下启示。

（1）分析资料，由点到面。本例患儿为肾病综合征合并多系统损害，凡在儿童期多系统损害的疾病，常见于遗传代谢性疾病，故不应局限于肾病综合征的诊断，积极寻找背景疾病，建立立体的临床思维。

（2）寻切入点，发现真相。本例患儿临床表型看似复杂，但多系统损害和难治性肾病为主要线索，以 FSGS 为切入点，寻找相关致病基因，再与临床表型比对，则可获得清晰的诊断。

（3）基因诊断，一举多得。明确诊断是精准治疗的前提、随访和评估预后的依据。具有 FSGS、激素抵抗肾病综合征、多系统受累的患者需要进行基因诊断。本患儿如只采用经验性激素冲击或联合免疫抑制剂治疗，势必效果不佳且增加感染风险，病理及基因诊断能明确罕见病的病因，在治疗上使患儿获益，且其随访方向及预后评估更加清晰。

（吴瑕 王文红）

第一百零二章　COQ2 肾病

病例 146　重视遗传咨询，"小"药解决"大"问题

【背景知识】

COQ2 基因位于 4q21.22-q21.23，编码对羟基苯甲酸盐 - 聚丙烯基转移酶，该基因出现变异可造成辅酶 Q10 合成缺乏，导致线粒体呼吸链功能异常，2007 年 COQ2 肾病的概念最早被提出，为常染色体隐性遗传病，可表现为孤立性肾病综合征，严重者可出现致命性多系统损害，包括肾小球功能异常和高乳酸血症。

【病例简述】

（一）入院情况

患儿，女，6 月，因"浮肿 5 天"入院。于入院前 5 天发现颜面浮肿逐渐波及全身，伴尿量减少。患儿为孕足月因"羊水不足"行剖宫产。既往史未见异常，出生体重 3.3 kg。3 月抬头，4 月翻身，尚不会坐，既往无抽搐发作。父母系近亲结婚（表兄妹），均体健，有一姐姐，12 岁，体健，另一姐姐，8 月龄诊断"肾病综合征"，放弃治疗后死亡。

（二）入院查体

身长 66 cm，体重 7.9 kg，血压 100/59mmHg，发育正常，颜面、躯干及双下肢浮肿，前囟平软，无特殊面容，眼球无震颤，肌力肌张力正常。

（三）入院检查

（1）尿常规：蛋白质（++++）（参考值：阴性），尿蛋白定量 5.657 g/d（参考值：<0.15 g/d），白蛋白 18 g/L（参考值：38~54 g/L），总胆固醇 8.23mmol/L（参考值：0.00~5.20mmol/L），乳酸 4.32mmol/L（参考值：0.05~2.20mmol/L），肝酶及血肌酐正常，血常规正常。

（2）TORCH 感染及 ANA、ENA（ - ），血尿遗传代谢病筛查未见异常。

（3）眼底及脑干电测听检查未见异常。心脏超声示主动脉瓣返流（轻度）。双肾 CT 示形态饱满。

（四）住院期间治疗

住院 4 天加用足量激素甲强龙静脉输注 [合泼尼松 2 mg/（kg.d）]，住院 5 天进展为急性肾衰竭，行腹膜透析治疗。

（五）进一步完善检查

（1）肾脏病理检查光镜怀疑遗传相关性肾病伴肾小管间质损伤，电镜可见上皮足突广泛融合、足细胞空泡变性，考虑先天性遗传代谢疾病。

（2）患儿基因检测及家系验证：患儿 *COQ2* 基因的纯合 c.832T>C（ p.Cys278Arg ）错义突变，经 SIFT 软件对其进行蛋白质功能预测，结果为有害。受检者父亲、母亲及姐姐均为

COQ2 基因 c.832T>C(p.Cys278Arg)疑似致病突变携带者。

(六)转归

住院 10 天,家属放弃治疗,后追踪于出院后 2 天死亡。

【病例分析】

(一)迅速判断,针对性鉴别诊断

患儿存在肾病水平蛋白尿、低白蛋白血症,高胆固醇血症及浮肿,肾病综合征诊断明确。进一步鉴别。

1. 继发于 TORCH 感染的肾病综合征　发病年龄小,应注意巨细胞病毒等宫内感染继发的肾病综合征,本患儿生长发育正常,肝功能正常,TORCH 感染相关病原均阴性,不支持。

2. 遗传代谢性疾病　患儿除肾病综合征外,存在高乳酸血症、肾功能减退,且发病年龄小,应谨慎除外此症,血及尿液液相串联质谱分析未见异常,不支持。

3. 先天性肾病　多数患儿早产、体重低,臀位、胎盘大,出生 3 个月内出现肾病水平蛋白尿等肾病综合征临床症状。多为常染色体隐性遗传,其中芬兰型为 *NPHS*1 基因突变,*NPHS*1 基因编码 nephrin,是肾小球上皮细胞足突之间裂隙膜的重要组成部分。该基因突变可使 nephrin 表达缺失,引起严重的临床症状。本患儿发病年龄早应与之鉴别,但新生儿期情况及基因检测均不不支持。

4. COQ2 肾病　患儿发病年龄小,有肾病综合征家族史,高度怀疑遗传性肾病综合征,部分病例可合并眼、耳、神经等多系统损害,临床治疗呈激素抵抗型,可伴肾功能减退表现,需要基因及病理诊断,本患儿基因诊断示 *COQ2* 基因纯合突变,其父母为同一基因位点杂合携带者,符合常染色体隐性遗传特点,结合病理表现,诊断 COQ2 肾病。

(二)诊断及依据

1. 诊断　COQ2 肾病。

2. 确诊依据

(1)临床表现:①肾脏:肾病综合征,病理改变可出现肾小球硬化、足细胞消失、足细胞线粒体异常;②高乳酸血症;③血液系统:贫血、全血细胞减少;④中枢神经系统:脑病、癫痫发作、智力迟钝、共济失调、小脑萎缩;⑤感音神经性耳聋;⑥眼睛:眼球震颤、视力丧失、色素性视网膜炎;⑦肥厚性心肌病;⑧肝衰竭;⑨肌肉软组织:进行性肌无力、劳累、脂质积聚。

(2)诊断及检测:以下 3 项满足 1 项①编码辅酶 Q10 合成直接相关蛋白质的 *COQ2* 双等位基因致病性突变;②骨骼肌中辅酶 Q10 水平降低;③冷冻肌肉匀浆中辅酶 Q10 依赖性呼吸链复合物 Ⅰ(NADH- 泛素氧化酶还原酶)、复合物 Ⅱ(琥珀酸泛素氧化酶还原酶)、复合物 Ⅲ(泛素醇 - 细胞色素 c 还原酶)活性降低。

【专家点评】

本案我们可以得到如下启示。

(1)早期诊断,尽早启动治疗。*COQ2* 基因突变导致肾病综合征,其病理改变为足细胞损伤,目前研究表明早期大量补充辅酶 Q10[30~50 mg/(kg・d)] 可以减轻蛋白尿,缓解肾病

综合征,延缓肾脏疾病的进展,体现了早期基因评估的重要性。辅酶 Q10 是临床常见的药物,它的应用使此类罕见病患儿在治疗上获益,但有效剂量还需大样本多中心的研究。本患儿虽已经积极完善了基因和病理诊断,但疾病进展过于迅速,在基因结果回报前就已死亡,失去了宝贵的治疗时间窗,故对于高度怀疑此类疾病的患儿是否更积极启动辅酶 Q10 的诊断性治疗也有待于临床研究。

(2)遗传咨询,辅以基因诊断。本患儿存在肾病综合征家族史,且发病年龄小,高度怀疑遗传性肾病综合征,可导致足细胞功能异常的其他基因变异(包括 *DGKE*、*LAMB*2、*NPHS*1、*NPHS*2、*PLCE*1、*PTPRO* 和 *WT*1)临床上无法与 *COQ*2 引起的肾病综合征完全区分,故基因诊断应积极。对于常染色体隐性遗传纯合突变的先证者,其父母再生育子女中患病和无基因突变携带的概率均为 25%,携带者几率为 50%,先证者生育的下一代 100% 为携带者,故遗传咨询对于该家系意义重大。

(吴瑕　王文红)

第一百零三章　草酸盐肾病

病例147　儿童肾结石不容小觑

【背景知识】

草酸盐肾病是各种因素导致尿中草酸盐水平升高,使草酸钙晶体在肾实质中大量沉积,造成血尿、泌尿系结石、肾组织钙化、肾衰竭等泌尿系统损害,以及心血管、视网膜、骨、关节等多系统受累的代谢性疾病,又称高草酸尿症或高草酸尿综合征,根据病因可分为原发性和继发性高草酸尿症。原发性高草酸尿症(primary hyperoxaluria, PH)是一种罕见的常染色体隐性遗传性疾病,为乙醛酸代谢性疾病,在分子水平上分为3种类型,分别为PH1($AGXT$基因变异)、PH2($GRHPR$基因变异)、PH3($HOGA$1基因变异),其中PH1为发病率最高的一种亚型,约占PH的80%。

【病例简述】

（一）入院情况

患儿,男,7岁,因浮肿4天,发现尿检异常、血肌酐升高6 h入院。

入院前4天出现颜面部浮肿,逐渐加重并波及双足,伴乏力,入院当天出现尿量减少,入院前6 h于当地医院查"血肌酐1338μmol/L、尿常规示尿蛋白3+",近1日精神欠佳。

患儿系其母G_3P_2,胎儿期39周剖宫产出生。生长发育略落后于同龄儿。曾有排红色尿病史,未予诊治;父母及2岁妹妹均体健,患儿姐姐1岁余时因"肾衰竭、肾萎缩、肾结石"去世。患儿妹妹2岁,体健。

（二）体格检查

体温37.4 ℃,脉搏110次/分,呼吸25次/分,血压120/90 mmHg,体重23 kg(-1SD),身高120 cm(-1SD~-2SD),神清,精神稍弱,反应欠佳,呼吸平,面色苍黄,颜面部及双足轻度浮肿,腹部膨隆,移动性浊音(+),心、肺、外生殖器查体未见异常。

（三）入院检查

（1）血常规:红细胞2.27×10^{12}/L(参考值:3.5×10^{12}~5.5×10^{12}/L),血红蛋白59 g/L(参考值:110~160 g/L),红细胞平均体积78.4fL(参考值:80~100 fL),平均血红蛋白量26pg(参考值:26~31 pg),平均血红蛋白浓度331 g/L(参考值:310~370 g/L),网织红细胞比率1.86%(参考值:0.5%~1.5%);尿常规:酸碱度≤5.0(参考值:5.5~6.5),尿蛋白3+(参考值:阴性),白细胞酯酶2+(参考值:阴性),沉渣镜检红细胞3~6个/HP(参考值:0~3个/HP),白细胞2+个/HP(参考值:0~5个/HP)。

（2）肾功能:肌酐1431 μmol/L(参考值:30~47μmol/L),尿素69.2 mmol/L(参考值:1.78~6.42 mmol/L),尿酸430(参考值:202~417 μmol/L),内生肌酐清除率Ccr10.15mL/(

min·1.73 m²)[参考值:80~120 mL/(min·1.73 m²)]。

（3）电解质:钠 131mmol/L(参考值:135~145 mmol/L),钾 5.66 mmol/L(参考值:3.5~5.5 mmol/L),氯 90.5 mmol/L(参考值:96~106 mmol/L),钙 1.52 mmol/L(参考值:2.25~2.75 mmol/L),磷 3.26 mmol/L(参考值:0.95~1.75 mmol/L),镁 1.13mmol/L(参考值:0.7~1.0mmol/L),阴离子间隙 40.2mmol/L(参考值:8~16mmol/L),二氧化碳 6.4mmol/L(参考值:22~29mmol/L)。

（4）静脉血气分析:pH 7.183(参考值:7.32~7.42),碱剩余 -20.7mmol/L(参考值:-3~3mmol/L)。

（5）促红细胞生成素 4.41(参考值 5.4~31)IU/L。

（6）24 h 尿蛋白定量 69.8 mg/d(参考值:<150 mg/d),24 h 尿钙定量 0.8 mg/(kg·d)[参考值:<4 mg/(kg·d)]。

（7）遗传代谢病尿筛查(气相色谱法/质谱联用法)示轻度酮尿症伴糖尿。遗传代谢病血筛查(串联质谱法)示需要排除复合型脂肪酸代谢异常的可疑。

（8）胸片示双肺纹理重,心缘饱满。肾脏 B 超示右肾 71 mm×35 mm,左肾 78 mm×37 mm,右肾盂宽 8 mm,左肾盂宽 7 mm,肾盏扩张,双侧肾盏内均可见强回声团伴声影,较大约 8 mm,双肾弥漫性回声增强,皮髓质结构不清,右肾中部可见大小约 12 mm×7 mm 无回声结节,边界清,沿肾椎体走形可见多发斑状强回声伴弱声影,肾窦部回声明显减低,血流信号显示不佳,考虑双肾实质弥漫性病变,可疑椎体钙化。

（9）全外显子组测序结果显示,患儿 AGXT 基因第 4 外显子存在 NM_000030.2: c.466G>A(p.Gly156Arg)纯合变异,患儿父亲及母亲均杂合携带,该基因变异在美国医学遗传学与基因组学学会指南中提示为致病变异。

【病例分析】

（一）诊断过程

1. 确定是否为肾衰竭　患儿临床存在无尿、浮肿,血肌酐明显升高,电解质紊乱(高钾、高磷、高镁,低钠、低钙、低氯),代谢性酸中毒,考虑肾衰竭。

2. 确定是否为肾实质性肾衰　患儿无心脏病史及体液丢失,不支持肾前性肾衰。患儿既往无尿路梗阻、排尿困难等表现,肾脏 B 超虽可见肾结石,但无尿路梗阻征象,不支持肾后性肾衰。患儿存在浮肿、蛋白尿,肾脏病家族史(+),血肌酐急剧升高,考虑肾实质性肾衰。

3. 确定肾衰竭为急性还是慢性　家属虽未提供患儿平素多饮、多尿、夜尿增多等情况,但入院后发现患儿存在肾性贫血(血红蛋白 59 g/L~72 g/L、促红细胞生成素 4.41IU/L 降低)、高血压、双肾大小位于正常低限,结合既往曾有排红色尿病史,考虑慢性肾衰竭,内生肌酐清除率 10.15mL/(min·1.73 m²),考虑终末期。

4. 寻找慢性肾衰竭的病因　患儿同胞姐姐 1 岁时因"肾衰竭、肾结石"去世,患儿存在慢性肾衰竭,肾脏 B 超见肾结石、可疑肾椎体钙化,因此考虑患儿可能为遗传性肾结石/肾钙质沉着症相关疾病,遂经家属同意行全外显子组基因测序,结果显示患儿存在 AGXT 基因纯合变异,父母均杂合携带 *AGXT* 基因变异位点,最终诊断原发性高草酸尿症 1 型(*AGXT* 基因变异)。

(二)确诊依据

1. 诊断　原发性 1 型高草酸尿症(*AGXT* 基因变异)。

2. 确诊依据

1)临床疑似病例:PH 的临床表现多样,容易被误诊或漏诊,因此对于符合以下任何 1 条的患儿均应进行 PH 筛查。

(1)首次出现肾结石的患儿。

(2)复发性尿路结石。

(3)患有肾钙质沉着症,特别是肾小球滤过率降低时。

(4)在任何体液或组织中存在草酸盐晶体。

(5)有 PH 或反复发作的尿路结石或肾钙质沉着症的家族史。

2)除外高草酸尿继发因素

(1)食源性高草酸尿症:如长期过量摄入深绿色叶菜(菠菜、大黄)、茶、甜菜根、坚果和可可、维生素 C,乙二醇中毒。

(2)肠源性高草酸尿症:如炎症性肠病、胰腺外分泌功能不全、胃旁路手术、空回肠旁路术及短肠综合征等。

(3)缺乏维生素 B1 或维生素 B6。

(4)药物:如木糖醇、奥利司他等。

3)确诊依据:对于临床疑似病例,需除外高草酸尿症继发因素后符合以下任意一条则可诊断 PH1。

(1)肝穿刺组织 AGT 酶的催化活性降低。

(2)基因检测提示存在 *AGXT* 基因变异。

【专家点评】

本案我们可以得到如下启示。

PH1 属于儿童罕见的遗传代谢性疾病,临床上常由于对 PH1 的认识不足而导致漏诊或误诊,使患儿不能得到及时或恰当治疗,常早期进展为终末期肾病。本例患儿 7 岁诊断为 PH1 时即为 ESRD,已失去最佳的治疗时机,通过总结本患儿的临床特点及诊治过程,提示以下几点:①对有肾脏病家族史的家庭,应做好遗传咨询及产前诊断;②对有肾结石或肾脏病家族史的患儿,生后应定期体检,以免错过疾病的最佳治疗时机;③对所有肾结石患儿应尽早进行 PH 筛查,查找遗传病因,做到精准诊断及进一步适当的临床治疗,如此可能对改善患儿的预后有所帮助。

(刘涛　王文红)

第一百零四章　WT1肾病综合征4型

病例148　从大量蛋白尿到诊断罕见病的心路历程

【背景知识】

肾病综合征4型（nephrotic syndrome type 4, NPHS4）也称孤立性肾病综合征，是一种常染色体显性遗传病，与 *WT1* 基因变异相关。*WT1* 基因对肾脏发育及正常功能的维持起重要作用，其变异可导致肾小球硬化的发生，临床表现为激素耐药，是女性孤立性激素耐药型肾病综合征（ISRNS）的常见病因之一。

【病例简述】

（一）入院情况

患儿女，3岁，因发现左肾畸形3年余，尿中泡沫增多1年入院。

患儿于胚胎期即发现左肾畸形，生后监测肾脏B超示左肾发育偏小，入院前1年发现尿中泡沫增多，未予诊治。入院前2周于呼吸道感染期间发现尿检异常，主要表现为蛋白尿（尿蛋白波动于2+~3+），尿色黄清，无浮肿及尿量减少。

患儿系 G_1P_1，孕足月剖宫产（头盆不称）。父母体健，曾外祖父患"尿毒症"（原发病不详），已去世。否认肝炎患者接触史。

（二）入院查体

体重14.7 kg，身高100 cm。血压90/60mmHg。体格、智力发育正常，营养中等。神清，反应可，呼吸平稳，无发绀，皮疹（-），无浮肿。双肺呼吸音粗，未及啰音，心音有力，律齐，腹软，肝脾肋下未及，四肢活动自如。正常女童外生殖器。

（三）入院检查

（1）尿常规：比重1.017（参考值：1.003~1.030），pH 7（参考值：5.4~8.4），PRO3+（参考值：阴性），镜检：阴性。血常规：WBC 10.68×10^9/L（参考值：$4 \times 10^9 \sim 10 \times 10^9$/L），Hb129 g/L（参考值：110~160 g/L），PLT 323×10^9/L（参考值：$100 \times 10^9 \sim 300 \times 10^9$/L），N65%（参考值：45%~77%）。血气分析：pH7.44（参考值：7.32~7.42），$pCO_2$34 mmHg（参考值：41~45 mmHg），BE -0.4 mmol/L（参考值：-3~3 mmol/L）。血免疫球蛋白：IgG 2.61 g/L（参考值：4.53~9.16 g/L），IgA、IGM 正常；C3、C4、ASO 均正常。肾脏早期损伤尿液检测：尿 β_2- 微球蛋白：0.39 mg/L（参考值：0.1~0.3 mg/L），尿微量白蛋白 607.9 mg/L（参考值：0~20 mg/L），尿转铁蛋白 55 mg/L（参考值：<5 mg/L），中性粒细胞明胶酶相关脂质运载蛋白、视黄醇结合蛋白均正常。尿蛋白定量：见表104-1所示。尿蛋白电泳：白蛋白60.1%，转铁蛋白28.5%。

（2）血生化：尿素 6.0 mmol/L（参考值：1.49~6.73mmol/L），尿酸 362 μmol/L（参考值：142.8~339.2 μmol/L），肌酐清除率 65.47 mL/（min·1.73 m²）[参考值：80~120 mL/（min·1.73 m²）]，

余见表 104-1 所示。

表 104-1　血生化指标及尿蛋白定量的变化情况

时间	白蛋白 g/L （参考值：38~54 g/L）	胆固醇 mmol/L （参考值：0~2 mmol/L）	血肌酐 μmol/L （参考值：15~31 μmol/L）	尿蛋白定量 mg/d（参考值 <150 mg/d）
住院时	28.5	5.87	63	1671
激素 4 周	37.1	8.01	50	1563
随访第 3 年	21.8	6.17	127	4275.6
随访第 4 年	30.1	7.71	208	-

（3）液相串联质谱法遗传代谢病血筛查、气相色谱质谱联用法遗传代谢病尿筛查：均未见异常。染色体核型分析：46,XX。

（4）眼底检查、BAEP 均未见异常。

（5）影像学检查：B 超（生后 1 月）：左肾发育略小（左肾约 34 mm×17 mm，右肾约 44 mm×17 mm）；（住院期间）左肾发育偏小（左肾约 55 mm×27 mm，肾约 71 mm×31 mm）。子宫及左侧卵巢未见异常。右侧卵巢未探及。逆行膀胱造影：未见明显异常。强化 MR：左肾形态小，考虑发育不全可能；双肾实质平扫及增强未见明显异常。

（6）单基因病全筛查结果显示，受检者 *WT1* 基因内含子 9 存在 c.1432+4 C>T 剪切变异。受检者父母均不携带。*WT1* 基因位于染色体 11P13，编码 WT1 蛋白。正常情况下，外显子 9 编码的赖氨酸 - 苏氨酸 - 丝氨酸（KTS）片段插入到 WT1 蛋白，可产生 WT1+KTS/-KTS 两种亚型，二者的比例对肾脏及性腺发育尤为重要。既往研究认为，该变异可导致外显子 9 剪切功能受损，影响 WT1+KTS 转录水平，具有致病性，且单个变异携带者即可发展为患者。

【病例分析】

（一）诊断分析

1. 肾病综合征（NS）　患儿存在大量蛋白尿 [定量 >50 mg/（kg·d）]，低白蛋白血症（Alb<25 g/L），高胆固醇血症（TCho>5.7 mmol/L），支持 NS 诊断。发病原因包括原发性、继发性和遗传性。

2. 继发性肾病？　患儿年龄小，无多系统损害表现，查肝炎全项，ANA、ENA、ANCA 及 ASO、补体均未见异常，不支持相关因素所致肾损害。

3. 遗传性肾病？　临床研究发现，约 1/3 儿童激素耐药型肾病综合征（SRNS）与遗传相关，且患儿曾外祖父"尿毒症"病史，需警惕遗传因素。经商议后，家属拒绝肾穿刺病理活检，同意基因检测。

4. *WT1* 基因变异相关疾病　单基因病全筛查结果示患儿存在 *WT1* 基因变异。文献检索发现，*WT1* 变异可引起以肾脏和（或）性腺异常为特征的多种疾病，包括综合征性肾病综合征，如 Denys-Drash 综合征（DDS）、Frasier 综合征（FS）等，以及孤立性肾病综合征（NPHS4）。其中，DDS 主要表现为以弥漫性系膜硬化为特征的先天性 NS，伴男性假两性畸形（即核型为 46，XY 患儿有正常女性外生殖器，但内生殖腺呈条索状）、Wilms' 瘤，或二者之一。FS 以进行性肾小球病和男性假两性畸形为主要特征，典型的病理改变为局灶节段性肾小球硬化。FS 与 DDS 部分症状重叠，可能是 WT1 突变导致同一疾病的两种不同结果。既往已报道的引起 DDS 的变异主要集中于外显子 8、9，而与 FS 相关的多为内含子 9 的剪切突变，后者可导致 KTS 剪切异常。在核型为 46，XX 的女性个体中，KTS 剪接突变还可表现为 NPHS4，即临床上仅有 ISRNS，而不伴泌尿生殖系统畸形、Wilms' 瘤及性腺肿瘤等肾外表现。目前关于 FS 和 NPHS4 的研究中均有 c.1432+4 C>T 的报道。在女性表型中，核型为 46，XY 的患者发生 FS，并且性腺肿瘤的发病风险增加。本患儿无假两性畸形表现，不支持 FS 诊断。

5.NPHS4　患儿临床表现为 SRNS，正常女性表型，无眼睛、听力异常及生长发育迟缓，染色体核型为 46，XX，肾脏 B 超未发现肿瘤，基因检测发现 WT1 存在 c.1432+4 C>T 突变，最终诊断 NPHS4。

（二）诊断及确诊依据

1. 诊断　肾病综合征 4 型。

2. 确诊依据

（1）临床诊断为 SRNS，并除外其他继发性因素所致。

（2）不伴泌尿生殖系统异常，Wilms' 瘤，眼部、听力异常，智力低下等。

（3）WT1 基因（多为内含子 9 剪接突变）发现致病性变异。

【专家点评】

本案我们可以得到如下启示。

（1）特别关注细节。女性表型患者发生 SRNS 时，应完善染色体核型分析，并积极寻找 WT1 基因热点突变。

（2）监测肾外表现。NPHS4 可能是 WT1 变异相关疾病的一种早期表现形式，其他表现可能逐渐出现，临床需监测相关肾外表现。

（3）注重分子诊断。WT1 基因变异相关肾病对激素、免疫抑制剂无效；分子诊断可能避免了诊断性肾穿刺及长期激素、免疫抑制剂的治疗。

（杨群兰　王文红）

第一百零五章　家族性肾性糖尿

病例149　儿童尿糖阳性并非只有糖尿病

【背景知识】

肾性糖尿(renal glycosuria)是指在血糖浓度正常的情况下,由于近端肾小管重吸收葡萄糖功能减低所引起尿中葡萄糖浓度增加。临床上分为遗传性肾性糖尿和获得性肾性糖尿。其中获得性肾性糖尿见于慢性肾脏疾病,如慢性间质性肾炎、肾病综合征或肾毒物质导致的肾性糖尿。遗传性肾性糖尿包括家族性肾性糖尿、遗传性Fanconi综合征、Lowe综合征、胱氨酸储积症等。本文介绍儿童期发病的家族性肾性糖尿一例。

【病例简述】

(一)入院情况

患儿女,3岁,因发现尿糖阳性1月余入院。

现病史:入院前1月余因体检发现尿糖阳性,监测尿糖+~4+,监测血糖正常,无尿频、尿急、尿痛,无尿中血丝、血块、沉渣,无尿中泡沫增多,无浮肿及尿量减少,无多饮多尿、夜尿增多,无乏力、盗汗、消瘦,无皮疹、关节肿痛,无头晕、头痛、抽搐,无视物模糊、听力下降等表现。

个人史:G_3P_1,母孕足月顺产。否认胎儿期宫内发育迟滞,否认生后窒息史。出生体重3.4 kg。体格发育及智力发育适龄。否认肾毒性药物接触史。

家族史:父母体健,非近亲婚配,曾祖母、祖父患糖尿病。否认肾脏疾病家族史及家族遗传病史。母孕产史:G_1P_0,人工流产;G_2P_0,自然流产;G_3P_1,本患儿。

(二)入院查体

身高102 cm,体重16.5 cm。发育正常,营养中等,智力正常。无浮肿,双肺呼吸音粗,心音有力,律齐,各瓣膜区未闻及杂音。腹部平软,肝脾未触及肿大。四肢活动自如,肌力及肌张力正常。

(三)入院检查

(1)尿常规:SG 1.025~1.006,pH 6.0~5.5,GLU 3+~4+,余阴性。

(2)尿糖定量1094~1626.3 mg/d(正常值<5.04 mg/d),尿钙定量及尿蛋白定量正常。尿蛋白电泳:白蛋白100%。肾早期损伤标志物未见异常。

(3)内生肌酐清除率143 mL/(min·1.73 m²)[(正常值≥80 mL/(min·1.73 m²)],滤过钠排泄分数、滤过钾排泄分数、磷重吸收分数正常。

(4)遗传代谢病尿筛查:轻度酮尿症伴糖尿。

(5)父亲尿常规:SG1.023, PH6.0, GLU2+,余阴性。母亲尿常规:SG 1.020, pH 6.0,余

阴性。

（6）血气分析、肝肾功能、心肌酶、铜蓝蛋白正常。糖化血红蛋白、C肽、胰岛素、糖耐量试验正常，五项性激素水平均正常，甲状腺功能正常。肝炎全项未见异常。遗传代谢病血筛查未发现特异性脂肪酸代谢异常的可疑。

辅助检查：心电图示窦性心律，非特异性T波异常。

（7）B超示肝、脾、肾、子宫、卵巢、甲状腺未见异常。眼科眼底及裂隙灯检查未见异常。

（8）全外显子组测序检测报告检测出 SLC5A2 基因存在：①第10外显子上剪切位点 c.1151 C>A 错义突变，经单基因遗传病基因验证患儿母亲为杂合携带，ACMG 分析为疑似致病变异；②第8外显子上剪切位点 c.886 G>T 错义突变，经单基因遗传病基因验证患儿父亲为杂合携带，ACMG 分析为意义未明变异。SLC5A2 基因变异于 OMIM 基因列表第 233100 号，可呈常染色体显性或隐性遗传，目前已有大量报道证实由 SLC5A2 基因突变导致的家族性肾性糖尿。

【病例分析】

（一）鉴别诊断

1. 肾外糖尿　糖尿病、库欣综合征、嗜铬细胞瘤、甲状腺功能亢进等，均表现为血糖和尿糖同时升高。

2. 继发性肾性糖尿

（1）后天获得性肾性糖尿：①感染性疾病如慢性肾盂肾炎；②药物性肾损害（如马兜铃酸肾病等）、重金属中毒（如铅、镉、汞等）。

（2）各种原发/继发性肾小球疾病合并肾小管损害如慢性肾小球肾炎、狼疮性肾炎等。

（3）遗传性肾小管功能障碍性疾病：①遗传性 Fanconi 综合征：由 SLC34A1 基因突变引起，呈常染色体隐性遗传。临床表现肾性糖尿、多种氨基酸尿、高钙尿症、佝偻病、近端肾小管性酸中毒等；② Lowe 综合征又称眼脑肾综合征，是由 OCRL 基因突变引起的性连锁隐性遗传病。临床表现先天性白内障、智力低下以及肾小管性蛋白尿、尿糖、氨基酸尿、尿磷增多等；③ Dent 病为 X 连锁隐性遗传性肾小管疾病，与 OCRL1、CLCN5 基因突变相关。其特征为肾结石、小分子蛋白尿、氨基酸尿、高钙尿、高磷酸盐尿以及不恒定的轻度肾性糖尿。

（4）其他遗传代谢性疾病：①各种有机酸血症如胱氨酸储积症，它是一种常染色体隐性遗传病，可累及全身各个系统。其发病原因与 CTNS 基因突变相关，由于该基因突变，导致溶酶体内的胱氨酸无法正常转运，大量蓄积后引起眼、肾脏、神经、内分泌腺等多器官功能障碍；②肝豆状核变性：又称 Wilson 病，是一种由 ATP7B 基因突变导致的常染色体隐性遗传病，因铜代谢障碍引起肝硬化、脑变性疾病，肾脏受累时表现肾功能减退、肾性糖尿、微量蛋白尿和氨基酸尿。

（二）诊断及确诊依据

3岁女童，生长发育适龄，无多饮多尿、体重下降表现，虽有糖尿病家族史，但血糖正常，糖耐量试验、糖化血红蛋白、C肽、胰岛素均正常，甲状腺功能、皮质醇、ACTH 等正常，尿糖阳性，诊断肾性糖尿。滤过钠排泄分数、滤过钾排泄分数、磷重吸收分数正常，血气分析正常,无肾小管性尿蛋白,无氨基酸尿、高钙尿等其他肾小管疾病表现,结合基因结果,诊断家族性肾性糖尿(*SLC5A2* 基因突变)。家族性肾性糖尿(familial renal glycosuria, FRG)是一种遗传性肾脏疾病,临床表现为持续尿糖阳性而血糖正常,且其他肾小管功能正常,多为常染色体隐性遗传病,也有的呈显性遗传。发病机制是肾小管重吸收葡萄糖功能下降,且其他小管功能无异常。

肾脏重吸收葡萄糖的工作主要由近端小管细胞顶膜上的两种钠耦联的葡萄糖协同转运蛋白——SGLT1 和 SGLT2 发挥作用。其中 SGLT2 是肾近端小管重吸收葡萄糖的关键,约 90% 的葡萄糖在近端小管 S1 段由高容量的 SGLT2 转运蛋白重吸收。SGLT2 特异性的表达在近曲小管的前段(称为 S1 段)管腔膜面,由 672 个氨基酸残基组成,属于低亲和力、高容量的葡萄糖转运蛋白,底物仅为葡萄糖。在位于上皮细胞基底膜上的 Na^+-K^+-ATP 酶所产生的电化学梯度的能量驱使下, Na^+ 和葡萄糖按照 1∶1 的比率先后与 SGLT2 耦合转运。当 SGLT2 功能异常,则表现近端肾小管重吸收葡萄糖功能下降,尿糖阳性。SGLT2 由 *SLC5A2* 基因编码,该基因位于染色体 16p11.2,全长 7.7kb,包含 14 个外显子,目前已发现 *SLC5A2* 的 60 多种突变,包括错义突变、无义突变、移码突变及拼接突变等。

FRG 大多是一个良性过程,患者碳水化合物代谢、储备及利用以及胰岛素的分泌均正常,尿糖在出生后即存在,往往在尿常规检查时发现糖尿。部分患儿由于热卡大量丢失,可能出现生长发育落后、青春期延迟甚至脱水和酮症酸中毒。

【专家点评】

本案我们可以得到如下启示。

家族性肾性糖尿表现为糖尿家族史阳性,往往易被误诊为糖尿病,但临床并无糖尿病特征性"三多一少"——多饮、多食、多尿及体重下降,且血糖正常。建议儿童期尿糖阳性,且证实血糖正常的病例,应除外继发性肾性糖尿相关疾病,并追问是否存在糖尿家族史,完善父母尿常规,酌情完善基因检查确定诊断,以期尽早诊断并提高患儿生活质量。

(王欣　王文红)

第一百零六章　先天性孤立性 ACTH 缺乏症

病例150　当出现低血糖、惊厥、胆汁淤积三联征或不明原因低血糖时……

【背景知识】

先天性孤立性 ACTH 缺乏症（congenital isolated ACTH deficiency，CIAD）系罕见常染色体隐性遗传病，多为 TBX19 基因突变，临床特征为垂体激素除 ACTH 分泌减少外，其他激素分泌正常，继发肾上腺皮质功能减低，皮质醇减少或缺乏，无垂体结构异常。常见表现为低血糖、惊厥、新生儿黄疸。

【病例简述】

（一）入院情况

患儿，男，14日龄，因2h内间断抽搐2次入院。

患儿系 G_2P_1，孕 40^{+4} 周因"胎儿宫内窘迫"剖宫产出生，否认生后窒息史，Apgar 评分均10分，出生体重3620g。生后10h因"发绀40min"于外院住院，当时患儿双眼上吊，四肢发紧，呼吸不规则，全身发绀，心率40次/分，同期血糖1.9mmol/L，予抢救治疗好转，后住院12天，吃奶量少，部分静脉营养，家属要求出院，出院当天血糖4.2mmol/L，体重3430g。自外院出院后纯母乳按需喂养，尿便正常。入我院前2h（外院出院1天余）出现抽搐2次，表现为四肢屈曲，双眼紧闭，颜面潮红，持续约3~4min缓解，间隔1h再次发作1次，表现形式相同，持续10min缓解，发作间期精神反应稍弱。

患儿母亲第1胎孕20余天不明原因自然流产，本次孕期血压、血糖正常。

（二）入院查体

入院体重3200g，$TcSO_2$ 88%，神清，精神反应稍弱，呼吸不规则，呼吸30次/分，前囟膨隆，张力高，右耳廓较对侧略小，耳位不低，皮肤暗黄，心肺腹部查体未见异常，四肢活动自如，肌张力减低，握持反射（±），拥抱反射（±），觅食反射（-），吸吮反射（+），双睾丸已降至阴囊，阴茎无短小，末梢暖。

（三）入院检查

（1）生化 Glu：0.47mmol/L（参考值：2.78~4.44mmol/L）；血气分析：pH 7.225，pCO_2 49.3mmHg，pO_2 102mmHg，BEb -7.2mmol/L；肝功能 ALT：12U/L（参考值：9~50U/L），γ-GT：551U/L（参考值：10~60U/L），DB：38.8μmol/L（参考值：0~8μmol/L），IB：159.1μmol/L（参考值：3.4~10.3μmol/L），TBA：146.1μmol/L（参考值：0~10μmol/L）。

（2）胰岛素 6.59pmol/L（参考值：17.8~173pmol/L），C-肽 0.14nmol/L（参考值：0.37~1.47pmol/L）；甲状腺功能五项：TSH 5.815mIU/L（参考值：0.38~5.33mIU/L），余正常；皮质醇 <1.5nmol/L（参考值：133~537nmol/L），ACTH 2.78pg/mL（参考值：7.2~63.3pg/mL）。

生长激素正常。五项性激素：促黄体激素 12.68IU/L（参考值：0.01~5.48IU/L），睾酮8.15nmol/L（参考值：0.56~6.69 nmol/L），雌二醇 67 pmol/L（参考值：77.07~166.98 pmol/L），余正常。

（3）液相串联质谱法遗传代谢病血筛查：Tyr/Leu，C10，C8/C3 增高；C8/C10 降低，结合尿筛需要排除复合型脂肪酸代谢异常以及一过性酪氨酸血症的可疑。血脂：高密度脂蛋白胆固醇 0.85 mmol/L（参考值：>1.45 mmol/L），载脂蛋白 A-1 69 mg/dL（参考值：104~202 mg/dL），游离脂肪酸 0.64mmol/L（参考值：0.1~0.6 mmol/L），余正常。

（4）血常规、血氨、电解质、TORCH、脑脊液正常。

（5）B 超：胆囊增大，左肾盂扩张，肝胰脾右肾肾上腺睾丸未见明显异常；头 MR：双侧额、顶叶脑室旁白质区片状稍长 T1、稍长 T2 信号影，脑外间隙增宽；垂体 MR 未见异常；动态脑电图正常。

（6）全外显子组测序结果显示，*TBX*19 复合杂合变异，母源：c.856 C>T（p.R286X），无义突变，父源：c.298 C>T（p.R100 C），错义突变。

【病例分析】

（一）逐层递进式鉴别诊断

新生儿抽搐起病，因"宫内窘迫"剖宫产出生，但否认生后窒息，考虑新生儿缺氧缺血性脑病致抽搐可能性小。生后 10 h 外院发绀发作时血糖和本次入院时血糖结果直接指向抽搐原因为低血糖所致。常见低血糖原因如糖尿病母亲的新生儿，患儿母亲无糖尿病病史，患儿非巨大儿，胰岛素、C 肽水平明显降低，不支持。入量不足或消耗增加不能完全解释低血糖。故目标指向检验升糖激素是否缺乏。检查结果回报皮质醇、ACTH 明显减低，自此，思路逐渐清晰。

1. 垂体柄阻断综合征　一种或多种垂体激素缺乏（几乎都有生长激素缺乏）联合典型垂体 MR 表现（垂体柄缺如或变细；垂体窝中见垂体后叶高信号消失；垂体前叶发育不良或缺如）可确诊，本患儿生长激素、垂体 MR 正常，不支持。

2. 先天性孤立性 ACTH 缺乏症　本患儿具有 *TBX*19 突变的 CIAD 患者典型的临床表型，包括低血糖、惊厥发作和胆汁淤积性黄疸，ACTH 及皮质醇缺乏，除 ACTH 外其他垂体激素分泌正常，垂体结构无异常，结合基因检测诊断此症。

3. 先天性代谢性疾病　糖原累积症、半乳糖血症等糖代谢障碍；枫糖尿病、丙酸血症等氨基酸代谢障碍；以及脂肪酸代谢分解和酮体生成缺陷等脂类代谢障碍均可表现出不同程度的低血糖。本患儿血氨正常，血气分析虽提示代谢性酸中毒，但很快纠正，液相串联质谱法遗传代谢病血尿筛查提示需要排除复合型脂肪酸代谢异常以及一过性酪氨酸血症，依据不充分，需复查以鉴别。

4. 新生儿胆汁淤积症　该患儿胆汁淤积症的诊断成立，但作为一个综合征，需进一步寻找原因以解释患儿胆汁淤积、反复低血糖和抽搐。

（二）诊断及确诊依据

1. 诊断　先天性孤立性 ACTH 缺乏症。

2. 确诊依据　内分泌基础或兴奋试验证实 ACTH 及皮质醇缺乏,除 ACTH 外其他垂体激素分泌正常,垂体结构无异常,可诊断孤立性 ACTH 缺乏症(isolated ACTH deficiency,IAD)。CIAD 诊断可结合基因检测。

【专家点评】

本案我们可以得到如下启示。

(1)时刻保持警惕性。临床工作中新生儿低血糖十分常见,但罕见病 CIAD 因发病表现缺乏特异性,早期识别困难,医师通常缺乏足够的警惕性。当存在惊厥、低血糖、胆汁淤积三联征时,要考虑到 CIAD 的诊断可能。因为一旦诊断 CIAD,早期干预对获得最佳预后十分关键。

(2)不同基因型表型。已观察到该病不同的基因型 - 表型关系。CIAD 患者还可能存在如智力低下、先天性心肌病、Arnold-Chiari Ⅰ型畸形、三 X 染色体综合征、轻度营养不良及单侧后鼻孔闭锁等异常。不同表型强调了基因检测的重要性,未被识别和未经治疗的 CIAD 可能会危及生命。及时诊断、替代治疗,可减少致残及死亡的发生。

(3)超早期宫内诊断。该病有可能在宫内诊断,Weintrob 等报道 1 例生后确诊 CIAD 患儿,胎儿期母亲血浆雌三醇水平低,该患儿哥哥胎儿期母亲血浆雌三醇水平低,未予重视,生后 7 周死亡。若母体孕期血浆雌三醇水平低,儿科医生需注意 CIAD 可能性,以减少这种新生儿的高死亡率。

(郑安洁　郝丽红)

第一百零七章　胱氨酸贮积症

病例 151　以持续尿糖为首发却不是"糖尿病"

【背景知识】

胱氨酸贮积症（cystinosis）是一种常染色体隐性遗传病，临床较为罕见，可累及全身各个系统。其发病原因与 *CTNS* 基因突变相关，由于该基因突变，可导致溶酶体膜上缺乏 L-胱氨酸转运蛋白，溶酶体内的胱氨酸无法正常转运，大量蓄积后引起眼、肾脏、神经、内分泌腺等多器官功能障碍。

【病例简述】

（一）入院情况

患儿，男，1 岁 6 月龄，因发现尿糖阳性 1 年余，多饮、多尿半年入院。

患儿 4 月龄时因发热行尿常规检查发现尿糖阳性，此后监测尿糖波动在 ~4+，监测血糖正常，平素尿色黄、清，无浮肿。患儿 1 岁时出现多饮、多尿，日饮水量约 1000~1500 mL，夜间需饮水约 800~1000 mL，夜间排尿 8~9 次。入院前 2 个月开始出现食欲欠佳，体重不增。入院前 5 d 于外院就诊时发现血钾 2.6 mmol/L，血钠 124 mmol/L，院外予口服枸橼酸钾治疗。

患儿系 G_2P_2，孕 39^{+1} 周顺产，父母及 8 岁哥哥身体健康，否认家族遗传病史。

（二）入院查体

身高 74 cm（-2SD），体重 8.2 kg（-2SD）。体格发育落后，智力正常，营养欠佳，体型消瘦，皮肤弹性可，无浮肿。双肺呼吸音粗，心音有力，律齐，各瓣膜区未闻及杂音。腹平软，肝脾未触及。四肢活动自如，肌力及肌张力正常。

（三）入院检查

（1）尿常规：比重 1.000（参考值：1.003~1.030），尿蛋白 +-（参考值：阴性），葡萄糖 1+（参考值：阴性）。血常规示血红蛋白 91 g/L（参考值：110~160 g/L），红细胞压积 26%（参考值：36%~50%），红细胞平均体积 75.6fL（参考值：86~100fL），白细胞 13.89×10^9/L（参考值：4×10^9~10×10^9/L），单核细胞比率 9%（参考值：3%~8%），血小板 342×10^9/L（参考值：100×10^9~300×10^9/L）。

（2）毛森试验：总入量 3870 mL（参考值 <3000 mL/m²），总尿量 3580mL（参考值 <3 000 mL/m²），最高尿比重 1.006，最低尿比重 1.002，最高尿比重 - 最低尿比重 =0.004（参考值 >0.009）。

（3）电解质：Na126 mmol/L（参考值：137~147 mmol/L），K3.93 mmol/L（参考值：3.5~5.3 mmol/L），Cl93.6 mmol/L（参考值：99~110 mmol/L），P0.88（参考值：1~1.95 mmol/L），Mg0.68 mmol/L（参考值：0.7~0.95 mmol/L）。

（4）肾功能：尿素 11.36mmol/L（参考值：1.78~6.42 mmol/L），肌酐 57 μmol/L（参考值：

15~31 μmol/L），尿酸 179 μmol/L（参考值：202~417 μmol/L），碱性磷酸酶 879U/L（参考值：142~335U/L）。血肾素 >1 000 μIU/mL（参考值：3.11~41.2 μIU/mL），醛固酮 >2 000 pg/mL（参考值：30~160 pg/mL），血管紧张素 Ⅱ 247 pg/mL（参考值：25~60 pg/mL）。肝功能、胰岛素、C 肽、糖化血红蛋白及 25 羟维生素 D_3 大致正常。

（5）血气分析：pH7.291（参考值：7.32~7.42），pCO_2 20.3 mmHg（参考值：41~45 mmHg），BE-14.6 mmol/L（参考值：-3~3 mmol/L）。

（6）24 h 尿糖总量 13.62 mmol/24 h（参考值 <0.15 mg/24 h），尿钙定量 1.41 mg/（kg·d）[参考值 <4 mg/（kg·d）]。随机尿蛋白 / 肌酐 =3.142（参考值 <0.1）。钠排泄分数（FENa）0.17（参考值：0.5~1），钾排泄分数（FEK）31.89（参考值 10~20），肾小管磷重吸收率（TRP）63.51（参 考 值：80~94），肌 酐 清 除 率 53.9mL/（min·1.73 m²）[参 考 值：80~120 mL/（min·1.73 m²）]。肝功能、胰岛素、C 肽、糖化血红蛋白及 25 羟维生素 D_3 大致正常。

（7）头颅、胸部及右手 X 线：颅骨骨质未见异常，心肺膈无著变，右手腕骨化核出现迟缓，肋骨、双侧肱骨近端干骺端及右尺桡骨远端干骺端见佝偻病骨改变。腹部及睾丸 B 超未见异常。心电图示窦性心动过速，非特异性 T 波改变（T 波双峰），边缘心电图。气相色谱质谱联用法遗传代谢病尿筛查示糖尿和氨基酸尿。

（8）气相色谱质谱联用法遗传代谢病尿筛查示糖尿和氨基酸尿。液相串联质谱法遗传代谢病血筛查：瓜氨酸 / 精氨酸、苯丙氨酸 / 酪氨酸、丁酰肉碱 / 丙酰肉碱增高；谷氨酰胺 / 瓜氨酸、游离肉碱降低。

（9）眼科检查：患儿角膜基质前 1/3 见大量结晶，裂隙灯下可见均匀金属丝样遍布全角膜的细小反光点，虹膜纹理清晰，晶状体透明，双眼视网膜散瞳后未见结晶样物质沉着。

（10）全外显子组测序结果：CTNS 基因存在 c.922G>A（p.Gly308Arg）纯合变异，父母及兄长均杂合携带。依据美国医学遗传学与基因组学学会的变异解读指南，该变异判定为可疑致病性变异。

【病例分析】

（一）逐层递进式鉴别诊断

认真梳理患儿的病史、查体及相关检查等，综合分析患儿的临床特点，进行逐层递进式鉴别诊断。

1. 糖尿病　患儿因"发现尿糖阳性 1 年余，多饮、多尿半年"入院。临床上首先要除外糖尿病。患儿发病后及入院后多次检测血糖正常，胰岛素、C 肽、糖化血红蛋白均正常，不支持糖尿病诊断。

2. 肾小管酸中毒　患儿婴儿期发病，存在生长迟缓、多尿、厌食等症状，血气分析示持续性代谢性酸中毒，血钾减低，X 线示肾性佝偻病改变，临床考虑存在肾小管酸中毒。但患儿同时伴有糖尿、氨基酸尿、低磷血症、低钠血症、低镁血症等表现，不能单纯用肾小管酸中毒解释。

3. 糖原累积病 Ⅰ 型　本患儿存在生长发育迟缓、代谢性酸中毒需注意鉴别此症，但患儿生后无低血糖发作，无肝大表现，多次检测血糖均在正常范围，无高脂血症、高尿酸血症及高乳酸血症，无中性粒细胞减少等，不支持该诊断。

4. 半乳糖血症　本患儿存在生长迟缓、角膜大量结晶,临床需注意鉴别此病。但本患儿进食乳类食品后无呕吐、腹泻等消化道症状,无智力发育落后,无黄疸、肝大、肝功能异常等表现,血、尿遗传代谢病筛查无半乳糖血症的相关阳性发现,不支持该诊断。

5. 酪氨酸血症Ⅰ型　本患儿发病年龄小、生长发育迟缓、肾小管功能受损及佝偻病骨改变需与此症鉴别,但患儿肝功能正常,血、尿遗传代谢病筛查及基因检测结果均无酪氨酸血症的相关阳性发现,不支持诊断。

6. 范可尼综合征　本患儿存在生长发育迟缓、多饮多尿、代谢性酸中毒、糖尿、氨基酸尿、FEK 增高、TRP 减低、低钾血症、低钠血症、低磷血症、低镁血症等表现,临床支持范可尼综合征诊断,但应进一步积极查找其他症状、体征以及明确病因,而似不能简单仅以范可尼综合征作为最终诊断。

7. 胱氨酸贮积症　为寻找范可尼综合征的原因,我们进行了文献检索及系统鉴别诊断,作为范可尼综合征的遗传性病因之一的胱氨酸贮积症令我们高度关注。经进一步基因检测及眼科会诊,鉴于本患儿除存在肾范科尼综合征临床表现外,眼角膜可见大量胱氨酸结晶,基因检测 CTNS 基因 c.922G>A 点突变,最终明确诊断为胱氨酸贮积症。

(二)诊断及确诊依据

1. 诊断　胱氨酸贮积症。

2. 确诊依据　目前胱氨酸贮积症的主流诊断方法有三种。

(1)检测白细胞中胱氨酸水平是否升高是金标准,其对胱氨酸贮积症极其敏感和精确。

(2)直接对 CTNS 基因(10/12 个外显子具有编码能力)进行分子检测,95% 可以发现导致胱氨酸贮积症的突变。

(3)裂隙灯检测角膜胱氨酸晶体。

临床疑似,加以上三者之一即可确诊。

【专家点评】

本案我们可以得到如下启示。

(1)观全局,诊断一元论。本例患儿多饮、多尿、生长发育迟缓、低钾血症、低钠血症、低磷血症、低镁血症、代谢性酸中毒、氨基酸尿、糖尿、FEK 增高、TRP 减低及多部位 X 线示肾性佝偻病改变等均为明确诊断提供了重要的临床资料。故此应综合分析,层层剖析临床特点,细致掌握病患全貌。

(2)多异常,聚焦遗传病。本例患儿发病年龄小,发育落后,多项检查结果异常且复杂,遗传代谢性疾病不除外。行气相色谱质谱联用法遗传代谢病尿筛查及液相串联质谱法遗传代谢病血筛查,其检测结果可在帮助诊断的同时对基因检测亦有着指向性的作用。思路上抽丝剥茧,合理完善相关检查,有的放矢加以甄别。

(3)测基因,时机有分寸。对于临床诊断困难,遗传性疾病不能除外的患儿,是否选择,何时选择基因检测,值得大家思考。恰当的选择基因检测不失为揭示“罕见病”的有力工具。要做到追根溯源,积极寻找罕见病因,明确最终疾病诊断。

(张碧丽　刘　薇)

第一百零八章　先天性肾性尿崩症

病例 152　反复发热，"炎症"不背这个锅

【背景知识】

先天性肾性尿崩症（congenital nephrogenic diabetes insipidus，CNDI）是一组遗传异质性单基因疾病，临床罕见。该症主要是由于垂体后叶分泌的抗利尿激素的受体或受体后信号转导途径缺陷，导致肾远端小管及集合管对抗利尿激素反应不敏感或无反应，从而出现肾脏浓缩功能障碍，临床以烦渴、多饮、多尿及持续低比重尿为主要特点。CNDI 约 90% 为 X 连锁隐性遗传，为 *AVPR*2 基因突变所致；其余 10% 为常染色体显性或隐性遗传，由 *AQP*2 基因突变所致。

【病例简述】

（一）入院情况

患儿，男，4 月龄，因间断发热 3 月余入院。患儿生后 24 天出现发热，体温波动在 39.1~40.5 ℃之间，并伴高钠高氯血症，此后，患儿间断出现发热，先后诊断"新生儿肺炎"、"真菌感染""泌尿系感染"等，给予抗感染治疗但效果欠佳并逐渐出现生长发育落后及喂养困难。入院后发现患儿喜饮水，更换尿布频繁，尿液似"清水"。监测日饮水量 550~800mL，日尿量 750~1050mL。

患儿系 G_1P_1，足月顺产，母亲孕期无异常，父母非近亲婚配，否认家族遗传病史。

（二）入院查体

身高 59 cm（-2SD），体重 3.5 kg（-3SD）。BP 78/55mmHg，体格发育落后，营养欠佳，皮肤弹性欠佳，无浮肿。双肺呼吸音粗，心腹查体未见异常。男童外生殖器，四肢肌力及肌张力正常。

（三）入院检查

（1）尿常规：比重 1.000（参考值：1.003~1.030），尿糖阴性，尿沉渣镜检阴性。血常规示血红蛋白 111 g/L（参考值：110~160 g/L），白细胞 11.13×10^9/L（参考值：4×10^9~10×10^9/L），中性粒细胞比率 42.6%（参考值：7%~56%），血小板 283×10^9/L（参考值：100×10^9~300×10^9/L）。

（2）电解质：Na145~157mmol/L（参考值：137~147 mmol/L），血 K3.80mmol/L（参考值：3.5~5.3mmol/L），Cl114~119mmol/L（参考值：99~110 mmol/L）、血钙、血镁、血磷正常。

（3）禁水加压素实验：禁水 6 h 后尿比重 1.002（参考值：<1.005），血浆渗透压 323 mOsm/L[参考值：280~310mOsm/L]，尿液渗透压 110 mOsm/L（参考值：600~1000 mOsm/L），皮下注射垂体后叶素 5 h 后，尿比重 1.002，尿渗透压 117mOsm/L。

（4）血皮质醇、血促肾上腺皮质激素水平正常、血 17- 羟孕酮、血肾素 - 血管紧张素 - 醛

固酮水平正常。

（5）血沉、血 C 反应蛋白大致正常；3 次血细菌学培养阴性；3 次尿细菌学培养阴性；便细菌学培养阴性；血 1.3-βD 葡聚糖：198.9pg/mL（参考值：<10pg/mL）。血气、肝肾功能大致正常。

（6）遗传代谢病尿筛查及遗传代谢病血筛查：未见明显异常。

（7）胸腹联合 X 光片示双肺纹理增重，腹部未见异常。心电图正常，腹部超声肝脾肾及肾上腺未见异常。心脏超声示卵圆孔未闭、房间隔缺损。肾强化 CT 未见异常。头及垂体核磁垂体平扫未见明显异常。

（8）全外显子测序结果：*AVPR2* 基因亚区发现 1 处新发突变：c.359T>G（p.Met120Arg）半合子错义突变，母亲该位点同样存在此突变，依据美国医学遗传学与基因组学会的变异解读指南该变异判定为致病性变异。

【病例分析】

（一）详细记录 24 h 尿量确定存在多尿

患儿发病初期，因饮水量不足出现反复发热、发育落后、喂养困难等非特异症状，给诊断带来困难，入院后因发现患儿更换尿布频繁，喜饮水监测出入量证实了多饮、多尿。因此详尽记录 24 h 出入量证实存在多饮、多尿为确诊本病的关键所在。

（二）多尿是否即为尿崩症？

多尿一般分为"溶质性利尿"及"水利尿"，尿崩症属于水利尿范畴。因此尿崩症患儿首先需除外溶质性利尿的相关病因：

1. 急性肾损伤　急性肾损伤多尿期可出现多饮、多尿表现。患儿无浮肿、肾功能正常，尿常规除低比重尿外无血尿，蛋白尿，不支持急性肾损伤。

2. 糖尿病　患儿存在烦渴、多饮、多尿表现，需除外糖尿病。患儿监测血糖正常，尿糖阴性，不支持糖尿病诊断。

（三）进一步鉴别中枢性尿崩症还是肾性尿崩症

结合患儿年龄首先可排除精神性尿崩症，其次患儿无头部外伤、感染、肿瘤病史，头及垂体核磁未见异常，结合禁水加压素实验及基因检测结果不支持中枢性尿崩症诊断，考虑患儿为肾性尿崩症。

（四）慎重排除肾性尿崩症的继发因素

CNDI 仅占肾性尿崩症的 10%，因此我们需慎重除外继发性肾性尿崩症。

1. 范可尼综合征　本患儿存在生长发育迟缓、多饮多尿，应注意与本病鉴别，但患儿无代谢性酸中毒、无氨基酸尿、糖尿表现，血钾正常，尿钠、尿钾排泄分数正常，不支持范可尼综合征诊断。

2. 慢性间质性肾炎　可存在生长发育迟缓、多饮、多尿，尿比重减低表现。但该病常有诱因，如慢性感染、药物、化学毒物或重金属等，并可伴不同程度的贫血、高血压及肾功能减退等表现，患儿发病时间短，无上述诱因，不支持诊断。

3. 反流性肾病　可有反复发热、泌尿系感染、多饮、多尿、生长发育落后、尿比重下降等表现,需注意与此病鉴别,但患儿无反复泌尿系感染、无高血压、贫血、肾脏大小形态无异常,未见肾瘢痕形成,不支持诊断。

4.肾脏发育障碍　多囊肾、髓质囊性肾脏疾病、神经源性膀胱等可有生长发育迟缓、多饮、多尿,尿比重减低表现,患儿无相关疾病家族史,肾脏影像学未见异常,不支持诊断。

5.代谢性疾病　低钾血症、高钙血症可出现继发性尿崩症表现,但患儿血钾、血钙正常,不支持诊断。

6.药物及化学性因素　锂、甲氧氯烷、利尿剂、甘露醇、秋水仙碱、长春新碱等可导致多饮、多尿,但患儿无相关病史,不支持诊断。

（五）诊断及确诊依据

1.诊断　先天性肾性尿崩症。

2.诊断要点

（1）多出生后既有症状,主要表现为烦渴、多尿、便秘、反复出现脱水及不明原因发热、生长障碍等。

（2）尿量增多,可高达 6~10 L/（m².d）。

（3）尿浓缩功能障碍,尿比重固定在 1.002~1.006,尿渗透压低,多低于 300mOsm/L。

（4）禁水-加压素试验一般无尿量减少、尿比重和尿渗透压升高,尿渗透压/血渗透压比值 <1,考虑为肾性尿崩症。

（5）除外继发性因素并且基因检测证实为 *AVPR*2 基因突变或 *AQP*2 基因突变所致。

【专家点评】

本案我们可以得到如下启示。

（1）以为合理并不一定合理。正常新生儿肾脏生理功能不够完善,肾脏浓缩功能及肾小管重吸收能力较差,排尿次数多,尿比重偏低,易被临床医生视为“合理、正常”表现。因此临床医生要掌握小儿肾脏的生理特点,要了解小儿各个时期的正常尿量及多尿的定义,以便有的放矢地对疾病进行诊断及鉴别诊断。

（2）感觉罕见其实也能遇见。CNDI 临床罕见,早期表现非特异,若患儿饮水充分,临床表现可以很轻微,因此早期诊断困难,易漏诊,误诊。对于新生儿期不明原因发热并伴高钠血症及生长发育落后的男性患儿需考虑 CNDI 可能,应尽早明确诊断并给予治疗。在家族性病例,遗传家系谱图常有助于确定疾病 X-连锁遗传还是常染色体遗传。在散发病例,分子学诊断是确定遗传方式的最有效途径。

（刘竹枫　王文红）

第一百零九章　芬兰型先天性肾病综合征

病例153　芬兰型肾病可不只发生在芬兰

【背景知识】

先天性肾病综合征是指在出生后3个月内发病的肾病综合征,临床表现为大量蛋白尿、低蛋白血症、严重水肿及高脂血症。先天性肾病综合征芬兰型(CNF)为常染色体隐性遗传病,在芬兰地区发病率最高,其他国家发病率较低,国内较少见。

【病例简述】

(一)入院情况

男患,汉族,日龄28 d。因发现体重明显增加7 d,尿量减少入院。生后7 d家属发现患儿体重增加明显,尿量减少为进一步检查入院。

患儿系 G_2P_2,母孕 37^{+5} 周因"子宫壁薄"行剖宫产,出生体重3150 g,否认宫内窘迫及生后窒息史,羊水、胎盘否认异常。母孕期行血甲胎蛋白水平增高(具体不详)。

患儿胞姐6岁,生后9月于我院确诊先天性肾病综合征,糖皮质激素及多种免疫抑制剂治疗无效。患儿父母中国汉族,非近亲结婚,无芬兰血统,父母尿常规正常,24 h尿蛋白定量正常,血压、肾功能正常。

(二)入院查体

血压85/50 mmHg,神清,精神反应良好,双下肢指凹性浮肿,呼吸平稳,无发绀,前囟平软,心音有力,律齐,心尖部可闻及Ⅲ/Ⅵ级收缩期杂音,腹部平软,移动性浊音阴性,肝右肋下1 cm,四肢活动无异常。

(三)入院检查

(1)尿常规:SG1.025(参考值:1.003~1.030),尿蛋白+++(参考值:尿蛋白阴性),镜检阴性。24 h尿蛋白定量179 mg/kg(参考值:0~150 mg/d)。

(2)血清白蛋白2.07 g/L(参考值:35~55 g/L)。血胆固醇7.56 mmol/L(参考值:2.83~5.20 mmol/L)。血清肝炎全项阴性,血电解质,肝肾功能正常;血常规正常;肝炎全项阴性;TORCH及HIV检测阴性。抗核抗体,抗中性粒细胞包浆抗体阴性,血清免疫球蛋白,血补体正常。

(3)肾脏超声示左肾轻度积水,双肾实质回声增强。脑干电测听未提示高频耳聋。眼底及裂隙灯检查未见异常。肾脏CT提示左肾积水伴左侧输尿管全程扩张。超声心动示卵圆孔未闭。

(4)遗传代谢病尿筛查及遗传代谢病血筛查未见明显异常。

(5)全外显子测序结果显示同胞姐弟 NPHS1 基因存在 c.2605G>C 及 c.-61G>A 复合杂

合变异,两个变异分别遗传自父亲及母亲,但父母表型正常,遗传方式符合常染色体隐性遗传。依据美国医学遗传学与基因组学学会的变异解读指南该变异判定为可能致病性变异。

（四）治疗及转归

患儿自住院后先后加用糖皮质激素及他克莫司治疗均无效,出院后门诊逐渐减量至停药,期间尿蛋白监测 +~++。患儿目前 7 周岁,生长发育适龄,智力正常,可正常上学,血压、肾功能正常,间断于感染或劳累后出现浮肿,尿量减少,尿蛋白增多,予抗感染及输注白蛋白治疗后症状缓解,但尿蛋白持续 +~++。

【病例分析】

（一）确定存在先天性肾病综合征

出生后 3 个月内发病的肾病综合征,临床表现为大量蛋白尿、低蛋白血症、严重水肿及高脂血症,支持诊断先天性肾病综合征。

（二）排除其他原发性及继发性先天性肾病

1. 弥漫性系膜硬化性肾病　也称法国型肾病综合征,病理呈弥漫系膜硬化,发病早,呈进行性肾功能衰退,多于 1~2 岁内死于肾功能衰竭。该病仅从临床表现与 CNF 不易区分,且患儿未行病理检查,但患儿母亲孕期甲胎蛋白增高,姐姐有 CNF 病史,且结合基因检测结果不支持该病诊断。

2.Denys-Drash 综合征　该病以肾病综合征为主要表现,多于 1 岁以内起病,应注意与此病鉴别。但此症多伴男性假两性畸形或肾母细胞瘤,系 WT1 基因突变所致,该患儿男婴外生殖器,未发现肾母细胞瘤,*NPHS*1 基因突变,不支持诊断。

3.Pierson 综合征　该征属于原发性先天性肾病综合征,除肾病综合征表现外,同时伴有眼部发育异常(小瞳孔高度近视或致盲等),系 *LAMB*2 基因突变所致,应注意鉴别,该患儿除肾病综合征表现外,眼底及裂隙灯检查未见异常,结合基因检测结果不支持诊断。

4. 其他早发的肾小球疾病　部分微小病变肾病及局灶性节段性肾小球硬化可于 1 岁内起病,但常于后半年发病,多无家族史,且一般对于糖皮质激素及免疫抑制剂治疗有反应,故不支持诊断。

5. 婴儿系统性红斑狼疮　该病常有皮肤损害、血液系统、肾脏,心脏等多系统受损的表现并伴血清血请抗核抗体异常,母亲常有自身免疫性疾病,结合患儿家族史及临床表现、化验检查不支持系统性红斑狼疮诊断。

6. 溶血尿毒综合征　临床以溶血性贫血、血小板减少和急性肾衰竭为特点,该患儿无贫血,血小板减少表现,肾功能正常,不支持诊断。

7. 继发于各种感染及重金属中毒的先天性肾病　先天性肾病可继发于各种感染及重金属中毒,常见病因有先天性梅毒、巨细胞病毒、艾滋病毒、风疹病毒、肝炎病毒、弓形虫及铅、汞中毒等。结合患儿病史,查体及化验检查不支持相关病因所致。

（三）诊断及确诊依据

1. 诊断　芬兰型先天性肾病综合征。

2. 诊断要点

生后 3 个月内起病并符合肾病综合征诊断:①大量蛋白尿:24 h 尿蛋白定量 ≥ 50 mg/kg

或晨尿蛋白/肌酐≥2.0,1周内3次晨尿蛋白定性3+~4+。②低蛋白血症:血清白蛋白低于25 g/L。③高脂血症:血清胆固醇高于5.7mmol/L。④不同程度的水肿。

其中①、②为必要条件。

该病患儿常有早产、出生低体重及宫内窘迫史,母亲常有大胎盘(胎盘重量>出生体重的25%),羊水中甲胎蛋白增高;典型的病理表现为近曲小管的小囊性扩张;临床多表现为激素耐药及免疫抑制剂治疗无效,同时除外其他病因所致并且基因检测证实为 NPHS1 基因突变则支持诊断。

【专家点评】

本案我们可以得到如下启示。

(1)蛛丝马迹,或许提示特殊疾病。在此疾病的临床诊疗过程中,应详细询问病史、仔细查体,尤其注意肾外体征。如母亲有免疫系统疾病病史,患儿还存在皮肤、血液、心脏等多系统损害,应注意婴儿系统性红斑狼疮;如查体发现小瞳孔,应注意 Pierson 综合征;如发现假两性畸形则应注 Denys-Drash 综合征;如患儿为早产伴大胎盘,应高度警惕芬兰型肾病可能。

(2)产前生后,基因检测明辨真伪。原发性先天肾病综合征多为基因突变所致,常见的致病基因有 NPHS1、NPHS2、WT1、LMxlB、LAMB2、PLCE1 等。因此,基因诊断对于明确病因有重要意义,也为相关家庭提供了遗传咨询和产前诊断的基础。结合国内既往报道,中国先天性肾病致病基因可能以 NPHS1 为主,临床应对该类患儿行 NPHS1 基因检测。

(3)不同病因,病理结果可能重叠。应注意不同病因的先天性肾病综合征病理结果可能存在重叠,即不同病因的先天肾病综合征可表现为相同的病理类型。近曲小管的小囊性扩张为芬兰型肾病的典型病理特征,但并非见于所有患儿,病理类型也因疾病早晚不同而有所不同,因此该病的诊断还应结合病史体征等进行全面综合的评估。

(刘竹枫　王文红)

第一百一十章　Fanconi 综合征

病例 154　"低血糖"的幕后黑手

【背景知识】

Fanconi 综合征(Fanconi syndrome)是由遗传性或获得性近端肾小管功能受损导致的多种中小分子物质重吸收障碍综合征,临床主要表现为近端肾小管酸中毒、肾性糖尿、氨基酸尿、低分子蛋白尿、磷酸盐尿、碳酸氢盐尿、尿酸尿、高钙尿、电解质紊乱(低钾血症、低磷血症、低钙血症)和低尿酸血症,及由此产生的并发症如佝偻病、骨软化和生长障碍等。

【病例简述】

(一)入院情况

患儿男,2 岁 5 月龄,因反复低血糖伴尿检异常 2 年余入院。

患儿入院前 2 年余(出生当日)因出汗明显查血糖 1.92 mmol/L,予葡萄糖口服后症状缓解,后反复低血糖(血糖 <2.8 mmol/L),当地医院予葡萄糖输液治疗后血糖维持正常出院。出院后监测血糖 2.4~5.8 mmol/L,低血糖发生于吃奶差时。生后 1 个月再次住院,低血糖同时查胰岛素及 C 肽明显升高,尿常规示尿糖 2+,后监测空腹血糖 2.76~3.73 mmol/L,餐后血糖正常,监测尿常规示尿糖 1+~4+,蛋白 -~2+,病程中尿色黄清,无浮肿,无多饮多尿、面色苍白,无恶心呕吐等。

G_2P_2,母孕晚期羊水多,出生体重 4.5 kg。生后 8 日发现胆汁淤积,1 月龄监测肝酶升高,2 月龄出现胆囊结石。否认肾脏病家族史及遗传病病史。

(二)入院查体

身高 85 cm(-2SD),体重 10.6 kg(-2SD),精神反应好,身材矮小,营养欠佳,皮肤弹性可,无浮肿。肋缘外翻,双肺呼吸音粗,心音有力,未闻及杂音。肝右肋下约 4 cm,质中边钝,脾肋下约 2 cm,质中。四肢肌力肌张力正常。

(三)入院检查

(1)静脉血气 pH7.24(参考值:7.32~7.42), pCO_2 36 mmHg(参考值:41~45 mmHg),BEb-6.3 mmol/L(参考值:-3~3 mmol/L)。

(2)血清钠 137.2 mmol/L(参考值:137~147 mmol/L),钾 3.65 mmol/L(参考值:3.5~5.3 mmol/L),氯 105.3 mmol/L(参考值:99~110 mmol/L),钙 2.32 mmol/L(参考值:2.2~2.7 mmol/L),镁 1.05 nmol/L(参考值:0.7~0.95 mmol/L),磷 1.24 mmol/L(参考值:1~1.95 mmol/L)。Cre34 μmol/L(参考值:15~31 μmol/L),Urea6.3nunol/L(参考值:1.78~6.42 mmol/L),UA 101 μmol/L(参考值:202~417 μmol/L)。

(3)AST40U/L(参考值:15~40U/L),ALT24U/L(参考值:9~50U/L),γ-GT31U/L(参考

值：10~60U/L），ALP937U/L（参考值：142~335U/L），总胆汁酸 28 μmol/L（参考值：0~10 μmol/L）。白蛋白及胆固醇正常。

（4）随机血糖 5.3 mmol/L（参考值：3.89~6.1 mmol/L），胰岛素 6.49pmol/L（参考值：17.8~173pmol/L），C- 肽 0.12 nmol/L（参考值：0.37~1.47 nmol/L）。

（5）自身抗体示 ANA（+）（参考值：阴性），抗体滴度 1∶100，ENA（-），cANCA（-），pANCA（-）。

（6）血常规、甲状腺功能、PTH、肝炎全项、铜蓝蛋白未见异常。遗传代谢病血筛查示 Ala，Leu/Ile，Met，Thr，Cit/Arg 增高，未发现特异性脂肪酸代谢异常的可疑。

（7）尿常规示比重 1.029（参考值：1.003~1.030），PH 6.00（参考值：5.4~8.4），尿蛋白 2+（参考值：阴性），葡萄糖 4+（参考值：阴性）。24 h 尿蛋白总量 459.4 mg/d（参考值：<40 mg/d），合 43.34 mg/（kg·d）。尿钙定量 12.45 mg/（kg·d）（参考值：<4 mg/kg·d）。尿糖定量 678 mg/d（参考值：<0.15 mg/d）。遗传代谢病尿筛查示轻度酮尿症伴氨基酸尿和糖尿。尿蛋白电泳提示低分子蛋白尿为主。

（8）钠排泄分数 1.46（参考值：0.5~1），钾排泄分数 17.34（参考值：10~20），肾小管磷重吸收率（TRP）58.2（参考值：80~94），肌酐清除率正常范围。

（9）B 超示肝脾增大，胆囊结石，肾未见异常。左肘关节、腕关节 X-Ray 示化骨核出现迟缓，骨质未见明显异常。BAEP、眼底及裂隙灯未见异常。

（10）全外显子组测序结果显示 HNF4A 突变，c.187 C>T 杂合突变，通常以常染色体显性方式遗传，父母未检测到异常基因突变。

【病例分析】

（一）鉴别诊断

1.Fanconi 综合征　患儿生长发育迟缓，有代谢性酸中毒、糖尿、氨基酸尿、低分子蛋白尿、高钙尿，低磷酸血症等，TRP 减低，ALP 升高，临床考虑 Fanconi 综合征，原发性 Fanconi 综合征可因 GATM、SLC34A1、EHHADH、HNF4A、NDUFAF6 基因突变所致，患儿自生后有低血糖、高胰岛素血症，逐渐出现胆囊结石，有肝功能异常，肝增大，可见于原发性 Fanconi 综合征的亚型之一，结合基因检测结果可诊断。

2. 继发性 Fanconi 综合征

1）继发于遗传性代谢缺陷

（1）胱氨酸贮积症：常染色体隐性遗传（autosomal recessive，AR），CTNS 基因突变引起。肾脏症状为 Fanconi 综合征及肾小球功能进行性受损，肾外表现可有甲状腺功能减退、肝脾肿大、畏光、视力下降、肌病、进行性神经系统疾病等。

（2）半乳糖血症 AR：其中由半乳糖 -1- 磷酸尿苷酰转移酶缺陷引起者称为经典型半乳糖血症。当患儿摄入含有乳糖的奶汁，会迅速出现呕吐、腹泻、低血糖、黄疸等，可有氨基酸尿、蛋白尿和半乳糖尿，可有胆汁淤积伴胆汁酸升高、转氨酶升高等，远期可有发育不良、白内障、肝硬化，有条件可完善相关酶活性及基因检测进。

（3）遗传性果糖不耐受 AR：由醛缩酶 B 基因突变引起，主要表现为摄入含有果糖或蔗糖的食物后出现严重的低血糖、消化道症状、急性肝功能衰竭和急性近端肾小管功能障碍等。检测到 *Ala149 Pro*、*Ala174Asp* 或 *Asn334Lys* 三种最常见的致病突变,可确诊。未发现基因突变者,必要时可行肝脏、小肠或肾皮质活组织检查,醛缩酶 B 活性低于 10%,可确诊。

(4)糖原贮积症 I 型 AR: *G6PC* 基因突变引起。可导致低血糖和糖原在组织内蓄积,继发性的代谢异常还可引起肝大、高乳酸血症、高脂血症、高尿酸血症和生长迟缓等,主要并发症有肝腺瘤和进行性肾功能不全。

(5)Fanconi-Bickel 综合征 AR:由 *SLC2 A2* 基因突变引起。典型临床特征包括肝肾细胞糖原累积、葡萄糖和半乳糖不耐受、空腹低血糖、餐后高血糖、生长落后、代谢性酸中毒等,肝活检可提示符合糖原贮积病表现,肾脏累及通常表现为中度近端肾小管性酸中毒与广义近端肾小管功能障碍。

(6)酪氨酸血症 I 型 AR:由 *FAN* 基因突变引起。酪氨酸代谢缺陷,肝脏损害突出,并伴有肾脏和神经系统的损害。血、尿遗传代谢病筛查及基因检测可协助诊断。

(7)Wilson 病 AR:致病基因为 *ATP7B*。诊断要点包括:①神经和(或)精神症状;②原因不明的肝脏损害;③血清铜蓝蛋白降低和(或)24 h 尿铜升高;④角膜 K-F 环阳性;⑤经家系共分离及基因变异致病性分析确定患者的 2 条染色体均携带 *ATP7B* 基因致病变异,符合(1 或 2)+(3 和 4)或(1 或 2)+5 时均可确诊 Wilson 病。

2)继发于免疫性疾病及其他获得性疾病 干燥综合征、狼疮性肾炎及过敏性紫癜等免疫性疾病,肾病综合征、肾静脉血栓形成、移植肾、多发性骨髓瘤、甲状旁腺功能亢进等也可出现 Fanconi 综合征表现,应注意相关疾病的鉴别。

3)药物应用、重金属中毒等 抗病毒药物、中药、化疗药物及重金属中毒等可引起继发性 Fanconi 综合征表现,需注意相关病史。

3.Lowe 综合征(眼脑肾综合征) X 连锁隐性遗传,致病基因为 *OCRL1*,由磷脂酰肌醇 4, 5- 二磷酸 5- 磷脂酶的活性不足引起,特点是先天性白内障和青光眼、严重智力低下、新生儿肌张力减退和肾脏功能异常。

4.Dent 病 X 连锁隐性遗传,致病基因为 *CLCN5* 和 *OCRL1*,其特征是低分子量蛋白尿、高钙尿症、肾结石、肾钙质沉着症和佝偻病。

(二)诊断及确诊依据

1. 诊断　　原发性 Fanconi 综合征。

2. 确诊依据　　患儿生长发育迟缓,有近端肾小管功能受损表现,生后有高胰岛素血症、低血糖和肝脏受累,全外显子组测序结果显示 *HNF4 A* 突变,c.187 C>T 杂合突变,排除继发因素,诊断为原发性 Fanconi 综合征(*HNF4 A* 基因突变)。

【专家点评】

本案我们可以得到如下启示。

(1)病因甄别重中之重。根据临床表现及化验检查得出 Fanconi 综合征诊断并不困难,其病因的甄别极为重要。发病年龄小,多系统损害者,首先应注意遗传性疾病,早期诊断、早期干预治疗能够减少或减轻远期损害及并发症,当临床难以区分时,争取基因分析协助确诊。

（2）基因缺陷提示风险。*HNF4 A* 参与肝细胞分化和正常功能的维持,且参与调节葡萄糖刺激的胰岛素分泌基因的表达。该基因缺陷最先认为与青少年单基因糖尿病相关,近年发现,c.187 C>T 突变可引起 Fanconi 综合征,动物实验中证实 *HNF4 A* 能促进近端肾小管祖细胞向成熟细胞分化。有报道认为该基因缺陷患者会经历胰岛素由增多到缺乏的过程,患儿此次入院后监测血糖正常,而胰岛素及 C 肽水平下降,提示患儿未来存在罹患糖尿病风险。

（陈文玉　王文红）

第一百一十一章　婴儿泛发性动脉钙化

病例 155　儿童蛋白尿、高血压溯源

【背景知识】

婴儿泛发性动脉钙化（generalized arterial calcification in infancy，GACI）为罕见的常染色体隐性遗传性疾病，可由 ENPP1 或 ABCC6 基因变异引起，该两种基因变异均可导致羟磷灰石沉积，在临床上的典型表现为广泛的动脉钙化和/或大中血管变窄所致的心血管疾病，其他表现包括弹性假黄瘤的典型皮肤和视网膜病变、关节周围钙化、低血磷性佝偻病/骨软骨病、肾脏钙化、颈椎融合和听力下降。

【病例简述】

（一）入院情况

患儿女，3 岁，因发现蛋白尿 1 天入院。

入院前 1 天患儿家属因发现患儿尿中泡沫增多行尿常规检查示尿蛋白定性 +，平素偶有头痛，不剧，可自行缓解。入院前 9 天曾有"上呼吸道感染"病史。

患儿系 G_1P_1，胎儿期及围生期未见异常，否认既往肾脏病史及肾脏病家族史。患儿父亲及祖父均有"室上性心动过速"病史，均间断发作，可自行缓解。患儿祖父 50 余岁时发现"高血压"。

（二）入院查体

血压右上肢 240/200 mmHg（1 mmHg=0.133 kPa），左上肢 230/190 mmHg，右下肢 240/200 mmHg，左下肢 235/195 mmHg，无浮肿，心音有力，律齐，心率 112 次/分，各瓣膜区未闻及杂音，肺、腹及神经系统查体未见异常，双侧颈动脉区、腹股沟区均可闻及血管杂音。

（三）入院检查

（1）电解质：钾 3.24 mmol/L（参考值：3.5~5.5 mmol/L）、氯 91.3 mmol/L（参考值：99~110 mmol/L），钠、钙、镁、磷均正常。

（2）肾功能：肌酐 40 μmmol/L（参考值：23~37 μmmol/L）、尿素、尿酸正常，内生肌酐清除率 79 mL/（min·1.73 m^2）[参考值：80~120 mL/（min·1.73 m^2）]。

（3）血气分析：pH 7.569（参考值：7.32~7.42）、实际碱剩余 9.7 mmol/L（参考值：-3~3 mmol/L）。

（4）肾素血管紧张素系统检测：肾素-血管紧张素-醛固酮（立位）为血管紧张素 I 32.58 μg/（L·h）、血管紧张素 II 652.8 ng/L（参考值：50.0~120.0 ng/L）、肾素 >1000IU/L（参考值：3.11~41.2 IU/L）、醛固酮 1748 ng/L（参考值：70~300 ng/L）；血及尿儿茶酚胺水平正常。

（5）炎性指标：C 反应蛋白、抗链 O、免疫球蛋白、补体、抗核抗体谱、抗中性粒细胞胞浆

抗体谱、抗心磷脂抗体及抗 β_2- 糖蛋白 1 抗体均阴性。

（6）内分泌激素水平检测：甲状腺激素、皮质醇、促肾上腺皮质激素、17-α 羟孕酮均大致正常范围。

（7）尿液检测：尿常规示酸碱度 pH7.5（5.5~6.5）、蛋白 2+（参考值：阴性）；24 h 尿蛋白定量 1107 mg/d（参考值：0~150 mg/d）；24 h 尿钙总量 12 mg/（kg·d）[参考值：<4 mg/（kg·d）]；24 h 尿香草苦杏仁酸正常；遗传代谢病尿筛查（气相色谱法 / 质谱联用法）示糖尿。

（8）检查：心脏超声示左心室肥厚、二尖瓣反流（轻度）。腹盆腔 CT 平扫示双肾窦区多发点状高密度影。腹盆腔 CT 血管成像示双肾实质灌注欠均匀，以右肾为著，脾动脉显影不清，脾脏灌注减低，胰腺尾部多发迂曲细小血管影，左侧副肾动脉。头核磁血管成像示双侧颈内动脉纤细，局部显影中断，基底动脉、双侧大脑后动脉近端、双侧后交通动脉大脑后动脉连接处多发管腔显影中断，右侧大脑前动脉起始处管腔狭窄，右侧横窦显影欠佳，右侧乙状窦及颈内静脉纤细。B 超示双肾实质弥漫性病变，双侧肾盏多发点状强回声—考虑结晶，甲状腺、肾上腺未见明显异常；血管 B 超示颈总动脉、股动脉钙化；眼科检查及脑干听觉诱发电位未见异常。

（9）全外显子基因测序结果显示患儿存在 *ACBB*6 基因复合杂合变异，分别为 NM_001171.5：c.3340 C>T 及 NM_001171.5：c.4404-1G>A，患儿父母各杂合携带 1 个变异位点，2 个基因变异在美国医学遗传学与基因组学学会指南中提示均有致病性。

【病例分析】

（一）总结患儿病史、查体及化验检查，逐步逐层进行鉴别诊断

1. 入院时患儿存在恶性高血压，首先从高血压角度进行各系统病因分析

（1）内分泌疾患：如原发性醛固酮增多症、先天性肾上腺皮质增生症、皮质醇增多症、嗜铬细胞瘤、甲状腺功能亢进症，心血管系统疾患如主动脉狭窄、动脉导管未闭、主动脉瓣关闭不全、动静脉瘘、感染性心内膜炎、多发性大动脉炎，神经系统疾患如神经纤维瘤病、颅内感染、颅内出血、肿瘤、创伤，代谢疾病如急性间歇型血卟啉病、高钙血症、高钠血症，结合患儿病史、查体及辅助检查，不支持上述疾病。

（2）肾实质疾患：患儿虽有轻度蛋白尿、血肌酐轻度升高，但无血尿、少尿、浮肿，B 超示肾脏大小正常，补体及 ASO 正常；无发热、关节肿痛、皮疹，ANAs、ANCAs、肝炎全项均未见异常，不支持各种原发性或继发性肾小球疾病。肾素 - 血管紧张素 - 醛固酮均显著升高，不支持肾小管疾病如 Liddle 综合征。

2. 在检验中我们注意到肾素 - 血管紧张素 - 醛固酮均显著升高，因此进一步从高肾素型高血压角度分析

（1）嗜铬细胞瘤和其他儿茶酚胺分泌肿瘤：在之前分析中已除外嗜铬细胞瘤，血及尿儿茶酚胺正常，不支持儿茶酚胺分泌肿瘤。

（2）肾素分泌瘤：可引起顽固性高血压、低钾血症，钾排泄率升高，血浆肾素含量升高，但肾素分泌瘤不能解释患儿多发部位血管走形异常及狭窄情况。

（3）肾血管性高血压：主要指肾动脉的动脉粥样硬化、局限性梗阻、肾动脉畸形、肾动脉夹层，腹盆腔 CTA 未见肾动脉相应表现，不支持上述疾病。

（4）恶性高血压伴其他肾小血管疾病：患儿腹盆腔 CTA 及头核磁结果提示患儿存在腹部及头颈部多处动脉走行异常、狭窄、纤细，考虑本患儿为此类疾病可能性大。

3. 最后从恶性高血压、血管病变分析

（1）多发性大动脉炎：之前分析中已除外该疾病。

（2）纤维肌性发育不良：该患儿虽有多处动脉异常，但未发现动脉串珠样改变，且纤维肌性发育不良不能解释患儿肾窦区钙化、高钙尿症、颈动脉及股动脉钙化情况。

（3）GACI：患儿存在恶性高血压，腹盆腔 CT 血管成像及头核磁血管成像结果提示患儿存在多处动脉走行异常、狭窄、纤细，肾窦区多发钙化，B 超示颈总动脉、股动脉管壁增厚伴多发斑点状钙化，基因检测结果为 ABCC6 基因复合杂合变异，确诊为 GACI（ABCC6 基因变异）。

（二）诊断及确诊依据

1. 诊断　GACI（ABCC6 基因变异）。

2. 确诊依据

（1）目前尚未发表关于 GACI 共识性的临床诊断标准，但经过查阅文献，多数提到 GACI 诊断的"金标准"为动脉活检，HE 染色下可见蓝色羟磷灰石沉积于大、中动脉内弹力膜中，纤维弹力增生导致管腔狭窄。

（2）符合以下临床表现可疑似诊断 GACI：①典型的心血管表现，包括心力衰竭、呼吸窘迫、水肿、紫绀、高血压、心脏肥大；②广泛的动脉钙化和（或）大中型血管变窄的特征性影像学表现；③眼底镜下可见弹性假黄瘤血管样条纹和（或）有弹性假黄瘤皮肤损害。④婴儿期后出现低血磷性佝偻病。

（3）临床疑似，加基因检测（NEPP1 或 ABCC6 基因变异）可诊断 GACI。

【专家点评】

本案我们可以得到如下启示。

（1）蛋白尿，不简单。GACI 多在婴儿期或更早起病，常发现时即出现心力衰竭。本患儿起病年龄较晚，起病不典型，最初因轻度蛋白尿发现高血压，最终诊断 GACI，因此警示我们在临床上蛋白尿的病因并不简单，GACI 的起病表现可以呈多样性。

（2）高血压，觅病因。本患儿高血压病因寻找过程曲折，除临床上常想到的各系统疾患外，应想到全身性疾病或遗传性疾病，对于临床疑似病例，尽早行基因检测有助于 GACI 的诊断。

（3）重体检，早发现。本患儿在确诊前未曾进行过规律体检，发现疾病年龄为 3 岁，发现时即存在恶性高血压，随时可能出现生命危险，因此我们应注重儿童的规律体检，做到早发现、早诊断、早治疗，这样对改善疾病预后会有帮助。

（刘涛　王文红）

第一百一十二章　脂蛋白肾小球病

病例 156　肾病水平蛋白尿伴高脂血症的反思

【背景知识】

脂蛋白肾小球病（lipoprotein glomerulopathy，LPG）是一种常染色体显性遗传病，临床较为罕见，其特征为肾小球内有脂蛋白血栓、血浆脂蛋白异常以及血清载脂蛋白 E（apolipoprotein E，ApoE）浓度显著升高。*ApoE* 基因变异与该病有关。

二、病历简介

（一）入院情况

患儿，男，10 岁，因浮肿 10 天，发现尿检异常 8 天入院。入院前 10 天出现双下肢浮肿，无进行性加重，伴尿中泡沫增多，无尿色改变。入院前 8 天就诊查尿常规示尿蛋白 3+、镜检红细胞 1+/HP，病程中无多饮、多尿、夜尿增多；无面色苍白、乏力、消瘦；无头痛、头晕、视物模糊；无皮疹、关节肿痛、腹痛等。

既往体健，患儿系 G_5P_3，两位胞姐体健，余两胎均在孕 2 个月时因无胎心行人工流产。患儿祖父、祖母及父亲有高血压，均在 40~50 岁发病。患儿祖母 50 余岁时因双下肢浮肿查尿常规示蛋白尿，肾功能正常，后未再监测。

（二）入院查体

血压：100/60mmHg（1mmHg=0.133 kPa），体格及智力发育正常，营养中等，皮肤无黄染及出血点，双下肢指凹性浮肿，双肺呼吸音清，未闻及啰音，心音有力，律齐，未闻及杂音，腹平软，无压痛，肝脾未触及，肾区无叩击痛，四肢活动自如。

（三）入院检查

（1）尿常规：比重 1.018（参考值：1.003~1.030），pH6.5（参考值：4.8~7.8），蛋白 3+（参考值：阴性），红细胞 4+/HPF（参考值：<3 个 /HP）；尿蛋白定量 1968~9321 mg/d[约 35~175 mg/（kg·d），参考值：<150 mg/d]；尿蛋白电泳：白蛋白 78.6%，转铁蛋白 16.1%，IgG+IgA 4.4%，余（-）。

（2）血常规：白细胞 $6.08×10^9$/L（参考值：$4×10^9$~$10×10^9$ /L），中性粒细胞 78.5%（参考值：45%~77%），淋巴细胞 18.5%（参考值：20%~40%），嗜酸细胞 3%（参考值：0.5%~5%），红细胞 $4.15×10^{12}$/L（参考值：$3.5×10^{12}$~$5.5×10^{12}$ /L），血红蛋白 121 g/L（参考值：110~160 g/L），血小板 $322×10^9$/L（参考值：$100×10^9$ ~$300×10^9$ /L）。

（3）血肌酐 32~40μmol/L（参考值：39~60μmol/L），尿素氮 3.0~5.0 mmol/L（参考值：1.78~6.42 mmol/L），血白蛋白 30.9~38.7 d/L（参考值：38~54 g/L），胆固醇 3.93~7.95 mmol/L（参考值：0~5.2 mmol/L），甘油三酯 3.42~6.73mmol/L（参考值：0~2.26 mmol/L），高密度脂蛋

白胆固醇 0.8~1.61mmol/L（参考值：>1.45mmol/L），低密度脂蛋白胆固醇 2.4~5.03mmol/L（参考值：2.07~3.1mmol/L），载脂蛋白 B 97~177 mg/dL（参考值：66~133 mg/dL），脂蛋白 7.1~24.1nmol/L（参考值：0~75 nmol/L）。

（4）血免疫球蛋白 G 0.85~3.2 g/L（参考值：6.39~13.49 g/L），IgA 0.36~0.6 g/L（参考值：0.7~3.12 g/L），IgM 1.7 g/L（参考值：0.52~2.42 g/L），C3 1.0~1.16 g/L（参考值：0.83~1.77 g/L），C4 0.27~0.36 g/L（参考值：0.15~0.45 g/L）；血抗磷脂抗体、抗磷脂 A2 受体抗体、血尿免疫固定电泳、抗内皮细胞抗体、β2- 糖蛋白抗体 IgG 检测均阴性；血抗核抗体、抗中性粒细胞胞浆抗体、乙肝病毒检测均阴性。

（5）肾脏超声提示：右肾约 112 mm×47 mm，左肾约 115 mm×57 mm，被膜光滑，实质回声不均匀增强，结构规整，皮髓质界限清晰。

（6）肾穿病理光镜：镜下可见 46 个肾小球，其中 34 个肾小球系膜细胞和基质弥漫中重度增生伴插入，4 个肾小球系膜细胞和基质节段性增生伴插入，肾小球毛细血管腔扩张，腔内见粉染半透明血栓样物质沉积；肾小管灶状萎缩，肾间质灶状淋巴单核细胞浸润伴纤维化。免疫荧光：可见 5 个肾小球，IgM（++）、C3（±）、C1q（+），系膜区毛细血管襻团块颗粒状沉积，IgG（-），IgA（-），Fn（-）。肾脏Ⅳ型胶原免疫荧光检测未见异常。电镜：肾小球系膜细胞和基质中度增生，节段性内皮细胞增生，部分毛细血管腔内可见大小不等脂质空泡填塞致管腔闭塞，上皮足突大部分融合。肾小管上皮空泡变性，溶酶体增多。肾间质无明显病变。

（7）基因检测结果显示：*ApoE* 基因杂合变异 *ApoE*；NM_000041.2；c.480_488delCAAGCTGCG；p.Leu162_Lys164del

患儿父亲携带此基因变异，患儿母亲该基因检测结果阴性。

【病例分析】

综合分析患儿的起病特点、症状体征、实验室检查结果及病理结果，分析如下。

（一）鉴别诊断

1. 肾病综合征　患儿具备大量蛋白尿特点，伴浮肿、高脂血症，监测血白蛋白 30.9~38.7 d/L，始终未达到低白蛋白血症诊断标准，此为肾病综合征诊断的必备条件之一，故肾病综合征诊断依据不足，仍需监测血白蛋白水平变化助诊。

2. Alport 综合征　患儿祖母有蛋白尿病史，患儿有大量蛋白尿特点，尿蛋白电泳以大中分子蛋白为主，符合肾小球疾病特点，应注意与遗传性肾小球疾病鉴别。入院后眼底及裂隙灯检查以及听力检查未见异常，肾脏病理检查基底膜无断裂，肾脏及皮肤Ⅳ型胶原免疫荧光检测阴性，结合基因检查结果，不支持 Alport 综合征。

3. 膜增生性肾小球肾炎　患儿肾穿刺结果见肾小球系膜细胞和基质弥漫或节段性增生伴插入，此种病理改变需与膜增生性肾小球肾炎鉴别。但膜增生性肾小球肾炎多伴有低补体血症、镜下血尿，部分可出现急性肾衰竭。多次检测患儿补体水平正常，肾功能无加重，结合电镜结果，不支持该诊断。

4. 抗磷脂抗体综合征　属于自身免疫性多系统疾病，可继发于系统性红斑狼疮。肾脏损害轻者表现为不同程度蛋白尿,肾外表现包括胃肠道出血、一过性黑矇、网状青斑等。患儿无其他系统受累表现,ANA 及 ENA 阴性,血抗磷脂抗体、抗磷脂 A2 受体抗体阴性,不支持该诊断。

5. 血栓性微血管病　该病主要表现为溶血性贫血、血小板减少及肾功能损害,包括溶血尿毒综合征、血栓性血小板减少性紫癜等,患儿肾脏病理光镜见血栓样物质沉积,需要与该病鉴别。但监测血小板、肾功能均正常,静脉血化验无溶血性改变,不支持该诊断。

6. 脂蛋白肾小球病　该病为罕见的肾脂质沉积障碍疾病,多以蛋白尿发病,严重者可达肾病水平。肾脏病理的特征性改变是光镜下见到明显扩张的毛细血管袢内充满脂蛋白,腔内逐层堆积的脂蛋白使毛细血管扩张呈气球样改变,周边可见阶段双轨。患儿肾脏病理检查具备上述特点,且基因检测证实存在 ApoE 基因变异,支持脂蛋白肾小球病诊断。

(二)诊断及确诊依据

1. 诊断　脂蛋白肾小球病。

2. 确诊依据　有如下临床特征时应考虑该症:①蛋白尿;②伴较高水平 VLDL 和 LDL 以及 Apo E 浓度升高;③肾活检光镜显示肾小球毛细血管腔扩张并含淡染物质,电镜检查可见肾小球毛细血管腔大小不等脂质空泡填塞致管腔闭塞。

此外,因目前接受 DNA 序列分析的 LPG 患者都存在 *ApoE* 变异,建议尽可能对 *ApoE* 进 -DNA 序列分析以确定诊断。

【专家点评】

本案我们可以得到如下启示。

LPG 的诊断依赖于肾脏病理检查,因 ApoE 基因变异在该病的发病中起了决定性作用,应尽可能行基因检测以确定诊断。携带 ApoE 基因突变人群存在不同外显率现象。该疾病激素及免疫抑制剂无效,肾脏移植后也可复发。使用降脂药物治疗可使患儿获得临床缓解及组织学缓解,血甘油三酯、胆固醇及 ApoE 水平降低,重复肾活检可见到脂蛋白血栓完全消失。贝特类降脂药物的疗效较他汀类更为肯定。

(刘艳　王文红)

第一百一十三章　Dent 病

病例 157　蛋白尿诊断，重"量"，也重"质"

【背景知识】

Dent 病（Dent disease）病是一种罕见的 X 连锁隐性遗传的近端小管功能紊乱性疾病，其特点是低分子量蛋白尿（low-molecular weight proteinuria，LMWP）、高钙尿症、肾钙沉着症、肾结石、进行性肾功能减退。由于对本病认识不足，经常被误诊为肾病综合征等肾小球疾病，而接受了不必要的治疗。

【病例简述】

（一）入院情况

患儿，男，11 岁。主因"蛋白尿、血尿 4 月余"入院。

入院前 4 个月因下肢反复紫癜样皮疹伴随蛋白尿，诊断为"IgA 血管炎、IgA 血管炎相关性肾炎"。尿蛋白定量 1605.8 mg/d[44.0 mg/（m² · h）][参考值：<150 mg/d 或者 <4.0 mg/（m² · h）]。血肌酐 52μmol/L（参考值：21~66μmol/L），血免疫球蛋白 IgG 10.35 g/L（参考值：6.98~15.6 g/L），IgA 2.11 g/L（参考值：0.53~2.04 g/L），IgM 1.06 g/L（参考值：0.31~1.79 g/L），补体 C3 1.4 g/L（参考值：0.9~1.8 g/L），补体 C4 0.52 g/L（参考值：0.1~0.4 g/L）。抗核抗体（ANA）、抗可提取性核抗原（ENA）抗体、抗中性粒细胞胞浆抗体（ANCA）均阴性。尿常规比重（SG）1.011~1.015（参考值：1.003~1.030），蛋白质（PRO）1+~2+（参考值：阴性），葡萄糖（GLU）1+~3+（参考值：阴性），尿沉渣检查红细胞（RBC）0~2/HPF（参考值：0~3/HPF），白细胞（WBC）0~2/HPF（参考值：0~5/HPF）。接受了卡托普利 25 mg，每日 3 次、双嘧达莫 25 mg，每日 3 次、吗替麦考酚酯 0.5 mg，每日 2 次，口服 2 个月，因蛋白尿不缓解给予甲泼尼龙 0.75 g（13 mg/kg）冲击治疗 3 天。之后改为泼尼松 40 mg，每日 1 次，口服，此后，泼尼松每两周减量 5 mg，随访 2 个月，蛋白尿没有减轻。

患儿系 G_2P_2，孕 40 周择期剖宫产，父母及 14 岁姐姐均体健，否认家族遗传病史。

（二）入院查体

身高 148 cm，体重 60.5 kg，血压 14.10/9.31 kPa（106/70mmHg），营养过剩，库欣面容，无水肿，双下肢陈旧皮疹伴色素沉着，心、肺、腹部及外生殖器查体未见异常，四肢肌力、肌张力正常。智力水平适龄。

（三）入院检查

（1）血肌酐 64μmol/L，血浆白蛋白（ALB）45.6 g/L（参考值：39~54 g/L）；血气分析、血电解质及血糖正常；碱性磷酸酶 155U/L（参考值：146~500 U/L），甲状旁腺素 2.58pmol/L（参考值：1.6~6.9pmol/L）。串联质谱分析未见确切异常。

（2）24 h 尿蛋白定量 1546 mg[40.8 mg/（m² · h）]，尿蛋白电泳：低分子量（low molecular weight，LMW）蛋白 51.2%，ALB 37.2%。尿钙定量 4.7 mg/（kg·d）[参考值：<4 mg/（kg·d）]。尿视黄醇结合蛋白（RBP）5.64 mg/L（参考值：0~0.7 mg/L），尿 α1 微球蛋白（α1-MG）712.8 mg/L（参考值：0~6 mg/L），尿 β$_2$ 微球蛋白（β2-MG）0.93 mg/L（参考值：0.1~0.3 mg/L），尿微量白蛋白（MAlb）132.9 mg/L（参考值：0~20 mg/L）。血渗透压 291mOsm/L（参考值：275~300mOsm/L），尿渗透压 294mOsm/L（参考值：600~1000mOsm/L）。尿常规：SG 1.005~1.013，GLU 阴性 ~2+，PRO 1+~2+，尿沉渣检查 RBC 0~3/HP，WBC 1~3/HP，可见草酸钙结晶及透明管型。磷重吸收分数（TRP）84.0（参考值 ≥ 85），内生肌酐清除率 76mL/（min·1.73 m²）[参考值：≥ 90mL/（min·1.73 m²）]。气相色谱质谱分析未见异常。

（3）X 线尺桡骨、胫腓骨骨质未见异常。眼底及裂隙灯检查未见异常。B 超双肾髓质回声增强。

（4）肾活检光学显微镜检查：14 个肾小球，其中两个球性硬化，两个肾小球球周纤维化，其余肾小球系膜细胞和基质轻度增生；肾小管小灶状萎缩，管腔内可见蛋白管型及钙盐样物质沉积；肾间质灶状淋巴单核细胞浸润伴纤维化。免疫荧光检查：IgG、IgA、IgM、C3、C1q、Fib 均阴性。电子显微镜检查：肾小球系膜细胞和基质轻度节段增生，肾小球基底膜无明显病变，上皮足突偶见融合，未见电子致密物；肾小管上皮细胞溶酶体增多，肾间质无明显病变。

（5）全外显子测定发现 CLCN5 基因存在 NM_000084.2：c.731 C>T（p.Ser244Leu）半合变异，该变异来自于母亲。依据美国医学遗传学与基因组学学会的变异解读指南，判定为致病性变异。已有该变异致病性的相关报道。

【病例分析】

（一）鉴别诊断

1. 肾病综合征 患者持续存在肾病水平蛋白尿，首先容易考虑肾病综合征的诊断。但是尿 α1-MG 明显升高，以及尿蛋白电泳显示低分子量蛋白占优势，且不存在低白蛋白血症，均不符合肾病综合征表现。

2. IgA 血管炎相关性肾炎（紫癜性肾炎） 患者病初存在下肢皮肤紫癜，同时存在蛋白尿，可以做出 IgA 血管炎相关性肾炎的假设。但是后续临床评估发现的多发肾小管功能受损、LMWP，以及肾脏病理免疫荧光阴性的表现则否定了这一诊断。

3. 胱氨酸贮积症 可以出现糖尿、氨基酸尿、磷酸盐尿、佝偻病以及慢性肾脏病等 Fanconi 综合征表现。白细胞中胱氨酸水平升高、角膜内发现胱氨酸结晶以及发现 CTNS 基因突变可以确诊。本患者无氨基酸尿，裂隙灯检查未见异常，基因检测结果可以排除此诊断。

4. Lowe 综合征 存在 LMWP 和高钙尿症、慢性肾脏病以及肾小管酸中毒、先天性白内障和精神发育迟滞。本患者无代谢性酸中毒、白内障以及精神发育异常，基因检测未发现 OCRL1 基因突变，可以排除诊断。

5. Dent 病 大量排泄的 LMWP 伴随高钙尿症是 Dent 病的典型临床表现。本患者具有这一临床特征，同时存在肾功能减退，肾病理结果也与目前报道相符，同时排除了 IgA 血管炎继发肾脏疾病的可能。最终通过基因检测发现 *CLCN5* 基因致病性变异,确诊 Dent 病。

（二）诊断及诊断依据

1. 诊断　　Dent 病。

2. 诊断依据　　同时具备以下特征可以临床诊断 Dent 病,若检出 *CLCN5* 或 *OCRL*1 突变可确诊。

（1）LMWP:α1-MG、RBP 5 倍以上升高或者 α1-MG/MAlb（ mg/L ）>1.0。

（2）高钙尿症:24 h 尿钙 >4 mg/kg,或随机尿钙、肌酐比值 >0.25（ mg/mg ）。

（3）至少具有下列情况中任意一项:肾钙沉着症、肾结石、血尿、低磷血症、肾功能不全。

【专家点评】

本案我们可以得到如下启示。

（1）重视肾脏病理检查。IgA 血管炎及相关性肾炎的初步诊断通常是基于临床特征做出的,但是在出现大量蛋白尿的情况下,特别是在使用大剂量激素并且联合应用免疫抑制剂的时候,应该做进一步评估。至少应该包含肾小球、肾小管功能的评估以及肾脏病理检查。在经验性治疗效果不理想的情况下要质疑最初诊断的正确性,并重新评估。

（2）提高对疾病的认识。在出现 Fanconi 综合征、慢性肾脏病,同时肾脏病理非特异性改变的时候要推翻原有诊断,并且不应再将诊断视角局限于肾小球疾病。

（3）重视蛋白尿的"质"。Dent 病通常表现为大量蛋白尿,如果仅仅注意到这一点,即便进行肾脏病理检查也容易给予不恰当的治疗。需要重视尿蛋白电泳及 LMWP 检测在蛋白尿诊断中的价值,由此切入进行相关疾病的鉴别诊断,可以避免漏诊以及对患者造成二次伤害。

（刘喆　王文红）

第一百一十四章　先天性梨状窝瘘

病例 158　以颈前肿物首发的非"表皮样囊肿"

【背景知识】

先天性梨状窝瘘（congenital pyriform sinus fistula，CPSF）是临床上少见的一种颈部鳃源性病变的疾病，它起源于胚胎期第三、四鳃弓，1972 年 Sandborn 和 Shafer 才首次报道。梨状窝瘘超过 90% 好发于左侧颈部，80% 于儿童期发病。由于临床发病率不高，临床医师对其认识不足容易造成误诊。

【病例简述】

（一）入院情况

患儿，男，1 岁 10 月龄，因发现左侧颈前肿物 2 个月入院。

患儿入院前 2 个月家长无意间发现患儿颈前肿物，位置稍偏左，黄豆大小，于当地抗感染治疗后肿物较前变小，后再次增大，就诊于我院，行颈部超声检查示左颈部患处皮下囊实性肿块，建议除外梨状窝瘘，查纤维喉镜示左侧梨状窝近食道入口处可见一小凹陷，考虑"梨状窝瘘"，建议住院进一步检查治，患儿自发病来精神、睡眠及饮食可，大小便正常。

患儿系 G_2P_2，足月顺产，父母身体健康，否认家族遗传病史。

（二）入院查体

神清，呼吸平，颈前偏左可触及黄豆大小结节，质中等，与周围组织界清，皮肤表面无红肿，皮温无升高，无触痛。双肺呼吸音清，心音有力，律齐，各瓣膜区未闻及杂音。腹平软，肝脾未触及。四肢活动自如，肌力及肌张力正常。

（三）入院检查

（1）颈部 CT：左颈部类圆形稍低密度影伴邻近结构受压移位，左侧梨状窝变浅，双颈部多发增大淋巴结伴周围脂肪间隙密度增高，左侧为著。

（2）颈部强化核磁：甲状腺左叶周围软组织片状 T2 高信号影，双颈部多发淋巴结。

（3）纤维喉镜：左侧梨状窝近食道入口处可见一小凹陷，考虑"梨状窝瘘"。

【病例分析】

（一）逐层递进式鉴别诊断

认真梳理患儿的病史、查体及相关检查等，综合分析患儿的临床特点，进行逐层递进式鉴别诊断。

1. 颈部表皮样囊肿（epidermoid cyst）　患儿因"左侧颈前肿物 2 个月"入院。临床上首先要除外颈部表皮样囊肿，本病因分泌物瘀滞而产生，多为单发，肿物大小不一，与皮肤粘连，基底活动，感染时可迅速扩大，肿物一般不随吞咽活动，暂不考虑此诊断，具体性质待病理回报。

2. 颈部结核性瘘管（tuberculous fistula）　结核性瘘管瘘管内排出物为干酪样物质，瘘管周围有多个肿大的淋巴结，淋巴结并相互粘连成团，与该患儿不符。

3. 鳃瘘（branchial fistula）　鳃源性囊肿及瘘常发生与婴幼儿期，于胸锁乳突肌前缘中下 1/3 交界处多可见皮肤瘘口可见黏液分泌，继发感染时可反复红肿、化脓、破溃、少数可形成脓肿而需切开引流，与该患儿不符。

4. 颈部恶性肿瘤　患儿因"左侧颈前肿物 2 个月"入院。不能完全排除恶性肿瘤可能，但本例患儿病史较长，肿物增长速度缓慢，且皮肤无破溃，故暂不考虑此诊断，具体性质待病理回报。

（二）诊断及确诊依据

1. 诊断　左侧梨状窝瘘。

2. 确诊依据　根据临床表现怀疑为先天性梨状窝瘘时，食道钡餐造影食道钡餐造影、超声、颈部 CT 和颈部核磁共振成像检查都可以用来评估该病变，帮助寻找瘘管。

（1）食道钡餐造影阳性表现为：患侧梨状窝尖部为细长瘘管影，瘘管长度不等，通常约 l~2 cm。食道钡餐造影的阳性率约为 50%~80%。

（2）超声检查：具有无创、经济、便捷的优点，炎症静止期超声下可见条形低回声，于颈血管鞘内侧走行至甲状腺上极内或甲状腺边缘向深方延伸至甲状软骨下角后，于其内侧向上延伸至食管侧壁或会厌处与周围组织分界清楚。炎症急性期超声下主要表现为颈深部血管鞘内侧与甲状腺之间软组织内不规则低回声为主混合回声区。当合并脓肿形成与瘘管相通时炎性区内可见液性无回声、气体强回声混杂，探头加压动态观察部分可见液性低回声移动，少数可见瘘管样管腔结构。

（3）颈部 CT 平扫：多表现为患侧梨状窝变浅或消失，一侧（多为左侧）颈部软组织蜂窝组织炎累及同侧甲状腺，或颈部囊性占位并气 - 液平面或小气泡、颈部脓肿、甲状腺脓肿以及颈部管腔样结构等。对造影检查未能明确诊断者，立即行颈部 CT 平扫及图像重建，具有重要意义，部分可观察到明确的细管样钡剂充盈或者间断显示的钡剂残留区。

（4）颈 MRI：可清晰显示病变范围及性质，颈部继发炎性改变主要表现为与甲状腺关系密切的颈部片状混杂信号影，上缘可至颌下，下缘可至甲状腺水平，病灶形态不规则，与周围组织分界欠清；T1WI 呈低信号，T2WI 及脂肪抑制序列呈高信号，其内见斑片状囊性长 T1 长 T2 信号区。

（5）喉镜检查：包括门诊喉镜和全麻支撑喉镜检查，喉镜下寻找到梨状窝内瘘口是先天性梨状窝瘘诊断的金标准。纤维喉镜检查操作方便，痛苦小，可观察到梨状窝细小的瘘口。炎症期梨状窝内瘘口黏膜肿胀，门诊纤维喉镜检查发现梨状窝内瘘口阳性率较低。支撑喉镜检查梨状窝内瘘口优势在于能充分暴露梨状窝四壁以及深部隐蔽的梨状窝底部，检查发现瘘口可以直接行内镜下内瘘口封闭术。

【专家点评】

本案我们可以得到如下启示。

（1）颈前肿物明辨。本例患儿颈前偏左可触及黄豆大小结节，质中等，与周围组织界清,皮肤表面无红肿,皮温无升高,无触痛,门诊纤维喉镜等检查均为明确诊断提供了重要的临床资料。患儿颈部超声、颈部CT、颈部强化核磁等检查结果均可协助诊断。

（2）首选手术方式。喉镜下寻找到梨状窝内瘘口是先天性梨状窝瘘诊断的金标准。内镜下低温等离子射频消融治疗先天性梨状窝瘘具有创伤小,并发症、复发率低且美观、可重复性高的优点,因此认为内镜下低温等离子射频消融术可作为先天性梨状窝瘘的首选手术方式。下图114-1即为左侧梨状窝瘘术前、术后即时及术后1年的喉镜下显示结果。

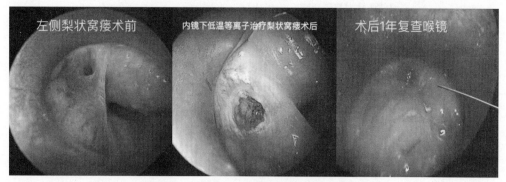

图114-1　图片为梨状窝瘘术前术后对比

（刘广平）

第一百一十五章 Alagille 综合征

**病例159 在婴儿胆汁淤积性肝病之中,巨细胞病毒也许只是旁观者
——小婴儿以发现肝功能异常入院的 Alagille 综合征**

【背景知识】

Alagille 综合征(Alagille syndrome, ALGS)是一种常染色体显性遗传病。94% 的 ALGS 由位于染色体 20p12 编码 JAGGED1 的 *JAG*1 基因突变或缺失所引起,1.5% 由 *NOTCH*2 基因突变导致,4.5% 未检测到基因突变。临床表现主要包括胆汁淤积和胆管稀疏、先天性心脏病、面部异常、蝴蝶椎骨以及眼部异常,还有肾脏异常、生长发育迟缓、胰腺异常等。

【病例简述】

(一)入院情况

患儿男,10 月,因发现肝功能异常 2 月余入院。

患儿 8 月龄时因肺炎、腹泻住院治疗,发现肝功能异常,出院后口服葡醛内酯、双环醇治疗,复查肝功能 ALT 67U/L, AST 186 U/L,停药半月复查肝功能 ALT 273U/L, AST 183U/L,为进一步诊治入院。病程中伴皮肤瘙痒,无白陶土样大便及其他伴随症状。

既往史、生产史未见异常。生长发育适龄。家族史未见异常。

(二)入院查体

体重 7.8 kg,身长 67 cm。神清反应可,无黄染、皮疹、出血点,前额较突出,眼窝较深陷,咽红,双肺呼吸音粗,心音有力,律齐,腹平软,肝脾肋下未触及,四肢活动自如。

(三)入院检查

(1)血常规:血红蛋白 125 g/L(参考值: 110~160 g/L),白细胞 10.29 × 10⁹/L(参考值:4×10^9~10×10^9/L),血小板 231 × 10⁹/L(参考值: 100 × 10⁹~300 × 10⁹/L)。血生化:谷丙转氨酶 273U/L(参考值: 9~50U/L),碱性磷酸酶 495U/L(参考值 122~469U/L),谷草转氨酶 206U/L(参考值: 15~40U/L),谷氨酰转肽酶 456U/L(参考值 10~60U/L),总胆红素 38.4μmol/L(参考值: 0~17 μmol/L),直接胆红素 20.7 μmol/L(参考值: 0~5 μmol/L),间接胆红素 17.7 μmol/L(参考值: 3.4~10.3 μmol/L),总胆汁酸 294 μmol/L(参考值: 0~10 μmol/L),甘油三酯 3.28 mmol/L(参考值 0~2.26 mmol/L),总胆固醇 13.77 mmol/L(参考值: 0~5.2 mmol/L),血糖 4.8 mmo/L(参考值: 3.89~6.1 mmol/L),铜蓝蛋白 0.47 g/L(参考值: 0.15~0.3 g/L)。

(2)病原学检测:肝炎全项(-),血 EB 病毒、巨细胞病毒、单纯疱疹病毒 DNA 均阴性,风疹、单纯疱疹、EB 病毒、弓形虫 -IgM(-),巨细胞病毒 -IgM(+),巨细胞病毒 pp65(-),梅

毒螺旋体抗体(-)。尿巨细胞病毒 -DNA(+),尿液未找到包涵体细胞。

（3）B 超：肝胆胰脾肾未见异常。X 线蝴蝶椎骨；超声心动图未见异常；因不能配合裂隙灯检查未行角膜检查。

（4）全外显子组测序结果：*JAG1* 基因存在 c.928_929 dupGG 新生变异，为致病性变异。

【病例分析】

（一）逐层递进式鉴别诊断

结合病史、查体、相关检查，综合分析其临床特点：患儿 10 月龄，有皮肤瘙痒，尿色深，因肺炎、腹泻发现肝酶升高，胆红素升高以直接胆红素为主，总胆汁酸升高，可以诊断婴儿胆汁淤积性肝病。

1. 感染因素 患儿因肺炎、腹泻发现肝酶升高，急性感染控制后肝酶并未恢复正常。进一步发现巨细胞病毒抗体及尿 DNA 阳性，诊断巨细胞病毒感染。但经更昔洛韦抗病毒治疗后，肝功能仍异常。提示患儿肝功能异常可能另有原因，巨细胞病毒也许只是"旁观者"。

2. 胆道闭锁 患儿提示梗阻的碱性磷酸酶及 γ- 谷氨酰转移酶均升高，但已 10 月龄，无白陶土样大便，皮肤巩膜黄染不明显，肝脏不大，胆红素升高不显著，肝胆 B 超未见异常，不支持此病。

3. 肝豆状核变性 此病早期可仅有肝功能损伤，而无其他系统损害症状。但该患儿铜蓝蛋白正常，支持点不足。

4.Citrin Deficiency 缺陷（NICCD） 临床除了表现为胆汁淤积性肝病外，还可伴有肝肿大及由于代谢异常所引起的多种生化指标异常，如血清总胆汁酸、结合胆红素升高；转氨酶浓度轻度升高，AST 升高水平高于 ALT 水平；血清总蛋白降低，低血糖，凝血功能异常等。该患儿虽有转氨酶及胆红素升高，但总蛋白、血糖、凝血功能均正常，此病依据不足。

5.MDR3（ABCB4）Deficiency 缺陷症 患儿以肝内胆汁淤积为主要表现，伴皮肤瘙痒，γ- 谷氨酰转移酶升高，但该患儿相关基因检测已除外本病。

6.Alagille 综合征 患儿存在肝内胆汁淤积，前额较突出，眼窝较深陷，X 线提示蝴蝶椎骨，全外显子组测序结果显示，JAG1 基因存在 c.928_929 dupGG 新生变异，为致病性变异，Alagille 综合征诊断明确。

（二）诊断及诊断依据

1. 诊断 Alagille 综合征。

2. 确诊依据 目前执行较多的是新修订的诊断标准。

新修订的诊断标准（表 115-1）强调了肾脏异常和 JAG1 基因突变对于 ALGS 的诊断价值。随诊分子生物学研究的进展，NOTCH2 基因突变也逐渐受到关注。

表 115-1 修订的 ALGS 诊断标准

家族史	胆管稀疏	JAG1 突变	临床标准数目
无	有	无	3 个或更多
无	无	无	4 个或更多

家族史	胆管稀疏	JAG1 突变	临床标准数目
无	无	有	1 个或更多
有	有	无	1 个或更多
有	未知	无	1 个或更多
有	无	有	任何或更多

临床标准包括:①心脏,周围肺动脉狭窄、法洛四联症、室间隔缺损等;②肾脏,肾发育不良,多囊肾、孤立肾、马蹄肾、肾小管性酸中毒等;③眼部,角膜后胚胎环,视网膜色素改变等④脊柱,蝴蝶椎骨;⑤典型的 ALGS 面部特征。

该患儿除有明确的基因异常外,还有面容和骨骼异常,符合该病诊断。

【专家点评】

本案我们可以得到如下启示。

(1)不止步病原学结果。该病例病原学检查发现巨细胞病毒感染,但抗感染治疗后,肝功能并无好转,我们意识到巨细胞病毒感染并非肝损害的真正元凶。

(2)不放过遗传代谢病。对于婴儿胆汁淤积性肝病,排除感染和梗阻因素后,要考虑占比较大的先天遗传代谢性疾病。

(3)有针对性基因检测。对于有特殊面容及影像学特殊改变的病例,及早选择有针对性的基因检测,是揭开迷雾的有力武器。

(李娟　赵煜)

病例 160　不明原因肝内胆汁淤积症要警惕 Alagille 综合征
——新生儿以发现皮肤黄染入院的 Alagille 综合征

【背景知识】

Alagille 综合征(Alagille syndrome,ALGS)是一种累及多器官的常染色体显性遗传病,是具有表型特征的慢性胆汁淤积的最常见病因。受损器官或部位包括肝脏、心脏、骨骼、眼、面部、肾脏、血管和皮肤。Alagille 综合征是因 Jagged1 配基(*JAG*1 基因)或 NOTCH 受体(*NOTCH*2 基因)基因突变导致 Notch 信号通路(NSP)缺陷。目前为止已报道 *JAG*1 基因编码区 474 种以上的突变类型,70% *JAG*1 突变导致蛋白质截断。ALGS 患者大多数 *JAG*1 突变定位于细胞外和跨膜区,导致终止密码功能不成熟,抑制 Notch 信号通路。其中符合经典临床特征、JAG1 基因突变所致临床确诊的 ALGS 大约占 94%~96%,称为 ALGS1 型;与经典临床特征不完全符合、肾脏病变及胆管稀疏多见、骨骼畸形及特征性面容相对少见,由 *Notch*2 基因突变导致的约占 2%~3%,称为 ALGS2 型。另外约有 4.5% 未检测到基因突变,可能是因为突变位在非编码区或是其他区域而不能被现有技术所发现。

【病例简述】

（一）入院情况

患儿,男,7 天,因发现皮肤黄染 5 天入院。

生产史:G_2P_1,孕 39 周试产失败行剖宫产,否认生后窒息史。Apgar 评分不详。出生体重 2.98 kg。生后配方奶喂养。胎便 2~3 天转黄。生后 2 天发现皮肤黄染,进行性加重,无其他伴随症状,无白陶土样大便。否认家族遗传病史。

（二）入院查体

神清,精神反应可,呼吸平稳,无发绀。全身皮肤黄染,目测胆红素 10~15 mg/dL。右侧头顶部可触及 6 cm×7 cm 大小血肿。无特殊面容。前囟平软,双肺呼吸音粗,未闻及干湿啰音。心音有力,律齐,未闻及杂音。腹部软,不胀,肝脾不大,肠鸣音正常。四肢活动自如,肌张力正常。

（三）入院检查

（1）入院时血气示代谢性酸中毒,间接胆红素 172.3μmol/L（参考值 3.4~10.3μmol/L）,直接胆红素 65.2μmol/L（参考值 0~8μmol/L）,胆汁酸 63μmol/L（参考值 0~10μmol/L）,谷氨酰转肽酶 GGT 666U/L（参考值 9~150U/L）,谷丙转氨酶 ALT 20U/L（参考值 8~71U/L）,其他生化指标无明显异常。住院期间监测谷氨酰转肽酶 GGT 377U/L,胆汁酸 71.3μmol/L,谷丙转氨酶 ALT 上升至 53U/L,间接胆红素逐渐下降至 57.2μmol/L,直接胆红素上升至 101.2μmol/L。

（2）血常规正常，c 反应蛋白 CRP 18.7 mg/L（参考值 0~5 mg/L）,降钙素原 PCT 0.3ng/mL（参考值 0~0.05ng/mL）,尿常规及便常规正常。

（3）血、尿代谢病筛查未见异常。

（4）宫内感染各项病原体检查均阴性。

（5）心电图正常,胸片未发现明显蝴蝶椎表现。超声心动图未见异常。两次 B 超均显示肝胆未见异常,但胆总管显示不清。核磁共振胆胰管造影:肝外胆道部分显影欠佳。

（6）眼科会诊查看眼底及角膜未见异常。

（7）出院后全外显子组测序结果显示:*JAG*1 基因存在 c.2682+1_2682+2insG 杂合突变,为自发变异。依据 ACMG 指南,该变异判定为致病性变异。

（8）出院后随访:患儿于 2 月龄时于外院行手术探查,未发现肝外胆道闭锁,体重增长正常。监测谷丙转氨酶、碱性磷酸酶,谷氨酰转肽酶 GGT 呈进行性增高,直接胆红素持续大于 90μmol/L。

【病例分析】

（一）逐层递进式鉴别诊断

认真梳理患儿的病史、查体及相关检查等,综合分析患儿的临床特点,进行逐层递进式鉴别诊断。

1. 宫内感染　如疱疹病毒（巨细胞病毒、单纯疱疹病毒、EB 病毒、水痘带状疱疹病毒）、梅毒螺旋体感染、弓形虫感染、嗜肝病毒感染（甲、乙、丙肝病毒）,入院后均已查上述病原体无阳性发现,且无相关临床症状体征,故不考虑。

2. **先天性胆道闭锁**　入院后2次胆系B超均示胆总管显示不清,核磁共振胆胰管造影MRCP肝外胆道部分显影欠佳。后于外院手术探查除外先天性肝外胆道闭锁。

3. **希特林蛋白缺乏症**　是由 SLC25 A13 基因突变导致位于肝细胞线粒体内膜的希特林蛋白功能缺陷,从而引起各种代谢紊乱,属于常染色体隐性遗传病。临床主要表现为肝内胆汁淤积性黄疸、肝功能异常、多种氨基酸异常、凝血功能异常、低血糖、高甲胎蛋白血症等。本例患儿除肝内胆汁淤积性黄疸、肝功能异常无其他表现,基因检查已排除。

4. **尼曼 - 匹克病**　是临床罕见的常染色体隐性遗传性神经内脏脂质沉积病。由于溶酶体中酸性鞘磷脂酶缺乏,使鞘磷脂广泛贮积在单核巨噬细胞系统内,出现胆汁淤积性黄疸、肝脾肿大、中枢神经系统退行性变。致病基因分为 NPC1 和 NPC2 两个亚型。该病临床表现有明显的异质性。本例患儿基因结果不支持。

5. **进行性家族性肝内胆汁淤积症**　为婴儿期或儿童期起病的常染色体隐性遗传性疾病,是毛细胆管转运蛋白基因 -ATP 结合盒(ATP-binding cassette, ABC)转运蛋白基因突变所致。临床特征为持续性肝内胆汁淤积伴瘙痒,可伴有生长发育障碍。本患儿基因结果不支持。

6. **新生儿硬化性胆管炎**　临床表现类似胆道闭锁,新生儿期即可出现肝内胆汁淤积,基本上所有患儿均伴皮肤黄染及白便。本例患儿已行手术探查胆道造影排除此病。

7.**Alagille 综合征**　该病以胆汁郁积性黄疸为主要表现,随着年龄增长黄疸可呈逐渐减轻的趋势,但总胆汁酸及谷氨酰转肽酶 GGT 水平始终升高,纵观患儿疾病过程,结合基因结果,Alagille 综合征诊断明确。本例患儿仅有肝内胆汁淤积,无其他典型特征,未进行肝活检,最终经全外显子组测序发现 JAG1 基因自发突变确诊,考虑与本病不全外显特征有关。

(二)诊断及确诊依据

1. **诊断**　Alagille 综合征。

2. **确诊依据**　有5个重要的临床特征:①慢性胆汁淤积;②眼部异常(角膜后胚胎环);③先天性心脏病(以肺动脉狭窄为主);④脊柱畸形(蝴蝶状椎骨);⑤特殊面容(前额突出,眼眶深陷,眼距增宽,鼻梁扁平,尖下巴等)。

在肝内胆管缺失 / 减少的基础上临床上具备以上5项特征中的3项即可以诊断。如肝活检不表现为肝内小叶间胆管数减少或缺如或未进行肝活检,修订的 Alagille 综合征诊断标准认为符合4个或以上主要特征也可诊断;如果已知有 JAG1 基因突变或阳性家族史,通常具备2个主要特征即可确诊。

【专家点评】

本案我们可以得到如下启示。

(1)监测直间胆走向。本例患儿发病早期间接胆红素及直接胆红素双向升高,随着疾病的进展,间接胆红素下降,直接胆红素、谷丙转氨酶及胆汁酸水平逐渐攀升,均为明确诊断提供了重要的线索。

(2)排除先天性闭锁。本例患儿起病年龄小,先天性胆道闭锁确诊及排除均有困难,两次胆系 B 超及核磁均显示胆道显示欠佳。因此最终行外科手术探查排除肝外胆道闭锁。

（3）尽早行基因检查。对于婴儿胆汁淤积症患儿，由于发病早期临床表型不典型，临床表现形式高度可变，如不进行基因突变筛查，临床诊断势必相当困难，导致治疗方向偏差。故对于肝内胆汁淤积症患儿应尽早进行基因检查。

（4）要力争长期随访。罕见病随访极其重要，随访过程中监测疾病进展，关注患儿预后及生长发育，进一步指导治疗。

（王琳　郝丽红）

第一百一十六章 婴儿黑色素性神经外胚瘤

病例 161 婴儿颅骨罕见肿瘤

【背景知识】

婴儿色素性神经外胚瘤(melanotic neuroectodermal tumor of infancy,MNTI)是一种来源于神经嵴细胞的肿瘤,罕见,主要发生在 1 岁以下婴幼儿颌骨、颅骨等头面部位,是良性肿瘤,预后相对较好,但影像学检查提示为溶骨性生长,具有局部侵袭性,有较高的复发率,偶见淋巴结及远处器官转移。

【病例简述】

(一)入院情况

患儿,女,9 月龄,因发现左额部肿物半年入院。

患儿生后发现法洛四联症、甲状腺功能减低,于 6 月龄时行手术治疗,目前口服"优甲乐"调节甲状腺功能。患儿于入院半年前发现左额部肿物,当时直径约为 1 cm,质硬,活动性差,无红肿及破溃。

患儿系 G_1P_1,足月剖腹产,父亲体健,母亲乙肝病史,否认家族遗传病史。

(二)入院查体

前额偏左可见肿物突出,大小约 4 cm×3 cm,基底固定、质硬,无红肿触痛及破溃。发育正常,营养中等,神志清。皮肤弹性好,无水肿。前囟未闭合,眼球活动自如,对光反射存在。胸部可见长约 10 cm 手术瘢痕,胸廓对称。双肺呼吸音清,未闻及啰音,心前区未闻及杂音。腹平软,无压痛、肌紧张,肝脾未触及。四肢未见异常,肌张力正常。

(三)入院检查

(1)头部 CT 平扫显示:前额部正中偏左侧颅板骨质结构不规整混杂密度包块,考虑颅骨来源,双侧顶叶局部脑质密度略减低,脑室、脑外间隙增宽,窦黏膜增厚。

(2)心电图示:完全右束支传导阻滞。

(3)超声心动图示:法洛四联症术后。

(4)甲状腺功能:总三碘甲状腺原氨酸 2.28 nmol/L,总甲状腺素 117.33 nmol/L,促甲状腺激素 2.49 mIu/L,游离三碘甲状腺原氨酸 5.29 pmol/L,游离甲状腺素 10.08 pmol/L。

【病例分析】

(一)鉴别诊断

1.恶性黑色素瘤 儿童及婴儿罕见,多为原发性,可由黑色素痣恶变而来,病理检查中一些镜下形态与婴儿黑色素性外胚瘤相似,可见胞质丰富的上皮样细胞及梭形细胞,不同在于恶性黑色素瘤的肿瘤细胞异型性大呈团状、巢状排列,核分裂象易见,增殖指数高,间质有大量炎细胞浸润及不同程度纤维组织增生。电镜下可见肿瘤细胞内呈现不同发育阶段的黑色素小体。在遗传学方面突变多发生在位于染色体 9p21 的 *CDKN2A* 和位于 12 号染色体上的 *CDK*4。

2. 胚胎型横纹肌肉瘤　　多发生于儿童及婴儿,常见于头颈部(尤其眼眶、鼻炎、中耳)、鼻窦旁、睾丸旁及腹膜后。该肿瘤大多边界不清,呈浸润性生长,平均直径 3~4 cm,常有出血及坏死。病理检查可见胚胎发育不同阶段的横纹肌母细胞,主要特点是富于细胞的肿瘤细胞密集区与肿瘤细胞稀少呈疏松结构的黏液样区交叉存在。肿瘤细胞表达 Myogenin 及 MyoD1 等肌源性标记,而不表达 CK、HMB-45、NSE。电镜观察未分化横纹肌母细胞内有糖原、粗肌丝和大量核糖体,差分化横纹肌母细胞内有细肌丝、粗肌丝 - 核糖体复合体和成簇的糖原。遗传学显示部分病例 +2q、+7、+8、+12、+13 非随机性染色体异常,部分病例有 1p11-q11 和 12q13 重排。

3. 转移性神经母细胞瘤　　起源于肾上腺髓质或椎旁神经节的交感细胞,病理检查可见肿瘤细胞呈大小不一致的小圆形原始未分化细胞,可形成假血管样或腺泡状结构,常见出血坏死及钙化。电镜下可见有纵行排列微小管的外周齿状突起,内含儿茶酚胺的电子致密小圆颗粒。在遗传学方面,神经母细胞瘤主要有 1 号染色体短臂缺失、2 号染色体短臂扩增、11 号染色体长臂缺失、17 号染色体长臂增益,另外 *MYCN* 及 *ALK* 基因扩增也都是预后不良的标志。

4. 脑膜瘤　　该肿瘤大部分发生于颅内、眶内和脊柱内,发生于脑室内或硬脑膜外者不常见。在 MRI 检查中表现为等密度、可强化的肿块,易看到钙化。病理检查中与婴儿黑色素性神经外胚瘤区别较大,没有典型的色素表现。电镜观察下可见丰富的波形蛋白、胞突并指交叉复合物和细胞间桥连接表现。在遗传学方面最常见的改变为 22 染色体的缺失。

(二)诊断及确诊依据

1. 诊断　　婴儿黑色素性神经外胚瘤。

2. 确诊依据　　主要依靠病理诊断。

(1)光镜下观察:肿瘤组织主要由 2 种细胞组成:原始小圆形或小立方形神经母细胞瘤样细胞(图 116-1)及体积较大、胞质内含黑色素颗粒上皮样细胞(图 116-2)。神经母细胞瘤样小细胞多呈巢状排列,受挤压状,核深染、固缩,周围环绕体积较大色素性上皮样细胞,核呈空泡状。部分区域主要由色素性上皮样细胞组成,排列成片状、巢状或梁束状,细胞巢之间为致密的纤维结缔组织,部分区域可见到骨小梁,核分裂象可见(0~2 个 /10 个高倍视野)。免疫组化染色:细胞角蛋白(CK,上皮样细胞 +)、上皮膜抗原(EMA,上皮样细胞 +)、黑色素瘤抗体(HMB45,上皮样细胞 +)、波形蛋白(上皮样细胞 +)、S-100 蛋白(上皮样细胞 +)、神经元特异性稀醇化酶(NSE,小圆细胞 +)、突触素(Syn,小圆细胞 +)。

(2)电镜下观察:上皮样瘤细胞核卵圆,细胞质丰富,富含粗面内质网,有肿胀的线粒体及前黑 色素小体和黑色素小体,同时可见桥粒和张力原纤维。小的瘤细胞核相对较大,居中,有核仁,细胞质内有少量电子密度高的膜性分泌颗粒、微管及微丝。

(3)基因水平:目前研究报道发现该病似乎没有特征性改变。部分检测结果报道瘤细胞以小圆形神经母细胞样细胞成分占优势的婴儿黑色素性神经外胚瘤存在 1p 染色体缺失，类似于神经母细胞瘤。

（4）部分患者尿中 3- 甲氧基 4- 羟基苦杏仁酸（MH-PG）和香草扁桃酸（VMA）升高。

活检标本或手术标本送检病理即可确诊。

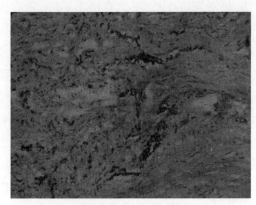

图 116-1　小圆细胞

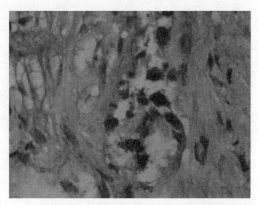

图 116-2　含有黑色素颗粒的上皮样细胞

【专家点评】

本案我们可以得到如下启示。

自 1918 年首次报道婴儿黑色素性神经外胚瘤以来，国外文献中至少报道了 400 例，国内报道至少 20 例，多为个例。过去因认识的不同，共出现约二十余种不同的命名，如先天性黑色素瘤、视网膜始基瘤、先天性色素性龈瘤、色素突变瘤和色素性畸胎瘤等。目前研究者们公认该病起源于神经嵴细胞。患者尿中有大量香草扁桃酸（VMA）和 3- 甲氧基 4- 羟基苦杏仁酸（MH-PG），可以进一步证实肿瘤来源于神经嵴细胞。

目前治疗以手术切除为最基本原则。大部分病例通过手术彻底切除肿瘤而达到治愈的效果。但完整切除后，仍有 10%~20% 的病例复发。不完整切除的病例，复发率可达 60%。对于复发的病例仍以手术切除为主，目前尚无确切可行的放、化疗方案。对一些复杂病例保守局部切除联合化疗可供选择。

婴儿黑色素性神经外胚瘤具有较为特异的组织学特征，结合免疫组织化学染色，诊断与鉴别诊断不难。

（胡晓丽）

第一百一十七章　甲羟戊酸尿症

病例162　新生儿反复发热伴长期炎症指标升高

【背景知识】

甲羟戊酸激酶缺乏症(mevalonate kinase deficiency, MKD)是一种罕见的自身炎症性疾病,其特征是终生反复发作的发热和炎症发作,属常染色体隐性遗传病。根据甲羟戊酸激酶(mevalonate kinase, MVK)活性和临床表现不同,MKD又分高IgD伴周期性发热综合征(hyperimmunoglobulinemia D with periodic fever syndrome, HIDS)和甲羟戊酸尿症(Mevalonic aciduia, MA)两种亚型。MA则以严重的神经系统损伤、发育畸形并多数早期夭折为主要特征。该病发病率低,自1984年首次报道以来,目前国内外已经确诊数百名患者。

【病例简述】

(一)入院情况

患儿男,69天,主因"间断发热伴炎性指标升高68天"入院。系G_1P_1,孕38^{+3}周顺产,否认宫内窘迫史,生后Apgar评分1 min7分,5 min9分,羊水Ⅲ度污染,否认胎盘、脐带情况异常。生后因"窒息复苏后10 min"在外院住院治疗,生后1天,患儿出现发热,体温最高37.8 ℃,查血CRP29.39 mg/L,伴血小板减低,在外院诊断新生儿败血症,予抗感染治疗后体温很快正常,血小板升至正常,但监测血CRP持续升高,共抗感染治疗36天,血CRP为26.2 mg/L,患儿出院。生后52天,主因"纳差、嗜睡2天,发热半天"继续在外院住院治疗,查血CRP33.21 mg/L,白细胞17.77×10^9/L,予抗感染治疗17天,血CRP未恢复正常,未进一步诊治转入我院。患儿生后共间断发热2次,体温最高38.2 ℃,伴血CRP波动于11.35~47.1 mg/L之间,血PCT正常,白细胞波动于11.36×10^9~21.39×10^9/L。血红蛋白波动于62.1~195 g/L。患儿2次在外院住院期间因血红蛋白降至62.1~65 g/L,曾予悬浮红细胞治疗2次。血小板波动于52~189$\times 10^9$/L。伴间断腹泻(具体不详)。

父母亲均37岁体健,曾行试管婴儿未成功,此次为正常受孕。否认特殊疾病家族史。母亲孕期监测血糖偏高(具体不详),饮食控制后监测血糖正常。出生体重3080 g。生后曾注射乙肝疫苗第一针。

(二)入院查体

肛温36.9° C,呼吸40次/分,脉搏140次/分,血压68/38mmHg,$TcSO_2$97%,神清,精神反应可,呼吸平,三凹征(-),无发绀,全身散在红色皮疹,颜面及躯干可见散在新鲜及陈旧针尖大小出血点,前囟平软,张力不高,双肺呼吸音粗,未闻及明显干湿性啰音,心音有力,心律齐,心前区未闻及明显杂音,腹软不胀,未见肠型,肠鸣音存在,肝肋下5 cm,质中、边钝,脾左肋下5 cm,质中边钝,四肢活动自如,四肢肌张力正常,原始反射均可引出,末梢暖,脉搏有力,前臂内侧毛细血管再充盈时间 2 s。

（三）入院检查

（1）血气分析、电解质、血糖、凝血功能(-)。肝功能：ALT173U/L(8~71U/L)升高，AST126U/L(21~80U/L)升高，r-GT 正常,胆红素正常,肾功能正常。血脂：胆固醇 3.11 mmol/L(0~2.26 mmol/L)。甘油三酯 2.5 mmol/L(0~2.26 mmol/L)，游离脂肪酸 0.62 mmol/L(0.1~0.6 mmol/L)。PCT0.27 ng/mL(0~0.05 ng/mL)。ESR19 mm/h(0~15 mm/h)。铁蛋白 765.6 ng/mL(23.9~336.2 ng/mL)。Ig(-)。1,3-β-D- 葡聚糖(-)。血培养(-)。血 CMV-DNA1.1x10^3 拷贝 /mL。CMVpp65 阴性。尿 CMV-DNA 阴性。人细小病毒 19 抗体(-)。ANA+ENA(-)、RF(-)。溶血象检查(-)。

（2）B 超：肝脾增大,肝剑下 30 mm,肋下 31 mm,脾脏肋下 26 mm,厚约 29 mm。双颈部、双侧腋下及双侧腹股沟多发淋巴结可见。肺部 CT 平扫：双肺散在炎性实变,双肺纹理增重。头颅核磁平扫：双侧额、顶叶脑室旁白质区片状稍长 T2 信号影,左额颞顶部颅板下方带状长 T1、长 T2 信号影,考虑硬膜下积液,左侧脑室较右侧增宽,脑外间隙增宽。BAEP：右侧外周段异常,右耳听力中轻度下降。眼底(-)。

（3）尿筛结果：发现甲羟戊酸和甲羟戊酸内酯的尿中排泄有明显增高。血筛结果：丙酰肉碱,辛酰肉碱 1 : 1 增高。结合尿筛结果,考虑上述改变为肝功能异常或喂养用药引起的继发性改变,但需除外非典型性 C3 高值相关有机酸血症的可能。

（4）全外显子基因检测：*MVK* 基因突变,c.928G>A(p.v310M),来自父母亲纯合变异。

【病例分析】

（一）逐层递进式鉴别诊断

认真梳理患儿的病史、查体及相关检查等,综合分析患儿的临床特点,进行逐层递进式鉴别诊断。

1. 新生儿败血症　患儿生后 1 天出现发热伴血 CRP 升高,临床上首先要除外感染性疾病。但患儿抗感染治疗效果不佳,监测血 CRP 未恢复正常,查病原学均阴性,不支持新生儿败血症诊断。

2. 血液系统疾病　患儿外院监测血 CRP 升高,曾伴血小板减少及贫血,伴间断发热,查体肝脾明显增大,需注意血液系统疾病,但住院后未予特殊治疗,血小板逐渐生至正常,贫血好转,虽家属拒绝骨穿检查,临床不支持血液系统疾病。

3. 自身免疫系统疾病　患儿生后监测血炎症指标升高,伴肝脾淋巴结肿大、皮疹、血小板减少,需注意免疫系统疾病,否认母亲特殊疾病史,查自身抗体阴性。不支持。

4. 炎症性肠病　患儿反复发热伴炎症指标升高,伴腹泻,体重增长缓慢,需注意此病,基因检测不支持。

5. 甲羟戊酸尿症　患儿生后反复发热伴炎症指标升高、腹泻、体重增长不佳、肝脾淋巴结肿大,抗感染治疗效果不佳,临床不支持感染性疾病,尿代谢病筛查示甲羟戊酸和甲羟戊酸内酯的尿中排泄有明显增高,基因检测示：*MVK* 基因突变, c.928G>A(p.v310M),来自父母亲纯合变异,支持甲羟戊酸尿症。

（二）诊断及确诊依据

1. 诊断　甲羟戊酸尿症。

2. 确诊依据　MKD 是目前唯一实验室检查意义大于遗传学（基因）检查的自身炎症性疾病。

（1）典型 MKD 患儿多伴血清 IgD 升高（>140 mg/L），64%~80% 的患儿存在血清 IgA 水平升高（>2600 mg/L），但亦有 12%~28% 的 MKD 患儿在急性期和间歇期的血清 IgD 水平均正常。有研究认为这种测量 IgD 的方法应该放弃，因为升高的 IgD 水平既不是特定的，也不是恒定的，与疾病严重程度、甲羟戊酸激酶酶活性或基因型无关。因此，血清 IgD 正常不能排除 MKD，并且 IgD 水平与疾病严重程度无关，目前认为 IgD 和 IgA 均不适合作为 MKD 的诊断性指标。

（2）MVK 酶活性检测具有确诊意义，HIDS 患儿的 MKV 酶活性为正常的 1.8%~28.0%，而 MA 则 <0.5%，推测 MKD 的临床异质性源于 MKV 酶残存活性的不同。

（3）尿甲羟戊酸检测则是 MKD 初筛较为敏感的方法，大多数患儿存在甲羟戊酸排泄量增加，HIDS 仅轻度或中度升高，而 MA 则明显升高。

（4）MVK 基因突变筛查具备确诊价值，迄今已发现 120 个突变位点与 MKD 相关，最常见为 *V377I*，其次为 *I268T*，检测出致病基因突变则可确诊 MKD，但基因筛查阴性并不能除外 MKD。

临床疑似，实验室检查包括血清 IgD 和（或）IgA 水平升高，MVK 酶活性减低，尿甲羟戊酸排泄增多以及基因检测发现 MVK 基因致病突变可确诊。

【专家点评】

本案我们可以得到如下启示。

（1）别让感染性疾病思路掩盖罕见病判断。临床工作中新生儿感染性疾病比较常见，对于常规抗感染治疗效果不佳的患儿一定要想到非感染性疾病。本例患儿间断发热伴炎症指标升高，肝脾肿大，腹泻，体重增长缓慢，外院抗感染治疗效果不佳，炎性指标 CRP 异常升高，应进一步寻找病因。尿筛结果：高度提示甲羟戊酸尿症为明确诊断提供了重要的临床资料。

（2）疫苗接种后反复发热应当进一步筛检。MA 发病率低，对于发病年龄 <1 岁，疫苗接种后出现反复发热，发热时伴腹痛、腹泻、呕吐、淋巴结肿大、脾肿大、关节痛或关节炎、肌痛、口腔溃疡等临床表现时，应继续完善血尿代谢病筛查、血清 IgD 和（或）IgA 水平、MVK 酶活性及基因检测协助诊治。

（3）病情严重治疗差尝试造血干细胞移植。MA 患儿通常预后较差，约 40% 的患儿在婴儿期夭折。虽 MA 目前尚无根治方法，其治疗目标是减轻症状，避免不必要的抗生素及误诊后手术治疗等，改善患儿的生活质量及预后。对于病情严重且对治疗均无效的患儿，可以考虑选择造血干细胞移植治疗。

（石武娟　郝丽红）

第一百一十八章　脊髓性肌萎缩伴呼吸窘迫1型

病例163　此"脊髓性肌萎缩"非彼"脊髓性肌萎缩"

【背景知识】

脊髓性肌萎缩伴呼吸窘迫1型（spinal muscular atrophy with respiratory distress type 1，SMARD1）是一种免疫球蛋白μ结合蛋白2基因（*IGHMBP2*）变异所致的罕见的常染色体隐性遗传神经肌肉疾病。患儿多宫内生长受限，婴儿期发病，以四肢肌力低下，下肢比上肢重，远端比近端重，以及生后6周至6月龄突然出现膈肌麻痹并呼吸窘迫、呼吸衰竭为主要表现。其与5号染色体病变引起脊髓性肌萎缩症（SMA）不同，需要鉴别。

【病例简述】

（一）入院情况

患儿，男，33日龄，因生后哭声弱，加重伴吃奶差2天入院。

患儿系 G_2P_2，因胎儿生长受限 38^{+5} 周行剖宫产出生，出生体质量2 040 g，无窒息史，生后即哭，哭声弱，Apgar评分不详。生后因新生儿吸入性肺炎于当地住院治疗1周好转出院。患儿生后混合喂养，吸吮力欠佳，吃奶时间长（每次约30 min以上），两次吃奶间隔延长（约5~6 h），吃奶时偶有呼吸急促、喉中痰鸣、面部微绀，吃奶后自行缓解。发病以来精神弱，睡眠时间增多（21~22 h/d）。

患儿表哥因先天性胆道闭锁于8月龄死亡。

（二）入院查体

体质量2650 g，神清，精神弱，哭声低弱，呼吸稍促，52次/分，三凹征(-)，无发绀，$TcSO_2$ 98%，前囟平软，颈软；双肺呼吸音粗，未闻及啰音；心音有力，心律齐，心率142次/分，心前区未闻及明显杂音；腹软，肝脏肋下1 cm，质软边锐；四肢自发活动少，肌力正常，肌张力无明显下降，双跟膝腱反射(+)，拥抱反射(±)，吸吮反射(±)，握持反射(+)，觅食反射(+)，四肢皮肤稍苍白，略发花，末梢温，脉搏有力，前臂内侧毛细血管再充盈时间2 s。

（三）入院检查

（1）血糖5.52mmol/L（参考值：3.9~6.1mmol/L）；血常规白细胞 15.78×10^9/L（参考值：4×10^9~10×10^9/L），中性粒细胞32.6%（参考值：45%~77%），淋巴细胞51.4%（参考值：20%~40%），单核细胞10.5%（参考值：3%~8%），血红蛋白146 g/L（参考值：110~160 g/L），血小板 190×10^9/L（参考值：100×10^9~300×10^9/L），C反应蛋白（CRP）<2.5 mg/L（参考值：0~8 mg/L）；血气分析、电解质、肾功能未见异常；谷氨酸氨基转移酶89~209 U/L（参考值：

9~50 U/L），γ- 谷氨酰转肽酶 135~232 U/L（参考值：10~60U/L），天门冬氨酸氨基转移酶 78~383 U/L（参考值：15~40U/L）；肌酸激酶 527 U/L（参考值：50~310U/L），肌酸激酶同工酶 42 U/L（参考值：0~24U/L）；促甲状腺激素 15.064 mIU/L（参考值：0.38~5.33mIU/L）；血氨、血尿代谢病筛查未见异常。腰椎穿刺脑脊液检查无异常。胸腹联合摄片：双肺纹理重，心膈无著变，腹部未见明显异常。心电图、超声心动图、腹 B 超检查未见异常。

（2）喉 CT 平扫未见异常，肺 CT 平扫提示双肺散在小片状炎性实变；双侧胸膜增厚，喉、肺 CT 三维重建未见异常。

（3）气管插管后床旁胸片示右侧膈膨升及炎性实变（图 118-1）。

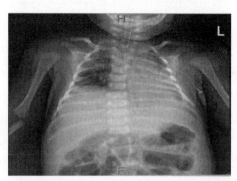

图 118-1　床旁胸片：双肺野散在斑片影，右侧膈膨升

（4）住院 3 天第一次神经电生理检查，四肢肌电图未见异常。住院 18 天第二次神经电生理检查，神经电图示双上肢正中神经运动神经传导速度、尺神经运动神经传导速度复合肌肉动作电位缺失，双下肢胫神经运动神经传导速度远端复合肌肉动作电位可引出，其潜期延长、波幅降低，近端复合肌肉动作电位缺失，提示传导阻滞，双下肢股神经潜伏时检测大致正常；双上肢正中神经感觉神经传导速度、尺神经感觉神经传导速度及双下肢胫后神经感觉神经传导速度缺失；肌电图：所检肌运动单位电位时限、振幅及募集反应正常，未见自发电位；提示多发性周围神经损害。脑干电测听示双耳 Ⅰ、Ⅲ、Ⅴ 波可引出，左侧各波潜期轻度延长，各间期正常，左耳听力轻度下降；右侧各波潜期及间期正常，右耳听力正常；提示左侧外周段轻度异常，左耳听力轻度下降。

（5）经家属知情同意完善染色体核型分析：46,XY，正常。基因检测结果：免疫球蛋白 μ 结合蛋白 2 基因（IGHMBP2）两个杂合的致病变异，母亲来源无义突变 c.1813 C>T，父亲来源缺失突变 c. 905＿912＋84 del。

【病例分析】

（一）逐层递进式鉴别诊断

患儿主诉哭声弱、吃奶差，生产史不支持新生儿缺氧缺血性脑病；炎症指标和血培养、脑脊液结果排除新生儿败血症、颅内感染；血气分析、血氨、血尿代谢病筛查结果未见异常，不支持常见遗传代谢病。入院查体自发活动少，腱反射减弱，就考虑到下运动神经元病和肌肉疾病，但肌力、肌张力正常，第一次神经电生理检查提示肌电图未见异常，支持点不足。入院后病情变化，主要累及呼吸系统，间断出现呼吸喘促、吸气性喉鸣、三凹征（＋），伴心率增快、血氧饱和度下降,予头罩吸氧、侧卧位好转,多于鼻饲奶后 1 h 左右出现。存在与体位和进食相关的发作性呼吸困难伴吸气性喉鸣,因此不除外先天性呼吸系统畸形或者发育问题,但未能行纤维支气管镜检查证实,后逐渐出现呼吸衰竭,在气管插管呼吸机使用中仍间断出现自主呼吸喘促伴血氧饱和度下降,发作时右肺呼吸音消失,调整呼吸机参数或吸痰,尤以改变体位为左侧斜卧位时能很快缓解症状,结合胸片提示右侧膈膨升,考虑膈肌麻痹。再次行神经电生理检查提示以多发性周围神经损害为表现,脊髓前角未见病变,周围神经运动及感觉神经均受到累及,且上肢重于下肢。自此诊断思路逐渐清晰起来。

1. 脊髓性肌萎缩伴呼吸窘迫 1 型(SMARD1)　以膈肌麻痹、呼吸衰竭为表现,发病主要影响脊髓前角 α 运动神经元,其周围神经病理表现为轴突变性,肌电图显示广泛神经源性损伤,感觉神经传导多数被保留。基因检测证实该病,但本例患儿自发病至死亡肌力及肌张力无明显下降,肌电图与既往所述不完全一致,还表现有肝功能损害、心肌酶异常等。

2. 脊髓性肌萎缩症(SMA)　是由位于常染色体 5q13 的 SMN1 基因缺失或突变引起的一种常染色体隐性遗传病。主要累及脊髓前角细胞和脑干运动性脑神经核,不累及感觉神经,本例患儿神经电生理以多发周围神经损害为表现,未见脊髓前角病变,累及感觉神经。基因检测最终不支持此病。

3. 先天性重症肌无力　母亲一般有重症肌无力,胆碱酯酶抑制剂治疗有效。本患儿母亲无该病史,神经电生理结果不支持神经肌肉接头疾病。

4. 腓骨肌萎缩症 2 型(2 型 Charcot-Marie-Tooth, CMT2)　为对称性四肢远端肌无力和肌萎缩,周围神经损害严重但功能相对良好,其标志是长度依赖性髓鞘纤维丢失伴随轴突不同程度的再生与萎缩。近年发现,IGHMBP 2 也是 CMT2 的致病基因。有研究表明,CMT2 的 IGHMBP2 蛋白水平高于 SMARD1,提示临床表型和蛋白水平之间存在关系。

(二)诊断及确诊依据

1. 诊断　脊髓性肌萎缩伴呼吸窘迫 1 型。

2. 确诊依据　SMARD1 是一种罕见的致命性疾病,位于常染色体 11q13.3 的 IGHMBP2 基因发生变异,主要累及脊髓前角 α 运动神经元,在生后 6 周至 6 月龄内因膈肌麻痹发生呼吸衰竭和引起严重的婴儿轴突神经病变。基因检测结合临床表现可诊断 SMARD1。

【专家点评】

本案我们可以得到如下启示。

(1)发作典型症状捕捉。患儿发作时典型的临床表现在医师值班中得到密切观察和描述,认真仔细地体格检查给疾病的诊断提供了重要的思路和依据。

(2)化验不能就事论事。住院期间病情变化,对不能合理解释病情的检查结果,需辩证看待,综合分析,高度怀疑时要再次复查。

(3)诊断基因临床结合。基因变异的多态性使得疾病临床表型及严重程度不一,疾病诊断在临床表现基础上结合基因检测的优势,在精准医疗服务的同时可提高对疾病的认知,基因检测作为诊断的一个辅助手段需合理应用。

(郑安洁　郝丽红)

第一百一十九章　Dubin-Johnson 综合征

病例 164　持续性直接胆红素升高为主的新生儿期高胆红素血症

【背景知识】

Dubin-Johnson 综合征（dubin-johnson syndrome，DJS）是一种常染色体隐性遗传病，以皮肤黄染、慢性持续或间歇性结合胆红素升高为主要临床表现，由 *ABCC2* 基因变异引起，常于青少年及幼年起病。

【病例简述】

（一）入院情况

患儿，男，28 日，主因"发现皮肤黄染 26 天"入院。

患儿生后 2 天家属发现患儿出现皮肤黄染，由颜面逐渐加重至躯干及四肢，生后 15 天达高峰，持续至入院时皮肤黄染无明显消退，否认病程中其他伴随症状。自发病以来，精神反应可，吃奶良好，体重增加，大便黄色。

患儿系 G_2P_1，孕 38 周顺产出生，否认异常生产史。家族史（-）。

（二）入院查体

体重 4.25 kg。神情，精神反应可，全身皮肤黄染，目测胆红素 15~20 mg/dL，双肺呼吸音粗，心音有力，律齐，各瓣膜听诊区未闻及心脏杂音，腹软不胀，肝肋下 1.0 cm，质软边锐，脾肋下未触及，四肢活动自如，肌力及肌张力正常，原始反射均可引出。

（三）入院检查

（1）入院后查肝功能：TBil 259.1μmol/L（参考值 0~26μmol/L），DBil 169μmol/L（参考值 0~8μmol/L），AST57U/L（参考值 15~40 U/L），ALT35U/L（参考值 9~50 U/L），GGT264U/L（参考值 10~60U/L），TBA61.1μmol/L（参考值 0~10 μmol/L）；ALP381U/L（参考值 122~469U/L）。血脂：HDL-C 0.86mmol/L（参考值 >1.45 mmol/L），LDL-C 3.01 mmol/L（参考值 0~2.59 mmol/L），TC4.52 mmol/L（参考值 0~5.2 mmol/L），TG0.99 mmol/L（参考值 0~2.26 mmol/L）。2 月龄时复查肝功能：TBil 125.3 μmol/L（参考值 0~26 μmol/L），DBil 114.5 μmol/L（参考值 0~8 μmol/L），AST50U/L（参考值 15~40 U/L），ALT41U/L（参考值 9~50 U/L），GGT154U/L（参考值 10~60U/L），TBA57.4 μmol/L（参考值 0~10 μmol/L）。

（2）TORCH 检查：未见异常；肝炎全项：（-）；甲功五项：T4 163.76 nmol/L（参考值 78.38~157.40 nmol/L），余正常；生化：PCT0.38 ng/mL（参考值 0~0.05 ng/mL），IL-6 2.6 pg/mL（0~7.0 pg/mL）。

（3）血串联质谱代谢病筛查：天冬氨酸降低；尿代谢病筛查：轻度乳酸尿伴丝氨酸和苏氨酸比例颠倒。

（4）肝胆 B 超：肝脏：上界第 5 肋间，剑下 0 mm，肋下 0 mm。包膜光滑，边缘锐利。血管显示清晰，实质回声均匀。胆囊：胆囊大小约 28 mm×6 mm，壁光滑，腔内清晰，胆总管宽约 1 mm，门静脉宽约 3 mm。

（5）腹部 MRCP 检查：肝外胆道走行正常，管腔内未见确切狭窄或扩张，肝脏位置、大小、形态正常，表面光滑，肝内管状结构走行、分布正常。胆囊大小、形态及信号强度无异常。

（6）眼科会诊及眼底检查：未见异常。

（7）超声心动：房间隔缺损（约 2 mm）。

（8）全外显子基因测序显示：*ABCC*2 基因发现 2 个杂合突变。c.1177 C>T（p.R393 W）患儿父亲该位点杂合变异，患儿母亲该位点无变异，c.1399G>A（p.V4671）患儿父亲该位点无变异，患儿母亲该位点杂合变异，提示 Dubin-Johnson 综合征。

【病例分析】

（一）鉴别诊断

综合分析患儿的病史、查体及相关检查，综合判断，进行逐层递进式鉴别诊断。

1. 胆汁淤积性肝病　血清碱性磷酸酶和 γ- 谷氨酰转肽酶升高是胆汁淤积最具有特征性的早期表现，两者升高提示出现胆汁淤积，按发生部位可分为肝内胆汁淤积和肝外胆汁淤积。胆汁酸在肝内合成及分泌，发生胆汁淤积时，胆汁分泌下降，并迅速改变胆汁酸贮存量的分布，使得血清和尿液中的胆汁酸浓度显著升高，有研究证实总胆汁酸水平越高，发生胆汁淤积的可能性越高。

2. 胆道闭锁　婴儿期胆道闭锁常见的病因为病毒感染、毒素、遗传变异、免疫原性异常或自身免疫性疾病、母体微嵌合体、血管障碍和形态发生缺陷等原因。研究显示，巨细胞病毒感染是先天性胆道闭锁的独立危险因素（*P*=0.032）。该患儿为新生儿，需注意围生期巨细胞病毒感染。入院后完善肝胆 B 超及胆道造影检查不能为胆道闭锁提供证据，相关化验检查提示不支持巨细胞病毒，需注意其他遗传代谢性疾病可能。

3. 希特林蛋白缺乏症　希特林蛋白缺乏症是由 *SLC25 A*13 基因突变引起的常染色体隐性遗传病，可导致位于肝细胞线粒体的 *Citrin* 蛋白即天冬氨酸 / 谷氨酸载体 2 型蛋白功能缺陷，从而导致各种代谢紊乱主要表现为肝内胆汁淤积性黄疸、肝功能异常、低血糖、凝血功能异常、高甲胎蛋白血症、多种氨基酸异常等。该患儿仅表现为肝内胆汁淤积性黄疸，不伴低血糖、凝血功能异常，血尿代谢病筛查未发现多种氨基酸代谢异常。

4.Alagille 综合征　Alagille 综合征是与 *JAG*1 及 *NOTCH*2 基因变异有关的常染色体显性遗传病，可伴有胆汁淤积、心脏杂音、角膜后胚胎环、蝶状椎骨、特征性面容等多系统受累的表现，典型肝脏病理表现为小叶间胆管缺乏。经典诊断标准需满足 3 种以上主要临床表现，该患儿查体未见特殊面容，不伴心脏杂音，眼科检查未见异常。

5. 进行性家族性肝内胆汁淤积症（PFIC）　进行性家族性肝内胆汁淤积症是一组常染色体隐性遗传病，以胆汁合成和运输的缺陷引起的肝内胆汁淤积为特征，可在生命早期发病，继而迅速进展，可致门静脉高压、肝衰竭、甚至肝癌。目前据其致病基因分为 6 型，其中 PFIC-5 可于新生儿期起病，伴凝血功能障碍，快速发展为终末期肝病，血清 GGT 水平正常，甲胎蛋白可显著升高,但本患儿慢性病程,凝血功能正常。

6.尼曼匹克病　尼曼匹克病 C 型属于溶酶体贮积病,是由 NPC1 或 NPC2 基于突变引起的先天性脂质代谢障碍的常染色体隐性遗传病,可致广泛内脏和神经系统脂质累积,临床具有高度异质性。尼曼匹克病 C 型在新生儿期可以胆汁淤积起病,可表现为致命性肝衰竭,而垂直核上性眼肌麻痹、痴笑猝倒、进行性共济失调、肌张力障碍、精神症状等多数症状及体征在新生儿期不能被观察到,甚至婴儿期尚不会出现。该患儿合并新生儿期胆汁淤积,HLD-C 下降,不伴脾肿大,肌张力正常,仍不能除外围出生期型尼曼匹克病可能,早期完善基因检测明确诊断。

7.Dubin-Johnson 综合征　患儿生后 2 天至入院持续性皮肤黄染,以直接胆红素升高为主,胆汁酸升高,不伴严重肝功能受损及其他系统受损表现,生长发育适龄,临床与口服熊去氧胆酸联合应用苯巴比妥治疗后监测胆红素及胆汁酸呈下降趋势,高度怀疑 Dubin-Johnson 综合征,最终以全基因组外显子测序明确诊断。

（二）诊断及确诊依据

1. 诊断　Dubin-Johnson 综合征。

2. 确诊依据　目前 Dubin-Johnson 综合征尚无统一的临床诊断标准,基因检测是 DJS 诊断的金标准,临床医师需从以下方面明确诊断:①长期慢性或间歇性以结合胆红素升高为主的高胆红素血症;②肝病理组织学检查: DJS 肝脏穿刺标本肉眼呈黑色或褐色;镜下绝大多数 DJS 肝脏结构正常,小叶结构保存,肝实质及门管区病变较轻,仅表现为中央静脉周围肝细胞胞质内深棕色颗粒的聚集。免疫组织化学检测出肝组织中 MRP2 缺失及 BSEP 高表达有助于 DJS 的诊断;③基因检测发现 ABCC2 基因突变可确诊 DJS。

【专家点评】

本案我们可以得到如下启示。

（1）早期除外胆道闭锁,大便颜色很重要。持续性直接胆红素升高为主的新生儿高胆红素血症必须在早期除外胆道闭锁,因此在临床观察中需注意大便的颜色,大便比色卡简单易行。此类患儿还需注意先天性遗传代谢性疾病及综合征,对临床资料的收集需广泛。

（2）高胆红素血症病因,临床结合肝功能。在新生儿高胆红素血症的患者中病因是比较复杂的,因此需要依据临床表现和肝功能异常的具体分析优先选择检查手段,尽快确诊。单纯性 Dubin-Johnson 综合征,临床症状轻微,预后良好,早期明确诊断后无须过度治疗。

（3）分型难症状不典型,高通量基因测序。多种遗传性疾病在新生儿期症状不典型,且分型复杂,往往诊断困难耗时,而高通量基因测序技术在此类疾病的诊断中起到不可替代的作用。

（何晓波　郝丽红）

第一百二十章　CHARGE 综合征

病例 165　以呼吸困难为主要表现,合并多发畸形,是否能想到"CHARGE 综合征"

【背景知识】

CHARGE 综合征(CHARGE syndrome),亦称 Hall-Hittner 综合征,是一类先天性多器官畸形综合征,该疾病主要临床表现,包括:眼畸形(coloboma)、心脏畸形(heart defects)、后鼻孔闭锁(atresia of the choanal)、生长发育迟滞(retarded growth and development)、生殖器发育不全(genital abnormalities)、耳畸形及听力障碍(ear anomalies and deafness)。CHARGE 综合征的主要致病基因为 *CHD*7,为常染色体显性遗传的致病基因。

【病例简述】

(一)住院情况

患儿,女,26 h,因阵发性青紫 23 h 入院。

患儿系 G_2P_2,孕 38^{+5} 周自愿剖宫产出生,否认异常生产史。出生体重 3.03 kg。患儿生后 3 h 首次开始喂养,经口喂养时间断出现口周青紫,伴血氧饱和度下降,病程中伴呼吸略促、喉中痰鸣、吐沫、声音嘶哑,哭闹时口角及舌向左偏斜。患儿生后于外院测血糖 1.9 mmol/L,予糖水及配方奶喂养,复测血糖正常。

患儿父母及 7 岁姐姐身体健康,否认家族遗传病史。

住院期间患儿出现呼吸衰竭,予气管插管呼吸机辅助通气,并出现撤机困难表现,应用 15 天后改予无创呼吸机辅助通气,13 天后撤机,后持续存在间断吸气性呼吸困难及喂养困难。

(二)住院查体

体重 2900 g,身长 48 cm,头围 34 cm,胸围 32 cm,腹围 28 cm。精神反应欠佳,哭声嘶哑,伴吐沫。前囟平软,张力不高。右耳耳廓发育不良,外耳道通畅。舌及口角安静时居中,哭闹时向左歪斜。安静状态下额纹对称,哭闹时左侧额纹较右侧额纹深。双肺呼吸音粗,可闻及痰鸣音。心音有力,律齐,各瓣膜区未闻及杂音。腹软不胀,肝肋下可及 1.5 cm,质软边锐,脾肋下未触及。四肢活动自如,肌力及肌张力正常,原始反射均可引出。

住院期间患儿肺炎加重后出现心脏杂音,胸骨左缘第 2 肋间可闻及 Ⅲ/Ⅵ 级收缩期杂音。

(三)住院检查

(1)眼底检查提示双脉络膜缺失。VEP:双侧视通路异常。

(2)心电图:窦性心动过速,左前分支传导阻滞,异常心电图。超声心动图:房间隔缺损

（多发）、动脉导管未闭、肺动脉高压。

（3）纤维喉镜检查：经前鼻孔进入。分别从右左侧前鼻孔进入鼻腔。可见双侧鼻甲不对称，左侧中鼻甲较右侧肿大。鼻道通畅，后鼻孔形态未见闭锁及明显形态异常。顺利通过。下咽、梨状窝及喉入口未见肿物，杓状软骨黏膜松弛，无明显脱垂。杓可见分泌物滞留。会厌皱襞无紧张，会厌喉面黏膜稍松弛，无明显卷曲，吸气时未阻塞喉入口。声带活动好，闭合可。检查结论：喉软化症。

（4）纤维支气管镜检查：术中见会厌、声门、后联合、漏斗部正常，气管位置正常，黏膜充血。右肺：各支气管开口位置正常，黏膜充血；各段支气管黏膜可见灰白色分泌物附着及纵行皱褶，局部管腔变形，远端通气可。左肺：各支气管开口位置正常，黏膜充血；各段支气管黏膜可见白色分泌物附着及纵行皱褶，局部管腔变形，远通气可。内镜诊断：支气管内膜炎症（双肺）。

（5）BAEP 检测示双侧脑干段异常，双侧外周段异常，左耳听力中度下降，右耳听力中重度下降。胸 + 喉 CT：双肺散在小片炎性实变，双肺纹理增重，透过度不均匀，舌骨骨化不良，双侧上颌窦、筛窦黏膜增厚，双侧乳突渗出性病变。头 + 颞骨 CT：双侧额顶叶脑质密度减低，脑室增宽脑外间隙增宽，双侧前庭半规管畸形，左侧蜗神经管形态欠规则，双侧中耳鼓室内及乳突小房软组织密度影，双侧上颌窦及筛窦黏膜增厚。

（6）双下肢神经电图、肌电图检测未见肯定异常。面神经检查：右侧面神经损害。动态脑电图：正常婴儿脑电图。

（7）胸部 X 线：新生儿肺炎，先天性心脏病。立位腹平片：局限性肠淤张。B 超：颅内囊性结节，肝脾肾肾上腺未见明显异常。膀胱无尿，子宫可见，大小约 29 mm × 7 mm × 15 mm，双侧卵巢显示不清。

（8）25 羟维生素 D 检测 28.80ng/mL。胰岛素 7.48pmol/L，C- 肽 0.34nmol/L。甲功五项正常。五项性激素：雌二醇 55pmol/L，余项正常范围。ACTH 85.86pg/mL。皮质醇443.3nmol/L。生长激素 3.007 ng/mL。17 羟孕酮 <3.0 ng/mL。

（9）气相色谱质谱联用法遗传代谢病尿筛查示轻度糖尿。液相串联质谱法遗传代谢病血筛查示苏氨酸、瓜氨酸 / 精氨酸增高；天冬氨酸降低。

（10）全外显子组测序结果显示，CHD7 基因存在 c.5569delT（ p.Y1857Ifs*12 ）杂合突变。依据美国医学遗传学与基因组学学会的变异解读指南，该变异判定为致病性变异。

【病例分析】

（一）鉴别诊断

1. 新生儿肺炎、先天性心脏病　本患儿有阵发性青紫、呼吸困难病史，应注意鉴别肺炎和先天性心脏病，胸片和超声心动图检查可明确诊断。本患儿同时合并多种畸形，不能单纯用单一系统疾病解释，应进一步积极查找其他症状、体征明确病因。

2. 新生儿脑病　患儿生后 3 h 起病，精神反应欠佳，注意鉴别此病，但患儿家属否认围产期缺氧窒息史，入院查体原始反射均可引出，完善前囟 B 超、头 CT、脑电图不支持脑病诊断，因病情条件不允许，未完成头 MR 检查。

3. 歪嘴哭综合征　患儿哭闹时口角及舌向左偏斜,安静时居中,且合并先天性心脏病及右耳耳廓发育不良,注意鉴别此病,但患儿安静状态下额纹对称,哭闹时左侧额纹较右侧额纹深,面神经检查示右侧面神经损害,提示面神经麻痹,基因检测结果无歪嘴哭综合征的相关阳性发现,不支持歪嘴哭综合征诊断。

4. 喉软化症　患儿病程中伴呼吸略促、喉中痰鸣、吐沫、声音嘶哑,住院期间出现撤机困难表现,撤机后持续存在间断吸气性呼吸困难,结合纤维喉镜检查提示喉软化症,但程度较轻,不能解释临床表现,应寻找其他病因的可能。

5. 脊肌萎缩症　患儿病程中出现呼吸衰竭、撤机困难、吸气性呼吸困难及喂养困难等表现,注意鉴别此病,但患儿查体四肢活动自如,四肢肌张力正常,查双下肢神经电图、肌电图检测未见肯定异常,基因检测结果无脊肌萎缩症的相关阳性发现,不支持脊肌萎缩症诊断。

6. 遗传代谢性疾病　患儿青紫病史,生后出现低血糖,合并多发畸形,注意鉴别此病,但患儿无特殊面容、代谢性酸中毒,血氨正常,低血糖纠正后多次检测血糖均在正常范围,血、尿遗传代谢病筛查无特异性阳性发现,不支持遗传代谢性疾病诊断。

7.CHARGE 综合征　患儿存在眼、耳、心脏等畸形,基因检测 *CHD*7 基因 c.5569delT(p.Y1857Ifs*12)杂合突变,最终明确诊断为 CHARGE 综合征。

(二)诊断及确诊依据

1. 诊断　CHARGE 综合征。

2. 诊断依据　目前 CHARGE 综合征的诊断主要依靠临床诊断或基因诊断。

(1)CHARGE 综合征临床诊断标准(2016),见表 120-1。

表 120-1　CHARGE 综合征临床诊断标准

主要特征	次要特征
1. 眼部缺损 2. 后鼻孔闭锁或腭裂 3. 外耳、中耳或内耳异常,包括半规管发育不全 4. 致病性 *CHD*7 基因突变	1. 颅神经麻痹或脑干功能障碍包括听力障碍 2. 吞咽困难 / 喂养困难 3. 脑结构异常 4. 发育迟缓 / 智力障碍 / 自闭症 5. 下丘脑垂体功能障碍(促性腺激素或生长激素缺乏)和生殖器异常 6. 器官(心脏和 / 或食管)畸形 7. 肾异常,骨骼 / 肢体异常

CHARGE 综合征诊断:两个主要特征 + 次要特征(无或多个)

(2)基因检测:到目前为止, CHARGE 综合征最常见的病因是 *CHD*7 单核苷酸序列突变,这种突变可以通过外显子测序检测到。

【专家点评】

本案我们可以得到如下启示。

(1)常见症状罕见疾病。以“青紫”“呼吸困难”等为首诊表现的患儿,除呼吸系统疾病外,也同样可能是罕见病的主要表现,特别是常规治疗不顺利的患儿,要多想多学习。尤其是在新生儿期,患儿的临床表现可以多种多样、丰富多彩,疾病种也同样是"一切皆有可能",这需要我们临床医生在诊断的过程中打开思路,多想、多学习,不要局限。并且,罕见病或者综合征往往都会累及人体的多个器官或系统,这在诊断及治疗上就会涉及多个学科,所以,在罕见病的诊疗上,需要多学科的配合互助,才能更好地为患儿带来福音。

（2）文献检索是好工具。多发畸形的患儿一定要想到各种综合征的可能性,综合病例特点,进行文献检索,为临床鉴别诊断提供思路,同时,由于新生儿的临床症状体征往往缺乏特异性,需要进行相关的辅助检查以进一步明确病情及病变部位及严重程度,以便评估预后,对治疗提供参考依据。并且,需要高度重视基因检测的重要性。基因检测不仅能为患儿的诊断及治疗提供依据,同时也可以为患儿的家庭提供遗传咨询的依据,为优生优育提供支持。

（马静　郝丽红）

第一百二十一章　SLC4A4基因突变致严重近端肾小管酸中毒

病例166　顽固不易纠正的代谢性酸中毒需警惕什么

【背景知识】

NBCe1是目前所知近端肾小管上皮细胞基底侧膜主要的HCO_3^-转运体，具有极为重要的生理学作用，编码NBCe1的 *SLC4A4* 基因突变与伴眼部异常的严重近端肾小管酸中毒相关，该病为常染色体隐性遗传，表现为严重的代谢性酸中毒不易纠正，而且可以合并眼部、神经系统等多种脏器功能异常，预后差。

【病例简述】

（一）入院情况

患儿女，5岁3月龄，因"肢体无力3月余"入院。病初在外院检查发现低钾血症伴代谢性酸中毒，予补钾治疗1周后四肢肌力改善，但代谢性酸中毒顽固不易纠正，来我院进一步诊治。病程中无呕吐腹泻；无多饮、多尿、夜尿增多。

母孕产史：G_1P_0无胎心流产；G_2P_1此患儿，孕34周因羊水少行剖宫产。无生后窒息史。生后2个月抬头，4个月翻身，6个月独坐，8个月会爬，22个月独走。目前身高较同龄儿矮小，智力发育迟缓，语言表达能力差。

家族史：患儿父亲身材矮小；患儿姑姑双眼内斜视，患儿父系亲属有低钾血症患者，均未详细诊治。

（二）入院查体

体重15kg，身高94cm（-3SD），双眼瞳孔等大等圆，对光反射迟钝。牙齿排列整齐，心肺听诊无异常，腹部平软，肝脾肋下未触及。四肢肌力肌张力正常。骨骼无畸形。

（三）入院检查

（1）血常规：白细胞8.08×10^9/L（参考值：4×10^9~10×10^9/L），中性粒细胞48.5%（参考值：45%~77%），淋巴细胞48.5%（参考值：20%~40%），嗜酸细胞3%（参考值：0.5%~5%），红细胞4.55×10^{12}/L（参考值3.5×10^{12}~5.5×10^{12}/L），血红蛋白121g/L（参考值：110~160g/L），血小板322×10^9/L（参考值：100×10^9~300×10^9/L）。

（2）尿常规：比重1.010（参考值：1.003~1.030），pH 7.5（参考值：4.8~7.8），蛋白（-）（参考值：阴性），尿糖（-）（参考值：阴性），镜检（-）。

（3）肾功能：血肌酐：38μmol/L（参考值：23~37μmol/L），尿酸184μmol/L（参考值：143~339μmol/L）；甲状旁腺素1.63pmol/L（参考值：1.16~8.51pmol/L）；尿遗传代谢病筛查

示多种有机酸(琥珀酸、苹果酸、延胡索酸和 2 戊酮酸)轻度增高;尿钙 2.1 mg/(kg.d)[参考值:<4 mg/(kg.d)];FENa=0.28(参考值:0.5~1);FEK=16.1(参考值:10~20);TRP=98.8(参考值 80~94)

（4）血电解质及血气分析见表 121-1。

表 121-1　电解质及血气分析

住院周数	Na$^+$ mmol/L	K$^+$ mmol/L	Cl$^-$ mmol/L	HCO3$^-$ mmol/L	BE mmol/L	尿 PH
第 1 周	137.2	2.8	115.8	9.7	-22.4	6.95
第 2 周	139.1	2.9	115.6	11.6	-17.6	7.13
第 3 周	140.5	3.1	114.7	15.0	-14	7.14
第 4 周	137.2	3.5	105.9	20.9	-6.7	7.23
第 5 周	148.4	3.8	101.5	9.7	-5.7	7.28
第 6 周	139.9	4.1	115.8	11.6	-3.3	7.23
参考值	137~147	3.5~5.5	99~110	21~28	-3~+3	7.32~7.42

（5）肾脏 B 超示右肾 73 mm×33 mm,左肾 83 mm×37 mm,肾实质回声均匀,皮髓质界限清晰。

（6）眼科检查示双眼瞳孔对光反射稍差,前节无明显充血,角膜基质灰白混浊,晶状体窥不清,眼底红光消失,隐见视盘,B 超见双眼玻璃体混浊。

（7）头部 CT 示颅骨结构完整,双侧大脑半球对称,双侧基底节区可见对称性斑片状致密影,左额顶叶交界区皮层下可见小片状高密度影,余各层面脑实质形态、结构未见异常。

（8）基因检测:在受检者 4 号染色体 *SLC4A4* 基因上检测到 c.1499+1G>A 和 c.145 C>T 复合杂合变异,分别来自父方和母方。根据美国医学遗传学与基因组学学会指南,该变异初步判定为致病性变异。

（四）入院治疗

入院后根据上述检查结果考虑患儿存在近端肾小管酸中毒,根据患儿体重及每日碳酸氢根丢失量补充碱性药物及钾,发现患儿的代谢性酸中毒顽固不易纠正(见表 121-1),并于入院后出现抽搐,呈全身性发作,先后予力月西、开浦兰、安坦治疗,住院 6 周,患儿电解质血气正常,未再抽搐。

【病例分析】

综合分析患儿的起病特点、症状体征、实验室检查结果,分析如下:

（一）鉴别诊断

1. 原发性 Fanconi 综合征　该病的常见病因除近端小管上皮细胞内吞功能障碍外,还有线粒体 DNA 修复或合成受损等。该病表现为近端肾小管对多种物质(如氨基酸、葡萄糖、磷、碳酸氢根)的重吸收障碍。患儿仅表现为近端肾小管对碳酸氢根的重吸收异常,伴少量多种氨基酸排出增多;此外还存在肾外表现,不支持。

2. 胱氨酸病　患儿同时存在肾小管酸中毒、低钾血症、生长发育落后,应注意该症;因眼部检查未见胱氨酸结晶、酸中毒不易纠正、尿糖阴性,结合基因检测结果,不支持该症。

3. Lowe 综合征　患儿同时存在眼、脑、肾受损表现,应注意该症;Lowe 综合征多表现为先天性白内障、明显的精神运动发育迟滞,肾脏损害除肾小管酸中毒外,还可出现蛋白尿及肾功能损害,与此患儿不符,结合基因检查,不支持该诊断。

4. 糖原累积病 Ⅰ 型　患儿存在代谢性酸中毒、生长发育落后,应注意该症。因监测血糖正常、触诊肝脏不大,无高乳酸血症等改变,不支持该诊断。

5. 原发性近端肾小管酸中毒　因患儿在肾小管酸中毒同时合并智力发育落后、伴眼部异常,不支持该诊断。

6. 其他　如药物及毒素导致的肾小管功能损害,无相关服药史,不支持。

(二)诊断及确诊依据

SLC4A4 基因突变导致的严重近端肾小管酸中毒伴眼部异常疾病为常染色体隐性遗传,具有如下特点:严重的肾小管酸中毒、眼部异常(青光眼、白内障、带状角膜病等),身材矮小、智力低下;部分患儿还可合并 Turner 综合征、轻微甲状腺功能减退;也有表现为釉质发育不全、共济失调、偏头痛、短暂性轻偏瘫发作、肌肉痉挛等,不同的临床表现可同时或相继发生。此患儿 4 号染色体 *SLC4A4* 基因上检测到 c.1499+1G>A 和 c.145 C>T 复合杂合变异,分别来自父方和母方,符合常染色体隐性遗传特点,也是确诊该病的重要依据。

【专家点评】

本案我们可以得到如下启示:

SLC4A4 基因突变与伴眼部畸形的近端肾小管酸中毒相关,存在该基因突变的患儿临床表现复杂,除严重的近端肾小管酸中毒外,还伴有眼部异常、身材矮小、智力发育迟缓,部分可以出现牙釉质发育不良、抽搐发作等。多脏器受累源于该基因编码的 NBCe1 在许多不同组织中具有非常广泛的表达,包括肾小管、胰腺导管、成釉质细胞、心肌、骨骼肌、中枢神经系统、眼组织等。其中,因为近端肾小管负责 85% 以上的 HCO_3^- 重吸收,所以会导致严重的近端肾小管酸中毒。因目前该病尚无特效治疗,需针对不同脏器受累逐一实施治疗方案,且机体的每日碱需求量极大,需根据体重、每日丢失量及检测的电解质血气结果定期调整补碱量,因此对有上述表型的肾小管酸中毒患儿要积极开展基因检测。及早纠正代谢性酸中毒,提高生命质量,延缓疾病的进展,改善疾病预后。

(刘艳　王文红)

第一百二十二章　ATP6 V0 A4 基因纯合性基因内缺失致远端肾小管酸中毒

病例 167　早期干预,重视随访,改善生存质量

【背景知识】

遗传性肾小管酸中毒可存在常染色体显性或常染色体隐性两种遗传方式,目前已发现的常见致病基因有溶质载体家族 4 成员 1(Solute carrier family 4 member 1, *SLC4 A1*)、ATP 酶 H$^+$ 转运 V0 亚单位 a4(ATPase H$^+$ transport V0 subunit A4, *ATP6 V0 A4*)、ATP 酶 H$^+$ 转运 V1 亚单位 B1(ATPase H$^+$ transport V1 subunit B1, *ATP6 V1B1*)、WNK 赖氨酸缺陷蛋白激酶 1(WNK lysine deficient protein kinase 1, *WNK*1)和克劳丁 16(Claudine 16, *CLDN*16)。远端肾小管酸中毒(distal renal tubular acidosis, dRTA)(MIM602722)临床表现为阴离子间隙正常的高氯性代谢性酸中毒、碱性尿、低钾血症、肾钙质沉积。*ATP6 V0 A4* 基因突变引起的 dRTA 为常染色体隐性遗传,该基因同时在耳蜗表达。

【病例简述】

(一)入院情况

患儿,男,34 天,主因腹泻 7 天入院。

患儿为孕 37^{+5} 周剖宫产,否认宫内窘迫及生后窒息史。出生体重 2.5 kg,混合喂养,进奶欠佳,出生后体重增长缓慢,父母非近亲,身体健康,否认家族遗传性疾病病史。

(二)入院查体

体重 2.5 kg(<-2SD),血压 75/50mmHg,营养、精神较差,皮肤弹性较差,心肺腹查体无明显异常,肌力、肌张力正常,跟腱反射(-)。

(三)入院检查

(1)B 超示双肾锥体钙化。

(2)血阴离子间隙 10.7mmol/L(参考值: 8~16mmol/L),血氯 133.3mmol/L(参考值: 98~107mmol/L),血钾 3.18mmol/L(参考值: 3.5~5.1mmol/L),血气分析 pH7.19(参考值: 7.35~7.45)、HCO$_3^-$9mmol/L(参考值: 18~23mmol/L)、碱剩余(BEb)-17mmol/L(参考值: -3~3),肝肾功能未见异常,尿常规:pH7.0(参考值:4.5~8.0),尿糖阴性、尿蛋白阴性。

(四)治疗与随访情况

2 岁前未规律随访,自行口服枸橼酸钠钾合剂治疗,生长发育较同龄缓慢(体重 9.5 kg,身高 81 cm,均 <-2SD),伴四肢无力、多饮、多尿、夜尿增多, X 线示肾性骨病改变,肾 CT 示多发钙化,脑干电测听未见异常,血氨基酸分析正常,肾功能正常,碳酸氢盐排泄分数(FEH-

CO_3^-)11.4。

2 岁后调整枸橼酸钠钾合剂剂量并规律随访,2 岁 6 个月时体重 11 kg(-2SD~-1SD),乏力症状消失,无夜尿增多表现,随访至 10 岁血肌酐正常。

11 岁时体重 45.4 kg(M~+1SD),身高 135 cm(-2SD~-1SD),X 线无肾性骨病表现,B 超示双侧肾锥体多发钙化,脑干电测听示双耳听力轻度下降、听觉通路未见异常,血肌酐 79μmol/L~91μmol/L(参考值:38~54μmol/L),钠排泄分数(FENa)0.24(参考值:1~2),钾排泄分数(FEK)25.48(参考值 10~15),磷回吸收分数(TRP)85.87(参考值:85~98),血 β2 微球蛋白(β2-MG)3.39 mg/L(参考值:0.8~2.2 mg/L),血清光抑素 C(CysC)1.44 mg/L(参考值:0.59~1.03 mg/L),内生肌酐清除率(CCr)59.31mL/(min.1.73 m²)(参考值:80~120mL/(min.1.73 m²)),尿 α1 微球蛋白(α1-MG)18.1 mg/L(参考值:<6 mg/L),尿 β2-MG 4.43 mg/L(参考值:0.1~0.3 mg/L),尿蛋白定量 278.2 mg/d(参考值:<150 mg/d),尿蛋白电泳示肾小球性蛋白尿,抗核抗体及自身抗体检测未见异常。尿代谢病筛查未见异常。

随访至 12 岁 6 月,血肌酐 70μmol/L,血 β2-MG 2.84 mg/L,尿蛋白定量 203.5 mg/d,尿 α1-MG 19.9 mg/L、β2-MG 4.46 mg/L,CCr75.83mL/(min.1.73 m²)、FEK26.24。

（五）全外显子基因测序

检测到先证者 chr7q34 区域存在 2.5Kb 致病性的纯合缺失,涉及 *ATP6 V0 A4* 基因(NM_020632.3)3~5 号外显子。父母亲均携带了该区域的杂合缺失。

【病例分析】

存在阴离子间隙正常的高氯性代谢性酸中毒伴低钾血症,尿 PH>5.5,肾小管酸中毒(renal tubular acidosis,RTA)诊断明确。

（一）鉴别诊断

1. 遗传代谢性疾病　发病年龄小,生后体重增长缓慢,代谢性酸中毒,应与该类疾病相鉴别。

（1）肝豆状核变性:本患儿存在肾钙盐沉积,随病程发展出现蛋白尿和肾功能减退表现,应注意此病,但此病蛋白尿为肾小管来源的低分子量蛋白尿,且为 X 连锁遗传性疾病,常见于 *CLCN5* 及 *OCRL*1 基因突变,不支持。

（2）酪氨酸血症Ⅰ型:该病是由于 FAH 基因突变导致酪氨酸及其代谢产物蓄积,本患儿发病年龄小、生长发育迟缓、肾小管功能受损及肾性骨病改变需与此症鉴别,但其肝功能正常,血氨基酸分析及基因检测结果均不支持诊断。

2. 髓质海绵肾或肾髓质囊性变　患儿发病年龄早,存在肾钙化,应除外先天性泌尿系畸形引起的 RTA,强化肾 CT 不支持。

3. 系统性红斑狼疮或干燥综合征　自身免疫性疾病可以继发 RTA,但多在疾病发展数年后出现,该患儿 RTA 表现早于蛋白尿及肾功能减退,且 ANA、ENA 检测未见异常,不支持。

4. 近端肾小管酸中毒(proximal RTA,pRTA)　该病为近端肾小管细胞重吸收碳酸氢盐障碍,可表现为先天性孤立性 pRTA,如同时存在葡萄糖、氨基酸、磷酸盐等重吸收异常,临床可称之为范可尼综合征型,实验室检查 FEHCO3>15,可见于 *SLC4 A4* 等多种基因突变。本患儿发病临床无范可尼综合征表现,FEHCO3<15,临床及基因检测均不支持。

5. 遗传性远端肾小管酸中毒　本患儿除 RTA 表现外,发病年龄早,存在肾钙化及肾性骨病,学龄期出现听力损害、蛋白尿及肾功能减退,进一步行基因检测提示 *ATP6 V0 A4* 基因纯合突变,父母均携带该基因杂合突变,符合常染色体隐性遗传方式,ACMG 致病性分析,3~5 号外显子的纯合缺失可以引起该基因功能的严重损害,包括听力等损害,故诊断明确。

(二)诊断及依据

1. 诊断　*ATP6 V0 A4* 基因纯合性基因内缺失致远端肾小管酸中毒。

2. 确诊依据

发病早,存在阴离子间隙正常的高氯血症、低钾代谢性酸中毒,碱性尿,生长发育落后,肌肉无力或麻痹,多饮、多尿及夜尿增多,可能合并肾性骨病,肾钙质沉着,随疾病发展可合并慢性肾脏病,基因检测示 *ATP6 V0 A4* 基因突变可确诊,临床可合并感音神经性耳聋、前庭导水管扩张等,纯合突变的患者在青年期出现晚发的感音神经性耳聋。

【专家点评】

本案我们可以得到如下启示。

(1)早期行基因诊断,进行功能分析。对发病早的 RTA 应积极行基因诊断,不同突变基因对应临床表型不同,*ATP6 V0 A4* 基因突变导致远端肾小管的集合管 α 闰细胞泌氢和酸化尿液功能障碍,本患儿的致病基因发生了 3~5 号外显子的纯合缺失,由于该基因的 3 号外显子为第一个编码外显子,故造成该基因的功能完全丧失。

(2)早期个性化干预,力争改善预后。该类基因突变患儿临床表现更突出,应给予更加早期、规律、个体化的干预,防治 dRTA 引起的骨骼疾病,以获得满意的生长发育结局,另外青春期后的患者中 CKD 的发病明显,所以积极干预可有效阻止肾钙质沉着并保存肾功能。

(3)动态评估至成人,明确随访方向。鉴于该基因突变可引起听力损害及 CKD,且发生的年龄阶段可延伸至青春期,故对于此类患者应长期随访至成人期,定期耳鼻喉可随访,评估肾脏功能,或可改善生活质量,延缓终末期肾病的发生。

(4)生育指导降患病,配合遗传咨询。因遗传方式的不同,针对此类为纯合突变的患儿,其父母再生育患病儿童的概率为 25%,该患儿所生子女携带杂合变异的概率为 100%,故该家族生育前均应进行遗传咨询。

(吴瑕　王文红)

第一百二十三章　黑斑息肉综合征

病例168　"贫血、反复腹痛、家族性皮肤黑斑"指向……

【背景知识】

黑斑息肉综合征又称 Peutz-Jeghers 综合征（Peutz- Jeghers Syndrome，PJS），其临床特征主要是皮肤黏膜色素沉着斑、胃肠道多发息肉和肿瘤易感性。是一种罕见的常染色体显性遗传性疾病，发病率为 1/200000，男女发病率无差异，部分可伴有阳性家族史。2018 年 PJS 被列入我国第一批罕见遗传性疾病目录。

【病例简述】

（一）入院情况

患儿，女，10 岁 2 个月，主因"发现面色苍黄、乏力一年半，间断腹痛 6 月余"入院。

患儿 8 岁 8 个月出现面色苍黄伴乏力、食欲差，当地医院诊断为"缺铁性贫血"，口服铁剂 3 个月，症状改善，自行停药。入院前 6 月余出现反复脐周痛，每月发作 1~2 次，发作时伴非喷射性呕吐，呕吐物为胃内容物，二便正常，近 5 月体重减轻 2.5 kg。

患儿自 1 岁口周出现黑斑，未予重视及处理。患儿父亲，自 8 岁逐渐出现口唇、指腹、脚趾黑斑。患儿妹妹，现 8 岁，自 1 岁时出现口周黑斑（图 123-1）；余家族亲属均体健（图 123-2）。

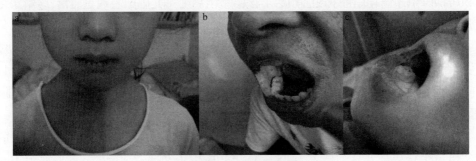

图 123-1　口周黏膜黑斑

a. 先证者　b. 先证者父亲　c. 先证者妹妹

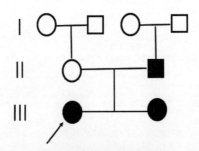

图 123-2　先证者家系图

□○、为健康男性、健康女性；● ■为患病男性、患病女性

（二）入院查体

贫血貌,形体偏瘦,口唇及口腔黏膜苍白,可见多处黑斑,直径约 2~5 mm,界限清,不融合,压不褪色(图 123-1a)。心肺查体无特殊。腹软不胀,未及包块,全腹无压痛、反跳痛、肌紧张,肠鸣音 3~4 次 / 分,肝脾肋下未扪及。四肢活动自如,肌力肌张力正常。

（三）入院检查

（1）实验室检查:血常规:红细胞 4.13 × 10⁹/L(参考值:4.0~4.5/L),血红蛋白 65 g/L(参考值:110~150 g/L),红细胞平均体积 62.2fl(参考值:82.0~95.0fl),红细胞平均血红蛋白浓度 15.7pg(参考值:27~33pg),平红细胞平均血红蛋白浓度 253 g/L(320~360 g/L)网织红细胞百分计数 3.06%(参考值:0.5%~1.5%);血清铁 1.7umol/L(参考值:5.4~28.6μmol/L),铁蛋白 2.4ng/mL(参考值:4.6~204ng/mL),转铁蛋白 262.3 mg/dL(参考值:170.0~340.0 mg/dL),总铁结合力 82.5μmol/L(参考值:40.8~76.6μmol/L),不饱和铁结合力 80.8μmol/L(参考值:19.7~66.2μmol/L)。提示小细胞低色素性中度贫血;网织红细胞升高,血清铁低于正常,总铁结合力及不饱和铁结合力高于正常,诊断缺铁性贫血。

（2）便常规 + 潜血(化学法)阳性。

（3）凝血功能、肝肾功能及肿瘤标志物均正常。

（4）影像学检查:腹部超声:胃腔内可见多发息肉样突起,腹腔内可见混合回声包块(考虑肠套叠)。全腹 CT:左下腹系膜及肠管呈“同心圆样”改变,考虑肠套叠。ECT 报告示:未见典型异位胃黏膜性病变图像。

（5）胃镜:胃内约 20 余处息肉样隆起,一大小约 5 cm × 6 cm 半球形隆起息肉部分已凸入十二指肠肠腔内(图 123-4a)。肠镜:直肠内发现 2 枚息肉样隆起(图 123-4b)。切除胃部(1 枚)及直肠(2 枚)息肉,病理结果示:(胃)多发增生性息肉,个别腺体轻度非典型增生;(直肠,15 cm)增生性息肉,间质泡沫细胞增生。

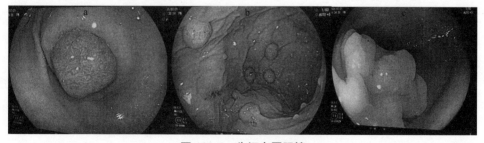

图 123-4　先证者胃肠镜

a. 先证者胃镜图　b、c. 先证者肠镜图

（6）肠套叠手术探查:全麻下经上腹部正中切口行腹腔镜下探查、肠息肉切除及小肠套叠复位术。术中发现距屈氏韧带约 50 cm 处,空肠套叠,套叠长度约 18 cm,直径约 10 cm,肠管血运良好,将套叠肠管复位,切开肠壁,见息肉直径约 5.5 cm 阻塞肠腔,并沿黏膜及黏膜下层完整剥离、切除息肉后缝合肠壁,关闭管腔。术后检视标本,息肉呈菜花状生长(图 123-5)。术后病理提示:错构瘤性,反应性增生。

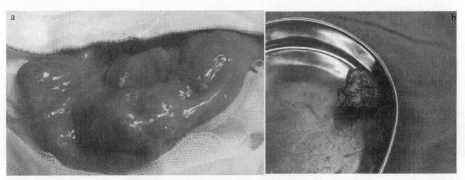

图 123-5 术中梗阻肠管及完整剥离息肉
a. 术中梗阻肠管   b. 术中完整剥离息肉

（7）基因检测：采用全外显子二代测序（NGS）行相关基因测序，提示 *STK*11 基因 c.709G>T（p.D237Y）杂合突变，再通过 Sanger 测序法对其亲属基因进行验证，其父亲及妹妹亦存在该位点杂合变异。根据美国医学遗传学与基因组学会发布的变异解读指南分析结果示该突变为致病性变异。

【病例分析】

患儿以慢性贫血、反复腹痛为主要临床症状。贫血病因主要考虑为经消化道丢失，胃肠镜检查提示多发息肉。消化道息肉是一种腔道内增生性疾病，由于儿童肠腔小，息肉增长速度快，容易引起肠套叠、肠梗阻等并发症。胃肠道息肉病分为腺瘤性和错构瘤性两大类。

（一）鉴别诊断

1. 幼年性息肉综合征（Juvenile polyposis syndrome，JPS） 是一种罕见的常染色体显性遗传病，临床上多表现为胃肠道多发错构瘤性息肉，好发部位为直肠及乙状结肠，其胃肠道恶性肿瘤的风险增加。JPS 诊断标准为：结直肠超过 5 个幼年性息肉；全消化道多个幼年性息肉；任意数目的幼年性息肉伴幼年性息肉家族史，以上 3 条满足任一条即可诊断为 JPS。

2.Cronkhite-Conada 综合征 此病为胃肠道多发息肉并外胚层三联征：即皮肤色素沉着、脱毛发、指趾甲萎缩。胃肠道息肉病理表现为：细胞间质明显水肿，腺体呈囊泡样扩张，囊泡样扩张的腺体内表面被覆单层扁平上皮。

3.Cowden 综合征 又称为多发性错构瘤综合征，多源于 *PTEN* 基因突变。主要表现为面部小丘疹、口腔黏膜乳突状瘤、肢端角化症及胃肠道多发性息肉。胃肠道息肉以直肠、乙状结肠密集。

4. 家族性腺瘤性息肉病 为常染色体显性遗传病，胃肠道息肉好发于结肠、直肠，息肉性质为腺瘤。肠镜下可见大量密集分布于全结肠的息肉，息肉形态上从广基渐增大为有蒂、球形、梨形密集。

5.Gardners 综合征 是家族性腺瘤性息肉病的一种亚型。诊断依据主要包括：肠镜及 X 线造影显示小肠、结肠、直肠多发性息肉，颅面部骨瘤，软组织肿物（纤维瘤、皮肤表皮样囊肿、脂肪瘤和平滑肌瘤），病理检查为腺瘤以及阳性家族史。

（二）诊断及诊断依据

1. 诊断　黑斑息肉综合征（PJS）。

2. 确诊依据　欧洲小儿胃肠病学肝病学会和营养学会提出 PIS 的临床诊断标准,符合以下任何一条即满足:①胃肠道息肉大约或等于 2 个,且经病理组织学确认为 PJS 息肉（即错构瘤性息肉）;②任意数目的胃肠道 PJS 息肉并伴有 PJS 家族史;③典型的皮肤黏膜色素沉着斑以及 PJS 家族史;④任意数目的 PJS 息肉伴典型的皮肤黏膜色素沉着斑。临床诊断为 PJS 患儿建议行 STK11 基因检测。

【专家点评】

本案我们可以得到如下启示。

（1）重视胃肠镜及病理检查。儿童慢性贫血,反复腹痛,皮肤黏膜部位黑斑均为诊断提供重要的临床线索。胃肠镜以及病理检查是诊断此病的重要手段。基因检测有助于不典型 PJS 的诊断,19 号染色体短臂（19p13.3）的 STK11/LKB1 基因突变是目前较明确的致病突变位点,此外 FHIT 基因可能是 PJS 的特异性基因。

（2）依据息肉好发部位鉴别。儿童消化道多发息肉常见病因包括 PJS、幼年性息肉、家族性腺瘤性息肉等。均可表现为反复腹痛、贫血,易合并肠梗阻、肠套叠等并发症。依据息肉好发部位、病理类型可鉴别。

（3）虽无特效治疗但可缓解。目前 PJS 无特效治疗手段,治疗目的包括减缓胃肠道息肉增长、巨大息肉积极干预,早期监测肿瘤发生。由于手术无法根治 PJS,患者多需经历多次外科手术,导致短肠综合征、肠粘连等术后并发症。气囊辅助小肠镜（BAE）治疗 PJS 可有效减少上述并发症。

（李亚璞　郑荣秀）

第一百二十四章 Cronkhite-Canada Syndrome

病例169 以消化道多发息肉为特征的综合征

【背景知识】

（cronkhite-canada's syndrome，CCS）是一种伴有外胚层病变及胃肠道多发息肉为特征的罕见综合征。此病的特点在于弥漫性胃肠道息肉，指甲的营养不良变化，脱发，皮肤色素沉着，腹泻体重减轻和腹痛，伴有明显低蛋白血症。其发病机制及原因尚不明确，目前研究认为与免疫因素、基因突变、感染等因素相关。发病率约为百万分之一，目前对于诊断及治疗仍存在巨大挑战。

【病例简述】

（一）入院情况

患者女性，81岁，主因："食欲差、味觉减弱3月，呕吐、腹泻1月"于2018年4月12日入院。

现病史：3月前无明显诱因出现食欲差，进食量明显减少，味觉功能减退，口干，伴全身乏力，轻度脱发，口服多种药物（奥美拉唑，多酶片），症状无缓解。2018年3月出现恶心、呕吐，呕吐物为内容物，并出现急性严重腹泻，每日排大量黄色稀水便，每天约排5~10次，间断腹痛，四肢及腹部弥漫性色素沉着，住院治疗症状稍缓解。2018年4月频频恶心呕吐，不能进食水，腹泻20余次/天，伴脐周隐痛，味觉几乎消失，皮肤色素沉着加深，全身乏力不能行走。自发病以来精神差，食欲差，尿量逐渐减少，腹泻，体重三个月减轻15 kg。

既往病史：高血压病史10余年，最高血压182/100 mmHg，口服"硝苯地平缓释片"20 mg/次，日2次，血压控制良好；冠状动脉性心脏病8年，间断口服丹参滴丸治疗，目前无心前区不适。家族无特殊病史。

（二）入院查体

体格检查：生命体征平稳，神清，精神极差，头发及眉毛稀疏，面部、嘴唇口周、四肢及双侧手掌及足背及腹部皮肤弥漫性黑色素沉着（图124-1）。眼睑轻度水肿，口腔黏膜无溃疡。腹平坦，全腹轻压痛、肠鸣音活跃，7~8次/分，双下肢中度水肿。双手拇指及双足踇趾指甲变黄厚（图124-2）。

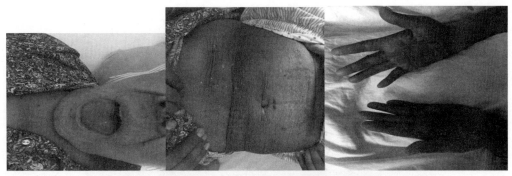

图 124-1 口唇及口周、双手掌及腹部皮肤弥漫性黑色素沉着

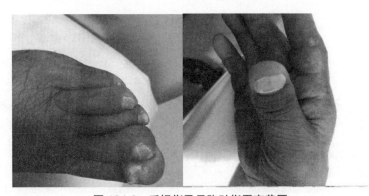

图 124-2 手拇指及足踇趾指甲变黄厚

（三）入院检查

（1）血尿便常规检查及便培养：血常规及尿常规正常；大便黄色，三次查大便常规均潜血阳性；三次查便寄生虫阴性，便培养未见异常。

（2）血生化：肝功能 TP 50 g/L，ALB 26 g/L；电解质：K2.9mmol/L，Ca1.94mmol/L；肾功能正常；血脂、血糖正常。

（3）炎症指标：c-反应蛋白、血沉正常、PCT 正常。

（4）免疫指标：抗核抗体谱、免疫球蛋白、自身抗体正常。

（5）甲功五项正常。

（6）感染：感染四项、TORCH 四项、EB 病毒阴性、CMV 病毒阴性。

（7）肿瘤标志物：（AFP、CEA、CA125、CA199、NSE）正常。

（8）C13 呼气试验检查：幽门螺杆菌感染（—）。

（9）胸 + 腹部 + 盆腔 CT：肝多发囊肿。

（10）内镜检查：①胃镜，胃体、胃窦、十二指肠球及降部，可见多发大小不等息肉样隆起（图 124-3）。②肠镜，结肠及直肠可见多发大小的息肉样隆起，表面发红（图 124-4）。

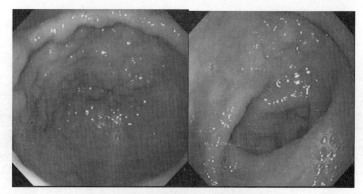

图 124-3　胃镜:胃及十二指肠多发息肉

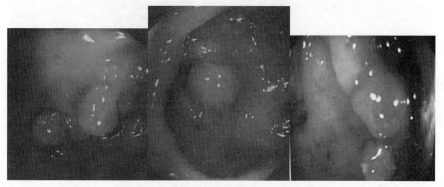

图 124-4　肠镜:结肠可见多发息肉样隆起

（11）病理结果:胃窦（图 124-5），炎性纤维性息肉；十二指肠球降结合（图 124-6 ），增生性息肉;结肠（图 124-7），炎性息肉。

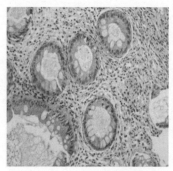 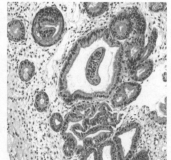 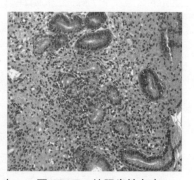

图 124-5　胃窦炎性息肉　　　图 124-6　十二指肠球降结合增生息肉　　　图 124-7　结肠炎性息肉

【病例分析】

（一）逐层递进式鉴别诊断

认真梳理患者的病史、查体及相关检查等,综合分析患者的临床特点,并逐步给予鉴别诊断。

1. 家族性腺瘤性息肉病（ familial adenomatous polyposis ，FAP ）　　患者以消化道多发息肉为特征表现,首先考虑是否为 FAP；FAP 是一种常染色体显性遗传性疾病,多以青年期发病,有腹部隐痛、腹泻、黏液血便等结肠息肉的症状,结肠镜下结肠内有数百枚息肉,病理检查为腺瘤性息肉为主。患者为高龄发病,且无家族病史,患者存在肠道外的多个系统损伤,无法用 FAP 解释,故不考虑家性腺瘤性息肉病。

2.Peutz-Jeghers 综合征(P-J 综合征) 患者有消化道多发息肉,且伴有皮肤色素沉着,食欲减退,腹泻等症状,要除外是否存在 P-J 综合征。P-J 综合征常在儿童及青少年期发病,P-J 综合征诊断标准为:消化道多发错构瘤性息肉伴皮肤、黏膜色素沉着,可有或无家族史,被诊断为 P-J 综合征者应进行 *LKB* 1/*STK*11 和 *FHIT* 基因突变检测。但患者高龄发病,有爪甲营养不良及脱发症状,用 P-J 综合征无法解释,故本患者不考虑此病。

3. 结节性淋巴滤泡增生症(nodular lymphofollicular hyperplasia,NLH) 患者有全消化道的息肉样隆起,要考虑是否为 NLH。NLH 的内镜下表现为消化道多发黏膜息肉样隆起,大小不一,多较小,表面光滑,可见于全小肠,部分也可见于结肠,容易与 FAP 混淆。组织学上,结节由增大的淋巴簇组成,在固有层和浅表黏膜下层具有突出的生发中心。NLH 可有消化道症状,消化道的息肉样隆起,但无皮肤色素沉着,脱发及爪甲不良症状,故不考虑结节性淋巴滤泡增生症。

4.Turcot 综合征 是遗传性疾病,可能源于 *MMR* 基因{与遗传性非息肉病性大肠癌(hereditary non-polyposis colorectal cancer,HNPCC)相关的 I 型}或 APC 基因(与 FAP 相关的 II 型)的突变。临床表现:特点为家族性结肠多发息肉为腺瘤性息肉,伴中枢神经系统(胶质瘤)的恶性肿瘤。年轻人发病,并发结肠癌的风险大,皮肤多见牛奶咖啡色斑。本患者为老年病,无神经系统的肿瘤,无并发结肠癌,可排除此病。

(二)诊断及确诊依据

1. 诊断 Cronkhite-Canada Syndrome。

2. 确诊依据 ①老年发病;②有食欲减退、腹泻、腹痛症状,并伴有嗅觉减退;③外胚层表现:脱发、皮肤色素沉着和指(趾)甲营养不良;④胃肠镜:胃、十二指肠及结肠多发的息肉;⑤病理:增生性息肉。

本患者符合肠道息肉及外胚层表现,可以确诊。

【专家点评】

本案我们可以得到如下启示。

(1)多系统损害细心甄别。本例患者高龄起病,在短时间内出现了多个系统的损害,有皮肤色素沉着,爪甲营养不良,脱发,并出现了肠道的多发弥漫性息肉。用一元论诠释此病,并非一个简单的结肠息肉病,随后再以消化道多发息肉综合征中进行逐一的鉴别诊断。

(2)扩展对罕见病的认识。最终因患者具有典型的外胚层表现及消化道息肉,综合分析确诊为 Cronkhite-Canada Syndrome。目前绝大多数关于胃肠道息肉的研究都致力于腺瘤性息肉、遗传性息肉病综合征和结肠癌的预防和检测,而临床对于罕见病的认知有限。这些息肉的分布因特定疾病而异,并且这些综合征中的每一种都表现出独特的临床和病理特征。加强对罕见病的认识,能够迅速对这些综合征所表现出的不同临床和病理特征做出判断,而减少误诊的概率。

(陈亚兰　曹晓沧)

第一百二十五章　克罗恩病

病例170　使用生物制剂切记要时刻警惕感染

【背景知识】

克罗恩病(Crohn's disease, CD)是炎症性肠病(inflammatory bowel diseases, IBD)的一种类型,病变可累及从口腔至肛门的所有消化道病例简述,呈慢性反复发作的炎症。患者主要表现为腹痛、腹泻和消瘦,部分患者还有肠外表现,如口腔溃疡、关节损害等。CD的常用治疗药物包括氨基水杨酸制剂、糖皮质激素和免疫抑制剂等。近年来,生物制剂尤其是抗肿瘤坏死因子(TNF)-α单克隆抗体(如英夫利西单抗)的应用极大改变了CD的病程和预后,已成为治疗中重度CD的一线用药。但多数生物制剂器官特异性差,可以抑制免疫,增大新发感染的风险或加重潜在感染。

【病例简述】

(一)入院情况

患者男,47岁,主诉"间断腹痛2年余"。

2年前,患者无诱因出现间断性右下腹疼痛,伴腹胀,黄色稀便半年,遂查结肠镜提示末段回肠溃疡,病理提示末段回肠黏膜慢性炎症,腹CT增强提示末段回肠壁增厚,排除感染及血液病、结缔组织病后,临床诊断为克罗恩病(轻度,活动期),并予美沙拉嗪1g,每日2次,口服,治疗,病情好转。出院后患者规律服用美沙拉嗪1g tid 口服持续4月余,腹痛缓解,于1年前自行停药。4月余前,患者无诱因因腹痛、发热就诊,查CRP 284.76 mg/L ↑、ESR 29 mm/h ↑,粪便钙卫蛋白680μg/g ↑, T-Spot阴性,服用美沙拉嗪1g tid 抗感染及对症治疗二十余天后腹痛较前缓解,但仍有腹痛。自三月前起,规律英夫利西单抗治疗。患者分别于第0周、2周、6周输注英夫利西单抗300 mg共3次,腹痛较前明显缓解。第一次输注英夫利西单抗前,患者右侧背部存在一直径约1 cm硬结,无红肿热痛,无瘙痒等不适,未予重视,未诊治。第3次英夫利西单抗输注后,腹痛,腹泻症状明显好转,但右背部硬结逐渐增大,转为直径3 cm的红肿肿块,伴发热,体温最高38.5 ℃,无寒战,发热持续2天,服用抗生素(具体不详)等后发热好转。近1年体重下降10 kg。

(二)入院查体

生命体征平稳。右背部可见一直径3.0 cm的肿块,表面充血,无破溃,皮温高,中心波动感,有压痛,边界清晰。双肺呼吸音粗,心音有力,律齐,各瓣膜区未闻及杂音。腹平软,肝脾未触及。四肢活动自如,肌力及肌张力正常,关节无肿痛,双下肢无水肿。

(三)入院检查

(1)患者4月前再次查电子小肠镜提示回盲瓣黏膜稍粗糙。末端回肠退镜至距回盲瓣约 30 cm 见一大小约 1.0 cm × 0.8 cm 较深溃疡,表面覆白苔,周边黏膜充血水肿;距回盲瓣约 10 cm 处:黏膜散在片状充血性红斑;所见结直肠黏膜未见异常。病理报告:(回盲瓣)散在淋巴细胞、浆细胞和嗜酸性粒细胞浸润,小灶性腺体潘氏细胞化生。(回肠,距回盲瓣30 cm)黏膜慢性炎症伴急性炎症反应及溃疡形成,小肠绒毛结构稍紊乱,间质水肿,小灶性腺体轻度非典型增生。(回肠,距回盲瓣 10 cm)黏膜固有层内灶性淋巴组织增生,小肠绒毛结构稍不规则。

(2)炎症指标

CRP 与 ESR:3 月前(第一次输注英夫利西单抗前),CRP 4.08 mg/L,ESR 32 mm/h;2 月前(第二次输注英夫利西单抗前),CRP 2.08 mg/L,ESR 21 mm/h;1 月前(第三次输注英夫利西单抗前),CRP 2.99 mg/L,ESR 23 mm/h;1 天前(第三次输注英夫利西单抗后),CRP 5.85 mg/L,ESR 38 mm/h。

(3)1 天前(第三次输注英夫利西单抗后)皮肤超声:右背部患处皮肤层及皮下低回声区,约 5.0 cm × 5.0 cm。

【病例分析】

(一)逐层递进式鉴别诊断

患者中年男性,慢性腹痛、腹泻,根据临床资料,考虑克罗恩病,予以美沙拉嗪、英夫利西单抗治疗后缓解进一步支持临床诊断。患者接受三次英夫利西单抗后出现右背部皮损增大,表现为红肿热痛的包块,超声提示右背部患处皮肤层及皮下低回声区。英夫利西单抗治疗后可出现皮肤感染所致的脓肿,而炎症性肠病本身亦可出现皮损,需对二者进行鉴别。

1. 英夫利昔单抗治疗相关性感染英夫利昔单抗治疗相关性感染全身皆可累及,最常见的是呼吸系统及泌尿系统感染,亦可出现皮肤感染的情况。合并严重感染者,需彻底控制 3 至 6 月后继续英夫利昔单抗治疗。2004 年 NEJM 发表的文章中报道,138 例使用英夫利昔单抗治疗克罗恩病,其中 96 例对治疗有反应。33% 的患者发生需要抗菌治疗的感染。5% 的病人(4 例)有严重的感染,2 例病人出现脓肿,2 例机会性感染(包括 1 例巨细胞病毒感染报告和 1 例皮肤诺卡菌感染)。

2. 炎性肠病皮肤表现炎性肠病皮肤表现可分为以下四类。

(1)特异性皮肤表现:与炎症性肠病有相同的组织病理学改变,如皮肤转移性克罗恩病。皮损主要分布在下肢或易摩擦部位,表现为红色斑块、结节、脓肿或溃疡。按发病部位可分为:生殖器型(56%)和非生殖器型(44%)。非生殖型可发生于任何部位。病理:非干酪性、结节病样肉芽肿,伴有多核巨细胞浸润的皮损。

(2)反应性皮肤表现:由肠道菌群和皮肤共同抗原导致的异常免疫反应引起,如坏疽性脓皮病。初期为单个或多个红斑丘疹,边界清楚,继而皮肤化脓坏死,形成脓疱,皮损愈合呈筛状瘢痕,常在肠道疾病加重期出现。病理:血管周围淋巴细胞的广泛渗透和内皮细胞的肿胀,伴随皮肤中性粒细胞渗入。

(3)相关性皮肤表现:与炎症性肠病的特殊 HLA 基因表达和慢性炎症状态有关,如结节性红斑。女性发生率比男性高 3~6 倍,表现为疼痛、硬化、红色甚至紫色的皮下结节,好发于躯干、四肢,尤以小腿侧多见。结节性红斑与肠道炎症活动具有相关性。临床医师以临床表现明确诊断,常不需要活组织病理学检查。

(4)继发性皮肤表现:与营养素缺乏或药物诱发有关。营养素缺乏及药物诱发:①营养素缺乏:肠道吸收功能下降导致肠病性肢端皮炎(锌缺乏)、维生素 B2 缺乏导致的表皮坏死症、口腔黏膜炎、脂溢性皮炎等。其中肠病性肢端皮炎最常见。②药物诱发:可诱发炎症性肠病患者出现皮损的药物包括:激素、硫唑嘌呤,及生物制剂等。巯基嘌呤常引起皮肤感染、皮肤癌,抗 TNF 常引起银屑病、红斑狼疮、湿疹、皮肤干燥症等。

(二)诊断及确诊依据

1. 诊断　克罗恩病 皮肤脓肿。

2. 确诊依据　本例患者为中年男性,皮肤病损表现为右侧背部红肿热痛的结节,皮肤超声提示为皮肤层及皮下低回声区。患者在第一次输注英夫利西单抗前右侧背部即有硬结,在后续输注英夫利西单抗过程中,硬结逐渐发展扩大。而患者腹痛,腹泻等肠道症状在英夫利西单抗治疗后,均明显缓解,因此考虑其皮肤病损与肠道炎症活动无关,并非炎症性肠病的皮肤表现。后续患者经背部皮肤局限性脓肿切开引流及抗生素治疗后,皮肤脓肿好转,亦验证了此为英夫利昔单抗治疗相关性皮肤感染。

【专家点评】

本案我们可以得到如下启示。

(1)治疗需警惕双刃剑。本病例中,克罗恩病患者进行英夫利西单抗治疗后,肠道症状明显缓解的同时,逐渐出现背部皮损的扩大。这可能为英夫利西单抗治疗后出现的皮肤感染,也可能为克罗恩病相关的皮肤表现,需要进行鉴别。而二者的鉴别,对于后续治疗的选择非常关键。英夫利西单抗治疗后出现的皮肤感染以抗生素治疗为主,而克罗恩病相关的皮肤表现,后续治疗以激素、免疫抑制剂、生物制剂治疗为主。

(2)病史要追溯到根本。本例患者考虑为英夫利西单抗治疗后出现的皮肤感染。仔细追问病史发现患者在第一次输注英夫利西单抗前,右侧背部即存在一直径约 1 cm 硬结,当时未予重视。在后续输注英夫利西单抗过程中,硬结逐渐发展为直径约 5 cm 的脓肿,以至于暂停英夫利西单抗。追溯患者炎症指标,亦可发现第 3 次输注英夫利西单抗前,ESR、CRP 已有所升高。这和患者肠道症状的好转相矛盾。英夫利西单抗治疗期间,看似细微的感染也可发展为影响生物制剂治疗进程的大问题,这提示我们在炎症性肠病生物制剂治疗过程中,需重视查体,动态分析检查结果和肠道症状的关系、防微杜渐,避免养痈遗患。

(危彤　赵威　曹晓沧)

第一百二十六章 成人巨结肠类缘病

病例 171 以肛瘘,肠道狭窄为特征,不一定是"克罗恩病"

【背景知识】

巨结肠类缘病(hirschsprungs allied diseases, HAD)是以长期慢性便秘,腹痛腹胀为主要临床表现,症状体征类似于先天性巨结肠,此病由结肠壁先天神经节细胞减少或发育不良引起。此病多发生于婴幼儿,而确诊的成人病例极少,因发病原因及机制尚不明确,临床表现及传统的术前检查缺乏特异性,极易被误诊。

【病例简述】

(一)入院情况

患者男性,31 岁,主因:大便不成形 8 年,间断发热伴左侧腰痛 2 年入院。

现病史:缘于 8 年前无明显诱因出现大便不成形,为黄褐色稀便,2~3 次/天,无黏液及脓血,进食后加重,无明显腹痛、腹胀,无恶心、呕吐,无反酸烧心,无发热,自服用多种药物治疗,症状时轻时重。7 年前因肛门处出现疼痛灼热,于当地医院确诊为"肛瘘",行肛瘘微创手术(具体术式不详)。2 年前无明显诱因出现间断发热,体温最高达 38.5 ℃,有畏寒,无寒战,发热时间无规律,伴左侧腰痛,仍有大便次数多, 3~4 次/日,为黄色水样便,无黏液脓血便,于外院间断给予抗感染,益生菌等治疗,症状可缓解。2 月前再次出现发热,体温最高38.5 ℃,无盗汗,伴腹泻,约 3~4 次/日,无黏液脓血便,伴左侧腰痛,无腹痛、腹胀,无关节及肌肉疼痛,无咳嗽咳痰,无尿频尿急,于院外先后予"头孢美唑、莫西沙星"抗感染,地衣芽孢杆菌及金双歧等治疗后,未见明显缓解,为进一步诊治就诊于我院。

既往病史:体健;否认食物、药物过敏史。无工业毒物、粉尘、放射性物质接触史。家族中否认类似患者,否认家族遗传性病史。

(二)入院查体

体格检查:T 36.5 ℃、P73 次/分、R16 次/分、BP 123/82mmHg 体重:70 kg;神清,精神差,双肺呼吸音粗,未闻及干湿性啰音,未及哮鸣音;心律齐,各瓣膜听诊区无杂音,心界叩诊无扩大;腹平坦,腹壁柔软,全腹 无压痛,无反跳痛及肌紧张,肝脾肋下未触及 ,全腹未触及腹部包块。无肝区叩击痛,无肾区叩击痛,左侧腰部可及红肿包块,触之波动感;移动性浊音(-);双下肢无水肿。

(三)入院检查

1.实验室检查

(1)血常规:WBC 12.41×10⁹/L, HGB 112 g/L, PLT 365×10⁹/L, NE% 84.9%;尿常规(-);便常规:OB 化学法(+),免疫法(+)。

（2）血生化：肝肾功能及电解质正常范围，血脂及血糖正常范围。

（3）凝血功能：FIB 5.121 g/L；D-Dimer 1410ng/mL。

（4）风湿免疫全项＋风湿抗体：(－)。

（5）炎症指标：ESR 35 mm/h；CRP 9.67 mg/dL；PCT(－)；粪便钙卫蛋白检测：39.5ug/g。

（6）感染指标：T-SPOT(－)、PPD(－)；呼吸道病毒系列(－)；抗 EB 病毒衣壳抗原 IgG 抗体(＋)，IgM 抗体(－)；巨细胞病毒抗体 IgM(－)，细小病毒(－)。

（7）三次血培养：(－)；便找寄生虫(－)；大便培养：大肠埃希菌 100%。

2. 影像学检查

（1）腹部增强 CT 及腹部核磁（图 126-1）：末段回肠、阑尾、升结肠、降结肠、乙状结肠壁厚，边缘毛糙，周围脂肪密度增高，血管影增多，临近腹膜稍增厚；髂嵴水平降结肠与左髂腰肌病变间可见索条相连，左侧腰大肌、髂腰肌、邻近腹内外斜肌肿胀，可见多发低密度及气体影，边缘可见强化。

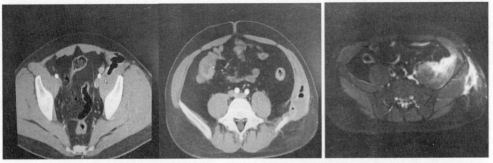

图 126-1　腹部增强 CT 及 MRI 诊断：结肠壁增厚，伴邻近软组织感染性病变（脓肿）

（2）结肠造影（图 126-2）：全结肠黏膜不规整，管壁僵硬，结肠袋变浅、消失，降结肠管腔变窄，呈"铅管样"表现。

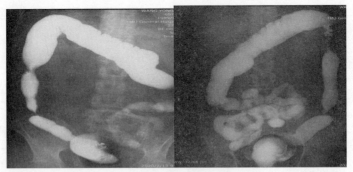

图 126-2　结肠造影：降结肠管腔变窄

3. 结肠镜检查

结肠镜：进镜 50 cm，肠腔狭窄，未能继续进镜（图 126-3）；更换超细内镜通过狭窄处（图 125-4），进镜至 80 cm，所见肠腔可见散在指样及柱状息肉样隆起及白色瘢痕病变，退镜至 50 cm 处管腔狭窄，黏膜僵硬。考虑：结肠狭窄性状待定，Crohn 病？结肠多发息肉。

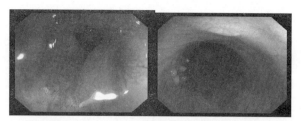

图 126-3　50 cm 处肠腔狭窄,镜身无法通过

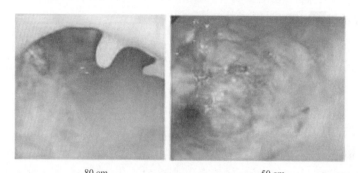

　　　　80 cm　　　　　　　　　　　　　　50 cm

图 126-4　80 cm 肠腔散在息肉样隆起及白色瘢痕,50 cm 处管腔狭窄,黏膜僵硬

4. 病理结果　结肠病理(图 126-5):结肠(50 cm)黏膜散在淋巴细胞、浆细胞、嗜酸粒细胞浸润。

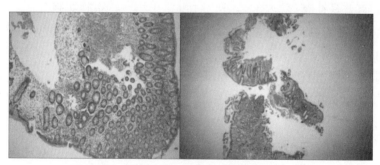

图 126-5　结肠(50 cm)黏膜散在炎性细胞浸润

【病例分析】

(一)认真梳理病例特点,并逐步分析,推出鉴别诊断

1. 克罗恩病　病变可累及从口腔至肛门的消化道,呈慢性反复发作的非特异性炎症。患者主要表现为腹痛、腹泻和消瘦,可伴有肠外表现,如口腔溃疡、关节损害等。内镜下可表现为纵行溃疡,肠壁增厚伴不同程度的狭窄,团簇样息肉增生,瘘管形成;病理为透壁性炎,裂隙性溃疡及非干酪样肉芽肿;此患者的病理特点:①青年男性;慢性病程;②主要症状:腹泻、发热;无黏液脓血便及血便;③有肛瘘病史,行手术治疗;④腹部 CT 及 MRI:炎症性肠病,伴周围邻近软组织感染性病变(脓肿);造影:降结肠阶段性狭窄,管腔僵硬。⑤肠镜:结肠狭窄;病理:非特异性炎症。虽然病理无典型克罗恩的特征,但结合以上 1~4 条符合克罗

恩病的特点,考虑克罗恩病的可能性大。

2.肠结核　病变可累全消化道,以是回盲部结核最为常见,呈反复发作的腹痛、腹泻、发热、厌食、盗汗、大便性状改变、便血、慢性消耗性症状(消瘦、乏力等)。内镜下主要表现为横向溃疡、累及不到 4 个节段、回盲瓣膜变形和扩张、瘢痕或假息肉等;病变多只累及黏膜和黏膜下层,肠穿孔、腹腔脓肿及肠瘘较少见,可见边缘不规则、深浅不一的溃疡,干酪样坏死性肉芽肿是其典型特征。此患者的符合点为青年起病,慢性病程,反复发作的腹泻,有发热症状;不符合的为无盗汗,无结核病史,T-SPOT(-)、PPD(-),内镜下无横向溃疡,病理未见干酪样坏死肉芽肿,故暂不考虑肠结核。

3.结肠癌　结肠癌多见于中老年,可有腹泻、腹痛、血便,消瘦,发热等症状;内镜下可见到有癌肿物,病理组织见到癌细胞。此患者青年发病,病程 8 年,内镜及病理不支持癌症,可除外结肠癌。

4.原发性肠道淋巴瘤　可发生于整个消化道,胃是最常见的部位,其次是小肠、大肠和食管。表现为腹痛,腹胀、恶心、呕吐、食欲减退、腹泻、消瘦和发热等,少数可出现消化道穿孔、肠梗阻。内镜下表现单发,亦可累及多个部位,溃疡一般较大,形态不规则,覆厚苔,病理需通过多点、深度活检以提高阳性检出率。此患者 8 年病程,内镜及病理不符合肠道淋巴瘤的特点,不支持此病。

(二)治疗过程

初步诊断:结肠克罗恩病,腹腔脓肿,腰大肌脓肿。治疗给予利奈唑胺联合舒普深抗炎,美沙拉嗪口服,百普素补液营养支持治疗;并在 CT 引导下行脓肿穿刺引流。治疗 3 月后无发热,但仍有腹泻,复查腹部增强 CT:回盲部、降结肠、乙状结肠及直肠壁厚;原髂嵴水平降结肠附近肌肉软组织病变基本消失;升结肠及横结肠积气、积液。复查结肠镜:50 cm 处管腔狭窄,黏膜僵硬发红,镜身无法通过。最终外科行腹腔镜探查,给予病变乙状结肠壁切除活检、部分降结肠壁切除活检、回肠双腔造瘘。全层活检病理(图 126-6):(部分降结肠、乙状结肠)可见排列紊乱平滑肌束,并于黏膜下层及肌层中见多量增生神经节细胞和迂曲增生神经纤维,不除外神经节病变。

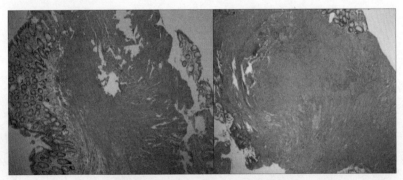

图 126-6　结肠不除外神经节病变

(三)确诊及诊断依据

1.确断　成人巨结肠类缘病。

2. 确诊依据

（1）青年男性，慢性病程。

（2）主要症状：腹泻、发热；无黏液脓血便及血便。

（3）腹部 CT 及 MRI：炎症性肠病，伴周围邻近软组织感染性病变（脓肿）。

（4）造影：降结肠阶段性狭窄，管腔僵硬。

（5）肠镜：结肠狭窄。

（6）全层活检病理：（部分降结肠、乙状结肠）黏膜下层及肌层中见多量增生神经节细胞和迂曲增生神经纤维，不除外神经节病变。

本患者虽然无典型的便秘、腹痛腹胀病史；但影像学及结肠镜显示有结肠的局部狭窄，病理显示有神经节病变，符合巨结肠类缘病，病理诊断是确诊疾病的金标准。

【专家点评】

本案我们可以得到如下启示：

患者青年发病，并有 8 年的腹泻病史，影像学及内镜支持炎症性肠病，且有肛瘘，将诊断思路引向结肠克罗恩病，以及针对克罗恩病的相似疾病的鉴别诊断。但患者多次内镜均无内镜下典型的纵行溃疡，病理结果不支持诊断，初步诊断疑似克罗恩病，给予了抗炎及美沙拉嗪、营养支持，脓肿的引流治疗。经治疗后结肠狭窄无缓解，且患者多次内镜均无典型的纵行溃疡，病理结果不支持诊断克罗恩病。疾病的复杂性增加了更多的迷惑，最终选择了外科的治疗，全层活检显示黏膜下层及肌层中见多量增生神经节细胞和迂曲增生神经纤维，考虑神经节病变，最终确诊为巨结肠类缘病。对于非机械性肠梗阻患者，除积极解除梗阻治疗外，需积极探寻引起肠梗阻的真相，扩展对罕见病的认识。对于罕见病，疑难病，多学科的讨论可帮助疾病的确诊。

（陈亚兰　曹晓沧）

第一百二十七章　谷胱甘肽合成酶缺乏症

病例 172　误诊为肾小管酸中毒的谷胱甘肽合成酶缺乏症

【背景知识】

谷胱甘肽合成酶缺乏症（glutathione synthetase deficiency，GSSD，）是由于 *GSS* 基因突变导致细胞内谷胱甘肽水平明显下降以及其前体物质 5- 氧脯氨酸堆积从而引起一系列表现的罕见的遗传代谢性疾病，呈常染色体隐性遗传。临床主要表现为难以纠正的代谢性酸中毒、溶血性贫血、黄疸等，并可出现神经系统进行性损害以及反复感染。

【病例简述】

（一）入院情况

患儿，男，17 岁，主因自幼精神运动发育落后，误诊"肾小管酸中毒"14 年就诊。

患儿，2002 年 2 月出生，胎龄 37 周，胎膜早破后自然分娩，出生体重 2100 g，生后 2 天因呻吟、拒乳收入我院新生儿科治疗。入院后发现严重代谢性酸中毒，反复碳酸氢钠治疗，一般情况好转，但酸中毒难以纠正，pH 7.1~7.25，HCO_3^-：12~18 mmol/L，Lac：1.2mmol/L，AG 19mmol/L，最高达 28mmol/L。尿 PH 5.0~5.5，当时考虑肾小管酸中毒，持续碳酸氢钠治疗，PH 及 HCO_3^- 维持在正常下限。入院第 4 天，黄疸进行性加重，TBIL 最高为 323umol/L，均为间胆，血红蛋白进行性下降，最低至 78~85 g/L，网织红细胞：1.7%，红细胞形态正常，血型 O，RH- D（＋），库姆试验阴性。IVIg 及白蛋白，间断洗涤红细胞治疗。共住院 20 余天，病情稳定，出院继续口服碳酸氢钠治疗。里程碑发育均落后，1 岁余因不能因站立不稳等原因诊断为"脑瘫"，康复治疗好转，在引领下可行走但易跌倒；2 岁后患儿因反复代谢性酸中毒、扁桃体炎、重症肺炎等住院治疗，5 岁左右停止康复训练，走路越发不稳，10 岁后出现明显痉挛性四肢瘫及智力落后。14 岁时行血串联质谱分析及尿气相色谱分析提示：尿中 5- 氧脯氨酸 1600μmol/L，明显升高，诊断"谷胱甘肽合成酶缺乏症"，加用补充维生素 E 200U/d 及维生素 C 100 mg/（kg·d），碳酸氢钠使用量约为 0.5 g/（kg·d）分次服用，并继续进行康复治疗，运动有所好转，智力无明显变化，未再出现严重的代谢性酸中毒。

（二）入院查体

T 36.5⁰C，HR 78bpm，RR 18 次 / 分，Bp 120/80mmHg，轮椅推入病室不能站立，外貌无特殊，营养状态良好，神志清楚，精神良好，言语不清，查体不全配合，不能正常交流，皮肤弹性可，无皮疹，浅表淋巴结未及肿大，双瞳 3：3 mm，对光反射正常，双肺呼吸音清，心音有力，律齐，腹软，肝脾未及，四肢肌张力高，肌力不配合。

（三）入院检查

（1）血气分析电解质：pH 7.40，PCO_2 38mmHg，PO_2 90mmHg，HCO_3^-：24mmol/L，Lac：

1.2mmol/L,BE:-2mmol/L,血糖、钠、钾、钙、氯正常。

（2）血常规：WBC 10.2×10⁹/L,N 70%,Hb 135 g/LPLT 233×10⁹/L,RET 1.8%,外周血红细胞有破碎。

（3）尿常规：尿 pH 5.5,潜血（-）,蛋白（-）。

（4）血生化：肝肾功能、血氨、心肌酶、血脂正常。

（5）血 MS/MS：未见明显异常；尿 GC/MS:5- 氧脯氨酸 945umol/L,明显升高。

（6）头 CT：脑室扩大。

（7）基因检测 NGS：提示 *GSS*:E5 c.491G>A p.R164Q（父）。

【病例分析】

（一）逐层递进式鉴别诊断

仔细回顾病史,寻找误诊的原因。

1. 肾小管酸中毒　患儿自出生后反复代谢性酸中毒,虽然在酸中毒时,尿 PH 依然大于 5.5,但却忽略了 AG 明显升高这一线索,肾小管酸中毒的病因为泌氢障碍或碳酸氢根重吸收障碍,应为正常 AG 型酸中毒,认识到这一点应该能很快排除肾小管酸中毒。这当然也囿于 20 年前对代谢性疾病的认识不全面,以及对检查手段所限。MS/MS 及 GC/MS 技术于 2002 年以后引入我国北京、上海地区,之后十几年时间逐渐推广至全国,推动了小分子代谢病的检测。

2. 溶血性黄疸及贫血　出生后第 4 天出现溶血性黄疸及贫血,库姆试验阴性,已可除外免疫性溶血性贫血,需要寻找非免疫性溶血的病因,结合病史及查体,应该能除外药物性、化学品中毒、感染等因素；依据家族史及外周血红细胞形态检查暂时可不考虑遗传性球形红细胞增多症、遗传性椭圆形红细胞增多症等红细胞膜异常导致溶血的疾病,但当时的检测方法依然不能对这类疾病进行完整的排除,对红细胞相关酶异常更无良好的检测手段。

3. 脑性瘫痪　患儿随生长出现精神运动发育全面落后,由于出生早期不良病史如溶血性黄疸,考虑脑性瘫痪,行 CT 检查未见显著异常,但却并没有进一步追究其是否存在遗传学背景。

（二）诊断及确诊依据

1. 诊断　谷胱甘肽合成酶缺乏症（GSSD）。

2. 确诊依据　根据临床表现可分为轻中重三型,轻型仅累及红细胞表现为孤立性溶血,中重型除溶血外由于 5- 氧脯氨酸水平明显升高而出现代谢性酸中毒,进一步出现神经系统损害为重型。

（1）酶活性测定：白细胞、成纤维细胞等有核细胞内谷胱甘肽合成酶活性下降,为正常的 1%~30%。

（2）尿 GC/MS：提示 5- 氧脯氨酸水平升高,是诊断中重型 GSSD 的标志。

（3）基因检测：*GSS* 基因是人类编码谷胱甘肽合成酶的唯一基因,但并非所有患儿均可检测到突变,可能与目前检测方法有关。

【专家点评】

本案我们可以得到如下启示。

（1）顽固性代谢性酸中毒的诊断逻辑。面对顽固性代谢性酸中毒患者，我们首先分析为正常 AG 型还是高 AG 型，正常 AG 型代谢性酸中毒的病因只有腹泻以及肾小管酸中毒，而大多数遗传代谢性疾病均为高 AG 型代谢性酸中毒。血串联质谱分析及尿气相色谱分析检测的普及为我们诊断有机酸、脂肪酸及氨基酸代谢异常提供了便捷手段，但需注意 5-氧脯氨酸这一指标可能并不在血片筛查范围内，故很多地区即使进行新生儿代谢病筛查，此病也可能被漏诊，需结合尿气相色谱分析。

（2）尿气相色谱分析后基因检测终审。对于谷胱甘肽合成酶缺乏症这一疾病，尽管尿气相色谱分析会给我们提供重要依据，但对于只表现为溶血性贫血及黄疸的轻型患者，缺乏其他特异性代谢指标，临床诊断此症仍困难，在面对溶贫患者时除常见的免疫性因素外，亦需警惕此症，最终需基因检查明确。基因检测的普及帮助我们诊断了很多遗传性疾病，但作为临床医生并不能完全依赖于基因检测，对于此症也并不是所有患者均可发现致病基因。如这例患者，依赖现有的手段仅发现一处致病基因突变，但结合临床表现及常规生化等实验室检查，依然可以诊断。

（穆青　刘戈力）

参考文献

[1] 中华医学会儿科学分会内分泌遗传代谢病学组.先天性肾上腺皮质增生症 21- 羟化酶缺陷诊治共识 [J]. 中华儿科杂志,2016,54(008):569-576.

[2] SPEISER P W, WIEBKE A, AUCHUS R J, et al.Congenital Adrenal Hyperplasia Due to Steroid 21-Hydroxylase Deficiency: An Endocrine Society* Clinical Practice Guideline[J]. The Journal of Clinical Endocrinology & Metabolism,2018(11):11.

[3] BAR N, RACHEL B, LIORA L, et al.Central Precocious Puberty as a Presenting Sign of Nonclassical Congenital Adrenal Hyperplasia: Clinical Characteristics[J].The Journal of Clinical Endocrinology & Metabolism(7):7.

[4] 陈晓波,高亢.21- 羟化酶缺乏症诊治新进展 [J]. 中华实用儿科临床杂志,2019,34(20): 1526-1530.

[5] BECK BB, VAN SPRONSEN F, DIEPSTRA A, et al.Renal thrombotic microangiopathy in patients with cblC defect: review of an under-recognized entity[J].Pediatr Nephrol,2017,32 (5):733-741.

[6] WANG X, NIE M, LU L, et al.Identification of seven novel CYP11B1 gene mutations in Chinese patients with 11β-hydroxylase deficiency[J].Steroids,2015,100:11-16.

[7] 肖丽,黄薇. 先天性肾上腺皮质增生症 21- 羟化酶缺陷的诊断 [J]. 实用妇产科杂志, 2021,37(6):401-403.

[8] 谭建强,潘莉珍,黄钧,等.14 例眼皮肤白化病 Ⅱ 型患者 P 基因变异分析 [J]. 中华医学遗传学杂志,2019,36(12):1163-1166.

[9] 李巍,魏爱华,白大勇,等. 白化病的临床实践指南 [J]. 中华医学遗传学杂志, 2020, 37 (03):252-257.

[10] KASHTAN CE, DING J, GAROSI G, et al.Alport syndrome: A unified classification of genetic disorders of collagen IV a345: A position paper of the Alport Syndrome Classification Working Group[J].Kidney Int 2018,93:1045–1051.

[11] WANG F, ZHAO D, DING J, et al.Skin biopsy is a practical approach for the clinical diagnosis and molecular genetic analysis of X-linked Alport'ssyndrome[J].J MolDiagn, 2012, 14(6):586-593.

[12] Alport 综合征诊疗共识专家组.Alport 综合征诊断和治疗专家推荐意见 [J]. 中华肾脏病杂志,2018,34(3):227-231.

[13] 刘洁玮,王萍,黄隽,等. 先证者诊断为 IgA 肾病的三个家族性血尿家系血尿相关基因变异 [J]. 中华儿科杂志,2019,57(9):674-679.

[14] HANEDER S, TUMMETOTT D, RIFFEL P, et al.Pitt–Hopkins Syndrome and Differential Diagnosis：A Molecular and Clinical Challenge[J].Journal of Pediatric Genetics，2015，04（03）：168-176.

[15] DIXON BP，GRUPPO RA.Atypical hemolytic uremic syndrome [J].Pediatr Clin North Am，2018，65（3）：509-525.

[16] HOFER J，RIEDL KHURSIGARA M，Perl M，et al.Early relapse rate determines further relapse risk：results of a 5-year follow-up study on pediatric CFH-Ab HUS[J].Pediatr Nephrol，2021，36（4）：917-925.

[17] PMSS H.Retmspective analysis of NMDA receptor antibodies in encephalibs of unknown origin[J].Neurology，2010，75：1735-1739.

[18] 张建昭,姜玉武,等. 儿童自身免疫性脑炎 [J]. 中国小儿急救医学,2018,25（12）：881-887.

[19] CELLUCCI T，VAN MATER H，GRAUS F，et al，Clinical approach to the diagnosis of autoimmune encephalitis in the pediatric patient[J].Neurol Neuroimmunol Neuroinflamm，2020 Jan 17；7（2）.pii：e663.

[20] 中华医学会神经病学分会. 中国自身免疫性脑炎诊治专家共识 [J]. 中华神经科杂志,2017,50（2）：91-98.

[21] POGEMILLER K，GARIBAY E，PIERZ K，et al.Comparison of gait patterns and functional measures between Charcot-Marie-Tooth disease type I and II in children to young adults [J].Gait Posture，2020，77：236-242.

[22] YOSHIMURA A，YUAN J，HASHIGUCHI A，et al.Genetic profile and onset features of 1005 patients with Charcot-Marie-Tooth disease in Japan [J].Journal of neurology，neurosurgery，and psychiatry，2019，90（2）：195-202.

[23] LOUSA M，VAZQUEZ-HUARTE-MENDICOA C，GUTIERREZ A J，et al.Genetic epidemiology，demographic，and clinical characteristics of Charcot-Marie-tooth disease in the island of Gran Canaria（Spain）[J].J Peripher Nerv Syst，2019，24（1）：131-138.

[24] 孙婧婧,沈云琳,颜崇兵,等. 应用高分辨率熔解曲线快速诊断一例瓜氨酸血症 1 型患儿的 ASS1 基因纯合突变 [J]. 中华医学遗传学杂志,2018,35（3）：429-433.

[25] 彭薇,杨晓,陈雨晗,等. 新生儿瓜氨酸血症 I 型一家系基因分析 [J]. 临床儿科杂志,2021,39,（3）：178-181.

[26] YANG J，LV Y，ZHOU Y，et al.Identification of a novel mutation ofNROBl in a patient with X-Iinked adrenaI hypoplasia and symptomatic treatment[J].JPEM，2017，30（12）：1299.

[27] 皮亚蕾,张亚男,李玉倩,等.7 例 X 连锁先天性肾上腺发育不良患儿的临床及 NR0B1 基因突变分析 [J]. 中华遗传学杂志,2019,36（6）：561-565.

[28] 王唯,任艳. 类固醇 21 一羟化酶缺乏导致的先天性肾上腺皮质增生症 2018 年新版指

南解读 [J]. 西部医学,2019,31(10):1484-1492.

[29] 廖益,刘晓英,詹飞霞,等. 自身免疫性多内分泌腺病综合征 1 型一例报道.[J]. 中华内分泌代谢杂志,2019,35(5):428-430.

[30] 黄建军,杨坤芳,施晓容,等. X 连锁肾上腺脑白质营养不良 12 例临床及基因突变特征分析 [J]. 国际儿科学杂志,2017,44(11):807-809.

[31] 闫丹丹,于浩泳,包玉倩,等.X 连锁先天性肾上腺发育不良伴低促性腺激素性性腺功能减低症 1 例 [J]. 中华内科杂志,2020,59(11):905-908.

[32] 陈琼,陈永兴,毋盛楠,等.X 连锁先天性肾上腺发育不良 7 例患儿临床及分子遗传学特点 [J]. 中华实用临床儿科杂志,2019,34(8):595-598.

[33] WANNER C, ARAD M, BARON R, et al.European expert consensus statement on therapeutic goals in Fabry disease[J].Mol Genet Metab,2018,124(3):189-203.

[34] 张倩,葛兰,宋志强. 红斑性肢痛症的诊治 [J]. 临床皮肤科杂志,2021,50(6):369-371.

[35] 中国法布雷病专家协作组. 中国法布雷病诊疗专家共识(2021 年版)[J]. 中华内科杂志,2021,60(4):321-330.

[36] ORTIZ A, GERMAIN DP, DESNICK RJ, et al.Fabry disease revisited：management and treatment recommendations for adult patients[J].Mol Genet Metab, 2018, 123(4)：416-427.

[37] BARUT K，SAHIN S，ADROVIC A，et al.Familial Mediterranean fever in childhood：a single center experience[J].Rheumatol Int,2018,38(1):67-74.

[38] BERKUN Y，EISENSTEIN EM.Diagnostic criteria of familial Mediterranean fever[J].Autoimmun Rev,2014,13(4-5):388-390.

[39] MIGITA K， IZUMI Y， JIUCHI Y， et al.Familial Mediterranean fever is no longer a rare disease in Japan[J].Arthritis Ras Ther,2016,18(1):175-185.

[40] 中华医学会儿科学分会内分泌遗传代谢学组,中华医学会儿科学分会血液学组,中华医学会医学遗传学分会,中国罕见病联盟. 中国儿童戈谢病诊治专家共识(2021)[J]. 中华儿科杂志,2021,59(12):1025-1031.

[41] NALYSNYK L,ROTELLA P,SIMEONE JC,et al.Gaucher disease epidemiology and natural history：a comprehensive review of the literature[J].Hematology,2017,22(2):65-73.

[42] FATEEN E，ABDALLAH ZY.Twenty - five years of biochemical diagnosis of Gaucher disease：the Egyptian experience[J].Heliyon,2019,5(10):e02574.

[43] 中华医学会神经病学分会神经免疫学组,中国免疫学会神经免疫学分会. 中国 MG 诊断和治疗指南 2015[J]. 中华神经科杂志,2015,48(11):934-940.

[44] ENGEL AG.Congenital myasthenic syndromes in 2018[J].Curr Neurol Neurosci Rep,2018,18(8):46.

[45] 中国研究型医院学会罕见病分会,中国罕见病联盟,北京罕见病诊疗与保障学会,等.Gitelman 综合征诊疗中国专家共识(2021 版)[J]. 协和医学杂志,2021,12(6):902-

912.

[46] 邵怡,王安平,王先令,等.肾小管酸中毒的诊疗进展 [J]. 国际内分泌代谢杂志,2017,37(1):56-58.

[47] 中华医学会内分泌学分会.原发性醛固酮增多症诊断治疗的专家共识(2020版)[J].中华内分泌代谢杂志,2020,36(9):727-736.

[48] KIM J H,KIM J H,CHO M H,et al.Reninoma:a rare cause of curable hypertension[J].Korean J Pediatr,2019,62(4):144-147.

[49] ENSLOW B T,STOCKAND J D,BERMAN J M.Liddle's syndrome mechanisms,diagnosis and management[J].Integr Blood Press Control,2019,12:13-22.

[50] CUNHA T,HEILBERG I P.Bartter syndrome:causes,diagnosis,and treatment[J].Int J Nephrol Renovasc Dis,2018,11:291-301.

[51] BLANCHARD A,BOCKENHAUER D,BOLIGNANO D,et al.Gitelman syndrome:consensus and guidance from a Kidney Disease:Improving Global Outcomes(KDIGO)Controversies Conference[J].Kidney Int,2017,91(1):24-33.

[52] KIM J.Channelopathies[J].Korean J Pediatr,2014,57(1):1-18.

[53] 王芬,崔云英,李春艳,等.64例 Gitelman 综合征患者临床表现和基因突变分析 [J]. 基础医学与临床,2017,37(11):1601-1606.

[54] Gitelman 综合征诊治专家共识协作组.Gitelman 综合征诊治专家共识 [J]. 中华内科杂志,2017,56(9):712-716.

[55] 中华人民共和国国家卫生健康委员会.糖原累积病(Ⅰ型和Ⅱ型)诊疗指南(2019)[J].中国实用乡村医生杂志,2021,28(3):8-10.

[56] 曾召琼,易帆. 糖原累积病研究进展 [J]. 检验医学与临床,2018,15(22):3458-3461.

[57] 梁雁,罗小平. 提高对溶酶体贮积症诊断与治疗的认识 [J]. 中华儿科杂志,2021,59(6):435-438.

[58] 陈洪亮,曹跃勇,刁显明,等.CT 扫描对十二指肠壁血肿的诊断价值 [J]. 实用医学影像杂志,2010,11(1):24-26.

[59] 陈帆,陈范昶. 外伤性十二指肠壁内血肿的诊治分析 [J]. 南昌大学学报:医学版,2010,50(5):82-83.

[60] BANDMANN O,WEISS K H,KALER SG.Wilson's disease and other neurological copper disorders[J].Lancet Neurol,2015,14(1):103-113.

[61] LO C,BANDMANN O.Epidemiology and introduction to the clinical presentation of Wilson disease[J].Handb Clin Neurol,2017,142:7-17.

[62] 中华医学会神经病学分会神经遗传学组. 中国肝豆状核变性诊治指南 2021[J]. 中华神经科杂志,2021,54(4):310-319.

[63] 中华医学会神经病学分会. 中国自身免疫性脑炎专家共识 [J]. 中华神经科杂志,2017,50(2),91-98.

[64] 中华医学会神经病学分会神经遗传学组. 中国肝豆状核变性诊治指南 2021[J]. 中华神经科杂志,2021,54（4）:310-319.

[65] MULLIGANC，BRONSTEINJM.Wilson disease：an overview and approach to management[J]. Neurol Clin,2020,38（2）:417-432.

[66] 中华医学会儿科学分会感染学组,全国儿科临床病毒感染协作组,《中华儿科杂志》编辑委员会. 儿童巨细胞病毒性疾病诊断和防治的建议 [J]. 中华儿科杂志，2012，50（4）:290-292.

[67] CHANG IJ, HAHN SH.The genetics of Wilson disease[J].Handb ClinNeurol，2017，142:19-34.

[68] 中华人民共和国国家卫生健康委员会. 糖原累积病（Ⅰ型和Ⅱ型）诊疗指南（2019）[J].中国实用乡村医生杂志,2021,28（3）:8-10.

[69] 殷勇,袁姝华.α1－抗胰蛋白酶缺乏症 [J]. 中华实用儿科临床杂志,2018,33（4）: 282-285.

[70] 窦丽敏,方玲娟,王晓红,等. 酪氨酸血症Ⅰ型的临床及基因突变分析 [J]. 中华儿科杂志,2013,51（4）:302-307.

[71] 陆怡. 儿童自身免疫性肝炎新进展 [J]. 中华肝脏病杂志,2021,29（1）:9-12.

[72] 中华医学会儿科学分会肾脏病学组. 儿童常见肾脏疾病诊治循证指南（试行）（七）:泌尿系感染诊断治疗指南 [J]. 中华儿科杂志,2010,48（11）:814-816.

[73] 中华人民共和国国家卫生健康委员会. 遗传性大疱性表皮松解症诊治指南 [J]. 中国实用乡村医生杂志,2019,26（5）:16-18.

[74] 谭建强,严提珍,李哲涛,等.一个遗传性低镁血症继发低钙血症家系的 TRPM6 基因变异分析 [J]. 中华医学遗传学杂志,2019,36（8）:805-808.

[75] ELSAYED LEO，ELTAZI IZ，AHMED AE，et al.Insights into Clinical，Genetic，and Pathological Aspects of Hereditary Spastic Paraplegias：A Comprehensive Overview [J]. Front.Mol.Biosci,2021,8:690899.

[76] 朱英杰,李亚蕊.同型半胱氨酸血症在儿科疾病发生发展中的意义 [J]. 中华实用儿科临床杂志,2019（3）.

[77] ZHOU X，CUI Y，HAN J.Methylmalonic acidemia: current status and research priorities[J].Intractable Rare Dis Res,2018,7（2）:73-78.

[78] 白薇,齐建光,齐艳华,等. 甲基丙二酸尿症并同型半胱氨酸血症患儿心血管系统受累情况、血浆硫化氢水平及基因分析 [J]. 中华实用儿科临床杂志,2020（9）.

[79] 中国营养学会骨健康与营养专业委员会,中华医学会肠外肠内营养学分会,中国老年医学学会北方慢性病防治分会. 高同型半胱氨酸血症诊疗专家共识 [J]. 肿瘤代谢与营养电子杂志,2020,7（3）:283-288.

[80] MILLÁN JL，WHYTE MP.Alkaline phosphatase and hypophosphatasia [J].Calcif Tissue Int,2016,98（4）:398-416.

[81] 刘敏、赵耘、巩纯秀. 低磷酸酶血症研究新进展 [J]. 中华儿科杂志, 2019, 57（11）: 899-903.

[82] MEIJUAN L, MIN L, XUEJUN L, et al.Clinical and genetic characteristics of hypophosphatasia in Chinese children [J].Orphanet J Rare Dis, 2021; 16（1）: 159

[83] HÖGLER W, LANGMAN C, GOMES DSH, et al.Diagnostic delay is common among patients with hypophosphatasia: initial fndings from a longitudinal, prospective, global registry [J] .BMC Musculoskelet Disord, 2019; 20（1）: 80.

[84] 中华医学会儿科学会内分泌遗传代谢学组. 中枢性性早熟诊断与治疗共识 [J]. 中华儿科杂志, 2015, 53（6）: 412-418.

[85] 梁雁, 罗小平, 进一步规范中枢性性早熟的诊疗 [J]. 中华儿科杂志, 2015, 53（6）: 405-408.

[86] FUENTE R, GIL-PENA H, Claramunt-Taberner.X-linked hypophosphatemia and growth[J].Rev Endocr Metab Disord, 2017, 18（1）, 107-115.

[87] 张偲, 罗小平. 低磷抗维生素 D 性佝偻病诊治进展 [J]. 中国实用儿科杂志, 2017, 32（9）: 669-673.

[88] GUVEN A, ALRIJJAL RA, BINESSA H, et al.Mutational analysis of PHEX, FGF23 and CLC-N5 in Patients with hypophosphataemic rickets[J].Clin Endocrinol（Oxf）, 2017, 87: 103-112.

[89] KINOSHITA Y, FUKUMOTO S.X-linked hypophosphataemia and FGF23-related hypophos-Phateaemic diseases-prospect for new treatment[J].Endocr Rev, 2018, 39（3）: 274-291.

[90] BITZAN M, GOODYER PR.Hypophosphatemic Rickets.Pediatr Clin North Am[J].2019, 66（1）: 179-207.

[91] THACHER TD, PETTIFOR JM, TEBBEN PJ, et al.Rickets severity predicts clinical outcomes in children with X-linked hypophosphatemia: Utility of the radiographic Rickets Severity Score.Bone[J].2019, 122: 76-81.

[92] GENTILE C, CHIARELLI F.Rickets in Children: An Update.Biomedicines[J].2021, 9（7）: 738.

[93] JIN YY, HUANG LM, QUAN XF, et al.Dent disease: classification, heterogeneity and diagnosis.World J Pediatr[J].2021, 17（1）: 52-57.

[94] HAFFNER D, EMMA F, EASTWOOD DM, et al.Clinical practice recommendations for the diagnosis and management of X-linked hypophosphataemia.Nat Rev Nephrol[J].2019, 5（7）: 435-455.

[95] 魏丽亚, 巩纯秀, 曹冰燕, 等. 儿童 X 连锁显性遗传性低磷血症性佝偻病临床及基因分析 [J]. 中华儿科杂志, 2021, 59（08）: 678-683.

[96] 中华医学会呼吸病学分会肺栓塞与肺血管病学组, 中国医师协会呼吸医师分会肺栓

塞与肺血管病工作委员会,全国肺栓塞与肺血管病防治协作组,全国肺动脉高压标准化体系建设项目专家组.中国肺动脉高压诊断与治疗指南(2021 版)[J].中华医学杂志,2021,101(1):11-51.

[97] 中国医师学会心血管内科医师分会.2015 年先天性心脏病相关性肺动脉高压诊治中国专家共识 [J].中国介入心脏病学杂志,2015,23(2):61-69.

[98] 中华医学会儿科学分会心血管学组,《中华儿科杂志》编辑委员会.儿童肺高血压诊断与治疗专家共识 [J].中华儿科杂志,2015,53(1):6-16.

[99] HISLOP AA, MOLEDINA S, Foster H, etal.Long-term efficacy of bosentan in treament of pulmonary arterial hypertension in children[J].Eur Respir J,2011,38(1):70-77.

[100] 中华医学会呼吸病学分会间质性肺病学组.特发性肺纤维化诊断和治疗中国专家共识 [J].中华结核和呼吸杂志,2016,39(6):427-432.

[101] 付溪,高洪杰,吴婷婷,等.异戊酸血症 2 例患儿的临床研究并文献复习 [J].中华实用儿科临床杂志,2014,29(8):599-604.

[102] YANHAN LI, MING SHEN, YING JIN, et al.Eight novel mutations detected from eight Chinese patients with isovaleric acidemia[J].Clinica chimica acta; international journal of clinical chemistry,2019,498:116-121.

[103] 顾学范.临床遗传代谢病.[M].北京:人民卫生出版社,2015:110-112.

[104] LI Y, SHEN M, JIN Y, et al.Eight novel mutations detected from eight Chinese patients with isovaleric acidemia[J].Clin Chim Acta,2019,498:116-121.

[105] 刘贵中,牛远杰,白文俊.小阴茎诊疗进展 [J].中华男科学杂志, 2019, 25(08): 754-757.

[106] 王进,陈梦祎,龚硕,等.湖北地区 0-12 岁儿童血清抗缪勒管激素参考区间的建立 [J].微循环学杂志,2021,31(04):63-66.

[107] MILLAR A C, FAGHFOURY H, BIENIEK J M.Genetics of hypogonadotropic hypogonadism [J].Translational andrology and urology,2021,10(3):1401-9.

[108] LEE PA, NORDENSTRöM A, HOUK CP, et al.Global Disorders of Sex Development Update since 2006: Perceptions,Approach and Care [J].Hormone research in paediatrics,2016,85(3):158-80

[109] 陈娇,袁珂,何敏菲,等.5 例 Kallmann 综合征患者的临床及遗传学分析 [J].中国当代儿科杂志,2018,20(11):925-929.

[110] 张莉,廉红云,马宏浩,等.BRAF 基因 V600E 突变在儿童朗格罕细胞组织细胞增生症中的临床意义 [J].中国小儿血液与肿瘤杂志,2017,22(4):190-193.

[111] 孙晓卫,张建基,丁元萍,等.高分辨率 CT 对慢性化脓性中耳炎和胆脂瘤中耳炎软组织分型的诊断价值 [J].中华耳鼻咽喉头颈外科杂志,2011,46(5):388-392.

[112] 首都医科大学眼部肿瘤临床诊疗与研究中心,中华医学会放射学分会头颈学组,中华医学会放射学分会儿科学组.视神经母细胞瘤影像检查与诊断及选择性眼动脉化

疗专家共识 [J]. 中华放射杂志,2021,55(5):470-477.

[113] 潘献伟,刘泳坚,等.原发性骨肉瘤影像学表现与病理分型的关系 [J]. 临床骨科杂志,2021,24(1):51-54.

[114] ALLEN CE, LADISCH S, MCCLAIN KL.How I treat Lang-erhans cell histiocytosis[J]. Blood,2015,126(1):26-35.

[115] EI DEMELLAWY D,YOUNG JL,DE NANASSY J,et al.Lan-gerhans cell histiocytosis: a comprehensive review [J].Pathology,2015,47(4):294-301.

[116] 黄伟华,王春燕,罗群,等.36 例肺朗格汉斯细胞组织细胞增生症临床分析 [J]. 结核与肺部疾病杂志,2021,2(2):131-138.

[117] KWON SH,CHOI JW,KIM HJ,et al.Langerhans cell histiocytosis: a retrospectiveanaly-sis in a Korean tertiary hospital from 2003 to 2012[J].J Dermatol, 2013; 40(10): 824–828.

[118] SATTER EK, HIGH WA.Langerhans cell histiocytosis: a review of the current recom-mendations of the Histiocyte Society[J].Pediatr Dermatol,2008,25(3):291-295.

[119] WANG J, WU X, XI ZJ.Langerhans cell histiocytosis of bone in children: a clinic patho-logic study of 108 cases[J].World J Pediatr,2010,6(3):255-259.

[120] QUERINGS K, STARZ H, BALDA BR.Clinical spectrum of cutaneous Langerhans' cell histiocytosis mimicking various diseases[J].Acta Derm Venereol,2006,86(1):39-43.

[121] BURRAGE LC, NAGAMANI SC, CAMPEAU PM, et al .Branched-chain amino acid metabolism : from rare Mendelian diseases to more common disorders[J].Hum Mol Genet 2014;23:R1.

[122] 童凡,蒋萍萍,杨茹莱,等. 中链酰基辅酶 A 脱氢酶缺乏症新生儿筛查及随访研究 [J]. 中国当代儿科杂志,2019,21(01):63-68.

[123] GÉRARD M, MORIN G, BOURILLON A, et al.Multiple congenitalanomalies in two boys with mutation in HCFC1 andcobalamin disorder [J].Eur J Med Genet,2015,58(3):148-153.

[124] 郑雷,童凡. 影响甲基丙二酸血症患儿临床疗效及预后的分子生物学机制分析 [J]. 中国儿童保健杂志,2015;(11):1169-71.

[125] IŞIKAY S, TEMEL L, KESKIN M.Imaging findings associated withmethylmalonic acid-uria[J].Pediatr Neurol,2014,50(4):435-436.

[126] BROCKLEBANK V, WOOD KM, Kavanagh D.Thrombotic Microangiopathy and the Kidney[J]. Clin J Am Soc Nephrol.2018;13(2):300-317.

[127] SCHÖNERMARCK U, RIES W, Schröppel B, et al.Relative incidence of thrombotic thrombocytopenic purpura and haemolytic uraemic syndrome in clinically suspected cases of thrombotic microangiopathy[J].Clin Kidney J.2019;13(2):208-216.

[128] KARAVA V, KONDOU A, DOTIS J, et al.Hemolytic Uremic Syndrome Due to Methyl-

malonic Acidemia and Homocystinuria in an Infant：A Case Report and Literature Review[J]. Children（Basel）.2021；8（2）：112.

[129] ZHOU X， CUI Y， HAN J.Methylmalonic acidemia：Current status and research priorities[J].Intractable Rare Dis Res.2018；7（2）：73-78.

[130] PENG G, SHEN P, GANDOTRA N, et al.Combining newborn metabolic and DNA analysis for second-tier testing of methylmalonic acidemia[J].Genet Med.2019；21（4）：896-903.

[131] FORNY P，HÖRSTER F, BALLHAUSEN D，et al.Guidelines for the diagnosis and management of methylmalonic acidaemia and propionic acidaemia：First revision[J]. J Inherit Metab Dis.2021；44（3）：566-592.

[132] 高恒妙. 先天性代谢病代谢危象的急诊识别与处理 [J]，中国小儿急救医学，2014，（6）：346-350.

[133] ALDUBAYAN, SAUD H., RODAN, et al.Acute Illness Protocol for Organic Acidemias Methylmalonic Acidemia and Propionic Acidemia[J]，Pediatric emergency care，2017，（2）：142-146.

[134] FRASER, JAMIE L., VENDITTI, et al.Methylmalonic and propionic acidemias：clinical management update[J]，Current opinion in pediatrics，2016，（6）：682-693.

[135] 丁昌宏，金洪，徐曼婷. 甲基丙二酸尿症急性代谢危象管理 [J]，中国实用儿科杂志，2018，（7）：509-513.

[136] 中华预防医学会出生缺陷预防与控制专业委员会新生儿筛查学组，中华医学会儿科学分会临床营养学组，等. 单纯型甲基丙二酸尿症饮食治疗与营养管理专家共识 [J]，中国实用儿科杂志，2018，（7）：481-486.

[137] ZHANG Z, ZHAO D, ZHANG X, et al.Survival analysis of a cohort of Chinese patients with mitochondrial encephalomyopathy with lactic acidosis and stroke-like episodes （MELAS）based on clinical features[J].Journal of the Neurological Sciences，2018，385：151-155.

[138] 张哲，赵丹华，刘靖，等. 线粒体脑肌病伴乳酸血症和卒中样发作 190 例的临床特征分析 [J]. 中华神经科杂志，2016，49（3）：237-242.

[139] XU W, WEN J, SUN C, et al.Conventional and Diffusional Magnetic Resonance Imaging Features of Mitochondrial Encephalomyopathy，Lactic Acidosis，and Stroke-Like Episodes in Chinese Patients[J].Journal of Computer Assisted Tomography，2018，42（4）：510-516.

[140] 董蜜兰，郑鹤琳，罗业涛，等. 儿童可逆性后部脑病综合征 55 例病例系列报告 [J]. 中国循证儿科杂志，2020，15（6）：447-450.

[141] JAWORSKI K, STYCZYŃSKA M, MANDECKA M, et al.Fahr Syndrome-an Important Piece of a Puzzle in the Differential Diagnosis of Many Diseases[J].Polish Journal of Ra-

diology,2017,82:490-493.

[142] 中国线粒体脑肌病伴高乳酸血症和卒中样发作的诊治专家共识 [J]. 中华神经科杂志,2020(3):171-178.

[143] 北京医学会罕见病分会,北京医学会神经内科分会神经肌肉病学组. 中国线粒体病协作组. 中国线粒体脑肌病半高乳酸血症和卒中样发作的诊治专家共识 [J]. 中华神经科杂志,2020,53(3):171-178.

[144] ZHANG Z, ZHAO D, ZHAN X, et al.Survival analysis of a cohort of Chinese patients withmitochondrial encephalopathy with lactic acidosis and stroke-like episodes（MELAS）based on clinical features[J].J Neuol Sci,2018,385:151-155.

[145] SCARPA M, ALMÁSSY Z, BECK M, et al.Mucopolysaccharidosis type Ⅱ: European recommendations for the diagnosis and multidisciplinary management of a rarc disease[J]. Orphanet J Rare Dis,2011,6:72.

[146] KHAN S A, PERACHA H, BALLHAUSEN D, et al.Epidemiology of mucopolysaccharidoses[J].Mol Genet Metab,2017,121(3):227-240.

[147] D' AVANZOF, RIGON L, ZANETTI A, et al.Mucopolysaccharidosis type Ⅱ: one hundred years of research,diagnosis,and treatment[J].Int J Mol Sci,2020,21(4)1258.

[148] ZHANGW, XIE T, SHENG H, et al.Genetic analysis of 63 Chinese patients with mucopolysaccharidosis type Ⅱ:Functional characterization of seven novel IDS variants[J].Clin Chim Acta,2019,491:114-120.

[149] 黄雪平,曾艳凌,魏凯艳,等. 以腹痛为首发表现的急性卟啉病八例回顾性研究 [J]. 中华消化杂志,2020,40(06):414-416.

[150] 董会卿. 神经副肿瘤综合征 [J]. 中国神经免疫学和神经病学杂志, 2020, 27(2): 96-99,108.

[151] 中国免疫学会神经免疫分会,中华医学会神经病学分会神经免疫学组,多发性硬化诊断和治疗中国专家共识(2018 版)[J]. 中国神经免疫学和神经病学杂志, 2018, 25(6):387-394.

[152] 李海峰,王琦. 国际儿童多发性硬化研究组对儿童多发性硬化和免疫介导的中枢神经系统脱髓鞘疾病的诊断标准:对 2007 年标准的修订 [J]. 中国神经免疫学和神经病学杂志,2013,20(6):441-442.

[153] KRUPP LB, TARDIEU M, AMATO MP, et al.International Pediatric Multiple Sclerosis Study Group criteria for pediatric multiple sclerosis and immune-mediated central nervous system demyelinating disorders:revisions to the 2007 definitions[J].MultScler, 2013,19(10):1261-1267.

[154] 侯世芳,刘银红,许贤豪. 多发性硬化诊断与治疗进展 [J]. 中国现代神经疾病杂志,2014(10).

[155] PENG F, DENG X, YU Y, et al.Serum bilirubin concentrations andmultiple sclerosis[J].J

Clin Neurosci,2011,18（10）:1355-1359.

[156] SHU Y，LI R，YANG Y，et al.Urinary trypsin inhibitor levels are reduced in cerebrospinal fluid of multiple sclerosis and neuromyelitis optica patients during relapse[J].Neurochem Int,2015,81:28-31.

[157] 卜碧涛,李悦.强直性肌营养不良 [J]. 中华神经科杂志,2019,52（8）:654-658.

[158] 王秋菊,沈亦平,陈少科,等. 遗传变异分类标准与指南 [J]. 中国科学（生命科学），2017,6:668-688.

[159] 尤蕾,韩明英,高冠起.2 例新生儿糖尿病患儿致病基因分析及疗效观察 [J]. 山东医学高等专科学校学报,2019,41:398-400.

[160] 巩纯秀,曹冰燕. 新生儿糖尿病分子遗传学机制研究进展 [J]. 中华实用儿科临床杂志,2015,30（20）:1521-1524.

[161] 朱静,何茳萍,张光亚,等.ABCC8 基因突变与新生儿糖尿病关系的研究进展 [J]. 医学综述,2017,6（12）:2424-2428.

[162] 中国免疫学会神经免疫分会. 中国视神经脊髓炎谱系疾病诊断与治疗指南（2021 版）[J]. 中国神经免疫学和神经病学杂志,2016,23（3）:423-436.

[163] 中华医学会医学遗传学分会遗传病临床实践指南撰写组.Noonan 综合征的临床实践指南 [J]. 中华医学遗传学杂志,2020,37（3）:5.

[164] TIDYMAN WE，RAUEN KA.Expansion of the RASopathies[J].Curr Genet Med Rep,2016,4（3）:57-64.

[165] 罗小平. 身材矮小症儿童诊疗规范 [M]. 北京:人民卫生出版社,2019.

[166] DARD L，BELLANCE N，LACOMBE D，et al.RAS signal ling in energy metabolism and rare human diseases [J].Biochim Biophys Acta Bioenerg,2018,1859（9）:845-867.

[167] 刘炘翰,丁文虹,韩玲,等.Noonan 综合征合并肥厚型心肌病患儿基因突变与临床表型分析 [J]. 中华儿科杂志,2017,55（10）:780-784.

[168] TARTAGLIA M，GELB BD，ZENKER M.Noonan syndromeandclinicallyrelated disorders[J].Best Praet Res Clin Endoefinol Metab,2011,25（1）:161-79.

[169] LEPRI F，SCAVELLI R，DIGILIO M，et al.Diagnosis of Noonan syndrome and related disorders using target next generation sequencing[J].BMC Medical Genetics，2014，15（1）:14.

[170] ALIREZA T，PEYMAN E，KAMEL KZ，et al.Noonan syndrome-a new survey[J].Archives of Medical Science,2017,13（1）:215-220.

[171] ROMANO AA，ALLANSON JE，DAHLGREN J,et al.Noonan Syndrome:Clinical Features,Diagnosis,and Management Guidelines[J].PEDIATRICS,2010,126（4）:746-759.

[172] 中国妇幼保健协会儿童疾病和保健分会遗传代谢学组. 鸟氨酸氨甲酰转移酶缺乏症诊治专家共识 [J]. 浙江大学学报（医学版）,2020,49（5）:539-547.

[173] 郝虎,肖昕. 尿素循环障碍及高氨血症的诊断与处理 [J]. 中国小儿急救医学,2014,21

（6）：354-357.

[174] SAVY N，BROSSIER D，BRUNEL-GUITTON C，etal.Acute pediatric hyperammonemia：current diagnosis and management strategies[J].Hepat Med,2018：10：105-115.

[175] 崔冬,胡宇慧,唐根,等.3 例赖氨酸尿性蛋白耐受不良患儿的临床特点及 SLC7A7 基因突变分析 [J]. 中国当代儿科杂志,2019,21（04）：375-380.

[176] 周光鹏,朱志军,孙丽莹,等.活体肝移植治疗鸟氨酸氨甲酰基转移酶缺乏症 3 例报告及文献复习 [J]. 首都医科大学学报,2017,38（6）：824-826.

[177] BATSHAW ML，TUCHMAN M，SUMMAR M，et al.A longitudinal study of urea cycle disorders[J].Mol Genet Metab,2014,113（1-2）：127-130.

[178] BIJVOET GP，VAN DER SIJS-BOS CJ，WIELDERS JP，et al.Fatal hyperammonaemia due to late-onset ornithine transcarbamylase deficiency[J].Neth J Med，2016，74（1）：36-39.

[179] 吴波,张玉琴.鸟氨酸氨甲酰转移酶缺乏症的治疗及管理 [J]. 实用器官移植电子杂志,2018,6（6）：4.

[180] 刘晓景,卫海燕,李春枝,等.迟发型先天性鸟氨酸氨甲酰基转移酶缺陷病临床及家系分析 [J]. 中华内分泌代谢杂志,2013,29（9）：3.

[181] ZHANG ZL，ZHANG H，KE YH，et al.The identificationof novel mutations in COL1A1，COL1A2，and LEPRE1 genes in Chinese patients with osteogenesis Imperfecta[J].J Bone Miner Metab,2012,30：69-77.

[182] 李斓,崔艳琴,邢吉燕,等.低增生性急性白血病 25 例临床分析 [J]. 贵州医药，2013（9）.

[183] COLLINS J，DOKAL I .Inherited bone marrow failure syndromes[J].Haematologica,2011,20（7）：433-434.

[184] BASS GF，TUSCANO ET，TUSCANO JM .Diagnosis and classification of autoimmune hemolytic anemia[J].Autoimmunity Reviews,2014,13（4-5）：560-564.

[185] 刘春燕,付蓉.2016 年英国再生障碍性贫血诊治指南解读 [J]. 中国实用内科杂志,2017,37（8）：712-715.

[186] RACHEL E，DONOHUE，ANDREA N，et al.Standardized high-sensitivity flow cytometry testing for paroxysmal nocturnal hemoglobinuria in children with acquired bone marrow failure disorders：A single center US study[J].Cytometry.Part B，Clinical cytometry,2018,94（4）：699-704.

[187] 王建祥,肖志坚.邓家栋血液病学.[M]. 上海：上海科学技术出版社,2020.893-896.

[188] DISPENZIERI A.POEMS Syndrome：2019 Update on diagnosis，risk-stratification，and management[J].Am J Hematol,2019 Jul；94（7）：812-827.

[189] 中华医学会血液学分会红细胞疾病（贫血）学组.中国卟啉病诊治专家共识（2020年）[J]. 中华医学杂志,2020,100（14）：1051-1056.

[190] LONG ZB，WANG YW，YAN GC，et al.Identification of FECH gene multiple variations in two Chinese patients with erythropoietic protoporphyria and a review[J].J Zhejiang Univ Sci B,2016,17(10):813-820.

[191] ARINGER M，COSTENBADER K，DAIKH D，et al.2019 European League Against Rheumatism/American College of Rheumatology Classification Criteria for Systemic Lupus Erythematosus[J].Arthritis Rheumatol,2019,71(9):1400-1412.

[192] 中华医学会儿科学分会内分泌遗传代谢学组,《中华儿科杂志》编辑委员会. 中国 Prader-Willi 综合征诊治专家共识(2015)[J]. 中华儿科杂志, 2015, 053(006): 419-424.

[193] CASSIDY SB，SCHWARTZ S，MILLER，et al.Prader-Willi syndrome[J].Genet Med,2012,14(1):10-26.

[194] CASSIDY SB，SCHWARTZ S，MILLER JL，et al.Prader-willi syndrome[J].Genetics in medicine,2012,14(1):10-26.

[195] 罗飞宏,罗飞宏. 中国 Prader-willi 综合征诊治专家共识（2015)[J]. 中华儿科杂志, 2015(006):419-424.

[196] 周煜,马明圣,李谷雨,等. 中国 Prader-willi 综合征 226 例围生期特点分析 [J]. 中华儿科杂志,2021,59(6):466-470.

[197] CASSIDY SB，SCHWARTZ S，MILLER JL，et al.Prader-willi syndrome[J].Genetics in medicine,2012,14(1):10-26.

[198] ALVES C，FRANCO RR.Prader-willi syndrome：endocrine manifestations and management[J].Archives of Endocrinology and Metabolism,2020,64:223-234.

[199] DAMEN L，DONZE SH，KUPPENS RJ，et al.Three years of growth hormone treatment in young adults with Prader-willi syndrome：sustained positive effects on body composition[J].Orphanet journal of rare diseases,2020,15(1):1-9.

[200] CRINÒ A,GRUGNI G.Update on diabetes mellitus and glucose metabolism alterations in Prader-willi syndrome[J].Current Diabetes Reports,2020,20(2):1-11.

[201] MUSCOGIURI G，FORMOSO G，PUGLIESE G，et al.Prader-willi syndrome：An uptodate on endocrine and metabolic complications[J].Reviews in Endocrine and Metabolic Disorders,2019,20(2):239-250.

[202] WOLFGRAM PM，CARREL AL，ALLEN DB.Long-term effects of recombinant human growth hormone therapy in children with Prader–willi syndrome[J].Current opinion in pediatrics,2013,25(4):509.

[203] BAKKER NE，LINDBERG A，HEISSLER J，et al.Growth hormone treatment in children with Prader-willi syndrome：three years of longitudinal data in prepubertal children and adult height data from the KIGS database[J].The Journal of Clinical Endocrinology & Metabolism,2017,102(5):1702-1711.

[204] 中华医学会儿科学分会内分泌遗传代谢学组. 中国 Prader-willi 综合征诊治专家共识 [J] 中华儿科杂志,2015,53(06):419-424.

[205] MCCANDLESS SE；Committee on Genetics.Clinical report-health supervision for children with Prader-willi syndrome[J].Pediatrics,2011,127(1):195-204

[206] CASSIDY SB, SCHWARTZ S, MILLER JL, er al.Prader-willi syndrome[J].Genet Med, 2012,14(1):10-26.

[207] 何庭艳,赵晓东,杨军. 原发性免疫缺陷病分类更新(2019 版)解读 [J]. 中华儿科杂志,2020,58(8):624-627.

[208] 中华医学会儿科学分会免疫学组. 原发性免疫缺陷病的早期识别线索(征求意见稿) [J]. 中华儿科杂志,2015,53(12):893-897.

[209] 何书娟. 原发性免疫缺陷病的早期识别和干预研究进展 [J]. 儿科药学杂志, 2016, 22 （ 3):56-59.

[210] 中国抗癌协会血液肿瘤专业委员会,中华医学会血液学分会白血病淋巴瘤学组. 原发性轻链型淀粉样变的诊断和治疗中国专家共识(2016 版)[J]. 中华血液学杂志, 2016,37(9):742-746.

[211] MERLINI G, DISPENZIERI A, SANCHORAWALA V, et al.Systemic immunoglobulin light chain amyloidosis[J].Nat Rev Dis Primers,2018,4(1):38.

[212] FERNÁNDEZ DLC, VERGA L, MORBINI P, et al.A practical approach to the diagnosis of systemic amyloidoses[J].Blood,2015,125(14):2239-2244.

[213] KUMAR S, DISPENZIERI A, LACY MQ, et al.Revised prognostic staging system for light chain amyloidosis incorporating cardiac biomarkers and serum free light chain measurements[J].J Clin Oncol,2012,30(9):989-995.

[214] BRIDOUX F,LEUNG N,HUTCHISON CA,et al.Diagnosis of monoclonal gammopathy of renal significance[J].Kidney Int,2015,87(4):698-711.

[215] KAUFMAN GP, SCHRIER SL, LAFAYETTE RA, et al.Daratumumab yields rapid and deep hematologic responses in patients with heavily pretreated AL amyloidosis[J].Blood, 2017,130(7):900-902.

[216] 周霄颖. 进行性家族性肝内胆汁淤积症的诊治进展 [J]. 国际儿科学杂志, 2019(07): 486-490.

[217] 白洁,郑素军,段钟平. 进行性家族性肝内胆汁淤积症的临床特征及诊疗思路 [J]. 中华肝病杂志,2021.29(11):1128-1131.

[218] VITALE G, GITTO S, VUKOTIC R, RAIMONDI F, et al.Familial intrahepatic cholestasis：New and wide perspectives[J].Dig Liver Dis,2019.51(7):922-933.

[219] 李雪松,舒赛男,黄志华. 进行性家族性肝内胆汁淤积症诊治进展 [J]. 中国实用儿科杂志,2020.35(4):319-323.

[220] 许玲芬,孙梅. 进行性家族性肝内胆汁淤积症 [J]. 中国小儿急救医学，2020.27（ 7):

490-493.

[221] 刘源,夏强,张建军 等. 活体肝移植治疗进行性家族性肝内胆汁淤积症 [J]. 中华小儿外科杂志,2015.36（10）:758-760.

[222] 杨茹莱. 杜氏肌营养不良临床特点及诊治进展 [J]. 中国儿童保健杂志，2018，26（3）:3.

[223] ZHENG YM,LI WZ,DU J,et al.The trefoil with single fruit sign in muscle magnetic resonance imaging is highly specific for dystrophinopathies[J].European journal of radiology,2015,84（10）:1992-1998.

[224] 卜姗姗,肖江喜,朱颖,等. 杜氏肌营养不良与贝氏肌营养不良常规 MRI 的对比研究 [J]. 中国医学影像技术,2019,35（11）:5.

[225] 韩春锡. 常见儿童遗传性神经肌肉病诊断思路 [J]. 中国实用儿科杂志，2014，29（10）:6.

[226] 刘焯霖,梁秀龄,张成. 神经遗传病学.[M]. 第 3 版. 北京:人民卫生出版社,2011: 194-228.

[227] BUSHBY K,FINKEL R,BIRNKRANT DJ,et al.Diagnosis andmanagementof Duchenne muscular dystrophy，part 2: implementationof muhidiseiplinary care[J].Lancet Neurol,2010,9（2）:177-189.

[228] BUSHBYK,FINKELR,BIRNKRANT DJ,et al.Diagnosis and management of Duchenne muscular dystrophy，part 2: implementation of multidisciplinary care[J]. Lancet Neurol,2010,9（2）:177-189.

[229] WONGKITTICHOTE P,AHMEW N,CHAPMAN KA.Propionyl-CoA carboxylase-a review[J].Mol Genet Metab,2017,122（4）:145-152.

[230] 胡爽,梅世月,白莹,等. 单纯型甲基丙二酸血症家系 MUT 基因变异的分析及产前诊断 [J]. 中华医学遗传学杂志,2018,35（4）:471-474.

[231] ZHOU X，CUI Y，HAN J.Methylmalonic acidemia: Current status and research priorities[J].Intractable Rare Dis Res,2018,7（2）:73-78.

[232] HAN B，CAO Z，TIAN L，et al.Clinical presentation，gene analysis and outcomes in young patients with early-treated combined methylmalonic acidemia and homocysteinemia（cblC type）in Shandong province,China[J].Brain Dev,2016,38（5）:491-497.

[233] 李云玲,郑惠文,李寅,等. 全羧化酶合成酶基因新发突变致以皮肤为首发症状的多种羧化酶缺乏症一例 [J]. 中华皮肤科杂志,2019,52（11）:829-832.

[234] 陈子裕,谢诚,艾涛. 全羧化酶合成酶缺乏症研究进展 [J]. 四川医学，2020，41（12）:1303-1307.

[235] KRAUS JP,SPECTOR E,VENEZIAS,et al.Mutation analysis in 54 propionic acidemia patients[J].J Inherit Metab Dis,2012,35（1）:51-63.

[236] 刘怡,杨艳玲. 丙酸血症的筛查、诊断与治疗 [J] . 中华实用儿科临床杂志，2019，34

（20）：1531-1534.

[237] GUERTIK, DEVOSH, IEVENMM, et al.Time to positivity of neonatal blood cultures：fast and furious[J].J Med Microbiol,2011,60(Pt 4)：446-453.

[238] 余紫楠,张玉等.欧洲甲基丙二酸血症与丙酸血症诊治指南 [J] . 中华急诊医学杂志,2019,28(5)：560-562.

[239] WONGKITTICHOTE P, AHMEW N, CHAPMAN KA.Propionyl-CoA carboxylase-a review[J].Mol Genet Metab,2017,122(4)：145-152.

[240] 胡爽,梅世月,白莹,等. 单纯型甲基丙二酸血症家系 MUT 基因变异的分析及产前诊断 [J]. 中华医学遗传学杂志,2018,35(4)：471-474.

[241] ZHOU X, CUI Y, HAN J.Methylmalonic acidemia：Current status and research priorities[J].Intractable Rare Dis Res,2018,7(2)：73-78.

[242] HAN B, CAO Z, TIAN L, et al.Clinical presentation, gene analysis and outcomes in young patients with early-treated combined methylmalonic acidemia and homocysteinemia(cblC type)in Shandong province,China[J].Brain Dev,2016,38(5)：491-497.

[243] 李云玲,郑惠文,李寅,等. 全羧化酶合成酶基因新发突变致以皮肤为首发症状的多种羧化酶缺乏症一例 [J]. 中华皮肤科杂志,2019,52(11)：829-832.

[244] 陈子衿,谢诚,艾涛. 全羧化酶合成酶缺乏症研究进展 [J]. 四川医学, 2020, 41(12)：1303-1307.

[245] KRAUT JA,MADIAS NE.Lactic acidosis[J].N Engl J Med,2014,371(24)：2309-2319.

[246] KRAUS JP, SPECTOR E, VENEZIAS, et al.Mutation analysis in 54 propionic acidemia patients[J].J Inherit Metab Dis,2012,35(1)：51-63.

[247] CHANGLI X, RENXIANG J.Infantile cystic fibrosis complicated with pseudo Bartter syndrome：a case report and literature review[J].Clinical medical research and Practice,2021.06(17).

[248] YUELIN SHEN MD, XIAOLEI TANG MD, Jinrong Liu MD, Huiming Li MD, Shunying Zhao MD.Pseudo - Bartter syndrome in Chinese children with cystic fibrosis：Clinical features and genotypic findings[J].wiley 2020.01(9).

[249] PITTMAN JE, FERKOL TW.The Evolution of Cystic Fibrosis Care[J].Chest.2015.148（ 2 ）：533-542.

[250] MICHEL M, GOMEZ C, SEREME Y, et al.Evaluation of Cellular Responses for the Diagnosis of Allergic Bronchopulmonary Mycosis：A Preliminary Study in Cystic Fibrosis Patients[J].Front Immunol,2019.10：3149.

[251] GILCHRIST FJ, BUKA R, JONES M, et al.Clinical indications and scanning protocols for chest CT in children with cystic fibrosis：a survey of UK tertiary centres.BMJ Paediatr Open[J],2018.2(1)：e000367.

[252] DOURNES G, BERGER P, REFAIT J, et al.Allergic Bronchopulmonary Aspergillosis in

Cystic Fibrosis：MR Imaging of Airway Mucus Contrasts as a Tool for Diagnosis[J].Radiology，2017.285（1）：261-269.

[253] SATıRER O，METE YESIL A，EMIRALIOGLU N，et al.A review of the etiology and clinical presentation of non-cystic fibrosis bronchiectasis：A tertiary care experience[J]. Respir Med，2018.137：35-39.

[254] MENDELSOHN L，WIJERS C，GUPTA R，et al.A novel，noninvasive assay shows that distal airway oxygen tension is low in cystic fibrosis，but not in primary ciliary dyskinesia[J].Pediatr Pulmonol，2019.54（1）：27-32.

[255] RADINE A，WERNER C，RAIDT J，et al.Comparison of Nocturnal Cough Analysis in Healthy Subjects and in Patients with Cystic Fibrosis and Primary Ciliary Dyskinesia：A Prospective Observational Study[J].Respiration，2019.97（1）：60-69.

[256] SCHOFIELD LM，DUFF A，BRENNAN C.Airway Clearance Techniques for Primary Ciliary Dyskinesia；is the Cystic Fibrosis literature portable[J].Paediatr Respir Rev，2018.25：73-77.

[257] GONZÁLEZ-ANDRADE F.Standardized clinical criteria and sweat test combined as a tool to diagnose Cystic Fibrosis[J].Heliyon，2018.4（12）：e01050.

[258] BOBOLI H，BOEMER F，MASTOURI M，et al.Neonatal screening for cystic fibrosis：towards a national implementation in Belgium in 2019[J].Rev Med Liege，2018.73（10）：497-501.

[259] 郭伟.囊性纤维化的诊断与治疗进展[J].中华实用儿科临床杂志，2018.33（14）：1118-1120.

[260] 中华医学会儿科学分会呼吸学组慢性咳嗽协作组,《中国实用儿科杂志》编辑委员会.中国儿童慢性湿性咳嗽的诊断与治疗专家共识（2019年版）[J].中国实用儿科杂志，2019，34（4）：256-264.

[261] 中华医学会儿科学分会呼吸学组疑难少见病协作组,国家呼吸系统疾病临床医学研究中心,《中华实用儿科临床杂志》编辑委员会.儿童原发性纤毛运动障碍诊断与治疗专家共识[J].中华实用儿科临床杂志，2018，33（2）：94-99.

[262] ZHANG Q.Retinitis pigmentosa：progress and perspective[J].Asia Pac J Ophthalmol（Phila），2016,5（4）：265-271.271.

[263] 高凤娟,张圣海,胡方圆等.视网膜色素变性的致病基因研究进展[J].中华眼底病杂志，2018，34（6）：605-608.

[264] 李蕙,刘丽英,徐海燕.等.先天性静止性夜盲患者的临床特征[J].中华医学杂志，2012，92（39）：2756-2759.

[265] 王春霞,孙琦,于紫燕,等.白点状眼底与视网膜色素变性共存家系的RDH5基因诊断[J].国际眼科杂志，2012，12（2）：326-328.

[266] 魏天颖,祁鸣.Leber先天性黑蒙症分子机制研究新进展及未来展望[J].科学通报,

2013,58(36):3770-3776.

[267] 李凤鸣,谢立信.中华眼科学 [M].第 3 版.北京:人民卫生出版社,2014:2391-2400.

[268] 中华医学会眼科学分会眼整形眼眶病学组.中国单侧眼内期视网膜母细胞瘤诊疗专家共识 [J].中华眼科杂志,2019,55(4):250-254.

[269] AMIN MB, EDGE S.GREENE F, et a1.AJCC Cancer Staging Manual[J].8th ed.St.Berlin:Springer,2017:820-830.

[270] 首都医科大学眼部肿瘤临床诊疗与研究中心,中华医学会放射学分会头颈学组,中华医学会放射学分会儿科学组.视网膜母细胞瘤影像检查与诊断及选择性眼动脉化疗专家共识 [J].中华放射学杂志,2021,55(5):470-477.

[271] SPOOR J,FARAJIFARD H,REZAEI N.Congenital neutropenia and primary immunodeficiency diseases[J].Crit Rev Oncol Hematol ,2019;133:149-62

[272] DONADIEU J,BEAUPAIN B,FENNETEAU O, et al.Congenital neutropenia in the era of genomics:classification, diagnosis, and natural history[J].Br J Haematol 2017; 179(4):557-74.

[273] DALE DC,BOLYARD AA,STEELE LA, et al.Registries for study of nonmalignant hematological diseases:the example of the Severe Chronic Neutropenia International Registry[J].Curr Opin Hematol, 2020;27(1):18-26.

[274] Farrar MA,Park SB,Vucic S, et al.Emerging therapies and challenges in spinal muscular atrophy[J].Annals of Neurology,2017,81(3):355-368.

[275] 北京医学会医学遗传学分会,北京罕见病诊疗与保障学会.脊髓性肌萎缩症遗传学诊断专家共识 [J].中华医学杂志,2020,100(40):3130-3140.

[276] 邵肖梅,叶鸿瑁,丘小汕.实用新生儿学.5 版 [M].人民卫生出版社,2019:879-881.

[277] VAN DER POL WL,TALIM B,PITT M,et al.190th ENMC international workshop:Spinal muscular atrophy with respiratory distress/distal spinal muscular atrophy type 1:11-13 May 2012,Naarden,The Netherlands[J].Neuromuscul Disord,2013,23(7):602-609.

[278] 常杏芝.先天性肌病的诊断与治疗 [J}.中华实用儿科临床杂志, 2016, 31(12): 881-883.

[279] 葛琳,熊晖.Merosin 蛋白缺陷型先天性肌营养不良研究进展 [J].中华儿科杂志,2018,56(3):234-236.

[280] 卜碧涛,李悦.强直性肌营养不良 [J].中华神经科杂志,2019,52(8):654-658.

[281] FINKEL RS, SEJERSEN T, MERCURI E, et a1.218th ENMC International Workshop:revisiting the consensus on standards of care in SMA Naarden, the Netherlands, 19-21 February 2016[J].Neuromuscul Disord,2017,27(6):596-605.

[282] 中华医学会医学遗传学分会遗传病临床实践指南撰写组.脊髓性肌萎缩症的临床实践指南 [J].中华医学遗传学杂志,2020,37(3):263-268.

[283] 倪金迪,李响,蔡振林.小脑性共济失调疾病与其眼神经病表现 [J].中国临床神经科

学,2015,23(6):688-691.

[284] 郭荣静,常婷,刘煜,等.发作性共济失调一例及文献复习[J].中国神经免疫学和神经病学杂志,2018,25(2):147-150.

[285] 中华医学会神经病学分会神经遗传学组.遗传性共济失调诊断与治疗专家共识[J].中华神经科杂志,2015,6:459-462.

[286] PILLIOD J, MOUTTON S, LAVIE J, et al.New practical definitions for the diagnosis of autosomal recessive spastic ataxia ofCharlevoix-Saguenay[J].Ann Neurol, 2015, 78(6): 871-886.

[287] ALI Z, KLAR J, JAMEEL M, et al.Novel SACS mutations associated with intellectual disability, epilepsy and widespread supratentorial abnormalities[J].J Neurol Sci, 2016, 371:105-111.

[288] 中国抗癌协会泌尿男生殖系肿瘤专业委员会结节性硬化协作组.结节性硬化症相关肾血管平滑肌脂肪瘤诊疗与管理专家共识[J].中国癌症杂志,2020,30(1):70-78.

[289] ORTHROP H, KRUEGER DA, International Tuberous Sclerosis Complex Consensus Group.Tuberous sclerosis complex diagnostic criteria update: recommendations of the 2012 international tuberous sclerosis complex consensus conference[J].Pediatr Neurol, 2013.49:243-254.

[290] 中国抗癫痫协会结节性硬化专业委员会.结节性硬化症相关癫痫外科治疗中国专家共识[J].中国当代儿科杂志,2019,21(8):735-742.

[291] BAI D, ZHAO J, LI L, et al.Analysis of genotypes and phenotypes in Chinese chenildren with tuberous sclerosis complex[J].Sci China Life Sci,2017,60(7):763-771.

[292] NORTHRUP H, KRUEGER DA, International Tuberous Sclerosis Com-plex Consensus Group.Tuberous sclerosis complex diagnostic criteriaupdate: recommendations of the 2012 Iinternational Tuberous Sclerosis Complex Consensus Conference[J].Pediatr Neu-rol,2013,49(4):243-254.

[293] HANJM, SAHIN M.TSCl / TSC2 signalingin theCNS[J].FEBS I, ett, 2011, 585(7): 973-980.

[294] 刘智胜.结节性硬化症的临床特点与诊断进展[J].中华实用儿科临床杂志,2015,30: 1845—1847.

[295] 张金凤,康晨曦,蒋巧娜,等.汗管瘤的发病机制及治疗研究进展[J].中国医疗美容, 2020,10(6):143-148.

[296] 陈莉莉,林丽华,周燚,等.儿童气管幼年性黄色肉芽肿1例报告并文献复习[J].临床儿科杂志,2021,39(2):121-124.

[297] AN L, LIU J, LI WW, et al.Distribution of LIM domain kinase1 in the olfactory bulb, ce-rebral cortex, hippocampus, and cerebellum of the App/PS+/-mice[J].Genet Mol Res, 2015,14(4):17244-17251.

[298] CANALES CP，WONG AC，GUNNING PW，et al.The role of GTF2IRD1 in the auditory pathology of Williams-Beuren Syndrome[J].Eur JHum Genet，2015，23（6）：774-780.

[299] ANTONELL A，DEL CAMPO M，MAGANO LF，et al.Partial 7q11.23 deletions further implicate GTF2I and GTF2IRD1 as the main genes responsible for the Williams-Beuren syndrome neurocognitive profile[J].J Med Genet，2010，47（5）：312-320.

[300] JABBI M，CHEN Q，TURNER N，et al.Variation in the Williams syndrome GTF2I gene and anxiety proneness interactively affect prefrontal cortical response to aversive stimuli[J].Transl Psychiatry，2015，18（5）：e622.

[301] BORRALLERAS C，SAHUN I，PÉREZ-JURADO LA，et al.Intracisternal Gtf2i Gene Therapy Ameliorates Deficits in Cognition and Synaptic Plasticity of a Mouse Model of Williams-Beuren Syndrome[J].Mol Ther，2015，23（11）：1691-1699.

[302] 中华医学会儿科学分会内分泌遗传代谢学组《中华儿科杂志》编辑委员会.Turner 综合征儿科诊疗共识 [J]. 中华儿科杂志，2018，56（6）：406-413.

[303] 中华医学会儿科学分会内分泌遗传代谢学组《中华儿科杂志》编辑委员会. 中国 Prader-Willi 综合征诊治专家共识（2015）[J]. 中华儿科杂志，2015，53（6）：419-424.

[304] 王姝琪，杨志仙，李慧.Williams Beuren 综合征的临床及遗传学特点 2 例报道 [J]. 北京大学学报（医学版），2017，45（9）：899-903.

[305] 罗玉琴，孙义锡，钱叶青，等.Sotos 综合征患儿的遗传学分析 [J]. 中国医学遗传学杂志，2020，37（2）：127-130.

[306] DAIJI T，MICHIKOF，YURIKO H，et al.High prevalence of cardiovascular risk factors in children and adolescents with Williams-Beuren syndrome[J].BMC Pediatrics，2015，15（126）：1-9.

[307] NICITA F，GARONE G，SPALICE A，et a1.Epilepsy is a possible feature in Williams-Beuren syndrome patients harboring typical deletions of the 7q11.23 critical region[J].Am J Med Genet A，2016，170（1）：148-155.

[308] 王姝琪，杨志仙，李慧.Williams Beuren 综合征的临床及遗传学特点 2 例报道 [J]. 北京大学学报（医学版），2017，45（9）：899-903.

[309] SENAPATI J，DEVASIA AJ，DAVID S，et al.Diffuse large B cell lymphoma in wiskott-Aldrich syndrome：a case report and review of literature[J].Indian J Hematol Blood Transfus，2014；30：309-13.

[310] 卞馨妮，胡绍燕. 湿疹、血小板减少伴免疫缺陷综合征的诊治进展 [J]. 世界临床药物，2019，40（6）：396-401.

[311] 殷勇，陈健德.Wiskott-Aldrich 综合征相关疾病 [J]. 中华实用儿科临床杂志，2018，33（4）：297-299.

[312] 蒋慧，邵静波. 儿童血小板无力症诊断与治疗 [J]. 中国实用儿科杂志，2013，28（9）：652-654.

[313] 赵惠君.Wiskott — Aldrich 综合征诊断治疗进展 [J]. 中华实用儿科临床杂志，2016，31（15）：1129-1132.

[314] 罗贤泽，杜潇，李文言，等. 湿疹 - 血小板减少伴免疫缺陷综合征临床特征及危险因素分析 [J]. 中华儿科杂志，2021，59（7）：576-581.

[315] CANDOTTI F.Clinical Manifestations and Pathophysiological Mechanisms of the Wiskott-Aldrich Syndrome[J].J Clin Immunol,2018,38（1）:13-27.

[316] 赵惠君.Wiskott-Aldrich 综合征诊断治疗进展 [J]. 中华实用儿科临床杂志，2016，31（15）：1129-1132.

[317] MASSAAD MJ，RAMESH N，GEHA RS.Wiskott-Aldrich syndrome：a comprehensive review[J].Ann N Y Acad Sci,2013,1285:26-43.

[318] 赵晓东.Wiskott-Aldrich 综合征研究进展 [J]. 中华实用儿科临床杂志，2012，27（21）：1621-1624.

[319] 彭方，农光民，蒋敏，等.Wiskott-Aldrich 综合征临床特点与基因测序分析 [J]. 中华实用儿科临床杂志,2014,29（9）:675-679.

[320] GRIFFITH LM，COWAN MJ，NOTARANGELO LD，et al.Primary Immune Deficiency Treatment Consortium（PIDTC）update[J].J Allergy Clin Immunol，2016，138（2）：375-385.

[321] MOSER AB，JONES RO，HUBBARD WC，et al.Newborn screening for X-linked adrenoleukodystrophy[J].Int J Neonatal Screen,2016,2（4）:15.

[322] LI W，GONG C，QI Z，et al.Identification of AAAS gene mutation in triple A syndrome：areport of three cases[J].Exp Ther Med,2015,10（4）:1277-1282

[323] SHANICE B，STEFAN N，BOELENS JJ，et al.Peripheral neuropathy in metachromatic leukodystrophy：current status and future perspective [J].Orphanet Journal of Rare Diseases,2019,14（3）:805.

[324] ADSEN AMH,WIBRAND F,LUND AM,et al.Genotype and phenotype classification of 29 patients affected by Krabbe disease [J].JIMD Reports,2019,46（1）:35-45.

[325] 何玺玉.X- 连锁肾上腺脑白质营养不良的诊断与治疗 [J]. 中华实用儿科临床杂志，2015,30（8）:561-564.

[326] KOHLER W.Leukodystrophies with late disease onset：an update[J].Cuee Opin Neurol，2010,23（3）:234-241.

[327] 李彩霞,任翠萍,程敬亮,等. 肾上腺脑白质营养不良 MRI 诊断 [J]. 实用放射学杂志，2010,26（3）:321-323

[328] CASANOVA JL，CONLEY ME，PICARD C，et al.Primary Immunodeficiency Diseases：an Update on the Classification from the International Union of Immunological Societies Expert Committee for Primary Immunodeficiency 2015[J].Journal of Clinical Immunology,2015,35（8）:696-726.

[329] SEIDEL MG, KINDLE G, GATHMANN B, et al.TheEuropean Society forImmunodeficiencies(ESID)RegistryWorking Definitions for theClinical Diagnosis of Inborn Errors of Immunity[J].J Allergy Clin Immunol Pract.2019,7(6):1763-1770.

[330] HOWARD V, GREENE JM, CONLEY ME, et al.The health status and quality of life of adults with X-linked agammaglobulinemia[J].Clinical immunology（ Orlando, Fla. ）, 2018,118(2-3).

[331] TANGYE SG, AL-HERZ W, BOUSFIHA A, et al.Human inborn errots of immunity: 2019update on the classification from the lnternational Union of lmmunological Societies Expert Committee[J].J Clin lmmunol,2020,40(1):24-64.

[332] 殷勇,袁姝华. 儿童 X 连锁无丙种球蛋白血症. 中华实用儿科临床杂志，2018，33（ 4):288-291.

[333] YANG X, MIYAWAKI T, KANEGANE H, et al.SAP and XIAP deficiency in hemophagocytic lymphohistiocytosis[J].Pediatr Int,2012;54:447-54.

[334] Booth C, Gilmour KC, Paul A, et al.X-linked lymphoproliferative disease due to SAP/ SH2D1A deficiency:a multicenter study on the manifestations,management and outcome of the disease[J].Blood,2011,117(1):53-62.

[335] FILIPOVI CHAH, ZHANG K, SNOW AL, et al. X-linked lymphoproliferative syndromes:brothers or distant cousins[J]. Blood,2010,116(18): 3398-3408.

[336] 中华医学会儿科学分会血液学组. 噬血细胞性淋巴组织细胞增生症诊疗建议 [J]. 中华儿科杂志,2012,50(11):821 825.

[337] 余婷婷,赵晓东,毛华伟. 自身免疫淋巴增生综合征研究进展 [J]. 中华实用儿科临床杂志,2019,34(16):1269-1273.

[338] LI P,HUANG P,YANG Y,et a.Updated Understanding of Autoimmune Lymphoproliferative Syndrome(ALPS)[J].Clin Rev Allergy Immunol,2016 Feb;50(1):55-63.

[339] OLIVEIRA JB, BLEESING JJ, DIANZANI U, et al.Revised diagnostic criteria and classification for the autoimmune lymphoproliferative syndrome(ALPS): report from the 2009 NIH International Workshop[J].Blood,2010,116(14):e35- e40.

[340] 刘力,胡坚. 自身免疫性淋巴增生综合征一例并文献复习 [J]. 中华儿科杂志,2014,52（ 12):923-926..

[341] 谷昊,吴润晖,王天有. 自身免疫性淋巴细胞增生综合征的诊治 [J]. 中国小儿血液与肿瘤杂志,2021,26(05):314-317.

[342] PRASAD A, GROCOTT O, PARKIN K, et al.Angelman syndrome in adolescence and adulthood: A retrospective chart review of 53 cases[J].American Journal of Medical Genetics Part A,2018,176(3).

[343] NEUL J, KAUFMANN E, GLAZEE G, et al.Rett syndrome: revised diagnostic criteria and nomenclature[J].Ann Neurol,2010,68(6):944-950.

[344] LAUGELV.Cockayne syndrome: the expanding clinical and mutational spectrum[J].Mech Ageing Dev,2013,134(5-6): 161-170.

[345] 林鹏飞,龚瑶琴,焉传祝.遗传性痉挛性截瘫的分子遗传学研究进展 [J]. 中华神经科杂志,2015,48(11):1030-1038.

[346] SHIMIZU K, WAKUI K, KOSHO T, et al.Microarray and FISH-based genotype-phenotype analysis of 22 Japanese patients with Wolf-Hirschhorn syndrome [J].American journal of medical genetics Part A,2014,(3):597-609.

[347] HAMMOND P, HANNES F, SUTTIE M, et al.Fine-grained facial phenotype-genotype analysis in Wolf-Hirschhorn syndrome [J].European journal of human genetics : EJHG, 2012,20(1):33-40.

[348] ANDERSEN E, CAREY J, EARL D, et al.Deletions involving genes WHSC1 and LETM1 may be necessary, but are not sufficient to cause Wolf-Hirschhorn Syndrome [J]. European journal of human genetics :EJHG,2014,22(4):464-470.

[349] YAMAMOTO-SHIMOJIMA K, KOUWAKI M, KAWASHIMA Y, et al.Natural histories of patients with Wolf-Hirschhorn syndrome derived from variable chromosomal abnormalities [J].Congenital anomalies,2019,59(5):169-173.

[350] BI W, CHEUNG S, BREMAN A, et al.4p16.3 microdeletions and microduplications detected by chromosomal microarray analysis: New insights into mechanisms and critical regions [J].American journal of medical genetics Part A,2016,170(10):2540-2550.

[351] HO K, SOUTH S, LORTZ A, et al.Chromosomal microarray testing identifies a 4p terminal region associated with seizures in Wolf-Hirschhorn syndrome [J].Journal of medical genetics,2016,53(4):256-263.

[352] 李珊,席可望,刘婷,等.Phelan-McDermid 综合征的研究进展 [J]. 中华医学遗传学杂志,2021,38(9):917-920.

[353] 张红运,王曦.Phelan-McDermid 综合征临床及微阵列比较基因组杂交芯片技术分析 [J]. 临床儿科杂志,2014,(6):579-582.

[354] FERNANDES-PIRES G, BRAISSANT O.Current and potential new treatment strategies for creatine deficiency syndromes[J].Mol Genet Metab, 2021, 17: S1096-7192(21) 01190-2.

[355] BRAISSANT O,HENRY H,BÉARD E,et al.Creatine deficiency syndromes,and the importance of creatine synthesis in the brain[J].Amino Acids,2011,40(5):1315-1324.

[356] SAMANGO-SPROUSE C, LAWSON P, SPROUSE C, et al.Expanding the phenotypic profile of Kleefstra syndrome: A female with low-average intelligence and childhood apraxia of speech [J].American journal of medical genetics Part A, 2016,(5): 1312-1316.

[357] KLEEFSTRA T, KRAMER J, NEVELING K, et al.Disruption of an EHMT1-associated

chromatin-modification module causes intellectual disability [J].Am J Hum Genet，2012，91（1）:73-82.

[358]　OKAYASU T，QUESNEL A，REINSHAGEN K，et al.Otopathology in Kleefstra Syndrome:A Case Report [J].The Laryngoscope,2020,130（8）:2028-2033.

[359]　YANG C，HOU M，LI Y，et al.Gene analysis: a rare gene diseaseof intellectual deficiency-Cohen syndrome [J].Int J DevNeurosci,2018,68:83-88.

[360]　杨湖,蓝丹.先天性中性粒细胞减少症遗传机制新进展 [J].中华实用儿科临床杂志，2013,28（21）:1665-1668.

[361]　中华医学会医学遗传学分会遗传病临床实践指南撰写组.Prader-Willi 综合征的临床实践指南 [J].中华医学遗传学杂志,2020,37（3）:318-323.

[362]　ZHAO S，LUO Z，XIAO Z，et al.Case report: two novel VPS13B mutations in a Chinese family with Cohen syndrome andhyperlinear palms [J].BMC Med Genet，2019，20（1）:187.

[363]　WILLIAMS SR，ZIES D，MULLEGAMA SV，et al.Smith-Magenis syndrome results in disruption of CLOCK gene transcription and reveals an integral role for RAI1 in the maintenance of circadian rhythmicity [J].Am J Hum Genet,2012,90（6）:941-949.

[364]　NISSENKORN A，LEVY-DRUMMER RS，BONDI O，et al.Epilepsy in Rett syndrome--lessons from the Rett networked database [J].Epilepsia,2015,56（4）:569-576.

[365]　ZOLLINO M，ZWEIER C，VAN BALKOM ID，et al.Diagnosis and management in Pitt-Hopkins syndrome: First international consensus statement [J].Clin Genet，2019，95（4）:462-478.

[366]　KOLEVZON A,ANGARITA B,BUSH L,et al.Phelan-McDermid syndrome: a review of the literature and practice parameters for medical assessment and monitoring [J].J Neurodev Disord,2014,6（1）:39.

[367]　KHAN O I，ZHOU X，LEON J，et al.Prospective longitudinal overnight video-EEG evaluation in Phelan-McDermid Syndrome [J].Epilepsy Behav,2018,80:312-320.

[368]　YANAGISHITA T，HIRADE T，SHIMOJIMA YAMAMOTO K，et al.HECW2-related disorder in four Japanese patients[J].Am J Med Genet A,2021,185（10）:2895-2902.

[369]　BERKO ER，CHO MT，ENG C，et al.De novo missense variants in HECW2 are associated with neurodevelopmental delay and hypotonia[J].Journal of Medical Genetics，2017，54:84-86.

[370]　RAMOCKI MB，TAVYEV YJ，PETERS SU.The MECP2 duplication syndrome[J].Am J Med Genet A,2010,152A（5）:1079-1088.

[371]　唐丹霞,李栋方,吴若豪,等.3 例 MECP2 重复综合征临床分析和文献复习 [J].中国当代儿科杂志,2017,19（5）,489-493.

[372]　YONEKAWA T，NISHINO I.Ullrich congenital muscular dystrophy: clinicopathological

features, natural history and pathomechanism(s) [J].J Neurol Neurosurg Psychiatry, 2015,86(3):280-287.

[373] 徐春晓,赵亚雯,张巍,等. 常见类型先天性肌病骨骼肌磁共振成像改变特点研究 [J]. 中国神经免疫学和神经病学杂志,2015,22(3):5.

[374] 王丽丽,杜婧,傅晓娜,等. 先天性肌营养不良的大腿骨骼肌磁共振成像表现与临床关系初步研究 [J]. 中华儿科杂志,2016,54(10):756-760.

[375] 陈淑娟,牛岩,辛庆刚,等.Ullrich 型先天性肌营养不良 2 例患儿临床特点及康复管理 [J]. 中华实用儿科临床杂志,2020,35(12):944-946.

[376] 张琼哲,吴世陶,崔明,等.Bethlem 肌病一家系临床表型及基因突变分析 [J]. 中国实用神经疾病杂志,2021,24(5):402-407.

[377] 马建永.Bethlem 肌病临床诊治研究进展 [J]. 疑难病杂志,2017,16(5):534-536.

[378] SOUZA P D, VIEIRA D, NOVAES D, et al.Hereditary Spastic Paraplegia: Clinical and Genetic Hallmarks[J].Cerebellum,2017,16(2):1-27.

[379] WU D, FANG L, HUANG T, et al.Case Report: Aicardi-Goutières Syndrome Caused by Novel TREX1 Variants[J].Frontiers in Pediatrics,2021,9:634281.

[380] NISHIMURA G, DAI J, LAUSCH E, et al.Spondylo-epiphyseal dysplasia, Maroteaux type (pseudo-Morquio syndrome type 2, and parastremmatic dysplasia are caused by TRPV4 mutations[J].Am J Med Genet A,2010,152A:1443–1449.

[381] DAMSEH N, STIMEC J, O'BRIEN A, et al.Thiemann disease and familial digital arthropathy-brachydactyly: two sides of the same coin? [J].Orphanet Journal of Rare Diseases,2019,14(1):Article number156.

[382] 朱青,孟岩,邹丽萍. 间向性骨发育不良一家系及其瞬时感受电位香草酸家族 4 基因突变 [J]. 中华实用儿科临床杂志,2016,031(008):609-612.

[383] 段见英,王锦,章印红,等. 假性软骨发育不全一家系临床表现及基因分析 [J]. 中华实用儿科临床杂志,2020:35(14):1110-1112.

[384] 中国医师协会医学遗传医师分会,中华医学会儿科学分会内分泌遗传代谢学组,中华医学会儿科学分会罕见病学组,等. 软骨发育不全诊断及治疗专家共识 [J]. 中华儿科杂志,2021,59(7):545-550.

[385] CESANI M, LORIOLI L, GROSSI S, et al.Mutation update of ARSA and PSAP genes causing metachromatic leukodystrophy[J].Hum Mutat,2016,37(1):16-27.

[386] 中国康复医学会儿童康复专业委员会,中国残疾人康复协会小儿脑性瘫痪康复专业委员会,《中国脑性瘫痪康复指南》编委会. 中国脑性瘫痪康复指南(2015):第二部分 [J]. 中国康复医学杂志,2015,30(8):858-866.

[387] 汪伟,秦亚丽,汪仁斌,等. 表现为周围神经病变的 Krabbe 病患者的临床及基因突变分析 [J]. 中华医学遗传学杂志,2019,36(8):821-825.

[388] 雷红林,叶军,张惠文,等.35 例黏多糖贮积症Ⅳ型患儿临床特点及酶学诊断 [J]. 临床

儿科杂志,2012,30（5）:442-445.

[389] KıLıÇ M, KASAPKARA ÇS, KıLAVUZ S, et al.A possible biomarker of neurocytolysis in infantile gangliosidoses: aspartate transaminase[J].Metab Brain Dis, 2019, 34（2）: 495-503.

[390] 中华医学会皮肤性病学分会银屑病专业委员会. 中国银屑病诊疗指南（2018 完整版）[J] 中华皮肤科杂志,2019,52（10）:667-710.

[391] KIM P, DIAMANT T, DANIELLE M, et al.Efficacy and safety of adalimumab every other week versus methotrexate once weekly in children and adolescents with severe chronic plaque psoriasis: arandomized, double-blind, phase3trial[J].Lancet, 2017, 390（10089）:40-49.

[392] AKIMICHI M, FUMIKAZU Y, TAKASHI M, et al.Adalimumab treatment in Japanese patients with generalized pustular psoriasis: Results of an open-label phase 3 study[J].J Dermatol,2018,45（12）:1371-1380.

[393] MADDALENA N, MATTEO M, ANNA B, et al.Systemic treatment of pediatric psoriasis: a review[J].Dermatol Ther,2016,6（2）:125-42.

[394] AKIMICHI M, FUMIKAZU Y, TAKASHI M, et al.Adalimumab treatment in Japanese patients with generalized pustular psoriasis: Results of an open-label phase 3 study[J].J Dermatol,2018,45（12）:1371-1380.

[395] HANSEL K, MARIETTI R, TRAMONTANA M, et al.Childhood generalized pustular psoriasis: Successful long-term treatment with adalimumab[J].Dermatol Ther, 2020, 33（3）:e13294.

[396] AMANDA R, ABBY SV, SYLVIA H, et al.Treatment of pustular psoriasis: from the Medical Board of the National Psoriasis Foundation[J].J Am Acad Dermatol, 2012, 67（2）:279-88.

[397] 杨科,张玉薇,娄桂予,等. 一个 EDA 基因新突变导致的少汗性外胚层发育不良家系的遗传学分析 [J]. 中华实用儿科临床杂志,2020,35（3）:236-238.

[398] 张国龙,浦洁,毕鸣晔,施和建,杜旭峰. 有汗性外胚层发育不良合并腕骨发育不良一例 [J]. 中华皮肤科杂志,2009,42（1）:15.

[399] 陈楠,张锐利,王震英,等. 基因诊断有汗性外胚层发育不良一家系 [J]. 中华皮肤科杂志,2009,42（11）:745-747.

[400] 赵辨. 中国临床皮肤病学 [M]. 南京:江苏科学技术出版社,2009.1451-1453.

[401] 荆凤,杨丹,陈涛,等.CHILD 综合征的研究进展 [J]. 中华医学遗传学杂志, 2016, 33（6）:878-882.

[402] DEV T, MAHAJAN VK, SETHURAMAN G.Hereditary Palmoplantar Keratoderma: A Practical Approach to the Diagnosis.Indian Dermatol Online J[J],2019;10（4）:365-379.

[403] ZHANG J, ZHANG G, NI C, et al.Nagashima-type palmoplantar keratosis in a Chinese

Han population. Mol Med Rep[J], 2016; 14(5): 4049-4054.

[404] ZIEMAN AG, Coulombe PA.Pathophysiology of pachyonychia congenita-associated palmoplantar keratoderma: new insights into skin epithelial homeostasis and avenues for treatment. Br J Dermatol[J], 2020; 182(3): 564-573.

[405] PIGNOLO RJ, RAMASWAMY G, FONQ JT, et al.Progressive osseous heteroplasia: diagnosis, treatment, and prognosis[J].Appl Clin Genet, 2015, 8: 37-48.

[406] 耿怡, 徐秀莲, 黏蛋白型结缔组织痣一例 [J]. 中华皮肤科杂志, 2017, 50(2): 136.

[407] 全庆丽, 吴帆, 姜海鸥. 寻常型鱼鳞病一家系 11 例 [J]. 中华医学遗传学杂志, 2016, 33 (2): 1.

[408] TAKEICHI T, AKIYAMA M .Inherited ichthyosis: Non-syndromic forms[J].Journal of Dermatology, 2016, 43(3): 242-251.

[409] 秦蓓, 李钦峰, 廉佳.CYP4F22 基因突变致板层状鱼鳞病一例 [J]. 中华皮肤科杂志, 2021, 54(12): 1096-1098.

[410] 赵辨. 中国临床皮肤病学 [M]. 南京: 江苏科学技术出版社, 2010: 1252-1253.

[411] 张斌, 马琳. 西罗莫司治疗治疗复杂性血管畸形的研究进展 [J]. 国际皮肤性病学杂志, 2017, 43(1): 5-9.

[412] 张勤, 陈永宁, 李娜, 等. 新生儿色素血管性斑痣性错构瘤病一例 [J]. 中华医学遗传学杂志, 2019, 36(3): 291-292.

[413] HIDEHARU H, XING ZHANG, YU ZHENG, et al.Denys-Drash syndrome associated WT1 glutamine 369 mutants have altered sequence-preferences and altered responses to epigenetic modifications[J].Nucleic Acids Res, 2016, 44(21): 10165-10176.

[414] SHAHRIARI M, SHAKIBAZAD N, HAGHPANAH S, et al.Extramedullary manifestations in acute lymphoblastic leukemia in children: a systematic review and guideline-based approach of treatment[J].Am J Blood Res, 2020, 10(6): 360-374.

[415] ROCA N, MUÑOZ M, CRUZ A, et al.Long-term outcome in a case series of Denys-Drash syndrome[J].Clin Kidney J, 2019, 12(6): 836-839.

[416] 王海燕, 孙良忠, 岳智慧, 等.Denys-Drash 综合征三例临床病理特点 [J]. 中华儿科杂志, 2012, 50(11): 855-858.

[417] BERTULLI C, MARZOLLO A, DORIA M, et al.Expanding Phenotype of Schimke Immuno-Osseous Dysplasia: Congenital Anomalies of the Kidneys and of the Urinary Tract and Alteration of NK Cells[J].Int J Mol Sci, 2020, 21, 8604.

[418] 刘韵子, 谢静远, 陈楠. 局灶节段性肾小球硬化的基因诊断策略 [J]. 中华内科杂志, 2017, 56(8): 624-627.

[419] STARR MC, CHANG IJ, FINN LS, et al.COQ2 nephropathy: a treatable cause of nephrotic syndrome in children[J].Pediatr Nephrol, 2018 ; 33(7): 1257-1261.

[420] DOIMO M, DESBATS MA, CERQUA C, et al.Genetics of Coenzyme Q 10 Deficien-

cy[J].Mol Syndromol,2014,5(3-4):156-162.

[421] GBADEGESIN RA，WINN MP，Smoyer WE.Genetic testing in nephrotic syndrome–challenges and opportunities[J].Nat Rev Nephrol,2013,9:179–184.

[422] 孙嫱,焦莉平.小儿草酸盐肾病 1 例报告 [J].北京医学,2012,34(4):326-327.

[423] 于健鹏,谌卫,郭志勇.继发性高草酸尿症的诊治进展 [J].肾脏病与透析肾移植杂志,2020,29(6):567-571.

[424] SALLY-ANNEHULTON.The primary hyperoxalurias：A practical approach to diagnosis and treatment[J].International Journal of Surgery,2016,36(Pt D):649-654.

[425] 荆焰,程霞.原发性高草酸尿症 [J].临床内科杂志,2012,29(10):719-720.

[426] SANFORD E，WONG T，ELLSWORTH KA，et al.Clinical utility of ultra-rapid whole-genome sequencing in an infant with atypical presentation of WT1-associated nephrotic syndrome type 4[J].Cold Spring Harb Mol Case Stud,2020,6(4):1-8.

[427] CHERNIN G，VEGA-WARNER V，SCHOEB DS，et al.Genotype/phenotype correlation in nephrotic syndrome caused by WT1 mutations[J].Clin J Am Soc Nephrol,2010,5(9):1655-62.

[428] 叶青,叶宇虹,许玲,毛建华.激素耐药型肾病综合征遗传发病机制的研究进展 [J].中华肾脏病杂志,2021,37(11):929-933.

[429] DJEDDI D，CAULIEZ A，OULEBSIR A，et al.Persistently high urine glucose levels caused by familial renal glycosuria[J].Arch Pediatr,2020 Oct;27(7):386-387.

[430] COUTURE C，SAVEANU A，BARLIER A，et al.Phenotypic homogeneity and genotypic variability in a large series of congenital isolated ACTH-deficiency patients with TPIT gene mutations[J].J Clin Endocrinol Metab,2012,97(3):E486-95.

[431] GRAMMATIKOPOULOS T，DEHERAGODA M，STRAUTNIEKS S，et al.Reduced hepatocellular expression of canalicular transport proteins in infants with neonatal cholestasis and congenital hypopituitarism[J].J Pediatr,2018,200:181-7.

[432] NESTEROVA G，GAHL WA.Cystinosis：the evolution of a treatable disease[J].Pediatr Nephrol,2013,28(1):51-59.

[433] 中华人民共和国国家卫生健康委员会.糖原累积病(Ⅰ型和Ⅱ型)诊疗指南(2019)[J].中国实用乡村医生杂志,2021,28(3):8-10.

[434] 杨楠,韩连书,叶军,等.三例酪氨酸血症Ⅰ型患者的临床表现及基因突变分析 [J].中华医学遗传学杂志,2012,29(6):648-652.

[435] FOREMAN JW.Fanconi syndrome[J].Pediatr Clin North Am,2019,66(1):159-167.

[436] SIMON RH.Pulmonary complications of cystinosis[J].J Pediatr,2017,183S:S9-S14.

[437] LEVTCHENKO E.Endocrine complications of cystinosis[J].J Pediatr,2017,183S:S5-S8.

[438] 李晓侨,巩纯秀.胱氨酸贮积症诊疗进展 [J].临床儿科杂志,2020,38(2):156-160.

[439] BOCKENHAUER D，BICHET DG.Pathophysiology，diagnosis and management of

nephrogenic diabetes insipidus[J].Nat Rev Nephrol,2015,11（10）:576-588.

[440] BICHET DG, BOCKENHAUER D.Genetic forms of nephrogenic diabetes insipidus
（NDI）: vasopressin receptor defect（X-linked）and aquaporin defect（autosomal reces-
sive and dominant）[J].Best Pract Res Clin Endocrinol Metab,2016,30（2）:263-276.

[441] 刘竹枫,王文红,张瑄,等.AVPR2 基因突变致 X 连锁先天性肾性尿崩症一例报告 [J].
天津医药,2020,48（2）:141-145.

[442] 黄燕萍,曾贵祥,陈海华,等.先天性肾性尿崩症两例 [J].中华新生儿科杂志,2021,36
（2）:59-60.

[443] 中华医学会儿科学分会肾脏学组.儿童激素敏感、复发 / 依赖肾病 综合征诊治循证
指南（2016）[J].中华儿科杂志,2017,55（10）:729-734.

[444] 刘竹枫,王文红,张瑄,等.同胞姐弟 NPHS1 基因变异致芬兰型先天性肾病综合征一
例 [J].中华医学遗传学杂志,2020,37（12）:1380-1383.

[445] 康郁林,何威逊,朱光华.先天性肾病综合征研究进展 [J].国际儿科学学杂志，2011,
38（3）:246-247.

[446] FOREMAN JW.Fanconi syndrome[J].Pediatr Clin North Am,2019,66（1）:159-167.

[447] LEMAIRE M.Novel Fanconi renotubular syndromes provide insights in proximal tubule
pathophysiology[J].Am J Physiol Renal Physiol,2021 02 01;320（2）.

[448] 顾洁,朱若昕,李栋.经基因分析确诊的原发性范可尼综合征一例报告 [J].天津医药,
2018,46（4）:422-426.

[449] 李晓侨,巩纯秀.胱氨酸贮积症诊疗进展 [J].临床儿科杂志,2020,38（2）:156-160.

[450] LUSCO MA, NAJAFIAN B, ALPERS CE, et al.AJKD Atlas of Renal Pathology: Cysti-
nosis[J].Am J Kidney Dis,2017;70（6）:e23-e24.

[451] PASQUALI M, YU C, COFFEE B.Laboratory diagnosis of galactosemia: a technical
standard and guideline of the American College of Medical Genetics and Genomics
（ACMG）[J].Genet Med,2018,20（1）:3-11.

[452] 刘攀,陆怡,谢新宝,等.经典型半乳糖血症 4 例 [J].中华肝脏病杂志，January 2020,
Vol.28,No.1:77-79.

[453] BUZIAU AM, SCHALKWIJK CG, STEHOUWER CDA, et al.Recent advances in the
pathogenesis of hereditary fructose intolerance: implications for its treatment and the un-
derstanding of fructose-induced non-alcoholic fatty liver disease[J].Cell Mol Life Sci,
2020 May;77（9）

[454] TRAN C.Inborn errors of fructose metabolism.what can we learn from them? [J].Nutri-
ents,2017,9:E356.

[455] 吴唯诚,王建设.糖原贮积症 I 型肾脏病变诊断及治疗进展 [J].中华肝脏病杂志,
2021,29（1）:75-78.

[456] 史佩佩,王森,窦文杰,等.SLC2A2 基因变异致 Fanconi-Bickel 综合征一例 [J].中华

儿科杂志,2018.56(1):65-66.

[457] CHINSKY JM, SINGH R, FICICIOGLU C, et al.Diagnosis and treatment of tyrosinemia type I: a US and Canadian consensus group review and recommendations[J].Genet Med, 2017 12;19(12).

[458] 中华医学会神经病学分会神经遗传学组. 中国肝豆状核变性诊治指南 2021[J]. 中华神经科杂志,2021,54(4):310-319.

[459] 王文红,张碧丽,张瑄,等. 儿童范可尼综合征 19 例临床分析 [J]. 中华肾脏病杂志,2010.26(5):394-395.

[460] FOREMAN JW.Fanconi syndrome[J].Pediatr Clin North Am,2019,66(1):159-167.

[461] GŸEMES M, RAHMAN SA, KAPOOR RR, et al.Hyperinsulinemic hypoglycemia in children and adolescents: Recent advances in understanding of pathophysiology and management.Rev Endocr Metab Disord,2020 12;21(4).

[462] SIERRA S, MARABLE, EUNAH CHUNG, et al.Hnf4a Is Required for the Development of Cdh6-Expressing Progenitors into Proximal Tubules in the Mouse Kidney[J].J Am Soc Nephrol,2020 11;31(11).

[463] ZIEGLER SG, GAHL WA,FERREIRA CR,et al.Generalized Arterial Calcification of Infancy[M].Seattle(WA):University of Washington,2014:1993-2021.

[464] 梁小碧,曾少颖,李渝芬,等.特发性婴儿动脉钙化症二例 [J]. 中华儿科杂志,2014,52(11):874-876.

[465] 胡芷洋,林琳华,朱进,等. 特发性婴儿动脉钙化症的产前诊断一例报告并文献复习 [J]. 中华妇产科杂志,2015,50(7):537-539.

[466] 中华医学会儿科学分会肾脏学组. 儿童激素敏感、复发 / 依赖肾病综合征诊治循证指南(2016)[J]. 中华儿科杂志,2017,55(10):729-734.

[467] 吴伟,杨晓,张锐锋,等. 膜增生性肾小球肾炎再认识 [J]. 中华儿科杂志, 2017, 55(9):711-713.

[468] 侯国峰,杨磊,孔彭超,等. 以指端青紫为首发表现的抗磷脂抗体综合征 1 例分析 [J]. 中国实用乡村医生杂志,2020,27(11):37-38.

[469] SAITO T,MATSUNAGA A,OIKAWA S.Impact of lipoprotein glomerulopathy on the relationship between lipids and renal diseases[J].Am J Kidney Dis, 2006 Feb, 47(2): 199-211.

[470] SAITO T, ISHIGAKI Y, OIKAWA S, et al.Etiological significance of apolipoprotein E mutations in lipoprotein glomerulopathy[J].Trends Cardiovasc Med, 2002 Feb, 12(2): 67-70.

[471] TOYOTA K, HASHIMOTO T, OGINO D, et al.A founder haplotype of ApoE-Sendai mutation associated with lipoprotein glomerulopathy[J].J Hum Genet, 2013 May, 58(5):254-8.

[472] BATAL I, FAKHOURY G, GROOPMAN E, et al.Unusual Case of Lipoprotein Glomeru-lopathy First Diagnosed in a Protocol Kidney Allograft Biopsy[J].Kidney Int Rep，2018 Sep 28，4（2）：350-354.

[473] DEVUYST O, THAKKER RV.Dent's disease [J].Orphanet J Rare Dis,2010 Oct 14;5:28.

[474] ZHANG H, WANG F, XIAO H, et al.Dent disease：Same CLCN5 mutation but different phenotypes in two brothers in China [J].Intractable Rare Dis Res,2017;6（2）:114-118.

[475] 李晓侨,巩纯秀. 胱氨酸贮积症诊疗进展 [J]. 临床儿科杂志,2020,38（2）:156-160.

[476] PRESTON R, NAYLOR RW, STEWART G, et al.A role for OCRL in glomerular func-tion and disease[J].Pediatr Nephrol,2020;35（4）:641-648.

[477] DENG H, ZHANG Y, XIAO H, et al.Phenotypic spectrum and antialbuminuric response to angiotensin converting enzyme inhibitor and angiotensin receptor blocker therapy in pediatric Dent disease[J].Mol Genet Genomic Med,2020;8（8）:e1306.

[478] HE G, ZHANG H, WANG F, et al.Diagnosis and treatment of Dent disease in 10 Chinese boys [J].Intractable Rare Dis Res,2017;6（1）:41-45.

[479] LEONARD LD, CHAO G, BAKER A, et al.Clinical utility gene card for：Alagille syn-drome（ALGS）[J].Eur J Hum Genet,2014,22（3）:e1-e4.

[480] CIOCCA M, ALVAREZ F.Alagille syndrome[J].Arch Argent Pediatr，2012，110（6）：509-515.

[481] 董琛,黄志华. 婴儿胆汁淤积性肝病的诊断及鉴别诊断 [J]. 中华实用儿科临床杂志,2018,19:1441-1447.

[482] GURU MURTHY GS, RANA BS, DAS A, et al.Alagille syndrome：a rare disease in an adolescent[J].Dig Dis Sci,2012,57（11）:3035-3057.

[483] 汤珊,白丽,宋文艳,等.Alagille 综合征 1 例报告 [J]. 临床肝胆病杂志，2021，37（9）：2185-2187.

[484] 郭红梅,郑必霞,李玫.Alagille 综合征 2 例临床特征及 JAG1 基因分析 [J]. 中华实用儿科临床杂志,2015,30（20）:1561-1564.

[485] 李红,周俪姗,王芳,等. Alagille 综合征临床病理及基因突变特征分析 1 例 [J]. 华中科技大学学报（ 医学版）2021,50（2）:230-233.

[486] LIPIŃSKI P, JURKIEWICZ D, CIARA E, et al.Neonatal cholestasis due to citrin defi-ciency：diagnostic pitfalls[J].Acta Biochim Pol,2020,67（2）:225-228.

[487] 杜丽娜,谢晓丽. 婴儿胆汁淤积性肝病基因诊断及进展 [J]. 四川医学，2019，40（1）：95-99.

[488] 王建设,李丽婷. 家族性肝内胆汁淤积症的研究进展 [J]. 中华实用儿科临床杂志,2018,33（19）:1451-1454.

[489] 孙梅,刘贤. 遗传代谢相关的婴儿胆汁淤积症 [J]. 实用儿科临床杂志，2012，27（7）：479-481.

[490] ZHANG Y, XUE Y, CAO C, et al., Thyroid hormone regulates hematopoiesis via the TR-KLF9 axis[J].Blood 130 20（2017）:2161-70.

[491] TER HAAR NM, OSWALD M, Jeyaratnam J, et al.Recommendations for the management of autoinflammatory diseases[J].Ann Rheum Dis,2015,74（9）:1636-1644.

[492] 陈兰勤,许志飞.以呼吸系统表现为首发或主要表现的单基因遗传性神经肌肉病 [J]. 中华实用儿科临床杂志,2018,33（4）:313-316.

[493] 麦嘉卉,韩春锡.脊髓性肌萎缩伴呼吸窘迫 1 型的研究进展 [J]. 中华实用儿科临床杂志,2014,29（15）:1187-1190.

[494] BERCIANO J, GARCIA A, GALLARDO E, et al.Intermediate CharcotMarie-Tooth disease: an electrophysiological reappraisal and systematic review[J].J Neurol, 2017, 264（8）:1655-1677.

[495] COTTENIE E, KOCHANSKI A, JORDANOVA A, et al.Truncating and missense mutations in IGHMBP2 cause Charcot-Marie tooth disease type 2 [J].Am J Hum Genet, 2014, 95（5）:590-601.

[496] YUAN JH, HASHIGUCHI A, YOSHIMURA A, et al.Clinical diversity caused by novel IGHMBP2 variants [J].J Hum Genet,2017,62（6）:599-604.

[497] 赵畅,关结霞,钟碧,等.Dubin-Johnson 综合征临床及病理特征分析 [J]. 中华病理学杂志,2021,50（08）:929-933.

[498] PAPANDREOU A, GISSEN P.Diagnostic workup and management of patients with suspected Niemann-Pick type C disease.Ther Adv Neurol Disord,2016 May；9（3）:216-29.

[499] 郭丽,宋元宗.Alagille 综合征患儿临床治疗管理 [J]. 实用肝脏病杂志,2021,24（02）:160-163.

[500] 孟璐璐,邱建武,林伟霞,等.1 例 Dubin-Johnson 综合征婴儿的临床特征及 ABCC2 基因型研究 [J]. 中国当代儿科杂志,2019,21（01）:64-70.

[501] 杨峰霞,谭丽梅,叶家卫,等.Dubin-Johnson 综合征临床及遗传学特征（附 3 例报告）[J]. 中国实用儿科杂志,2020,35（01）:35-38+72.

[502] 胡晓越,任春艳,米荣,等.新生儿期发病的特发性胆汁淤积症基因诊断分析 [J]. 中华新生儿科杂志,2021,36（02）:22-26.

[503] 杨蕊,谭冬琼,王瑜,等.以新生儿胆汁淤积症为首要表现的尼曼匹克病 C 型三例 [J]. 中华儿科杂志,2015,53（01）:57-61.

[504] 王美娟,钟雪梅,马昕,等.婴儿肝内胆汁淤积症患儿的临床特征及基因分析 [J]. 中国当代儿科杂志,2021,23（01）:91-97.

[505] 余荣华,王怡仲,张婷.婴儿期肝病临床特点分析 [J]. 临床儿科杂志, 2021, 39（01）:1-5.

[506] 张艺馨,陈娟.歪嘴哭面容的临床研究现状 [J]. 中华妇幼临床医学杂志（电子版），2018,14（3）:256-259.

[507] 李琳,孔元原.1 例歪嘴哭综合征患儿的基因突变分析及文献复习 [J]. 中国医刊, 2020,55(4):440-443.

[508] 吕亚丰,张艳君,程谟斌,等.脊肌萎缩症治疗研究进展 [J]. 医学研究杂志，2019，48（ 2 ）:176-180.

[509] 杨莹,刘毓,文静,等.CHARGE 综合征 2 例报告并文献复习 [J]. 临床儿科杂志,2019, 37(12):898-901.

[510] HALE CL, NIEDERRITER AN, GREEN GE, et al.Atypical phenotypes associated with pathogenic CHD7 variants and a proposal for broadening CHARGE syndrome clinical diagnostic criteria[J].Am J Med Genet A,2016,170A(2):344-354.

[511] TALKOWSKI ME, ROSENFELD JA, Blumenthal I, et al.Sequencing chromosomal abnormalities reveals neurodevelopmental loci that confer risk across diagnostic boundaries[J].Cell,2012,149(3):525-537.

[512] 刘涛,温哲,梁奇峰等. 儿童梨状窝瘘的诊断和治疗 [J]. 中华医学杂志，2016，96（ 39):3156-3159.

[513] 齐银静,许云峰.48 例先天性梨状窝瘘的超图像回顾分析 [J]. 影像研究与医学应用, 2021,5(7):47-48.

[514] SHENG Q, LV Z, XIAO X, et al.Endoscopic-assisted surgery for pyriform sinus fistula in chinese children:a 73-consecutive-case study [J].J Laparoendosc Adv Surg Tech A,2016, 26(1):70-74.

[515] 陈志新,张磊,陈丽萌. 近端肾小管能量代谢障碍导致范可尼综合征的机制 [J]. 中华肾脏病杂志,2019,35(7):544-547.

[516] 凌晨,刘小荣. 胱氨酸贮积症诊治新进展 [J]. 中华肾脏病杂志,2017,33(8):632-635.

[517] KATJA K, DUMIC, DARKO, et al.Lowe syndrome-Old and new evidence of secondary mitochondrial dysfunction[J].European journal of medical genetics, 2020, 63(10): 104022.

[518] HORITA S, SIMSEK E, SIMSEK T, et al.SLC4A4 compound heterozygous mutations in exon-intron boundary regions presenting with severe proximal renal tubular acidosis and extrarenal symptoms coexisting with Turner's syndrome:a case report[J].BMC medical genetics,2018,19(1):103-112.

[519] KHAN AO, BASAMH OS.Pediatric primary calcific band keratopathy with or without glaucoma from biallelic SLC4A4 mutations[J].Ophthalmic genetics, 2018, 39(4): 425-427.

[520] MYERS EJ, YUAN L, FELMLEE MA, et al.A novel mutant Na+ /HCO3- cotransporter NBCe1 in a case of compound-heterozygous inheritance of proximal renal tubular acidosis [J].J Physiol,2016,594(21):6267-6286.

[521] KARI JA, EL DESOKY SM, SINGH AK, et al.The case：Renal tubular acidosis and eye

findings[J].Kidney Int,2014,86(1):217-218.

[522] PARKER MD,QIN X,WILLIAMSON RC,et al.HCO3--independent conductance with a mutant NaHCO3 cotransporter(SLC4A4)in a case of proximal renal tubular acidosis with hypokalaemic paralysis[J].J Physiol,2012,590(8):2009-2034.

[523] FANG ZHOU,JIANHUA MAO,QING YE,et al.Clinical features and genetic findings in Chinese children with distal renal tubular acidosis[J].Int J Clin Exp Pathol,2018;11(7):3523-3532.

[524] PARK E,CHO MH,HYUN HS,et al.Genotype-Phenotype Analysis in Pediatric Patients with Distal Renal Tubular Acidosis[J].Kidney Blood Press Res,2018;43(2):513-521.

[525] YUAN J,HUANG K,WU W,Zhang L,et al.A novel homozygous deletion in ATP-6V0A4 causes distal renal tubular acidosis A case report[J].Medicine(Baltimore),2019;98(30):e16504.

[526] ANUPAMA PH,ABRAHAM G,Shanmugasundaram L,et al.A rare case of autosomal recessive ATP6V0A4 variant of distal renal tubular acidosis in a young female with recurrent nephrolithiasis[J].Saudi J Kidney Dis Transpl,2019;30(6):1442-1446.

[527] ZHANG C,REN H,SHEN P,et al.Clinical Evaluation of Chinese Patients with Primary-Distal Renal Tubular Acidosis[J].Intern Med,2015;54(7):725-730.

[528] PALAZZO V,PROVENZANO A,BECHERUCCI F,et al.The genetic and clinical spectrum of a large cohort of patients with distal renal tubular acidosis[J].Kidney Int,2017;91(5):1243-1255.

[529] 周寄文,徐治中,孙桂东,等.克罗恩病肠外皮肤表现的研究进展[J].中华消化外科杂志,2016,15(12):1220-1225.

[530] 李锁,李志量,荆可,等.炎症性肠病的皮肤表现[J].中华皮肤科杂志,2017,50(09):689-691.

[531] 王贵明,朱玉峰,钟碧玲.克罗恩病与肠结核鉴别诊断研究进展[J].人民军医,2021,64(11):1142-1145.

[532] 张梦然,庞铭歌,张玫.原发性胃肠道淋巴瘤的临床、内镜及组织病理学特点分析(附41例报告)[J].中国内镜杂志2021,27(08):60-67.

[533] 韩连书.质谱技术在遗传代谢病及产前诊断中的应用.中华检验医学杂志[J],2017 Vol 40:761-765.

[534] Gitelman综合征诊治专家共识协作组.Gitelman综合征诊治专家共识[J].中华内科杂志,2017(9).

[535] 中国研究型医院学会罕见病分会,中国罕见病联盟,北京罕见病诊疗与保障学会,等.Gitelman综合征诊疗中国专家共识(2021版)[J].协和医学杂志,2021,12(6):11.

[536] WINGERCHUK DM,BANWELL B,BENNETT JL,et al.International panel for NMO diagnosis.International consensus diagnostic criteria for neuromyelitis optica spectrum

disorders[J].Neurology,2015,85(2):177-189.

[537] 中国免疫学会神经免疫分会.中国视神经脊髓炎谱系疾病诊断与治疗指南 [J]. 中国神经免疫学和神经病学杂志杂志,2021,28(6):423-436.

[538] MESSACAR K，FISCHER M，DOMINGUEZ SR，et al.Encephalitis in US children[J]. Infect Dis Clin North Am,2018,32(1):145-162.

[539] 俞梅华,钱晓萍.2004-2016 年浙江省湖州市急性弛缓性麻痹病例流行病学分析 [J]. 疾病监测,2017,32(8):646-650.

[540] WILLISON HJ，JACOBS BC，VAN DOORN PA.Guillain-Barré syndrome[J].Lancet, 2016,388(10045):717-727.

[541] MACARI M，SPIELER B，KIM D，et al.Dual-source dual-energy MDCT of pancreatic adenocarcinoma：initial observations with data generated at 80 kVp and at simulated weighted-average 120 kVp[J].Am J Roentgenol,2010,194(1):27-32.

[542] KRUPP LB，TARDIEU M，AMATO MP，et al.International Pediatric Multiple Sclerosis Study Group criteria for pediatric multiple sclerosis and immune-mediated central nervous system demyelinating disorders：revisions to the 2007 definitions[J].Mult Scler, 2013,19(10):1261-1267.

[543] 中国免疫学会神经免疫学分会,中华医学会神经病学分会神经免疫学组,中国医师协会神经内科分会神经免疫专业委员会.中国视神经脊髓炎谱系疾病诊断与治疗指南 [J]. 中国神经免疫学和神经病学杂志,2016,23(3):155-166.

[544] LATCHFORD A,COHEN S,AUTH M,et al.Management of Peutz-Jeghers Syndrome in Children and Adolescents：A Position Paper From the ESPGHAN Polyposis Working Group[J].J Pediatr Gastroenterol Nutr,2019,68(3):442-452.